Merriam-Webster Spanish-English Medical Dictionary

Diccionario Médico Español-Inglés Merriam-Webster

Onyria Herrera McElroy, PhD

Lola L. Grabb, MA

Merriam-Webster, Incorporated
Springfield, Massachusetts, U.S.A.

DISCLAIMER
Care has been taken to confirm the accuracy of the information present and to describe generally accepted practices. However, the authors, editors, and publisher are not responsible for errors or omissions or for any consequences from application of the information in this book and make no warranty, expressed or implied, with respect to the currency, completeness, or accuracy of the contents of the publication. Application of this information in a particular situation remains the professional responsibility of the practitioner; the clinical treatments described and recommended may not be considered absolute and universal recommendations.

Printed in the United States of America.

3rd Printing Quad Graphics Martinsburg WV 5/2017

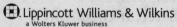

Lippincott Williams & Wilkins
a Wolters Kluwer business
Philadelphia · Baltimore · New York · London
Buenos Aires · Hong Kong · Sydney · Tokyo

Contents / Contenido

Preface

Merriam-Webster's Spanish-English Medical Dictionary is designed to be a convenient guide to the language of medicine for anyone involved in the delivery of services in a bilingual setting, including physicians and other members of the allied medical professions, patients and their caregivers, and anyone whose job requires understanding health-care terminology in both Spanish and English.

Merriam-Webster's Spanish-English Medical Dictionary is based on the Spanish-English English-Spanish Pocket Medical Dictionary created by Onyria Herrera McElroy, PhD, and Lola L. Grabb, MA, and published by Lippincott Williams & Wilkins. This Merriam-Webster edition includes all of the essential elements of that book and adds several hundred new words that have recently established themselves as commonly encountered medical vocabulary.

At the heart of this dictionary are the two alphabetical sections, with the Spanish-to-English side designed to be especially useful to English speakers seeking to understand Spanish words. Similarly, the English-to-Spanish side will be especially useful to Spanish speakers. In addition to the A–Z sections, the front matter of this dictionary includes guides of English and Spanish pronunciation and spelling.

The back matter is extensive, offering many specialized lists of words and phrases by subject area, as well as patient-education sections written in both Spanish and English. A partial list of the sections includes signs and symptoms that patients can identify, dialogues between patient and their attending medical professional, descriptions of common sicknesses, and emergency situations. Other notable features of the back matter include a list of brand-name drugs and their generic equivalents and a listing of Spanish irregular verbs.

Words known to be trademarks are so labeled and are entered in accordance with a formula approved by the United States Trademark Association. No entry in this dictionary, however, should be regarded as affecting the validity of any trademark.

The following list of acknowledgments was offered by the authors in their original edition, and we include it here with our added thanks. In addition, we add our thanks to all of the people at Adept Content Solutions who assisted us at every step in creating this Merriam-Webster edition. We especially want to thank Berta Lewin and Aldo Rosas, whose knowledge of Spanish medical vocabulary was essential to this project, and Maria Lobkis and Jason Pankoke, who assisted with the composition.

Acknowledgments

We wish to acknowledge and thank the following persons for their encouragement and helpful assistance during our work on this dictionary. To Albert Grabb, MD, Julius Pietrzak, MD, and Ana María López, MD, for their useful replies to our inquiries. To John H. McElroy, PhD, for copyediting advice. To Lauren McElroy, for valuable translations and proofreading. To Roseann D. Gonzalez, PhD, who has always been supportive of our work. And to Eric Branger, Tiffany Piper, and Julie Stegman at Lippincott Williams and Wilkins, who have worked so diligently in directing and producing the dictionary

O. H. M.

L. L. G.

Prefacio

El Diccionario Médico Español-Inglés Merriam-Webster ha sido diseñado como una guía conveniente del lenguaje de la medicina para cualquiera que esté involucrado en la entrega de servicios en un ambiente bilingüe, incluyendo a los médicos y miembros de otras profesiones asociadas a los servicios de la salud, los pacientes y sus cuidadores, y toda otra persona cuyo trabajo requiere comprender la terminología del cuidado de la salud tanto en español como en inglés.

El Diccionario Médico Español-Inglés Merriam-Webster fue basado en el Spanish-English English-Spanish Pocket Medical Dictionary creado por Onyria Herrera McElroy, PhD, y Lola L. Grabb, MA, y publicado por Lippincott Williams & Wilkins. Esta edición, hecha por Merriam-Webster, incluye todos los elementos esenciales de aquel libro y añade cientos de nuevas palabras que recientemente han sido incorporadas al vocabulario médico de uso corriente.

En el corazón de este diccionario se encuentran las dos secciones alfabéticas, de las cuales el lado español-inglés ha sido diseñado para ser de especial utilidad para personas de habla inglesa que desean comprender las palabras en español. En forma similar, el lado inglés-español será de utilidad especial para los hablantes del español. Además de las secciones A-Z, las hojas preliminares del diccionario incluyen guías a la pronunciación y ortografía del inglés y del español.

Los apéndices al final del diccionario son extensos y ofrecen muchas listas especializadas de palabras y frases sobre determinados temas médicos, como también secciones para la educación del paciente, tanto en español como en inglés. Una lista parcial de las secciones incluye signos y síntomas que los pacientes pueden identificar, diálogos entre el paciente y el profesional de cuidado médico que lo atiende, descripciones de enfermedades comunes, y situaciones de emergencia. Otra característica notable de los apéndices es que incluyen una lista de fármacos de marca registrada y sus equivalentes genéricos, así como un listado de verbos irregulares del idioma español.

A los nombres que se sabe son marcas registradas se les identifica como tales, y la forma en que se les describe ha sido aprobada por la Asociación de Marcas Registradas de los Estados Unidos (United States Trademark Association). Ninguna parte de este diccionario debe interpretarse, sin embargo, en forma que afecte la validez de una marca registrada.

La siguiente lista de reconocimientos fue ofrecida por las autoras en su edición original y la incluimos aquí, añadiendo igualmente nuestro agradecimiento. Además, también agradecemos a todo el personal de Adept Content Solutions que nos ayudó en cada paso en la creación de esta edición de Merriam-Webster. Deseamos agradecer especialmente a Berta Lewin y Aldo Rosas, cuyo conocimiento del vocabulario médico español fue esencial en la elaboración de este proyecto, y a Maria Lobkis y Jason Pankoke, quienes asistieron en la tipografía de este libro.

Reconocimientos

Deseamos reconocer y agradecer a las siguientes personas por su apoyo e invaluable ayuda durante nuestro trabajo en la creación de este diccionario: Albert Grabb, MD, Julius Pietrzak, MD, y Ana María López, MD, por sus útiles respuestas a nuestras consultas; John H. McElroy, PhD, por sus consejos editoriales; Lauren McElroy, PhD, por su excelente trabajo de traducción y correcciones ortográficas y tipográficas; Roseann D. González, PhD, por su constante apoyo; y Eric Branger, Tiffany Piper y Julie Stegman de Lippincott Williams and Wilkins, por su diligencia en la producción de este diccionario.

O. H. M.

L. L. G.

HOW TO USE THE DICTIONARY

MAIN ENTRIES

The main entries are printed in **boldface,** in slightly larger type than the rest of the text, set flush to the left-hand margin. The main entry may consist of any of the following:

one word (**abdomen**)

words joined by a hyphen (**cross-eyed**)

words separated by spaces (**sympathetic nervous system**).

The main entries are listed in alphabetical order letter-by-letter, without regard to spaces or hyphens.

first aid	**eyebrow**	**endotracheal**
first born	**eye chart**	**end-stage**
first responder	**eyecup**	**endurance**

Two kinds of entries appear: a) strictly medical words and b) common words related to general communication with patients. When the main entry is a medical term, a simple definition is given. When the main entry has different meanings which are identified as the same part of speech, they are itemized numerically.

> **estéril** *a.* sterile. 1. aseptic, free of germs; 2. incapable of producing offspring.

If the main entry is a non-medical word or a common term, only a translation is given. If a main entry has more than one meaning, a word or phrase between brackets is given, in italics, in the same language as the entry to clarify its meaning.

> **abajo** *adv.* below, down.

> **fit** *n.* ataque, convulsión; *a.* [*suitable*] adecuado-a; *v.* [*to adjust to shape*] ajustar, encajar.

When there is a slight difference in the spelling of words with the same meaning, both spellings are entered together, and the most common one of the two is entered first.

> **exophthalmia, exophthalmus** *n.* exoftalmia, exoftalmus, protrusión anormal del globo del ojo.

Only words that pertain to communication in a medical situation and to needs related to patients or medical personnel are included in the dictionary.

SUBENTRIES

Subentries under main entries are printed in **boldface**. A slash (/) separates the translation of the subentries from English to Spanish or Spanish to English, while a triple space (___) stands for the main entry. Subentries are often not defined. Their plural forms are indicated by adding **-s** or **-es** after the triple space.

> **dislocation** *n.* luxación, desplazamiento de una articulacíon; **closed ___ / ___ cerrada; complicated ___ /___ complicada; congenital ___ / ___ congénita.**

> **around** *prep.* en, cerca de; *adv.* alrededor, cerca, a la vuelta; más o menos; **___ here /** por aquí, en los alrededores; **to look ___ /** buscar; **to turn ___ /** voltear, dar la vuelta; virarse.

SYNONYMS

When an entry refers to a sickness which is known by more than one name, only one definition is given. The abbreviation *V.* or the word *See* will guide the reader to the term defined.

> **varicella** *n.* varicela. *V.* **chickenpox.**

> **glicosuria** *f.* glycosuria. *See* **glucosuria**.

GRAMMATICAL INFORMATION

All main entries, simple or combined, are identified as to part of speech with italic labels. When the main entry has more than one word, the combined phrase is also identified.

> **robust** *a.*

> **role model** *n.*

> **radioactive iodine excretion test** *n.*

The meanings of a word used as more than one part of speech are indicated in the following order of forms: noun *n.*; adjective *a.*; verb *v.*; intransitive verb *vi.*; transitive verb *vt.*, reflexive verb *vr.*; adverb *adv.*

The English section of the dictionary includes nouns, adjectives, infinitives of verbs, the past participle (classified as an adjective), comparatives and superlatives, prepositions, and adverbs. Idiomatic expressions involving the main entry are included following the definitions.

In the Spanish section, nouns and adjectives are identified by their gender (*m.*, *f.*). In the English section, the translations into Spanish of nouns and adjectives indicate their gender (masculine or feminine) by adding the feminine ending **-a,** accordingly, to nouns and adjectives ending in **-o** that are inflected. In example below, **rápido-a** means that the masculine is **rápido,** and the feminine is **rápida.** When the adverb is indicated by the ending **-amente,** it means that the ending **-mente** has to be added to the feminine ending of the adjective, or when the adjective ends in a consonant.

> **fast** *n.* ayuno; *a.* [*speed*] rápido-a, ligero-a; [*of a color*] que tiene resistencia a un colorante: ___ **asleep** / profundamente dormido-a; ___ **day** / día de ayuno; *v.* ayunar, estar en ayunas.

Irregular plurals in English are indicated in parentheses after the entry.

> **woman** *n.* (*pl.* **women**) mujer.

When a word that has come into Spanish or English from another language retains characteristics of its original language, especially in terms of the ways that plurals are formed, the language of origin is indicated with an italic label, usually *L.* for Latin, *Gr.* for Greek, or *Fr.* for French.

> **septum** *L.* (*pl.* **septa**) septum, tabique o membrana que divide dos cavidades o espacios.

> **bursa** *f., L.* bursa, saclike cavity containing synovial fluid, situated in tissue areas where friction would otherwise occur …

Italic labels are also used to indicate usage status or the geographic region in which the word is most prevalent. Explanations of the labels can be found on page 16a of the front matter.

HOMOGRAPHS AND EPONYMS

When entries are spelled alike but have a different classification (homographs), the part of speech is indicated by its corresponding abbreviation. Definitions follow separated by semicolons without using numerals, as is the case when the entry has the same classification regarding part of speech.

> **mucoid** *n.* mucoide, glucoproteína similar a la mucina; *a.* de consistencia mucosa.

Eponyms are entered alphabetically according to last names.

> **Babinski's reflex** *n.* reflejo de Babinski, dorsiflexión del dedo gordo al estimularse la planta del pie.

> **Babinski, reflejo de** *m.* Babinski's reflex, dorsiflexion of the big toe when the sole of the foot is stimulated.

CAPITALIZATION

Most entries in English begin with a lowercase. Capitalization is used in eponyms, trademarks, and names of plants and animals, which are also printed in italics, and given in the singular if referring to the genus, and in the plural if referring to the class, order, family, or phylum.

> **Salmonella** *n. Salmonela,* género de bacterias de la familia *Enterobacteriaceae* que causan fiebres entéricas, otras infecciones gastrointestinales y septicemia.

COMO USAR EL DICCIONARIO

TÉRMINOS PRINCIPALES

Los términos principales están impresos en negrita, en una letra de tamaño ligeramente más grande que el resto del texto y fijados al ras del margen izquierdo. El término principal puede consistir de cualquiera de los siguientes elementos:

> una palabra (**abdomen**)
> palabras enlazadas por un guión (**intra-abdominal**)
> palabras separadas por espacios (**sympathetic nervous system**)

Los términos principales están listados en orden alfabético letra por letra, sin tomar en cuenta los espacios o guiones.

intra-articular	endotracheal	eyebrow
intracapsular	end-stage	eye chart
intracelular	endurance	eyecup

Se presentan dos clases de términos: a) palabras estrictamente médicas y b) palabras comunes relacionadas a la comunicación general con los pacientes. Cuando el término principal es un término médico, se da una definición simple. Cuando el término principal tiene diferentes significados que se identifican como la misma parte de la oración, se los detalla numéricamente.

> **estéril** *a.* sterile. 1. aseptic, free of germs; 2. incapable of producing offspring.

Si la entrada principal no es una palabra médica o es un término común, sólo se da su traducción. Si el término principal tiene más de un significado, se incluye una palabra o frase entre corchetes, en cursiva y en el mismo idioma del término, para aclarar su significado.

> **below** *adv.* abajo, debajo.

> **acceso** *m.* 1. access; onset, attack, or fit of disease; ___ **de asma** / an asthma attack; 2. entrance.

Cuando existe una diferencia leve en la ortografía de palabras con el mismo significado, se incluyen ambas ortografías, colocando primero la de uso más común.

> **exophtalmia, exoftalmus** *n.* exoftalmia, protrusión anormal del globo del ojo.

En este diccionario solamente se incluyen palabras relacionadas con la comunicación en una situación médica y con las necesidades de los pacientes y el personal médico.

TÉRMINOS SECUNDARIOS

Los términos secundarios debajo de los términos principales están impresos en **negrita**. Una línea diagonal (/) separa la traducción del término secundario del inglés al español o del español al inglés, mientras que un espacio subrayado (___) representa el término principal. A menudo no se definen los términos secundarios. El plural se indica añadiendo **–s** o **–es** después del espacio subrayado.

> **anticuerpo** *m.* antibody, protein produced by lymphatic tissue in response to the presence of an antigen; ___ **monoclónico** / monoclonal ___, derived from hybridoma cells; ___**-s de reacción cruzada** / cross-reacting antibodies.

SINÓNIMOS

Cuando el término principal se refiere a una enfermedad conocida bajo más de un nombre, solamente se da una definición. La abreviatura *V.* o la palabra *See* guiará al lector al término definido.

> **glicosuria** *f.* glycosuria. *See* **glucosuria**.

> **varicella** *n.* varicela. *V.* **chickenpox**.

INFORMACIÓN GRAMATICAL

Se identifica la parte de la oración de todos los términos principales, simples o combinados, mediante abreviaturas en cursiva. Cuando el término principal consiste en más de una palabra, también se identifica la frase.

> **Prueba de excreción de yodo radiactivo** *n.* ...

Los significados de una palabra que se utiliza como más de una parte de la oración, son indicados en el siguiente orden: nombre *n.*; adjetivo *a.*; verbo *v.*; verbo intransitivo *vi.*; verbo reflexivo *vr.*; adverbio *adv.*

La sección en inglés del diccionario incluye nombres (sustantivos), adjetivos, verbos infinitivos, el participio pasado (clasificado como un adjetivo), comparativos y superlativos, preposiciones y adverbios. Se incluyen expresiones idiomáticas relacionadas al término principal después de las definiciones.

En la sección en español, se identifica a los nombres y adjetivos por su género (*m., f.*): En la sección en inglés, las traducciones al español de los nombres y adjetivos indican su género (masculino o femenino) mediante el reemplazo de la terminación masculina **-o** por la terminación femenina **-a**, cuando ese es el caso. En el siguiente ejemplo, **rápido-a** significa que el masculino es **rápido** y la forma femenina es **rápida**. Cuando el adverbio se indica por la terminación **–amente**, significa que la terminación debe ser añadida a la forma femenina del adjetivo (**rápidamente**).

> **fast** *n.* ayuno; *a.* [*speed*] rápido-a, ligero-a; [*of a color*] que tiene resistencia a un colorante: ___ **asleep** / profundamente dormido-a; ___ **day** / día de ayuno; *v.* ayunar, estar en ayunas.

El plural de los sustantivos irregulares en ingles se indica en paréntesis después del término principal

> **woman** *n.* (*pl.* **women**) mujer.

Cuando una palabra proveniente de otra lengua es aceptada en la lengua española o inglesa y retiene características de la lengua original, especialmente en cuanto a cómo se forma el plural, se indica la lengua de origen con una abreviatura en cursiva, generalmente *L.* por latín, *Gr.* por griego o *Fr.* por francés.

> **septum** *L.* (*pl.* **septa**) septum, tabique o membrana que divide dos cavidades o espacios.

> **bursa** *n., L.* bursa, bolsa o saco en forma de cavidad que contiene líquido sinovial en áreas de los tejidos donde puede ocurrir una fricción.

Abreviaturas en cursiva también se utilizan para indicar el uso de esa palabra en regiones geográficas en las que la palabra es mas prevalente. La explicación de estas abreviaturas se encuentra en la página 16a de las hojas preliminares.

HOMÓGRAFOS Y EPÓNIMOS

Cuando los términos principales tienen la misma ortografía pero tienen una clasificación diferente (homógrafos), se indica la parte de la oración mediante la abreviatura correspondiente. Les siguen las definiciones separadas por punto y coma sin el uso de numeración, como es el caso cuando el término principal tiene la misma clasificación en la parte de la oración.

> **mucoid** *n.* mucoide, glucoproteína similar a la mucina; *a.* de consistencia mucosa.

Los epónimos se alfabetizan de acuerdo a sus apellidos

> **Babinski's reflex** *n.* reflejo de Babinski, dorsiflexión del dedo gordo al estimularse la planta del pie.

> **Babinski, reflejo de** *m.* Babinski's reflex, dorsiflexion of the big toe when the sole of the foot is stimulated.

EL USO DE MAYUSCULAS

La mayoría de los términos en inglés comienzan con letra minúscula. Se escribe la primera letra en mayúscula en epónimos, en marcas registradas y en los nombres de plantas y animales, los que además están impresos en cursiva, y que se dan en singular si se refieren al género y en plural si se refieren a la clase, orden, familia o filo.

> **Salmonella** *n.* Salmonela, género de bacterias de la familia *Enterobacteriaceae* que causan fiebres entéricas, otras infecciones gastrointestinales y septicemia.

ABBREVIATIONS / ABREVIATURAS

ENGLISH		SPANISH	
a.	adjective	*a.*	adjetivo
abbr.	abbreviation	*abr.*	abreviatura
adv.	adverb	*adv.*	adverbio
approx.	approximately	*aprox.*	aproximadamente
art.	article	*art.*	artículo
aux	auxiliary	*aux.*	auxiliar
Cast.	Castilian	*Cast.*	castellano del norte de España
comp.	comparative	*comp.*	comparativo
cond.	conditional	*cond.*	condicional
conj.	conjunction	*conj.*	conjunción
cu.	cubic	*cu.*	cúbico
dem.	demonstrative	*dem.*	demostrativo
esp.	especially	*esp.*	especialmente
f.	feminine	*f.*	femenino
		fam.	familiar
Fr.	French	*Fr.*	francés
form.	formal pronoun		
gen.	generally	*gen.*	generalmente
Gr.	Greek	*Gr.*	griego
gr.	grammar	*gr.*	gramática
H.A.	Hispanic America	*H.A.*	Hispanoamérica
imp.	imperative	*imp.*	imperativo
impf.	imperfect	*impf.*	imperfecto
ind.	indicative	*ind.*	indicativo
indef.	indefinite	*indef.*	indefinido
inf.	infinitive	*inf.*	infinitivo
infl.	inflammation	*infl.*	inflamación
int.	interjection	*int.*	interjección
interr.	interrogative	*interr.*	interrogativo
L.	Latin	*L.*	latín
m.	masculine	*m.*	masculino
Mex.	Mexico	*Mex.*	México
Mex.A.	Mexican-American	*Mex.A.*	Mexicano-americano
n.	noun	*n.*	nombre
neut.	neuter	*neut.*	neutro
obj.	object	*obj.*	objeto
		p.ej.	por ejemplo
pop.	popular	*pop.*	popular
pp.	past participle	*pp.*	participio de pasado
p.p.	present participle	*p.p.*	participio de presente
pref.	prefix	*pref.*	prefijo
prep.	preposition	*prep.*	preposición
pres.	present	*pres.*	presente
pret.	preterite	*pret.*	pretérito
pron.	pronoun	*pron.*	pronombre
psych.	psychology	*psic.*	psicología

ENGLISH		SPANISH	
ref.	reflexive	*ref.*	reflexivo
rel.	relative	*rel.*	relativo
subj.	subjunctive	*subj.*	subjuntivo
sup.	superlative	*sup.*	superlativo
surg.	surgery	*cirg.*	cirugía
		Ud.	usted
U.S.A.	United States of America	*EE. UU.*	Estados Unidos de América
usu.	usually	*usu.*	usualmente
V.	see	*V.*	véase
v.	verb	*v.*	verbo
vi.	intransitive verb	*vi.*	verbo intransitivo
vr.	reflexive verb	*vr.*	verbo reflexivo
vt.	transitive verb	*vt.*	verbo transitivo

SPANISH SOUNDS / SONIDOS DEL ESPAÑOL

The Spanish alphabet has one more character than the English alphabet: **ñ**. When alphabetizing Spanish words, those words beginning with **ñ**, follow words that begin in **n**.

Learning to Pronounce Spanish

English equivalents given for Spanish sounds are only approximate.

1. Spanish Vowel Sounds / Sonidos vocálicos en español

a, e, i, o, u and sometimes **y** are single sounds pronounced always clearly, whether they are a stressed vowel or not. The tendency by English speakers to slur over the unstressed vowels is a habit that should not be followed when Spanish vowels are pronounced. Spanish vowel sounds are short. There are only five vowel sounds in Spanish.

VOWEL / VOCAL	SOUND / SONIDO **	EXAMPLE / EJEMPLO *	MEANING / SIGNIFICADO
a	ah as in *father*	am*e*ba (ah-meh-bah)	ameba
e	eh as in *let*	acn**é** (ahk-neh)	acne
i	ee as in *see*	anem*i*a (ah-neh-mee-ah)	anemia
o	oh as in *low*	call*o* (kah-yoh)	callus
u	oo as in *cool*	ac**ú**stica (ah-coos-tee-kah)	acoustics

* The stressed syllable is indicated in bold.
** Example of vowels are indicated in italics.

Note / Nota: The **y** is pronounced like the Spanish vowel **i** when it is by itself or at the end of a word: *y* / and; *Yo soy* / I am (*soy* is pronounced as in boy).

Mute Vowel u and Consonant h / La vocal muda u y la consonante h.

The **u** is mute only when placed after **g** or **q** and before **e** or **i**, in the syllables **gue** and **gui** with no diaeresis (two dots over the **u**: **ü**), and in the syllables **que** and **qui**. If **u** has a diaeresis, it is sounded. Examples of silent **u** after g: **gui**tarra (ghee-tah-rrah), **gui**nda (gheen-dah), **gue**rra (gheh-rrah); example of sounded **u** after g: ung**ü**ento (**oon-gwen-toh**), biling**ü**e (bee-leen-gweh).

The consonant **h** is never pronounced in Spanish.

Diphthongs / Diptongos

A diphthong is a combination of two vowels in a syllable. One of the vowels can be a strong vowel (**a, e, o**) and the other, a weak vowel (i, [y], u), or both

LETTER / LETRA	APPROX. ENGLISH SOUND / SONIDO APROX. EN INGLÉS	WORD, PRONUNCIATION AND MEANING / PALABRA, PRONUNCIACIÓN Y SIGNIFICADO

of them can be weak vowels. Two strong vowels together do not form a diphthong. When the combination is that of a strong vowel and a weak vowel, the strong vowel is stressed; if the diphthong is formed by two weak vowels, the second vowel is stressed.

STRONG AND WEAK VOWELS FORMING A DIPHTHONG:

ai **ai**-re air	au **au**-sente absent	ia **via**-ble viable	ua **cua**-dro picture
ei **rei**-no kingdom	eu **eu**-fórico euphoric	ie **rie**sgo risk	ue **bue**-no good
oi **oi**-go I hear	oy **voy**	ey **rey**	uo **cuo**-ta

2. Consonant Sounds That Differ Most From English. / Consonantes cuyos sonidos difieren más de los sonidos en inglés.

The consonant example is given in bold. / La consonante usada como ejemplo aparece en letras negritas.

Note that the sounds of some consonants depend on the variety, or dialect, of Spanish: Castilian Spanish (the variety of Spanish spoken in central and northern Spain) is indicated by "Cast." and Hispanic-American Spanish is indicated by "H.A."

LETTER / LETRA	APPROX. ENGLISH SOUND / SONIDO APROX. EN INGLÉS	WORD, PRONUNCIATION, AND MEANING / PALABRA, PRONUNCIACIÓN Y SIGNIFICADO
c before **e, i** (Cast.)	**th** as in *think*	círculo (**th**eer-koo-loh) / circle
c before **e, i** (H.A.)	**s** as in *sick*	centro (**s**ehn-troh) / center
c before **a, o, u**	**k** as in *cancer*	cáncer (**k**ahn-sehr) / cancer
ch	**ch** as in *check*	leche (leh-**ch**eh) / milk
d between vowels	**th** in *weather*	medio (meh-**d**ee-oh) / half
d after **n** or **l** or at the beginning	**d** in *dart*	donde (**d**ohn-deh) / where
g before **e, i**	harsher than **h** in *hemoglobin*	germen (**h**er-men) / germ

gue, gui	hard **g** as in g*uest*	**gui**sado[a] (**ghee**-sah-doh) / stew
güe, güi	**gwe** as in *Gwen*	ungüento[b] (oon-**gwen**-toh) / ointment
h[c]	always silent as in *h*our	**h**ora (oh-rah) / hour
j	more forcefully than **h** in *h*am	**j**amón (**hah**-mohn) / ham
ll	same as **y** in *y*es or as **j** in *J*ack	mi**ll**ón (mee-yohn *or* mee-**j**ohn)
	ll is nowadays pronounced the same as **y**, with central emission of air, by most Spanish speakers. This practice is called *yeísmo*. Thus, in most of Latin America and in many parts of Spain this digraph is pronounced most of the time as **y** in *y*es and sometimes as **j** in *J*ack. In Bolivia, parts of Peru and Castile, in Spain, **ll** is pronounced as **lli** in *milli*on.	
ñ	**ny** as in *cany*on	mu**ñ**eca (moo-**nyeh**-kah) / wrist, doll
p	not aspirated, less explosive than in *p*atient	**p**aciente (**pah**-see-enh-teh) / patient
q	always pronounced as **k**	**q**ueso[d] (**keh**-soh) / cheese
r	1. initial: multiple trill, roll **r** more than in *diarr*hea	**r**euma (**reh**-oo-mah) / rheum
r	2. not initial, sound produced by tip of the tongue against the alveolar ridge	ci**r**ugía / surgery
rr	same as initial **r**	dia**rr**ea (deeah-**reh**-ah) / diarrhea
v sounds as b	as in *b*owl	**v**acuna (bah-kooh-nah) (bacuna) / vaccine
x	**ks, gs** as in *ox*ygen	o**x**ígeno / oxygen
		e**x**celente (eg**seh-lehn**-teh) / excellent
y	same as **y** in *y*es or like **j** in *inj*ection	**y**eso (**yeh**-soh) / plaster
		in**y**ección (een-**j**eck-seeohn) / injection
y	by itself or at the end of a word, like **e** in *m*e	so**y** (so**eeh**) / I am
z (Cast.)	like **th** in *th*umb	**z**umo (**thoo**-moh) / juice
z (H.A.)	as **s** in *s*oft	**z**umbido (**soom**-bee-doh) / buzz

[a]Silent u. La u muda
[b]Sounded u. La u pronunciada.
[c]The letter h is never pronounced in Spanish. La letra h no se pronuncia nunca en el español.
[d]Silent u.

Note/Nota: The pronunciation of the words in parentheses is the pronunciation of the word in Latin America. The descriptions of sounds in this chart are approximations and do not indicate exact equivalence between English and Spanish sounds.

Letter B: b and **v** have the same sound in Spanish. Try to pronounce the **b** in *bacteria*. After **m** or **n**, the sound of the **b** is more like the English **b** in *imbecile: imbécil* (eem-**beh**-seehl) / imbecile and *invasivo* (een-bah-**seeh**-boh) / invasive.

Letter C: c sounds like **k** or "hard" c, as in *cat*, when preceding **a, o, u**, as in *cancer*. This "hard" sound of **c** is not aspirated. Pronounce *cavidad* (kah-bee-**dahd**) as in *cavity; costo* (**kohs**-toh) / cost; *cuatro* (**kooah**-troh) / four. **c** has a different pronunciation when placed before **e** or **i** as in *centro* (**sehn**-troh) / center, as pronounced in Latin American Spanish; *círculo*, with a **th** sound as in *think* (**theer**-coo-loh) as pronounced in Castilian Spanish.

Digraph CH: Pronounce **ch** as in *child*, *leche* (**leh**-sheh) / milk.

Letter G: g placed before **a, o, u** has a gutural sound as in *gasp*, *gota* (**goh**-tah) / drop. **g** has a different pronunciation when placed before **e** or **i**; in that case it sounds like a harsher **h** than in *hemoglobin*: *género* (**heh**-neh-roh) / gender, genre, class, kind.

Letter J: j is pronounced more forcefully than the **h** in *ham* as in *jarabe* (jah-**rah**-beh) / syrup.

Letter Q: q appears always followed by the letter **u**, and is always pronounced as **k**, or **c**, as in *cut*, *queso* (**keh**-soh) / cheese, *quiste* (**kees**-teh) / cyst; as shown in the previous examples, the **u** following the **q** is often mute, but that's not always true, as in *quórum* (**kwoh**-ruhm) / quorum.

Letter R: initial **r** and **rr** in the middle of a word has a multiple trill as in *hemorrhage* / *hemorragia* (eh-moh-**rrah**-heeah). Remember that the **h** is always silent. **r** in the middle or at the end of a word is pronounced as in *heart*, *mirar* (meeh-**rahr**) / to look.

Letter Ñ: ñ (n with a tilde), pronounce this letter as ny in *canyon*, *niño* (**neeh**-nyoh) / child.

Digraph LL: ll is pronounced like **y** in *yes* as in *millón* (meeh-**yohn**), like **j** in *Jack* (meeh-**john**), or like **lli** in *million* (meeh-**lliohn**), depending on the dialect.

Letter X: x its approximate sounds are **ks** and **gs**, as in *oxígeno* (ohg-see-heh-noh) / oxygen. In some regions, it is pronounced like s before consonants, as in *see*, *extraño* (ehs-**trah**-gnoh) / strange. At the beginning of a word, **x** usually sounds like an **s**, as in *xenofobia* (seh-noh-**foh**-biah) / xenophobia. In some Mexican place names, **x** sounds like a Spanish **j**, as in the word México.

Letter Y: y has the same sound as **y** in *yes*: *yeso* (**yeh**-soh) / chalk. By itself, it sounds like the Spanish vowel **i: y** (ee) / and.

Letter Z: z sounds as **s** in *see* in Latin American Spanish: *zumo* (**sooh**-moh) / juice and as **th** in *thumb* in Castilian Spanish: (**thooh**-moh).

3. Rules of Syllabication in Spanish / División de palabras en sílabas.

A Spanish word has as many syllables as it has vowels or diphthongs.

1. The consonants **b, c, f, g, p, t**, combine with **l** or **r** to form a syllable with the following vowel. The letter **d** also combines with **r** but it does not with the letter **l**.

b	c	f
blan-co (blahn-coh) white	cla-se (clah-seh) class	fla-co (flah-coh) thin, lanky

g	p	
glu-co-sa (glooh-coh-sah) glucose	pla-ca (plah-cah), plate, plaque	

c	b	d
cre-ma (creh-mah) cream	bra-vo (brah-voh) brave	dra-ma (drah-mah) drama

f	g	p
frá-gil (frah-geel) fragile	gran-de (grahn-deh) big	pre-cio (preh-seeoh) price

t		
trau-ma (trahooh-mah) trauma		

2. Any consonant following another (except the combinations described above) mark a division between syllables, but he digraphs ch, ll, and rr are inseparable.
   parte: par-**te** (**pahr**-teh), part
   bronquitis: bron-**qui**-tis (brohn-**keeh**-teehs), bronchitis
   pulso: **pul**-so (**pool**-soh), pulse
   millón: mi-**llón** (meeh-**yohn** or meeh-**john**, depending on the dialect), million

3. The vowels that make up a dipthong are never separated:
   malaria: ma-**la**-ria (mah-**lah**-reeah), malaria
   tifoidea: ti-**foi**-dea (tee-pho-heeh-deh-hah) typhoid
   serie: **se**-rie (**seh**-reeeh) series

4. An accent over a weak vowel (**i** or **u**) dissolves the dipthong and forms a separated syllable:
   anatomía: a-na-to-**mí**-a (ah-nah-toh-**mee**-ah) anatomy
   oído: o-**í**-do (oh-**eeh**-doh) ear

5. Consecutive strong vowels are separated, forming different syllables:
   monitoreo: mo-ni-to-re-**o** (moh-nee-toh-**reh**-oh), monitoring

6. A vowel followed by a consonant at the beginning of a word can make a syllable by itself if the consonant forms a syllable with a following vowel, or if it is part of a combination described in (1).
   inexperiencia: **i**-nex-pe-rien-cia (e-negs-peh-**reehn**-see-ah) inexperience
   aplicación: **a**-pli-ca-ción (ah-pleeh-cah-**seeohn**) application

Rules of Accentuation / Reglas de acentuación

Stress / Acento tónico o fuerza de voz.

Stress is the emphasis given to a certain syllable in a word. Sometimes a differing stress allows to distinguish two otherwise identical words. In following examples, the stressed syllable appears in boldface, and the syllables are separated by hyphens.

> IN-GRE-**SAR**
> in-gre-**sar** is a verb infinitive. All infinitives in Spanish have the stress on the last syllable.

> IN-GRE-**SA**-DO
> The patient is *admitted* / El paciente es *in-gre-sa-do*
> *ingresar* and *ingresado* follow the rules of accentuation:

ENDING / TERMINACIÓN	STRESS / ACENTO	EXAMPLE / EJEMPLO
vowel (**a, e, i, o,** or **u**)	next-to-the-last syllable	ingre**sa**do (in-gre-**sa**-do)
n or **s**	next-to-the-last syllable	in**gre**san (in-**gre**-san)
consonant other than **n** or **s**	on the last syllable	ingre**sar** (in-gre-**sar**)

Where Should a Written Accent Mark Be Placed?

Any words that do not comply with the above rules require a written **accent mark / acento escrito** over the vowel, as in: café, atención, rígido.

A written accent mark is also used to distinguish two words of different meaning that are written alike, such as demonstrative adjectives, demonstrative pronouns, interrogatives, and relative pronouns.

adjective
this patient / **este** paciente

pronoun
this one / **éste**

Adjective: This patient is admitted today / **este** paciente es ingresado hoy
Pronoun: This one will be admitted tomorrow / **éste** (this one) será admitido mañana

interrogative what? / ¿**qué?**
What patient? / ¿**Qué** paciente?

relative pronoun that / **que**
The patient **that** will be admitted
El paciente **que** será admitido

Other words that require an accent to differentiate them are:
yes / **sí** to make a difference from if / **si**;
dé / give, a command, and the preposition **de** / of;
he / **él** and the / **el** the definitive article;
the subject pronoun you (familiar) **tú** and the possesive adjective your / **tu**.

ENGLISH SOUNDS / SONIDOS DEL INGLÉS

A diferencia del español, en el que cada letra tiene un sonido más o menos definido, en inglés una misma letra puede tener más de una pronunciación y es esa la mayor dificultad que la persona hispanohablante confronta al tratar de aprender la pronunciación de la lengua inglesa. La mayoría de los textos lingüísticos recurren al uso de algún alfabeto fonético que sirve de clave para la pronunciación. Para los efectos de este diccionario nos hemos limitado a dar una sencilla orientación que ayude al lector a pronunciar aquellas letras y sonidos que más difieren de la pronunciación en español y que, por lo tanto, presentan mayor dificultad al hispanohablante. Debemos señalar que esta presentación simplificada de las letras en inglés no abarca todas las posibilidades; las excepciones a las reglas generales son muy numerosas.

El alfabeto inglés tiene veintiséis letras: cinco vocales y veintiuna consonantes. La letra **y**, como en español, puede ser vocal (se pronuncia como la **i** en español) **remedy** / remedio, o puede ser una consonante (se pronuncia como la **y** en *ya*) como en **yes** / sí.

Vocales / Vowels

Las vocales en inglés tienen generalmente dos sonidos, uno breve o corto y otro largo. La **e** puede además ser muda al final de la palabra.

[*Sonido breve o corto*: Ocurre generalmente cuando la vocal es seguida por una consonante en la misma sílaba.]

LETRA	PALABRA EN INGLÉS	SONIDO APROXIMADO EN ESPAÑOL
a	nap / siesta	sonido intermedio entre la **a** de m**a**no y la **e** de p**e**sa.
	call / llamada	b**o**ca (gen. en palabras que terminan en **ll**).
e	bed / cama	fr**e**nte.
	late / tarde	muda (gen. ocurre al final de la palabra).
i	chill / enfriamiento	sonido intermedio entre la **i** y la **e** en español.
o	compare / comparar	comparar
	hot / caliente	sonido intermedio entre la **a** y la **o** en español.
	move / mover	c**u**ra
u	drug / droga	sonido similar al de la **a** española, pero más breve y neutro.

CONSONANTES	PALABRA EN INGLÉS	SONIDO APROXIMADO EN ESPAÑOL
	full / lleno	tú

[*Sonido largo*: Ocurre generalmente cuando la vocal es la vocal final de una sílaba o cuando va seguida de una **e** muda o de una **e** muda y una consonante. Es un sonido vocálico demorado en el cual algunas veces una vocal sencilla tiene un sonido diptongado.]

a	**ba**sic / básico	l**ey**
e	h**e** /él	s**í**
i	b**i**te / picadura	h**ay**
o	d**o**se / dosis	sonido equivalente al sonido del diptongo **ou** en español.
oo	bl**oo**d / sangre	sonido semejante al de la **a** española, pero más breve y neutro.
	b**oo**k / libro	sonido más breve y neutro que el de la **u** española, más cercano a la **o** española, c**u**ra
u	p**u**trid / pútrido	c**iu**dad, combinación equivalente al sonido de **iu** en español

Diptongos / Diphthongs

ew: Sonido en inglés corresponde al sonido **iu**:

f**ew** / varios	c**iu**dad

ou: Sonido semejante al diptongo **au** en español o sonido breve semejante a la **o** en español:

m**ou**th / boca	c**au**sa
b**ou**ght / compró	d**o**sis

Consonantes / Consonants

El alfabeto inglés tiene dos consonantes que casi no se usan en español, la **k** y la **w**; la **ñ**, en cambio, no existe en el alfabeto inglés. En general, la pronunciación de la mayoría de las consonantes es semejante en ambos idiomas, aunque en inglés la pronunciación de las mismas es más explosiva.

Consonantes y dígrafos que más difieren de la pronunciación española

CONSONANTES	PALABRA EN INGLÉS	SONIDO APROXIMADO EN ESPAÑOL
b		Sonido semejante a la **b** inicial en español; es muda en algunas palabras cuando precede a la letra **t**. **Sonido aproximado en español** **ba**cillus / bacilo **ba**cilo

	doubt / duda	(muda)

ch	Presenta varios sonidos según su posición en la palabra.	
	child / niño	chico
	cholera / cólera	cólera
	machine / máquina	shshsh! (*semejante al sonido que se emplea para indicar silencio*)

g	Cuando le sigue una **e** o una **i** tiene un sonido semejante a la **y** en español (*sonido suave*).	
	Esta regla tiene por excepción las palabras monosílabas.	
	general / general	yeso (*sonido africado*)
	giant / gigante	yeso (*sonido africado*)
	girl / muchacha	gota

En casi todas las otras situaciones, tiene el mismo sonido que la **g** fuerte en español.

	gastric / gástrico	gástrico
	gram / gramo	gramo
	guide / guía	guía

gh	En medio de la palabra, esta combinación de letras es generalmente muda.	
	daughter / hija	

h	Sonido aproximado al de la **j** en español, pero algo más suave.	
	hemorrhage / hemorragia	jarabe

j	Sonido semejante a la **y** en español.	
	jejunum / yeyuno	yeyuno (*con africación*)

ll	Sonido igual al de la **l** sencilla.	
	generally / generalmente	generalmente

kn	La **k** es muda.	
	knee / rodilla	nuez

mm	Sonido igual a la **m** simple.	
	immunology / inmunología	ameba

ph	Sonido de **f**.	
	pharmacy / farmacia	farmacia

r	Sonido articulado en inglés sin trino y con la lengua situada más hacia atrás de la boca y la parte anterior curvada hacia el paladar sin tocarlo.	
	surgery / cirugía	cirugía

rr	Sonido igual al del la **r** sencilla.	
	hemorrhage / hemorragia	cirugía

s	Sonido semejante a la **s** sorda en español en la mayoría de los vocablos.	
	consult / consultar	consulta

sperm / esperma   esperma

Sonido semejante a la **s** sonora de *mismo* o *desde* cuando está entre vocales o antes de la consonante **m**.

CONSONANTES	PALABRA EN INGLÉS	SONIDO APROXIMADO EN ESPAÑOL
s (cont.)	disease / enfermedad	mismo
	metabolism / metabolismo	desde
	Al final de la palabra, puede tener sonido de **s** o de **z** en inglés.	
	yes / sí	sí
	is / es	(*sonido de z en inglés*)
	Cuando está seguida del diptongo **io**, tiene sonido semejante al de la **y** (*sonido de consonante*), muy exagerado, o al de la **j** en francés como en Jean.	
	lesion / lesión	leyó
	Cuando está seguida de la vocal **u**, tiene un sonido semejante a la **sh** en inglés.	
	sure / seguro	**sh**shsh (*como cuando se está silenciando a alguien*)
ss	Sonido igual al de la **s** en español.	
	class / clase	clase
th	Tiene dos sonidos: (1) parecido a la **d**; (2) parecido a la **z** como se pronuncia en España.	
	this / este	dedo
	therapy / terapia	zapato (pronunciación de España)
w	Sonido semejante al de la **u** en español como en la palabra h**u**eso.	
	weight / peso	h**u**eso
z	Sonido semejante al que se hace para imitar el zumbido de una abeja.	
	zero / cero	**z**zzz...

Acentuación de las palabras en inglés

El acento gráfico no existe en inglés. Las reglas a seguir son pocas, pero tienen muchas excepciones.

1. Las palabras de dos sílabas se acentúan generalmente en la penúltima sílaba:

     rap-id / rápido-a
     ab-scess / abceso

2. Palabras a las que se le hayan añadido sufijos o prefijos retienen el acento en la misma sílaba acentuada de la raíz o palabra básica:

     nor-mal: ab-**nor-**mal / anormal
     col-or-**a-**tion: dis-col-or-**a-**tion / descoloración

3. Palabras de tres o más sílabas generalmente tienen una sílaba que se acentúa más enfáticamente (en negritas en el ejemplo) y otra sílaba que lleva un acento menos pronunciado (subrayada en el ejemplo):

     rap-id-ly / rápidamente

ORTHOGRAPHIC CHANGES AND COGNATES / CAMBIOS ORTOGRÁFICOS Y COGNADOS

Orthographic Changes / Cambios ortográficos

English / Inglés	Spanish / Español	English / Inglés	Spanish / Español
cc	c	**acc**ommodate	**ac**omodar
cc[1] before e and i	cc	**acce**ssory	**acce**sorio
		accident	**acci**dente
ch	c	**ch**aracter	**c**arácter
ch before e and i	qui	**che**mistry	**quí**mica
		chiropractor	**qui**ropráctico
comm	com	**comm**issure	**com**isura
im	in	**im**mersion	**in**mersión
qu	cu	**qu**art	**cu**arto
s[2]	es	**s**pecial	**es**pecial
		gastro**s**pasm	gastro**es**pasmo
ph	f	**ph**lebitis	**f**lebitis
pn[3]	pn or n	**pn**eumonia	**pn**eumonía, **n**eumonía
ps	ps or s	**ps**ychology	**ps**icología, **s**icología
rh	r	**rh**eumatic	**r**eumático
th	t	**th**erapy	**t**erapia
y[4]	i	t**y**phoid	t**i**foidea

[1]In Spanish words, only four double consonants are used; **cc, ll, nn,** and **rr.**
En español hay solamente cuatro consonantes dobles: **cc, ll, nn** y **rr.**

[2]Only before consonants **p** and **t**, including compound words.
Sólo delante de las consonantes **p** y **t** incluso en palabras compuestas.

[3]**pn** and **ps** may drop the initial **p** in Spanish.
En español se puede omitir la **p** inicial en las palabras que comienzan en **pn** o **ps.**

[4]When **y** is not at the end of the word.
Cuando la **y** no es final.

Orthographic Changes and Cognates / Cambios ortográficos y cognados

	EXAMPLES	EJEMPLOS
1. There are four double consonants in Spanish words: **cc, ll, nn,** and **rr.**		**acc**ión **acc**idente caba**ll**o i**nn**ovación ca**rr**o
2. Change **mm** to **m** except when preceded by **i**	communicate communication	comunicar comunicación
3. **ch** changes to **c**, except when it is before **e** or **i**, then it changes to **qu**	mechanic choleric chimera chemotherapy	mecánico colérico quimera quimioterapia
4. Drop the **h** inside words except in **alcohol**[a]	therapy authorization hemorrhage	terapia autorización hemorragia
5. **ph** becomes **f** The **ph** at the beginning or in the middle of a word corresponds to **f** in Spanish.	pharmacy phase diphtheria	farmacia fase difteria
6. **ss** becomes **s**. There are no words with double **s** in Spanish.	necessity dissect fissura	necesidad disecar fisura
7. English words that begin in **s + consonant** have corresponding Spanish words beginning in **es.**	special scene scan	especial escena escán
8. The **y** in the middle of a word may change to **i.**	crystal syphilis trypsin	cristal sífilis tripsina
9. Add **a** to words ending in **gram**: gram + a = grama.	diagram	diagrama
10. The suffix **um** drops and is substituted by **o** in Spanish.	stadium pendulum rostrum	estadio péndulo rostro
11. The suffix **osis** referring[b] to condition or disease, remains the same in Spanish.	dermatosis lymphocytosis anisocytosis	dermatosis linfocitosis anisocitosis
12. **ty** sometimes becomes **dad** Many words in English ending in **ty** have a corresponding Spanish word ending in **dad.**	fidelity community reality	fidelidad comunidad realidad

13. **ous** becomes **oso** or **osa**
    For many words ending in **ous** in English,
    the corresponding word in Spanish ends in
    oso or **osa**

vigor**ous**	vigor**oso**
numer**ous**	numer**oso**
por**ous**	por**oso**

14. **tion** becomes **ción** in Spanish

educa**tion**	educa**ción**
communica**tion**	comunica**ción**
administra**tion**	administra**ción**

15. **Exact cognates.**
    Words in Spanish and English that are
    spelled exactly the same way, have the same
    root, and mean the same are called exact
    cognates. Examples: **control**, **factor**, **local**.
    However, there are other cognates that have
    similar or the same spelling and are
    misleading, because the meaning could be
    different: **real** can be translated **real** or
    royal; **actual** can mean **current**.
    [a]and other words of Arabic origin.
    [b]Spanish nouns ending in **osis** are feminine.

Cognates / Cognados

Cognates are words from different languages that share the same origin.
Cognates may be identical or almost the same in spelling as the word in the
other language. Cognates are often created by combining prefixes, roots
(stems), and suffixes of Greek and Latin origin. Spelling changes may place
in the stem of the word, or new word endings may be added to the Latin or
Greek words. The tables that follow show some of the variations that have
occurred to scientific terms and common words in English and Spanish. By
reviewing the examples of cognates in the following lists, you will be able to
build your own additional vocabulary.

Equivalences in Endings, English / Spanish

ENGLISH	SPANISH	ENGLISH	SPANISH
-ent	-ente	accid**ent**	accid**ente**
-ine	-ina	morph**ine**	morf**ina**
-ment	-mento	instru**ment**	instru**mento**
-ide	-uro	chlor**ide**	clor**uro**

Adjective Endings

ENGLISH	SPANISH	ENGLISH	SPANISH
-ive	-ivo, -iva	ac**tive**	ac**tivo** (*m.*), ac**tiva** (*f.*)
-nal	-no, -na	inter**nal**	inter**no** (*m.*), inter**na** (*f.*)
-id	-ido	liqu**id**	líqu**ido** (*m.*), líqu**ida** (*f.*)
-ct	-cto, -cta	perfe**ct**	perfe**cto** (*m.*), perfe**cta** (*f.*)

Verb Endings

ENGLISH	SPANISH	ENGLISH	SPANISH
-ce	-zar	commen**ce**	comen**zar**
-iate	-iar	affil**iate**	afil**iar**
-ish	-ecer	establ**ish**	establ**ecer**
-ize	-izar	cauter**ize**	cauter**izar**

List of Cognates and Their Pronunciations in Spanish—Words That Have the Same or Similar Spelling[a]

COGNATES	SPANISH PRONUNCIATION
anasarca *f.* anasarca	ah-nah-**sahr**-kah
abdominal *a.* abdominal	ahb-doh-mee-**nahl**
abulia *n.* abulia	ah-**boo**-leeah
acarina *f.* acarina	ah-kah-**ree**-nah
accidente *m.* accident	ahk-see-**dehn**-te
acidosis *f.* acidosis	ah-see-**doh**-sees
bismuto *m.* bismuth	bees-**moo**-toh
benzocaína *f.* benzocaine	behn-zoh-kah-**ee**-nah
bradicardia *f.* bradycardia	brah-dee-**cahr**-deeah
cervix[b] *m.* cervix	**sehr**-beegs

[a]The stressed syllable in the Spanish words is indicated by **bold**.
[b]Cervix, a Latin word used in anatomy in both English and Spanish, is pronounced very similarly in both languages. Do not confuse this word, translated as cuello uterino (part of the uterus), with the term cerviz, nape of the neck.

COGNATES	SPANISH PRONUNCIATION
cisterna *f*. cistern	sees-**tehr**-nah
clavícula *f*. clavicle	klah-**beeh**-cooh-lah
colon *m*. colon	**koh**-lohn
color *m*. color	koh-**lohr**
coma *m*. coma	**koh**-mah
comensal *m*. commensal	koh-mehn-**sahl**
compacta a. compact	kohm-**pahk**-tah
control *m*.control	kohn-**trohl**
gama *f*. gamma	**gah**-mah
gástrico *a*. gastric	**gahs**-tree-coh
glándula *f*. gland	**glahn**-doo-lah
glaucoma *m*. glaucoma	glahoo-**koh**-mah
gluten *m*. gluten	**gloo**-tehn
hepatitis *f*. hepatitis	eh-pah-**tee**-tees
hospital *m*. hospital	ohs-pee-**tahl**
hematoma *m*. hematoma	eh-mah-**toh**-mah
infantil *a*. infantile	eehn-fahn-**teel**
infección *f*. infection	een-fehk-**seeohn**
influenza *f*. influenza	een-flooh-**ehn**-zah
lámina *f*. lamina	**lah**-mee-nah
lanugo *a*. lanugo	lah-**noo**-goh
medicamento m. medication	meh-dee-kah-**mehn**-toh
nasal *a*. nasal	nah-**sahl**
neonatal *a*. neonatal	neh-oh-**nah**-tahl
neoplasia *f*. neoplasia	neh-oh-**plah**-seeah
neumonía *f*. pneumonia	nehoo-moh-**neeah**
normal *a*. normal	nor-**mahl**
nuclear *a*. nuclear	noo-kleh-**ahr**
osmosis *f*. osmosis	ohs-**moh**-sees

orolingual *a.* orolingual	oh-roh-leen-**gooahl**
pectoral *a.* pectoral	pehk-toh-**rahl**
persona *f.* persona	pehr-**soh**-nah
placenta *f.* placenta	plah-**sehn**-tah
podagra *f.* podagra	poh-**dah**-grah
región *f.* region	reh-hee-**ohn**
renal *a.* renal	reh-**nahl**
repulsión *f.* repulsion	reh-pool-**seeohn**
saliva *f.* saliva	sah-**lee**-bah
semicircular *a.* semicircular	seh-mee-seer-coo-**lahr**
senil *a.* senile	seh-**neel**
sensorial *a.* sensoreal	sehn-soh-**reeahl**
serositis *f.* serositis	she-roh-**see**-tees
sexual *a.* sexual	sehg-**sooahl**
COGNATES	**SPANISH PRONUNCIATION**
simple *a.* simple	**seem**-pleh
soda *a.* soda	**soh**-dah
superior *a.* superior	soo-peh-**reeohr**
temporal *a.* temporal	tehm-poh-**rahl**
tenia *f.* tenia	**teh**-neeah
tensión *f.* tension	tehn-**seeohn**
trauma *m.* trauma	**trahw**-mah

Spanish-English Dictionary

Diccionario español-inglés

a *abr.* **absoluto** / absolute; **acidez** / acidity; **acomodación** / accommodation; **alergia** / allergy; **anterior** / anterior; **aqua** / aqua; **arteria** / artery.

a *prep.* [*hacia*] to, **voy ___ la farmacia** / I am going to the drugstore; [*dirección*] to, **___ la derecha** / to the right; **___ la izquierda** / to the left; [*hora*] at, **voy ___ las tres** / I'm going at three o'clock; [*frecuencia*] a, per, **tres veces al día** / three times a day.

AA *abr. (Alcohólicos anónimos)* AA, Alcoholics Anonymous.

AB *m.* AB, one of the four ABO blood groups.

abajo *adv.* below, down.

abandonar *vt.* to abandon, to neglect.

abarcar *vt.* to contain, to include; **___ mucho** / to cover a lot of ground.

abasia *f.* abasia, uncertainty of movement.

abastecer *vt.* to supply.

abastecimiento *m.* supply; **artículos para ___** / supplies.

abatido-a *a.* depressed, dejected.

abdomen *m.* abdomen; *pop.* belly; **___ de péndulo** / pendulous ___; **___ escafoideo** / scaphoid ___. *See* illustrations on page 4 (Spanish) and p. 232 (English).

abdominal *a.* abdominal, rel. to the abdomen; **cirugía ___ / ___** surgery; **cavidad ___ / ___** cavity; **disnea ___ / ___** dysnea; **distensión ___ / ___** distention; **fistula ___ / ___** fistula; **punción ___ / ___** puncture; **respiración ___ / ___** breathing; **retortijón, torsón ___ / ___** cramp; **rigidez ___ / ___** rigidity; **traumatismos ___ -es / ___** injuries; **vendaje ___ / ___** bandage.

abdominocentesis *f.* abdominocentesis, abdominal puncture.

abdominoplastia *f.* abdominoplasty, plastic surgical repair of the abdominal wall.

abducción *f.* abduction; separation.

abducente *f.* abducent, that separates; **músculo ___ / ___** muscle.

abeja *f.* bee.

abeja africanizada *f.* Africanized bee, hybrid between an aggressive African bee and other bees from European origin.

aberración *f.* aberration. 1. deviation from the norm; **___ cromática** / chromatic ___; 2. mental disorder; **___ mental** / mental ___.

aberrante *a.* aberrant, departing from the usual course; wandering.

abertura *f.* opening.

abetalipoproteinemia *f.* abetalipoproteinemia, rare inherited condition characterized by the absence or deficiency of betalipoproteins, which interferes with the absorption of fat and fat-soluble vitamins from the food.

abierto-a *a., pp.* of **abrir**, open.

abiotrofia *f.* abiotrophy, premature loss of vitality.

ablación *f.* ablatio, ablation, detachment, removal; **___ de la placenta** / ___ placentae; **___ de la retina** / ___ retinae.

ablandar *vt.* to soften.

abofetear *vt.* to slap.

abortivo, fármaco (o medicamento) *m.* abortifacient, stimulant to induce abortion.

aborto *m.* abortion, miscarriage. *See* table on page 232.

abotonar *vt.* to button up.

abrasión *f.* abrasion, damage to or wearing away of a surface by injury or friction; **círculo de ___ / ___** collar, circular trace left on the skin by gunpowder.

abrasivo-a *a.* abrasive, rel. to or that causes abrasion.

abrazadera *f.* brace.

abrazo *m.* hug, embrace.

abreviatura *f.* abbreviation.

abrigarse *vr., vi.* to put on warm clothing; to keep warm.

abrigo *m.* overcoat; cover; **buscar ___** / to look for shelter.

abrir *vt.* to open; **___ de nuevo** / to reopen.

abrochar *vt.* to fasten.

abrumar *vt.* to overwhelm; to tax.

abrupción de la placenta *f.* abruptio placentae, premature detachment of the placenta.

abrupto-a *a.* abrupt, brusque.

absceso *m.* abscess, accumulation of pus gen. due to a breakdown of tissue. *See* table on page 4.

absoluto-a *a.* absolute, unconditional.

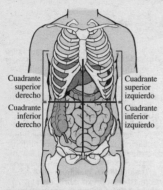

Cuadrante superior derecho

Cuadrante superior izquierdo

Cuadrante inferior derecho

Cuadrante inferior izquierdo

Cuadrantes abdominales:
mostrando los órganos dentro de cada cuadrante

Absceso	Abscess
agudo	acute
alveolar	alveolar
crónico	chronic
cutáneo	cutaneous
de drenaje	drainage
de la raíz	radicular
de la uña	paronychial
de las amígdalas	peritonsilar
de las encías	gingival
de sutura	suture
dental	dental
enquistado	encysted
facial	facial
fecal	fecal
folicular	follicular
hepático	hepatic
mamario	mammary
mastoideo	mastoid
óseo	osseous
pancreático	pancreatic
pélvico	pelvic
pulmonar	pulmonary
tubárico	tubo-ovarian

absorbente *a.* absorbent.

absorber *vt.* to absorb, to take in.

absorción *f.* absorption, uptake. 1. taking up of fluids and other substances by an organism; ___ **bucal** / mouth ___; ___ **cutánea** / cutaneous ___; ___ **entérica** / intestinal ___; ___ **estomacal** / stomach ___; ___ **externa** / external ___; ___ **parenteral** / parenteral ___; ___ **percutánea** / percutaneous ___; 2. mental focus on an object or thought, and lack of attention to the rest.

abstenerse *vr.* to abstain, to refrain; ___ **de relaciones sexuales** / ___ from sexual intercourse.

abstinencia *f.* abstinence, voluntary restraint.

abuelo-a *m.*, *f.* grandfather; grandmother.

abulia *f.* abulia, loss of will power; ___ **cíclica** / cyclic ___.

abultado-a *a.* bulky, massive; swollen.

abundancia *f.* abundance.

aburrido-a *a.* bored.

aburrirse *vr.* to become bored.

abusado-a *a.* abused; put to a wrong or improper use; excessively; used without medical justification; used as to injure or damage; reviled.

abusar *vt.* to abuse, to mistreat; to use excessively; to use without medical justification; to use as to injure or damage; to take unfair advantage; to revile.

abuso *m.* abuse, overuse; ___ **de medicamento** / overuse of medication; ___ **emocional** / emotional ___; ___ **físico** / physical ___; ___ **verbal** / verbal ___.

acalasia *f.* achalasia, inability to relax, esp. in reference to the sphincter muscles.

acantoma *m.* acanthoma, benign tumor of the skin.

acantosis *f.* acanthosis, skin condition manifested by thick and warty growth.

acapnia *f.* acapnia, state produced by a decrease of carbon dioxide in the blood, usually resulting from deep and rapid breathing (hyperventilation).

acariasis *f.* acariasis, skin disease caused by acarids.

ácaro *m.* acarid, parasite, mite.

acatalepsia *f.* acatalepsy, deterioration of mental abilities.

acatarrarse *vr.* to catch a cold.

acceso *m.* 1. access; onset, attack, or fit of disease; ___ **de asma** / an asthma attack; 2. entrance.

accesorio *m.* accessory; **nervio** ___ / ___ nerve.

accidentado-a *m.*, *f.* an injured person.

accidental *a.* accidental, unexpected.

accidente *m.* accident; ___ **automovilístico** / car ___; ___ **de trabajo** / work-related ___; ___ **de tráfico** / traffic ___; **propenso a** ___**-s** / ___-prone; **víctima de un** ___ / casualty.

acción *f.* action.

aceite *m.* oil; ___ **de hígado de bacalao** / cod liver ___; ___ **de jojoba** / jojoba ___; ___ **de oliva** / olive ___; ___ **de palmito** / palm ___; ___ **de ricino** / castor ___; ___ **de soya (o soja)** / soy ___; ___ **graso** / fatty ___.

acento *m.* accent.

acentuar *vt.* to accentuate, to emphasize.

aceptable *a.* acceptable; **consumo diario** ___ / ___ daily intake.

aceptación *f.* acceptance.

acera *f.* sidewalk.

acerca de *adv.* about, concerning; ___ **eso** / ___ that.

acercar *vt.* to bring closer; ___**-se** *vr.* / to approach, to get close.

acertado-a *a.* right; **un diagnóstico** ___ / a correct diagnosis.

acetábulo *m.* acetabulum, hip socket.

acetaminofeno *m.* acetaminophen, a medicine used instead of aspirin to relieve pain and fever.

acético-a *a.* acetic, sour, rel. to vinegar or its acid.

acetilcolinesterasa *m.* acetycholinesterase, enzyme present in several tissues such as in blood cells, nerve cells, and muscles.

acetona *f.* acetone, fragrant substance used as a solvent and found in excessive amounts in diabetic urine.

acetonemia *f.* acetonemia, excess acetone in the blood.

acetonuria *f.* acetonuria, excess acetone in the urine.

achaque *m.* ailment, infirmity.

achicar *vt.* to reduce.

aciclovir *m.* acyclovir, a medicine used esp. to treat shingles, genital herpes, cold sores, and chicken pox.

acidemia *f.* acidemia, excess acid in the blood.

acidez *f.* acidity, sourness.

ácido *m.* acid; ___ **acético** / acetic ___; ___ **ascórbico** / ascorbic ___; ___ **bórico** / boric ___; ___ **butírico** / butyric ___; ___ **clorogénico** / chlorogenic ___; ___ **cólico** / cholic ___; ___ **desoxirribonucleico** / deoxyribonucleic ___; ___ **fólico** / folic ___; ___ **gástrico** / gastric ___; ___ **láctico** / lactic ___; ___ **nicotínico** / nicotinic ___; ___ **nucleico** / nucleic ___; ___ **para**-amino **benzoico** / para-amino benzoic ___; ___ **ribonucleico** / ribonucleic ___; ___ **salicílico** / salicylic ___; ___**-s grasos** / fatty ___-s; ___ **sulfónico** / sulfonic ___; ___ **sulfúrico** / sulfuric ___; **a prueba de** ___ / ___-proof; **resistente a la tinción por** ___ / ___-fast; **ácido-a** *a.* acid, sour.

ácido clorhídrico, hidroclórico *m.* hydrochloric acid, a constituent of gastric juice.

ácido glicocólico *m.* glycocholic acid, a compound of glycine and cholic acid.

ácido glucurónico *m.* glucuronic, glycuronic acid, acid that acts as a disinfectant in human metabolism.

ácido hialurónico *m.* hyaluronic acid, acid present in the substance of the connective tissue that acts as a lubricant and connecting agent.

ácidos grasos omega *m.*, *pl.* omega fatty acids.

acidosis *f.* acidosis, excessive acidity in the blood and tissues of the body; ___ **diabética** / diabetic ___; ___ **metabólica** / metabolic ___.

acidosis respiratoria *f.* respiratory acidosis, affliction caused by retention of carbon dioxide due to hypoventilation.

ácido úrico *m.* uric acid, a product of protein breakdown present in the blood and excreted in the urine.

acinesia *f.* akinesia, acinesia, partial or total loss of movement.

aclaramiento *m.* clearance, elimination of a given substance from the blood plasma by excretion to the urine through the kidneys.

aclimatarse *vr.* to acclimate, to get used to a condition or custom, to adjust, to adapt to a new temperature, altitude, climate, environment, or situation.

acloropsia *f.* achloropsia, inability to distinguish the color green.

acné f. acne, inflammatory skin condition; ___ **rosácea** / ___ rosacea; ___ **vulgar o común** / ___ vulgaris, common acne; ___ **urticata** / ___ urticata.

acolia f. acholia, absence of bile.

acomodación f. accomodation, adaptation; the state of adapting to something; ___ **de un nervio** / nerve ___; ___ **histológica** / histologic ___; ___ **negativa** / negative ___; ___ **positiva** / positive ___; **amplitud de** ___ / amplitude of ___; **rango de** ___ / range of ___.

acomodación del ojo f. eye accommodation, coordination process of the eye muscles and the lens to enable the eye to focus in near objects.

acompañante m., f. companion.

acompañar vt. to accompany.

acondicionamiento m. conditioning; ___ **físico** / physical fitness.

acondroplasia f. achondroplasia, dwarfism; congenital osseous deformity.

aconsejar vt. to advise, to recommend; ___ **mal** / to misguide.

acontecer v. to transpire, to occur.

acordar vi. to agree; ___ **-se** vr. / to remember, to recall.

acortar vt. to shorten.

acosamiento m. harassment.

acosar vt. to harass.

acostado-a a. reclining; lying down.

acostar vt. to lay down, to put to bed; ___ **-se** vr. / to go to bed, to lie down; **hora de** ___ **-se** / bedtime.

acostumbrarse vr. to get used to.

acre a. acrid, sour.

acreción f. accretion, growth; accumulation.

acreditado-a a. accredited, certified.

acreditar vt. to credit, to accredit, to certify.

acrocianosis f. acrocyanosis, Raynaud's disease, bluish discoloration and coldness of the extremities due to a circulatory disorder gen. brought about by exposure to cold or by emotional stress.

acrodermatitis f. acrodermatitis, infl. of the skin of hands and feet; ___ **crónica atrófica** / ___ chronica atrophicans.

acrofobia f. acrophobia, excessive fear of heights.

acromasia f. achromasia, lack or loss of pigmentation in the skin, characteristic of albinos.

acromático-a a. achromatic, lacking in color.

acromatopsia f. achromatopsia, color or blindness.

acromegalia f. acromegaly, chronic disease common in middle age, manifested by progressive enlargement of the bones of the extremities and of certain head bones, gen. caused by a malfunction of the pituitary gland.

acromion m. acromion, part of the scapular bone of the shoulder.

acropustulosis f. acropustulosis, pustular eruptions of the hands and feet, often a form of psoriasis.

acrotismo m. acrotism, absence or imperceptibility of the pulse.

actina f. actin, protein in muscle tissue that together with myosin makes possible muscle contraction.

activar vt. to activate.

actividad f. activity; ___ **mental** / mental ___.

actividades de la vida diaria f. everyday activities.

actívidades de resistencia f., pl. endurance activities.

activo-a a. active.

actual a. present, current; ___ **-mente** adv. / currently.

actualizar de categoría v. upgrade, to assign an updated status to.

actuar v. to act.

acuclillarse vr. to squat.

acumulación f. accumulation; pile, heap.

acuoso-a a. aqueous; **humor** ___ / ___ humor; **intoxicación** ___ **-a** / water intoxication, condition caused by excessive retention of water in the body.

acupuntura f. acupuncture, method of inserting needles into specific points of the body as a means of relieving pain.

acústico-a a. acoustic, rel. to sound or hearing.

Adán, nuez de f. Adam's apple.

adaptabilidad f. adaptability; compliance. 1. the ease with which a substance or structure can change its shape, such as the ability of an organ to distend; 2. the degree to which a patient follows a prescribed regimen.

adaptación f. adaptation, adjustment.

adaptar v. to adapt, to fit, to accommodate; ___ **-se** vr. / to ___ oneself, to conform.

Addison, enfermedad de f. Addison's disease, insufficiency or non-function of the adrenal glands.

adecuado-a a. adequate, suitable.

adelantado-a *a.* advanced, ahead; **por ___** / in advance.

adelantar *vt.* to advance, to move ahead; **___ la fecha** / to move up or bring forward the date.

adelante *adv.* forward, ahead; **más ___** / later on; **de hoy en ___** / from now on.

adelanto *m.* improvement, progress.

adelgazar *vi.* to lose weight, to get thin.

además *adv.* besides, in addition.

adenectomía *f.* adenectomy, removal of a gland.

adenitis *f.* adenitis, infl. of a gland.

adenoacantoma *m.* adenoacantoma, slow-growing cancer of the uterus.

adenocarcinoma *m.* adenocarcinoma, malignant tumor arising from a gland or organ.

adenocistoma *m.* adenocystoma, benign gland tumor formed by cysts.

adenofibroma *m.* adenofibroma, benign fibrous glandular tumor seen in the breast and uterus.

adenoide *m.* adenoid, glandlike; accumulation of lymphatic tissue located in the throat behind the nose.

adenoidectomía *f.* adenoidectomy, excision of the adenoids (tonsils).

adenoiditis *f.* adenoiditis, infl. of the adenoids (tonsils).

adenoma *m.* adenoma, glandlike tumor; **___ acidófilo** / acidophil **___**; **___ adrenocortical** / adrenocortical **___**; **___ basófilo** / basophil **___**; **___ bronquial** / bronchial **___**; **___ de la mama** / **___** of the breast; **___ embrionario** / embryonal **___**; **___ folicular** / follicular **___**; **___ hepático** / hepatic **___**; **___ renal cortical** / renal cortical **___**; **___ sebáceo** / sebaceous **___**; **___ tóxico** / toxic **___**.

adenomatosis *f.* adenomatosis, condition by which there are large glandlike growths.

adenomioma *m.* adenomyoma, benign tumor usu. seen in the uterus.

adenopatía *f.* adenopathy, a lymph gland disease.

adenosarcoma *m.* adenosarcoma, malignant tumor.

adenosis *f.* adenosis, enlargement of a gland.

adenovirus *m.* adenovirus, a group of viruses that can cause respiratory tract infections, such as the common cold.

adentro *adv.* inside; within.

adherencia *f.* adhesion, attachment.

adherir *vt.* to adhere, to attach.

adhesivo-a *a.* adhesive.

adicción *f.* addiction, dependency, propensity; **dejar la ___** *pop.* [*droga*] / to kick the habit.

adictivo-a *a.* addictive, causing or characterized by addiction.

adicto-a *a.* addicted, physically or psychologically dependent on a substance such as alcohol or a narcotic.

adiós *int.* goodbye.

adiposito *m.* adipocyte, adipose cell.

adiposo-a *a.* adipose, fatty; **cirrosis ___-a** / **___** cirrhosis; **corazón ___-o** / **___** heart; **hernia ___-a** / **___** hernia; **riñón ___-o** / **___** kidney; **tejido ___-o** / **___** tissue.

adjetivo *m. gr.* adjective.

adjuntar *vt.* to enclose; to include.

adjutor *m.* adjuvant, helper; substance added to a medication to heighten its action.

administración *f.* administration, management.

administrador-a *m.*, *f.* administrator, manager.

admisión *f.* admission.

admitir *v.* to admit.

ADN *m.* DNA, any of various nucleic acids that are usually the molecular basis of heredity.

ADN mitocondrial *n.* mitochondrial DNA, an extranuclear double-stranded DNA.

ADN recombinante *n.* recombinant DNA, alteration of the DNA in the laboratory by which the genes from one organism are transplanted or spliced to another organism.

adolescencia *f.* adolescence, puberty.

adolescente *m.*, *f.* adolescent.

adolorido-a *a.* sore.

adopción *f.* adoption.

adoptar *v.* to adopt.

adormecer *vt.* to put to sleep, [*un nervio*] to deaden; **___-se** *vr.* / to drowse.

adrenal *a.* adrenal. *See* **suprarrenal**.

adrenalectomía *f.* adrenalectomy, removal of the adrenal gland.

adrenalina *f.* adrenaline, epinephrine, hormone secreted by the adrenal medulla, commonly used as a cardiac stimulant.

adrenérgicos *m.*, *pl.* adrenergic, blocking agents, rel. to drugs that mimic the actions of the sympathetic nervous system.

adrenocorticotropina f. adrenocorticotropin, hormone secreted by the pituitary gland that has a stimulating effect on the adrenal cortex.

aducción f. adduction. 1. movement toward the midline of the body or toward a limb or part; 2. movement toward a common center.

aductor-a a. adductor, a muscle that draws a part towards the median line.

adueñarse v. to take possession.

adulteración f. adulteration, changing from the original.

adulterado-a a. adulterated, changed from the original; **no ___** / unadulterated.

adulterar vt. to adulterate, to change the original.

adulto-a a., m., f. adult; one that is adult, esp. a human being after an age specified by law.

adverbio m., gr. adverb.

adverso-a a. adverse, unfavorable.

adyacente a. adjacent, next to.

aeróbic f. aerobics, a system of physical fitness combining calisthenics and a dance routine intended to promote cardiovascular endurance.

aeróbico-a a. aerobic, 1. rel. to an aerobe; 2. rel. to an exercise coordinated as a physical activity; **baile ___-o / ___ dance; ejercicio ___-o / ___ exercise;** 3. that lives or occurs in the presence of oxygen.

aerobio m. aerobe, organism that requires oxygen to live.

aeroembolismo m. aeroembolism, condition caused by a release of bubbles of nitrogen into the blood gen. due to a sudden change in atmospheric pressure; pop. the bends.

aeroenfisema m. aeroemphysema, decompression sickness caused by rapid ascent to high altitudes and resulting exposure to rapidly lowered air pressure—called also air bends; pop. the bends.

aerofagia f. aerophagia, excessive swallowing of air.

aerogénico-a a. aerogenic, gas-producing.

aerosol m. aerosol, a substance that is held in a pressurized container and released as a fine spray.

afán m. eagerness, desire.

afasia f. aphasia, inability to coordinate word and thought in speaking; **___ atáxica / ataxic ___; ___ amnésica / amnesic ___.**

afebril a. afebrile, without fever.

afección f. 1. condition, sickness; 2. [afecto] affection, fondness.

afectar v. to affect; to cause change.

afeitar vt. to shave; **___-se** vr. / **___** oneself.

afeminado a. effeminate.

aferente a. afferent, that moves in a direction toward a center, as in certain arteries, veins, vessels, and nerves.

aféresis f. apheresis, withdrawal of blood from a donor, removal of components from it, and return of the rest to the donor.

A-fib f. A-fib, atrial fibrillation.

afinidad f. affinity; similarity.

aflatoxina f. aflatoxin, a poisonous substance found in food and produced by various species of fungi.

afligido-a a. afflicted, distressed, sorrowful, grief-stricken, troubled.

aflojar vt. to loosen, to slacken; **___ -se** vr. / to become weak, to become loosened.

afonía f. aphonia, loss of voice due to an affliction of the larynx.

afónico-a a. aphonic, without voice or sound.

afrodisíaco m. aphrodisiac, any agent that arouses sexual desire.

afrontar vt. to confront.

afta f. canker sore, aphthous ulcer, a painful shallow ulcer of the mouth that has a grayish-white base surrounded by a reddish inflamed area and is of uncertain cause but is not due to the Herpes simplex virus.

afuera adv. outside.

agacharse vr. to bend; to stoop, to squat.

agallas f., pl. tonsils; pop. **tener ___ /** to have guts, to be bold.

agalorrea f. agalorrhea, cessation or lack of milk in the breasts.

agammaglobulinemia f. agammaglobulinemia, deficiency of gamma globulin in the blood.

agenesia, agenesis f. agenesia, agenesis. 1. congenital failure of an organ to grow or develop; 2. sterility or impotence.

agente m. agent, factor.

agentes citotóxicos m., pl. cytotoxic agents, chemical compounds used in chemotherapy to destroy cancerous cells.

ágil a. agile, nimble; mentally sharp.

agilidad f. agility; **___ mental** / mental **___.**

agitado-a a. agitated, restless.

agitar *vt.* to stir up, to shake; ___ **la botella** / to shake the bottle; ___ -se *vr.* / to become agitated or excited.

aglomeración *f.* agglomeration.

aglutinación *f.* agglutination, the act of binding together.

aglutinante *m.* agglutinant, agent or factor that holds parts together, for example during the healing process.

agnosia *f.* agnosia, disorder or incapacity due to a cerebral lesion by which the person suffers a total or partial loss of the senses and does not recognize familiar persons or objects; ___ **visual** / visual ___.

agobiar *v.* to weigh down; to burden.

agonista *m.* agonist, a drug that activates the receptor of a cell and initiates a reaction.

agorafobia *f.* agoraphobia, fear of being alone in a wide open space.

agotado-a *a.* exhausted, tired.

agotador-a *a.* exhausting, tiring.

agotamiento *m.* exhaustion, extreme fatigue; wasting.

agotar *vt.* to exhaust; ___ **todos los recursos** / to ___ all means.

agradecer *vt.* to thank.

agrafia *f.* agraphia, loss of ability to write due to a brain disorder.

agrandamiento *m.* enlargement.

agrandar *v.* to enlarge.

agranulocitosis *f.* agranulocytosis, acute condition caused by the absence of leukocytes in the blood.

agregar *vt.* to add.

agresivo-a *a.* aggressive, hostile.

agriarse *vr.* to turn sour.

agrietado-a *a.* chapped; **labios ___ -os** / ___ lips; **manos ___ -as** / ___ hands.

agua *f.* water; **abastecimiento de ___** / ___ supply; ___ **alcanforizada** / camphor julep; ___ **corriente o de pila** / tap ___; ___ **de rosa** / rose ___; ___ **helada** / ice ___; ___ **oxigenada** / hydrogen peroxide; **bolsa de ___ caliente** / hot ___ bottle; **cama de, colchón de ___** / ___ bed; **contaminación del ___** / ___ pollution; **ingestión o toma de ___** / ___ intake; **purificación del ___** / ___ purification; **soluble en ___** / ___ soluble.

aguado-a *a.* watered down.

aguantar *vt.* to hold; to endure.

agudo-a *a.* acute, piercing, sharp.

aguja *f.* needle; ___ **hipodérmica** / hypodermic ___.

agujero *m.* hole.

ahí *adv.* there.

ahijado-a *m.*, *f.* godchild.

ahogamiento *m.* drowning.

ahogar *vi.* to drown; to smother, to extinguish; **ahogarse** *vr.* / to drown; to choke.

ahora *adv.* now, presently.

ahorcarse *vr.* to hang oneself.

ahorita *adv.* right away.

ahorrar *vt.* to save; to spare; ___ **tiempo** / ___ time.

AINE *abr. (antiinflamatorio no esteroideo)* NSAID, a nonsteroidal antiinflammatory drug (as ibuprofen).

aire *m.* air, wind; breath; ___ **acondicionado** / ___ conditioning; ___ **contaminado, viciado** / polluted ___; ___ **de ventilación** / ventilated ___; ___ **respiratorio** / tidal ___; **bolsa de ___** / ___ pocket; **burbujas de ___** / ___ bubbles; **cámara de ___** / ___ chamber; **conducto de ___** / ___ airway, air passage; **enfriado por ___** / ___ -cooled; **falta de ___** / ___ hunger; **falta de ___** / shortness of breath.

airear *v.* to aerate, to ventilate. 1. to saturate a liquid with air; 2. to change the venous blood into arterial blood in the lungs; 3. to circulate fresh air.

aislamiento *m.* isolation, of a patient or patients to avoid contagion; ___ **conductual** / behavioral ___; ___ **infeccioso** / infectious ___; ___ **por exclusión** / exclusion ___; ___ **protector** / protective ___; **sala de ___** / ___ ward.

aislar *vt.* to isolate.

ajustado-a *a.* tight-fitting; adjusted.

ajuste *m.* adjustment, fit; ___ **oclusivo** / oclussive ___.

alar *a.* rel. or similar to a wing.

alargado-a *a.* elongated, as the digestive tract.

alarma *f.* alarm; danger signal; ___ **de fuego** / fire ___.

alarmante *a.* alarming.

alberca *f.* swimming pool; pond; tank.

albinismo *m.* albinism, lack of pigment in the skin and hair.

albino-a *m.*, *f.* albino, person afflicted with albinism.

albúmina *f.* albumin, protein component.

albuminuria *f.* albuminuria, presence of albumin or globulin in the urine.

albuterol *m.* albuterol, a bronchodilator to treat bronchospasms.

alcalemia *f.* alkalemia, excess of alkalinity in the blood.

alcaloide *m.* alkaloid, any of numerous usually colorless, complex, and bitter organic bases (as morphine or caffeine) containing nitrogen and usually oxygen that occur especially in seed plants and are typically physiologically active.

alcalosis *f.* alkalosis, physiological disorder in the normal acid-base balance of the body.

alcance *m.* reach; span; **al ___ de /** within ___; **___ de movimiento /** range of motion.

alcanfor *m.* camphor, camphor julep.

alcohol *m.* alcohol; **___ etílico /** ethyl ___; isopropyl alcohol, **___ isopropílico /** a volatile flammable alcohol used as a rubbing alcohol.

alcohólico-a *m.*, *f.* an alcoholic; **abstinencia ___-a /** ___ withdrawal; **detoxificación ___-a /** ___ detoxification; **privación ___-a /** ___ withdrawal.

alcoholismo *m.* alcoholism, continued excessive or compulsive use of alcoholic drinks.

aldosterona *f.* aldosterone, hormone produced by the adrenal gland.

aldosteronísmo *m.* aldosteronism, anomaly caused by excessive secretion of aldosterone and typically by loss of body potassium, muscular weakness, and elevated blood pressure.

alelo, alelomorfo *m.* allele, any one of a series of two or more genes situated at the same place in homologous chromosomes that determine alternative characteristics in inheritance.

alentar *vt.* to encourage, to reassure.

alérgenos *m.*, *pl.* allergens, term for any antigen that induces an allergic or hypersensitive response. *See* table on page 239.

alergia *f.* allergy.

alérgico-a *a.* allergic; **reacción ___-a / ___** reaction; **rinitis ___-a / ___** rhinitis.

alergista *m.*, *f.* allergist.

alerta *a.*, *f.* alert; *adv.* on the alert.

aleteo *m.* flutter, cardiac arrhythmia characterized by fast auricular contractions that simulate the flutter of the wings of birds; **___ auricular /** atrial, auricular ___; **___ ventricular /** ventricular ___; **___ y fibrilación / ___** and fibrillation.

alexia *f.* alexia, inability to understand the written word.

alfa bloqueador *m.* alpha-blocker, a drug used to treat hypertension.

alfiler *m.* pin.

alfombra *f.* rug.

algodón *m.* cotton.

algoritmo *m.* algorithm, a procedure for solving a mathematical problem (as of finding the greatest common divisor) in a finite number of steps that frequently involves repetition of an operation; *broadly* a step-by-step procedure for solving a problem or accomplishing some end especially by a computer.

aliento *m.* 1. breath; **mal ___ /** bad ___; **sin ___ /** out of ___; 2. encouragement.

aligeramiento *m.* lightening, descent of the uterus into the pelvic cavity in the final stage of pregnancy.

aligerar *vt.* to lighten, to ease.

alimentación *f.* feeding, alimentation, nourishment; **___ entérica /** enteral ___; **___ forzada /** forced ___; **___ intravenosa /** intravenous ___; **___ por sonda /** tube ___; **___ rectal /** rectal ___; **horario de ___ /** feeding schedule; **requisitos de la ___ / ___** food requirements.

alimentar *vt.* to nourish, to feed.

alimenticio-a *a.* alimentary, nourishing; **aditivos ___-os /** food additives; **intoxicación ___-a /** food poisoning; **tracto ___-o / ___** canal.

alimento *m.* food, nourishment, nutrient, material consisting essentially of protein, carbohydrate, and fat used in the body of an organism to sustain growth, repair, and for vital processes; **___ dietético /** dietetic ___; **___ natural /** natural ___, food that has undergone minimal processing and contains no preservatives or artificial additives; **___ orgánico /** organic ___; **___ sano /** health ___; **___-s enriquecidos /** enriched ___; **manipulación de ___-s / ___** handling.

alinfocitosis *f.* alymphocytosis, abnormal decrease of lymphocytes.

aliviado-a *a.* relieved, alleviated.

aliviar *vt.* to relieve, to alleviate; *[un dolor]* to lessen.

alivio *m.* relief; **¡qué ___ !** / what a ___!

allí *adv.* there.

almacenamiento *m.* storage; *[toma]* **captura y ___ /** uptake and ___.

almidón *m.* starch, main form of storage of carbohydrates.

almohada *f.* pillow.

almohadilla *f.* pad.

almorzar *vi.* to have lunch.

almuerzo *m.* lunch.

alógeno-a *a.* allogenic, having a different genetic constitution from others belonging to the same species; **células ___-as / ___ cells; sistema ___-o / ___ system.**

aloinjerto *m.* allograft. *See* **homoinjerto**.

alojamiento *m.* lodging.

alojar *v.* to lodge; to accommodate.

alopecia *f.* alopecia, loss of hair.

alquilar *v.* to rent.

alrededor *adv.* around, about.

alteración *f.* 1. alteration, modification; 2. disturbance, disrupture; **cualitativa / qualitative ___; ___ cuantitativa / quantitative ___.**

alterar *v.* to alter, to modify; to disturb, to disrupt.

alternar *v.* to alternate.

alternativa *f.* alternative, option.

alto riesgo *m.* high risk; **___ de contaminación / ___** of contamination; **___ de infección / ___** of infection; **___ de lesión / ___** of injury; **___ de violencia / ___** of violence.

altura *f.* height.

alucinación *f.* hallucination, subjective perception not related to a real stimulus; **___ auditiva /** auditory ___, imaginary perception of sound; **___ gustativa /** gustatory ___, imaginary perception of taste; **___ motora** / motor ___, imaginary perception of body movements; **___ olfactoria /** olfactory ___, imaginary perception of odors; **___ táctil /** haptic ___, imaginary perception of pain, temperature, or other skin sensation.

alucinar *v.* to hallucinate.

alucinógeno *m.* hallucinogen, drug that produces hallucinations, such as LSD, peyote, or mescaline.

alucinosis *f.* hallucinosis, state of persistent hallucinations; **___ alcohólica /** alcoholic ___, complication of alcohol withdrawal in alcoholics, characterized by extreme fear accompanied by visual and auditory hallucinations, most commonly threatening voices.

alumbramiento *m.* parturition, the act of giving birth.

alveolar *a.* alveolar, rel. to an alveolus.

alveolitis *f.* alveolitis. 1. infl. of lung's alveoli; 2. infl. of a tooth socket. **___ alérgica extrínseca /** extrinsic allergic ___; **___ fibrosa crónica** / chronic fibrosing ___; **___ fibrosa criptogénica /** cryptogenic fibrosing ___; **___ pulmonar aguda /** acute pulmonary ___.

alvéolo *m.* alveolus, cavity; **___ pulmonar /** air sac.

alzar *vi.* to raise, to lift; **___-se** *vr.* / to ___ oneself, to get up.

Alzheimer, enfermedad de *f.* Alzheimer's disease, presenile dementia.

amable *a.* kind, nice.

amamantar *v.* to nurse, to suckle, to breast-feed.

amar *vt.* to love.

amargado-a *m.*, *f.* a bitter person; *a.* [persona] bitter.

amargar *vt.* to make bitter, to embitter.

amargarse *vr.* to become bitter.

amargo-a *a.* bitter.

amarillento-a *a.* yellowish.

amarillo-a *a.* yellow; **atrofia ___-a del hígado /** ___ atrophy of the liver; **fibras ___-as /** ___ fibers; **fiebre ___-a /** ___ fever.

amarrar *v.* to tie, to fasten, to bind.

amarre *m.* fastening, binding; **___ de las trompas /** tubal ligation.

amasadura, amasamiento *f.*, *m. v.* kneading, methodical rubbing and pressing of muscles.

amastia *f.* amastia, absence of breasts.

amaurosis *f.* amaurosis, blindness without apparent change in the eye, attributed to an injury in the brain.

amaurótico-a *a.* amaurotic, rel. to amaurosis.

ambarino-a *a.* amber-colored.

ambidextro-a, ambidiestro-a *a.* ambidextrous.

ambiente *m.* environment, ambiance, setting.

ambivalencia *f.* ambivalence.

ambliopía *f.* amblyopia, diminished vision.

ambos-as *a.*, *pl.* both.

ambulación temprana *f.* early ambulation.

ambulancia *f.* ambulance.

ambulante, ambulatorio-a *a.* ambulant, ambulatory.

ameba *m.* amoeba, ameba, one-celled organism.

amebiano-a *a.* amebic, rel. to amebae.

amebiasis f. amebiasis, infection by amebae.

amenaza f. threat; menace.

amenorrea f. amenorrhoea, absence of menstrual period.

americano-a a. American.

ametropía f. ametropia, poor vision due to an anomaly or disturbance in the refractive powers of the eye.

amígdalas f., pl. amygdalae, tonsils.

amigdalitis f. tonsillitis, infl. of the tonsils.

amigdalotomía f. tonsillectomy, removal of the tonsils.

amigo-a m., f. friend.

amiloide a. amyloid, starch-like protein; **degeneración** ___ / ___ degeneration; **enfermedad** ___ / ___ sickness; **nefrosis** ___ / ___ nephrosis; **riñón** ___ / ___ kidney.

amiloidosis f. amyloidosis, accumulation of amyloid in different tissues of the body.

amina f. amine, one of the basic compounds derived from ammonia.

aminoácido m. amino acid, any of twenty molecules that serve as the building block of proteins; ___ **esencial** / essential ___, any of the nine amino acids that cannot be synthesized by the human body and thus must be obtained from food.

amistad f. friendship.

amitosis f. amitosis, direct division of the nucleus and cell, without the changes in the nucleus that occur in the ordinary process of cell reproduction.

amnesia f. amnesia, loss of memory.

amniocentesis m. amniocentesis, puncture of the uterus to obtain amniotic fluid.

amnios m. amnion, membranous sac surrounding the embryo in the womb.

amnioscopía f. amnioscopy, use of the amnioscope to visualize the fetus through the amniotic fluid.

amnioscopio m. amnioscope, endoscope used in the study of the amniotic fluid.

amniótico-a a. amniotic, rel. to the amnion; **fluido** ___ -o / ___ fluid; **saco** ___ -o / ___ sac.

amoldamiento m. molding, temporary substantial change in the shape of the fetal head as it goes through the birth canal. It is much more prominent in women having their first vaginal delivery.

amoníaco m. ammonia.

amoniuría f. ammoniuria, excretion of urine containing ammonia.

amor m. love.

amoratado-a a. black and blue, bruised.

amorfo-a a. amorphous, without shape.

amor propio m. self-esteem.

amortiguador m. buffer, a substance that neutralizes both acids and bases

amoxicilina f. amoxicillin, semisynthetic penicillin derived from ampicillin.

amparar vt. to protect; to shelter.

ampicilina f. ampicillin, semisynthetic penicillin.

ampolla f. blister, bulla.

ámpula f. ampule, vial, small glass container.

amputación f. amputation.

amputar vt. to amputate.

Amsler, gráfico de m. Amsler graphic, chart useful in revealing signs of macular degeneration.

anabólico-a a. anabolic, rel. to anabolism (constructive part of metabolism); **esteroides** ___-os / ___ steroids.

anabolismo m. anabolism, cellular process by which simple substances are converted into complex compounds; constructive metabolism.

anaerobio m. anaerobe, organism that doesn't require air or oxygen to grow and multiply.

anafase f. anaphase, a stage in cell division.

anafiláctico-a a. anaphylactic, rel. to anaphylaxis.

anafilaxis f. anaphylaxis, extreme allergic reaction; hypersensitivity.

anal a. anal; **fístula** ___ / ___ fistula.

analgésico m. analgesic, pain reliever.

análisis m. analysis, test, assay; ___ **de acumulación** / accumulation ___; ___ **de aminoácidos** / amino acid ___; ___ **de huevos y parásitos en las heces** / ___ of eggs and parasites in the stools; ___ **de la mordida** / bite ___; ___ **del aliento** / breath ___; ___ **cefalométrico** / cephalometric ___; ___ **del carácter** / character ___; ___ **cualitativo** / qualitative ___; ___ **cuantitativo** / quantitative ___; ___ **de costos** / cost ___; ___ **de datos** / data ___; ___ **de orina** / urinalysis; ___ **del pelo** / hair ___; ___ **gástrico** / gastric ___; ___ **de los sueños** / dream ___.

analizar vt. to analyze, to examine.

anaplasia *f.* anaplasia, lack or loss of differentiation of cells.

anaquel *m.* shelf; shelf-like structure.

anaranjado-a *a.* orange.

anasarca *f.* anasarca, generalized infiltration of edema fluid in subcutaneous connective tissue.

anastomosis *f.* anastomosis, creation of a passage or communication between two or more organs that are normally separated; ___ **ileoanal** / ileoanal ___, removal of the colon and the inner lining of the rectum.

anatomía *f.* anatomy, science that studies the structure of the human body and its organs; ___ **macroscópica** / gross ___, rel. to structures that can be seen with the naked eye; ___ **topográfica** / topographic ___, rel. to a specific area of the body.

anatómico-a *a.* anatomic, anatomical, rel. to anatomy.

ancianidad *f.* old age.

anciano-a *m.*, *f.* old man, old woman.

andador *m.* walker, device used to help a person walk.

andar *vi.* to walk; to go; ___ **con cuidado** / to be careful.

andrógeno *m.* androgen, masculine hormone; *a.* androgenic, rel. to the male sexual characteristics.

andrógino *a.* androgynous, having both male and female characteristics.

anejos, anexos *m.*, *pl.* adnexa, appendages, such as the uterine tubes.

anemia *f.* anemia, a condition in which the blood is deficient in red blood cells, in hemoglobin, or in total volume; ___ **aplásica, aplasia medular** / aplastic ___, highly deficient production of blood cells due to a lack of production of blood cells in bone marrow; ___ **de glóbulos falciformes** / sickle cell ___, a chronic anemia that occurs mostly in people of African, Mediterranean, or Asian ancestry; ___ **hemorrágica o hemolítica** / hemorrhagic, hemolytic ___, progressive destruction of red blood cells; ___ **hipercrómica** / hyperchromic ___, abnormal increase in the hemoglobin content; ___ **hipocrómica y microcítica** / hypochromic and microcytic ___, anemia characterized by small-sized blood cells and insufficient amount of hemoglobin;

___ **macrocítica** / macrocytic ___, anemia characterized by large-sized blood cells; ___ **perniciosa** / pernicious ___, a severe hyperchronic anemia marked by a progressive decrease in number and increase in size and hemoglobin content of the red blood cells and by pallor, weakness and gastrointestinal and nervous disturbances and associated with reduced ability to absorb vitamin B_{12}, due to the absence of the gastric intrinsic factor; ___ **por deficiencia de hierro** / iron deficiency ___.

anergia *f.* anergy. 1. asthenia, lack of energy; 2. reduction or lack of response to a specific antigen.

anestesia *f.* anesthesia; ___ **con hipotensión controlada** / hypotensive ___; ___ **en silla de montar** / saddle block ___; ___ **endotraqueal** / endotracheal ___; ___ **epidural** / epidural ___; ___ **general intravenosa** / general intravenous ___; ___ **general por inhalación** / general ___ by inhalation; ___ **general por intubación** / general ___ by intubation; ___ **intercostal** / intercostal ___; ___ **local** / local ___; ___ **por hipnosis** / hypnosis ___; ___ **tópica** / topical ___; ___ **térmica** / thermic ___; ___ **raquídea** / spinal ___; ___ **regional** / regional ___.

anestesiar *vt.* to anesthetize.

anestésico *m.* anesthetic.

anestesiólogo-a *m.*, *f.* anesthesiologist.

anestesista *m.*, *f.* anesthetist, one who administers anesthetics.

aneurisma *m.* aneurysm, dilation of a portion of the wall of the artery; ___ **aórtico** / aortic ___; ___ **cerebral** / cerebral ___; ___ **disecante** / dissecting ___; ___ **falso** / false ___; ___ **fusiforme** / fusiform ___; ___ **sacular** / saccular ___; ___ **verdadero** / true ___.

aneurisma de la arteria coronaria *m.* coronary artery aneurysm, acquired causes include atherosclerosis, Kawasaki disease, and coronary catheterization. It can also be hereditary.

aneurismal *a.* aneurysmal, rel. to an aneurysm.

aneurismectomía *f.* aneurysmectomy, excision of an aneurysm.

anfetamina *f.* amphetamine, type of drug used as a stimulant of the nervous system.

angiítis f. angiitis, infl. of blood or lymph vessel.

angina f. angina, painful constrictive sensation; ___ **inestable** / unstable ___; ___ **intestinal** / intestinal ___, acute abdominal pain caused by insufficient blood supply to the intestines; ___ **laríngea** / laryngeal ___, infl. of the throat; ___ **pectoris** / ___ pectoris, chest pain caused by insufficient blood supply to the heart muscle.

angiocardiografía f. angiocardiography, x-ray of the heart chambers.

angioespasmo m. angiospasm, prolonged contraction of a blood vessel.

angiogénesis f. angiogenesis, the development of the vascular system.

angiografía f. angiography, x-ray of the blood vessels after injection of a substance to show their outline; ___ **de resonancia magnética** / magnetic resonance ___.

angiografía coronaria f. coronary angiography, images of the circulation of the myocardium taken with a contrast medium, and gen. done through catheterization of each of the coronary arteries.

angiograma m. angiogram; visualization of a blood vessel obtained after injecting a radiopaque substance.

angioma m. angioma, benign vascular tumor.

angioneurótico m. angioneurotic, rel. to angioneurosis.

angioplastia f. angiaplaty, plastic surgery of the blood vessels; ___ **coronaria percutánea** / percutaneous coronary ___; ___ **periférica percutánea** / percutaneous peripheral ___.

angioplastia transluminal percutánea f. percutaneous transluminal angioplasty, process of dilating an artery or vessel by using a balloon that is inflated by pressure.

angiosarcoma m. angiosarcoma, a rare malignant neoplasm most often found in soft tissues.

angiotensina f. angiotensin, renin substrate, a peptide hormone that causes the blood vessels to constrict, thereby raising the blood pressure.

angiotensinógeno m. angiotensinogen, a protein that when activated by the enzyme renin causes the blood vessels to constrict and raises the blood pressure.

angloparlante m., f. English speaker.

ángulo m. angle.

angustia f. anguish, distress.

angustiado-a a. distraught, distressed.

angustiarse vr. to be distressed, to feel anguish.

anhidrasa f. anhydrase, enzyme that catalyzes the removal of water from a compound; **inhibidores de ___ carbónica** / carbonic ___ inhibitors.

anhidrosis f. anhidrosis, diminished secretion of sweat.

anillo m. ring, margin, verge; ___ **anal** / anal verge.

animar v. to animate, to cheer up; ___-**se** vr. / to become more lively.

ánimo m. spirit; **estado de ___** / mood; **no tener ___** / to be without motivation.

animosidad f. animosity, rancor.

anisocitosis f. anisocytosis, unequal size of red blood cells.

anisocoria f. anisocoria, a condition in which the two pupils are not of equal size; ___ **central simple** / simple-central ___; ___ **esencial** / essential ___; ___ **fisiológica** / physiologic ___; ___ **simple** / simple ___.

ano m. anus.

anoche adv. last night.

anodino m. anodyne, pain reliever; **-o, -a** a. / insipid.

anomalía, anormalidad f. anomaly, abnormality, irregularity.

anorexia f. anorexia, disorder characterized by total lack of appetite; ___ **nerviosa** / ___ nervosa.

anoréxico-a a. 1. lacking appetite. 2. m., f. person affected with anorexia nervosa.

anormal a. abnormal, irregular.

anosmia f. anosmia, lack of the sense of smell.

anovulación f. anovulation, cessation of ovulation.

anoxemia f. anoxemia, insufficient oxygen in the blood.

anoxia f. anoxia, lack of oxygen in body tissues; ___ **anémica** / anemic ___; ___ **de altitud** / altitude ___; ___ **de estancamiento** / stagnant ___; ___ **del neonato** / ___ neonatorum.

anquilosis f. ankylosis, immobility of a joint.

ansiedad f. anxiety, anguish, state of apprehension or excessive worry; **trastorno de ___** / ___ disorders; **neurosis de ___** / ___ neurosis.

ansioso-a a. anxious, apprehensive.

anteayer adv. the day before yesterday.

antebrazo m. forearm.

antecubital *a.* antecubital, preceding the elbow.

anteflexión *f.* anteflexion, bending forward.

antemano *adv.* beforehand.

antemortem *adv.* antemortem, before death.

antenatal *a.* antenatal, that occurs or is formed before birth.

anteojos *m., pl.* eyeglasses; binoculars.

antepasados *m., pl.* ancestors.

antepié *m.* ball of the foot.

anterior *a.* anterior, preceding, previous, earlier; [*tiempo*] before, pre-existing; [*posición*] anterior; ___ **ventral** / ventral.

anteroposterior *a.* anteroposterior, from front to back.

antes *adv.* before, sooner; ___ **de** / before, prior to; ___ **de las comidas** / ___ **meals**; **lo ___ posible** / as soon as possible.

anteversión *f.* anteversion, turned toward the front.

antiácido *m.* antacid, acidity neutralizer.

antiadrenérgico *m.* antiadrenergic, adrenergic blocking agents, antagonistic to the action of sympathetic or other adrenergic nerve fibers.

antialérgico *m.* antiallergic, drug used to treat allergies.

antiarrítmico-a *a.* antiarrhythmic, that can prevent or be effective in the treatment of arrhythmia; **agentes ___-os** / antiarrhythmic agent.

antiartrítico-a *a.* antiarthritic, rel. to medication used in the treatment of arthritis.

antibiótico *m.* antibiotic, drug that inhibits or kills a microorganism; ___ **bactericida** / bactericidal ___; ___ **de amplio espectro** / broad spectrum ___.

anticarcinógeno *m.* anticarcinogen, drug used in the treatment of cancer.

anticoagulante *m.* anticoagulant, substance used in the prevention of blood clotting.

anticolinérgico-a *a.* anticholinergic, that blocks the impulses of the parasympathetic nerves.

anticonceptivo *m.* contraceptive; **-o, -a,** *a.* / that acts as a contraceptive; ___**-o oral** / oral ___; **fármacos ___-os** / anovulatory drugs; **implante ___-o subdérmico** / ___ implant.

anticonvulsante, anticonvulsivo *m.* anticonvulsant, medication used to prevent convulsions.

anticuerpo *m.* antibody, protein produced by lymphatic tissue in response to the presence of an antigen; ___ **monoclónico** / monoclonal ___, derived from hybridoma cells; ___**-s de reacción cruzada** / cross-reacting antibodies.

antidepresivo *m.* antidepressant, medication or process used in the treatment of depression.

antidiarreico *m.* antidiarrheal.

antidiurético *m.* antidiuretic, drug that decreases urine secretion; **hormona ___-a** / ___ hormone.

antídoto *m.* antidote, substance used to neutralize a poison; ___ **universal** / universal ___.

antiemético *m.* antiemetic, medication used to prevent vomiting and nausea.

antiespasmódico *m.* antispasmodic, drug used in the treatment of spasms.

antígeno *m.* antigen, toxic substance which stimulates formation of antibodies; ___ **carcinoembriogénico** / carcinoembryogenic ___.

antígeno B *m.* B antigen, protein present in the erythrocytes' membranes that could cause a serious reaction in a transfusion.

antihipertensivo *m.* antihypertensive, medication to lower elevated blood pressure.

antihistamínico *m.* antihistamine, medication used in the treatment of some allergies.

antiinflamatorio *m.* anti-inflammatory, agent used to treat inflammations.

antineoplásico *m.* antineoplastic, drug that controls or destroys tumors or cancer cells.

antipirético *m.* antipyretic, agent that reduces fever.

antiprurítico *m.* antipruritic, medication used to reduce itching.

antiséptico *m.* antiseptic, agent that destroys bacteria.

antisuero anafiláctico *m.* anaphylactic antiserum.

antitóxico *m.* antitoxin, neutralizer of the effects of toxins.

antitoxina *f.* antitoxin, antibody that has a neutralizing effect on a given poison introduced in the body by a microorganism; ___ **diftérica** / diphtheria ___; ___ **tetánica** / tetanus ___.

antivírico *m.* antiviral, agent that stops the action of a virus.

antracosis *f.* anthracosis, lung condition due to prolonged inhalation of coal dust.

ántrax *m.* anthrax, an infectious disease of animals caused by a bacterium (*Bacillus anthracis*), transmissible to humans esp. by the handling of infected products, and characterized by external ulcerating nodules or by lesions in the lungs; ___ **cerebral** / cerebral ___; ___ **cutáneo** / cutaneous ___.

antro *m.* antrum, any cavity semiclosed, particularly one with bony walls; ___ **auris** / ___ auris; **cardíaco** / ___ cardiacum; ___ **folicular** / follicular___; ___ **mastoideo** / ___ mastoideum; ___ **maxilar** / maxillary___; ___ **pilórico** / ___ pyloricum; ___ **timpánico** / tympanic___.

antropoide *a.* anthropoid, of human resemblance.

anuria *f.* anuria, lack of urine production due to kidney malfunction.

año *m.* year; ___-s **perdidos de vida potencial** /___-s of potential life lost.

aorta *f.* aorta, major artery originating from the left ventricle; ___ **ascendente** / ascending ___; **cayado de la** / ___ aortic arch; **coartación o compresión de la ___** / coarctation of the ___; ___ **descendente** / descending ___.

aórtico-a *a.* aortic, rel. to the aorta; **válvula semilunar ___** / ___ semilunar valve.

aortocoronaria *a.* aortocoronary, rel. to the aorta and coronary arteries.

aortografía *f.* aortography, outline of the aorta on an x-ray.

AOS *abr. (apnea obstructiva del sueño)* OSA, obstructive sleep apnea.

APAB *abr. (acido para aminobenzoico)* PABA, para-aminobenzoic acid.

aparato digestivo *m.* digestive system.

aparato eléctrico *m.* electrical appliance.

aparente *a.* apparent, manifest, patent, visible.

apatía *f.* apathy, lack of interest.

apellido *m.* surname, family name.

apenado-a *a.* grieved.

apenas *adv.* barely; no sooner than; as soon as.

apendectomía *f.* appendectomy, removal of the appendix.

apéndice *m.* appendix.

apendicitis *f.* appendicitis, infl. of the appendix.

apendicular *a.* appendicular, rel. to the appendix.

apesadumbrado-a *a.* mournful, grieved.

apetito *m.* appetite.

Apgar, test de *m.* Apgar score, index used to evaluate the condition of a newborn infant.

ápice *m.* apex, the upper or base point of an organ.

apio *m.* celery.

aplanar *vt.* to flatten.

aplasia *f.* aplasia, failure of organ development.

aplastamiento *m.* squashing, crushing.

aplastar *vt.* to crush, to squash.

aplazar *vi.* to postpone, to put off.

aplicador *m.* applicator; ___ **de algodón** / cotton ___.

aplicar *vt.* to apply.

apnea *f.* apnea, temporary arrest of breathing; ___ **del sueño** / sleep ___, intermittent apnea that occurs during sleep; **apnea obstructiva del sueño** / obstructive sleep ___, sleep apnea caused by obstruction of the upper airway.

aponeurosis *f.* aponeurosis, connective tissue that attaches the muscles to the bones and to other tissue.

apoplejía *f.* apoplexy, stroke, cerebrovascular accident.

apósito *m.* dressing, clean or sterile application of material to a wound for protection, absorbency, drainage, etc.; ___ **absorbente adhesivo** / adhesive absorbent ___; ___ **amarrado** / tie-over ___; ___ **antiséptico** / antiseptic ___; ___ **compresivo** / pressure ___; ___ **en cruz** / crossed ___; ___ **desechable** / disposable ___; ___ **fijo** / fixed ___; ___ **humedecido** / wet ___; ___ **oclusivo** / occlusive ___; ___ **seco** / dry ___.

apoyar *vt.* to back, to support; ___-se *vr.* / to lean on.

apoyo *m.* backing, support.

apraxia *f.* apraxia, lack of muscular coordination and movement.

aprendizaje *m.* learning. 1. generic term for the relatively permanent change in behavior that occurs as a result of practice or experience; 2. act of acquisition of knowledge; ___ **cognitivo** / cognitive ___; ___ **dependiente de estado** / state-dependent ___; ___ **incidental** / incidental ___; ___ **latente** / latent ___; ___ **pasivo** / passive ___.

apretado-a *a.* tight.

apretar *vt.* to tighten, to squeeze, to press down.

aprisa *adv.* fast.

aprobar *vt.* to approve; to accept.

apropiado-a *a.* appropriate, adequate.

aprovechar *v.* to make use of; to take advantage of.

aproximado-a *a.* approximate; ___-**amente** *adv.* / approximately.

aptitud *f.* aptitude, capacity, ability; **prueba de** ___ / ___ test.

apto-a *a.* competent, apt.

apurado-a *a.* in a hurry; in difficulty.

apurarse *vr.* to hurry.

apuro *m.* need; hurry; **estar en un** ___ / to be in trouble.

aquí *adv.* here; **por** ___ / this way.

aquietar *v.* to calm down.

Aquiles, tendón de *m.* Achilles tendon, the tendon that originates in the muscles of the calf and attaches to the heel.

aracnoide *m.* arachnoid, weblike membrane that covers the brain and spinal cord.

araña *f.* spider; ___ **viuda negra** / black widow ___.

arañar *vt.* to scratch.

arañazo *m.* scratch.

árbol *m.* 1. anatomical structure resembling a tree; 2. tree; ___ **bronquial** / bronchial ___; ___ **genealógico** / genealogical ___.

arcadas *f.*, *pl.* retching, spasmodic abdominal contractions that precede vomiting.

arco *m.* arch; ___ **carotideo** / carotid ___; ___ **del paladar** / palate ___; ___ **plantar** / plantar ___.

arder *vi.* to have a burning feeling; to burn.

ardor *m.* ardor, burning feeling; ___ **en el estómago** / heartburn.

arenilla *f.* minute, sandlike particles.

arenoso-a *a.* sandy.

aréola *f.* areola, circular area of a different color around a central point, such as the one surrounding each nipple.

Argyll Robertson, pupila de *f.* Argyll Robertson's pupil, a pupil of the eye that constrict when the patient focuses on a near object (it accommodates) but does not constrict to the exposure to bright light.

arma química *f.* chemical weapon, chemical substances that can be delivered by warfare to cause death or severe harm to humans, animals, and plants.

armazón *f.* frame, supportive structure; ___ **de tracción en garra** / claw type traction ___.

ARN *abr. (ácido ribonucleico)* RNA, a nucleic acid associated with the control of cell activities.

ARN de transferencia *m.* transfer RNA, a relatively small RNA that transfers a particular amino acid to a growing polypeptide chain.

aroma *m.* aroma, pleasant smell.

aromático-a *a.* aromatic, rel. to an aroma.

arquetipo *m.* archetype, original type from which modified versions evolve.

arraigado-a *a.* deep-rooted.

arrancar *vt.* to tear off; to pull out.

arrebato *m.* fit; temporary insanity.

arreflexia *f.* areflexia, absence of reflexes.

arreglado-a *a.* in order; neat; fixed.

arreglo *m.* settlement, agreement.

arrenoblastoma *m.* arrhenoblastoma.

arrepentido-a *a.* repentant, regretful.

arrepentirse *vr.*, *vi.* to regret; to repent.

arriba *adv.* above, upstairs; **de** ___ **a abajo** / from top to bottom.

arriesgado-a *a.* risky.

arriesgar *vt.* to risk, to imperil; ___-**se** *vr.* / to take a risk.

arritmia *f.* arrhythmia, irregular heartbeats.

arrodillarse *vr.* to kneel.

arrojar *vt.* to throw.

arroz *m.* rice.

arruga *f.* wrinkle.

arrugado-a *a.* wrinkled.

arsénico *m.* arsenic; **envenenamiento por** ___ / ___ poisoning.

arteria *f.* artery; vessel carrying blood from the heart to tissues throughout the body; ___ **innominada** / innominate ___.

arterial *a.* arterial, rel. to the arteries; **enfermedades** ___-**es oclusivas** / ___ occlusive diseases; **sistema** ___ / ___ system.

arterioesclerosis *f.* arteriosclerosis, hardening of the walls of the arteries.

arteriografía *f.* arteriography, x-ray of the arteries.

arteriograma *m.* arteriogram, angiogram of the arteries; ___ **cerebral o carótico** / cerebral or carotid ___; ___ **mesentérico** / mesenteric ___; ___ **periférico** / peripheral ___; ___ **renal** / renal ___.

arteriola *f.* arteriole, minute artery ending in a capillary.

arterioplastia *f.* arterioplasty, surgical procedure to repair or reconstruct an artery.

arteriotomía *f.* arteriotomy, opening of an artery.

arteriovenoso-a *a.* arteriovenous; rel. to an artery and a vein; **anastomosis ___-a quirúrgica / ___** shunt, surgical; **fistula ___-a / ___** fistula; **malformaciones ___-as / ___** malformations.

arteritis *f.* arteritis, infl. of an artery.

articulación *f.* joint, articulation. 1. joint between two or more bones; **___ cartilaginosa /** cartilagenous **___; ___ chasqueante /** snapping **___; ___ condiloidea /** condyloid **___; ___ de la cabeza de la cadera / ___** of head of hip; **___ de la cadera / hip ___; ___ de la falange /** phalangeal **___; ___ de la mandíbula /** mandibular **___; ___ de la mano / ___** of hand; **___ de la pelvis /** pelvic **___; ___ de la rodilla /** knee **___; ___ del carpo /** carpal **___; ___ del codo /** elbow **___; ___ del hombro /** shoulder **___; ___ del oído / ___** of ear bones; **___ del pie /** foot **___; ___ del tobillo /** ankle **___; ___ femuropatelar /** femuropatellar **___; ___ fibrosa /** fibrous **___; ___ inestable /** flail **___; ___ inmóvil /** immovable **___; ___ interarticular /** interarticular **___; ___ intercarpales /** intercarpal **___; ___ interfalange /** interphalangeal **___; ___ neurocentral /** neurocentral **___; ___ petrooccipital / petrooccipital ___; ___ radioulnar /** radioulnar **___; ___ rotatoria /** pivot **___; ___ seudoartrosis /** false **___; ___ sinovial /** synovial **___; ___ tibiofibular /** tibiofibular **___**. 2. articulation, distinctive and clear pronunciation of words in speech.

articulaciones del metatarso falangial *f.,pl.* joints of the phalangeal metatarsus, rel. to the metatarsus and the toes.

artículo *m.* article.

artificial *a.* artificial, substituting that which is natural; **fecundación ___ / ___** impregnation, fecundation; **respiración ___ / ___** respiration.

artografía *f.* arthography, x-ray of a joint.

artrítico-a *a.* arthritic, rel. to or suffering from arthritis.

artritis *f.* arthritis, infl. of an articulation or joint; **___ aguda /** acute **___; ___ coronaria reumatoide / rheumatoid coronary ___; ___ crónica /** chronic **___; ___ degenerativa /** degenerative **___; ___ hemofílica /** hemophilic **___; ___ reumatoidea /** rheumatoid **___; ___ traumática /** traumatic **___**.

artrodesis *f.* arthrodesis. 1. fusion of the bones of a joint; 2. artificial ankylosis.

artroplastia *f.* arthroplasty, reparation of a joint or building of an artificial one.

asbesto *m.* asbestos.

asbestosis *f.* asbestosis, chronic inflammatory and fibrotic condition of the lungs caused by asbestos.

ascariasis *f.* ascariasis, intestinal infection caused by a worm of the genus *Ascaris*.

ascárido *m.* ascaris, type of worm commonly found in the intestinal tract.

ascendiente *m.* ascendent, ancestor.

ascitis *f.* ascites, accumulation of fluid in the peritoneal cavity.

asco *m.* nausea; disgust, loathing; **dar ___ /** to produce **___**.

aseado-a *a.* clean, tidy.

asear *vt.* to clean; **___-se** *vr.* / to clean oneself.

asegurar *vt.* to assure; **___-se** *vr.* / to make sure.

asentaderas *f. pl.* buttocks.

asepsia *f.* asepsia, total absence of germs.

aséptico-a *a.* aseptic, sterile.

asesoramiento *m.* counseling, professional guidance given to people to help deal with problems or make decisions.

asesoramiento genético *m.* genetic counseling, guidance to individuals with increased risk of having a child with a specific genetic disorder.

asexual *a.* asexual, having no gender; **reproducción ___ / ___** reproduction.

asfixia *f.* asphyxia, suffocation; **___ fetal / ___** fetalis.

asfixiarse *vr.* to asphyxiate, to suffocate.

así *adv.* like this; **___ que /** therefore.

asiento *m.* seat, space upon which a structure rests.

asilo *m.* nursing home, shelter; **___ para ancianos / ___** for the aged.

asilo para ancianos *m.* nursing home, an establishment for the maintenance and personal or nursing care for the aged or chronically ill.

asimilación *f.* assimilation. 1. integration of digested materials from food into the tissues; 2. restructuring and modification of received information and experiences into a cognitive structure.

asinergia *f.* asynergia, lack of coordination among normally harmonious organs.

asintomático-a *a.* asymptomatic, without symptoms.

asistencia *f.* 1. assistance, care, help; ___ **medico-sanitaria** / health and medical ___; ___ **social** / welfare; ___ **social a la infancia** / child welfare; **recibir** ___ / to be on relief; 2. attendance.

asistente *m.*, *f.* attendant, assistant; ___ **médico** / physician's assistant, a specially trained person who is certified to provide basic medical services; ___ **de salud en el hogar** / health-care worker, a person who provides assistance in the home.

asistir *vt.* to attend; to help.

asistolia *f.* asystole, asystolia, absence of heart contractions.

asma *m.* asthma, allergic condition that causes bouts of short breath, wheezing, and edema of the mucosa; ___ **cardíaca** / cardiac ___.

asmático-a *a.* asthmatic, rel. to or suffering from asthma.

asociado-a *m.*, *f.* associate.

aspartamo *m.* aspartame, low calorie sweetener.

aspartato *m.* aspartate, a salt or ester of aspartic acid.

aspartato amino transferasa *m.* aspartate amino transferase, diagnostic aid in viral hepatitis and in myocardial infarction.

aspecto *m.* appearance, aspect.

aspereza *f.* roughness, harshness.

Asperger, síndrome de *m.* Asperger's disorder, characterized by impairment in social skills, pedantic speech, superficial interests, however having a normal IQ.

aspergilosis *f.* aspergillosis, infection caused by the fungi *Aspergillus hyphae* that gen. affects the sense of hearing.

áspero-a *a.* rough, harsh; **piel** ___-**a** / ___ skin.

aspersión nasal *f.* the act of using nasal spray.

aspiración *f.* aspiration, inhalation.

aspirador *m.* aspirator, a tubular instrument that uses suction to remove fluid, tissue, or foreign bodies.

aspirar *vt.* to breathe in, to inhale.

aspirina *f.* aspirin, a painkiller, derivative of salicylic acid.

astigmatismo *m.* astigmatism, defective curvature of the refractive surfaces of the eye.

astilla *f.* splinter.

astrágalo *m.* astragalus, ankle bone.

astringente *m.* astringent, agent that has the power to constrict tissues and mucous membranes.

astrocitoma *f.* astrocytoma, brain tumor.

asustado-a *a.* frightened, startled.

asustar *vt.* to frighten, to scare; ___ **-se** *vr.* / to become frightened.

ataque *m.* attack, fit, stroke, bout, seizure; ___ **cardíaco** / heart ___.

ataraxia *f.* ataraxia, impassiveness.

atareado-a *a.* busy.

ataúd *m.* coffin, casket.

atavismo *m.* atavism, inherited trait from remote ancestors.

ataxia *f.* ataxia, deficiency in muscular coordination; ___ **sifilítica** / tabes dorsalis.

atelectasia *f.* atelectasis, partial or total collapse of a lung.

atención *f.* care, responsibility for or attention to health, well-being, and safety; courtesy; ___ **a largo plazo** / long term ___; ___ **administrada** / managed ___, a system of providing health care (as by an HMO) that is designed to control costs through managed programs in which the physician accepts constraints on the amount charged for medical care and the patient is limited in the choice of a physician; ___ **de especialidad** / specialty ___; ___ **del neonato** / newborn ___; ___ **dirigida** / managed ___; ___ **domiciliaria** / home ___; **falta de** ___ / lack of ___; **holística** / holistic ___; ___ **intraparto** / intrapartum ___; ___ **médica** / medical care; ___ **médica laboral** / occupational ___; **prestar** ___ / to pay ___; ___ **sanitaria preventiva** / preventive health ___; ___ **temporal** / respite ___; ___ **terciaria** / highly specialized health care that involves complex treatments performed by specialists.

atender *v.* to attend, to look after; to pay attention.

atenolol *m.* atenolol, a beta-blocker used to treat hypertension.

atenuación *f.* attenuation, rendering less virulent.

aterectomía coronaria *f.* coronary atherectomy, removal of obstructions from the coronary artery by use of a cardiac catheter.

ateroma *m.* atheroma, fatty deposits in the intima of an artery.

atetosis *f.* athetosis, infantile spasmodic paraplegia.

atleta *m.*, *f.* athlete.

atlético-a *a.* athletic.

ATM *abr. (articulación temporomandibular)* TMJ, temperomandibular joint.

atmósfera *f.* atmosphere.

atmósferico-a *a.* atmospheric.

atolondrado-a *a.* confused, bewildered.

atolondramiento *m.* confusion, bewilderment.

atomizador *m.* atomizer.

átomo *m.* atom.

atonía *f.* atony, lack of normal tone, esp. in the muscles.

atontado-a *a.* stunned, stupefied.

atopía *f.* atopy, type of allergy considered as having a hereditary tendency.

atorarse *vr.* to gag, to choke.

atormentar *vt.* to torment.

atorvastatina *f.* atorvastatin, statin that is administered orally to lower lipid levels in the blood.

atracón *m.* binge, an act of excessive or compulsive consumption esp. of food or alcoholic beverages.

atrás *adv.* behind; **ir hacia** ___ / to go backwards.

atrasado-a *a.* backward, late, behind; ___ **mental** / mentally retarded.

atravesar *vt.* to cross; to go through; ___ **la calle** / ___ the street.

atresia *f.* atresia, congenital absence or closure of a body passage.

atreverse *vr.* to dare, to take a chance.

atrevido-a *a.* daring; insolent.

atrial *a.* atrial, rel. to an atrium; **defecto septal** ___ / ___ septal defect.

atribuir *vt.* to attribute; to confer.

atrio *m.* atrium. 1. cavity that is connected to another structure; 2. upper chamber of the heart that receives the blood from the veins.

atrioventricular, auriculoventricular *a.* atrioventricular, auriculoventricular, rel. to an atrium and a ventricle of the heart; **nudo** ___ / ___ node; **orificio** ___ / ___ orifice.

atrofia *f.* atrophy, deterioration of cells, tissue, and organs of the body; ___ **artrítica** / arthritic ___; ___ **alveolar** / alveolar ___; ___ **amarilla aguda hepática** / acute yellow ___ of the liver; ___ **cerebelosa** / cerebellar ___; ___ **cerebelar de tipo nutricional** / nutritional type cerebellar ___; ___ **cerebral progresiva** / progressive cerebral ___; ___ **de sistema múltiple** / multiple system ___; ___ **epiléptica** / epileptic ___; ___ **infantil músculo-espinal progresiva** / infantile progressive spinal-muscular ___; ___ **macular primaria de la piel** / primary macular ___ of skin; ___ **muscular espinal juvenil** / juvenile spinal muscular ___; ___ **muscular isquémica** / ischemic muscular ___; ___ **macular** / macular ___; ___ **neurogénica** / neurogenic ___; ___ **periodontal** / periodontal ___; ___ **postmenopáusica** / postmenopausal ___; ___ **senil** / senile ___.

atropina *f.* atropine sulphate, agent used as a muscle relaxer, esp. applied to the eyes to dilate the pupil and paralyze the ciliary muscle during eye examination.

atún *m.* tuna fish.

aturdido-a *a.* confused, stunned.

aturdimiento *m.* confusion, bewilderment.

audible *a.* audible, capable of being heard.

audición *f.* audition, sense of hearing; **pérdida de la** ___ / hearing loss.

audífono *m.* hearing aid.

audiograma *m.* audiogram, instrument that records the degree of hearing.

audiología *f.* audiology, branch of science dealing with hearing.

audiólogo-a *m.*, *f.* audiologist, a specialist in audiology.

auditivo-a, auditorio-a *a.* auditory, rel. to hearing; **conducto** ___-**o** / ___ canal; **nervio** ___-**o** / ___ nerve; **tapón** ___ -**o** / ear plug.

aumentar *v.* to increase, to augment, to magnify; ___ **de peso** / to gain weight.

aumento *m.* increase.

aún *adv.* still, yet; ___ **cuando** / even though.

aunque *conj.* although.

aura *f.* aura, a subjective sensation, as of light, preceding an epileptic or migraine attack.

aurícula *f.* auricle.1. the outer visible part of the ear; 2. either of the two upper chambers of the heart.

auricular *m.* earphone; *a.* 1. rel. to the sense of hearing; 2. rel. to an auricle, such as an atrium of the heart; **pabellón** ___ / outer ear.

auscultación *f.* auscultation, the act of listening to sounds arising from organs such as the lungs and the heart for diagnostic purposes.

auscultar *vt.* to auscultate, to examine by auscultation.

ausencia *f.* absence.

autismo *m.* autism, behavioral disorder manifested by extreme self-centeredness; ___ **infantil** / infantile ___.

autístico-a *a.* autistic, suffering from or rel. to autism.

autoclave *f.* autoclave, an instrument for sterilizing by steam pressure.

autóctono-a *a.* native, autochthonous, indigenous.

autodigestión *f.* autodigestion, digestion of tissues by their own enzymes and juices.

autógeno-a *a.* autogenous, produced within the individual.

autoinfección *f.* autoinfection, infection by an agent from the same body.

autoinjerto *m.* autograft, autogenous implant taken from another part of the patient's body.

autoinmune *a.* autoimmune, relating to or caused by antibodies or T cells that attack molecules, cells, or tissues of the organism producing them.

autoinmunización *f.* autoimmunization, immunity resulting from a substance developed within the affected person's own body.

autoinoculable *a.* autoinoculable, susceptible to a germ from within.

autólogo-a *a.* autologous, derived from the same individual.

automatismo *m.* automatism, behavior not under voluntary control.

automedicación *f.* self-medication.

autónomo-a *a.* autonomic, autonomous, that functions independently; **sistema nervioso** ___-o / ___ nervous system.

autoplastia *f.* autoplasty, implantation of an autograft.

autopsia *f.* autopsy, postmortem examination of the body.

autorización *f.* authorization.

autorizar *vt.* to authorize.

autosugestión *f.* autosuggestion, self-suggested thought.

autotrasfusión *f.* autotransfusion, transfusion of an individual's own blood.

autotrasplante *m.* autotransplant, autologous graft.

auxilio *m.* aid, help; **primeros** ___-s / first ___.

avena *f.* oats; **harina de** ___ / oatmeal.

aversión *f.* aversion, dislike.

aviso *m.* notice; **dar** ___ / to notify.

avispa *f.* wasp; **picadura de** ___ / ___ sting.

avispón *m.* hornet.

avitaminosis *f.* avitaminosis, disorder caused by a lack of vitamins.

avivar *v.* to liven up; to strengthen.

avulsión *f.* avulsion, removal or extraction of part of a structure.

axial *a.* axial, rel. to the axis.

axila *f.* axilla, armpit.

axilar *a.* axillary, rel. to the axilla.

axis *m.* axis, imaginary central line passing through the body or through an organ.

ayer *adv.* yesterday.

Ayerza, síndrome de *m.* Ayerza's syndrome, syndrome manifested by multiple symptoms, esp. dyspnea and cyanosis, gen. as a result of pulmonary deficiency.

ayuda *f.* help; **sin** ___ / unassisted.

ayudante *m., f.,* helper.

ayudar *v.* to help, to assist.

ayunar *vi.* to fast.

ayuno *m.* fast.

azitromicina *f.* azithromycin, an antibiotic derived from erythromycin and used esp. as an antibacterial agent.

azoospermia *f.* azoospermia, lack of spermatozoa in the semen.

azotemia *f.* azotemia, excess urea in the blood.

AZT *m.* AZT, an antiviral drug that is used to treat AIDS.

azúcar *m.* sugar, carbohydrate consisting essentially of sucrose; ___ **de la uva** / grape ___, dextrose.

azufre *m.* sulfur.

azul *a.* blue; **síndrome del bebé** ___ / ___ baby sindrome, a newborn with a cyanotic heart lesion.

azul de metileno *m.* methylene blue, crystalline powder of a greenish blue color that is used as an antidote for cyanide and carbon monoxide poisoning.

babear *v.* to slobber.

Babinski, reflejo de *m.* Babinski's reflex, dorsiflexion of the big toe when the sole of the foot is stimulated.

bacilar *a.* bacillary, rel. to bacillus.

bacilemia *f.* bacillemia, presence of bacilli in the blood.

bacilo *m.* bacillus (*pl.* bacilli), rod-shaped bacterium; ___ **de Calmette-Guérin** / Calmette-Guérin bacillus; **bacile bilié** ___ **de Koch** / Koch's ___, Mycobacterium tuberculosis; ___ **de la fiebre tifoidea** / typhoid ___, Salmonella typhi; **portador de** ___-**s** / bacilli carrier.

baciluria *f.* bacilluria, presence of bacilli in the urine.

bacín *m.* basin, large bowl; bedpan.

bacitracina *f.* bacitracin, antibiotic effective against some staphylococci.

bacteremia *f.* bacteremia, presence of bacteria in the blood.

bacteria *f.* bacterium.

bacteriano-a *a.* bacterial; **infecciones** ___-**as** / ___ infections; **endocarditis** ___-**a** / ___ endocarditis; **pruebas de sensibilidad** ___-**a** / ___ sensitivity tests.

bactericida *m.* bactericide, agent that kills bacteria.

bacteriógeno *a.* bacteriogenic. 1. of bacterial origin; 2. that produces bacteria.

bacteriolisina *f.* bacteriolysin, antibody that destroys bacterial cells.

bacteriólisis *f.* bacteriolysis, the destruction of bacteria.

bacteriología *f.* bacteriology, the study of bacteria.

bacteriológico-a *a.* bacteriologic, bacteriological, rel. to bacteria.

bacteriólogo-a *m.*, *f.* bacteriologist, specialist in bacteriology.

bacteriostasis *f.* bacteriostasis, condition by which growth and multiplication of bacteria is inhibited.

bacteriuria *f.* bacteriuria, presence of bacteria in the urine.

baipás *m.* bypass; surgically created alternate channel or route; ___ **aortoilíaco** / aortoiliac ___; ___ **aortorrenal** / aortorenal ___; ___ **cardiopulmonar** / cardiopulmonary ___; ___ **coronario** / coronary ___; ___ **extracraneal-intracraneal** / extracranial-intracranial ___; ___ **aortocoronaria** / aortocoronary ___; ___ **jejunoileal** / jejunoileal ___; to move new flow of fluids from one body part to another through a diversionary channel. *See* **derivación**.

bajar *vt.* [*escaleras*] to go down; [*movimiento*] to lower; ___ **de peso** / to lose weight; ___ **el brazo** / to lower the arm.

bajo-a *a.* low, short; **presión** ___-**a** / ___ blood pressure; **bajo** *prep.* / under; ___ **observación** / ___ observation; ___ **tratamiento** / ___ treatment.

bala *f.* bullet; **herida de** ___ / ___ wound.

balance *m.* balance, equilibrium, quantities and concentrations of parts and fluids that normally constitute the human body; ___ **acidobásico** / acid-base ___; ___ **de agua** / water balance, the equilibrium between intake and excretion of liquids; ___ **hídrico** / fluid ___.

balanceado-a *a.* balanced; in a state of equilibrium.

balanitis *f.* balanitis, an infl. of the glans penis, gen. accompanied by infl. of the prepuce.

balanopostitis *f.* balanoposthitis, infl. of the glans penis and prepuce.

balanza *f.* balance, scale, device to measure weights.

baldado-a *a.* maimed, crippled.

balón *m.* balloon; **catéter** ___ /___ catheter, a catheter with an inflatable tip used to expand a partially closed or obstructed bodily passage; ___ **insuflable**/___ tamponade.

banco *m.* bank; bench.

bañar *vt.* to bathe; ___-**se** *vr.* / to take a bath.

baño *m.* bath, bathroom; ___ **aceitado** / oil ___; ___ **antipirético** / antipyretic ___, to reduce fever; ___ **aromático** / aromatic ___; ___ **cinetoterapéutico** / kinetotherapeutic ___; ___ **completo** / full ___; ___ **con esponja** / sponge ___; ___ **de inmersión** / immersion ___; ___ **de agua caliente** / hot ___; ___ **de agua fría** / cold ___; ___ **de agua tibia** / warm ___; ___ **de asiento caliente** / Sitz ___, from the waist down; ___ **de esponja** / sponge ___, bath in which water is applied to the body without actual immersion; ___ **de remolino** / whirlpool ___; **cuarto de** ___ / bathroom; **papel de** ___ / toilet tissue.

barba *f.* beard.

barbilla *f.* chin, the tip of the chin.

barbitúrico *m.* barbiturate, hypnotic and sedative agent.

bario *m.* barium, ingested suspension of barium sulfate to be used as a contrast medium in a radiography of the hypopharynx and the esophagus.

barorreceptor *m.* baroreceptor, a sensory nerve ending that reacts to changes in pressure.

barrera *f.* barrier, obstacle.

barriga *f.* belly; **dolor de** ___ / ___ ache.

barrigón-a *a. pop.* pot-bellied.

barro *m.* blackhead, pimple; mud.

bartolinitis *f.* bartholinitis, infl. of Bartholin's vulvovaginal gland.

Bartolino, glándula de *f.* Bartholin's vulvovaginal gland.

basal *a.* basal, pertaining or close to a base; **enfermedad de los ganglios** ___**-es** / ___ ganglia disease; **metabolismo** ___ / ___ metabolic rate.

base *f.* base, foundation.

basial, basilar *a.* basal, **basilar** *a.* rel. to a base.

básico-a *a.* 1. basic, fundamental; 2. basic, of, relating to, containing, or having the character of a chemical base (i.e., that can accept protons). *See also* **ácido.**

bastante *a.* sufficient, enough.

bastardo-a *m., f.* bastard; *a.* bastard, illegitimate.

bastón *m.* cane.

bastoncillo *m.* rod; ___**-s y conos** / ___**-s** and cones, sensitive receptors of the retina.

batalla *f.* battle, struggle.

batallar *vt.* to struggle.

bazo *m.* spleen, vascular lymphatic organ situated in the abdominal cavity; ___ **accesorio** / accessory ___.

bebé *m.* baby, infant.

beber *vt., vi.* to drink.

bebida *f.* beverage; **dado a la** ___ / heavy drinker.

beligerante *a.* belligerent.

Bell, parálisis de *f.* Bell's palsy, paralysis of one side of the face caused by an affliction of the facial nerve.

belladona *f.* belladonna, medicinal herb whose leaves and roots contain atropine and related alkaloids.

bello-a *a.* beautiful.

Benedict, prueba de *f.* Benedict's test, chemical analysis to determine the presence of sugar in the urine.

beneficiado-a *a.* beneficiary.

beneficio *m.* benefit; **asignación de** ___**-s** / allocation of ___**-s**; ___**-s de asistencia social** / welfare ___**-s**.

benigno-a *a.* benign.

béquico *m.* cough medicine.

beriberi *m.* beriberi, endemic neuritis caused by a deficiency of thiamine in the diet.

besar *vt.* to kiss.

beso *m.* kiss.

bestialidad *f.* bestiality, sexual relations with an animal.

beta-amiloide *f.* beta-amyloid, a substance that is the primary component of plaques characteristic of Alzheimer's disease.

bezoar *m.* bezoar, concretion found in the stomach or the intestines constituted by elements such as hair or vegetable fibers.

biberón *m.* baby bottle; **suplemento con** ___ / bottle propping.

bicarbonato *m.* bicarbonate, a salt of carbonic acid.

bicarbonato de sodio *m.* baking soda.

bíceps *m.* biceps muscle.

bicicleta *f.* bicycle; ___ **estacionaria** / stationary ___.

bicipital *a.* bicipital. 1. rel. to the biceps muscle; 2. having two heads.

bicúspide *m.* bicuspid, a tooth with two points; *a.* having two points.

bien *adv.* well; **todo va o está** ___ / all is well; **me siento** ___ / I feel fine.

bienestar *m.* well-being, welfare, solace.

bienvenida *f.* welcome.

bifocal *a.* bifocal, having two foci.

bifurcación *f.* bifurcation, division into two branches or parts.

bigeminal *a.* bigeminal, occurring in pairs.

bigote *m.* moustache.

bilabial *a.* bilabial, having two lips.

bilateral *a.* bilateral, having or rel. to two sides.

bilateral *a.* bilateral, of the right and left sides of the body or of paired organs.

bilharziasis *f.* bilharziasis. *See* **esquistosomiasis**.

biliar *a.* biliary, rel. to the bile, to the bile ducts, or to the gallbladder; **ácidos y sales ___-es / ___** acids and salts; **conductos ___-es /** bile ducts; **cálculo ___ /** gallstone; **enfermedades de los conductos ___-es / ___** tract diseases; **obstrucción del conducto ___ / ___** duct obstruction; **pigmentos ___-es / ___** pigments.

bilingüe *a.* bilingual.

biliosidad *f.* biliousness, disorder manifested by constipation, headache, and indigestion due to excess secretion of bile.

bilioso-a *a.* bilious, excess bile.

bilirrubina *f.* bilirubin, a red pigment of the bile.

bilirrubinemia *f.* bilirubinemia, presence of bilirubin in the blood.

bilirrubinuria *f.* bilirubinuria, presence of bilirubin in the urine.

bilis *f.* bile, gall, bitter secretion stored in the gallbladder.

binario-a *a.* binary, consisting of two of the same.

bioensayo *m.* bioassay, sampling the effect of a drug on an animal to determine its potency.

biología *f.* biology, the study of live organisms; **___ celular /** cellular **___; ___ molecular /** molecular **___**.

biológico-a *a.* biologic, biological, rel. to biology; **análisis ___-o / ___** assay; **control ___-o / ___** control; **evolución ___-a / ___** evolution; **guerra ___-a / ___** warfare; **indicador ___-o / ___** indicator; **inmunoterapia ___-a / ___** immunotherapy; **vida media ___-a / ___** half-life; **siquiatría ___-a / ___** psychiatry.

biólogo-a *m.*, *f.* biologist.

biopsia *f.* biopsy, procedure to remove sample tissue for diagnostic examination; **___ abierta por excisión /** open **___** by excision; **___ con cepillo /** brush **___; ___ de aguja fina /** fine needle **___; ___ de espécimen cuneiforme /** specimen wedge **___; ___ de la arteria temporal /** temporal artery **___; ___ de la mama /** of the breast; **___ de la médula ósea /** bone marrow **___; ___ del cuello uterino /** of the cervix; **___ del ganglio centinela /** sentinel node **___; ___ de nódulos linfáticos /** of lymph nodes; **___ endoscópica /** endoscopic **___; ___ muscular /** muscle **___; ___ por ablación /** by ablation; **___ por aspiración /** aspiration **___; ___ por excisión /** excision **___; ___ por incisión /** incision **___**.

bioquímica *f.* biochemistry, the chemistry of living organisms.

biorritmo *m.* biorhythm, an internal mechanism that determines a rhythmic biological process or function (as sleep).

biosíntesis *f.* biosynthesis, formation of chemical substances in the physiological processes of living organisms.

bípedo *m.* biped, two-legged animal.

bisabuelo-a *m.*, *f.* great-grandfather; great-grandmother.

bisexual *a.* bisexual. 1. having gonads of both sexes, (intersexual) hermaphrodite; 2. having sexual relations with both sexes.

bisinosis *f.* bissinosis, obstructive airway disease suffered by workers of unprocessed cotton, flax, or hemp, caused by reaction to the dust that may include endotoxin from bacterial contamination. Known as "Monday morning asthma" or "cotton-dust asthma."

bisturí *m.* scalpel, surgical knife.

Bitot, manchas de *f.*, *pl.* Bitot spots, small triangular gray spots that appear in the conjunctiva and are associated with a deficiency of vitamin B.

bizco-a *a.* cross-eyed.

biznieto-a *m.*, *f.* great-grandson; great-granddaughter.

bizquera *f.* squint, the condition of being cross-eyed. *See* **estrabismo**.

Blalock-Tausig, operación de *f.* Blalock-Tausig operation, surgery to repair a congenital malformation of the heart.

blanco m. target. 1. an object or area at which something is directed; 2. a cell or organ that is affected by a particular agent such as a drug or a hormone; 3. the color white; ___ **-o, -a** a. / white.

blancuzco-a a. whitish.

blando-a a. soft, bland.

blastomicosis f. blastomycosis, infectious fungal disease.

blefaritis f. blepharitis, infl. of the eyelid.

blefarocalasis f. blepharochalasis, relaxation of the skin of the upper eyelid due to loss of interstitial elasticity.

blefaroplastia f. blepharoplasty, plastic surgery of the eyelids.

blefaroplejía f. blepharoplegia, paralysis of the eyelid.

blenorragia f. blennorrhagia. 1. discharge of mucus; 2. gonorrhea.

bloqueado-a a. blocked, obstructed.

bloqueador, bloqueante m. blocker; ___ **de los canales de calcio, antagonista cálcico** / calcium channel ___, a drug used to treat angina pectoris and cardiac arrhythmias by preventing or slowing the influx of calcium ions into smooth muscle cells.

bloqueo m. block, stoppage, obstruction; ___ **atrioventricular** / heart ___, atrioventricular, interruption in the A-V node; ___ **de rama** / heart ___, bundle-branch; ___ **ganglionar** / ganglionic ___; ___ **interventricular** / heart ___, interventricular; ___ **senoatrial** / heart ___, sinoatrial.

bobo-a m., f. fool, simpleton; silly, foolish.

boca f. mouth; ___ **abajo** / face-down; ___ **arriba** / face-up; **por la** ___ / by mouth, orally.

boca de trinchera f. trench mouth, infection with ulceration of the mucous membranes of the mouth and the pharynx.

bocado m. mouthful, bite.

bochorno m. embarrassment.

bocio m. goiter, enlargement of the thyroid gland; ___ **coloide endémico** / endemic, colloid ___; ___ **congénito** / congenital ___; ___ **exoftálmico** / exophthalmic ___; ___ **móvil** / wandering ___; ___ **tóxico** / toxic ___.

bofetada f. slap.

bola f. ball; ___ **adiposa** / fat pad; ___ **de pelo** / hair ___, a type of bezoar.

bolo m. bolus. 1. a specific amount of a given substance administered intravenously; 2. dose in a rounded mass given to obtain an immediate response; 3. mass of soft consistency ready to be ingested; ___ **alimenticio** / alimentary ___; **infusión en** ___ / ___ infusion.

bolsa f. sac; bag; handbag, pouch, pocket; ___ **amniótica (de aguas)** / amniotic ___; ___ **de agua caliente** / hot water bottle; ___ **de hielo** / icepack; ___ **eléctrica** / heating pad.

bomba f. pump; ___ **de angioplastia** / angioplasty ___; ___ **desmontable** / detachable ___; ___ **gástrica** / stomach ___; ___ **intravenosa** / intravenous ___; ___ **oxigenadora** / oxygenator ___.

bomba-balón f. balloon-pump. 1. an expandable device used to support several body structures; 2. an inflatable device used for widening or stretching a blood vessel.

bombear v. to pump; ___ **hacia afuera** / to ___ out.

bombeo m. pumping; ___ **del corazón** / heart ___; ___ **estomacal** / stomach ___.

bombilla f. light bulb.

bondadoso-a a. kind.

bonito-a a. pretty.

boquiabierto-a a. open-mouthed.

borato de sodio m. borax.

borde m. border, rim, edge; ___ **bermellón** / vermillion ___; the exposed pink margin of a lip.

bordeando a. bordering.

borracho-a a. drunk.

borradura, borramiento f. m. effacement, obliteration of an organ, such as the cervix during labor.

borrar v. to erase, scrape; wipe out.

bostezar vi. to yawn.

bostezo m. yawn; yawning.

botella f. bottle.

boticario-a m., f. druggist, pharmacist.

botiquín m. medicine cabinet; ___ **de primeros auxilios** / first aid kit.

botón m. button; ___ **para llamar** / call ___.

botulismo m. botulism, food poisoning caused by a toxin that grows in improperly canned or preserved foods.

BPC abr. (*bifenilo policlorado*) PCB, polychlorinated biphenyl.

bracero m. farmhand; laborer.

bradicardia f. bradycardia, abnormally slow heart beat.

bradicinesia *f.* bradykinesia, extreme slowness of movements and reflexes.

bradipnea *f.* bradypnea, abnormally slow respiration.

braguero *m.* truss, binding device used to keep a reduced hernia in place; brace; ___ **de cuello** / neck ___

Braille, sistema de lectura *m.* Braille reading system, a method of writing and printing of raised dots that distinguishes letters, numbers, and punctuation and enables the blind to read by touching.

braquial *a.* brachial, rel. to the arm; **músculo** ___ / ___ muscle.

braquiocefálico-a *a.* brachiocephalic, rel. to the arm and the head.

brazalete de identificación *m.* identification bracelet.

brazo *m.* arm.

BRCA 1 y BRCA 2 *abr.* (breast cancer susceptibility gene) tumor supressor genes that in mutated form tend to be associated with an increased risk of certain cancers and especially breast and ovarian cancers.

brecha médica *f.* medigap, supplemental health insurance that covers costs not covered by Medicare.

bregma *m.* bregma, the point in the skull at the junction of the sagittal and coronal sutures.

breve *a.* brief; short; **en** ___ / in short, briefly.

Bright, enfermedad de *f.* Bright's disease. *See* **glomerulonefritis**.

brillante *a.* bright.

bromidrosis *f.* bromhidrosis, fetid perspiration.

bromo, bromuro *m.* bromide, nonmetallic element, member of the halogen group, very irritating to mucous membranes. It is used as an oxidant and antiseptic.

broncoalveolar *a.* bronchoalveolar, bronchovesicular.

broncoconstricción *f.* bronchoconstriction, diminution in the caliber of a bronchus.

broncodilatación *f.* bronchodilation, dilation of a bronchus.

broncodilatador *m.* bronchodilator, agent that dilates the caliber of a bronchus; ___; **broncodilatador-a**; *a.* **agentes** ___ **-es** / ___ agents.

broncoesofagoscopía *f.* bronchoesophagoscopy, examination of the bronchi and esophagus with an instrument.

broncoespasmo *m.* bronchospasm, spasmodic contraction of the bronchi and bronchioles.

broncoespirometría *f.* bronchospirometry, process of measuring the ventilatory function of each lung by using a bronchospirometer.

broncofibroscopía *f.* bronchofibroscopy, test done with a flexible fiberoptic bronchoscope for diagnostic purposes, or to remove foreign bodies from the bronchi.

broncógeno-a *a.* bronchogenic, rel. to or originating in the bronchus; **carcinoma** ___ / ___ carcinoma; **quiste** ___ / ___ cyst.

broncografía *f.* bronchography, x-ray of the tracheobronchial tree using an opaque medium in the bronchi.

broncolito *m.* broncholith, a bronchial calculus.

bronconeumonía *f.* bronchopneumonia, acute infl. of the bronchi and the alveoli of the lungs.

broncopulmonar *a.* bronchopulmonary, rel. to the bronchi and the lungs; **ganglios linfáticos** ___**-es** / ___ lymph nodes; **lavado** ___ / ___ lavage.

broncoscopia *f.* bronchoscopy, inspection of the bronchi with a bronchoscope.

broncoscopio *m.* bronchoscope, instrument to examine the interior of the bronchi; ___ **de fibra óptica** / fiberoptic ___; ___ **con láser** / laser ___.

broncostomia *f.* bronchostomy, surgical formation of a new opening into a bronchus.

broncotomograma *m.* bronchotomogram, image taken using computerized tomography of the upper respiratory track from the trachea to the lower inferior bronchi.

broncovesicular *a.* bronchovesicular, rel. to the bronchi and alveoli, esp. in regard to the sounds heard in auscultation, broncoalveolar.

bronquial *a.* bronchial, rel. to the bronchi; **adenoma** ___ / ___ adenoma; **árbol** ___ / ___ tree; **arco** ___ / ___ arch; **asma** ___ / ___ asthma; **bloqueo** ___ / ___ blockage; **espasmo** ___ / ___ spasm; **estenosis** ___ / ___ stenosis; **fisura** ___ / ___ cleft; **glándulas bronquiales** ___ / ___ glands; **lavado** ___ / ___ lavage; **lesion del plexo** ___ / ___ plexus injury; **venas bronquiales** / ___ veins.

bronquiectasia *f.* bronchiectasis, chronic dilation of the bronchi due to an inflammatory disease or obstruction.

bronquio *m.* bronqus bronchus, part of the trachea, passageway of the respiratory tract. Both of the bronchi (right and left) resemble the branches of a tree as they subdivide in smaller passageways and are called bronchioli or conducting tubes. ___ **intermedio** / intermediate ___; ___ **lobar** / lobar ___; ___ **lobar izquierdo** / left lobar ___; ___ **principal** / main ___; ___ **principal derecho** / right main ___; ___ **principal izquierdo** / left main ___; ___ **superior a una arteria** / eparterial ___; **impacto mucoso del** ___ / mucoid impaction of the ___.

bronquiocele *m.* bronchiocele, a localized dilation of a bronchus.

bronquiolitis *f.* bronchiolitis, infl. of the bronchioles.

bronquiolo *m.* bronchiole, one of the small branches of the bronquial tree.

bronquitis *f.* bronchitis, infl. of the bronchial tubes.

brotar *v.* to flare up.

brote *m.* flare-up, outburst, outbreak, reddening of the skin due to a lesion, infection, or allergic reaction.

brucelosis *f.* brucellosis, Mediterranean fever, undulant fever, disease caused by bacteria obtained through contact with infected animals or their by-products.

Bruck, enfermedad de *f.* Bruck disease, sickness manifested in imperfect osteogenesis, joint ankylosis, and muscular atrophy.

brusco-a *a.* abrupt, rude.

bruto-a *a.* stupid; rough.

bruxismo *m.* bruxism, the unconscious gritting or grinding of the teeth.

bucal *a.* buccal, rel. to the mouth; **antiséptico** ___ / mouthwash; **higiene** ___ / oral hygiene; **por vía** ___ / by mouth.

buche *m.* mouthful; **un** ___ **de agua** / a ___ of water.

bucolabial *a.* buccolabial, rel. to the lips and the cheeks.

bueno-a *a.* good, kind; **buenas noches** [*saludo*] / good evening, [*despedida*] good night; **buenas tardes** / good afternoon; **buenos días** / good morning; **de buena fé** / in good faith.

bulbo *m.* bulb, circular or oval expansion of a tube or cylinder; ___ **piloso** / hair ___.

bulbo raquídeo *m.* medulla oblongata, the most vital part of the brain, the lower portion of the brain stem.

bulbouretral *a.* bulbourethral, rel. to the bulb of the urethra and the penis.

bulimia *f.* bulimia, hyperorexia, exaggerated appetite.

bulto *m.* lump; swelling; bundle, package.

bunio *m.* bunion, swelling of the bursa on the first joint of the big toe.

burbuja *f.* bubble.

burdo-a *a.* coarse; rough.

buril *m.* burr, type of drill used to make openings in bones or teeth.

bursa *f., L.* bursa, saclike cavity containing synovial fluid, situated in tissue areas where friction would otherwise occur; ___ **del tendón calcáneo** / Achille's ___; ___ **popliteal** / popliteal ___.

bursitis *f.* bursitis, infl. of a bursa.

buscar *vi.* to look for, to search.

búsqueda *f.* search; pursuit.

búster *m.* booster shot, reactivation of an original immunizing agent.

busto *m.* bust.

buzo *m.* diver.

buzón *m.* mailbox.

C *abr.* **centígrado** / centigrade; **Celsius** / Celsius.

cabalgamiento *m.* [*fracturas*] / overriding, the slipping of one part of the bone over the other.

caballero *m.* gentleman.

caballo *m.* horse.

caballo de fuerza *m.* horsepower, a unit of power equal in the U.S. to 746 watts.

cabecear *vt., vi.* to nod; to drop one's head as when snoozing; *pop.* to nod off.

cabecera *f.* head of a bed or table.

cabellera *f.* head of hair.

cabello *m.* hair.

caber *vi.* to fit into something; to have enough room.

cabestrillo *m.* sling, bandage-like support. ___ **de restricción** / restraining ___; ___ **de rodilla** / knee ___; ___ **de suspensión** / suspension ___.

cabeza *f.* head; **caída de la** ___ / ___ drop; **traumatismo del cráneo, golpe en la** ___ / ___ injury; **apoyo de** ___ / ___ rest; **asentir con la** ___ / to nod one's head.

cabezón-a *a.* big-headed; stubborn.

caca *f.* excrement; childish term for excrement.

cachete *m.* cheek.

cadáver *m.* cadaver, corpse.

cadena *f.* chain; **reacción en** ___ / ___ reaction; **sutura en** ___ / ___ suture.

cadera *f.* hip; **articulación de la** ___ / ___ joint; ___ **de resorte** / ___ snapping; **dislocación congenita de la** ___ / ___ congenital ___ dislocation; **restitución total de la** ___ / total___ replacement.

cadmio *m.* cadmium, a bivalent metal similar to tin.

caducidad *f.* 1. expiration date; 2. old age.

caer *vi.* to fall; **caerse** *vr.*/ to fall down; ___ **muerto** / to drop dead.

café *m.* coffee.

cafeína *f.* caffeine, alkaloid present chiefly in coffee and tea used as a stimulant and diuretic.

cafetería *f.* cafeteria.

caída *f.* fall.

caído-a *a.*, *pp.* of **caer** / fallen.

caja torácica *f.* thoracic cage.

cajero-a *m.*, *f.* cashier.

calambre *m.* cramp, painful contraction of a muscle; ___ **muscular localizado** Charley horse.

calamina *f.* calamine, astringent and antiseptic used for skin disorders.

calavera *f.* skull.

calcáneo *m.* calcaneus, heel bone.

calcáreo-a *a.* calcareous, rel. to lime or calcium.

calcemia *f.* calcemia, presence of calcium in the blood.

calcetines *m.* socks.

calciferol *m.* calciferol, derivative of ergosterol, vitamin D₂.

calcificación *f.* calcification, hardening of organic tissue by deposits of calcium salts.

calcificado-a *a.* calcified.

calcinosis *f.* calcinosis, presence of calcium salts in the skin, subcutaneous tissues, or other organs.

calcio *m.* calcium; **antagonista del** ___ / ___ antagonist.

calcitonina *f.* calcitonin, a hormone secreted by the thyroid gland.

calciuria *f.* calciuria, presence of calcium in the urine.

cálculo *m.* calculus [*pl. calculi*] / stone; ___ **biliar** / biliary ___, gallstone; ___ **de cistina** / cystine___; ___ **de fibrina** / fibrin___; ___ **de oxalato de calcio** / calcium oxalate___; ___ **urinario** / urinary___.

calefacción *f.* heating system; heat.

calendario *m.* calendar.

calentamiento *m.* [*acondicionamiento físico*] warm-up.

calentar *vt.* / to heat; **calentarse** *vr.* / to warm oneself up.

calentura *f.* fever, temperature.

calenturiento-a *a.* feverish.

calibre *m.* caliber, the diameter of a tube or canal.

caliceal *a.* caliceal, rel. to the calix.

calicreína *f.* kallicrein, an inactive enzyme present in blood, plasma, and urine, that when activated acts as a powerful vasodilator.

calidad *f.* quality, property.

caliente *a.* hot, warm.

caliuresis *f.* kaliuresis, kaluresis, increased urinary excretion of potassium.

calma f. calm; calmness; **tener ___ /** to be calm.

calmado-a a. calm, serene, tranquil, peaceful.

calmante m. sedative, tranquilizer; __ alcohol; ___ etílico / ethyl ___; zer; soothing, mitigating.

calmar v. to calm down, to soothe; ___ -se vr. / to become calm.

calmodulina f. calmodulin, calcium-binding protein that intervenes in cellular processes.

calor m. / heat; warmth; ___ de conducción / conductive ___; ___ de convección / convective ___; ___ seco dry ___; hace ___ / it is hot; pérdida de ___ / ___ loss; tener ___ / to be hot.

caloría f. calorie, a heat unit, commonly referred to as the energy value of a particular food.

calórico-a a. caloric, rel. to the energy value of food; **ingestión ___ /** ___ intake.

calostro m. colostrum, fluid secreted by the mammary glands before the secretion of milk.

calva f. bald crown of the head.

calvaria f. calvaria, superior portion of the cranium.

calvicie f. calvities, baldness.

calvo-a a. bald, without hair.

calzoncillos m., pl. men's underpants; shorts.

callado-a a. quiet, low-key.

callar v. to hush, to silence; **callarse** vr. to become quiet.

calle f. street.

callo m. callosidad m., f. callus, corn.

calloso-a a. callous, rel. to a callus.

cama f. bed; **al lado de la ___ /** at bedside; **estar en ___ /** to be bedridden; **guardar ___ /** to stay in bed, bedrest; **tasa de ocupación de ___-s ___** occupancy rate; **orinarse en la ___ /** bedwetting; **recluido en ___ /** bed-confined; **ropa de ___ /** bedclothes.

cámara f. 1. chamber, cavity; ___ **acuosa** / aqueous ___; ___ **anterior** / anterior ___; ___ **hiperbárica** / hyperbaric ___; ___-s **oculares** ___-s of the eye; 2. photographic camera.

cambiar vt. to change; **cambiarse** vr. / to change clothes.

cambio m. change; [posición] shift.

camilla f. stretcher.

caminar v. to walk; to hike.

caminata f. a walk; a hike.

camisa f. shirt; ___ **de fuerza /** straightjacket.

camiseta f. men's undershirt; T-shirt.

camisón m. nightgown.

campanilla f. úvula, epiglottis.

campo m. field. 1. area or open space; 2. specialization; ___ **de bajo aumento** / low-power ___; ___ **marginal** / fringe ___; ___ **neuromagnético** / neuromagnetic ___; ___ **visual** / visual ___.

cana f. gray hair.

canal m. canal, channel, trough, groove, tubular structure; ___ **de la raíz** / root ___, the part of the pulp cavity lying in the root of a tooth; ___ **del parto** / birth ___; ___ **femoral** / femoral ___; ___ **inguinal** / inguinal ___; ___ **radicular** / root ___.

canalículo m. canaliculus, small channel; ___ **biliar** / biliary ___, between liver cells; ___ **lacrimal**, **lagrimal** / lacrimal ___.

cancelar vt. to cancel, to annul.

canceloso-a a. cancellous, spongy, resembling a lattice.

cáncer m. cancer, tumor; ___ **colorectal** / colorectal ___; ___ **incipiente** / early ___; **fases o etapas en relación a la extensión del ___** / ___ staging; **grado de malignidad del ___ /** ___ grading; **supervivientes de ___ /** ___ survivors.

cáncer embrional m. embryonal carcinoma, malignant tumor of the testis.

cancerofobia f. cancerophobia, morbid fear of cancer.

canceroso-a a. cancerous, rel. to or afflicted by cancer.

candidiasis f. candidiasis, skin infection caused by a yeastlike fungus.

canilla f. shinbone; tibia.

canino m. canine, conical pointed tooth.

cannabis L. cannabis, marijuana, plant whose leaves have a narcotic or hallucinatory effect when smoked.

canoso-a a. gray-haired.

cansado-a a. tired, weary.

cansancio m. tiredness, fatigue.

cansar vt. to tire; **cansarse** vr. / to get tired.

cantidad f. quantity.

canto m. canthus. 1. angles at the corner of the eyes formed by the joining of the external and internal eyelids on both sides of the eye; 2. edge, rim.

cánula f. cannula, tube through which fluid and gas are put into the body.

canulación f. cannulation, the act of introducing a cannula through a vessel or duct; ___ **aórtica** / aortic ___.

capa f. layer; ___ del cuello uterino / cervical ___.

capacidad f. capacity. 1. ability to contain; ___ de difusión de los pulmones / diffusion ___ of the lungs; ___ de memoria / memory storage ___; ___ de reserva / reserve ___; ___ de sustención / carrying ___; ___ inspiratoria / inspiratory ___; ___ oxigenadora de la sangre / oxygen ___ of blood; ___ vital / vital ___; 2. qualification, competence.

capaz a. able, capable.

capilar m. capillary, small blood vessel; ___ arterial / arterial ___, tiny channels carrying arterial blood; ___ linfático / lymph ___, minute vessels of the lymphatic system; ___ venoso / venous ___, small channels carrying venous blood; a. resembling hair.

capitelum L. capitellum. 1. hair bulb; 2. part of the humerus.

capítulo m. chapter.

caprichoso-a a. capricious; stubborn.

cápsula f. 1. capsule, membranous enclosure; 2. gelcap, a shell usu. of gelatin for packaging something (as a drug or vitamins); ___ de gel / capsule-shaped tablet coated with gelatin.

cápsula articular f. capsular ligament, fibrous structure lined with synovial membrane surrounding the articulations.

caquexia f. cachexia, a grave condition showing great loss of weight and general weakness.

cara f. face; ___ de luna / moon ___, round, puffy face usu. characteristic of an individual who has been under steroid treatment for a long period of time; **peladura de** ___ / ___ peeling; coloq. **estiramiento de** ___ / facelift.

carácter m. 1. character; 2. quality, nature; 3. (in Colombia and Mexico) actor, actress; **tener buen** ___ / to be good-natured; **tener mal** ___ / to be ill-tempered.

características sexuales secundarias f. secondary sex characteristics, a physical characteristic that appears in members of one sex at puberty and are not directly concerned with reproduction.

característico-a a. characteristic.

carbohidrato m. carbohydrate, organic substance composed of carbon, hydrogen, and oxygen such as starch, sugar, and cellulose.

carbón m. coal.

carbonatado-a a. carbonated.

carbono m. carbon; ___ radioactivo / radioactive ___; **dióxido de** ___ / ___ dioxide; **monóxido de** ___ / ___ monoxide.

carboxihemoglobina f. carboxyhemoglobin, a combination of carbon monoxide and hemoglobin that impairs the transportation of oxygen in the blood.

carbunco m. carbuncle, large boil of the skin that discharges pus.

carcinogénesis f. carcinogenesis, production of cancer.

carcinógeno m. carcinogen, cancer producing substance; a. carcinógeno-a / carcinogenic.

carcinoma m. carcinoma, cancer derived from living cells of organs. See table on pages 264–265.

carcinoma anaplásico maligno m. anaplastic undifferentiated carcinoma, carcinoma manifested mainly in the lung.

carcinoma de célula basal (o basalioma) m. basal-cell carcinoma, skin cancer derived from the basal cells (cell of the deep epidermis of the skin).

carcinoma in situ m. carcinoma in situ, localized tumor cells that have not invaded adjacent structures.

carcinoma maligno de transición m. transitional cell carcinoma, gen. found in the bladder, ureter, or renal pelvis.

carcinoma microcelular no diferenciado m. oat cell carcinoma, fast growing malignant tumor formed by small epithelial cells clustered very close together.

carcinomatosis f. carcinomatosis, cancer that has spread throughout the body.

carcinosarcoma m. carcinosarcoma, malignant neoplasm with mixed characteristics of carcinoma and sarcoma.

cardíaco-a a. cardiac, rel. to the heart; **ápex** ___ / ___ apex; **arritmia** ___-a / ___ arrhythmia; **asma** ___-a / asthma; **ataque** ___-o / heart attack; **aurícula** ___-a / heart atrium; **auscultación** ___-a / ___ examination; **cateterización** ___-a / ___ catheterization; **edema** ___-o / ___ edema; **esfínter** ___-o / ___ sphincter; **estimulación** ___-a artificial / ___ pacing, artificial; **frecuencia** ___-a / heart rate; **gasto o rendimiento** ___-o

/ heart output; **generador del impulso ___-o / ___** impulse generator; **insuficiencia ___-a ventricular derecha** / heart failure, right-sided; **insuficiencia ___-a ventricular izquierda** / heart failure, left-sided; **insuficiencia o fallo ___-o congestivo** / heart failure, congestive; **masaje ___-o / ___** massage; **paro ___-o** / heart arrest, standstill; **reanimación ___-a / ___** resuscitation; **reflejo ___-o** / heart reflex; **ruptura ___-a / ___** rupture; **taponamiento ___-o / ___** tamponade; **tonos o ruidos ___-os / ___** sounds.

cardiectomía *f.* cardiectomy. 1. removal of the heart; 2. removal of the upper part of the stomach.

cardioangiograma *m.* cardioangiogram, image by x-rays of the blood vessels and the chambers of the heart taken after injecting a dye.

cardioespasmo *m.* cardiospasm, contraction or spasm of the cardia.

cardiogénico *a.* cardiogenic, of cardiac origin; **choque ___ / ___** shock.

cardiografía *f.* cardiography, recording of the movements of the heart by a cardiograph.

cardiograma *m.* cardiogram, electrical tracing of the impulses of the heart.

cardiología *f.* cardiology, the study of the heart.

cardiólogo-a *m.*, *f.* cardiologist, specialist in cardiology.

cardiomegalia *f.* cardiomegaly, enlarged heart.

cardiomiopatía *f.* cardiomyopathy, a disorder of the heart muscle; **___ alcohólica** / alcoholic ___; **___ congestiva** / congestive ___; **___ dilatada** / dilated ___; **___ hipertrófica** / hypertrophic ___; **___ hipertrófica familiar** / familial hypertrophic ___; **___ idiopática** / idiopathic ___; **___ postpartum** / postpartum ___; **___ primaria** / primary ___; **___ restrictiva** / restrictive ___; **___ secundaria** / secondary ___.

cardiopatía *f.* cardiopathy, heart disease; **___ por hipertensión** / hypertensive ___.

cardioprotector *m.* cardioprotective, serving to protect the heart.

cardiopulmonar *a.* cardiopulmonary, rel. to the heart and the lungs; **máquina ___** / heart-lung machine; **puente ___ / ___** bypass; **resucitación, reanimación ___ / ___** resuscitation.

cardiovascular *a.* cardiovascular, rel. to the heart and blood vessels; **insuficiencia ___ / ___** insufficiency.

cardioversión *f.* cardioversion, the act of restoring the heart to a normal sinus rhythm by electrical countershock.

carditis *f.* carditis, infl. of the heart.

carecer *vi.* to lack.

caries *f.* caries. 1. progressive destruction of bone tissue; **___ distal** / distal ___; **___ de fisura** / fissure ___; 2. dental cavity.

cariñoso-a *a.* affectionate.

cariólisis *f.* karyolysis, breakdown of the nucleus of a cell.

caritativo-a *a.* charitable.

carmesí, carmín *m.* carmine.

carne *f.* 1. meat; **___ asada** / roast beef; **___ de carnero** / lamb; **___ de puerco** / pork; **___ de ternera** / veal; 2. flesh, muscular tissue of the body.

carnívoro-a *a.* carnivorous, that eats meat.

carnosidad *f.* carnosity, fleshy excrescence.

caro-a *a.* expensive, costly.

carótida *f.* carotid, main artery of the neck; **arterias ___-s / ___** arteries; **seno de la ___ / ___** sinus; **síncope del seno de la ___ / ___** sinus syncope.

carotina *f.* carotene, yellow-red pigment found in some vegetables that converts into vitamin A.

carpo *m.* carpus, portion of the upper extremity between the hand and the forearm.

cartílago *m.* cartilage, elastic, semihard tissue that covers the bones.

carúncula *f.* caruncle, small, irritated piece of flesh; **___ uretral** / urethral ___.

casa *f.* house, home; **___ de socorro** / first aid station.

casado-a *a.* married.

cascada *f.* cascade, a succession of stages each related to the previous stage.

cáscara *f.* peel, shell.

cáscara sagrada *f.* cascara sagrada, the bark of Rhamus purshiana shrub, commonly used to treat chronic constipation.

caseína *f.* casein, the main protein found in milk.

casi *adv.* almost.

caso *m.* case, a specific instance of disease; ___ **ambulatorio** / ambulatory ___; **presentación de un ___ /** ___ reporting; **en ___ de /** in ___ of; **hacer ___ /** to pay attention; **no viene al ___ /** it is irrelevant.

caspa *f.* dandruff; dander.

castigar *vt.* to punish.

casual *a.* casual, accidental.

casualidad *f.* chance; **de ___ /** by ___; **por ___ /** by ___.

catabolismo *m.* catabolism, cellular process by which complex substances are converted into simpler compounds; destructive metabolism.

catalepsia *f.* catalepsy, a condition characterized by loss of voluntary muscular movement and irresponsiveness to any outside stimuli, gen. associated with psychological disorders.

catalítico-a *a.* catalytic.

catalizador *m.* catalyst, an agent that stimulates a chemical reaction.

cataplasma *f.* poultice, a soft substance spread on cloth and applied to sores or other lesions.

cataplexia *f.* cataplexy, sudden loss of muscular tone caused by an exaggerated emotional state.

catarata *f.* cataract, opacity of the lens of the eye; ___ **anular** / annular ___; ___ **blanda** / soft ___; ___ **cerúlea** / blue ___; ___ **completa** / complete ___; ___ **congénita** / congenital ___; ___ **congénita diabética** / congenital diabetic ___; ___ **eléctrica** / electric ___, caused by high power electric current; ___ **madura** / mature ___; ___ **negra** / black ___; ___ **senil** / senile ___; ___ **verde** / green ___.

catarral *a.* rel. to catarrh.

catarro *m.* catarrh, cold, sniffle; ___ **de pecho, bronquial** / chest cold.

catarsis *f.* catharsis, purification. 1. purging the body of chemical or other material; 2. therapeutic liberation of anxiety and tension.

catártico *m.* cathartic, laxative; ___-a *a.* cathartic, rel. to catharsis.

catatonía *f.* catatony, a phase of extreme negativism in schizophrenia in which the patient does not speak, remains in a fixed position, and resists any attempts to activate his or her movement or speech. The same symptoms are present in other mental conditions.

catecolaminas *f., pl.* catecholamines, amines such as norepinephrine, epinephrine, and dopamine that are produced in the adrenal glands and have a sympathomimetic action.

categoría *f.* category; quality.

catéter *m.* catheter, a rubber or plastic tube used to drain fluid from a body cavity such as urine from the bladder, or to inject fluid, as in cardiac catheterization.

cateterización *f.* catheterization, insertion of a catheter.

cateterizar *v.* to catheterize, to insert a catheter.

catéter permanente *m.* in-dwelling catheter.

catgut *f.* catgut, type of surgical suture made from the gut of some animals.

causa *f.* cause, reason; ___ **actual** / existing ___; ___ **constitucional** / constitutional ___; ___ **de factor predisponente** / predisposing ___; ___ **específica** / specific ___; ___ **inmediata** / proximate ___; ___ **necesaria** / necessary ___.

causalgia *f.* causalgia, burning pain in the skin.

causar *v.* to cause.

cáustico *m.* caustic, substance used to destroy tissue; ___-o, -a *a.* / caustic, capable of destroying organic tissue.

cauterización *f.* cauterization, burning by application of a caustic, heat, or electric current.

cauterizar *v.* to cauterize, to burn by application of heat or electric current.

cava *f.* cava, hollow organ, cavity. See **vena cava**.

caverna *f.* cavern, cave, pathological cavity or depression.

cavernoso-a *a.* cavernous, having hollow spaces.

cavidad *f.* cavity, hole; ___ **abdominal** / abdominal ___; ___**-es cardíacas: auricular y ventricular** / heart chambers; ___**-es craneales** / cranial cavities; ___ **pelviana** / pelvic ___; ___ **torácica** / thoracic ___.

CCM *abr.* (*contra el consejo médico*) AMA, against medical advice.

CCPEEU *abr.* (*Centros para el control y prevención de enfermedades* [*Estados Unidos*]) CDC, Centers for Disease Control and Prevention.

CDR *abr.* (*cantidad diaria recomendada*) RDA, recommended daily allowance.

cecostomía *f.* cecostomy, surgical opening into the cecum.

cefalea, cefalalgia *f.* cephalea, cephalalgia, headache.

cefálico-a *a.* cephalic, rel. to the head.

cefalorraquídeo-a *a. See* **cerebroespinal**.

cefalosporina *f.* cephalosporin, wide spectrum antibiotic.

ceguera, cegueded *f.* blindness; ___ **al color** / color ___; ___ **nocturna** / night ___; ___ **verde** / green ___; ___ **roja** / red ___.

ceja *f.* eyebrow.

celíaco-a *a.* celiac, rel. to the abdomen.

celiotomía *f.* celiotomy. *See* **laparotomía**.

célula *f.* cell, structural unit of all living organisms. *See* table on page 266.

célula de la microglia *f.* microglial cell, one of the small phagocytic cells of the microglia in the nervous system.

célula madre embrionaria *f.* embryonic stem cell, an unspecialized cell that gives rise to differentiated cells.

celular *a.* cellular, rel. to the cell; **agua** ___ / ___ water; **compartimentos** ___**-es** / ___ compartments; **crecimiento** ___ / ___ growth; **tejido** ___ / ___ tissue.

célula T reguladora *f.* T Cell regulator directing other cells of the immune system to do special functions having an effect of controlling aberrant immune responses.

célula T4 cooperadora *f.* T cell also called CD4.

célula T8 citotóxica *f.* cytotoxic T-cell, also called CD8, carries out functions by destroying antigens, and attacks and eliminates cells infected by viruses, parasites and fungi.

célula T8 supresora *f.* T8 Cell suppressor, a group of cells with a function to inhibit the immune response.

celulitis *f.* cellulitis, infl. of connective tissue.

celulosa *a.* cellulose.

centígrado *m.* centigrade, thermometer scale on which the interval between freezing and boiling is divided into 100 degrees.

central, céntrico-a *a.* central; **sistema nervioso** ___ / ___ nervous system.

centrífugo-a *a.* centrifugal, going from the center outward.

centrípeto-a *a.* centripetal, going from the outside towards the center.

centro *m.* 1. center; 2. middle, core.

Centros para el control y la prevención de enfermedades *m.* Centers for Disease Control and Prevention.

ceño *m.* brow; **fruncir el** ___ / to frown.

cepa *f.* strain, group of microorganisms within a species or variety characterized by some particular quality.

cepillo *m.* brush; ___ **de dientes** / toothbrush.

cera *f.* wax. 1. beeswax; 2. waxy secretion of the body; ___ **depilatoria** / depilatory ___.

cerca *f., adv.* near; **de aquí** / close by.

cercanía *f.* vicinity.

cercano-a *a.* close; neighboring, proximate.

cerebelo *m.* cerebellum, posterior brain mass; **enfermedades del** ___ / cerebellar diseases.

cerebeloso-a *a.* cerebellous, rel. to the cerebrum.

cerebral *a.* cerebral, rel. to the brain; **apoplejía** ___ / cerebrovascular accident; **concusión o conmoción** ___ / ___ concussion; **corteza** ___ / ___ cortex; **edema** ___ / ___ edema; **embolismo y trombosis** ___ / ___ embolism and thrombosis; **hemorragia o infarto** ___ / ___ hemorrhage or infarct; **muerte** ___ / brain death; **trauma** ___ / ___ brain injury; **tronco** ___ / brain stem; **tumor** ___ / ___ brain tumor.

cerebro *m.* brain, cerebrum, portion of the central nervous system contained within the cranium that is the chief regulator of body functions; ___ **medio** / midbrain; **escán (gammagrama) del** ___ / ___ scan. *See* illustrations on page 35 (Spanish) and p. 257 (English).

cerebroespinal, cefalorraquídeo-a *a.* cerebrospinal, rel. to the brain and the spinal cord; **eje** ___ / ___ axis; **líquido** ___ / ___ fluid; **meningitis** ___ / ___ meningitis; **presión** ___ / ___ pressure.

cerebrovascular *a.* cerebrovascular, rel. to the blood vessels of the brain.

cero *m.* zero.

ceroso-a *a.* waxy.

cerrado-a *a.* closed.

cerrar *v.* to close; ___ **con llave** / to lock.

certero-a *a.* accurate.

certeza *f.* certainty; accuracy.

certificado *m.* certificate; ___ **de defunción** / death___.

cerumen *m.* cerumen, wax that builds up in the ear; ___ **impactado** / impacted ___.

cerveza *f.* beer.

cervical *a.* cervical. 1. rel. to the cervix; **dilatador** ___ / ___ dilator; 2. rel. to the area of the neck; **displasia** ___ / ___ dysplasia; **erosión** ___ / ___ erosion; **pólipo** ___ / ___ polyp.

cerviz *f.* nape of the neck.

cesar *v.* to cease, to stop.

cesárea *f.* C-section, cesarean section.

cese *m.* stoppage.

cesio *m.* cesium, metallic element belonging to the group of alkaline metals.

cetoacidosis *f.* ketoacidosis, acidosis caused by an increase in ketone bodies in the blood.

cetoaciduria *f.* ketoaciduria, acidosis caused by an increase in ketone bodies in the blood.

cetogénesis *f.* ketogenesis, production of acetone.

cetona *f.* ketone, an organic compound (such as acetone).

cetonemia *f.* ketonemia, concentration of ketone bodies in the plasma.

cetosa *f.* ketose.

cetosis *f.* ketosis, excessive production of acetone as a result of incomplete metabolism of fatty acids; acidosis.

ch *f.* fourth letter of the Spanish alphabet.

chalación *f.* chalazion, meibomian cyst, a cyst of the eyelid.

chancro *m.* chancre, the primary lesion of syphilis.

chancroide *m.* chancroid, a nonsyphilitic venereal ulcer.

chaparro-a *a.* Mex. short person.

chaqueta *f.* jacket.

charla *f.* chat.

charlatán-a *m.*, *f.* charlatan, a quack, someone claiming knowledge and skills he or she does not have.

chasquido *m.* snap, sharp brief sound related to the abrupt opening of the cardiac valve, gen. the mitral valve; ___ **de apertura** / opening ___.

chata *f.* bedpan.

cheque *m.* check.

chequear *v.* to check, to verify.

chequeo *m.* checkup, complete medical examination.

Cheyne-Stokes, **respiración de** *f.* Cheyne-Stokes respiration, respiration manifested by alternating periods of apnea of increased frequency and depth, gen. associated with disorders of the neurologic respiration center.

chicano-a *a.*, *pop.* (U.S.) Mexican-American.

chícharo *m.* green pea.

chichón *m.* bump on the head.

chico-a *m.*, *f.* young boy; young girl; *a.* small.

chiflado-a *a.*, pop crazy, nuts.

chile *m.* hot pepper.

chinche *f.* bed bug, wingless bug that infests beds and sucks blood.

chiquito-a *a.* small.

chochera *f.* senility.

chocho-a *a.* senile.

chocolate *m.* chocolate.

choque *m.* 1. shock; an abnormal state, gen. following trauma, in which insufficient flow of blood through the body can cause reduced cardiac output, subnormal temperature, descending blood pressure and rapid pulse; ___ **alérgico** / allergic ___; ___ **anafiláctico** / anaphylactic ___; ___ **eléctrico** / electric ___; ___ **séptico** / septic ___; 2. collision.

chorizo *m.* sausage.

chorrear *v.* to drip; to spout.

chorro *n.* jet, spurt; stream.

chueco-a *a.* crooked, bent.

chupar *v.* to suck; to absorb; chuparse el dedo thumb sucking.

churre *m.* dirt, grime.

CI *abr.* (*cociente de inteligencia*) IQ, intelligence quotient.

cianocobalamina *f.* cyanocobalamin, vitamin B_{12} complex of cyanide and cobalamin used in the treatment of pernicious anemia.

cianosis *f.* cyanosis, purplish blue discoloration of the skin, often as a result of cardiac, anatomic or functional abnormalities.

cianótico-a *a.* cyanotic, rel. to or afflicted by cyanosis.

cianuro *m.* cyanide; **envenenamiento por** ___ / ___ poisoning.

ciática *f.* sciatica, neuralgia along the course of the sciatic nerve.

cibernética *f.* cybernetics, the study of biological systems such as the brain and the nervous system by electronic means.

cicatriz *f.* scar.

cicatrización *f.* cicatrization, scarring.

cicatrizante *m.* cicatrizant, agent that aids the healing process of a wound.

cicatrizar *v.* to scar, the healing process of a wound.

ciclamato *m.* cyclamate, artificial sweetening agent.

ciclitis *f.* cyclitis, infl. of the ciliary body.

ciclo *m.* cycle, recurring period of time; ___ **gravídico** / pregnancy ___.

ciclofosfamida *f.* cyclophosphamide, antineoplastic drug also used as an immunosuppressive agent in organ transplants.

ciclofotocoagulación *f.* cyclophotocoagulation, photocoagulation through the pupil with a laser, gen. used in glaucoma.

ciclosporina *f.* cyclosporine, immunosuppressive agent used in organ transplant.

ciclotomía *f.* cyclotomy, incision through the ciliary body of the eye.

ciego *m.* cecum. 1. cul-de-sac lying below the terminal ileum forming the first part of the large intestine; 2. any cul-de-sac structure.

ciego-a *m.*, *f.* blind person; *a.* blind.

cielo *m.* sky.

cien, ciento *a.*, *m.* a hundred.

ciencia *f.* science; ___ **médica** / medical___; **a ___ cierta** / for sure.

científico-a *m.*, *f.* scientist; *a.* scientific.

cierto-a *a.* certain, true; **por ___** / as a matter of fact.

cifosis *f.* kyphosis, exaggerated posterior curvature of the thoracic spine.

cifótico-a *a.* kyphotic, suffering from or rel. to kyphosis.

cigarrillo, cigarro *m.* cigarette, cigar.

cigoma, zigoma *m.* zygoma, osseous prominence at the point where the temporal and malar bones join.

cigomático-a *a.* zygomatic, of, relating to, constituting, or situated in the region of the zygomatic bone and the zygomatic arch; **arco ___-o /** ___ arch; **hueso ___-o /** ___ bone; **proceso ___-o /** any of the bony parts joined to the zygomatic bone.

cigoto *m.* zygote, the fertilized ovum, cell resulting from the union of two gametes.

ciliar *a.* ciliary, rel. to or resembling the eyelash or eyelid.

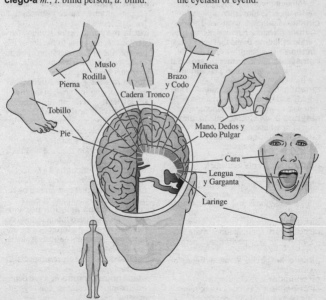

Muslo · Rodilla · Pierna · Tobillo · Pie · Cadera · Tronco · Brazo y Codo · Muñeca · Mano, Dedos y Dedo Pulgar · Cara · Lengua y Garganta · Laringe

Partes del cerebro: lóbulo frontal

cilíndrico-a *a.* cylindrical.

cilindro *m.* cylinder. 1. geometrical form resembling a column; 2. cylindrical lens; 3. cylindrical renal cast; ___ **epithelial** / epithelial ___; ___ **hemático** / blood cast ___.

cilindro granuloso *m.* [*renal*] granular cast, urinary cylinder seen in degenerative or inflammatory nephropathies.

cilio *m.* cilium, eyelid.

cima *f.* summit, top.

cimetidina *f.* cimetidine, antacid used in the treatment of gastric and duodenal ulcers.

cimiento *m.* foundation, base.

cinc *m.* zinc.

cinconismo *m.* cinchonism, pathological condition caused by overdose of quinine.

cineangiografía *f.* cineangiography, moving pictures of a radiopaque substance as it goes through the blood vessels.

cinerradiografía *f.* cineradiography, x-ray of an organ in motion.

cinesioterapia *f.* kinesiotherapy, treatment involving physical exercises or specific movements.

cinesis *f.* kinesis, term used to designate physical movements in general, including those that result as a response to a stimulus such as light.

cinestesia *f.* kinesthesia, sensorial experience, sense and perception of a movement.

cinética *f.* kinesics, the study of the body and its static and dynamic positions as a means of communication.

cinético-a *a.* kinetic, rel. to movement or what causes it.

cinta magnética *f.* audiotape.

cinto *m.* belt; waistband.

cintura *f.* waist; waistline.

cinturón *m.* girdle; wide belt; ___ **escapular o torácico** / thoracic ___.

ciproflaxina *f.* ciprofloxacin, an antibiotic used to treat anthrax, urinary tract infections, and other bacterial infections.

circuito *m.* circuit.

circulación *f.* circulation; **mala** ___ / poor___; ___ **periférica** / peripheral ___.

círculo *m.* circle, a round figure or structure.

circuncidar *v.* to circumcise.

circuncisión *f.* circumcision, removing part or all of the prepuce.

circundar *v.* to encircle, to surround.

circunferencia *f.* circumference.

circunstancia *f.* circumstance; ___-s **atenuantes** / mitigating ___-s.

circunvolución *f.* gyrus, elevated portion of the cerebral cortex; ___-es **de Broca** / ___, Broca's, third, frontal or inferior; ___ **frontal, superior** / ___, frontal, superior; ___-es **occipitales** / ___, occipital first, superior.

cirrosis *f.* cirrhosis, progressive disease of the liver characterized by interstitial infl. and associated with failure in the function of hepatocytes and resistance to the flow of blood through the liver; ___ **alcohólica** / alcoholic ___; ___ **biliar** / biliary ___.

cirugía *f.* surgery; the branch of medicine that treats diseases, malformations, and injuries and restores or reconstructs body structures through operative procedures. *See* table on page 454.

cirugía citoreductiva *f.* cytoreductive surgery, surgery that reduces a tumor that cannot be removed completely.

cirugía laparoscópica *f.* laparoscopic surgery, surgery through a laparoscope.

cirugía mayor *f.* major surgery, surgery involving a risk to the life of the patient; specif.: an operation upon an organ within the cranium, chest, abdomen, or pelvic cavity.

cirugía menor *f.* minor surgery, surgery involving little risk to the life of the patient; specif.: an operation on the superficial structures of the body or a manipulative procedure that does not involve a serious risk.

cirugía plástica facial *f.* face lift, plastic surgery on the face and neck to remove imperfections.

cirugía reconstructiva *f.* reconstructive surgery, surgery to restore function or normal appearance by remaking defective organs or parts.

cirugía torácica asistida por video *f.* video-assisted thoracic surgery, thoracic surgery performed using endoscopic cameras, optical systems, and display screens.

cirujano-a *m.*, *f.* surgeon, specialist in surgery.

cistadenocarcinoma *m.* cystadenocarcinoma, carcinoma and cystadenoma.

cistadenoma *m.* cystadenoma, adenoma that has one or more cysts.

cistectomía *f.* cystectomy, total or partial resection of the urinary bladder.

cisterna *f.* cistern, a closed space that serves as a reservoir or receptacle.

cístico-a *a.* cystic, rel. to the gallbladder or the bladder.

cistinuria *f.* cystinuria, excessive cystine in the urine.

cistitis *f.* cystitis, infl. of the urinary bladder characterized by frequent urination accompanied by pain and burning.

cistocele *m.* cystocele, hernia of the bladder.

cistofibroma *f.* cystofibroma, fibroma in which cysts or cyst-like formations have developed.

cistograma *m.* cystogram, x-ray of the bladder using air or a contrasting medium.

cistolitotomía *f.* cystolithotomy, removal of a stone by cutting into the bladder.

cistoscopía *f.* cystoscopy, inspection of the bladder through a cystoscope.

cistoscopio *m.* cystoscope, tube-shaped instrument used to examine the bladder and the urethra.

cistostomía *f.* cystostomy, creation of an opening into the bladder for drainage.

cisura *f.* cleft, elongated opening; fissure.

cita *f.* appointment; **hacer una ___** / to make an___; **tener una ___** / to have an ___.

citolisis *f.* cytolysis, destruction of living cells.

citolítico-a *a.* cytolytic, having the power to dissolve or destroy a cell.

citología *f.* cytology, the science that deals with the nature of cells.

citomegálico-a *a.* cytomegalic, characterized by abnormally enlarged cells.

citomegalovirus *m.* cytomegalovirus, any of a group of herpes viruses that causes cellular enlargement and is the causative agent of cytomegalic inclusion disease.

citómetro *m.* cytometer, a device used for counting and measuring blood cells.

citopenia *f.* cytopenia, deficiency of cellular elements in the blood.

citoplasma *m.* cytoplasm, protoplasm of a cell with the exception of the nucleus.

citotoxicidad *f.* cytotoxicity, the capacity of an agent to destroy certain cells.

citotoxina *f.* cytotoxin, toxic agent that damages or destroys cells.

citrato *m.* citrate, salt of citric acid.

cítrico-a *a.* citric, citrous.

cítula *f.* cytula, term used to define the ovum or small impregnated cell.

ciudadanía *f.* citizenship.

ciudadano-a *m.*, *f.* citizen.

clamidia *f.* chlamydia, a bacterium associated with various eye and genitourinary tract diseases.

clara *f.* the white of the egg.

claridad *f.* clarity, brightness.

clarificación *f.* clarification.

clarificar *v.* to clarify.

claro-a *a.* clear.

clase *f.* class, sort, kind.

clasificación *f.* classification.

clasificar *v.* to classify, to sort out.

claudicación *f.* claudication, limping; **___ intermitente** / intermittent ___.

clavícula *f.* clavicle, collarbone.

clavo *m.* nail, slender rod of metal or bone used to fasten together parts of a broken bone; **___ ortopédico** / orthopedic pin.

cleptomanía *f.* kleptomania, morbid compulsion to steal.

clima *m.* climate.

climatérico-a *a.* climacteric, rel. to menopause in women and to a period of sexual decline in men.

clímax *m.* climax. 1. crisis in an illness; 2. sexual orgasm.

clínica *f.* clinic, a health-care facility; **___ de consulta externa** / outpatient ___.

clínico-a *a.* clinical. 1. rel. to a clinic; 2. rel. to direct observation of patients; **cuadro ___** / **___ picture**; **curso ___** / **___ progress**; **ensayos ___-s** / **___ trials**; **historia ___**, **expediente médico** / **___ history**; **procedimiento ___** / **___ procedure**.

clisis *f.* clysis, the act of supplying fluid to the body by other means than orally.

clitoridectomía *f.* clitoridectomy, excision of all or part of the clitoris.

clítoris *m.* clitoris, small protruding body situated in the most anterior part of the vulva.

cloaca *f.* cloaca. 1. common opening for the intestinal and urinary tracts in the early development of the embryo; 2. sewer.

cloasma f. chloasma, skin discoloration seen during pregnancy.

clono m. 1. clonus, a series of rapid and rhythmic contractions of a muscle; 2. clone, an individual derived from a single organism through asexual reproduction.

clorambucil m. chlorambucil, a form of nitrogen mustard used to combat some forms of cancer.

cloranfenicol m. chloramphenicol, a broad-spectrum antibiotic used in the treatment of typhoid fever.

clorhidria f. chlorhydria, excess acidity in the stomach.

cloro m. chlorine, gaseous element used as a disinfectant and bleaching agent.

clorofila f. chlorophyll, green pigment in plants by which photosynthesis takes place.

cloroquina f. chloroquine, a compound used in the treatment of malaria.

clorosis f. chlorosis, type of anemia usu. seen in women and gen. associated with iron deficiency.

clorpromacina f. chlorpromazine, tranquilizing and antiemetic agent.

cloruro m. chloride, a compound of chlorine.

clotrimazol m. clotrimazole, an antifungal agent used to treat candida infections, tinea, and ringworm.

coaglutinación f. coagglutination, group agglutination.

coaglutinina f. coagglutinin, agglutinate that affects two or more organisms.

coagulación f. coagulation, clot; ___ **diseminada intravascular** / disseminated intravascular ___; **propiedad de** ___ / blood clotting ability; **tiempo de** ___ / blood ___ time.

coagulante m. coagulant, that which causes or precipitates coagulation.

coagular v. to coagulate, to clot.

coágulo m. coagulum, clot.

coagulopatía f. coagulopathy, a disease or condition that affects the coagulation mechanism of the blood.

coartación f. coarctation, stricture; compression.

cobarde a. coward.

cobija f. cover, blanket.

cobrar v. to charge; to collect.

cobre m. copper.

coca f. coca, plant from which cocaine is extracted.

cocaína f. cocaine, addictive narcotic alkaloid derived from coca leaves.

coccidioidomicosis f. coccidioidomycosis, valley fever, endemic respiratory infection in the southwestern United States, Mexico, and parts of South America.

coccigodinia f. coccygodynia, pain in the region of the coccyx.

cóccix m. coccyx, last bone at the bottom of the vertebral column.

cocer v. to cook; to stew; ___ **a fuego lento** / to simmer.

coche m. automobile.

cochinada f. filthy act; dirty trick; filth.

cochino-a m., f. pig; a. filthy.

cociente m. quotient; ___ **de inteligencia** / intelligence ___.

cocimiento m. concoction made of medicinal herbs.

cocinado-a a. cooked; **bien** ___ / well-done.

cóclea f. cochlea, spiral tube that forms part of the inner ear.

coco m. 1. coccus, bacteria; 2. coconut; **agua de** ___ / coconut milk.

cocoa f. cocoa.

codeína f. codeine, narcotic analgesic.

codependiente a. codependent, a person participating in an unhappy and unhealthy relationship that involves providing care for another person (such as a drug addict or an alcoholic).

código m. code, a system of symbols used to represent assigned meanings; ___ **azul** / ___ blue, a call for medical personnel and equipment to resuscitate a patient esp. in cardiac or respiratory distress; **sin** ___ / no ___, an order not to revive or sustain a patient who experiences a life-threatening event as heart stoppage).

codo m. elbow; ___ **de tenista** / tennis ___; **coyuntura del** ___ / ___ joint.

coenzima f. coenzyme, a substance that enhances the action of an enzyme.

coerción f. duress, coercion; **bajo** ___ / under ___.

coger v. to take, to grasp; to get; ___ **un resfriado** / to catch a cold.

cognado m. cognate. 1. that which is of the same nature; 2. word that derives from the same root.

cognición f. knowledge, the act of knowing.

cognitivo-a a. cognitive, rel. to knowledge.

cogote m. nape, back of neck.

cohabitar v. to live together.
coherente a. coherent.
cohesión f. cohesion, the force that holds molecules together.
cohibido a. inhibited; uneasy.
coincidencia f. coincidence.
coito m. coitus, sexual intercourse.
cojear v. to limp.
cojera f. lameness.
cojinete m. cushion.
cojo-a a. lame, crippled.
cola f. 1. glue; **inhalar** ___ / to sniff ___; 2. tail.
colaborar v. to collaborate.
colágeno m. collagen, the main supportive protein of skin, bone, tendon, and cartilage.
colangiografía f. cholangiography, x-ray of the biliary ducts.
colangitis f. cholangitis, infl. of the biliary ducts.
colapso m. collapse, failure; ___ **cardiovascular** / cardiovascular failure; ___ **circulatorio** / circulatory failure; ___ **nervioso** / nervous breakdown; ___ **parcial del pulmón** / partial lung ___.
colar v. to strain; to sift.
colateral a. collateral. 1. indirect, subsidiary, or accessory to the principal; 2. rel. to a side branch of a nerve axon or blood vessel.
colateralización coronaria f. coronary collateralization, espontanoue growth of new blood vessels around cardiac regions with restricted blood flow.
colcha f. cover, coverlet.
colecistectomía f. cholecystectomy, removal of the gallbladder.
colecistitis f. cholecystitis, infl. of the gallbladder.
colecistoduodenostomía f. cholecystoduodenostomy, anastomosis of the gallbladder and the duodenum.
colecistogastrostomía f. cholecystogastrostomy, anastomosis of the gallbladder and the stomach.
colecistografía f. cholecystography, x-ray of the gallbladder with administration of a dye, orally or by injection.
colectar, coleccionar v. to collect.
colectomía f. colectomy, excision of part or all of the colon.
colédoco m. choledochus, common bile duct, formed by the union of the hepatic and cystic ducts.

coledocoduodenostomía f. choledochoduodenostomy, anastomosis of the choledochus and the duodenum.
coledocoyeyunostomía f. choledochojejunostomy, anastomosis of the common bile duct and the jejunum.
colegio m. school.
colelitiasis f. cholelithiasis, presence of stones in the gallbladder or in the common bile duct.
colemia f. cholemia, presence of bile in the blood.
cólera f. cholera. 1. acute infectious disease characterized by severe diarrhea and vomiting; 2. anger, rage.
colestasis f. cholestasis, biliary stasis.
colesteatoma m. cholesteatoma, a tumor containing cholesterol, found most commonly in the middle ear.
colesterol m. cholesterol, component of animal oils, fats, and nerve tissue, a precursor of sex hormones and adrenal corticoids; ___ **alto** / high ___; **reductor de** ___ / ___ reducer.
colgajo m. flap, detached tissue.
cólico m. colic, acute spasmodic abdominal pain.
colirio m. colyrium, liquid medicinal preparation for the eye.
colitis f. colitis, infl. of the colon; ___ **crónica** / chronic ___; ___ **espasmódica** / spasmodic ___; ___ **mucomembranosa** / pseudomembranous ___; ___ **mucosa** / mucous ___; ___ **ulcerativa** / ulcerative ___.
colmena f. beehive.
colocar v. to place, to set; **colocarse** / vr. to position oneself.
colodión m. collodion, liquid substance used to cover or protect skin cuts.
coloide m. colloid, gelatin-like substance produced by some forms of tissue decay.
colon m. colon, the portion of the intestine extending from the cecum to the rectum; ___ **ascendente** ascending ___; ___ **descendente** / descending ___; **neoplasma del** ___ / colonic neoplasm.
colonia f. colony, a group of bacteria in a culture, all derived from the same organism.
colónico-a a. colonic, rel. to the colon.
colonoscopía f. colonoscopy, examination of the inner surface of the colon through a colonoscope.

colonoscopio *m.* colonoscope, instrument used to examine the colon.

color *m.* color, a phenomenon of light (as red, brown, pink, or gray) or visual perception that enables one to differentiate otherwise identical objects. *See table on this page.*

colorado-a *a.* red; **ponerse ___ /** to blush.

colorante *m.* dye, stain.

colorimétrico-a *a.* rel. to color; **guía ___ -a / ___** color index.

colorrectal *a.* colorectal, rel. to the colon and rectum, or to the entire large bowel.

colostomía *f.* colostomy, creation of an artificial anus; **bolsa de ___ / ___** bag.

colpitis *f.* colpitis, infl. of the vaginal membrane.

colporrafia *f.* colporrhaphy, suture of the vagina.

colposcopía *f.* colposcopy, examination of the vagina and the cervix through a colposcope.

columna, espina vertebral *f.* spinal column, osseous structure formed by thirty-three vertebrae that surround and contain the spinal cord.

coluria *f.* choluria, presence of bile in the urine.

coma *m.* coma, state of unconsciousness.

comadrona *f.* woman who specializes in the health of women during pregnancy, delivery, and postpartum; midwife.

comatoso-a *a.* comatose, rel. to or in a state of coma; **estado ___ / ___** state.

combatir *v.* to combat, to fight.

combinación *f.* combination.

combinar *v.* to combine.

comedón *m.* blackhead, comedo.

comedor *m.* dining room.

comensal *m.* commensal, host, organism that benefits from living within or on another living organism without either benefiting or harming it.

comenzar *v.* to commence, to begin.

comer *v.* to eat; **dar de ___ /** to feed.

comestible *m.* food; *a.* edible.

cometer *v.* to commit.

comezón *f.* itch.

comida *f.* food; meal; **hora de ___ /** meal time.

comienzo *m.* beginning; start.

comilón-a *a.* big eater.

comisura *f.* commissure, coming together of two parts, such as the labial angles.

comisurotomía *f.* commissurotomy, incision of the fibrous bands of a commissure, such as the labial angles or the commissure of a cardiac valve.

como *adv.* how, as; **___ quiera /** as you wish; *conj.* like, as; **___ no /** of course; *prep.* about; **está ___ a (una milla) /** it is about (a mile) away; **___ a (las ocho) /** about (eight o'clock).

cómodo-a *a.* comfortable.

compacto-a *a.* compact.

compadecer *v.* to pity; **compadecerse /** *vr.* to feel sorry for; **___ a sí mismo /** self-pity.

compadre *m.* godfather; close friend.

compañero *m.* companion, mate.

comparación *f.* comparison.

comparar *v.* to compare.

compartir *v.* to share.

compatible *a.* compatible.

compensación *f.* compensation. 1. that which makes up for a defect or counterbalances some deficiency; 2. defense mechanism; 3. remuneration.

competente *a.* competent, qualified, able to perform well.

Colores	Colors
amarillo	yellow
ámbar	amber
anaranjado	orange
azul	blue
blanco	white
carmelita	brown
ceniciento	ashen
cetrino	greenish yellow
gris	gray
morado, púrpura	purple, black and blue
marrón, café	brown
negro	black
rojizo	reddish
rojo	red
rosáceo	pinkish
verde	green

complejo *m.* complex, a series of related mental processes that affect behavior and personality; ___ **de castración** / castration ___; ___ **de culpa** / guilt ___; ___ **de Edipo** / Oedipus ___, morbid love of a son for the mother; ___ **de Electra** / Electra ___, morbid love of a daughter for the father; ___ **de inferioridad** / inferiority ___; ___-**a** *a.* complicated; intricate.

complementar *v.* to supplement.

complemento *m.* complement, a serum protein substance that destroys bacteria and other cells with which it comes into contact.

complexión *f.* complexion, appearance of the facial skin.

complicación *f.* complication.

complicar *v.* to complicate; **complicarse** *vr.*, to become difficult; to become involved, to get entangled.

componente *m.* component.

componer *v.* [*una fractura*] to set; to put together; to heal, to restore.

composición *f.* composition.

comprar *v.* to buy, to purchase.

comprender *v.* to understand.

compresa *f.* compress, pack; ___ **fría** / cold ___.

compresión *f.* compression, exertion of pressure on a point of the body.

comprimidos *m.*, *pl.* pills.

comprobar *v.* to prove, to verify.

comprometer *v.* to compromise; **comprometerse** / *vr.* to commit oneself; to compromise, to become involved.

compromiso *m.* commitment, obligation.

compuesto *m.* compound.

compulsivo-a *a.* compulsive.

computadora *f.* computer.

común *a.* common; **nombre** ___ / ___ name; no ___ / uncommon; **por lo** ___ / usually; **sentido** ___ / ___ sense.

comunicación *f.* communication.

comunicación privilegiada *f.* privileged communication, such as that between a doctor or psychotherapist and a patient; it is the patient's privilege to keep this information confidential.

comunicar *v.* to communicate, to inform; **comunicarse** *vr.* to communicate with.

comunidad *f.* community.

con *prep.* with, by; ___ **frecuencia** / frequently; ___ **mucho gusto** / gladly; ___ **permiso** / excuse me; ___ **regularidad** / regularly.

cóncavo-a *a.* concave, hollowed.

concebir *v.* to conceive.

concentración *f.* concentration. 1. increased strength of a fluid by evaporation; 2. the act of concentrating.

concentrado-a *a.* concentrated; ___ **en sí mismo-a** / self-conscious.

concentrar *v.* to concentrate; **concentrarse** / *vr.* to concentrate oneself.

concepción *f.* conception.

concepto *m.* concept, idea.

concha *f.* shell; that which resembles a shell.

conciencia *f.* consciousness; conscience, state of awareness.

conciso-a *a.* concise.

concluir *v.* to conclude; to infer.

conclusión *f.* conclusion.

concreción *f.* concretion, hardening, solidification.

concretio cordis *L.* concretio cordis, partial or complete obliteration of the pericardial cavity due to chronic constrictive pericarditis.

concreto-a *a.* concrete.

concusión *f.* concussion, trauma gen. caused by a head injury and manifested at times by dizziness and nausea; ___ **cerebral** / cerebral ___; ___ **de la médula espinal** / spinal ___.

condensar *v.* to condense, to make something more dense.

condición *f.* condition, quality; ___ **anterior** / preexisting ___; ___ **sin diagnosticar** / undiagnosed ___.

condicionar *v.* to condition, to train.

cóndilo *m.* condyle, rounded portion of the bone usu. present at the joint.

condiloma *f.* condyloma, warty growth usu. found around the genitalia and the perineum.

condimentado-a *a.* spicy.

condón *m.* condom, contraceptive device.

condral *a.* chondral, of a cartilaginous nature.

condritis *f.* chondritis, infl. of a cartilage.

condromalacia *f.* chondromalacia, abnormal softening of cartilage.

condrosarcoma *m.* chondrosarcoma, malignant tumor formed by cartilage cells.

conducir *v.* to conduct; to drive.

conducta *f.* conduct, behavior.

conducto *m.* duct, conduit; ___ **eyac-ulatorio** / ejaculatory___; ___ **lacri-mal** / lacrimal ___. *See* table on this page.

conducto lacrimal *n.* tear duct.
conectar *v.* to connect; to switch on.
conejillo de Indias *m.* guinea pig.
conexión *f.* connection.
conexión con el expediente médico *f.* medical record linkage. 1. any information that connects the pa-tient with his or her medical history; 2. collection of data from the medical history of a patient provided by dif-ferent sources; 3. any data of a par-ticipating patient in a clinical study that can reveal his or her identity as a participating subject.
conferencia *f.* conference, lecture, meeting.
confiar *v.* to entrust, to trust.
confidencial *a.* confidential; **comu-nicación o información** ___ / privi-leged communication or information.
confidencialidad *f.* confidentiality.
confinado-a, *a.* confined.
confirmación *f.* confirmation.
confirmar *v.* to confirm.
conflicto *m.* conflict.
confluencia *f.* confluence, meeting point of several channels.
conformar *v.* to conform, to adapt; **conformarse** / *vr.* to resign oneself.
confortar *v.* to comfort.
confundido-a, confuso-a *a.* con-fused, at a loss; **estar** ___ / to be at a loss.
confundir *v.* to confuse, to mix up; confundirse / *vr.* to be or to become confused.
confusión *f.* confusion.
congelación *m.* freezing; **corte por** ___ / frozen cut; **punto de** ___ / ___ point; **secar por** ___ / freeze-dry; **sección por** ___ / frozen section, thin specimen of tissue that is frozen quickly and aids in diagnosing ma-lignancies.
congelado-a *a.* frozen; ___ **al in-stante** / quick-frozen.
congelar *v.* to freeze; **congelarse** *vr.* to become frozen.
congénito-a *a.* congenital, existing since birth; ingrown.
congestión *f.* congestion, excessive accumulation of blood in a given body part or organ; ___ **activa** / ac-tive___; ___ **funcional** / functional ___; ___ **pasiva** / passive ___; ___ **venosa** / venous ___.
congestionado-a *a.* congested.

conización *f.* conization, removal of a cone shaped tissue such as the mu-cosa of the cervix.
conjugar *v.* to conjugate.
conjuntiva *f.* conjunctiva, delicate mucous membrane covering the eye-lids and the anterior surface of the eyeball; ___ **bulbar** / bulbar ___; ___ **palpebral** / palpebral___.
conjuntivitis *f.* conjunctivitis, infl. of the conjunctiva; ___ **aguda con-tagiosa** / acute contagious ___; ___ **alérgica** / allergic ___; ___ **catarral** / catarrhal ___; ___ **crónica** / chronic ___; ___ **epidémica** / epidemic ___; ___ **folicular** / follicular ___; ___ **hemorrágica** / hemorrhagic ___; ___ **infantil purulenta** / infantile pu-rulent ___; ___ **vernal** / vernal ___; ___ **viral** / viral ___.
conjuntivitis vernal o primaver-al *f.* vernal or primaveral conjuncti-vitis, bilateral conjunctivitis accom-panied by itching, most likely caused by allergy.
conjunto *m.* whole, sum of parts; a set; **en** ___ / as a whole.
conminuto-a *a.* comminuted, bro-ken in many small fragments as in a fracture.
cono *m.* cone, cells that together with the rods are the visual cells of the ret-ina.
conocer *v.* to know; to know about; ___**-se** / to know each other; *vr.* to know oneself.

Conducto	Duct
biliar	biliary
cístico	cystic
colédoco	common bile
de Müeller	mullerian
de Wolff	wolffian
deferente	deferent
excretorio	excretory
eyaculatorio	ejaculatory
hepático	hepatic
lacrimal, lagrimal	lacrimal
linfático	lymphatic
nasolagrimal	nasolacrimal
seminal	seminal
seminífero	seminiferous tubule

conocimiento *m.* 1. consciousness. **perder el ___** / to lose___; 2. knowledge; **no tener ___ de** / to be unaware of.

conque *conj.* so, so then.

consanguíneos *m.* blood relatives.

consciencia, conciencia *f.* conscience.

consciente *a.* conscious, aware.

consecuencia *f.* consequence; aftermath; **a ___ de** / as a result of.

conseguir *v.* to obtain, to get.

consejero-a *m.*, *f.* counselor.

consejo *m.* counsel, advice.

consenso *m.* consensus.

consensual *a.* consensual, existing or made by mutual consent.

consentimiento *m.* consent, permission; **___ informado** / informed consent, voluntary permission given by the patient or guardian to perform a medical procedure or study after understanding all the different aspects involved in the procedure.

consentir *v.* to consent, to permit; to pamper.

conservación *f.* conservation, preservation.

consideración *f.* consideration; regard.

considerado-a *a.* considerate.

consistencia *f.* consistency.

consistente *a.* consistent, stable.

consolar *v.* to console, to comfort.

constante *a.* constant, invariable.

constitución *f.* constitution, physical makeup.

constituir *v.* to constitute.

consulta *f.* consultation; consulting room; **___ particular** / private practice; **horas de ___** / office hours.

consultar *v.* to consult, to confer.

consultor-a *m.*, *f.* consultant, person who acts in an advisory capacity.

consultorio *m.* doctor's office; consulting room.

consumir *v.* to consume; **consumirse** / *vr.* to waste away.

consunción *f.* consumption, wasting, general emaciation of the body, as seen in patients with tuberculosis.

contacto *m.* contact; **___ inicial** / initial___; **lentes de ___** / **___** lenses.

contado-a *a.* numbered; scarce; **al ___** / cash.

contagiar *v.* to transmit, to pass on, to infect.

contagio *m.* contagion, communication of disease.

contagioso-a *a.* contagious, communicable.

contaminación *f.* contamination.

contaminar *v.* to contaminate.

contar *v.* to count; to tell; **___ con** / to rely on.

contener *v.* to contain; **contenerse** / *vr.* to restrain oneself, to hold back.

contenido *m.* content.

contento-a *a.* happy, content, pleased.

conteo *m.* count; **___ de células blancas** / white cell **___**, the count or the total number of white blood cells in the blood usu. stated as the number in one cubic millimeter; **___ globular o de células sanguíneas** / blood cell **___**.

contestar *v.* to answer.

continencia *f.* continence, abstinence, or moderation.

continuación *f.* continuation.

continuar *v.* to continue.

continuidad *f.* continuity.

contra *prep.* against.

contracción *f.* contraction, temporary shortening, as of a muscle fiber; **___ de fondo** / deep **___**; **___ de hambre** / hunger **___**; **___ espasmódica** / twitching; **___ ulterior** / after-___.

contracepción *f.* contraception, birth control.

contraceptivo *m.* contraceptive; **métodos ___-s** / methods of contraception.

contráctil *a.* contractile, having the capacity to contract.

contractura *f.* contracture, prolonged or permanent involuntary contraction.

contraer *v.* to contract, [*una enfermedad*] / to catch a sickness; **___-se** *vr.* / to be reduced in size, to shrink up, to crumple up.

contragolpe *m.* contrecoup, lesion that occurs as a result of a blow to the opposite point.

contraindicación *f.* contraindication, a condition that makes a particular treatment inadvisable.

contraindicado-a *a.* contraindicated. **contrariado-a** *a.* upset.

contrariar *v.* to disappoint, to upset.

contrario-a *a.* contrary; **al ___** / on the **___**; **de lo ___** / otherwise.

contrarrestar *v.* to counter, to oppose.

contrastar *v.* to contrast.

contraste *m.* contrast; **medio de ___** / **___** medium.

contraveneno *m.* counterpoison, antidote.

contribución *f.* contribution.

control *m.* control.

controlar *v.* to control, to regulate; controlarse / *vr.* to control oneself.

contusión *f.* contusion, bruise.

convalecencia *f.* convalescence, period of time between an illness and the return to health.

convaleciente *a.* convalescent.

conveniente *a.* convenient, handy.

conversación *f.* conversation.

conversión *f.* conversion. 1. change, transformation; 2. transformation of an emotion into a physical manifestation.

convertir *v.* to convert; **convertirse** / *vr.* to become.

convexo-a *a.* convex.

convulsión *f.* convulsion, seizure, violent involuntary muscular contraction; ___ **febril** / febrile ___; ___ **jacksoniana** / Jacksonian ___; ___ **-es parciales** / a seizure that originates in a localized part of the brain and involves motor, sensory, autonomic, or psychic symptoms; ___ **tónico-clónica** / tonic-clonic ___.

convulsivo-a *a.* convulsive, rel. to convulsions; **actividad** ___ / seizure activity.

cooperación *f.* cooperation.

cooperar *v.* to cooperate.

cooperativo-a *a.* cooperative.

coordinación *f.* coordination; **falta de** ___ / lack of ___.

coordinar *v.* to coordinate.

copa *f.* cup.

copia *f.* copy, imitation.

copiar *v.* to copy; to imitate.

copioso-a *a.* copious, abundant.

coproemoliente *m.* stool softener.

coprofagia *f.* coprophagy, disorder that drives a person to eat feces.

cópula *f.* copulation, sexual intercourse.

coqueluche *m.* whooping cough.

cor *L.* cor, heart; ___ **errante** / ___ mobile; ___ **juvenil** / ___ juvenum; ___ **pulmonar** / ___ pulmonale.

coraje *m.* courage; anger.

corazón *m.* heart; hollow, muscular organ situated in the thorax that maintains the circulation of blood; **anormalidades congénitas del** ___ / congenital ___ diseases; **bloqueo del** ___ / ___ block; **bulbo del** ___ / bulbus cordis; **hipertrofia del** ___ / ___ hypertrophy; **latido del** ___ / heartbeat; **operación a** ___ **abierto** / open ___ surgery; **ruido del** ___ / ___ sound; **trasplante del** ___ / ___ transplant; **válvula del** ___ / ___ valve.

corazón artificial *m.* artificial heart, instrument or device that pumps blood with the same capacity as a normal heart.

cordal *a.* **muela** ___ / wisdom tooth.

cordectomía *f.* cordectomy, excision of a vocal cord.

cordón *m.* cord, any elongated, rounded structure; ___ **espermático** / spermatic ___.

cordón umbilical *m.* umbilical cord, structure that connects the fetus with the placenta during the gestation period.

cordotomía *f.* cordotomy, an operation to cut certain sensory fibers in the spinal cord.

cordura *f.* sanity.

corea *f.* chorea, Huntington's disease, St. Vitus' dance, nervous disorder manifested by involuntary, rapid, and jerky, but well-coordinated movements of the limbs or facial muscles.

coriocarcinoma *m.* choriocarcinoma, malignant tumor found primarily in the testicle and the uterus.

corion *m.* 1. chorion, one of the two membranes that surround the fetus; 2. corium, dermis or true skin.

coriza *f.* coryza, acute or chronic rhinitis; runny nose.

córnea *f.* cornea, transparent membrane on the anterior surface of the eyeball; **injerto de la** ___ / corneal grafting.

córneo-a *a.* corneous, callous.

cornete nasal *m.* nasal concha.

cornezuelo de centeno *m.* ergot, fungus used in dry form or as an extract to induce uterine contractions or stop hemorrhaging after delivery.

coroides *f.* choroid membrane, membrane that supplies blood to the eye.

coroiditis *f.* choroiditis, infl. of the choroid.

coronamiento *m.* crowning. 1. the stage of childbirth when the head of the fetus has entered completely the vulvar ring; 2. recovering of the prepared natural tooth with a chosen dental material as a veneer.

coronario-a *a.* coronary, encircling in the manner of a crown; **aneurisma de la arteria** ___ / ___ artery bypass; **arteria** ___ / ___ artery; **desviación** ___ / ___ bypass; **trombosis** ___ / ___ thrombosis; **unidad de atención** ___ / ___ care unit; **vasoespasmo** ___ / ___ vasospasm.

corpulento-a *a.* corpulent, stout, robust.

corpus *m.* corpus, the human body.

corpus callosum *L.* corpus callosum, the great commissure of the brain.

corpúsculo *m.* corpuscle, bud, small mass.

corpus luteum *L.* corpus luteum, yellow body, yellow glandular mass in the ovary that is formed by a ruptured follicle and produces progesterone.

correa *f.* strap, belt.

correctivo-a *m.,* *f.* corrective; antidote.

correcto-a *a.* correct; accurate.

corregir *v.* to correct, to rectify.

correo *m.* mail.

correr *v.* to run, to jog.

corriente *f.* current, stream, flow of fluid, air, or electricity along a conductor; **al** ___ / current, up-to-date; *a.* current.

corromperse *vr.* to be affected with putrefaction, to be tainted.

corrosivo *m.* corrosive, agent that causes destruction of living cells.

cortado-a *a.* cut, incised.

cortadura *f.* cut, slit.

cortar *v.* to cut, to incise; **cortarse** *vr.* / to cut one-self.

corte *m.* cut, slit; ___ **transversal** / transection.

corteza *f.* cortex, the outer layer of an organ; ___ **suprarrenal** / adrenal ___; ___ **cerebral** / cerebral___.

Corti, órgano de *m.* Corti's organ, the organ of hearing by which sound is perceived.

cortical *a.* cortical, rel. to the cortex.

corticoide, corticosteroide *m.* corticoid, corticosteroid, a steroid produced by the adrenal cortex.

corticotropina *f.* corticotropin, hormonal substance of adrenocorticotropic activity.

cortisol *m.* cortisol, hormone secreted by the adrenal cortex.

cortisona *f.* cortisone, glycogenic steroid derived from cortisol or produced synthetically.

corto-a *a.* short; ___ **de vista** / nearsighted.

cosmético *m.* cosmetic.

cosquillas *f., pl.* tickle, tickling; **hacer** ___ / to tickle; **tener** ___ / to be ticklish.

cosquilleo *m.* tingling or prickling sensation, tickling.

costado *m.* side, flank; **al** ___ / to the ___.

costal *a.* costal, rel. to the ribs.

costalgia *f.* costalgia, neuralgia, pain in the ribs.

costar *v.* to cost; ___ **trabajo** / to be difficult.

costilla *f.* rib. 1. one of the bones of twelve pairs that form the thoracic cage; 2. chop, a cut of meat.

costo *m.* cost; ___ **de vida** / ___ of living.

costoclavicular *a.* costoclavicular, rel. to the ribs and the clavicle.

costocondritis *f.* costochondritis, infl. of one or more costal cartilages.

costoso-a *a.* costly, expensive.

costovertebral *a.* costovertebral, rel. to the angle of the ribs and the thoracic vertebrae.

costra *f.* crust, scab; ___ **láctea** / cradle cap.

costumbre *f.* custom, habit; **tener la** ___ / to be in the habit of.

cotidiano-a *a.* quotidian, that occurs every day; **malaria** ___ / ___ malaria.

cowperitis *f.* cowperitis, infl. of Cowper's gland.

coxa *f.* coxa, hip.

coxalgia *f.* coxalgia, pain in the hip.

coxa magna *f.* coxa magna, abnormal widening of the head of the femur.

coxa valga *f.* coxa valga, hip deformity resulting in abnormal angulation of the femoral shaft away from the midline of the body.

coxa vara *f.* coxa vara, hip deformity resulting in abnormal angulation of the femoral shaft toward the midline of the body.

coyuntura *f.* joint; articulation.

craneal *a.* cranial, rel. to the cranium; **fractura** ___ / skull fracture.

craneales, nervios *m., pl.* cranial nerves, each of the twelve pairs of nerves connected to the brain; I. **olfatorio** olfactory; II. **óptico** / optic; III. **motor ocular común** / oculomotor; IV. **troclear** / trochlear; V. **trigémino** / trigeminal; VI. **motor ocular externo, abducente** / abducent; VII. **facial** / facial; VIII. **auditivo** / auditory; IX. **glosofaríngeo** / glossopharyngeal; X. **neumogástrico, vago** / vagus; XI. **espinal** / accessory; XII. **hipogloso** / hypoglossal.

cráneo *m.* cranium, skull, braincase, the bony structure of the head that covers the brain; **base del ___** / cranial base.

craneofaringioma *m.* craniopharyngioma, malignant brain tumor seen esp. in children.

craneotomía *f.* craniotomy, trepanation of the cranium.

craurosis *f.* kraurosis, atrophy and dryness of the mucous membranes of the vulva.

creación *f.* creation.

crear *v.* to create.

creatina *f.* creatine, component of muscular tissue important in the anaerobic phase of muscular contraction.

creatinina *f.* creatinine, end product of the metabolism of creatine present in urine; **depuración de la ___ / ___** clearance, volume of plasma that is clear of creatinine.

crecer *v.* to grow; **___ hacia adentro /** to grow inward.

crecido-a *a.* grown; large.

crecimiento *m.* growth.

crecimiento cero de población *m.* zero population growth, a demographic condition during a certain period of time, in which a population is stable, neither increasing nor diminishing.

crédito *m.* credit.

creer *v.* to believe; to think.

crema *f.* cream, ointment.

cremastérico *a.* cremasteric, rel. to the cremaster muscle of the scrotal wall.

creosota *f.* creosote, antiseptic, oily liquid used as an expectorant.

crepitación *f.* crepitation, crackling; **___ pleural** / pleural **___**.

cresta *f.* crest. 1. a bony ridge; 2. the peak of a graph.

cretinismo *m.* cretinism, congenital hypothyroidism due to severe deficiency of the thyroid hormone.

cretino-a *m., f.* cretin, person afflicted with cretinism.

crianestesia *f.* cryanesthesia. 1. anesthesia applied by means of localized refrigeration; 2. loss of ability to perceive cold.

crimen *m.* crime.

criminal *m.* criminal; felon.

criocirugía *f.* cryosurgery, destruction of tissue through the application of intense cold.

criógeno *a.* cryogenic, that which produces low temperatures.

crioglobulina *f.* cryoglobulin, a serum globulin that crystallizes spontaneously at low temperatures.

crioscopía *f.* cryoscopy, testing and determining the freezing point of a fluid, gen. blood or urine as a sample, and comparing it with that of distilled water.

crioterapia *f.* cryotherapy, therapeutic treatment using a cold medium.

cripta *f.* crypt, small tubular recess.

criptococosis *f.* cryptococcosis, a systemic fungal infection that may affect different organs of the body, esp. the brain.

criptorquidia, criptorquismo *f., m.* cryptorchism, failure of a testis to descend into the scrotum.

crisis *f.* crisis, turning point in a disease; **___ de la edad media** / midlife **___**, an unstable or crucial time or state of affairs in which decisive change is impending; esp one with the distinct possibility of a highly undesirable outcome; **___ de identidad** / identity **___**; **___ nerviosa** / nervous breakdown.

crisoterapia *f.* chrysotherapy, treatment with gold salts.

cristalino *m.* crystalline lens, lens of the eye behind the pupil; **___-o, -a** *a.* / crystalline, transparent.

cristaloideo-a *a.* crystalloid, resembling crystal.

Crohn, enfermedad de *f.* Crohn's disease, a disease of the gastrointestinal tract that is characterized by cramping and diarrhea.

cromático-a *a.* chromatic, rel. to colors.

cromatina *f.* chromatin, portion of the cell nucleus that stains more readily.

cromatografía de gases *f.* gas chromatography, a process in which a sample mixture is vaporized and injected into carrier gas moving through a column.

cromocito *m.* chromocyte, a colored or pigmented cell.

cromógeno *m.* chromogen, a substance that produces color.

cromosoma *m.* chromosome, part of the nucleus of the cell that contains the genes.

cromosoma x *m.* X-chromosome, differential chromosome that determines the female sex characteristics.

cromosoma y *m.* Y-chromosome, differential chromosome that determines the male sex characteristics.

cromosómico-a *a.* chromosomic, rel. to the chromosome; **aberraciones ___-as** / chromosome aberrations.

crónico-a *a.* chronic, of long duration, prolonged effect.

cronológico-a *a.* chronological, rel. to the sequence of time.

cruel *a.* cruel.

cruento-a *a.* bloody.

crup *m.* croup, infl. of the larynx in children, usu. accompanied by hoarse coughing, fever, and difficulty in breathing; **___ espasmódico** / spasmodic ___.

crus *L.* crus, leg or a structure resembling one; **___ del cerebro** / cerebral ___.

cruzar *v.* to cross.

Cruz roja internacional *f.* International Red Cross, international organization for medical assistance.

cuadrante *m.* quadrant, 90°, one-fourth of a circle.

cuadrar *v.* to square; to fit.

cuadriceps *m.* quadriceps, four-headed muscle, extensor of the leg.

cuadriplegia *f.* quadriplegia, paralysis of the four extremities.

cuajado-a *a.* curdled; **leche ___** / ___ milk.

cuajar *v.* to curdle; cuajarse / *vr.* to congeal, to thicken.

cuajo *m.* curd.

cualidad *f.* quality.

cualitativo-a *a.* qualitative, rel. to quality; **prueba ___** / ___ test.

cualquier-a *a.* any.

cuantitativo-a *a.* quantitative, rel. to amount.

cuanto, cúanto-a *a.*, *adv.* how much, how many; **¿ ___ tiempo?** / how long?; **___ antes** / as soon as possible; **en ___** / as soon as; **en ___ a** / in regard to; **unos ___-s** / a few.

cuarentena *f.* quarantine, period of 40 days during which a restraint is put on the movement of persons or animals to prevent the spread of a disease.

cubeta *f.* basin.

cubierta *f.* covering, sheath, shield; **___ entérica** / enteric coated.

cubierto-a *a.*, *pp.* of cubrir, covered.

cúbito *m.* cubitus, ulna, the inner, long bone of the forearm.

cubreboca *m.* surgical mask.

cubrir *v.* to cover, to drape as with a sterilized cloth.

cucaracha *f.* cockroach.

cucharita *f.* teaspoon; **___ de café** / cochleare parvum; a teaspoonful.

cuclillas (en) *adv.* in a squatting position.

cuello *m.* neck; collar. 1. part that joins the head and the trunk of the body; 2. area between the crown and the root of a tooth.

cuello uterino *m.* cervix, uterine neck; cervix uteri; **dilatación del ___** / dilation of the cervix; **incompetencia del ___** / cervical incompetence.

cuentacélulas *m.* cell counting device.

cuerdas vocales *f.*, *pl.* vocal chords, main organ of the voice; **___ superiores o falsas** / false ___; **___ inferiores o verdaderas** / true ___.

cuerdo-a *a.* sane; wise.

cuerno *m.* horn.

cuerpo *m.* body; **___-s extraños** / foreign bodies. *See* illustrations on next page (Spanish) and p. 256 (English).

cuerpo amarillo *m.* yellow body. *See* **corpus luteum**.

cuerpos cetónicos, acetónicos *m.*, *pl.* ketone bodies, known as acetones.

cuestión *f.* question; issue, matter.

cuestionario *m.* questionnaire.

cuidado *m.* care, attention; **___ de ancianos** / elder ___, the care of older persons; **___ bajo custodia** / custodial care; **___ intensivo** / intensive ___; **___ postnatal** / postnatal ___; **___ prenatal** / prenatal ___; **___ primario** / primary ___; **estar al ___ de** / to be under the ___ of; **negación de ___** / refusal of ___; **nivel de ___ satisfactorio** / reasonable ___; **tratar con ___** / to handle with care.

cuidadoso-a *a.* careful, mindful.

cuidar *v.* to take care, to look after.

cul-de-sac *Fr.* cul-de-sac. 1. blind pouch, cavity closed on one end; 2. rectouterine pouch.

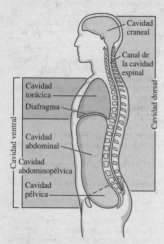

Cavidad craneal

Canal de la cavidad espinal

Cavidad torácica

Diafragma

Cavidad abdominal

Cavidad abdominopélvica

Cavidad pélvica

Cavidad ventral

Cavidad dorsal

Cavidades del cuerpo: vista lateral

culdoscopía *f.* culdoscopy, viewing of the pelvic and abdominal cavity with a culdoscope.

culebra *f.* snake.

culebrilla *f.* the shingles, herpes zoster, herpes-like cutaneous disease.

culpa *f.* guilt; fault, blame; **tener la ___** / to be at fault.

culpar *v.* to blame.

cultivo *m.* culture, artificial growth of microorganisms or living tissue cells in the laboratory; **___ de orina** / urine ___; **___ de sangre** / blood ___; **___ de tejido** / tissue ___; **medio de ___** / ___ medium.

cuna *f.* crib, cradle, bassinet.

cunnilingus *m.* cunnilingus, oral stimulation of the vulva or clitoris.

cuña *f.* wedge; bedpan.

cuñado-a *m.*, *f.* brother-in-law; sister-in-law.

cúpula *f.* dome.

cura *f.* 1. cure; *m.* 2. priest.

curable *a.* curable, healable.

curación *f.* cure; healing process.

curanderismo *m.* faith healing.

curandero *m.* faith healer, medicine man, shaman.

curar *v.* to cure, to heal.

curare *m.* curare, venom extracted from various plants used to provide muscle relaxation during anesthesia.

curativo-a *a.* curative, having healing properties.

cureta *f.* curette, scoop-like instrument with sharp edges used for curettage.

curetaje *m.* curettage, scraping of a surface or cavity with a sharp-edged instrument; **___ uterino** / D&C, dilation and curettage of the uterine cavity.

curita *f.* bandaid.

curso *m.* course; direction.

curva *f.* curve, bend.

curvatura *f.* curvature, deviation from a straight line.

Cushing, síndrome de *m.* Cushing's syndrome, an abnormal condition caused by excess corticosteroids and especially cortisol characterized by obesity, hypertension, muscular weakness, and easy bruising.

custodia *f.* custody; **bajo ___ del estado** / ward of the state.

cutáneo-a *a.* cutaneous, rel. to the skin; **absorción ___** / ___ absorption; **glándulas ___-as o sebáceas** / ___ glands; **manifestaciones ___-as** / skin manifestations; **pruebas ___-as** / skin tests; **úlcera ___-a** / skin ulcer.

cutícula *f.* cuticle, outer layer of the skin.

cutis *m.* cutis, complexion, skin.

cutis colgante *m.* sagging facial skin.

dacriadenitis *f.* dacryadenitis, infl. of the lacrimal gland.

dacrioadenectomía *f.* dacryoadenectomy, removal of a lacrimal gland.

dacriocistectomía *f.* dacryocystectomy, surgical removal of the lacrimal sac.

dacriocistitis *f.* dacryocystitis, infl of the lacrimal sac.

dacriocisto *m.* dacryocyst, internal lacrimal sac.

dacrioestenosis *f.* dacriostenosis, stricture of the lacrimal sac.

dacriorrea *f.* dacryorrhea, excessive flow of tears.

dactilitis *f.* dactilitis, infl. of a finger or toe.

dáctilo *m.* dactyl, finger or toe.

dactilogía *f.* dactylology, sign language.

dactilografía *f.* dactylography, study of fingerprints.

dactiloscopia *f.* dactyloscopy, study of fingerprints for the purpose of identification.

dada de alta de un hospital psiquiátrico *f.* deinstitutionalization, release of institutionalized individuals from an institution (as a psychiatric hospital).

dado-a *a. pp.* of dar, given; ___ a / ___ to; ___ que / ___ that.

daltonismo *m.* daltonism, defective perception of the colors red and green.

dañado-a *a.* hurt; [*comida*] spoiled; tainted.

dañar *vt.* to harm; to hurt; to injure.

danazol *m.* danazol, synthetic hormone that suppresses the action of the anterior pituitary.

dañino-a *a.* harmful; noxious.

daño *m.* harm, [*to an object*] damage, hurt; hacer ___ / to harm, to hurt; no hace ___ / it doesn't hurt.

daños y perjuicios *m., pl.* damages.

dar *vi.* to give; to minister; ___ a luz / to give birth; ___ de alta / discharge from the hospital; ___ de comer / to feed; ___ el pecho / to breast-feed; ___ lugar a / to cause; darse *vr.* to give oneself; ___ por vencido / to give up; ___ prisa / to hurry.

dartos *m.* dartos, a layer of smooth muscle fibers found beneath the skin of the scrotum.

Darwin, teoría de *f.* Darwinism, theory of the origin and perpetuation of species through the action of natural selection on variations that occur by chance.

dátil *m.* date.

dato *m.* fact, piece of information.

DDT *m.* DDT, a colorless odorless crystalline insecticide that is banned in the United States and that tends to accumulate and persist in ecosystems and has toxic effects on many vertebrates.

DE *abr.* ED. 1. effective dose 2. erectile dysfunction.

de *prep.* of, from; [*posesión*], los rayos X ___ la paciente / the patient's x-rays; [contenido] bicarbonato ___ sodio / sodium bicarbonate; [*procedencia*] vengo ___ la consulta / I am coming from the doctor's office.

debajo *adv.* underneath; ___ de /under; por ___ / beneath.

débil *a.* debilitated, weak, feeble.

debilitante *a.* debilitating, rel. to a sickness that causes weakness.

debilitar *v.* to weaken; ___-se *vr.* / to feel weaker.

decaer *vi.* to weaken; [*en ánimo*] to decline.

decaído-a *a.* dispirited, dejected.

decaimiento *m.* dejection.

decalcificación *f.* decalcification, loss or reduction of lime salts from bones or teeth.

decapsulación *f.* decapsulation, incision and extirpation of a capsule.

deceleración *f.* deceleration; diminished velocity, such as of heart frequency.

decepción *f.* deceit; layer of uterine endometrium that is shed during menstruation.

decibelio *m.* decibel, unit of relative intensity of sounds.

decidido-a *a.* decided; determined.

decidir *vi.* to decide; ___-se *vr.* / to make up one's mind.

decidua *f.* decidua, mucous membrane of the uterus that develops during pregnancy and is discharged after delivery.

deciduo-a *a.* deciduous, of a temporal nature.

decir *vt.* to say; to tell; **querer ___ /** to mean.

decisión *f.* decision, resolution.

decorticación *f.* decortication, removal of part of the cortical surface of an organ such as the brain.

decrépito-a *a.* decrepit, worn with age.

decúbito *m.* decubitus, lying down position; ___ **dorsal /** dorsal ___, on the back; ___ **lateral /** lateral ___, on the side; ___ **prono /** ventral ___; ___ **supino /** dorsal ___; ___ **ventral /** ventral ___, on the stomach; **radiografía en ___ lateral /** lateral___ x-ray film.

dedalera *f.* foxglove, common name for Digitalis purpurea.

dedo *m.* finger; toe; **caída de los ___ -s del pie /** toe drop; ___ **del pie /** toe; ___ **en garra, en martillo /** hammer, mallet finger or toe; ___ **en palillo de tambor /** clubbing; ___ **gordo del pie /** hallux; ___ **índice /** index___, forefinger; ___ **meñique /** little___; ___ **pulgar /** thumb; **desviación de un ___ /** valgus; **separación de un ___ /** varus.

deducción *f.* deduction, to reason from the general to the particular.

deducir *vi.* to deduce, to infer.

defecación *f.* defecation, bowel movement.

defecar *vt.* to defecate.

defectivo-a *a.* defective.

defecto *m.* defect; blemish; ___ **congénito /** congenital ___, that it existed at birth.

defectuoso-a *a.* defective, faulty.

defensa *f.* defense, resistance to a disease; ___ **propia /** self-___; **mecanismo de ___ / ___** mechanism.

deferente *a.* deferent, conveying away from.

defibrilación *f.* defibrillation, the act of changing an irregular heartbeat to a normal rhythm.

deficiencia *f.* deficiency; ___ **de lactasa /** lactase ___; ___ **de galactocinasa /** galactokinasa___; **enfermedad por ___ / ___** disease; ___ **mental /** mental ___; ___ **mineral /** mineral ___.

deficiente *a.* deficient, wanting.

definición *f.* definition.

definitivo-a *a.* definitive, final; **diagnosis ___-a / ___** diagnosis; ___ **-amente** *adv.* definitely.

deflexión *f.* deflection, diversion; unconscious diversion of ideas.

deforme *a.* deformed.

deformidad *f.* deformity, irregularity, a congenital or acquired malformation.

defunción *f.* demise, death.

degeneración *f.* degeneration, deterioration.

degeneración macular *f.* macular degeneration, eye disease in which the macula is progressively destroyed, impairing central vision.

degenerativo-a *a.* degenerative, marked by progressive structural or functional deterioration from a level representing the norm.

deglución *f.* deglutition, the act of swallowing.

degradación *f.* degradation, reducing a chemical compound to a simpler one.

dehidroandrosterona *f.* dehydroandrosterone, previously known as dehydroepiandrosterone, androgenic steroid found in the urine.

dehidrocolesterol *m.* dehydrocholesterol, skin substance that becomes vitamin B complex by the action of the sun's rays.

dehidrocorticosterona *f.* dehydrocorticosterone, steroid found in the adrenal cortex.

dehiscencia *f.* dehiscence, splitting open of a wound.

dejadez *f.* lassitude; neglect, carelessness.

dejar *v.* to leave; to let, to allow; ___ **dicho / ___** word; ___ **órdenes / ___** orders; ___ **de /** to stop from, to quit.

déjà vu *Fr.* déjà vu, an illusory impression of having seen or experienced a new situation before.

del contraction of the *prep.* **de** and the art. **el**.

delante *adv.* in front; before.

delgado-a *a.* thin, slender, slim.

delgaducho-a *a.* thin; delicate.

delicado-a *a.* delicate, tender.

delicioso-a *a.* delicious.

delicuescencia *f.* deliquescence, condition of a substance when it becomes liquified by absorption of water from the air.

deligación *f.* deligation, art of applying ligatures or binders.

delimitación *f.* delimitation, process of marking the limits or circumscribing.

delincuencia *f.* delinquency; ___ **juvenil /** juvenile___.

delincuente *a.* delinquent.

delirante *a.* delirious, raving.

delirar *vi.* to be delirious, to rave.

delirio *m.* delirium, temporary mental disturbance marked by hallucinations and distorted perceptions; ___ **agudo** / acute ___; ___ **crónico** / chronic ___; ___ **de control** / ___ of control; ___ **de grandeza** / ___ of grandeur; ___ **de negación** / ___ of negation; ___ **de persecución** / persecution complex; ___ **tremens** / ___ tremens, a form of alcoholic psychosis.

delirio tremens *m.* d.t.'s

deltoideo-a *a.* deltoid. 1. rel. to the deltoid muscle that covers the shoulder; 2. shaped like a triangle.

delusión *f.* delusion, false beliefs.

demacrado-a *a.* gaunt, wasted.

demanda *f.* demand; **alimentación por** ___ / ___ feeding.

demás *adv.* besides; that which is beyond a certain measure; **lo** ___ / the rest.

demasiado-a *a.* excessive; *adv.* too much.

demencia *f.* dementia, dementia praecox, insanity; esquizofrenia; ___ **alcohólica** / alcoholic ___; ___ **orgánica** / organic ___; ___ **senil** / senile ___.

demente *a.* demented, one suffering from dementia.

demora *f.* delay.

demorar *v.* to delay; ___**-se** *vr.* / to be delayed, to take too long.

demostración *f.* demonstration.

demostrar *vt.* to demonstrate; to prove.

demulcente *m.* demulcent, agent that soothes and softens the skin or mucosa.

dendrita *f.* dendrite, protoplasmic prolongation of the nerve cell that receives the nervous impulses.

dengue *m.* dengue fever, acute febrile and infectious disease caused by a virus and transmitted by the Aedes mosquito.

denominación *f.* denomination, name.

densidad *f.* density; ___ **del vapor** / vapor ___; ___ **óptica** / optic ___; ___ **ósea** / bone ___; ___ **urinaria** / urinary ___.

denso-a *a.* dense; thick.

dentado-a *a.* dentiform, toothed. 1. having projections like teeth on the edge; 2. shaped like a tooth.

dentadura *f.* teeth; ___ **postiza** / denture.

dental, dentario-a *a.* dental, rel. to the teeth; **absceso** ___ / ___ abscess; **anquilosis** ___ / ___ ankylosis; **arco** ___ / ___ arch; **bulbo** ___ / ___ bulb; **cavidad** ___ / ___ cavity; **cirujano** ___ / ___ surgeon; **cuidado** ___ / ___ care; **esmalte** ___ / ___ enamel; **folículo** ___ / ___ follicle; **hilo** ___ / ___ floss; **implante** ___ / ___ implant; **inclusión** ___ / ___ inclusion; **impacción** ___ / ___ impaction; **impresión** ___ / ___ impression; **placa dentaria** / ___ plaque; **salud pública** ___ / ___ public health; **sarro** ___ / ___ tartar; **servicios de salud** ___ / ___ health services; **técnico** ___ / ___ technician; **técnico en profiláctica** ___ / ___ hygienist; **uso de hilo** ___ / flossing.

dentición *f.* dentition, time when children's teeth are cut; ___ **primaria** / primary ___, first teeth; ___ **secundaria o dientes permanentes** / secondary ___, permanent teeth.

dentilabial *a.* dentilabial, rel. to the teeth and the lips.

dentina *f.* dentin, calcified tissue that constitutes the larger portion of the tooth.

dentinogénesis *f.* dentinogenesis, formation of dentin.

dentista *m.*, *f.* dentist; ___ **de niños** / pedodontist.

dentoide *a.* dentoid, tooth-shaped.

dentro *adv.* within; **por** ___ / inside.

denudación *f.* denudation, deprival of a protecting surface by surgery, trauma, or pathologic change.

deoxihemoglobina *f.* deoxyhemoglobin, reduced form of hemoglobin that occurs when the oxihemoglobin looses oxygen.

dependencia *f.* dependence, subordination.

depender *vi.* to depend; to rely.

dependiente *m.*, *f.* dependent; **drenaje** ___ / ___ drainage; **edema** ___ / ___ edema; **personalidad** ___ / ___ personality.

depersonalización *f.* depersonalization, a state of mind in which the subject loses the feeling of his/her own identity in relation to members of groups that he/she is associated with.

depigmentación *f.* depigmentation, partial or complete loss of pigment.

depilación *f.* depilation, removal of hair by the roots.

deplección f. depletion; 1. the act of draining; 2. the removal of accumulated liquids or solids to an excess; ___ **de fluido** / fluid ___; ___ **de líquidos del cuerpo, deshidratación** / ___ of body liquids, dehydration; ___ **de potasio, hipopotasemia** / potassium___, hypopotassemia; ___ **salina** / saline ___.

deporte m. sports; athletics.

deposición f. bowel movement; ___ **-es blandas o acuosas** / loose bowels.

depositar vt. to deposit.

depósito m. deposit; precipitate.

depravación f. depravation, perversion.

depravado-a a. depraved, corrupt; perverted.

depresión f. depression. 1. state of sadness and melancholia accompanied by apathy; 2. cavity.

depresor m. depressor. 1. agent used to lower an established level of function or activity of the organism; ___ **de lengua** / tongue ___; 2. tranquilizer; **depresor-a** a. producing or rel. to depression.

deprimente n. depressing.

deprimido-a a. depressed, downcast.

depuración f. depuration, purification.

depurar vt. to depurate, to purify.

derecha f. right hand side; **a la** ___ / to the right.

derecho m. right; the study of law; **los** ___**-s del paciente** / the patient's ___-s; **tener** ___ / to have the ___.

derecho-a a. straight, erect; adv. straight, straight ahead.

derecho a rehusar tratamiento m. the right to refuse treatment.

derecho a tratamiento m. right to treatment, the patient's right to receive adequate treatment by a medical facility that has assumed responsibility for the patient's care.

derivación f. derivation, bypass; 1. shunt, alternate or lateral course that occurs through anastomosis or through a natural anatomical characteristic; ___ **aortocoronaria** / aortocoronary bypass; ___ **aortoilíaca** / aortoiliac bypass; ___ **portacava** / portacaval shunt; 2. origin or source of a substance.

derivación de flujo lento f. low-flow shunt.

deriva genética n. genetic drift, random changes in gene frequency.

dermabrasión f. dermabrasion, procedure to remove acne scars, nevi, or fine wrinkles of the skin.

dermalgia, dermatalgia f. dermalgia, dermatalgia, pain in the skin.

dermático-a a. dermal, dermatic, rel. to the skin.

dermatitis f. dermatitis, infl. of the skin; ___ **actínica** / actinic ___, produced by sunlight or ultraviolet light; ___ **alérgica** / allergic ___; ___ **atópica** / atopic ___; ___ **eritematosa** / erythematous ___; ___ **gangrenosa** / gangrenous ___; ___ **medicamentosa** / medicinal ___; ___ **ocupacional, industrial** / ___ occupational; ___ **papillaris capilliti** / papillaris capilliti ___; ___ **por contacto** / contact ___; ___ **seborréica** / seborrheic ___.

dermatofitosis f. dermatophytosis, athlete's foot, fungal infection of the skin caused by a dermatophyte.

dermatolisis f. dermatolysis, loss or atrophy of skin due to sickness.

dermatología f. dermatology, the study of skin diseases.

dermatólogo m. dermatologist, specialist in dermatology.

dermatomicosis f. dermatomycosis, infl. of the skin by fungi.

dermatomiositis f. dermatomyositis, disease of the connective tissue manifested by edema, dermatitis, and infl. of the muscles.

dermatoneurosis f. dermatoneurosis, any cutaneous eruption or rash due to emotional stimuli.

dermatoplastia f. dermatoplasty, surgery of the skin.

dermatosifilis f. dermatosyphilis, skin manifestation of syphilis.

dérmico-a a. dermic, rel. to the skin.

dermis f. dermis, skin.

dermitis f. dermitis, infl. of the skin.

dermoflebitis f. dermophlebitis, infl. of superficial veins.

dermoideo-a a. dermoid, resembling skin; **quiste** ___**-o** / ___ cyst, congenital, usu. benign.

derrame m. discharge, hemorrhage.

esabrido-a a. tasteless; insipid.

desabrigado-a a. underclothed; too exposed to the elements.

desacostumbrado-a a. unaccustomed.

desacuerdo m. disagreement.

desadvertidamente adv. inadvertently; unintentionally.

desafortunado-a a. unfortunate, unlucky.

desagradable *a.* disagreeable, unpleasant.

desagradecido-a *a.* ungrateful.

desahogarse *vr., vi.* to release one's grief; *pop.* to let out steam.

desalentar *vt.* to discourage; **desalentarse** *vr.* to become discouraged.

desangramiento *m.* excessive bleeding.

desangrarse *vr.* to bleed excessively.

desanimado-a *a.* downhearted, discouraged.

desaprobar *vt.* to disapprove; to refute.

desarrollado-a *a.* developed.

desarrollar *v.* [*síntomas*] to develop; to grow.

desarrollo *m.* development; growth; ___ **infantil** / child ___; ___ **físico** / physical ___; ___ **psicomotor** / psychomotor ___.

desarrollo motor *m.* motor development.

desarticulación *f.* disarticulation, separation or amputation of two or more bones from one joint.

desarticulado-a *a.* disarticulated, rel. to a bone that has been separated from its joint.

desaseo *m.* uncleanliness.

desasosiego *m.* uneasiness, unrest.

desastre *m.* disaster.

desatendido-a *a.* unattended.

desatinado-a *a.* lacking good judgment, wild.

desayunar *v.* to have breakfast.

desayuno *m.* breakfast.

desbridamiento *m.* debridement, removal of foreign bodies or dead or damaged tissue, esp. from a wound.

desbridamiento *m.* debridement, removal of lacerated, devitalized, or contaminated tissue.

descafeinado-a *a.* decaffeinated.

descalcificación *f.* decalcification. 1. loss of calcium salts from a bone; 2. removal of calcareous matter.

descalzo-a *a.* barefooted.

descamación *f.* desquamation, the act of shedding scales from the epidermis.

descansado-a *a.* rested, refreshed.

descanso *m.* rest, tranquility.

descarado-a *a.* impudent, shameless.

descarga *f.* discharge, excretion.

descendente *a.* descending.

descendiente *m.* descendant, offspring.

descentrado-a *a.* decentered, not centered.

descoloramiento *m.* discoloration.

descolorido-a *a.* discolored, washed out.

descompensación *f.* decompensation, inability of the heart to maintain adequate circulation.

descomponerse *vr., vi.* to decompose.

descompresión *f.* decompression, lack of air or gas pressure as in deep-sea diving; **cámara de** ___ / ___ chamber; ___ **quirúrgica** / surgical ___; **enfermedad por** ___ / ___ sickness; *pop.* the bends.

desconcierto *m.* uncertainty, confusion.

desconectar *v.* to disconnect; to switch off.

descongelación *f.* thawing.

descongelar *v.* to defrost; to thaw.

descongestionante *m.* decongestant.

descongestionar *v.* to decongest.

descontaminación *f.* decontamination, the process of freeing the environment, objects, or persons from contaminated or harmful agents such as radioactive substances.

descontinuado-a *a.* discontinued, suspended.

descontinuar *vt.* to discontinue.

describir *vt.* to describe.

descripción *f.* description.

descrito-a *a., pp.* of **describir**, described.

descubierto-a *a., pp.* of **descubrir**, uncovered.

descubrir *vi.* to discover; to uncover.

desde *prep.* since, from; ___ **ahora en adelante** / from now on; ___ **hace (una semana, un mes)** / it has been (a week, a month) since; ___ **luego** / of course.

desear *vt.* to wish, to desire.

desecación *f.* desiccation, drying, draining.

desecado-a *a.* desiccated, dried up.

desecante *m.* desiccant, substance that causes dryness.

desechable *a.* disposable.

desechar *vt.* to discard, to cast aside.

desecho *m.* waste; ___ **de efectos médicos** / medical ___.

desencadenamiento *m.* trigger, impulse that initiates other events; **puntos de** ___ / ___ points.

desencadenar *vt.* to trigger, to initiate a succession of events.

desencajado-a *a.* disengaged; disjointed; gaunt.

desenlace *m.* outcome, conclusion.

desensibilizar v. to desensitize, to diminish or annul sensibility.

deseoso-a a. desirous, eager.

desequilibrado-a a. imbalanced; ___ **mental** / mentally ___.

desequilibrio m. imbalance; ___ **degenerativo** / degenerative ___; ___ **hidroelectrolítico** / hydroelectrolytic ___; ___ **hormonal** / hormonal ___.

desesperado-a a. desperate, despairing, despondent.

desfallecer vi. to faint; to become weak.

desfervescencia f. defervescence, period of fever decline.

desfibrilación f. defibrillation, action of returning an irregular heartbeat to its normal rhythm.

desfibrilador m. defibrillator, electrical device used to restore the heart to a normal rhythm.

desfiguración, desfiguramiento m., f. defacement; disfigurement.

desgarradura, desgarro m., f. tear, laceration.

desgaste m. wearing down.

desgrasar vt. to degrease, to remove the fat.

deshidratación f. dehydration, an abnormal loss of body fluids.

deshidratado-a a. dehydrated, free of water.

deshidratar vt. to dehydrate, eliminate water from a substance.

deshidratarse vr. to dehydrate, to lose liquid from the body or tissues.

deshumectante m. dehumidifier, device to diminish humidity.

desigual a. uneven; unlike, unequal.

desinfección f. disinfection. 1. process of extensive cleansing and elimination of pathogens; 2. cleaning for the purpose of daily control of disposal of contaminated organisms and elimination of microorganisms as done in hospitals.

desinfectante m. disinfectant, agent that kills bacteria.

desinfectar vt. to disinfect.

desinfestación f. desinfestation, thorough cleaning and elimination of parasites, rodents, and pests that could bring infestation.

desinflamar v. to reduce or remove an inflammation.

desintegración f. disintegration; decomposition.

desintoxicación f. detox, detoxification from an intoxicating or addictive substance.

deslizamiento m. slipping; sliding

deslumbramiento m. glare. 1. blurring of the vision with possible permanent damage to the retina; 2. intense light.

desmayarse vr. to faint, to pass out; to swoon.

desmayo m. fainting.

desmembración, desmembradura f. dismemberment.

desmielinación, desmielinización f. demyelination, demyelinization, loss or destruction of the myelin layer of the nerve.

desmineralización f. demineralization, loss of minerals from the body, esp. the bones.

desmoma f. desmoma, tumor of the connective tissue.

desmosis f. desmosis, disease of the connective tissue.

desnaturalización f. denaturation, change of the usual nature of a substance as by adding methanol or acetone to alcohol.

desnervado-a a. denervated, deprived of nerve supply.

desnivel m. unevenness.

desnudarse vi. to undress.

desnudo-a a. naked, bare.

desnutrido-a a. undernourished, malnourished, underfed.

desodorante m. deodorant.

desodorizar vi. to deodorize, to remove fetid or unpleasant odors.

desorden m. disorder, abnormal condition of the body or mind.

desordenado-a a. disorderly, unorganized.

desorganización f. disorganization.

desorganizado-a a. disorganized, unstructured.

desorientado-a a. disoriented, confused.

desosificación f. deossification, loss or removal of minerals from the bones.

desoxicorticosterona f. deoxycorticosterone, steroid hormone produced in the cortex of the adrenal glands that has a marked effect on the metabolism of water and electrolytes.

desoxigenación f. deoxygenation, process of removing oxygen.

desoxigenado-a a. deoxygenated, lacking oxygen.

despacio adv. slow, slowly.

despejado-a a. clear, cloudless; [persona] smart, vivacious.

despellejarse *vi.* to peel; to shed skin.

desperdiciar *vt.* to waste, to squander.

desperdicio *m.* waste.

despersonalización *f.* depersonalization, loss of identity.

despierto-a *a.*, *pp.* of **despertar**, awake; diligent.

despigmentación *f.* depigmentation, abnormal change in the color of skin and hair.

despiojamiento *m.* delousing, freeing the body from lice.

desplazamiento *m.* 1. displacement; ___ **del cristalino** / dislocation of the lens; 2. transfer of emotion from the original idea or situation to a different one.

desplazar *vt.* to displace.

despliegue *m.* display, exhibition.

desprender *vt.* to loosen, to unfasten; ___**-se** *vi.* / to become loose.

desprendimiento *m.* detachment, separation.

desproporción *f.* disproportion.

desproporcionado-a *a.* disproportionate.

después *adv.* after, afterward.

despuntado-a *a.* [*instrumento*] blunt.

destapar *v.* to uncover.

destemplanza *f.* distemper, indisposition, any disorder with a general feeling of discomfort.

desteñir *vt.* to fade; **desteñirse** *vr.* to become faded.

destetado-a *f.* weanling.

destetar *v.* to wean, to adjust an infant to a form of nourishment other than breast or bottle feeding.

destete *m.* delactation, discontinued breastfeeding; weaning.

destilado-a *a.* distilled; **agua ___-a / ___ water.**

destorsión *f.* detorsion, detortion. 1. surgical correction of a testicular or intestinal torsion; 2. correction of the curvature or malformation of a structure.

destoxicación, destoxificación *f.* detoxification, reduction of the toxic quality.

destreza *f.* skill.

destruido-a *a.* destroyed; exhausted, physically or emotionally.

desunión *f.* disengagement. 1. emergence of the fetal head from the vulva; 2. separation.

desvalido-a *a.* destitute, helpless, handicapped.

desvanecerse *vr.*, *vi.* to black out; to swoon.

desvelado-a *a.* unable to sleep, wakeful.

desvelarse *vr.* to stay awake at night.

desvelo *m.* insomnia.

desventaja *f.* disadvantage; diminished capacity.

desvestir *vt.* to strip; **desvestirse** *vr.* / to undress.

desviación, desvío *f.*, *m.* deviation, shunt. 1. departure from the established path; 2. mental aberration.

desviar *v.* to shunt, to change course; ___**-se** *vr.* / to deviate.

detalle *m.* detail.

detección *f.* detection; ___ **temprana** / early ___.

detener *vt.* to detain, to stop.

deterioración, deterioro *f.*, *m.* deterioration, wear, decay.

deteriorarse *vr.* to deteriorate.

determinación *f.* determination; decision; resolution; ___ **propia** / self-___.

determinado-a *a.* determined, strong-minded; [*una prueba*] proven.

determinante *m.* determinant, prevailing element; *a.* rel. to a prevailing element or cause.

determinar *vt.* to determine.

detestar *v.* to hate, to abhor.

detrás (de) *adv.* behind, in back of.

detrito *m.* debris, detritus, residue of disintegrating matter.

detrusor *m.* detrusor, muscle that expels or projects outward.

deuteranopía *f.* deuteranopia, blindness to the color green.

devitalizar *vt.* to devitalize, to debilitate; to deprive from vital force.

devolución *f.* devolution. See **catabolismo.**

devolver *vt.* to return, to give back.

dextrocardia *f.* dextrocardia, dislocation of the heart to the right.

dextrómano-a *m.* dextromanual, person who gives preference to the use of the right hand.

dextrometorfano *m.* dextromethorphan, a nonaddictive cough suppressant that is widely used in over-the-counter cough and cold preparations.

dextrosa *f.* dextrose, form of glucose in the blood popularly called grape sugar.

dextroversión *f.* dextroversion, turn to the right.

día *m.* day; **de** ___ / daytime, daylight; **(dos, tres) veces al** ___ / (two, three) times a ___; **todo el** ___ / all ___.

diabetes *f.* diabetes, usually diabetes mellitus, a disease manifested by excessive urination and high blood sugar.

diabetes insípida *f.* diabetes insipidus, type of diabetes caused by a deficiency in antidiuretic hormone.

diabetes mellitus *f.* diabetes mellitus, diabetes caused by insufficient production or use of insulin and resulting in hyperglycemia and glycosuria; ___ **con dependencia de insulina** / insulin-dependent ___; ___ **sin dependencia de insulina** / noninsulin-dependent ___.

diabético-a *a.* diabetic, rel. to or suffering from diabetes; **angiopatías** ___-as / ___ angiopathies; **choque** ___-o / ___ shock; **coma** ___-o / ___ coma; ___ **inestable** / brittle ___; **dieta** ___-a / ___ diet; **neuropatía** ___-a / ___ neuropathy; **retinopatía** ___-a / ___ retinopathy.

diabetógrafo *m.* diabetograph, instrument used to determine the proportion of glucose in the urine.

diacetemia *f.* diacetemia, presence of diacetic acid in the blood.

diacetilmorfina *f.* diacetylmorphine, heroin.

diáfisis *f.* diaphysis, shaft or middle part of a long, cylindrical bone such as the humerus.

diaforesis *f.* diaphoresis, excessive perspiration caused by a high body temperature due to strenuous physical exercise or to high heat.

diafragma *m.* diaphragm. 1. muscle that separates the thorax and the abdomen; 2. contraceptive device.

diagnosticar *vt.* to diagnose.

diagnóstico, diagnosis *m.*, *f.* diagnosis, determination of the patient's ailment; ___ **asistido por computadora** / computer ___; ___ **de imágenes por medios radioactivos** / ___ imaging; ___ **diferencial** / differential ___; ___ **equivocado o erróneo** / misdiagnosis; ___ **físico** / physical ___; ___ **propio** / autodiagnosis; **errores de** ___ / diagnostic errors.

diagonal *a.* diagonal.

diálisis *f.* dialysis, procedure used to filter and eliminate waste products from the blood of patients with renal insufficiency; **aparato de** ___ [*riñón artificial*] / ___ machine; ___ **peritoneal** /peritoneal ___.

dializado *m.* dialysate, the part of the liquid that goes through the dialyzing membrane in dialysis; ___-o, -a *a.* / dialyzed, having been separated by dialysis.

dializador *m.* dialyzer, device used in dialysis.

dializar *vt.* to dialyze.

diámetro *m.* diameter.

Diana, complejo de *m.* Diana's complex, adoption by a woman of masculine characteristics and conduct.

diapasón *m.* diapason, U-shaped metal device used to determine the degree of deafness.

diapédesis *f.* diapedesis, passage of blood cells, esp. leukocytes, through the intact walls of a capillary vessel.

diapositiva *f.* slide.

diario-a *a.* daily; ___-**amente** *adv.* / daily.

diarrea *f.* diarrhea; ___ **del viajero** / traveler's ___; ___ **disentérica** / dysenteric ___; ___ **emocional** / emotional ___; ___ **estival** / summer ___; ___ **infantil** / infantile ___; ___ **licentírica** / lienteric ___; ___ **mucosa** / mucous ___; ___ **nerviosa** / nervous ___; ___ **pancreática** / pancreatic ___; ___ **purulenta** / purulent ___.

diastasa *f.* diastase, enzyme that acts in the digestion of starches and sugars.

diastasis *f.* diastasis. 1. separation of normally attached bones; 2. the rest period of the cardiac cycle, just before systole.

diástole *f.* diastole, dilation period of the heart during which the cardiac chambers are filled with blood.

diastólico-a *a.* diastolic, rel. to the diastole; **presión** ___-a / ___ pressure, the lowest pressure point in the cardiovascular system.

diatermia *f.* diathermy, application of heat to body tissues through an electric current.

diatesis *f.* diathesis, organic disposition to contract certain diseases; ___ **hemorrágica** / hemorrhagic ___; ___ **reumática** / rheumatic ___.

diatrizoato de meglumina *m.* diatrizoate meglumine, radiopaque substance used to visualize arteries and veins of the heart and the brain as well as the gallbladder, kidneys, and urinary bladder.

diazepam *m.* diazepam, drug used as a tranquilizer and muscle relaxer.

diccionario *m.* dictionary.

dicigótico-a *a.* dizygotic, rel. to twins derived from two separate fertilized ova.

dicloxacilina *f.* dicloxacillin sodium, semisynthetic penicillin used against gram-positive organisms.

dicotomía *f.* dichotomy, dichotomization, process of dividing into two parts.

dicromatismo *m.* dichromatism, the property of presenting two different colors.

dicrómico-a *a.* dichromic, rel. to two colors.

dicroto-a *a.* dicrotic, having two pulse beats for each heartbeat.

didelfo-a *a.* didelphic, rel. to a double uterus.

didimitis *f.* orquiditis, orquitis.

diembrionismo *m.* diembryony, production of two embryos from a single egg.

diencéfalo *m.* diencephalon, part of the brain.

dienestrol *m.* dienestrol, synthetic nonsteroid estrógen.

diente *m.* tooth (*pl.* teeth); ___ **desviado** / wandering ___; ___ **impactado** / impacted ___; ___ **incisivo** / incisor; ___ **molar** / wall ___; ___ **no erupcionado** / unerupted ___; ___ **-s deciduos, de leche** / deciduous teeth, baby teeth; ___ **-s permanentes** / permanent teeth; ___ **-s postizos** / dentures; ___ **-s secundarios** / second teeth.

diestro-a *a.* dexter, rel. to the right side; righthanded; skillful, accomplished.

dieta *f.* diet; ___ **alta en fibra** / high fiber ___; ___ **alta en residuos (fibras celulosas)** / high-residue ___; ___ **baja en grasa** / low-fat ___; ___ **balanceada** / balanced ___; ___ **blanda** / bland ___; ___ **diabética** / diabetic ___; ___ **hospitalaria** / hospital ___; ___ **libre de gluten** / gluten-free ___;

___ **líquida** / liquid ___; ___ **macrocítica** / macrocytic ___; ___ **para bajar de peso** / weight reduction ___; ___ **rica en calorías** / high-calorie ___; ___ **sin sal** / salt-free ___.

dieta de eliminación *f.* elimination diet, diet that results from eliminating those nutrients that can produce an allergic reaction on the patient.

dietética *f.* dietetics, the science of regulating diets to preserve or recuperate health.

dietético-a *a.* dietetic, rel. to diets.

dietilamida de ácido lisérgico *f.* lysergic acid diethylamide, LSD.

dietilestilbestrol *m.* diethylstilbestrol, synthetic estrogen compound.

dietista *m., f.* dietitian, nutrition specialist.

diezma *f.* decimation, high mortality rate.

difalo *a.* diphallus, partial or complete duplication of the penis.

difásico-a *a.* diphasic, that occurs in two different stages.

difenhidramina *f.* diphenhydramine, antihistamine.

diferencia *f.* difference.

diferenciación *f.* differentiation, distinction of one substance, disease, or entity from another.

diferencial *a.* differential, rel. to differentiation.

diferente *a.* different.

diferir *vi.* to disagree.

difícil *a.* difficult.

dificultad *f.* difficulty.

difonía *f.* diphonia, double voice.

difracción *f.* diffraction, the breaking up of a ray of light into its component parts when it passes through a glass or a prism; **patrón de** ___ / ___ pattern.

difteria *f.* diphtheria, acute infectious and contagious disease caused by the bacillus *Corynebacterium diphtheriae* (Klebs-Loffler bacillus) characterized by the formation of false membranes esp. in the throat; **antitoxina contra la** ___ / ___ antitoxin.

difterotoxina *f.* diphtherotoxin, toxin derived from cultures of diphtheria bacillus.

difunto-a *a.* deceased.

difusión *f.* diffusion. 1. the process of becoming widely spread; 2. dialysis through a membrane.

difuso-a *a.* diffused; extended; **absceso ___-o / ___** abscess; **lesión extensa ___-a / ___** injury; **mastocitosis cutánea ___-a / ___** cutaneous mastocytosis.

digerible, digestible *a.* digestible.

digerido-a *a.* digested; **no ___ /** undigested.

digerir *vt.* to digest.

digestión *f.* digestion, transformation of liquids and solids into simpler substances that can be absorbed easily by the body; **___ gástrica /** gastric **___; ___ intestinal /** intestinal **___; ___ pancreática /** pancreatic **___.**

digestivo *m.* digestant, digestive, an agent that assists in the digestive process.

digitalis *f.* digitalis, cardiotonic agent obtained from the dried leaves of Digitalis purpurea; **intoxicación por ___ / ___** toxicity, poisoning.

digitalización *f.* digitalization, therapeutic use of digitalis.

digitiforme *a.* finger-shaped.

dígito *m.* digit, digitus, finger or toe.

digitoxina *f.* digitoxin, cardiotonic glycoside obtained from Digitalis purpurea used in the treatment of congestive heart failure.

digoxina *f.* digoxin, cardiotonic glycoside obtained from Digitalis purpurea used in the treatment of cardiac arrhythmia.

dihidroestreptomicina *f.* dihydrostreptomycin, antibiotic derived from, and used more commonly than, streptomycin as it causes less neurotoxicity.

dilatación *f.* dilation, stretching; normal or abnormal enlargement of an organ or orifice; **___ de la pupila / ___** of the pupil.

dilatador *m.* dilator, stretcher. 1. muscle that on contraction dilates an organ; 2. device used to enlarge cavities or an opening; **___ de Hegar /** Hegar's **___,** used to enlarge the cervical canal.

dilatar *vt.* to dilate, to expand.

dilaudid *m.* dilaudid, opium-derived drug that can produce dependence.

diluyente *m.* diluent, agent that has the property of diluting; **___ de la sangre /** blood thinner.

diluir *vt.* to dilute; **___ con agua /** to water down; **sin ___ /** undiluted.

dimetilsulfóxido *m.* dimethyl sulfoxide, analgesic and anti-inflammatory agent.

dimetría *f.* dimetria, double uterus.

diminuto-a *a.* minute, very small.

dimorfismo *m.* dimorphism, occurring in two different forms; **___ sexual /** sexual **___.**

dina *f.* dyne, unit of force needed to accelerate one gram of mass one centimeter per second squared.

dinámica *f.* dynamics, the study of organs or parts of the body in movement.

dinámico-a *a.* dynamic.

dinamómetro *m.* dynamometer. 1. instrument used to measure muscular strength.

dinero *m.* money.

dioptómetro *m.* dioptometer, instrument used to measure ocular refraction.

dióptrica *f.* dioptrics, the science that studies the refraction of light.

dióptrico-a *a.* dioptric, rel. to the refraction of light.

Dios *m.* God.

dióxido de carbono *m.* carbon dioxide.

dioxina *f.* dioxin, a persistent toxic hydrocarbon.

diplacusia *f.* diplacusis, hearing disorder characterized by the perception of two tones for every sound produced.

diplejía *f.* diplegia, bilateral paralysis; **___ espástica /** spastic **___; ___ facial /** facial **___.**

diplocoria *f.* diplocoria, double pupil.

diploe *m.* diploe, spongy layer that lies between the two flat compact plates of the cranial bones.

diploide *a.* diploid, having two sets of chromosomes.

diplópagos *m.* diplopagus, conjoined twins, each with fairly complete bodies but sharing some organs.

diplopía *f.* diplopia, double vision.

dipsógeno *m.* dipsogen, thirst-causing agent.

dipsomanía *f.* dipsomania, recurring, uncontrollable urge to drink alcohol.

dirección *f.* direction; address.

directo-a *a.* direct, in a straight line; uninterrupted; **___-amente** *adv.* / **___-ly.**

directrices *f.* guidelines.

dirigir *vt.* to direct; to guide.

disacusia, disacusis *f.* dysacusia, dysacousis, difficulty in hearing.

disafea *f.* dysaphia, impaired sense of touch.

disartria *f.* dysarthria, unclear speech due to impairment of the tongue or any other muscle related to speech.

disasimilación *f.* disassimilation, destructive metabolism.

disautonomía *f.* dysautonomy, hereditary disorder of the autonomic nervous system.

disbarismo *m.* dysbarism, condition caused by decompression.

disbasia *f.* dysbasia, difficulty in walking, gen. caused by nervous lesions.

disbulia *f.* dysbulia, inability to concentrate.

discefalia *f.* dyscephalia, malformation of the head and the facial bones.

discinesia *f.* dyskinesia, inability to perform voluntary movements.

disciplina *f.* discipline, strict behavior.

disco *m.* disk; ___ **desplazado** / slipped ___; ___ **óptico** / optic ___; **ruptura de** ___ / ___ rupture.

discógeno-a *a.* discogenic, rel. to an intervertebral disk.

discografía *f.* x-ray of a vertebral disk following injection of a radiopaque substance.

discoide *a.* discoid, shaped like a disk.

discordancia *f.* discordance, the absence of a genetic trait in one of a pair of twins.

discoria *f.* dyscoria, abnormal shape of the pupil.

discrasia *f.* dyscrasia, synonym of disease.

discrepancia *f.* discrepancy.

discreto *a.* discrete, characterized by distinct unconnected lesions.

discriminación *f.* discrimination, differentiation of race or quality.

discriminar *vt.* to discriminate.

discusión *f.* discussion, argument, debate.

disectar *v.* dissect, to separate into pieces for scientific examination.

diseminación *f.* dissemination, spreading.

diseminado-a *a.* disseminated, spread out over a large area.

diseño *m.* design; **drogas de** ___ / designer drugs.

disentería *f.* dysentery, painful infl. of the intestines, esp. of the colon, gen. caused by bacteria or parasites and accompanied by diarrhea; ___ **amebiana** / amebic ___; ___ **bacilar** / bacillary ___.

disentería amebiana *f.* amebic dysentery, acute human intestinal amebiasis.

disentir *vi.* to disagree, to have an opposite view.

disestesia *f.* dysesthesia, impaired sense of touch.

disfagia *f.* dysphagia, difficulty in swallowing; ___ **esofágica** / esophageal ___; ___ **orofaríngea** / oropharyngeal ___.

disfasia *f.* dysphasia, speech impairment caused by a brain lesion.

disfonía *f.* dysphonia, hoarseness.

disforia *f.* dysphoria, severe depression.

disfrutar *vt.* to enjoy.

disfuncional *a.* dysfunctional.

disgenesia *f.* dysgenesis, malformation.

disgerminoma *m.* dysgerminoma, malignant tumor in the ovary.

dishidrosis *f.* dyshidrosis, anomaly of the sweating function.

dislalia *f.* dyslalia, speech impairment due to functional anomalies of the speech organ.

dislexia *f.* dyslexia, a learning disability that is usually marked by problems in reading, spelling, and writing.

dislocación, dislocadura *f.* dislocation, displacement; ___ **cerrada** / closed ___; simple; ___ **complicada** / complicated ___; ___ **congénita** / congenital ___.

dislocado-a *a.* dislocated.

dismenorrea, dismenia *f.* dysmenorrhea, painful and difficult menstruation.

dismetría *f.* dysmetria, impaired ability to control range of movement in a coordinated fashion.

disminución *f.* diminution, reducing process; ___ **de lágrimas** / ___ of tears; ___ **del rendimiento urinario** / urine output ___; ___ **de saliva** / saliva ___.

disminuir *vi.* to diminish, to reduce, to lessen; ___ **la dosis** / to reduce the dosage.

dismiotonía *f.* dysmyotonia, abnormal muscular tonicity.

dismnesia *f.* dysmnesia, impaired memory.

dismorfismo *m.* dysmorphism, an anatomical malformation.

disnea *f.* dispnoea, dyspnea, shortness of breath; ___ **paroxística nocturna** / paroxysmal nocturnal dyspnea; ___ **por esfuerzo** / exertional ___.

disneico-a *a.* dyspneic, rel. to or suffering from dyspnea.

disociación f. dissociation, split. 1. the action and effect of separating; 2. decomposition of a molecular aggregate into simpler ones; 3. unconscious split of personality, a characteristic of schizophrenia; ___ **atrial** / atrial ___; ___ **atrioventricular** / atrioventricular ___; ___ **de la personalidad** / split personality; ___ **del sueño** / sleep ___; ___ **pupilar** / pupillar ___; ___ **visual quinética** / visual-kinetic ___.

disoluble a. dissoluble.

disolución f. dissolution, decomposition; death.

disolvente m. dissolvent; a. capable of dissolving something else.

disolver vt. to dissolve, to liquify.

disonancia n. dissonance, inconsistency between one's beliefs and one's actions; combination of tones that produces an unpleasant sound.

disosmia f. dysosmia, impaired smell.

disostosis f. dysostosis, abnormal bone growth.

dispareunia f. dispareunia, painful coitus.

disparidad n. disparity, state of being different or dissimilar; inequality.

dispensar vt. to dispense, to distribute.

dispensario m. dispensary, a place that provides medical assistance and dispenses medicines and drugs.

dispepsia f. dyspepsia, indigestion characterized by irregularities in the digestive process such as eructation, nausea, acidity, flatulence, and loss of appetite.

dispigmentación f. dyspigmentation, abnormal change in the color of the skin and hair.

displasia f. dysplasia, abnormal development of the tissues; ___ **cervical** / cervical ___.

displásico-a a. rel. to dysplasia.

disponer vt. to arrange, to prepare.

disponibilidad f. availability.

disponible a. available.

disposición f. disposition, tendency to acquire certain disease.

dispositivo m. device, mechanism; ___ **intrauterino** / intrauterine ___.

dispraxia f. dyspraxia, pain or difficulty in performing coordinated movements.

disrreflexia f. dysreflexia, disruption of the autonomic nervous system causing reactions and stimuli to be inappropriate and out of order.

disrritmia f. dysrhythmia, any alteration of a rhythm.

distal a. distal, farthermost away from the beginning or center of a structure.

distancia f. distance.

distasia f. dystasia, difficulty in maintaining a standing position.

distensibilidad f. distensibility, capacity of a structure to be extended, dilated, or enlarged in size.

distensión f. distension, distention, dilation; ___ **gaseosa** / gas ___, resulting from accumulation of gas in the abdominal cavity.

distinguido-a a. [persona o característica] distinguished.

distinguir vt. to distinguish, to differentiate.

distinto-a a. different.

distobucal a. distobuccal, rel. to the distal and buccal surfaces of a tooth.

distocia f. dystocia, difficult labor.

distoclusión f. distoclusion, defective closure, irregular bite.

distonía f. dystonia, defective tonicity, esp. muscular.

distorsión f. distorsion, bending or twisting out of shape.

distracción f. distraction. 1. separation of the surfaces of a joint without dislocation; 2. inability to concentrate or fix the mind on a given experience.

distribución f. breakdown, distribution; ___ **detallada** / detailed ___.

distribuir vt. to distribute.

distrofia f. dystrophy, degenerative disorder caused by defective nutrition or metabolism.

distrofia muscular f. muscular dystrophy, slow, progressive muscular degeneration.

disuelto-a a., pp. of **disolver**, dissolved.

disulfiram m. disulfiram, drug used in the treatment of alcoholism.

disuria f. dysuria, difficult urination.

DIU abr. (dispositivo intrauterino) IUD, intrauterine device.

diuresis f. diuresis, increased excretion of urine.

diurético m. diuretic, agent that causes increased urination; pop. water pill.

diurno-a a. diurnal, having a daily cycle.

divergencia f. divergence, spreading apart, separation from a common center.

divergente a. divergent, moving in different directions.

diverticulectomía f. diverticulectomy, removal of a diverticulum.

diverticulitis f. diverticulitis, infl. of a diverticulum.

divertículo m. diverticulum, pouch or sac that originates from a hollow organ or structure.

diverticulosis f. diverticulosis, presence of diverticula in the colon; ___ vesical / vesical ___.

divertirse vr., vi. to have fun.

dividido-a a. divided.

dividir vt. to divide, to disunite; to split.

división n. division, a group of organisms forming part of a larger group.

divorciado-a a. divorced.

doblarse vr. to bend; ___ hacia adelante / ___ forward; ___ hacia atrás / ___ backward.

doble m. double; a. double; ___ útero / ___ uterus.

doble ciego a. double blind, an experiment in which neither the subjects nor the experimenters know which subjects are in the test and control groups.

docena f. dozen.

doctor-a m., f. doctor.

documentación f. documentation.

doler vi. to be in pain; to ache.

dolicocefálico-a a. dolichocephalic, having a narrow, long head.

dolor m. pain; ___ agudo / acute ___; ___ cólico / colicky ___; ___ constante / constant ___; ___ de oído / earache; ___ fuerte / strong ___; ___ leve / mild ___; ___ localizado / localized ___; ___ opresivo / oppressive ___; ___ oprimente / pressing ___; ___ penetrante / penetrating ___; ___ profundo / deep ___; ___ quemante / burning ___; ___ referido / referred ___; ___ sordo /dull ___; ___ subjetivo / subjective ___.

dolorido-a m., f. achy, affected with aches.

doloroso-a a. painful.

dolor referido m. referred pain, a pain subjectively localized in a region other than the site of the painful stimulus.

dolor sintomático del síndrome de descompresión m. bends, painful symptom of decompression sickness in joints, which leads the person to bend the joint to relieve the pain.

doméstico-a a. domestic.

dominante a. dominant, predominant; **características** ___-s / ___ characteristics.

dominio n. domain, any of the three-dimensional subunits of a protein that together make up its tertiary structure.

donación f. donation.

donante m. donor; **tarjeta de** ___ / ___'s card.

donante universal m. universal donor, individual belonging to blood group O, whose blood can be given to persons belonging to any other of the AB blood groups with minimal risk of complication.

donde adv. where.

dondequiera adv. anywhere; everywhere.

Donovanía granulomatosis f. Donovania granulomatosis, Donovan's body, bacterial infection that affects the skin and the mucous membranes of the genitalia and the anal area.

dopado a. doped, having impurities added purposely during manufacturing.

dopamina f. dopamine, substance synthesized by the adrenal glands that increases blood pressure and is gen. used in shock treatment.

Doppler, técnica de f. Doppler's technique, based in the fact that the frequency of the ultrasonic waves changes when these are reflected in a moving surface.

dormido-a a. asleep; **profundamente** ___ / sound ___.

dormir vi. to sleep; **dormirse** vr. to fall asleep.

dorsal a. dorsal, rel. to the back; **fisura o corte** ___ / ___ slit.

dorsalgia f. dorsalgia, backache.

dorsiflexión f. dorsiflexion, bending backward.

dorso m. dorsum, posterior part, such as the back of the hand or the body.

dorsocefálico-a a. dorsocephalic, rel. to the back of the head.

dorsodinia f. dorsodynia, pain in the muscles of the upper part of the back.

dorsoespinal a. dorsospinal, rel. to the back and the spine.

dorsolateral a. dorsolateral, rel. to the back and the side.

dorsolumbar a. dorsolumbar, rel. to the lower thoracic and upper lumbar vertebrae area of the back.

dosis, dosificación *f.* dose. 1. the giving of medication or other therapeutic agents in prescribed amounts; 2. in nuclear medicine, quantity of radiopharmaceuticals given; ___ **acumulada** / cumulative ___; ___ **curativa** / curative ___; ___ **de absorción** / absorption ___; ___ **de bolo, intravenosa** / bolus ___, intravenous; ___ **de exposición** / exposure ___; ___ **de la médula ósea** / bone marrow ___; ___ **de reducción** / reduction ___; ___ **de refuerzo** / booster ___; ___ **dermal** / skin ___; ___ **diaria** / daily ___; ___ **dividida** / divided ___; ___ **efectiva** / effective ___; ___ **equivalente** / equivalent ___; ___ **individual** / unit ___; ___ **inicial** / initial ___; ___ **integral** / integral ___; ___ **máxima** / maximal ___; ___ **mínima letal** / minimal lethal ___; ___ **mínima reactiva** / minimal reacting ___; ___ **óptima** / optimum ___; ___ **preventiva** / preventive ___; ___ **subletal** / sublethal ___, of insufficient amount to cause death; ___ **terapéutica** / therapeutic ___; ___ **tolerada** / tolerance ___; ___ **umbral** / threshold ___, minimal dose needed to produce an effect; **máxima** ___ **permitida** / maximal permissible ___; **máxima** ___ **tolerable** / maximum tolerated ___.

Douglas, placa (saco) de *m.* Douglas cul-de-sac, peritoneal pouch between the uterus and the rectum.

doula *f.* doula, woman whose job is to give advice and comfort to a woman who is giving birth.

Down, síndrome de *m.* Down syndrome, chromosomal abnormality that causes physical deformity and moderate to severe mental retardation.

DPT *abr.* (*difteria, Bordetella pertussis* [tos ferina] *y tétanos*) DTP, diphteria, tetanus, pertussis.

drástico *m.* drastic, strong cathartic; ___**-o, -a** *a.* / extreme, very strong.

drenaje *m.* drainage, outlet; ___ **abierto** / open ___; ___ **postural** / postural ___, that allows drainage by gravity; **tubo de** ___ / ___ tube.

drenar *v.* to drain, to draw off fluid or pus from a cavity or an infected wound.

droga *f.* drug; medication; **abuso de la** ___ / ___ abuse; **anomalías causadas por la** ___ / ___ anomalies; ___ **adictiva** / dependence-producing ___; ___ **de acción prolongada** / long-acting ___;

___ **neuroléptica** / neuroleptic ___, causing symptoms similar to those manifested by nervous diseases; **entregarse a la** ___ / to become ___ addicted; **resistencia microbiana a la** ___ / ___ resistance, microbial.

drogadicción *f.* drug addiction.

drogadicto-a *m.*, *f.* drug addict.

droga recreativa *f.* recreational drug, a drug (as cocaine, marijuana, or methamphetamine) used without medical justification.

dromomanía *f.* dromomania, abnormal impulse to wander.

dromotrópico-a *a.* dromotropic, that affects the conductivity of muscular and nervous fibers.

ducha *f.* douche, jet of water applied to the body for medicinal or cleansing effects; shower; **darse una** ___, **ducharse** *vr.* / to shower.

dúctulo *m.* ductule, a very small conduit; *a.* ductile, allowing deformation without breaking.

ductus *m.* ductus, duct.

duda *f.* doubt.

dudar *v.* to doubt, to question.

dudoso-a *a.* doubtful.

duela *a.* doubtful.

dulce *a.* sweet.

dulces *m. pl.* [*golosinas*] sweets.

dulcificante *m.* sweetener.

duodenal *a.* duodenal, rel. to the duodenum.

duodenectomía *f.* duodenectomy, partial or total excision of the duodenum.

duodenitis *f.* duodenitis, infl. of the duodenum.

duodeno *m.* duodenum, essential part of the alimentary tract situated between the pylorus and the jejunum.

duodenoscopía *f.* duodenoscopy, endoscopic examination of the duodenum.

duodenostomía *f.* duodenostomy, opening into the duodenum through the abdominal wall to alleviate stenosis of the pylorus.

duodenotomía *f.* duodenotomy, incision of the duodenum.

duodenoyeyunostomía *f.* duodenojejunostomy, creation of a communication between the duodenum and the jejunum.

durabilidad *f.* durability; duration.

durable *a.* durable, lasting.

duración *f.* duration; continuation.

duramadre, duramáter *f.* dura mater, the outer membrane that covers the encephalum and the spinal cord.

durante *prep.* during; lasting; ___ **los días de invierno** / ___ winter days.

durar *v.* to last; to endure.

dureza *f.* hardness.

duro-a *a.* hard, firm.

e *conj.* and, used instead of y when followed by i or hi.

ebrio-a *a.* drunk.

ebullición *f.* ebullition, boiling; **punto de ___** / boiling point.

EC *abr.* (*enfermedad coronaria*) CAD, coronary artery disease.

ECG *abr.* (*electrocardiograma*) EKG, electrocardiogram.

echar *vt.* to throw; **___ una carta** / to mail a letter; **___ una mirada** / to give a look; **echarse** *vr.* [*food*] **echarse a perder** / to go bad.

Echinococcus *L.* Echinococcus. *See* **equinococo.**

Echo, virus *m.* echovirus, any of a group of viruses found in the gastrointestinal tract, associated with meningitis and enteritis.

eclampsia *f.* eclampsia, toxic, convulsive disorder that usu. occurs near the end of pregnancy or right after delivery.

eco *m.* echo, repercussion of sound.

ecocardiografía *f.* echocardiography, diagnostic procedure that uses sound waves (ultrasound) to visualize the internal structures of the heart; **___ transesofágica** / transesophageal ___.

ecocardiograma *m.* echocardiogram, ultrasonic record obtained by an echocardiography.

ecoencefalografía *f.* echoencephalography, diagnostic procedure that sends sound waves (ultrasound) to the brain structure and records the returning echoes.

ecografía *f.* echography. *See* **ultrasonografía.**

ecograma *m.* echogram, graphic representation of an echography.

ecolalia *f.* echolalia, disorder manifested by involuntary repetition of words spoken by another person.

E. coli *f.* E. coli, a bacterium that sometimes causes intestinal illness.

ecología *f.* ecology, the study of plants and animals and their relationship to the environment.

ecológico-a *a.* ecological; **sistema ___-o** / ___ system.

económico-a *a.* economical, economic.

ecosistema *f.* ecosystem, ecologic microcosm.

ectasia *f.* ectasia, ectasis, expansion of a part of an organ.

ectópico-a *a.* ectopic, rel. to ectopia.

ectoplasma *m.* ectoplasm, external membrane surrounding the cell cytoplasm.

ectropión *m.* ectropion, eversion of the margin of a body part, such as the eyelid.

ecuador *m.* equator, imaginary line that divides a body in two equal parts.

eczema, eccema *m.* eczema, inflammatory, noncontagious skin disease.

edad *f.* age; **___ cronológica** / chronological ___; **de ___ avanzada** / elderly; **mayor de ___** / ___ of consent; **menor de ___** / under___, a minor.

edad gestacional *f.* gestational age, estimated age of a fetus counted by weeks of gestation.

edema *m.* edema, abnormal amount of fluid in the intercellular tissue; **___ angioneurótico** / angioneurotic ___; **___ cardíaco** / cardiac ___; **___ cerebral** / cerebral ___; **___ de fóvea** / pitting ___; **___ dependiente** / dependent ___; **___ pulmonar** / pulmonary ___.

educación *f.* education.

educar *vt.* to educate.

EEG *abr.* (*electroencefalograma*) EEG, electroencephalogram.

efectividad *f.* effectiveness.

efectivo-a *a.* effective, producing a decided, decisive, claimed, or desired effect; **en ___** / cash; **___-amente** *adv.* / in effect, actually.

efecto *m.* effect, impression; result; **___ secundario** / side ___. 1. an effect that follows its cause after an interval; 2. a secondary result esp. in the action of a drug coming on after the subsidence of the first effect.

efector *m.* effector, nerve ending that produces an efferent action on muscles and glands.

efedrina *f.* ephedrine, adrenaline-like drug used chiefly as a bronchodilator.

eferente *a.* efferent, centrifugal, that pulls away from the center.

efervescente *a.* effervescent, that produces gas bubbles.

efluente *a.* effluent, flowing out.

efusión *f.* effusion, escape of fluid into a cavity or tissue; ___ **pericardial** / pericardial ___; ___ **pleural** / pleural ___.

ego *m.* ego, the self, human consciousness.

egocéntrico-a *a.* egocentric, self-centered.

egoísmo *m.* selfishness, self-centeredness.

egoísta *a.* selfish.

egomanía *f.* egomania, excessive self-esteem.

egreso *m.* output; [*dar de alta*] discharge; **sumario de** ___ / discharge summary.

EIAW *abr.* (*Escala de Inteligencia de Wechsler*) WAIS, Wechsler Adult Intelligence Scale.

eje *m.* axis.

ejemplo *m.* example.

ejercer *vt.* [*una profesión*] to practice; [*autoridad*] to exercise.

ejercicio *m.* exercise; ___ **activo** / active ___; ___ **aeróbico** / aerobic ___; ___ **correctivo** / corrective ___; ___ **de respiración profunda** / deep-breathing ___; ___ **físico** / physical ___; ___ **isométrico** / isometric ___; ___ **isotónico** / isotonic ___; ___ **para adelgazar** / reducing ___; ___ **pasivo** / passive ___.

elástico *m.* elastic; ___-o, -a *a.* / elastic, that can be returned to its original shape after being extended or distorted; **tejido** ___ / ___ tissue.

electivo-a *a.* elective, optional; **terapia** ___-a / ___ therapy; **cirugía** ___-a / ___ surgery.

electricidad *f.* electricity.

eléctrico-a *a.* electric, electrical; **corriente** ___-a / ___ current.

electrocardiograma *m.* electrocardiogram, graphic record of the changes in the electric currents produced by the contractions of the heart muscle; ___ **de esfuerzo** / exercise ___.

electrocauterización *f.* electrocauterization, destruction of tissues by an electric current.

electrochoque *m.* electroshock, electroconvulsive therapy, treatment of some mental disorders by applying an electric current to the brain.

electrocirugía *f.* electrosurgery, use of electric currents in surgical procedures.

electrocutar *v.* electrocute, to kill by a shock of electricity.

electrodiagnosis *f.* electrodiagnosis, the use of electronic devices for diagnostic purposes.

electrodo *m.* electrode, a medium between the electric current and the object to which the current is applied.

electroencefalografía *f.* electroencephalography, graphic report obtained by an electroencephalogram.

electrofisiología *f.* electrophysiology, the study of the relationship between physiological processes and electrical phenomena,

electroforesis *f.* electrophoresis, movement of coloidal particles suspended in a medium charged with an electric current that separates them, such as occurs in the separation of proteins in plasma.

electrólisis *f.* electrolysis, destruction or disintegration by means of an electric current.

electrólito *m.* electrolyte, an ion in biological fluid that regulates or affects metabolic processes.

electromagnético-a *a.* electromagnetic.

electromiografía *f.* electromyography. 1. recording of muscular activity for diagnostic use; 2. any type of study done in a recording studio including studies on neurologic conduction.

electromiograma *m.* electromyogram, graphic report obtained by electromyography.

electrónico-a *a.* electronic; **monitoreo fetal** ___ / ___ fetal monitoring.

electroretinograma *n.* electroretinogram, graphic recording of the electric activity of the retina.

electroversión *f.* cardioversion, termination of a cardiac dysrhythmia by electric means.

elefantiasis *f.* elephantiasis, chronic disease produced by obstruction of the lymphatic vessels, hypertrophy of the skin and subcutaneous cellular tissue, affecting most frequently the legs and scrotum.

elegible *a.* eligible, qualified for selection.

elegir *vt.* to elect, to choose.

elemental *a.* 1. elementary, basic; 2. fundamental, essential.

elemento *m.* element.

elemento radiactivo *m.* radioactive element.

elevación *f.* elevation.

elevado-a *a.* elevated, raised.

elevador *m.* elevator. 1. surgical device used for lifting a sunken part or for elevating tissues; 2. elevator.

eliminar *vt.* to eliminate; to discard waste from the body.

elixir *m.* elixir, aromatic, sweet liquor containing an active medicinal ingredient.

emaciado-a *a.* excessively thin.

embalsamamiento *m.* embalming, treatment of a dead body to retard its decay.

embarazada *a.* pregnant.

embarazo *m.* pregnancy; ___ **de probeta** / test-tube ___; ___ **ectópico** / ectopic ___, extrauterine; ___ **falso** / false ___, enlargement of the abdomen simulating pregnancy; ___ **intersticial** / interstitial___, located in the part of the uterine tube within the wall of the uterus; ___ **múltiple** / multiple___, more than one fetus in the uterus at the same time; ___ **prolongado** / prolonged___, beyond full term; ___ **subrogado** / surrogate___; ___ **tubárico** / tubal___, when the egg develops in the Fallopian tube; ___ **tuboabdominal** / tuboabdominal___; **prueba del** ___ / ___ test.

embarazo ampular *m.* ampular pregnancy. *See* embarazo tubárico.

embarazo tubárico *n.* tubal pregnancy, fallopian pregnancy, situated near the mid portion of the oviduct.

embolia amniótica *f.* amniotic fluid embolism usually occurring during labor, complication of the gestational cycle that can cause death.

embolia, embolismo *f., m.* embolism, sudden obstruction of a cerebral artery by a loose piece of clot, plaque, fat, or air bubble; ___ **cerebral** / cerebral ___, stroke; ___ **gaseosa** / air ___; ___ **pulmonar** / pulmonary ___.

émbolo *m.* embolus, clot of blood or other material that, when traveling through the bloodstream, becomes lodged in a vessel of lesser diameter.

embriología *f.* embryology, study of the embryo and its development up to the moment of birth.

embrión *m.* embryo, primitive phase of an organism from the moment of fertilization to about the second month..

embudo *m.* funnel.

emergencia, urgencia *f.* emergency, urgency; ___ **de nacimiento repentino** / sudden childbirth ___; ___ **de un caso extremo** / ___ of an urgent case; ___ **de intervención quirúrgica** / surgical ___; ___ **de una traqueotomía** / ___ of a tracheotomy; **línea telefónica de** ___ / hotline; **servicios de** ___ / ___ services.

emético *m.* emetic, agent that stimulates vomiting.

emigración, migración *f.* emigration, escape, such as of leukocytes, through the walls of capillaries and small veins.

eminencia *f.* eminence, prominence or elevation such as on the surface of a bone.

emisión *f.* emission, discharge; ___ **seminal nocturna** / wet dream, involuntary emission of semen during sleep.

emitir *vt.* to emit, to expel; to issue.

emoción *f.* emotion, intense feeling.

emocional, emocionante *a.* emotional, rel. to emotion.

emoliente *a.* emollient, soothing to the skin or mucous membrane.

empachado-a *a.* suffering from indigestion.

empacho *m.* indigestion.

emparejar *vt.* to match, to pair off.

empaste *m.* [*dientes*] filling.

empatía *f.* empathy, understanding and appreciation of the feelings of another person.

empeine *m.* instep, arched medial portion of the foot.

empeorar *v.* to worsen; **empeorarse** *vr.* to get worse.

empezar *vt.* to begin, to start.

empiema *m.* empyema, presence of pus in a cavity, esp. the pleural cavity.

empírico *a.* empirical, based on observation or experiment.

empírico-a *a.* empiric, empirical, based on practical observations.

empleado-a *m., f.* employee.

empleo *m.* employment, job.

emprender *vt.* to undertake.

empujar *vt.* to push, to press forward.

empujón *m.* push, shove.

emulsión *f.* emulsion, distribution of a liquid in small globules throughout another liquid.

en *prep.* in, on, at; ___ **el hospital** / in the hospital; ___ **la mesa** / on the table; ___ **casa** / at home.

enajenación mental *m.* derangement, mental disorder.

enamorarse *vr.* to fall in love; ___ **de** / ___ with.

enanismo *m.* dwarfism, impaired growth of the body caused by hereditary or physical deficiencies.

enano-a *m.*, *f.* dwarf, individual who is undersized in relation to the group to which he or she belongs; ___ **acondroplástico-a** / achondroplastic ___; ___ **asexual** / asexual ___; ___ **infantil** / infantile ___; ___ **micromélico-a** / micromelic ___.

encadenamiento *m.* linkage.

encadenar *vt.* to link; to chain.

encajamiento *m.* engagement, phase of childbirth is which the fetal head passes into the pelvic cavity.

encanto *m.* encanthis, small growth at the inner angle of the eyelid.

encapsulado-a *a.* enclosed in a capsule; walled-off.

encefalalgia *f.* encephalalgia, intense headache.

encefálico-a *a.* encephalic, rel. to the encephalon.

encefalinas *f.* enkephalins, chemical substances produced in the brain.

encefalitis *f.* encephalitis, infl. of the brain; ___ **alérgica experimental** / experimental allergic ___; ___ **bacteriana** / bacterial ___; ___ **del recién nacido** / neonatorum ___; ___ **epidémica** / epidemic ___; ___ **equina del este** / eastern equine ___; ___ **equina del oeste** / western equine ___; ___ **herpética** / herpes ___; ___ **infantil** / infantile ___; ___ **letárgica** / lethargic ___; ___ **piogénica** / pyogenica; ___ **purulenta** /purulent ___; ___ **aguda hemorrágica** / acute hemorrhagic ___; ___ **aguda, necronizante** / acute necrotizing ___; ___ **supurativa** / suppurative ___.

encéfalo *m.* encephalon, portion of the nervous system contained in the cranium.

encefalocele *m.* encephalocele, protrusion of brain matter through a congenital or traumatic defect in the skull.

encefalograma *m.* encephalogram, X-ray examination of the brain.

encefaloma *m.* encephaloma, brain tumor.

encefalomalacia *f.* encephalomalacia, softening of the brain.

encefalomielitis *f.* encephalomyelitis, infl. of the brain and the spinal cord.

encefalopatía *f.* encephalopathy, any disease or malfunction of the brain.

encefalopatía espongiforme bovina *f.* bovine spongiform encephalopathy, a fatal disease of cattle that affects the nervous system and is probably transmitted by infected tissue in food—called also **enfermedad de las vacas locas** / mad cow disease.

encender *vt.* [*una bombilla*] to switch on; [*un fuego*] to kindle.

encerar *v.* to wax, to treat or rub the skin with wax.

encerrar *vt.* to enclose; **encerrarse** *vr.* to lock oneself up.

encía *f.* gum.

encigótico-a, **enzigótico-a** *a.* enzygotic, rel. to twins developed from the same fertilized ovum.

encima *adv.* on, upon, on top of.

encinta *a.* pregnant.

enclenque *a.* emaciated; feeble.

encogerse *vr.* to shrink.

enconarse *vr.* to fester, to become ulcerated.

encondroma *f.* enchondroma, tumor that develops within a bone.

encontrar *vt.* to encounter, to find; **encontrarse** *vr.* to meet with someone; to find.

encopresis *f.* encopresis, incontinence of feces.

encuesta *f.* inquest, official investigation, survey.

endarteritis *f.* endarteritis, infl. of the lining of an artery.

endémico-a *a.* endemic, endemical, rel. to a disease that remains for an indefinite length of time in a given community or region; **área** ___-a / ___ area; **enfermedad** ___-a / ___ sickness.

endentado-a *a.* serrated, teethlike projection.

enderezar *vt.* to straighten out.

endocardio *m.* endocardium, serose interior membrane of the heart.

endocardio *m.* endocardium, the serous inner lining membrane of the heart.

endocarditis *f.* infl. of the endocardium; ___ **bacteriana** / bacterial ___; ___ **constrictiva** / constrictive ___; ___ **infecciosa** / infectious ___; ___ **maligna** / malignant ___; ___ **mucomembranosa** / mucomembranous ___; ___ **reumática** / rheumatic ___; ___ **tuberculosa** / tuberculous ___.

endocervicitis *f.* endocervicitis, infl. of the glands and the epithelium of the cervix and the uterus.

endocervix *m.* endocervix, mucous membrane of the cervix.

endocrino-a *a.* endocrine, rel. to internal secretions and the glands that secrete them; **glándulas** ___-s / ___ glands, glands that secrete hormones directly into the bloodstream.

endocrinología *f.* endocrinology, the study of the endocrine glands and the hormones secreted by them.

endocrinólogo-a *m.*, *f.* endocrinologist.

endodermo *m.* endoderm, the innermost of the three layers of the embryo.

endofítico *a.* endophytic, rel. to an invasive tumor growing internally.

endoflebitis *f.* endophlebitis, infl. of the intima of a vein.

endoftalmitis *f.* endophthalmitis, infl. of the interior tissues of the eyeball, which can be caused by an allergic reaction, a reaction to a drug, or a bacteriologic infection; serious redness of the eye, a probable infection, that in some cases has pus. Other symptoms are vomiting, fever, and headache; ___ **facoanafiláctica** / ___ phacoanaphylactic; ___ **granulomatosa** / granulomatous ___; ___ **nodosa** / ___ nodosa.

endógeno-a *a.* endogenous; **infección** / ___ infection.

endometrial *a.* endometrial, rel. to the endometrium; **biopsia** ___ / ___ biopsy; **quiste** ___ / ___ cyst.

endometrio *m.* endometrium, inner mucous membrane of the uterus.

endometriosis *f.* endometriosis, disorder by which endometrial-like tissue is found in areas outside the uterus.

endometritis *f.* endometritis, infl. of the mucous membrane of the uterus.

endomiocarditis *f.* endomyocarditis, infl. of the internal layers of the heart—the endocardium— and the myocardium.

endomorfo *m.* endomorph, person whose body is more heavily developed in the torso than in the limbs.

endoprótesis *f.* stent, device used for supporting tubular structures that are being joined.

endorfinas *f.* endorphins, chemical substances produced in the brain that have the property of easing pain.

endoscopía *f.* endoscopy, examination of a cavity or conduit using an endoscope.

endoscopio *m.* endoscope, instrument used to examine a hollow organ or cavity.

endosteo *m.* endosteum, cells located in the central medullar cavity of the bones.

endostio *m.* endosteum, tissue that covers the medullar cavity of the bone.

endotelio *m.* endothelium, thin layer of cells that form the inner lining of the blood vessels, the lymph channels, the heart, and other cavities.

endotoxemia *f.* endotoxemia, presence of endotoxins in the blood.

endotoxina *f.* endotoxin, toxic substance bound to the bacterial cell wall and released when the bacterium ruptures or disintegrates.

endotraqueal *a.* endotracheal, within or through the trachea; **tubo** ___ **con manguito** / ___ tube, cuffed.

endulzar *vt.* to sweeten.

endurecer *vt.* to harden; **endurecerse** *vr.* to become hardened.

endurecimiento *m.* hardening.

enema *f.* enema; ___ **de bario** / barium ___; ___ **de contraste doble** / double-contrast ___.

energía *f.* energy, the capacity to work, to move, and to exercise with vigor; ___ **cinética** / kinetic ___; ___ **de activación** / ___ of activation; ___ **de fusión** / fusion ___; ___ **interna** / internal ___; ___ **latente** / latent ___; ___ **nuclear** / nuclear ___; ___ **nutritiva** / nutritional ___; ___ **potencial** / potential ___; ___ **química** / chemical ___; ___ **síquica** / psychic ___; ___ **solar** / solar ___; ___ **total** / total ___.

enérgico-a *a.* energetic, vigorous.

enfadar *vt.* to make angry, to upset; **enfadarse** *vr.* to become angry.

enfermar *v.* to cause disease; **enfermarse** *vr.* to become ill, to get sick.

enfermedad *f.* disease, sickness, illness, infirmity; **control de ___-es contagiosas** / communicable ___ control; ___ **africana aguda del sueño** / acute African sleeping ___; ___ **ambulante** / walking ___; ___ **biliar** / gall ___; ___ **cardíaca** / cardiac ___; ___ **celíaca** / celiac ___, chronic hereditary intestinal disorder in which an immune response damages the intestinal mucosa; ___ **concomitante** / companion ___; ___ **de la altura** / high altitude sickness, caused by diminished oxygen; ___ **de las vacas locas** / mad cow ___, a fatal disease of cattle that affects the nervous system and is probably transmitted by infected tissue in food—called also **encefalopatía espongiforme bovina** / bovine spongiform encephalopathy; ___ **de los buzos** / decompression ___; ___ **de la membrana hialina** / hyaline membrane ___, respiratory disease of the newborn; ___ **de los mineros** / coal miner's ___; ___ **de red o cadena** / heavy chain ___; ___ **de viajeros** / motion ___; ___ **funcional, idiopática** / functional, idiopathic ___, of unknown origin; ___ **ósea** / bone ___; ___ **por radiación** / radiation ___; ___ **pulmonar crónica obstructiva** / chronic obstructive pulmonary ___; ___ **renal** / renal ___; ___ **respiratoria crónica** / chronic respiratory ___; ___ **sanguínea** / blood ___; ___ **venérea** / venereal ___; **licencia por ___** / sick leave.

enfermedad de las arterias coronarias *f.* coronary artery disease, a condition that reduces blood flow to the heart and typically results in chest pain.

enfermera-o *f., m.* nurse, a licensed health care professional who practices independently or is supervised by a physician, surgeon, or dentist and who is skilled in promoting and maintaining health; **asistente de ___** / medical orderly, ward assistant, or ___ assistant; ___ **a cargo** / ___ in charge of a health-care unit; ___ **anestesista** / ___ anesthetist; ___ **de cirugía** / scrub ___, surgical ___; ___ **graduado-a** / trained ___; ___ **práctico-a** / practical ___; ___ **práctica-o licensiada-o** / a nurse who has undergone training and obtained a license (as from a state) to provide routine care for the sick;

___ **privado-a** / private duty ___; ___ **de salud pública** / community or public health ___; ___ **registrado-a** / registered ___; ___ **vocacional licensiada** / licensed vocational ___, a licensed practical nurse authorized by license to practice in the states of California or Texas—called also LVN; **jefe-a de ___-s** / chief or head ___.

enfermera-o práctica-o *m., f.* practical nurse, a nurse who cares for sick people but does not have as much training or experience as a registered nurse.

enfermera-o registrada-o *m., f.* registered nurse, a graduate trained nurse who has been licensed by a state authority and has more training than a practical nurse.

enfermería *f.* infirmary, a place used for treatment of the sick.

enfermizo-a *a.* sickly, predisposed to become ill.

enfermo-a *m., f.* sick person; **cuidado de ___-os** / nursing.

enfisema *m.* emphysema, chronic lung condition that causes distension of the small air sacs (alveoli) in the lungs and atrophy of the tissue between them, impairing the respiratory process.

enfocar *vi.* to focus.

enfrente *adv.* across from; in front of.

enfriar *vt.* to cool down.

engordar *vi.* to gain weight; to get fat.

engorroso-a *a.* cumbersome, troublesome.

engrama *f.* engram. 1. permanent mark or trace left in the protoplasm by a passing stimulus; 2. a latent permanent picture produced by a sensorial experience.

engurgitado-a *a.* engorged, distended by excess of liquid.

enjabonar *vt.* to soap; **___-se** *vr.* / ___ oneself.

enjambrazón *f.* swarming, the act of multiplying or spreading, such as bacteria over a culture.

enjuagar *vt.* to rinse; **enjuagarse** *vr.* / to rinse oneself out.

enjuague *m.* rinse, mouthwash.

enlace covalente *m.* covalent bond, chemical bond formed between atoms by the sharing of electrons.

enoftalmia *f.* enophthalmos, receded eyeball.

enojado-a *a.* angry, fretful.

enojar *vt.* to anger; **enojarse** *vr.* to get angry.

enorme a. enormous, huge.

enquistado-a a. encysted, enclosed in a sac or cyst.

enriquecido-a a. enriched; of increased value.

ensanchador n. reamer, an instrument used in dentistry to enlarge and clean out a root canal

ensangrentado-a a. bloody, stained with blood.

ensayo m. assay; analysis to determine the presence, absence, or quantity of one or more components.

enseñar v. to teach; to show; to instruct.

ensimismado-a a. absorbed in thought, pensive.

ensuciar v. to dirty; to defecate.

entablillar v. to splint.

entamebiasis f. entamebiasis, infestation by an ameba.

ente m. entity, being.

entender vt. to understand, to comprehend.

enteralgia f. enteralgia, neuralgia of the intestine.

entérico-a, enteral a. enteric, rel. to the intestine; **alimentación** ___ / ___ nutrition; **cubierta** ___ / ___ coating.

enteritis f. enteritis, infl. of the intestine, esp. the small intestine.

entero-a a. whole; undiminished; ___-amente adv. / totally.

enterocele n. enterocele, a hernial protrusion through a defect in the rectovaginal or vesicovaginal pouch.

enteroclisis f. enteroclysis, irrigation of the colon.

enterococo m. enterococcus, a streptococcus that inhabits the intestinal tract.

enterocolitis f. enterocolitis, infl. of both the large and small intestine.

enteropatía f. enteropathy, any anomaly or disease of the intestines.

enterostomía f. enterostomy, opening or communication between the intestine and the abdominal wall skin.

enterotoxina f. enterotoxin, a toxin produced by or originating in the intestines.

enterovirus m. enterovirus, a group of viruses that infect the human gastrointestinal tract, and can cause respiratory diseases and neurological anomalies.

enterrar vt. to bury.

entibiar vt. to make lukewarm.

entierro m. burial.

entonces adv. then, at that time.

entorno m. environment, setting, ambiance.

entrar vi. to go in; to come in.

entre prep. between.

entrenamiento m. training.

entropía f. entropy, in thermodynamics, diminished capacity to convert internal energy into work.

entropión m. entropion, inversion or turning inward such as that of the eyelid.

entuerto m. afterbirth pains.

entumecido-a a. numb.

entumecimiento m. numbness; torpor.

enucleación f. enucleation, removal of a tumor or a structure.

enuresis, **enuresia** f. enuresis, incontinence; bed-wetting; ___ **nocturna** / nocturnal ___.

en útero adv., a. in utero, in the uterus; before birth.

envejecer vi. to grow old.

envejecido-a a. grown old, looking old.

envenenado-a a. poisoned.

envenenamiento m. poisoning.

envenenamiento por ptomaínas m. ptomaine poisoning, food poisoning caused by bacteria or bacterial products.

enviudar vi. to become a widow or a widower.

envoltura f. pack, cold, or hot wrapping.

enyesar vt. to make a cast using plaster of Paris; to plaster.

enzima f. enzyme, protein that acts as a catalyst in vital chemical reactions; ___ **mucomembranosa** / mucomembranous ___; ___ **tuberculosa** / ___ tuberculous; **grupos de** ___-s / ___ groups.

eosina f. eosin, insoluble substance used as a red dye for coloring tissue in microscopic studies.

eosinofilia f. eosinophilia, presence of a large number of eosinophilic leukocytes in the blood.

eosinófilo-a a. eosinophilic, that stains readily with eosin.

ependimo m. ependyma, membrane that lines the ventricles of the brain and the central canal of the spinal cord.

ependimoma m. ependymoma, a tumor of the central nervous system that contains fetal ependymal cells.

epicardio m. epicardium, visceral surface of the pericardium.

epicondilitis humeral lateral *f.* lateral humeral epycondilitis, *pop.* tennis elbow.

epicóndilo *m.* epicondyle, a projection or eminence above the condyle of a bone.

epidemia *f.* epidemic, disease that affects a large number of people in a region or community at the same time.

epidémico-a *a.* epidemic; **brote ___ / ___** outbreak.

epidemiología *f.* epidemiology, the study of epidemic diseases.

epidérmico-a *a.* epidermal, epidermic, rel. to the epidermis.

epidermis *f.* epidermis, external epithelial covering of the skin.

epidermoide *m.* epidermoid, tumor that contains epidermal cells; *a.* 1. resembling the dermis; 2. rel. to a tumor that has epidermal cells.

epidermólisis *f.* epidermolysis, loosening of the epidermis.

epididimitis *f.* epididymitis, infection and infl. of the epididymis.

epidídimo *m.* epididymis, a duct along the back side of the testes that collects the sperm from the testicle to be transported by the vas deferens to the seminal vesicle.

epidural *a.* epidural, situated above or outside of the dura mater.

epifisis *f.* epiphysis, the end of a long bone, usu. wider than the diaphysis.

epifisitis *f.* epiphysitis, infl. of an epiphysis.

epífora *f.* epiphora, watering of the eye.

epigástrico-a *a.* epigastric, rel. to the epigastrium; **reflejo ___-o / ___** reflex.

epigastrio *m.* epigastrium, upper back portion of the abdomen.

epiglotis *f.* epiglottis, cartilage that covers the entrance to the larynx and prevents food or liquid from entering during swallowing.

epiglotitis *f.* epiglottitis, infl. of the epiglottis and adjacent tissues.

epilación *f.* epilation, removal of hair by electrolysis.

epilepsia *f.* epilepsy, disorder marked by abnormal electrical discharges in the brain resulting in sudden brief episodes of diminished consciousness, involuntary movements, or convulsions. *See also* **grand mal, petit mal**.

epilepsia jacksoniana *f.* Jacksonian epilepsy, partial epilepsy without loss of consciousness.

epiléptico-a *m.*, *f.* person affected with epilepsy; *a.* epileptic, rel. to or suffering from epilepsy; **ataque o crisis ___-a / ___** seizure; **ausencia ___-a /** absentia epileptica, momentary loss of consciousness during an epileptic seizure; **demencia ___-a / ___** dementia; **espasmo ___-o / ___** spasm.

epinefrina *f.* epinephrine. *See* adrenalina.

epiploico-a *a.* epiploic, rel. to the epiploon; **foramen ___-o / ___** foramen, opening that connects the greater and the lesser peritoneal cavities.

epiplón *m.* epiploon, [*omentum*] a fold of peritoneum passing from the stomach and covering the intestines.

episiotomía *f.* episiotomy, incision of the perineum to avoid tearing during parturition.

episodio *m.* episode, non-regulated event as part of a physical or mental condition, or both, and that manifests itself in some illnesses such as epilepsy.

episoma *n.* episome, a genetic determinant that can replicate.

epispadias *m.* epispadias, abnormal congenital opening of the male urethra on the upper surface of the penis.

epistaxis *f.* epistaxis, nosebleed.

epitelial *a.* epithelial, rel. to the epithelium.

epitelio *m.* epithelium, the outer layer of mucous membranes; **___ ciliado /** ciliated **___; ___ columnar /** columnar **___; ___ cuboidal /** cuboidal **___; ___ de transición /** transitional **___; ___ escamoso /** squamous **___; ___ estratificado /** stratified **___**.

epitelioma *m.* epithelioma, carcinoma consisting mainly of epithelial cells.

epitelización *f.* epithelization, growth of epithelium over an exposed surface, such as a wound.

EPOC *abr.* (*enfermedad pulmonar obstructiva crónica*) COPD, chronic obstructive pulmonary disease.

Epsom, sales de *f.* Epsom salts, magnesium sulfate, used as laxative.

Epstein-Barr, virus de *m.* Epstein-Barr virus, virus thought to be the causative agent of infectious mononucleosis.

epúlide gravida *f.* epulis gravidarum, pyogenic granuloma of the gums that can result during pregnancy.

equilibrado-a *a.* balanced.

equilibrio *m.* equilibrium. 1. the condition of being evenly balanced between opposite forces or effects. An object is in state of equilibrium if forces acting upon it are in equilibrium; 2. a state of apparent repose sometimes indicated by two opposing arrows that refer to two balanced chemical reactions in opposite directions at the same speed; 3. balancing, a method to produce a balance in the body aligning energy by manipulating certain parts of the body.

equimosis *f.* ecchymosis, bruise, gradual blue-black discoloration of the skin due to blood filtering into the cellular subcutaneous tissue.

equinasia *f.* echinacea, herb used to reduce inflammation.

equinococo *m.* echinococcus, a genus of tapeworm.

equinococosis *f.* echinococcosis, infestation by echinococcus; ___ **hepática** / hepatic ___; ___ **pulmonar** / pulmonary ___.

equinovaro *m.* equinovarus, congenital deformity of the foot.

equipo *m.* equipment, provision, accessories.

equivalencia *f.* equivalence.

equivalente *a.* equivalent.

equivocación *f.* mistake, error.

equivocado-a *a.* mistaken, in error.

equivocarse *vr.; vi.* to make a mistake; to be in error; to miscalculate.

erección *f.* erection, state of rigidity or hardening of erectile tissue when it is filled with blood, such as the penis.

eréctil *a.* erectile, capable of erection or dilation.

ERGE *abr.* (*enfermedad del reflujo gastroesofágico*) GERD, gastroesophageal reflux disease.

ergonomía *f.* ergonomics, branch of ecology that studies design and operations of machines and the physical environment as related to humans.

ergotamina *f.* ergotamine, alkaloid used chiefly in the treatment of migraine headaches.

ergotismo *m.* ergotism, chronic poisoning due to excessive intake of ergot.

erisipela *f.* erysipelas, cutaneous infection of skin and subcutaneous tissue by the streptococcus B-hemolytic characterized by a reddish or brown eruption, defined in size; ___ **ambulante** / ambulant ___; ___ **interna** / internum ___; ___ **migrante** / migrant ___; ___ **pustulosa** / ___ pustulosum; ___ **quirúrgica** / surgical ___.

eritema *f.* erythema, redness of the skin due to congestion of the capillaries; ___ **de los pañales** / diaper rash; ___ **solar** / sunburn.

eritematoso-a *a.* erythematic, erythematous, rel. to erythema.

eritremia *f.* erythremia, increase of red blood cells due to an excessive production of erythroblasts by the bone marrow.

eritroblasto *m.* erythroblast, nucleated cell occurring in red bone marrow as a stage in the development of the red blood cell.

eritroblastosis *f.* erythroblastosis, excessive number of erythroblasts in the blood.

eritrocito *m.* erythrocyte, red blood cell made in the bone marrow that serves to transport oxygen to tissues; **índice de sedimentación de ___-s** / ___ sedimentation rate.

eritrocitopenia *f.* erythrocytopenia, deficiency in the number of erythrocytes present in the blood.

eritrocitosis *f.* erythrocytosis, increase in the number of erythrocytes in the blood.

eritroide *a.* erythroid, reddish.

eritroleucemia *f.* erythroleukemia, malignant blood disease caused by abnormal growth of both red and white blood cells.

eritromelalgia *f.* erythromelalgia, disorder involving the extremities, characterized by paroxysmal attacks of severe burning pains, reddening, sweating, most common in middle age.

eritromelia *f.* erythromelia, cutaneous disorder of the lower extremities with erythema of unknown origin and atrophy of the skin.

eritromicina *f.* erythromycin, antibiotic used chiefly in infections caused by gram-positive bacteria.

eritrón *m.* erythron, system formed by erythrocytes circulating in the blood and the organ from which they arise.

eritropoyesis *f.* erythropoiesis, red blood cell production.

eritropoyetina *f.* erythropoietin, a non-dialyzable protein that stimulates red blood cell production.

erliquiosis *f.* ehrlichiosis, a disease caused by a bacteria that is transmitted chiefly by tick bites and marked by fever, headache, and body ache.

erógeno-a *a.* erogenous, that which produces erotic sensations; **zona** ___ / ___ zone.

erosión *f.* erosion, the act of wearing out or away.

erosivo-a *a.* erosive, that causes erosion.

erótico-a *a.* erotic, rel. to eroticism or having the power to arouse sexual impulses.

erotismo *m.* eroticism, erotism, lustful sexual impulses.

erradicar *vt.* to eradicate, to remove, to extirpate.

errante, errático-a *a.* wandering, deviating from the normal course; **exantema** ___ / ___ rash; **neumonía** ___ / ___ pneumonia.

error *m.* error, mistake.

error innato en el metabolismo *m.* innate error in metabolism, an anomaly in the metabolism that results from an inherited defect, such as it occurs in galactosemia and in Tay-Sachs disease, among others.

eructación *f.* eructation, belching.

eructar, erutar *v.* to eructate, to belch.

eructo, eruto *m.* eructation, belch.

erupción *f.* eruption, rash, skin outbreak; ___ **escamosa** / squamous ___; ___ **maculopapular** / maculopapular ___.

escafoide *a.* scaphoid, shaped like a boat, esp. in reference to the bone of the carpus or the tarsus.

escala *f.* scale; ___ **de diferenciación** / range.

escaldadura *f.* scald, skin burn caused by boiling liquid or vapor.

escalera *f.* staircase; ladder; ___ **de escape** / fire escape.

escalofrío *m.* chill, a cold, shivering sensation.

escalpelo *m.* scalpel, surgical blade, dissecting knife.

escán *m.* scan, an image of a bodily part produced (as by computer) by combining ultrasonic or radiographic data obtained from several angles or sections; ___ **cardíaco** / heart ___; ___ **de la tiroides** / thyroid ___; ___ **de los huesos** / bone ___; ___ **del cerebro** / brain ___; ___ **pulmonar** / lung ___.

escáner *m.* scanner, exploratory device.

escán por radioisótopo *m.* radioisotope scanning, scan that makes use of radioisotopes for theurapeutic of diagnostic purposes.

escápula *f.* scapula, shoulder blade.

escara *f.* eschar, dark-colored scab or crust that forms in the skin after a burn.

escarificación *f.* scarification, the act of producing a number of small superficial scratches or punctures on the skin.

escarlatina *f.* scarlatina, scarlet fever, an acute contagious disease characterized by fever and a bright red rash on the skin and tongue.

escatología *f.* scatology. 1. the study of feces; 2. a morbid preoccupation with feces and filth.

escintigrafía *f.* scintigraphy, diagnostic test that uses radioisotopes to obtain a bidimensional image of the distribution of a radiopharmaceutical in a designed area of the body.

escintilación *f.* scintillating scotoma, blind spot in the visual field bordered by shimmering or flashing light that is often a warning sign of a migraine attack.

escintilador *m.* scintillator.

escirro *m.* scirrhus, hard cancerous tumor.

escirroso-a *a.* scirrhous, hard, rel. to a scirrhus.

escleritis *f.* scleritis, infl. of the sclera.

esclerodermia *m.* scleroderma, a chronic illness that can cause atrophy of the skin, more common in middle aged women than in men.

escleroma *m.* scleroma, a hardened, circumscribed area of granulation tissue in the skin or in the mucous membrane.

esclerosis *f.* sclerosis, progressive hardening of organs or tissues; ___ **arterial** / arterial ___; ___ **de Alzheimer** / Alzheimer's ___; ___ **lateral amiotrófica** / amyotrophic lateral ___.

esclerosis múltiple *f.* multiple sclerosis, slow, progressive disease of the central nervous system caused by a loss of the protective myelin covering the nerve fibers of the brain and spinal cord.

esclerosis tuberosa *f.* tuberous sclerosis, familial disease manifested by convulsive seizures, progressive mental deficiency, and multiple tumor formations in the skin and the brain.

escleroterapia *f.* sclerotherapy, the process of injecting chemical solutions to treat varices in order to produce sclerosis.

esclerótica *f.* sclera, sclerotica, the hard, white exterior part of the eye made of fibrous tissue.

esclerótico-a *a.* sclerotic, rel. to or afflicted by sclerosis.

escoliosis *f.* scoliosis, pronounced lateral curvature of the spine.

escorbuto *m.* scurvy, disease caused by lack of vitamin C and manifested by anemia, bleeding gums, and a general state of inanition.

escotoma *m.* scotoma, area of lost or diminished vision within the visual field.

escotopía *f.* scotopia, adjustment to nocturnal vision.

escotópico-a *a.* scotopic, rel. to scotopia; **visión ___ / ___** vision.

escrito-a *a., pp.* of escribir, written.

escrófula *f.* scrofula, tuberculosis of the lymphatic glands.

escrofuloderma *m.* scrofuloderma, a type of scrofula with skin lesions.

escrotal *a.* scrotal, rel. to the scrotum.

escroto *m.* scrotum, the sac surrounding and enclosing the testes.

escrutinio *m.* scrutiny; screening.

escudo *m.* shield, a protective covering.

escupir *v.* to spit.

esencia *f.* essence; indispensable quality.

esencial *a.* essential, indispensable.

esfenoidal *a.* sphenoidal, rel. to the sphenoid bone.

esfenoides *m.* sphenoid bone, large bone at the base of the skull.

esfera *f.* sphere. 1. a structure shaped like a globe or ball; 2. sociological environment.

esferocito *m.* spherocyte, sphere-shaped erythrocyte.

esferocitosis *f.* spherocytosis, presence of spherocytes in the blood.

esférula *f.* spherule, minute sphere.

esfigmomanómetro *m.* sphygmomanometer, instrument for determining blood pressure.

esfínter *m.* sphincter, circular muscle that opens and closes an orifice.

esfinteroplastia *f.* sphincteroplasty, plastic surgery of a sphincter muscle.

esfinterotomía *f.* sphincterotomy, cutting of a sphincter muscle.

esfuerzo *m.* effort; **___ coordinado** / teamwork; **___ excesivo** / overexertion, strain; **prueba de ___** / stress test.

esguince *m.* sprain. *See* torcedura.

eslabón *m.* link.

esmalte *m.* enamel, hard substance that covers and protects the dentin of a tooth.

esmegma *m.* smegma, thick cheesy substance secreted by sebaceous glands, esp. seen in the external genitalia.

esofagectomía *f.* esophagectomy, excision of a portion of the esophagus.

esofágico-a *a.* esophageal, rel. to the esophagus; **cintigrafía ___-a / ___** scintigraphy; **dilatación ___-a / ___** dilatation; **disfagia ___-a / ___** dysphagia; **espasmo ___-o / ___** spasm; **obstrucción ___-a / ___** obstruction.

esofagitis *f.* esophagitis, infl. of the esophagus.

esófago *m.* esophagus, portion of the alimentary tract between the pharynx and the stomach.

esofagodinia *f.* esophagodynia, pain in the esophagus.

esofagogastritis *f.* esophagogastritis, infl. of the stomach and the esophagus.

esofagogastroduodenoscopía *f.* esophagogastroduodenoscopy, examination of the esophagus, the stomach, and the duodenum by means of an endoscope.

esofagogastroscopía *f.* esophagogastroscopy, endoscopic examination of the esophagus and the stomach.

esofagoscopía *f.* esophagoscopy, interior inspection of the esophagus by using an endoscope.

esoforia *f.* esophoria, crossed eyes, inward deviation of the eyes.

esotropía *f.* esotropia.

espacio *m.* space, area.

espalda *f.* back; **dolor de ___** / backache.

español *m.* [*idioma*] Spanish; [*nativo-a*] Spanish; **___-a** *a.* Spanish.

esparadrapo *m.* adhesive tape.

esparcido-a *a.* spread out; scattered.

espárrago *m.* asparagus.

espasmo *m.* spasm, twitch, involuntary muscular contraction.

espasmódico-a *a.* spasmodic, rel. to spasms; **crup** ___ / ___ croup.

espasticidad *f.* spasticity, increase in the normal tension of a muscle resulting in stiffness and difficult movement.

espástico-a *a.* spastic. 1. resembling or of the nature of spasms; 2. afflicted with spasms.

especia *f.* spice.

especial *a.* special, especial, unique; ___-mente *adv.* / specially.

especialidad *f.* specialty. *See* table on next page.

especialista *m.*, *f.* specialist.

especialización *f.* specialization.

especie *f.* species, a category of biological classification ranking immediately below the genus or subgenus.

específico-a *a.* specific; determined; precise; **no** ___ / nonspecific.

espécimen *m.* specimen, sample.

espectro *m.* spectrum. 1. range of activity of an antibiotic against a variety of microorganisms; 2. series of images resulting from the refraction of electromagnetic radiation; 3. series of colors of refracted sunlight that can be seen with the naked eye or with the help of a sensitive instrument; ___ **electromagnético** / electromagnetic ___; ___ **visible** / visible ___, the part of the electromagnetic spectrum to which the human eye is sensitive.

espectrometría de masas *f.* mass spectrometry, a method for identifying the chemical constitution of a substance.

espéculo *m.* speculum, instrument used for dilating a conduit or cavity; ___ **rectal** / proctoscope.

espejo *m.* mirror.

espejuelos *m. pl.* eyeglasses, spectacles; ___ **bifocales** / bifocal ___; ___ **para leer** / reading ___; ___ **trifocales** / trifocal ___.

espera *f.* wait; **salón de** ___ / waiting room.

esperma *f.* sperm, semen; **conteo disminuído de** ___ / reduced ___ count; **donante de** ___ / ___ donor.

esperma de ballena *m.* whale sperm, called also espermaceti in Spanish, a lipid substance extracted from the head of a whale.

espermaticida, espermicida *m.* spermatocide, spermicidal, agent that destroys spermatozoa; *a.* spermatocidal, that kills spermatozoa.

espermático-a *a.* spermatic; rel. to sperm or semen.

espermatocele *m.* spermatocele, a cystic tumor of the epididymis containing spermatozoa.

espermatogénesis *f.* spermatogenesis, the process of formation and development of spermatozoa.

espermatozoide *m.* sperm cell; the male sperm, which is capable of fertilizing the female egg.

espermaturia *f.* spermaturia, semen discharged into the urine.

espermicida *m.* spermicide, a preparation or substance used to kill sperm.

espermiograma *m.* spermiogram, evaluation of spermatozoa as an aid to determine sterility.

espesar *vt.* to thicken; to condense; **espesarse** *vr.* to become thicker; to become condensed.

espeso-a *a.* thick, condensed.

espesor *m.* thickness, consistency.

espica *f.* spica, a type of bandage.

espícula *f.* spicule, a body shaped like a small needle.

espicular *a.* spicular, needle-shaped.

espiga *f.* spike, sharp rise in a curve, such as in the tracing of brain waves.

espín *m.* spin, auricular rotation; *v.* to gyrate, to extend, to prolong.

espina *f.* spina; thorn; fishbone.

espina bífida *f.* spina bifida, congenital anomaly of the spine with a gap; ___ **oculta** / ___ occulta, without protrusion, gen. at the lumbar level.

espina dorsal *f.* columna. *See* **columna, espina vertebral.**

espinal *a.* spinal, of, relating to, or situated near te spinal column.

espinal *a.* spinal, rel. to the spine or the spinal cord; **atrofia muscular** ___ / ___ muscular atrophy; **canal** ___ / ___ canal; **choque** ___ / ___ shock; **fusión** ___ / ___ fusion; **médula** ___ / ___ cord; **nervio accesorio** ___ / ___ accessory nerve; **nervios** ___-**es** / ___ nerves; **punción** ___ / ___ puncture.

espinazo *m.* spine, *pop.* backbone.

espinilla *f.* 1. blackhead; 2. shinbone, anterior edge of the tibia.

espirar *v.* to exhale.

espíritu *m.* spirit. 1. alcoholic solution of a volatile substance; 2. soul; **tranquilidad de** ___ / peace of mind.

espiritual *a.* spiritual, rel. to the soul; **cura** ___ / ___ healing.

espirometría *f.* spirometry, the act of measuring the breathing capacity through the use of a spirometer.

espirómetro *m.* spirometer, device used to measure the amount of inhaled and exhaled air.

espiroqueta *f.* spirochete, spinal microorganism that belongs to the order Spirochaetales, including the syphilis-causing agent.

espiroquetósico-a *a.* spirochetal, rel. to spirochetes.

esplácnico-a *a.* splanchnic, rel. to or that reaches the viscera; **nervios** ___-os / ___ nerves.

esplenectomía *f.* splenectomy, excision of the spleen.

esplénico-a *a.* splenic, rel. to the spleen; **infarto** ___ / ___ infarction.

esplenitis *f.* splenitis, infl. of the speen.

esplenoportografía *f.* splenoportography, x-ray of the splenic and portal veins following injection of a radiopaque dye into the spleen.

esplenorrenal *a.* splenorenal, rel. to the spleen and the kidneys; **derivación** ___ / ___ shunt, anastomosis of the splenic veins or artery to the renal vein, esp. used in the treatment of portal hypertension.

espolón *m.* spur, pointed projection, as of a bone; ___ **calcáneo** / calcaneal ___.

espondilitis *f.* spondylitis, infl. of one or more vertebrae.

espondilitis anquilosante *f.* ankylosing spondylitis, arthritis of the spine, resembling rheumatoid arthritis.

espondilólisis *f.* spondylolysis, dissolution or destruction of a vertebra.

espondilolistesis *f.* spondylolisthesis, forward displacement of one vertebra over another, usu. the fourth lumber over the fifth or the fifth over the sacrum.

espondilopatía *f.* spondylopathy, any disease or disorder of a vertebra.

espondilosis *f.* spondylosis. 1. vertebral ankylosis; 2. any degenerative condition affecting the vertebrae.

esponja *f.* sponge.

esponjar *v.* to sponge, to soak with a sponge.

espontáneo-a *a.* spontaneous.

espora *f.* spore, unicellular reproductive cell.

esporádico-a *a.* sporadic, occurring irregularly.

esporicida *m.* sporicide, agent that destroys spores.

esposo-a *m.*, *f.* husband; wife.

esprue *m.* sprue, chronic disease that affects the ability to absorb dietary gluten.

espulgar *vt.* to cleanse of lice or fleas.

esputo *m.* sputum, spittle; ___ **sanguíneo** / bloody ___.

esqueleto *m.* skeleton, the bony structure of the body.

esquina *f.* corner.

esquirla *f.* bone splinter.

esquistosoma *m.* Schistosoma, blood fluke, a trematode larva that enters the blood through the digestive tract or through the skin by contact with contaminated water.

esquistosomiasis *f.* schistosomiasis, infestation with blood flukes.

Especialidades	Specialties
anestesiología	anesthesiology
cirugía cardiotorácica	cardiothoracic surgery
cirugía general	general surgery
cirugía plástica	plastic surgery
dermatología	dermatology
gastroenterología	gastroenterology
medicina de emergencia o de urgencia	emergency medicine
medicina general	family practice
medicina interna	internal medicine
medicina nuclear	nuclear medicine
nefrología	nephrology
neurología	neurology
neurocirugía	neurosurgery
obstetricia y ginecología	obstetrics and gynecology
oftalmología	ophthalmology
oncología	oncology
ortopedia	orthopedics
otolaringología	otolaryngology
patología	pathology
pediatría	pediatrics
perinatología	perinatology
psiquiatría	psychiatry
radiología	radiology
urología	urology

esquizofrenia f. schizophrenia, a breaking down of the mental functions with different psychotic manifestations such as delusion, withdrawal, and distorted perception of reality.

esquizofrénico-a a. schizophrenic, rel. to or suffering from schizophrenia.

esquizoide a. schizoid, resembling schizophrenia.

estabilidad f. stability, permanence.

estabilizar vt. to stabilize, to eliminate fluctuations.

estable a. stable, nonfluctuating.

establecer vt. to establish.

estación f. station. 1. status of condition; 2. stopping place such as a nurse's station; 3. season of the year.

estacionario-a a. stationary, in a fixed position.

estadificación f. staging, classification in the process of the degree of an illness; ___ clínica / clinical ___.

estadio m. stage or transition period during the evolution of an illness.

estado m. state, condition; ___ alterado de conciencia / altered ___ of consciousness, any state of awareness that deviates from ordinary waking consciousness; ___ asmaticus / status asthmaticus; ___ crepuscular / twilight ___; ___ de gestación / pregnancy; ___ epiléctico / status epilepticus, repeated epileptic episodes without regaining consciousness between attacks; ___ nutricional / nutritional ___.

estafilococemia f. staphylococcemia, presence of staphylococci in the blood.

estafilocócico-a a. staphylococcal, staphylococcic, rel. to or caused by staphylococci; **infecciones ___-as** / ___ infections.

estafilococo m. staphylococcus, any pathological micrococci; **intoxicación alimentaria por ___-s** / staphylococcal food poisoning.

estafilotoxina f. staphylotoxin, toxin produced by staphylococci.

estancación, estancamiento m., f. stagnation, lack of movement or circulation in fluids.

estancia f. stay; ___ breve en el hospital / short ___ in the hospital.

estándar a. standard, normal established way; **atención o cuidado ___ / ___** of care; **desviación ___ / ___** deviation; **error ___ / ___** error; **procedimiento ___ / ___** procedure.

estandarización f. standardization, uniformity.

estapedectomía f. stapedectomy, excision of the stapes of the ear to improve hearing.

estar vi. to be; ___ de guardia / ___ on duty.

estasis f. stasis, stagnation of a body fluid such as blood or urine.

estático-a a. static, without movement.

estatina f. statin, any of a group of lipid-lowering drugs that control the synthesis of cholesterol.

estatura f. stature, height.

estatutorio-a a. statutory.

este m. [punto cardinal] east; **al ___ de** / to the ___ of; **esta** a. this; **estos-as** pl. these; **éste-a** dem. pron. this, this one; **éstos-as** pl. these; **esto** neut. this, this one.

esteatorrea f. steatorrhea, excess fat in the stool.

estenosado-a a. stenosed, rel. to stenosis.

estenosis f. stenosis, constriction or abnormal narrowing of a passageway; ___ **aórtica** / aortic ___; ___ **espinal** / spinal ___; ___ **pilórica** / pyloric ___; ___ **traqueal** / tracheal ___.

estepaje m. steppage, alteration in the gait as a result of the pendular fall of the foot forcing the lifting of the knee and flexing the muscle over the pelvis.

éster m. ester, compound formed by the combination of an organic acid and alcohol.

estereotaxia f. stereotaxis, technique used in neurological procedures to locate with precision an area in the brain.

estereotipo m. stereotype, an often unfair and untrue belief that many people have about all people or things with a particular characteristic.

estereotípico-a a. stereotypic, rel. to a stereotype.

esterificación f. esterification, transformation of an acid into ester.

estéril a. sterile. 1. aseptic, free of germs; 2. incapable of producing offspring.

esterilidad *f.* sterility. 1. the condition of being aseptic; 2. inability to reproduce.

esterilización *f.* sterilization. 1. procedure to deprive of the power of reproducing; 2. total destruction of microorganisms; ___ **por calor** / thermosterilization; ___ **por gas** gas ___; ___ **por vapor** / steam ___.

esterilizador *m.* sterilizer.

esterilizar *vt.* to sterilize.

esternal *a.* sternal, rel. to the sternum; **punción** ___ / ___ puncture.

esternalgia *f.* sternalgia, pain in the sternum.

esternón *m.* sternum, breastbone, the frontal bone in the middle of the thorax.

esternotomía *f.* sternotomy, cutting through the sternum.

esteroide *a.* steroid, rel. to steroids.

esteroides *m.* steroids, complex organic compounds that resemble cholesterol and of which many hormones such as estrogen, testosterone, and cortisone are made.

estertor *m.* rale, stertor, an abnormal rattle-like sound heard on ausculation; ___ **agónico** / death rattle; ___ **áspero** / coarse ___; ___ **crepitante** / crepitant ___; ___ **crujiente** / crackling ___; ___ **húmedo** / moist ___; ___ **roncus** / rhonchus ___, rattling in the throat; ___ **seco** / dry ___.

estetoscopio *m.* stethoscope, instrument used for auscultation.

estigma *m.* stigma. 1. a specific sign of a disease; 2. a mark or sign on the body.

estilete *m.* style, stylet, stylus; [*cirugía*] flexible probe.

estimación *f.* estimate, evaluation.

estimulación *f.* stimulation; motivation.

estimulador cardíaco *m.* pacemaker.

estimulante *m.* stimulant, agent that incites a reaction; *pop.* upper.

estimular *vt.* to stimulate; to motivate, to animate to action, to boost, to prompt.

estímulo *m.* stimulus, agent or factor that produces a reaction; ___ **condicionado** / conditioned ___; ___ **subliminal** / subliminal ___.

estíptico *m.* styptic, agent with astringent power.

estirado-a *a.* extended, elongated.

estirar *vt.* to stretch, to extend.

estirón *m.* stretch, forceful pull.

estoma *m.* stoma, artificial permanent opening, esp. in the abdominal wall.

estómago *m.* stomach, sac-like organ of the alimentary canal; ___ **en cascada** / cascade ___; ___ **en bota de vino** / leather bottle ___; **lavado de** ___ / ___ pumping.

estomatitis *f.* stomatitis, infl. of the mucosa of the mouth; ___ **aftosa** / aphthous ___.

estornudar *vi.* to sneeze.

estornudo *m.* sneeze.

estrabismo *m.* strabismus, squint, abnormal alignment of the eyes due to muscular deficiency.

estradiol *m.* estradiol, a natural hormone secreted chiefly by the ovaries that is the most potent of the naturally occurring estrogens.

estrangulación *f.* strangulation. 1. asphyxia or suffocation gen. caused by obstruction of the air passages; 2. constriction of an organ or structure due to compression.

estrangulado-a *a.* strangulated; constricted.

estratificación *f.* stratification; arrangement in layers.

estratificado-a *a.* stratified, arranged in layers; **epitelio** ___-o / ___ epithelium.

estrato *m.* stratum, layer.

estrechamiento *m.* narrowing; tightness.

estrechar *vt.* to make narrower.

estrechez, estrechura *f.* stricture, narrowness, closeness.

estrecho-a *a.* narrow.

estreñido-a *a.* constipated.

estreñimiento *m.* constipation; infrequent or incomplete bowel movements.

estreptococcemia *f.* streptococcemia, blood infection caused by the presence of streptococci.

estreptocócico-a *a.* streptococcal, rel. to or caused by streptococci; **infecciones** ___-**as** / ___ infections.

estreptococo *m.* streptococcus, organism of the genus *Streptococcus*.

estreptomicina *f.* streptomycin, antibiotic drug used against bacterial infections.

estrés *m.* stress, a force exerted when one body or body part presses on, pulls on, pushes against, or tends to compress or twist another body or body part.

estría *f.* stria, streak.

estriado-a *a.* striated, striate, marked by streaks; **músculo** ___-o / ___ muscle.

estribo *m.* stapes, the innermost of the auditory ossicles shaped like a stirrup.

estricnina *f.* strychnine, highly poisonous alkaloid.

estricturotomía *f.* stricturotomy, the cutting of strictures.

estridor *m.* stridor, whoop, harsh sound during respiration such as following an attack of whooping cough.

estrinización *m.* estrinization, epithelial changes of the vagina due to stimulation by estrogen.

estrógeno *m.* estrogen, female sex hormone produced by the ovaries; **receptor de ___ / ___ receptor.**

estroma *m.* stroma, the supporting tissue of an organ.

estrona *f.* estrone, oestrone, estrogenic hormone.

estropear *v.* to spoil; to damage; to cripple.

estructura *f.* structure; order.

estudiante *m., f.* student.

estudiar *v.* to study.

estudio *m.* study.

estupefaciente *m.* stupefacient. 1. agent causing stupor; 2. narcotic analgesic that alters the physiological conditions and produces euphoria.

estupidez *f.* stupidity, foolishness.

estúpido-a *a.* stupid, foolish.

estupor *m.* stupor, daze, state of lethargy.

etanol *m.* ethanol, a colorless volatile flammable liquid that is the intoxicating agent in alcoholic beverages.

etapa *n.* stage; **___-s de la enfermedad / ___-s of the illness.**

etapas del parto *f., pl.* stages of labor. First, uterine contractions; second, dilation of the cervix; third, expulsion of the infant and expulsion of the placenta and membranes.

éter *m.* ether, chemical liquid used as a general anesthetic through inhalation of its vapor.

eternal, **eterno-a** *a.* eternal.

ética *f.* ethics, the principles of conduct governing an individual or a group.

etileno *m.* ethylene, anesthetic.

etiología *f.* etiology, branch of medicine that studies the cause of diseases.

etiológico-a *a.* etiologic, rel. to etiology.

etiqueta *f.* label, written or printed matter accompanying a medication to furnish identification and other information; **fuera de la ___ / being an approved drug legally prescribed by a physician for a purpose for which it has not been specifically approved.**

etmoidectomía *f.* ethmoidectomy, removal of ethmoid cells or part of the ethmoid bone.

etmoideo-a *a.* ethmoid, sievelike; **seno ___ / ___ sinus,** air cavity within the ethmoid bone.

etmoides *m.* ethmoid bone, spongy bone located at the base of the cranium.

ETS *abr.* (*enfermedades de transmisión sexual*) STD, sexually transmitted disease.

eubolismo *m.* eubolism, normal metabolism.

eucalipto *m.* eucalyptus tree.

eucariota, **eucarionte** *m.* eukaryote, organism composed of cells containing visibly evident nuclei and organelles.

euforia *f.* euphoria, an abnormal or exaggerated state of well-being.

eugenesia *f.* eugenics, the science that deals with improving and controling procreation to achieve more desirable hereditary characteristics.

eunuco *m.* eunuch, castrated male.

euploidia *f.* euploidy, complete set of chromosomes.

Eustaquio, **trompa de** *m.* Eustachian tube, part of the auditory conduit.

eutanasia *f.* euthanasia, mercy killing.

eutiroideo-a *a.* euthyroid, rel. to the normal function of the thyroid gland.

EV *abr.* (*enfermedad venérea*) VD, venereal disease. *See* **ETS.**

evacuación *f.* evacuation. 1. act of emptying or evacuating esp. the bowels; 2. the act of making a vacuum.

evacuante *m.* evacuant, an agent that stimulates bowel movement.

evacuar *vt.* to evacuate, to empty; to void.

evaginación *f.* evagination, protrusion of some part or organ from its normal position.

evaluación *f.* evaluation, assessment, rating, score; weighing the physical and mental state and capabilities of an individual; **___ clínica** / clinical assessment; **___ del estado de salud** / health assessment; **___ de seguimiento** / follow-up assessment.

evaluar *vt.* to evaluate.

evanescente *a.* evanescent, of brief duration.

evaporación *f.* evaporation, conversion of a liquid into vapor.

eventración *f.* eventration, partial protrusion of the intestine through an opening in the abdominal wall.

eversión *f.* eversion, outward turning, esp. of the mucosa surrounding a natural orifice.

evidencia *f.* evidence, manifestation; [*legal*] evidence; testimony.

evisceración *f.* evisceration, removal of the viscera or contents of a cavity; disembowelment.

evitar *vt.* to avoid.

evolución *f.* evolution, a process of constant change from a lower or simple state to a higher or complex state.

evulsión *f.* evulsion, tearing away, pulling out.

exacerbación *f.* exacerbation, increase in the severity of a symptom or disease.

exacto-a *a.* exact; ___-amente *adv.* / exactly.

exageración *f.* exaggeration.

exaltación *f.* exaltation, state of jubilation.

examen *m.* exam, examination; evaluation; investigation; ___ **físico completo** / complete physical checkup.

examinar *vt.* to examine, to view and study the human body to determine a person's state of health; to look into, to investigate.

exantema *f.* exanthema. 1. cutaneous rash, sign of an acute viral or coccal disease as in scarlet fever or measles; 2. cutaneous eruption; ___ **epidémico** / epidemic ___; ___ **keratoideo** / keratoid ___; ___ **súbito** / ___ subitum.

exasperado-a *a.* exasperated.

excavación *f.* excavation, a cavity formed by or as if by cutting, digging, or scooping.

exceder *vt.* to exceed; to outweigh; to surpass; ___-**se** *vr.* to go too far, *pop.* to go overboard.

excéntrico-a *a.* eccentric, odd, different from the norm.

excepción *f.* exception, outside of the rule; **a** ___ **de** / with the ___ of.

excepto *prep.* except.

excesivo-a *a.* excessive, too much.

exceso *m.* excess; **en** ___ / excessively.

excisión *f.* excision, removal, ablation.

excitación *f.* excitation, reaction to a stimulus.

excitado-a *a.* excited, worked up.

excitante *m.* stimulant, *pop.* upper; *a.* stimulating, exciting.

excitar *vt.* to stimulate; to provoke.

excoriación *f.* excoriation, abrasion of the skin.

excrecencia *f.* excrescence, tumor protruding from the surface of a part or organ.

excreción *f.* excretion, elimination of waste matter.

excremento *m.* excrement, feces.

excreta *f.* excreta, all waste matter of the body.

excretar *vt.* to excrete, to eliminate waste from the body.

excusa *f.* excuse.

excusado *m.* outside toilet; privy.

exfoliación *f.* exfoliation, shedding or peeling of tissue.

exhalación *f.* exhalation, the act of breathing out.

exhalar *vt.* to exhale.

exhausto-a *a.* exhausted, fatigued.

exhibición *f.* exhibition.

exhibicionismo *m.* exhibitionism, obsessive drive to expose one's body, esp. the genitals.

exhibicionista *m.*, *f.* exhibitionist, one who practices exhibitionism.

exhumación *f.* exhumation, disinterment.

exigir *vi.* to demand; to require.

existente *a.* existent, on hand.

existir *vi.* to exist, to be.

éxito *m.* success; good result.

exocrino-a *a.* exocrine, rel. to the external secretion of a gland.

exoftalmia *f.* exophthalmia, exophthalmos, exophthalmus, abnormal protrusion of the eyeball.

exoftálmico-a *a.* exophthalmic, rel. to or suffering from exophthalmia.

exógeno-a *a.* exogenous, originating outside the organism.

exostosis *f.* exostosis, cartilaginous osseus hypertrophy that projects outward from a bone, or the root of a tooth.

exotoxina *f.* exotoxin, toxic substance secreted by bacteria.

exotropía *f.* exotropia, a type of strabismus, outward turning of the eyes due to muscular imbalance.

expandir *vt.* to expand, to dilate; ___-**se** *vr.* / to become expanded.

expansión *f.* expansion, extension.

expectoración *f.* expectoration, the expulsion of mucus or phlegm from the lungs, trachea, or bronchi.

expectorante *m.* expectorant, an agent that stimulates expectoration.

expediente *m.* medical record; file; **sumario del** ___ / summary of hospital records.

experiencia *f.* experience, knowledge gained by practice.

experimental *a.* experimental, rel. to or known by experiment.

experimentar *v.* to experiment.

experimento *m.* experiment.

experto-a *m.*, *f.* expert.

expiración *f.* expiration, termination; death.

expirar *vt.* 1. to expel breathing air; 2. to expire, to die.

explicación *f.* explanation; interpretation.

explicativo-a *a.* explanatory.

exploración *f.* exploration, search, investigation, scanning.

exploratorio-a *a.* exploratory, rel. to exploration.

exposición *f.* exposure, the condition of being subject to some detrimental effect.

expresión *f.* expression, facial appearance.

expresividad *f.* expressivity, degree of manifestation of a given hereditary trait in the individual that carries the conditioning gene.

exprimir *vt.* to squeeze; to extrude.

expuesto-a *a.*, *pp.* of exponer, exposed.

expulsión *f.* expulsion; ___ **de la placenta** / ___ of the placenta; ___ **del recién nacido** / ___ of the infant.

exsanguinación *f.* exsanguination, severe blood loss.

exsanguinotransfusión *f.* exsanguino-transfusion, exchange transfusion, gradual and simultaneous withdrawal of a recipient's blood with transfusion of a donor's blood.

éxtasis *m.* ecstasy, trance accompanied by a pleasurable feeling.

extendedor *m.* stretcher.

extender *vt.* to extend, to stretch out; ___**-se** *vr.* / to spread out.

extendido-a *a.* extended; widespread.

extensión *f.* extension, prolongation, straightening of a contracted finger or limb or aligning a dislocated or fractured bone.

extensor-a *a.* extensor, having the property of extending.

extenuado-a *a.* extenuated, exhausted.

exterior *a.* exterior.

exteriorizar *v.* to exteriorize, to temporarily expose a part or organ.

externo-a *a.* external, outer.

extinción *f.* extinction, cessation.

extinguir *vt.* to extinguish, to put out.

extirpación *f.* extirpation, removal of a part or organ.

extirpar *vt.* to eradicate, to remove, to excise, to enervate.

extra *a.* extra, extraordinary, additional.

extracción *f.* extraction, the process of removing, pulling, or drawing out.

extracelular *a.* extracellular, occurring outside a cell.

extracorporal *a.* extracorporeal, occurring outside the body.

extracto *m.* extract, a concentrated product; ___ **alcohólico** / alcoholic ___; ___ **alérgico** / allergic ___; ___ **de belladona** / belladonna ___; ___ **equivalente** / equivalent ___; ___ **líquido** / fluid ___; ___ **hidroalcohólico** / hydroalcoholic ___.

extradural *a.* extradural. *See* epidural.

extraer *vt.* to extract, to remove.

extramacular *a.* extramacular, relative to the part of the retina other than the macula lutea.

extrañarse *vr.* to wonder, to question.

extraño-a *a.* extraneous. 1. unrelated to or outside an organism; 2. strange, rare; 3. foreign.

extraocular *a.* extraocular, outside the eye.

extrapancreático *a.* extrapancreatic, not connected with the pancreas.

extrasístole *f.* extrasystole, arrhythmic beat of the heart; *pop.* skipped beat.

extrauterino *a.* extrauterine, that occurs or is found outside the uterus.

extravasado-a *a.* extravasated, rel. to the escape of fluid from a vessel or organ into the surrounding tissue.

extravascular *a.* extravascular, outside a vessel.

extremidad *f.* extremity. 1. the end portion; 2. a limb of the body; **amputación de una** ___ / limb amputation; **rigidez de una** ___ / limb rigidity.

extremo-a *a.* extreme, excessive.

extrínseco-a *a.* extrinsic, that comes from without; **músculo** ___ / ___ muscle.

extrovertido-a *a.* extroverted, excessive manifestation and attention outside the self.

extrusion *f.* extrusion, expulsion.

extubación *f.* extubation, removal of a tube, as the laryngeal tube.

exuberante *a.* exuberant, excessive proliferation; overabundant.

exudación *f.* exudation. *See* **exudado**.

exudado *m.* exudate, inflammatory fluid such as pus or serum.

eyaculación *f.* ejaculation, sudden and rapid expulsion, such as the emission of semen.

eyacular *vt.* to ejaculate, to expel fluid secretions such as semen.

eyección *f.* ejection, throwing out with force.

F *abr.* **Fahrenheit** / Fahrenheit.
f *abr.* **fallo** failure; **femenino** / feminine; **fórmula** / formula; **función** / function.
faceta *f.* facet, small, smooth area on the surface of a hard structure such as a bone.
facial *a.* facial, rel. to the face; **arteria** ___ / ___ artery; **axis** ___ / ___ axis; **canal** ___ / ___ canal; **espasmo** ___ / ___ spasm; **hemiplejía** ___ / ___ hemiplegia; **huesos** ___ **-es** / ___ bones; **nervios** ___ **-es** / ___ nerves; **parálisis** ___ / ___ paralysis; **reflejo** ___ / ___ reflex; **tic** ___ / ___ tic; **vena** ___ / ___ vein.
fácil *a.* easy; ___ **-mente** *adv.* / easily.
facilitar *vt.* to facilitate, to make easier.
facioplastia *f.* facioplasty, plastic surgery of the face.
facioplejía *f.* facioplegia, facial paralysis.
factor *m.* factor, element that contributes to produce an action; ___ **angiogenético tumoral** / tumor angiogenetic ___; ___ **antihemofílico** / antihemophilic ___; ___ **de coagulación de la sangre** / clotting ___; ___ **de crecimiento epidérmico** / epidermic growth ___; ___ **de crecimiento fibroblástico** / fibroblast growth ___; ___ **dominante** / dominant ___; ___ **liberador** / releasing ___; ___ **Rh** [*ehrreh-ah-cheh*] / Rh ___; ___ **reumatoideo** / rheumatoid ___.
facultad *f.* faculty. 1. capability to perform a normal function; 2. professional staff.
facultativo-a *a.* facultative. 1. not obligatory, voluntary; 2. of a professional nature; **asistencia** ___ **médica** / professional medical help; **cuidado** ___ / professional care.
Faget, signo de *m.* Faget, sign of, low point in relation to the present high temperature.
fagocito *m.* phagocyte, cell that ingests and destroys microorganisms or other cells and foreign particles.
fagocitosis *f.* phagocytosis, the process of ingestion and digestion by phagocytes.

Fahrenheit, escala de *f.* Fahrenheit scale, a temperature scale with a freezing point of water at 32° and a normal boiling point at 212°.
faja *f.* girdle; band.
falange *f.* phalanx, any of the long bones of the fingers or toes.
fálico-a *a.* phallic, rel. to or resembling the penis.
fallecer *vi.* to die, to pass away.
fallecimiento *m.* death.
fallo *m.* failure; insufficiency; ___ **cardíaco** / heart ___; ___ **renal** / renal ___; ___ **respiratorio** / respiratory ___.
Fallot, tetralogía de *f.* tetralogy of Fallot, congenital deformity of the heart involving defects in the great blood vessels and the walls of the heart chambers.
falo *m.* phallus, the penis.
Falopio, trompas de *f.* Fallopian tubes, tubes leading from the uterus to the ovaries.
falso-a *a.* false, untrue; **anemia** ___ / ___ anemia; **aneurisma** ___ / ___ aneurysm; **anquilosis** ___ / ___ ankylosis; **articulación** ___ / ___ joint; **blefaroptosis** ___ / ___ blepharoptosis; **costillas falsas** ___ / ___ ribs; **cuerdas vocales** ___ / ___ vocal chords; **divertículo** ___ / ___ diverticulum; **embarazo** ___ / ___ pregnancy; ___ **negativo** / ___ negative; ___ **positivo** / ___ positive; **hematuria** ___ / ___ hematuria; **hermafroditismo** ___ / ___ hermaphroditism; **imagen** ___ / ___ image; **lumen** ___ / ___ lumen; **membrana** ___ / ___ membrane; **neuroma** ___ / ___ neuroma; **poliposis adenomatosa** ___ / ___ adenomatous polyposis; **sutura** ___ / ___ suture; **síndrome** ___ **de la memoria** / ___ memory syndrome.
falta *f.* lack, fault, error; ___ **de alimentos** / ___ of food; ___ **de orientación** / ___ of orientation; **sin** ___ / without fail; for sure.
faltar *vt.* to be lacking or wanting; to be absent.
famélico-a *a.* famished.
familia *f.* family; **práctica de** ___ / ___ practice; **terapia de** ___ / ___ therapy; ___ / ___.

familiar *m.* family member; *a.* familiar, familial; **bocio** ___ / ___ goiter; **degeneración macular pseudoinflamatoria** ___ / ___ pseudoinflammatory macular degeneration; **descendencia** ___ / kinship; **disautonomía** ___ / ___ dysautonomy; **escrutinio** ___ / ___ screening; **hipercolesteremia** ___ / ___ hypercholesteremia; **ictericia** ___ / ___ jaundice; **neuropatía amiloide** ___ / ___ amyloid neuropathy; **parálisis periódica** ___ / ___ periodic paralysis; **poliposis adenomatosa** ___ / ___ adenomatous polyposis; **tendencia** ___ / ___ tendency.

Fanconi, síndrome de *m.* Fanconi's syndrome, congenital hypoplastic anemia.

fantasía *f.* fantasy, the use of the imagination to transform an unpleasant reality into an imaginary, satisfying experience.

fantoma *m.* phantom. 1. mental image; 2. a transparent model of the human body or any of its parts.

faringe *f.* pharynx, part of the alimentary canal extending from the base of the skull to the esophagus.

faríngeo-a *a.* pharyngeal, rel. to the pharynx.

faringitis *f.* pharyngitis, infl. of the pharynx.

farmacéutico-a *m.*, *f.* pharmacist, specialist in pharmacy.

farmacia *f.* pharmacy, drugstore.

farmacocinética *f.* pharmacokinetics, the study *in vivo* of the metabolism and action of drugs.

farmacodependencia *f.* drug dependence.

farmacodinamia *f.* pharmacodynamics, the study of the effects of medication.

farmacología *f.* pharmacology, the study of drugs and their effect on living organisms.

farmacólogo-a *m.*, *f.* pharmacologist, pharmacist, specialist in pharmacology.

farmacopea *f.* pharmacopeia, a publication containing a listing of drugs and formulas as well as information providing standards for their preparation and dispensation.

fascia *L.* fascia, fibrous connective tissue that envelops the body beneath the skin and encloses muscles, nerves, and blood vessels; **aponeurótica** / aponeurotic ___, provides muscle protection; ___ **de Buck** / Buck's ___, fascia covering the penis; ___ **de Colles** / Colle's ___, inner layer of the perineal fascia; ___ **lata** / lata ___, protects the muscles of the thigh; ___ **transversalis** / transversalis ___, between the transversalis muscle of the abdomen and the peritoneum; **injerto de una** ___ / ___ graft.

fascial *a.* fascial, rel. to a fascia.

fasciectomía *f.* fasciectomy, partial or total removal of a fascia.

fasciodesis *f.* fasciodesis, procedure to adhere a tendon to a fascia.

fascioplastia *f.* fascioplasty, plastic surgery of a fascia.

fasciotomía *f.* fasciotomy, incision or partition of a fascia.

fascitis *f.* fascitis, infl. of a fascia.

fase *f.* phase, stage; ___ **terminal** / terminal ___.

fásico-a *a.* phasic, rel. to a phase.

fastidioso-a *a.* fastidious, in bacteriology, rel. to complex nutritional demands.

fatal *a.* fatal, deadly, mortal.

fatalidad *f.* fatality.

fatiga *f.* fatigue, extreme tiredness.

fatigarse *vr.*, *vi.* to become fatigued, to get tired.

favor *m.* favor, good deed.

faz *f.* face.

febril *a.* febrile, having a body temperature above normal; **convulsiones** ___**-es** / ___ convulsions.

fecal *a.* fecal, containing or rel. to feces; **absceso** ___ / ___ abscess; **examen** ___ / ___ examination; **fistula** ___ / ___ fistula.

fecalito *m.* fecalith, intestinal concretion of fecal material.

fecaloma *m.* fecaloma, tumor-like accumulation of feces in the colon or rectum.

fecaluria *f.* fecaluria, presence of fecal material in the urine.

fecha *f.* [*día, mes o año*] date; ___ **de defunción** / ___ of death; ___ **del espécimen** / specimen ___ or sample ___; ___ **de nacimiento** / birth ___; ___ **de vigencia** / effective ___.

fécula *f.* starch.

fecundación *f.* fecundation, the act of fertilizing.

fecundidad *f.* fecundity, fertility.

felino-a *a.* feline, rel. to or resembling a cat.

feliz *a.* happy; felicitous.

femenino-a *a.* feminine.

feminidad *f.* femininity; **complejo de** ___ / ___ complex.

feminismo *m.* feminism.

feminización *f.* feminization, development of feminine characteristics.

femoral *a.* femoral, rel. to the femur; **arco** ___ **profundo** / deep ___ arch; **arteria** ___ / ___ artery; **arteria nutricional** ___ / ___ nutrient artery; **canal** ___ / ___ canal; **capa** ___ / ___ sheath; **hernia** ___ / ___ hernia; **nervio** ___ / ___ nerve; **triángulo** ___ / ___ triangle; **vena** ___ / ___ vein.

femorotibial *a.* femorotibial, rel. to the femur and the tibia; **capilar** ___ / ___ capillary; **membrana** ___ / ___ membrane.

fémur *m.* femur, the thighbone.

fenestración *f.* fenestration. 1. creation of an opening in the inner ear to restore lost hearing; 2. the act of perforating.

fénico, fenol *a.* phenic, carbolic.

fenobarbital *m.* phenobarbital, barbiturate used as a hypnotic or sedative.

fenómeno *m.* phenomenon. 1. objective symptom of a disease; 2. event or manifestation; 3. *pop.* freak.

fenómeno del alba *m.* dawn phenomenon, increase of glucose in the plasma that occurs in early morning before breakfast.

fenotipo *m.* phenotype, characteristics of a species produced by the environment and heredity.

fermentación *f.* fermentation, splitting a complex compound into simpler ones by the action of enzymes or ferments.

fermento *m.* ferment, the product of fermentation.

ferroproteína *f.* ferroprotein, protein combined with a radical containing iron.

ferruginoso-a, ferrugíneo-a *a.* ferruginous. 1. that contains iron; 2. that has the color of oxidated iron.

fértil *a.* fertile, fruitful.

fertilidad *f.* fertility, fruitfulness.

fertilización in vitro *f. in vitro* fertilization, mixture, outside the body, of sperm and eggs from an ovary, followed by transfer of the resulting fertilized eggs into the uterus.

férula *f.* splint, device made of any material such as wood, metal, or plaster, used to immobilize or support a fractured bone or a joint.

fetal *a.* fetal, rel. to the fetus; **circulación** ___ / ___ circulation; **desperdicio** ___ wastage; **distocia** ___ / ___ dystocia; **hidropesía** ___ / ___ hydrops; **latido del corazón** ___ / ___ heart tone; **medicina** ___ / ___ medicine; **membrana** ___ / ___ membrane; **muerte** ___ / ___ death; **monitorización** ___ / ___ monitoring; **placenta** ___ / ___ placenta; **retardo del crecimiento** ___ / ___ growth retardation; **síndrome de aspiración** ___ / ___ aspiration syndrome; **viabilidad** ___ / ___ viability.

fetidez, fetor *f., m.* stench, offensive odor.

fétido-a *a.* fetid, having a very bad odor.

feto *m.* fetus, phase of gestation between three months and the moment of birth; **presentación frontal del** ___ / brow presentation of ___.

fetometría *f.* fetometry, estimate of the size of the fetus before birth, esp. of the head.

fetoscopía *f.* fetoscopy, antenatal inspection of the fetus by introducing a fetoscope transabdominaly in the mother's womb with the purpose of diagnosis.

fetoscopio *m.* fetoscope, instrument used to visualize the fetus in utero to facilitate prenatal diagnosis.

fibra *f.* fiber, filament; ___ **-s amarillas** / yellow ___ -s; ___ **-s ópticas** / fiberoptics.

fibras ópticas *f.* fiber optics, thin transparent fibers of glass or plastic that transmit light.

fibrilación *f.* fibrillation. 1. involuntary or abnormal muscular contraction; ___ **auricular** / atrial, auricular ___, irregular movement of the atria; ___ **ventricular** / ___ ventricular; 2. formation of fibrils.

fibrilación-aleteo *f.* flutter-fibrillation, auricular activity that shows signs of flutter and fibrillation.

fibrilar *a.* fibrillar, fibrillary, rel. to a fibril; **astrocito** ___ / ___ astrocyte; **contracciones** ___ **-es** / ___ contractions.

fibrilla *f.* fibril, a very small fiber.

fibrina *f.* fibrin, insoluble protein that is essential to the coagulation of blood.

fibrinogenemia f. fibrinogenemia, presence of fibrinogen in the blood.

fibrinogénico-a a. fibrinogenic, fibrinogenous, that produces fibrin.

fibrinógeno m. fibrinogen, protein present in blood plasma that converts into fibrin during blood clotting.

fibrinólisis f. fibrinolysis, the dissolution of fibrinogen by the action of enzymes.

fibrinoso-a a. fibrous, fibrinous, of the nature of fibers; **bronquitis ___-a** / ___ bronchitis; **inflamación ___-a** / ___ inflammation; **pericarditis ___-a** / ___ pericarditis; **pleuresía ___-a** / ___ pleurisy; **pólipo ___-o** / ___ polyp.

fibrinuria f. fibrinuria, presence of fibrin in the urine.

fibroadenoma f. fibroadenoma, a benign tumor composed of fibrous and glandular tissue.

fibroblasto m. fibroblast, a cell from which connective tissue develops.

fibrocartílago m. fibrocartilage, a type of cartilage in which the matrix contains a large amount of fibrous tissue.

fibrocístico-a, fibroquístico-a a. fibrocystic, cystic and fibrous in nature; **enfermedad ___-a de la mama** / ___ disease of the breast.

fibrocondroma m. fibrochondroma, benign tumor made of fibrous and cartilaginous connective tissue.

fibroide a. fibroid, rel. to or of a fibrinous nature; **adenoma ___** / ___ adenoma; **catarata ___** / ___ cataract.

fibrolipoma m. fibrolipoma, tumor that contains fibrous and adipose tissue.

fibroma m. fibroma, a benign tumor composed of fibrous tissue.

fibromatosis f. fibromatosis, production of multiple fibromas on the skin or the uterus.

fibromialgia f. fibromyalgia, generalized chronic condition which results in pain and rigidity in the muscles and in the soft tissues.

fibromioma m. fibromyoma, tumor that contains muscular and fibrous tissue.

fibromuscular a. fibromuscular, of a fibrous and muscular nature; **displasia ___** / ___ dysplasia.

fibroneuroma m. fibroneuroma, tumor of the conjunctive tissue of the nerves.

fibroplasia f. fibroplasia, formation of fibrous tissue as seen in the healing of a wound; ___ **retrolental** / retrolental ___.

fibrosarcoma m. neurofibroma, fibrosarcoma, malignant tumor of fusiform cells, collagen, and reticulin fibers.

fibrosis f. fibrosis, abnormal formation of fibrous tissue; ___ **cística** / cystic ___; ___ **intersticial del pulmón** / diffuse interstitial pulmonary ___; ___ **proliferativa** / proliferative ___; ___ **pulmonar** / pulmonary ___; ___ **retroperitoneal** / retroperitoneal ___.

fibroso-a, fibrinoso-a a. fibrous, fibrinous. 1. rel. to or of the nature of fibrin; **anquilosis ___-a** / ___ ankylosis; **articulación ___-a** / ___ joint; **bocio ___-o** / ___ goiter; **defecto cortical ___-o** / ___ cortical defect; **degeneración ___-a** / ___ degeneration; **tejido ___-o** / ___ tissue; **tubérculo ___-o** / ___ tubercule; 2. thread-like.

fibular a. fibular, rel. to the fibula; **arteria ___** / ___ artery; **vena ___** / ___ vein.

ficticio a. fictitious, false.

fidelidad f. fidelity; loyalty.

fiebre f. fever; ___ **aftosa** / aphthous fever, foot and mouth disease, illness caused by a virus found in ruminants and pigs that can be transmitted to humans, and is characterized by an eruption of small vesicles in the tongue and fingers; ___ **amarilla** / yellow fever, endemic disease of tropical areas, transmitted by the bite of a female mosquito, *Aedes aegypti*, and manifested by fever, jaundice, and albuminuria; **ampollas de ___** / ___ blisters; ___ **de conejo** / rabbit ___, tularemia; ___ **de origen desconocido** / ___ of unknown origin; ___ **del heno** / hay ___; ___ **de trinchera** / trench ___; ___ **entérica** / enteric ___, intestinal; ___ **familiar del Mediterráneo** / familiar Mediterranean ___; ___ **intermitente** / intermittent ___; ___ **manchada de las Montañas Rocosas** / Rocky Mountain spotted fever, acute febrile disease caused by a germ transmitted by infected ticks; ___ **ondulante** / undulant ___, brucellosis;

___ **Q** / Q fever, acute illness contracted from infected animals by *Coxiella burnetti*; ___ **recurrente** / relapsing ___; ___ **remitente** / remittent ___; ___ **reumática** / rheumatic ___, a fever that gen. follows a streptococcal infection manifested by acute generalized pain of the joints, often with cardiac arrythmia and renal disorders as residual effects; ___ **tifoidea** / typhoid ___; **tener** ___ / to run a temperature; ___ **del valle** / valley fever.

figura *f.* form, shape; figure.

fijación *f.* fixation. 1. immobilization; 2. the act of focusing the eyes directly upon an object; 3. the act of being strongly attached to a particular person or object; 4. interruption of the development of the personality before reaching maturity.

fijar *v.* to fix, to affix, [*una fractura*] to set.

filaria *f.* filaria, parasites in the blood or tissues that cause various diseases.

film *m.* film; thin layer.

filtrar *v.* to strain; filtrarse *vr.* to filter through, to filtrate.

filtro *m.* filter, any device used to strain liquids.

fimbria *f.* fimbria. 1. fingerlike structure; 2. appendage of certain bacteria; ___ **ovárica** / ovarian___; ___ **de la trompa de Falopio** / ___ of the uterine tube; ___ **del hipocampo** / hippocampal ___.

fimosis *f.* phimosis, narrowness of the orifice of the prepuce that prevents its being drawn back over the glans penis.

fin *m.* end, conclusion; **¿con qué ___ ?** / for what purpose?; **a ___ de** / in order to.

final *m.* end; **al ___** / at the end; *a.* final, conclusive.

fingir *vi.* to fake, to malinger.

Finney, operación de *f.* Finney operation, gastroduodenostomy that creates a large opening to ensure that the stomach empties fully.

fino-a *a.* fine, as opposed to thick or coarse.

firma *f.* signature.

firmar *v.* to sign, to subscribe.

física *f.* physics, the study of matter and its changes.

físicamente *adv.* physically, referring to the body as opposed to the mind.

físico *m.* 1. physique, appearance, figure; ___-a; 2. physicist, specialist in physics; *a.* fisico-a, physical, rel. to the body and its condition; **examen ___** / ___ examination; **terapia ___** / ___ therapy.

fisiología *f.* physiology, the study of the physical and chemical processes affecting organisms.

fisión *f.* fission, a breaking up into parts; ___ **nuclear** / nuclear ___.

fisioterapia *f.* physiotherapy, treatment by means of physical manipulation and agents such as heat, light, and water.

fisonomía *f.* physiognomy, facial features.

fístula *f.* fistula, abnormal passage from a hollow organ to the skin or from one organ to another; ___ **arteriovenosa** / arteriovenous ___; ___ **biliar** / biliary ___; ___ **del ano** / anal ___.

fistulectomia *f.* fistulectomy, surgical removal of a fistula.

fistulización *f.* fistulization, pathological or surgical formation of a fistula.

fisura *f.* fissure, cleft, a longitudinal opening.

fitobezoar *m.* phytobezoar, a concretion of undigested vegetable fiber that forms in the stomach or intestine.

flácido-a *a.* flaccid, limber, lax.

flaco-a *a.* very thin, lanky.

flagelado-a *a.* flagellated, provided with flagella.

flageliforme *a.* flagelliform, shaped like a whip.

flagelo *m.* flagellum, prolongation or tail in the cells of some protozoa or bacteria.

flanco *m.* flank, loin, part of the body situated between the ribs and the upper border of the ilium.

flato *m.* flatus, gas or air in the stomach or intestines.

flatulencia *f.* flatulence, condition marked by distention and abdominal discomfort due to excessive gas in the gastrointestinal tract.

flebitis *f.* phlebitis, infl. of a vein.

flebolito *m.* phlebolith, phlebolite, a calcareous deposit in a vein.

flebotomía *f.* phlebotomy, venotomy, incision into a vein for the purpose of drawing blood.

flegmasia *f.* phlegmasia, inflammation.

flegmasia cerúlea dolorosa *f.* milk leg, phlegmasia cerulea dolens, thrombosis of one of the veins of the leg, gen. the femoral vein, that is manifested by acute pain, infl., cyanosis and edema, and that can cause a severe circulatory problem.

flema *f.* phlegm. 1. thick mucus; 2. one of the four humors of the body.

flemático-a *a.* phlegmatic. 1. that produces phlegm; 2. apathetic.

flemón *m.* phlegmon, an infl. of the cellular tissue.

flexibilidad *f.* flexibility, pliability, the capability to flex.

flexión *f.* flexion, flexure, the act of bending.

flexionar *vt.* to flex, to bend.

flexor *m.* flexor, a muscle that can flex a joint.

flexura *f.* flexure, fold, curvature, bend; ___ **esplénica** / splenic ___, left curvature of the colon; ___ **hepática** / hepatic ___, right curvature of the colon; ___ **sigmoidea** / sigmoid ___, curved part of the colon that precedes the rectum.

flogosis *f.* phlogosis. *See* **flegmasia**.

flojera *f.* weakness.

flojo-a *a.* weak, flaccid; sluggish.

flora *f.* flora, group of bacteria within a given organ; ___ **intestinal** / intestinal ___.

flotadores *m.* floaters, visual spots.

flotante *a.* floating, free, not adhered.

fluctuación *f.* fluctuation, wavering, wavelike movements produced by vibrations of body fluids on palpation.

fluído *m.* fluid, liquid; ___ **amniótico** / amniotic ___; ___ **cefalorraquídeo** /cerebrospinal ___; ___ **extracelular** / extracelular ___; ___ **extravascular** / extravascular ___; ___ **intersticial** / interstitial ___; ___ **intracelular** / intracellular ___; ___ **seminal** / seminal ___; ___ **seroso** / serous ___; ___ **sinovial** / synovial ___.

fluir *vi.* to flow.

flujo *m.* flow, flux. 1. large amount of fluid discharge from a cavity or surface of the body; ___ **laminar** / laminar ___; ___ **turbulento** / turbulent ___; **medidor de** / ___ flowmeter; 2. the rush of blood or liquid; 3. menstruation.

flúor *m.* fluorine, gaseous chemical element.

fluorescente *a.* fluorescent, rel. to fluorescence; **anticuerpo** ___ / ___ antibody; **técnica del anticuerpo** ___ / ___ treponemal antibody absorption test.

fluoridación *f.* fluoridation, fluoridization, addition of fluorides to water.

fluoroscopía *f.* fluoroscopy, examination of tissues and structures of the body using the fluoroscope.

fluoroscopio *m.* fluoroscope, instrument that makes x-rays visible on a fluorescent screen.

fluorosis *f.* fluorosis, excess fluoride content.

fluoruro *m.* fluoride, combination of fluorine with a metal or a metalloid.

fobia *f.* phobia, abnormal irrational fear.

focal *a.* focal, rel. to focus.

foco *m.* focus, the main point or principal spot.

fofo-a *a.* flabby, soft.

fogaje *m.* hot flash.

Foley, catéter de *m.* Foley catheter, catheter with an inflatable balloon tip for retention in the bladder.

folicular *a.* follicular, rel. to a follicle; **fase** ___ / ___ phase.

foliculitis *f.* folliculitis, infl. of a follicle, usu. in reference to a hair follicle.

folículo *m.* follicle, sac or pouchlike secretory depression or cavity; ___ **atrésico** / atretic ___; ___ **de Graaf**, **ovárico** / Graafian, ovaric ___; ___ **gástrico** / gastric ___; ___ **piloso** / hair ___; ___ **tiroideo** / thyroid ___.

folleto *m.* pamphlet, brochure.

fomento *m.* hot compress.

fomes *L.* fomitesfomes, an element that can absorb and transmit infectious agents.

fondillo *m.* buttocks.

fondo *m.* bottom; ___ **del ojo** / eyeground.

fonética *f.* phonetics, the study of speech and prounciation.

fonético-a *a.* phonetic, rel. to the voice and articulated sounds.

foniatra *m., f.* phoniatrist, specialist in voice treatment.

fonograma *m.* phonogram, a graphic that indicates the intensity of a sound.

fonoscopio *m.* phonoscope, a device that registers heart sounds.

fontanela *f.* fontanel, fontanelle, soft spot in the skull of a newborn that closes as the cranial bones develop; **caída de la** ___ / fallen ___.

foramen *m.* foramen, orifice, passage, opening; ___ **intervertebral** / intervertebral ___; ___ **óptico** / optic ___; ___ **oval** /oval ___; ___ **sacrociático mayor** / sciatic, greater ___; ___ **yugular** / jugular ___.

fórceps *m.* forceps, a surgical, tonglike instrument used to grasp, pull, or manipulate tissues or body parts.

forense *a.* forensic, rel. to the courts; **laboratorio** ___ / ___ laboratory; **médico** ___ / ___ physician.

forma *f.* form, shape; established manner of doing something; ___ **frustrada** / forme fruste, an atypical and usu. incomplete manifestation of a disease.

formación *f.* formation, the manner in which something is arranged.

formaldehído *m.* formaldehyde, antiseptic.

formar *v.* to form, to shape.

formicación *f.* formication, skin sensation comparable to one produced by crawling insects.

fórmula *f.* formula, a prescribed way or model.

formulario *m.* 1. form, [*planilla*] blank; 2. formulary, prescription tablet, a book of formulas.

fórnix *m.* fornix, vaultlike structure such as the vagina.

forraje *n.* roughage, fiber.

fortalecer *vt.* to fortify, to strengthen.

fortificar *vt.* to fortify.

forúnculo *m.* boil.

fosa *f.* fossa, anatomical pit, groove, or depression.

fosa *f.* fossa, cavity, depression, hole; ___ **etmoidal** / ethmoid ___; ___ **glenoidea** /glenoid ___; ___ **interpenduncular** / interpenduncular ___; ___ **mandibular** / mandibular ___; ___ **nasal** / nasal ___; ___ **navicular** / navicular ___; ___ **supraclavicular** / supraclavicular ___; ___ **yugular** / jugular ___.

fósforo *m.* phosphorus.

fotocoagulación *f.* photocoagulation, localized tissue coagulation by an intense controlled ray of light or laser beam, esp. used in surgery of the eye.

fotodermatitis *m.* photodermatitis, abnormal reaction of the skin to ultraviolet rays or to the sun.

fotón *n.* photon, unit of intensity of light at the retina.

fotoquimoterapia *m.* photoquimotherapy, drug treatment that reacts to ultraviolet rays or to the sun.

fotorreceptor *m.* photoreceptor, a receptor for light stimuli.

fototerapia *f.* phototherapy, light therapy, exposure to sun rays or to an artificial light for therapeutic purposes.

fóvea *f.* fovea, small depression, esp. used in reference to the central fossa of the retina.

fracaso *m.* failure; **neurosis del** ___ / ___ neurosis.

fracción *f.* fraction, separable part of a unit.

fractura *f.* fracture, breaking or separation of a bone; ___ **abierta** / compound ___; ___ **cerrada** / closed ___; ___ **conminuta** / comminuted ___; ___ **completa** / complete ___; ___ **con luxación** /dislocation ___; ___ **con hundimiento** / depressed ___; ___ **de línea fina** / hairline ___; ___ **en caña o tallo verde** / greenstick ___; ___ **en cuña** / wedge ___; ___ **en mariposa** / butterfly ___; ___ **en martillo** / mallet ___; ___ **en T** / T ___; ___ **espiral** / spiral ___; ___ **impactada** / impacted ___; ___ **incompleta** / incomplete ___; ___ **patológica** / pathologic ___; ___ **perforante** / perforating ___; ___ **por avulsión** / avulsion ___; ___ **por compresión** / compression ___, caused by compression of one bone against another (as of vertebra); ___ **por estallamiento** / blow-out ___; ___ **por herida de bala** / gunshot ___; ___ **por sobrecarga** / stress ___. *See* table on page 321.

fracturar *v.* to fracture, to break a bone.

frágil *a.* fragile, brittle; breakable.

fragilidad *f.* fragility, disposition to tear or break easily.

frazada *f.* blanket.

frecuencia *f.* frequency; rate; **con** ___ / frequently; ___ **cardíaca fetal** / baseline fetal heart ___; ___ **de filtración** / filtration ___; ___ **de goteo** / drip ___; ___ **del pulso** / pulse ___; ___ **glomerular** / glomerular ___; ___ **intrínseca** / intrinsic ___; ___ **respiratoria** / breathing ___.

frecuente *a.* frequent; ___**-mente** *adv.* / frequently.

frémito *m.* fremitus, a vibration that can be detected during auscultation or on palpation, such as the chest vibrations during coughing.

frenectomía *f.* frenectomy, removal of the frenum.

frenillo *m.* frenum of the tongue; **con ___ / tongue-tied.**

frente *f.* forehead, brow; *prep.* in front; **en ___ de / in ___ of; ___ a ___ / face to face; ___ a / across from.**

frenulum *f.* frenulum, frenum, small membranous fold that limits the movement of an organ or part.

fresa *f.* bur, burr. 1. [*dental*] dental drill; **___ de fisura / fissure ___;** 2. strawberry; **marca en ___ / ___ mark.**

fresco *m.* refreshing air; **hace ___ / it is cool.**

freudiano-a *a.* Freudian, rel. to the doctrines of Sigmund Freud, Viennese neurologist, father of psychoanalysis, (1856–1939).

fricción *f.* friction, rub; **___ de alcohol / alcohol rub; roce de ___ / ___ rub.**

frigidez *f.* frigidity, coldness, inability to respond to sexual arousement.

frigoterapia *f.* frigotherapy, therapy by using cold.

frijol *m.* bean.

frío-a *a.* cold; [*persona*] without warmth or affection; **hace ___ / it is cold.**

friolento-a *a.* chilly; too sensitive to cold.

Frohlich, síndrome de *m.* Frohlich's syndrome, adiposogenital dystrophy, manifested by obesity and sexual infantilism.

frontal *a.* frontal, rel. to the forehead; **hueso ___ / ___ bone; músculo ___ / ___ muscle; senos ___-es / ___ sinuses.**

frotar *v.* to rub; **___ suavemente / to stroke.**

frote *m.* rub. 1. friction; massage; 2. sound heard on auscultation, produced by two dry surfaces rubbing against each other.

frotis *m.* smear, sample of blood or a secretion for the purpose of microscopic study.

fructosa *f.* fructose, fruit sugar; levulose; **intolerancia a la ___ / ___ intolerance.**

fructosuria *f.* fructosuria, presence of fructose in the urine.

frustrado-a *a.* frustrated.

fuente *f.* 1. source, origin; 2. fountain.

fuera *adv.* out, outside; **estar ___ / to be ___ or away; ___ de sí / beside oneself; hacia ___ / outward.**

fuerte *a.* strong, vigorous; hard.

fuerza *f.* force, strength; power; **___ catabólica / catabolic ___; ___ de gravedad / ___ of gravity; no tengo ___ / I feel weak.**

fulguración *f.* fulguration, use of electric current to destroy or coagulate tissue.

fulminante *a.* fulminant, appearing suddenly and with great intensity, esp. in reference to a disease or pain.

fumador-a *m.*, *f.* person who smokes heavily.

fumador-a pasivo-a *m.*, *f.* nonsmoker who is exposed to secondhand smoke.

fumante *a.* fuming, that gives forth a visible vapor.

fumar *v.* to smoke.

fumigación *f.* fumigation, extermination, or disinfection through the use of vapors.

fumigante *m.* fumigant, agent used in fumigation.

función *f.* function.

funcional *a.* functional, having practical use or value.

funcionar *v.* to function, to work.

funda *f.* pillowcase; covering.

fungemia *f.* fungemia, presence of fungi in the blood.

fungicida *m.* fungicide, agent that destroys or inhibits the growth of fungi.

fungistasis *f.* fungistasis, the action of thwarting the growth of fungi.

fungitóxico-a *a.* fungitoxic, that causes a toxicity in fungi.

fungoso-a *a.* fungous, fungal, rel. to fungi.

funicular *a.* funicular, rel. to the umbilical or spermatic chord.

funiculitis *f.* funiculitis, infl. of the spermatic chord.

furioso-a *a.* furious, frantic.

furosemida *f.* furosemide, diuretic agent.

furunculosis *f.* furunculosis, condition resulting from the presence of boils.

fusión *f.* fusion, the act of melting; **___ nuclear / nuclear ___.**

futuro *m.* future; *a.* **futuro-a** future.

g *abr.* **gramo** / gram.

gabinete *m.* cabinet.

Gaenslen, examen de *m.* Gaenslen sign, test, procedure used to determine sacroiliac dysfunction.

gafas *f.* eyeglasses, spectacles.

gago-a *m.*, *f.* stutterer.

gaguear *vi.* to stutter.

galactagogo, **galactógeno** *m.* galactagogue, agent that stimulates the flow of milk.

galactasa *f.* galactase, enzyme present in milk.

galactocele *m.* galactocele, breast cyst containing milk.

galactoforitis *f.* galactophoritis, infl. of the lacteal ducts.

galactografía *f.* galactography, x-ray of the mammary ducts.

galactopoyesis *f.* galactopoyesis, production of milk.

galáctoro-a *a.* galactophorous, that conducts or carries milk.

galactorrea *f.* galactorrhea. 1. milk secretion or discharge resembling milk; 2. continuation of milk secretion at intervals after the period of lactation has ended.

galactosa *f.* galactose, monosaccharide derived from lactose by the action of an enzyme or mineral acid; **catarata** ___ / ___ cataract.

galactosemia *f.* galactosemia, congenital absence of the enzyme necessary to convert galactose to glucose and its derivatives.

galactosuria *f.* galactosuria, milk-like urine due to the presence of galactose.

galactoterapia *f.* galactotherapy. 1. the treatment of breast-fed infants by the administration of medication to the nursing mother; 2. therapeutic use of milk in the diet.

galacturia *f.* galacturia, milk-like urine.

galope *m.* gallop, cardiac rhythm resembling the gallop of a horse that indicates heart failure; **ritmo de** ___ / ___ rhythm.

galvánico-a *a.* galvanic, rel. to galvanism; **batería** ___ / ___ battery; **célula** ___ / ___ cell; **corriente** ___ / ___ current.

gama *f.* range; ___ **de colores** / color ___.

gameto *m.* gamete. 1. any sexual cell, masculine or feminine; 2. ovum or sperm.

gametocito *m.* gametocyte, a cell that divides to produce gametes.

gamma globulina *f.* gamma globulin, a class of antibodies produced in the lymph tissue or synthetically.

gammagrama *m.* scintiscan, a two-dimensional image representation of the interior distribution of a radio-pharmaceutical in a previously selected area for diagnostic purposes.

gamofobia *n.* gamophobia, fear of marriage.

gamopatía *f.* gammopathy, disorder manifested by an excessive amount of immunoglobulins due to an abnormal proliferation of lymphoid cells.

gana *f.* desire, inclination; **de buena** ___ willingly; **de mala** ___ unwillingly; **tener** ___**-s de** / to desire, to want to.

gancho *m.* hook; clasp; ___**-s** [*dental*] / braces.

gangliectomía, **ganglionectomía** *f.* gangliectomy, ganglionectomy, excision of a ganglion.

ganglio *m.* ganglion, collection of nerve cells resembling a knot; **basal** / basal ___; ___ **carotídeo** / carotid ___; ___ **celíaco** / celiac ___.

ganglioctomía *f.* ganglioctomy, excision of a ganglion.

ganglioglioma *m.* ganglioglioma, tumor with a large number of ganglionic cells.

ganglioma *m.* ganglioma, tumor of a ganglion, esp. a lymphatic ganglion.

ganglión *m.* ganglion, a cystic tumor that develops in a tendon or an aponeurosis, often seen in the wrist, the heel or the knee.

ganglionar *a.* ganglionic, rel. to a ganglion; **bloqueo** ___ / ___ blockade.

ganglioneuroma *m.* ganglioneuroma, benign tumor composed by ganglionic neurons.

ganglionitis *f.* ganglionitis, infl. of a ganglium.

ganglios basales *m.*, *pl.* basal ganglia, gray matter localized in the low portion of the brain stem that takes part in muscular coordination.

gangrena *f.* gangrene, local death, destruction and putrefaction of body tissue due to interrupted blood supply.

gangrenoso-a *a.* gangrenous, rel. to gangrene.

Gardner, síndrome de *m.* Gardner's syndrome. 1. multiple polyps of the colon associated with risk of colon carcinoma; 2. soft-tissue tumors of the skin.

garganta *f.* throat, the area of the larynx and the pharynx; anterior part of the neck; **dolor de** ___ / sore ___ .

gárgara, gargarismo *f.*, *m.* gargarism, gargle, gargling, rinsing of the throat and the mouth; hacer gárgaras / to gargle.

gargolismo *m.* gargoylism, hereditary condition characterized by skeletal abnormalities and sometimes mental retardation.

garra *f.* claw; **mano en** ___ / ___ hand; **pie en** ___ / ___ foot.

garrapata *f.* tick, bloodsucking acarid that transmits specific diseases; **picadura de** ___ / ___ bite; ___ **del perro** / dog ___ , American dog ___ , a common North American tick esp. of dogs and humans that can carry Rocky Mountain spotted fever and tularemia; ___ **del venado** / deer ___ , tick that transmits the bacterium causing Lyme disease.

garrotillo *m.* croup.

gas *m.* gas; ___ **-es arteriales** / arterial blood ___-es; ___**-es en la sangre** / blood ___-es; ___ **lacrimógeno** / tear ___; ___ **mostaza** / mustard ___; ___ **neurotóxico** / nerve ___ .

gasa *f.* gauze; **compresa de** ___ / ___ compress; ___ **antiséptica** / antiseptic ___ .

gaseoso-a *a.* gaseous, of the nature of gas.

gasto *m.* [*cardíaco*] output; costs, expense(s); expenditure; waste; ___**-s cubiertos** / covered ___ .

gastralgia *f.* gastralgia, stomach ache.

gastrectomía *f.* gastrectomy, removal of part or all of the stomach.

gástrico-a *a.* gastric, rel. to the stomach; **alimentación** ___**-a** / ___ feeding; **arterias** ___**-as** / ___ arteries; **derivación** ___**-a** / ___ by-pass; **digestión** ___**-a** / ___ digestion; **fístula** ___**-a** / ___ fistula; **glándulas** ___**-as**/ ___ glands; **jugo** ___**-o** / ___ juice; **lavado** ___**-o** / ___ lavage; **vaciamiento** ___**-o** / ___ emptying; **vértigo** ___**-o** / ___ vertigo.

gastritis *f.* gastritis, infl. of the stomach; ___ **aguda** / acute ___; ___ **crónica** / chronic ___ .

gastroanálisis *m.* gastric analysis, analysis of the stomach contents.

gastrocele *m.* gastrocele, stomach hernia.

gastrocnemio *m.* gastrocnemius, large calf muscle.

gastrocolitis *f.* gastrocolitis, infl. of the stomach and the colon.

gastrocolostomía *f.* gastrocolostomy, anastomosis of the stomach and the colon.

gastroduodenal *a.* gastroduodenal, rel. to the stomach and the duodenum.

gastroduodenitis *f.* gastroduodenitis, infl. of the stomach and the duodenum.

gastroduodenoscopía *f.* gastroduodenoscopy, visual examination of the stomach and the duodenum with an endoscope.

gastroectasia *f.* gastroectasis, gastroectasia, dilation of the stomach.

gastroenteritis *f.* gastroenteritis, infl. of the stomach and the intestine.

gastroenterocolitis *f.* gastroenterocolitis, infl. of the stomach and the small intestine.

gastroenterología *f.* gastroenterology, branch of medicine concerned with the stomach and intestines.

gastroenterólogo-a *m.*, *f.* gastroenterologist, a specialist in gastroenterology.

gastroenterostomía *f.* gastroenterostomy, anastomosis of the stomach and the small bowel.

gastroesofágico-a *a.* gastroesophageal, rel. to the stomach and the esophagus; **enfermedad de reflujo** ___**-o** / ___ reflux disease; **hernia** ___**-a** / ___ hernia.

gastroespasmo *m.* gastrospasm, spasmodic contractions of the stomach walls.

gastrogavage *m.* gastrogavage, artificial feeding into the stomach through a tube.

gastrohepatitis f. gastrohepatitis, infl. of the stomach and the liver.

gastroileostomía f. gastroileostomy, anastomosis of the stomach and the ileum.

gastrointestinal a. gastrointestinal, rel. to the stomach and the intestine; **descompresión** ___ / ___ decompression; **exa men ___ superior** / upper ___ examination; **sangrado** ___ / ___ bleeding; **tracto** ___ / ___ tract.

gastrolitiasis f. gastrolithiasis, calculi in the stomach.

gastrolito m. gastrolith, stomach concretion.

gastromegalia f. gastromegaly, enlargement of the stomach.

gastroplicación f. gastrorrafia, gastroplication, suture of a stomach wall to reduce its size.

gastrorrafia f. gastrorrhaphy, suture or perforation of the stomach.

gastrorragia f. gastrorrhagia, hemorrhaging from the stomach.

gastroscopía f. gastroscopy, examination of the stomach and the abdominal cavity with a gastroscope.

gastroscopio m. gastroscope, endoscope for visualizing the inside of the stomach.

gastrosquisis f. gastroschisis, congenital fissure in the abdominal wall due to a rupture of the amniotic membrane.

gastroyeyunostomía f. gastrojejunostomy, anastomosis of the stomach and the jejunum.

gatear vi. to crawl on all fours, such as babies.

Gauss, signo de m. Gauss sign, marked mobility in the uterus in early pregnancy.

GB abr. (*glóbulos blancos*) WBC, white blood cell.

gelatina f. gelatin, glutinous material from animal tissues.

gemelo-a m., f. twin, either of two offspring born of the same pregnancy; ___ **dicigótico-a** / dizygotic ___; ___ **encigótico-a** / enzygotic ___; ___ **fraternal** / fraternal ___; ___ **idéntico-a** / identical ___; ___ **monocigótico-a** / monozygotic ___; [*physically united twins*] ___ **siamés, siamesa** / Siamese ___; ___ **verdadero-a** / true ___.

gemido m. groan, moan.

gemir vi. to groan, to moan.

gen m. gene, basic unit of hereditary traits; ___ **dominante** / dominant ___; ___ **letal** / lethal ___; ___ **ligado al sexo** / sex-linked ___; ___ **recesivo** / recessive ___.

generación f. generation, procreation. 1. the act of creating a new organism; 2. the whole body of individuals born within a time span of approximately thirty years.

general a. general; **estado** ___ / ___ condition; **tratamiento** ___ / ___ treatment; ___-**mente** adv. / generally.

generalización f. generalization.

genérico-a a. generic, rel. to the gender; **nombre** ___ / ___ name, not protected by a trademark.

género m. 1. gender, sex of an individual; **identidad de** ___ / ___ identity; **papel del** ___ / ___ role; 2. genus, a category of biological classification.

génesis f. genesis, origin, beginning; reproduction.

genética f. genetics, branch of biology that studies heredity and the laws that govern it; ___ **médica** / medical ___.

genético-a a. genetic, rel. to heredity or genetics; **amplificación** ___-**a** / ___ amplification; **asesoramiento** ___-**o** / ___ counseling; **asociación** ___-**a** / ___ association; **carga** ___-**a** / ___ load; **cartografía** ___-**a** / ___ mapping; **determinante** ___-**o** / ___ determinant; **división** ___-**a** / ___ splicing; **droga** ___-**a** / ___ drug; **epidemiología** ___-**a** / ___ epidemiology; **ingeniería o construcción** ___-**a** / ___ engineering; **marcador** ___-**o** / ___ marker; **patrón** ___-**o** / ___ code; **sustrato** ___-**o** / ___ substratum.

geniculado-a a. geniculate. 1. bent as the knee; 2. rel. to the ganglion of the facial nerve.

genicular a. genicular, rel. to the knee.

genital a. genital, rel. to the genitals; **ambigüedad** ___ / ___ ambiguity; **cordón** ___ / ___ cord; **corpúsculos** ___-**es** / ___ corpuscles; **fase** ___ / ___ phase; **herpes** ___ / ___ herpes; **surco** ___ / ___ furrow; **tracto** ___ / ___ tract; **verruga** ___ / ___ wart.

genitales m. pl. genitals, genitalia, reproductive organs; pop. privates; ___ **externos** / external genitalia.

genitourinario-a *a.* genitourinary, rel. to the reproductive and urinary organs.

genocidio *m.* genocide, systematic extermination of an ethnic or social group of people.

genodermatosis *f.* genodermatosis, genetic condition of the skin.

genoma *m.* genome, the complete basic haploid set of chromosomes of an organism.

genómico-a *a.* genomic, rel. to a genome; **clon** ___ / ___ clone.

genotipo *m.* genotype, the basic genetic constitution of an individual.

gente *f.* people, persons in general.

genuflexión *f.* genuflexion, bending of the knee.

genu valgum *L.* genu valgum, abnormal inward curvature of the knees that begins at infancy as a result of osseus deficiency, *pop.* knock-knee.

genu varum *L.* genu varum, abnormal outward curvature of the knees, *pop.* bowleg.

geofagia, geofagismo *f., m.* geophagia, geophagism, geophagy, propensity to eat soil or similar substances.

geográfico-a *a.* geographic; showing natural, physical or superficial signs; **atrofia retinal** ___-a / ___ retinal atrophy; **queratitis** ___-a / ___ keratitis.

geriatra *m., f.* geriatrician, specialist in geriatrics.

geriatría *f.* geriatrics, a branch of medicine that deals with the problems of aging and the treatment of diseases and ills of old age.

germen *m.* germ. 1. microorganism or bacteria, esp. one that causes disease; 2. a substance that can develop and form an organism.

germicida *m.* germicide, germicidal, agent that destroys germs.

germinal *a.* germinal, rel. to or of the nature of germs; **célula** ___ / ___ cell; **disco** ___ / ___ disk; **epitelio** ___ / ___ epithelium; **localización** ___ / ___ localization.

germinoma *m.* germinoma, neoplasm of germinal cells in the testis or ovaries.

gerundio *m., gr.* gerund, the present participle of the verb.

gestación *f.* gestation, childbearing, pregnancy; ___ **abdominal** / abdominal ___; ___ **abdominal secundaria** / abdominal secondary ___; ___ **ectópica** / ectopic ___; ___ **intersticial** / interstitial ___; ___ **múltiple** / multiple ___; ___ **prolongada** / prolonged ___; ___ **secundaria** / secondary ___; ___ **tubárica** / tubal ___; ___ **tubo-ovárica** / tubo-ovarian ___; ___ **uterotubárica** / uterotubaric ___.

gestacional *a.* rel. to gestation; **edad** ___ / fetal estimated age.

Gestalt *m.* Gestalt, a configuration, model or experience consisting of elements unified as a whole with properties not derivable by summation of its parts.

gesticular *v.* to gesticulate, to communicate or express by means of gestures or signs.

Ghon, foco, lesión, tubérculo de *m.* Ghon's primary lesion, tubercule, first tubercular lesion in children.

giardiasis *f.* giardiasis, common intestinal infection with Giardia lamblia that spreads by contaminated food or water or through direct contact.

gibosidad *f.* gibbosity, the condition of having a hump.

giboso-a *a.* gibbous, humpbacked.

gigante *m.* giant; *a.* giant, unnaturally large; **célula** ___ / ___ cell; **tumor de células** ___-s / ___ cell tumor.

gigantismo *m.* gigantism, excessive development of the body or some of its parts; ___ **acromegálico** / acromegalic ___; ___ **eunocoide** / eunochoid ___; ___ **normal** / normal ___.

gimnasia, gimnástica *f.* gymnastics.

ginandroide *a.* gynandroid, having enough hermaphroditic characteristics to give the appearance of the opposite sex.

ginecología *f.* gynecology, the study of the female reproductive organs.

ginecológico-a *a.* gynecologic, gynecological, rel. to gynecology.

ginecólogo-a *m., f.* gynecologist, specialist in gynecology.

ginecomastia *f.* gynecomastia, excessive development of the mammary glands in the male.

gingiva *L.* gingiva, gum, tissue around the neck of the teeth.

gingival *a.* rel. to the gums.

gingivectomía *f.* gingivectomy, resection of the gingiva.

gingivitis f. gingivitis, infl. of the gums.

girar vt. to rotate, to revolve.

glande m. glans, gland-like mass located at the distal end of the penis (glans penis), or clitoris (glans clitoridis).

glándula f. gland, an organ that secretes or excretes substances that have specific functions or that eliminate products from the organism; ___ **inflamada** / swollen ___; ___ **pituitaria** / pituitary ___; ___**-s salivales** / salivary ___-s.

glándulas endocrinas f., pl. endocrine glands, glands that secrete hormones directly absorbed into the blood or lymph such as the gonads, the pituitary and adrenal glands.

glándulas exocrinas f., pl. exocrine glands, glands that discharge their secretion through a duct, such as the mammary and sweat glands.

Glanzmann, trombastenia de f. Glanzmann's thrombasthenia, rare congenital disease caused by platelet abnormality.

Glasgow, escala de f. Glasgow's scale, instrument used to evaluate the degree of coma.

glaucoma m. glaucoma, eye disease caused by intraocular hypertension that results in hardening of the eye, atrophia of the retina, and sometimes blindness; ___ **absoluto** / absolutum ___, final stage of acute glaucoma; ___ **infantil** / infantile ___, between birth and three years of age; ___ **juvenil** / juvenile ___, in older children and young adults without enlargement of the eyeball.

glenohumeral a. glenohumeral, rel. to the humerus and the glenoid cavity; **articulación** ___ / ___ joint; **ligamentos** ___-es / ___ ligaments.

glenoideo-a a. glenoid, socket-like cavity; **cavidad** ___ / ___ cavity; **fosa** ___ / ___ fossa.

glicemia, glucemia f. glycemia, concentration of glucose in the blood.

glicerina, glicerol f. glycerine, glycerol, an alcohol found in fats.

glicina f. glycine, a nonessential amino acid.

glicógeno, glucógeno m. glycogen, polysaccharide usu. stored in the liver that converts into glucose as needed.

glicogenólisis, glucogenólisis f. glycogenolysis, the breakdown of glycogen into glucose.

glicólisis f. glycolysis, breakdown of sugar into simpler compounds.

glicosuria f. glycosuria. See **glucosuria**.

glioblastoma f. glioblastoma, a type of brain tumor.

gliocistoma m. gliocystoma, type of cerebral tumor.

glioma m. glioma, malignant brain tumor composed of neuroglia cells.

glioneuroma f. glioneuroma, a glioma combined with a neuroma.

gliosarcoma m. gliosarcoma, glioma abundant in fusiform cells of sarcoma.

globular a. globular, spherical.

globulina f. globulin, one of a class of simple proteins that is insoluble in water but soluble in moderately concentrated salt solutions; **gamma** ___ / gamma ___, a family of proteins capable of carrying antibodies; ___ **antilinfocítica** / antilymphocyte ___, immunosuppressant.

globulina de enlace esteroide córtico suprarrenal f. corticosteroid-binding globulin.

globulinuria f. globulinuria, presence of globulin in the urine.

globus L. globus, spheric body; ___ **histérico** / ___ hystericus, sensation of having a lump in the throat.

glomerular a. glomerular, rel. or resembling a glomerular; cluster-like; **índice de filtración** ___ / ___ filtration rate; **nefritis** ___ / ___ nephritis; **quiste** ___ / ___ cyst.

glomérulo m. glomerulus, collection of capillaries in the shape of a tiny ball, present in the kidney.

glomeruloesclerosis f. glomerulosclerosis, degenerative process within the renal glomeruli that occurs in renal arteriosclerosis and diabetes.

glomerulonefritis f. glomerulonephritis, Bright's disease, infl. of the kidney glomeruli.

glomo m. glomus, small mass of arterioles rich in nerve supply and connected directly to veins.

glosa f. glossa, tongue.

glosalgia f. glossalgia, pain in the tongue.

glosectomía f. glossectomy, partial or total excision of the tongue.

glositis f. glossitis, infl. of the tongue; ___ **aguda** / acute___, associated with stomatitis.

glosodinia f. glossodynia. See **glosalgia**.

glosofaringeo *a.* glossopharyngeal, relative to the pharynx and the tongue.

glotis *f.* glottis, opening in the upper part of the larynx between the vocal cords; vocal apparatus of the larynx.

glucagón *m.* glucagon, one of the two hormones produced by the islets of Langerhans that increase the concentration of glucose in the blood having an anti-inflammatory effect.

glucagonoma *a.* glucagonoma, malignant tumor secreting glucagon.

glucocorticoide *a.* glucocorticoid, adrenal cortical hormones active in protecting against stress and affecting carbohydrate and protein metabolism.

glucofilia *f.* glycophilia, the propensity to develop hyperglycemia when even a small amount of glucose is ingested.

glucofosfato deshidrogenasa *m.* glucose-6-phosphate dehydrogenase, enzyme found in the liver and kidney, important in the conversion of glyceryl to glucose.

glucogénesis *f.* glucogenesis, formation of glucose from glycogen.

glucolítico-a *a.* glycolytic, that disintegrates or digests sugars.

glucoproteína *f.* glycoprotein, a protein belonging to a compound made of linked carbohydrates of which mucins, amyloid and mucoid are the most important.

glucorraquia *f.* glycorrhachia, presence of glucose in the cerebrospinal fluid.

glucosa *f.* glucose, dextrose, the main source of energy for living organisms; **nivel de ___ en la sangre** / blood level of ___; **prueba de tolerancia a la ___ / ___** tolerance test.

glucósido *m.* glucoside, glycoside, natural or synthetic compound that liberates sugar upon hydrolysis.

glucosuria *f.* glucosuria, glycosuria, abnormal amount of sugar in the urine; ___ **diabética** / diabetic ___; ___ **pituitaria** / pituitary ___; ___ **renal** / renal ___.

gluten *m.* gluten, albuminoid vegetable matter.

glúteo-a *a.* gluteal, rel. to the buttocks; **pliegue ___ / ___** fold; **reflejo ___ / ___** reflex.

gnatoplastia *f.* gnathoplasty, plastic surgery of the jaw.

gnosia *f.* gnosia, ability to perceive and recognize people and things.

golpe *m.* blow; bruise; bang; ___ **en la cabeza**/ ___ to the head.

golpear *vt.* to beat, to hit.

golpe, de *adv.* cold turkey, without a period of adjustment.

goma *f.* 1. gumma, syphilitic tumor; 2. gum rubber; [*de borrar*] eraser; glue.

gónada *f.* gonad, a gland that produces sex cells (gametes). In males the gonads are the testes, in females, the ovaries.

gonadal *a.* gonadal, rel. to a gonad gland; **disgenesia ___ / ___** dysgenesis, malformation.

gonadectomía *f.* gonadectomy, excision of a sexual gland.

gonadotropina *f.* gonadotropin, gonad stimulating hormone; ___ **coriónica** / chorionic ___, present in the blood and the urine of the female during pregnancy and used in the pregnancy test; **hormona que estimula la secreción de ___ / ___** releasing hormone.

gonalgia *f.* gonalgia, pain in the knee.

gonartritis *f.* gonarthritis, infl. of the knee joint.

goniopuntura *f.* goniopuncture, puncture of the anterior chamber of the eye as a means to treat glaucoma.

goniotomía *f.* goniotomy, procedure to relieve congenital glaucoma.

gonococcemia *f.* gonococcemia, presence of gonococci in the blood.

gonocócico-a *a.* gonococcal, rel. to gonococci; **artritis ___ -a / ___** arthritis; **conjuntivitis ___ -a / ___** conjunctivitis.

gonococo *m.* gonococcus, microorganism of the species Neisseria gonorrhoeae that causes gonorrhea.

gonorrea *f.* gonorrhea, highly contagious catarrhal bacterial infection of the genital mucosa, sexually transmitted.

gonorreico-a *a.* gonorrheal, rel. to gonorrhea; **artritis ___ -a / ___** arthritis; **oftalmia ___ -a / ___** ophthalmia.

gota *f.* gout. 1. a hereditary disease caused by a defect in uric acid metabolism; 2. drop, a very small portion of a liquid.

goteo *m.* drip, dripping; ___ **postnasal** / postnasal ___.

gotero *m.* dropper; ___ **para los ojos** / eye ___.

gótica *f.* droplet.

gracias *f. pl.* thanks; **muchas ___ /** thank you very much.

grado *m.* [*temperatura*] degree; [*evaluación*] grade. 1. measurement or standard evaluation; 2. in cancer pathology, indication of the stage of the disease.

Graefe, operación de *f.* Graefe operation. 1. cataract operation by incision of the sclera, separation of the capsula and iridectomy; 2. iridectomy for glaucoma.

Graefe, signo de *m.* Graefe sign, failure of the upper eyelid to follow the downward movement of the eyeball.

gráfica, gráfico *f.*, *m.* graph, chart, diagram.

grafología *f.* graphology, the study of handwriting as an indication of an individual's character, also used as an aid in diagnosis.

Gram, método de *m.* Gram's method, a system of coloring bacteria for the purpose of identifying them on analysis.

gramicidina *f.* gramicidin, antibacterial substance produced by Bacillis brevis, active locally against grampositive bacteria.

gramnegativo *m.* gram-negative, bacteria or tissue that loses coloration when subjected to Gram's method.

grampositivo *m.* gram-positive, bacteria or tissue that retains coloration when subjected to Gram's method.

grand mal *m.* grand mal, severe epilepsy characterized by seizures marked by muscle contractions and abrupt loss of consciousness.

granulación *f.* granulation, round, small, fleshy masses that form in a wound.

granular, granuloso-a *a.* granular, made up or marked by grains; **cilindro** ___ / ___ cast, urinary cast seen in degenerative and inflammatory nephropathy; **conjuntivitis** ___ / ___ conjunctivitis; **córtex** ___ / ___ cortex; **distrofia** ___ **de la córnea** / ___ corneal dystrophy; **leucocito** ___ / ___ leukocyte; **oftalmia** ___ / ___ ophthalmia; **retículo endoplásmico** ___ / ___ endoplasmic reticulum; **tumor celular** ___ / ___ cell tumor.

gránulo *m.* granule, small grain or particle; ___ **acidófilo** /acidophil ___, a stain with acid dyes; ___ **basófilo** / basophil ___, a stain with basic dyes.

granulocito *m.* granulocyte, leukocyte containing granules.

granulocitopenia *f.* granulocytopenia, deficiency in the number of granulocytes in the blood.

granulocitosis *f.* granulocytosis, excessive increase of granulocytes in the blood.

granuloma *m.* granuloma, tumor or neoplasm of granular tissue; ___ **de cuerpo extraño** / foreign body ___; ___ **infeccioso** / infectious ___; ___ **inguinal** / inguinal ___; ___ **ulcerativo de los genitales** / venereum ___.

granulomatoso-a *a.* granulomatous, with the characteristics of a granuloma; **colitis** ___ / ___ colitis; **encefalomielitis** ___ / ___ encephalomyelitis; **enteritis** ___ / ___ enteritis; **inflamación** ___ / ___ inflammation.

granulosa *f.* granulosa, ovarian membrane of epithelial cells; **tumor de células de la** ___ / ___ cell tumor; **tumor de la** ___ **teca** / ___ teca cell tumor.

grapar *vt.* to staple; surgical procedure.

grasa *f.* fat, adipose tissue; ___ **saturada** / saturated ___.

grasiento-a, grasoso-a *a.* fatty, greasy; **degeneración** ___ **-a** / ___ degeneration.

gratificación *f.* gratification, reward.

gratificar *vi.* to gratify, to reward.

gratis *adv.* gratis, free.

grave *a.* critically ill; of a serious nature.

Grave, enfermedad de *f.* Grave's disease, exophthalmic goiter.

gravedad *f.* gravity. 1. seriousness; **estado de** ___ / critical condition; ___ **específica** / specific ___; 2. force of ___ / **fuerza de** ___.

grávida *f.* gravida, pregnant woman.

GRD *abr.* (*grupo relacionado de diagnóstico*) DRG (diagnosis related group), a payment category that is used to classify patients for the purpose of reimbursing hospitals.

grieta *f.* crevice, cleft, fissure; ___ **-s en las manos** / chapped hands.

gripe *f.* flu. 1. influenza; 2. any of several viral or bacterial diseases marked esp. by respiratory or intestinal symptoms; ___ **asiática** / Asiatic ___; ___ **aviaria** / bird ___, severe influenza caused by strains that have produced epidemics in birds sporadically associated human infections.

gris *a.* gray; **catarata** ___ / ___ cataract; **columnas** ___-**es** / ___ columns; **degeneración** ___ / ___ degeneration; **fibras** ___-**es** / ___ fibers; **hepatización** ___ / ___ hepatization; **induración** ___ / ___ induration; **sustancia** ___ / ___ matter.

gris, materia *o* **sustancia** *f.* gray matter, highly vascularized gray tissue of the central nervous system made up primarily of nerve cells and unmyelinated nerve fibers.

gritar *v.* to scream, to cry out.

grosero-a *a.* gross, coarse.

grosor *m.* thickness; density.

grueso-a *a.* heavy; thick.

grupo *m.* group, cluster; team, an associated group; ___ **de apoyo** / support ___.

grupo sanguíneo *m.* blood group, the different types of human erythrocytes, genetically determined and differentiated immuno!ogically; ___ **Rh** / Rh ___.

guanetidina *f.* guanethidine, agent used in the treatment of hypertension.

guardar *v.* to put away; to keep.

guardería infantil *f.* nursery; children's day care center.

guardián *m.* guardian; custodian.

guayaco *m.* guaiac, substance used in tests as a reagent to detect the presence of blood.

guayacol *m.* guaiacol, antiseptic; expectorant.

guiar *v.* to guide, to direct.

Guillain-Barre, síndrome de *m.* Guillain-Barre syndrome, rare neurological disease evidenced by ascending paralysis that starts in the extremities and can rapidly include the respiratory muscles causing respiratory failure.

gusano *m.* earthworm, maggot, caterpillar; ___ **nematodo que infecta los pulmones** / lungworm; ___ **plano** / flatworm, intestinal worm.

gustación *f.* gustation, the sense of taste.

gustar *v.* to like, to enjoy; to taste.

gustativo-a *a.* gustatory, rel. to taste; **agnosia** ___-**a** / ___ agnosia; **aura** ___-**a** / ___ aura; **hiperhidrosis** ___-**a** / ___ hyperhidrosis; **rinorrea** ___-**a** / ___ rhinorrhoea.

gusto *m.* the sense of taste; taste; **buen** ___ / good taste; **mal** ___ / bad taste.

gutapercha *f.* gutta-percha, dried and purified latex of some trees that is used in medical and dental treatments.

gutural *a.* guttural, pronounced in the throat.

h *abr.* **hora** / hour; **horizontal** / horizontal.

hábil, habilidoso-a *a.* able, skillful.

habilidad *f.* ability, aptitude.

habitación *f.* room.

hábito *m.* habit; **___-s sanitarios** / health ___.

habituación *f.* habit-forming, inducing the formation of an addiction.

habla *m.* [*locución*] speech; **defecto del ___** / ___ defect; **patología del ___** / ___ pathology; **trastorno del ___** / ___ disorder.

hablar *v.* to speak.

hacer *vt.* to do, to make; **___ caso** / to mind, to pay attention; **___ daño** / to harm or hurt; **___ hincapié** / to emphasize; **___ lo mejor posible** / to do one's best.

hachís *m.* hashish, euphoria producing narcotic extracted from marijuana.

hacia *prep.* toward; **___ acá** / this way; **___ allá** / that way; **___ adelante** / forward; **___ atrás** / backward.

halar *v.* to pull.

halitosis *f.* halitosis, bad breath.

hallazgos *m., pl.* findings, results of an investigation or inquiry.

hallux valgus *L.* hallux valgus, inward turning of the big toe.

hallux varus *L.* hallux varus, separation of the big toe from the others.

hamartoma *m.* hamartoma, nodule simulating a tumor, usu. benign.

hambre *m.* hunger; **tener ___** / to be hungry.

hambriento-a *a.* hungry, starved, famished.

Hanot, enfermedad de *f.* Hanot's disease, hypertrophic cirrhosis of the liver accompanied by jaundice; biliary cirrhosis.

Hansen, enfermedad de *f.* Hansen's disease. *See* **lepra**.

hantavirus *m.* hantavirus, a genus of viruses that infect rodents and are transmitted to humans by airborn particles.

haploide *a.* haploid, a sex cell that has half the number of chromosomes characteristic of the species.

hartarse *vr.* to overeat, to stuff oneself.

hasta *prep.* until; up to; as far as; **___ ahora** / heretofore, so far; **___ aquí** / up to this point; **___ luego** / goodbye, see you later.

haustrum *L.* haustrum, cavity or pouch, esp. in the colon.

hay *v.* there is, there are; **___ que** / it is necessary; **no ___ remedio** / it can't be helped.

haz *m.* bundle; **___ ascendente** / ascending tract.

HCTZ *abr.* (*hidroclorotiazida*) HCTZ, hydrochlorothiazide.

HDL *abr. See* **LAD**.

heces *f., pl.* feces.

Heimlich, maniobra de *f.* Heimlich maneuver, technique applied to force the expulsion of a foreign body that is blocking the passage of air from the trachea or pharynx.

helado *m.* ice cream; **___-o, -a** *a.* / frozen.

helio *m.* helium, gaseous inert chemical element mixed with air or oxygen to be used in the treatment of some respiratory disorders.

helioterapia *f.* heliotherapy, sunbathing as therapy.

helmintiasis *f.* helminthiasis, intestinal infection with worms.

helminticida *m.* helminthicide, agent that kills parasites; vermicide.

helminto *m.* helminth, worm found in the human intestines.

hemaglutinación, hemoaglutinación *f.* hemagglutination, agglutination of red cells.

hemaglutinina, hemoaglutinina *f.* hemagglutinin, antibody that causes agglutination of red cells.

hemangioma *m.* hemangioma, benign tumor formed by clustered blood vessels that produce a reddish birth mark.

hemangiosarcoma *m.* hemangiosarcoma, malignant tumor of the vascular tissue.

hemartrosis *f.* hemarthrosis, extravasation into a joint cavity.

hematemesis *f.* hematemesis, vomiting of blood.

hematerapia, hemoterapia *f.* hematherapy, hemotherapy, therapeutic use of blood.

hemático *m.* drug used in the treatment of anemia; *a.* hemático-a rel. to blood; **biometría** / _____ complete blood count (CBC).

hematocolpos *m.* hematocolpos, retention of menstrual blood in the vagina due to an imperforated hymen.

hematocrito *m.* hematocrit. 1. centrifuge that is used for separating cells and particles in the blood from the plasma; 2. the volume percentage of erythrocytes in the blood.

hematología *f.* hematology, the study of the blood and the organs that intervene in its formation.

hematológico-a *a.* hematologic, hematological, rel. to blood; **estudios** _____-os / _____ studies.

hematológicos, valores hemoglobina / hemoglobin; **promedio de eritrocitos** / hematocrit; **pH de la sangre arterial** / arterial blood pH; **sedimentación de eritrocitos** / erythrocyte sedimentation; **tiempo de coagulación** / coagulation time; **tiempo parcial de tromboplastin** / partial thromboplastin time; **tiempo de protrombina** / prothrombin time; **tiempo de sangrado** / bleeding time.

hematólogo-a *m.*, *f.* 1. hematologist, specialist in hematology; 2. a specialist in diagnostic blood tests and treating blood diseases.

hematoma *m.* hematoma, localized collection of blood that has escaped from a blood vessel into an organ, space, or tissue; _____ **pélvico** / pelvic _____; _____ **subdural** / subdural _____, under the dura mater.

hematopoyesis, hemopoyesis *f.* hematopoiesis, hemopoiesis, formation of blood.

hematoquiste *m.* hematocyst. 1. bloody cyst; 2. hemorrhage within a cyst.

hematuria *f.* hematuria, the presence of blood in the urine.

hembra *f.* female.

hemianopia, hemanopsia *f.* hemianopia, hemanopsia, loss of vision in one half of the visual field of the left or right eye, or of both.

hemicolectomía *f.* hemicolectomy, removal of one half of the colon.

hemihipertrofia *f.* hemihypertrophy, hypertrophy of one half of the body.

hemilaminectomía *f.* hemilaminectomy, removal of the vertebral lamina on one side.

hemiparálisis *f.* hemiparalysis, paralysis of one side of the body.

hemiparesia, hemiparesis *f.* hemiparesia, hemiparesis, paralysis affecting one side of the body.

hemiplejía *f.* hemiplegia, paralysis of the side of the body opposite to the affected cerebral hemisphere; _____ **alternante** / alternating _____; _____ **cerebral** / cerebral _____; _____ **cruzada** / crossed _____; _____ **doble** / double _____; _____ **espástica** / spastic _____; _____ **facial** facial _____.

hemipléjico-a *a.* hemiplegic, affected or rel. to hemiplegia.

hemisferio *m.* hemisphere, half of a spherical structure or organ.

hemitiroidectomía *f.* hemithyroidectomy, surgical removal of one lobe of the thyroid gland.

hemobilia *f.* hemobilia, bleeding in the bile ducts.

hemoclasis, hemoclasia *f.* hemoclasis, hemoclasia, rupture, [*hemolysis*] dissolution or other type of destruction of red blood cells.

hemoconcentración *f.* hemoconcentration, concentration of red blood cells due to a decrease of liquid elements in the blood.

hemocromatosis *f.* hemochromatosis, iron storage disease, bronze diabetes, disorder of iron metabolism due to excess deposition of iron in the tissues accompanied by anomalies such as bronze skin pigmentation, cirrhosis of the liver, diabetes mellitus, and malfunction of the pancreas.

hemocultivo *m.* blood culture.

hemodiálisis *f.* hemodialysis, dialysis process used to eliminate toxic substances from the blood in cases of acute renal disorders.

hemodializador *m.* hemodializer, artificial kidney machine used in the dialysis process.

hemodilución *f.* hemodilution, increase in the proportion of plasma to red cells in the blood.

hemodinamia *f.* hemodynamics, the study of the dynamics of blood circulation.

hemofilia *f.* hemophilia, inherited disease characterized by abnormal clotting of the blood and propensity to bleed.

hemofílico-a *m.*, *f.* hemophiliac, person who suffers from hemophilia; *a.* hemophiliac, rel. to or suffering from hemophilia.

hemofobia f. hemophobia, pathologic fear of blood.

hemoglobina f. hemoglobin, important protein element of the blood that gives its red color and participates in the transportation of oxygen; **índice corpuscular de ___** / mean corpuscular ___.

hemoglobinemia f. hemoglobinemia, presence of freed hemoglobin in the plasma.

hemoglobinuria f. hemoglobinuria, presence of hemoglobin in the urine. **___ de la postparturienta** / postparturient ___; **___ en malaria** / malarial ___; **___ epidémica** / epidemic ___; **___ intermitente** / intermittent ___; **___ paroxística fría** / paroxysmal cold ___; **___ paroxística nocturna** /paroxysmal nocturnal ___.

hemograma m. hemogram, graphic representation of the differential blood count.

hemólisis f. hemolysis, rupture of erythrocytes with release of hemoglobin into the plasma; **___ del recién nacido** / hemolytic disease of the newborn, gen. caused by incompatibility of the Rh factor; **___ inmune** / immune ___; **___ venenosa** / venomous ___.

hemolítico-a a. hemolytic, rel. to or that causes hemolysis; **anemia ___-a** / ___ anemia, red cells that rupture easily due to a congenital condition caused by toxic agents; **trastorno ___-o** / ___ disorder.

hemolito m. hemolith, concretion in a blood vessel.

hemopneumotórax m. hemopneumothorax, accumulation of blood and air in the pleural cavity.

hemoptisis f. hemoptysis, bloody expectoration.

hemorragia f. hemorrhage, profuse bleeding; **___ cerebral** / cerebrovascular accident; **___ intracraneana** / intracranial ___; **___ intraventricular** / intraventricular ___; **___ nasal** / nasal ___; **___ oculta** / concealed ___; **___ petequial** / petechial ___; **___ puerperal** / postpartum ___.

hemorrágico-a a. hemorrhagic, rel. to hemorrhage.

hemorroide(s) f. hemorrhoid, pile, a mass of dilated veins in the inferior anal or rectal wall; **___ de prolapso** / prolapsed ___, that protrudes outside the anus; **___ externa** / external ___, outside the anal sphincter; **___ interna** / internal ___, hidden, proximal to the anorectal line.

hemorroidectomía f. hemorrhoidectomy, removal of hemorrhoids.

hemosálpinx m. hemosalpinx, accumulation of blood in the fallopian tubes.

hemosiderina f. hemosiderin, insoluble iron compound stored in the body for use in the formation of hemoglobin as needed.

hemosiderosis f. hemosiderosis, hemosiderin deposit in the liver and the spleen.

hemostasia, **hemostasis** f. hemostasis, cessation of bleeding, natural or otherwise.

hemóstato m. hemostat, a surgical clamp or a medication used to suppress bleeding.

hemotórax m. hemothorax, blood in the pleural cavity.

HEPA a. (from its abbreviation in English) HEPA, high-efficiency particulate air [filter], being, using, or containing a filter that removes 99.97% of airborne particles measuring 0.3 micrometers or greater in diameter passing through it.

heparina f. heparin, anticoagulant.

heparinizar vi. heparinize, to avoid coagulation by the use of heparin.

hepatectomía f. hepatectomy, removal of a part or all of the liver.

hepático-a a. hepatic, rel. to the liver; **circulación ___** / liver circulation; **cirrosis ___** / liver cirrhosis; **coma ___** / ___ coma; **conducto ___** / ___ duct; **fallo ___** / liver failure; **lesión ___** / liver damage; **lóbulos o subdivisiones ___-s** / ___ lobes; **manchas ___-s** / liver spots; **pruebas funcionales ___-s** / liver function tests; **venas ___-s** / ___ veins.

hepatitis f. hepatitis, infl. of the liver; **___ amébica** / amebic ___; **___ colestásica** / cholestatic ___; **___ crónica activa** / chronic active ___; **___ crónica persistente** / chronic persistent ___; **___ epidémica** / epidemic ___; **___ inducida por droga** / drug-induced ___; **___ infecciosa** / infectious ___; **___ no A-no B** / non

A-non B ___, linked to blood transfusion; ___ **sérica** / serum ___; ___ **tipo A, viral** ___ / type A, viral ___; ___ **tipo B, viral** / type B, viral ___; ___ C / type C ___, caused by contact with infected blood.

hepatoentérico-a *a.* hepatoenteric, rel. to the liver and the intestines.

hepatoesplenomegalia *f.* hepatosplenomegaly, enlargement of the liver and the spleen.

hepatolenticular *a.* hepatolenticular, rel. to the lenticular nucleus of the eye and the liver; **degeneración** ___ / ___ degeneration.

hepatología *f.* hepatology, the study of the liver.

hepatólogo-a *m.*, *f.* hepatologist, specialist in liver diseases.

hepatomegalia *f.* hepatomegaly, enlargement of the liver.

hepatorrenal *a.* hepatorenal, rel. to the liver and the kidneys; **síndrome** ___ / ___ syndrome.

hepatotoxicidad *f.* hepatotoxicity, the propensity of a medication or toxic product to harm the liver.

hepatotoxina *f.* hepatotoxin, toxin that destroys liver cells.

heredado-a *a.* inherited.

hereditario-a *a.* hereditary, inherited.

herencia *f.* heredity, inheritance, transmission of genetic traits from parents to children; ___ **familiar** / heredofamilial, rel. to a disease or condition that is inherited.

herida *f.* wound, injury; ___ **contusa** / contused ___, **subcutaneous lesion**; ___ **de perforación** / puncture ___; ___ **de bala** / gunshot ___; ___ **penetrante** / penetrating ___.

herido-a *a.* wounded; hurt.

hermafrodita *f.* hermaphrodite, an individual that has both ovaric and testicular tissue combined in the same organ or separately.

hermano-a *m.*, *f.* brother; sister, sibling.

hermético-a *a.* hermetic, airtight.

hernia *f.* hernia, abnormal protrusion of an organ or viscera through the cavity wall that encloses it; ___

escrotal / scrotal ___, that descends into the scrotum; ___ **estrangulada** / strangulated ___, obstructing the intestines; ___ **femoral** / femoral ___, protruding into the femoral canal; ___ **hiatal** / hiatus ___, protruding through the esophagic hiatus of the diaphragm; ___ **incarcerada** / incarcerated ___, frequently caused by adherences; ___ **inguinal** / inguinal___, protruding from the viscera into the inguinal canal; ___ **lumbar** / lumbar ___, in the loin; ___ **por deslizamiento** / sliding ___, of the colon; ___ **reducible** / reducible ___, that can be treated by manipulation; ___ **umbilical** / umbilical ___, occuring at the navel; ___ **ventral** / ventral ___, protrusion through the abdominal wall; **saco de la** ___ / hernial sac, peritoneal sac into which the hernia descends.

herniación *f.* herniation, development of a hernia.

hernia de disco *f.* slipped disk, an injury in which one of the disks of cartilage between the vertebrae slips out of place, puts pressure on spinal nerves, and causes back and leg pain.

herniado-a *a.* herniated, hernial, rel. to or having a hernia; **bolsa** ___ / ___ sac; **disco** ___ / ___ disk.

herniografía *f.* herniography, x-ray of a hernia with the use of a contrasting medium.

hernioplastia *f.* hernioplasty, surgical reparation of a hernia.

herniorrafia *f.* herniorrhaphy, reparation or reconstruction of a hernia.

heroína *f.* heroin, diacetylmorphine, addictive narcotic derived from morphine; **adicto-a a la** ___, **heroinómano-a** / ___ addict.

herpangina *f.* herpangina, infectious disease (epidemic in the summer) that affects the mucous membranes of the throat.

herpes *m.* herpes, inflammatory, painful viral disease of the skin manifested by the formation of small, clustered, blisterlike eruptions; ___ **genital** / ___ genitalis; cold sore, a versicular lesion that typically occurs in or around the mouth and initially causes pain, burning or itching, caused by a herpes simplex virus; ___ ocular / ocular ___; ___ simple / ___ simplex, simple vesicles that keep recurring in the same area of the skin; ___ zóster, culebrilla / ___ zoster; *pop.* shingles, painful eruption along the course of a nerve.

herpético-a *a.* herpetic, rel. to herpes or similar in nature.

heterogéneo-a *a.* heterogeneous, dissimilar, not alike.

heteroinjerto *m.* heterograft, graft that comes from a donor of a different species or type than that of the recipient.

heterólogo-a *a.* heterologous. 1. formed by foreign cell tissue; 2. derived or obtained from a different species.

heteroplasia *f.* heteroplasia, presence of tissue in areas foreign to its normal location.

heteroplásico-a *a.* heteroplastic, rel. to heteroplasia.

heteroplastia *f.* heteroplasty, transplant of tissue from an individual of a different species.

heterosexual *a.* heterosexual, attracted to the opposite sex.

heterosexualidad *f.* heterosexuality.

heterotopia *f.* heterotopia, displacement or deviation of an organ or part of the body from its normal position.

hético-a *a.* hectic, febrile.

hialinización *f.* hyalinization, degenerative process by which functioning tissue is replaced by a firm, glasslike material.

hialino-a *a.* hyaline, glasslike, or almost transparent; **cilindro** ___ / ___ cast, found in the urine.

hiatus *m.* hiatus, opening, orifice, fissure.

hibernoma *m.* hibernoma, benign tumor localized in the hip or the back.

híbrido-a *a.* hybrid, resulting from the crossing of different species of animals or plants.

hibridoma *m.* hybridoma, hybrid cell capable of producing a continuous supply of antibodies.

hidátide *m.* hydatid, cyst found in tissues, esp. in the liver.

hidatídico-a *a.* hydatid, rel. to a hydatid; **enfermedad** ___-a / ___ disease, echinococcosis; **quiste** ___-o / ___ mole, uterine cyst that produces hemorrhaging.

hidradenitis *f.* hidradenitis, infl. of the sweat glands.

hidramnios *m.* hydramnion, excess of amniotic fluid.

hidrartosis *f.* hydrarthrosis, effusion of a serous fluid into a cavity.

hidratado-a *a.* hydrated, that is moist or contains water.

hidratar *v.* to hydrate, to combine a body with water.

hídrico-a *a.* hydric, rel. to water.

hidrocefalia *f.* hydrocephaly, hydrocephalus, abnormal accumulation of cerebrospinal fluid within the ventricles of the brain.

hidrocele *m.* hydrocele, an accumulation of serous fluid esp. in the vaginal tunic of the testes.

hidrocelectomía *f.* hydrocelectomy, removal of a hydrocele.

hidroclorotiazida *f.* hydrochlorothiazide, a diuretic and antihypertensive drug.

hidrocortisona *f.* hydrocortisone, corticosteroid hormone produced by the adrenal cortex.

hidrofobia *f.* hydrophobia. 1. fear of water; 2. rabies, nervous disorder transmitted by an infected animal.

hidrógeno *m.* hydrogen; **concentración de** ___ / ___ concentration.

hidrólisis *f.* hydrolysis, dissolution of a compound by the action of water.

hidromielia *f.* hydromyelia, increase of fluid in the central canal of the spinal cord.

hidronefrosis *f.* hydronephrosis, distension of the renal pelvis and calices due to obstruction.

hidropesía, hidropsia *f.* hydropsy, dropsy, accumulation of serous fluid in a cavity or cellular tissue.

hidrópico-a *a.* hydropic, rel. to hydropsy.

hidrosálpinx *m.* hydrosalpinx, accumulation of watery fluid in the fallopian tubes.

hidrosis *f.* hidrosis, hydrosis, abnormal sweating.

hidroterapia *f.* hydrotherapy, therapeutic use of applied external water in the treatment of diseases.

hidrotórax *m.* hydrothorax, collection of fluid in the pleural cavity without inflammation.

hidrouréter *m.* hydroureter, abnormal distension of the ureter due to obstruction.

hiel *f.* bile; gall.

hierro *m.* iron.

hifema *f.* hyphema, bleeding in the anterior chamber of the eye.

hígado *m.* liver, largest gland of the body, located in the upper right part of the abdominal cavity. It secretes bile, stabilizes and produces sugar, enzymes, and cholesterol, and eliminates toxins from the body.

higiene *f.* hygiene, the study and practice of health standards; ___ **dental** / dental ___; ___ **mental** / mental ___; ___ **oral** / oral ___; ___ **pública** / public ___.

higiénico-a *a.* hygienic, sanitary; rel. to hygiene; **paño o absorbente** ___-o / sanitary napkin.

higienista *m.*, *f.* hygienist, specialist in hygiene; ___ **dental** / dental ___, technician in dental profilaxis.

higroma *m.* hygroma, liquid containing sac.

hijastro-a *m.*, *f.* stepson; stepdaughter.

hijo-a *m.*, *f.* son; daughter.

hilio *m.* hilum, hilus, depression or opening in an organ from which blood vessels and nerves enter or leave.

himen *m.* hymen, membranous fold that partially covers the entrance of the vagina.

himenectomía *f.* hymenectomy, excision of the hymen.

himenotomía *f.* hymenotomy, incision in the hymen.

hinchado-a *a.* swollen, bloated.

hinchazón *f.* swelling.

hioides *m.* hyoid bone, horseshoe-shaped bone situated at the base of the tongue.

hipalgesia, **hipalgia** *f.* hypalgia, diminished sensitivity to pain.

hiperacidez *f.* hyperacidity, excessive acidity.

hiperactividad *f.* hyperactivity, excessive activity; psych., excessive activity manifested in children and adolescents, usu. accompanied by irritability and inability to concentrate for any length of time.

hiperalbuminosis *f.* hyperalbuminosis, excess albumin in the blood.

hiperalimentación *f.* hyperalimentation, supplemental intravenous feeding; ___ **intravenosa** / parenteral ___.

hiperbilirrubinemia *f.* hyperbilirubinemia, excessive bilirubin in the blood.

hipercalcemia *f.* hypercalcemia, excessive amount of calcium in the blood.

hipercalemia, **hiperpotasemia** *f.* hyperkalemia, hyperpotasemia, abnormal elevation of potassium in the blood.

hipercapnia *f.* hypercapnia, excessive amount of carbon dioxide in the blood.

hipercinesia *f.* hyperkinesia, abnormal increase of muscular activity.

hipercloremia *f.* hyperchloremia, excess of chlorides in the blood.

hipercloridia *f.* hyperchlorhydria, excessive secretion of chloric acid in the stomach.

hipercoagulabilidad *f.* hypercoagulability, abnormal increase in the coagulability of the blood.

hipercromático-a *a.* hyperchromatic, having excessive pigmentation.

hiperemesis *f.* hyperemesis, excessive vomiting.

hiperemia *f.* hyperemia, excessive blood in an organ or part.

hiperesplenismo *m.* hypersplenism, exacerbation of spleen function.

hiperestesia *f.* hyperesthesia, abnormal increased sensitivity to sensorial stimuli.

hiperextender *v.* hyperextend, to extend (as a body part) beyond the normal range of motion.

hiperglucemia *f.* hyperglycemia, excessive amount of sugar in the blood, such as in diabetes.

hiperglucosuria *f.* hyperglycosuria, excessive amount of sugar in the urine.

hiperhidratación *f.* hyperhydration, abnormal increase of water content in the body.

hiperhidrosis *f.* hyperhidrosis, excessive perspiration.

hiperinsulinismo *m.* hyperinsulinism, excessive secretion of insulin in the blood resulting in hypoglycemia.

hiperlipemia *f.* hyperlipemia, excessive amount of fat in the blood.

hiperlipidemia *f.* hyperlipidemia, excess of lipids in the blood.

hipermenorrea *f.* hypermenorrhea, heavy period, excessive and long menstruation.

hipermetropía *f.* hypermetropia, farsightedness, visual defect in which the rays of light come to focus behind the retina making distant objects better seen than closer ones.

hipermovilidad *f.* hypermobility, excessive mobility.

hipernatremia *f.* hypernatremia, excessive amount of sodium in the blood.

hipernefroma *m.* hypernephroma, Grawitz tumor, neoplasm of the renal parenchyma.

hiperopía *f.* hyperopia. *See* **hipermetropía.**

hiperópico-a *a.* farsighted.

hiperorexia *f.* hyperorexia, excessive appetite.

hiperosmia *f.* hyperosmia, increased sensitivity of smell.

hiperostosis *f.* hyperostosis, excessive growth of a bony tissue.

hiperpirexia *f.* hyperpyrexia, abnormally high body temperature.

hiperpituitarismo *m.* hyperpituitarism, excessive activity of the pituitary gland.

hiperplasia *f.* hyperplasia, excessive proliferation of normal cells of tissues.

hiperpnea *f.* hyperpnea, increase in the depth and rapidity of breathing.

hiperreflexia *f.* hyperreflexia, exaggerated reflexes.

hipersalivación *f.* hypersalivation, excessive secretion of saliva.

hipersecreción *f.* hypersecretion, excessive secretion.

hipersensibilidad *f.* hypersensibility, excessive sensitivity to the effect of a stimulus or antigen.

hipertensión *f.* hypertension, high blood pressure; ___ **benigna** / benign ___; ___ **esencial** / essential ___; ___ **maligna** / malignant ___; ___ **portal** / portal ___; ___ **renal** / renal ___.

hipertenso-a *a.* hypertensive, rel. to or suffering from hypertension.

hipertermia maligna *f.* malignant hyperthermia, onset of high fever that can reach 106°F or 41°C.

hipertiroidismo *m.* hyperthyroidism, excessive activity of the thyroid gland.

hipertónico-a *a.* hypertonic, rel. to increased tonicity or tension.

hipertrofia *f.* hypertrophy, abnormal growth or development of an organ or structure; ___ **cardíaca** / cardiac ___, enlarged heart; ___ **compensadora** / compensatory ___, resulting from a physical defect.

hipertropía *f.* hypertropia, a form of strabismus.

hiperuricemia *f.* hyperuricemia, excessive amount of uric acid in the blood.

hiperventilación *f.* hyperventilation, extremely rapid and deep inspiration and expiration of air.

hiperviscosidad *f.* hyperviscosity, excessive viscosity.

hipervolimia *f.* hypervolimia, abnormal increase in the volume of circulating blood.

hipnosis *f.* hypnosis, an artificially induced passive state during which the subject is responsive to suggestion.

hipnoterapia *f.* hypnotherapy, therapeutic treatment through hypnosis.

hipnotizar *vi.* to hypnotize, to put a subject under hypnosis.

hipo *m.* hiccups, involuntary contraction of the diaphragm and the glottis.

hipoadrenalismo *m.* hypoadrenalism, condition caused by diminished activity of the adrenal gland.

hipoalbuminemia *f.* hypoalbuminemia, low level of albumin in the blood.

hipocalcemia *f.* hypocalcemia, low amount of calcium in the blood.

hipocalemia, hipopotasemia *f.* hypokalemia, hypopotassemia, deficiency of potassium in the blood.

hipocampo *m.* hippocampus, curved elevation localized in the inferior horn of the lateral ventricle of the brain.

hipocapnia *f.* hypocapnia, deficiency of carbon dioxide in the blood.

hipociclosis *f.* hypocyclosis, deficiency in eye accommodation; ___ **ciliar** / ciliary ___, weakness of the ciliary muscle; ___ **lenticular** / lenticular ___, rigidity of the crystalline lens.

hipocinesia *f.* hypokinesia, diminished motor movement.

hipoclorhidria *f.* hypochlorhydria, deficiency of hydrochloric acid in the stomach, which can be a manifestation of cancer or anemia.

hipocolesteremia *f.* hypocholesteremia, diminished presence of cholesterol in the blood.

hipocondríaco-a *a.* hypochondriac, rel. to or suffering from hypochondria.

hipocondrio *m.* hypochondrium, upper abdominal region on either side of the thorax.

hipocromía *f.* hypochromia, abnormally pale erythrocytes.

hipodérmico-a *a.* hypodermic, beneath the skin.

hipofaringe *f.* hypopharynx, portion of the pharynx situated under the upper edge of the epiglottis.

hipofibrinogenemia *f.* hypofibrinogenemia, low content of fibrinogen in the blood.

hipofisectomía *f.* hypophysectomy, removal of the pituitary gland.

hipófisis *f.* hypophysis, pituitary gland, epithelial body situated at the base of the sella turcica.

hipofunción *f.* hypofunction, deficiency in the function of an organ.

hipogammaglobulinemia *f.* hypogammaglobulinemia, low level of gamma globulin in the blood; ___ **adquirida** / acquired ___, manifested after infancy.

hipogastrio *m.* hypogastrium, anterior, middle and inferior portion of the abdomen.

hipoglicemia, hipoglucemia *f.* hypoglycemia, abnormally low level of glucose in the blood.

hipoglicémico-a, hipoglucémico-a *a.* hypoglycemic, rel. to or that produces hypoglycemia.

hipoglosal *a.* hypoglossal, rel. to the hyoid bone and the tongue.

hipogloso *m.* hypoglossus, muscle of the tongue that has retractive and lateral action; hypoglossal nerve; ___**-o, -a** *a.* / hypoglossal, beneath the tongue.

hipoinsulinismo *m.* hypoinsulinism, deficient insulin secretion in the blood. *See* **diabetes mellitus**.

hipolipoproteinemia *f.* hypolipoproteinemia, increase in the lipoprotein of the blood.

hiponatremia *f.* hyponatremia, sodium deficiency in the blood.

hipopituitarismo *m.* hypopituitarism, pathological condition due to diminished secretion of the pituitary gland.

hipoplasia *f.* hypoplasia, defective, or incomplete development of an organ or tissue.

hipoplásico-a *a.* hypoplastic, rel. to or suffering from hypoplasia.

hiporreflexia *f.* hyporeflexia, weak reflexes.

hipospadias *m.*, *f.* hypospadias, congenital anomaly by which the wall of the urethra remains open in different degrees in the undersurface of the penis. In the female the urethra opens into the vagina.

hipotálamo *m.* hypothalamus, portion of the diencephalon situated beneath the thalamus at the base of the cerebrum.

hipotensión *f.* hypotension, low blood pressure.

hipotermia *f.* hypothermia, low body temperature.

hipótesis *f.* hypothesis, a proposition to be proven by experimentation; ___ **nula** / null ___.

hipotiroideo-a *a.* hypothyroid, rel. to or suffering from hypothyroidism.

hipotiroidismo *m.* hypothyroidism, condition due to a deficiency in the production of thyroxin.

hipotónico-a *a.* hypotonic. 1. rel. to a deficiency in muscular tonicity; 2. having a lower osmotic pressure as compared to another element.

hipotrombinemia *f.* hypothrombinemia, deficiency of thrombin in the blood, which can cause a propensity to bleed.

hipoventilación *f.* hypoventilation, reduction of air entering the alveoli.

hipovolemia *f.* hypovolemia, decreased volume of blood in the body.

hipoxemia, hipoxia *f.* hypoxemia, hypoxia, diminished availability of oxygen to the blood.

hipoxia *f.* hypoxia, deficiency of oxygen in the body's tissues.

HIPPA *abr.* (from its abbreviation in English) HIPPA, Health Insurance Portability and Accountability Act.

hirsutismo *m.* hirsutism, excessive growth of hair in areas where there is usually no growth, esp. in women.

hirviente *a.* boiling; **agua** ___ / ___ water.

histamina *f.* histamine, substance that acts as a dilator of blood vessels and stimulates gastric secretion.

histerectomía *f.* hysterectomy, partial or total removal of the uterus; ___ **abdominal** / abdominal ___, through the abdomen; ___ **total** / total ___, removal of the uterus and the cervix; ___ **vaginal** / vaginal ___, through the vagina.

histerectomía abdominal completa *f.* total abdominal hysterectomy.

histeria *f.* hysteria, extreme neurosis.

histérico-a *a.* hysteric, hysterical, rel. to or suffering from hysteria.

histerosalpingografía *f.* hysterosalpingography, x-ray of the uterus and fallopian tubes after injecting a radiopaque substance.

histerosalpingooforectomía *f.* hysterosalpingoophorectomy, excision of the uterus, ovaries, and oviducts.

histeroscopía *f.* hysteroscopy, endoscopic examination of the uterine cavity.

histerotomía *f.* hysterotomy, incision of the uterus.

histidina *f.* histidine, amino acid essential in the growth and restoration of tissue.

histiocito *m.* histiocyte, large interstitial phagocytic cell of the reticuloendothelial system.

histocompatibilidad *f.* histocompatibility, state in which the tissues of a donor are accepted by the receiver; **complejo de ___ mayor** / major ___ complex.

histología *f.* histology, study of structures of animal and plant tissues.

histoplasmina *f.* histoplasmin, substance used in the cutaneous test for histoplasmosis.

histoplasmosis *f.* histoplasmosis, respiratory disease caused by the fungus *Histoplasma capsulatum*.

historia *f.* history, an account of a patient's family and personal background and past and present health.

HMO *abr.* (from its abbreviation in English) HMO, health-maintenance organization, an organization that provides comprehensive health care to people who agree to use the doctors, hospitals, etc. that belong to the organization.

Hodgkin, enfermedad de *f.* Hodgkin's disease, malignant tumors in the lymph nodes and the spleen.

hogar de ancianos *m.* assisted living, housing and limited care for senior citizens.

hoja *f.* leaf; [*de papel o metal*] sheet; ___ **clínica** / medical chart.

hola *int.* hi, hello.

holístico-a *a.* holistic, rel. to a whole or unit.

holocrino-a *a.* holocrine, rel. to the sweat glands.

holodiastólico-a *a.* holodiastolic, rel. to a complete diastole.

holografía *f.* holography, tridimensional representation of a figure by means of a photographic image.

hombre *m.* man, male.

hombro *m.* shoulder, the union of the clavicle, the scapula, and the humerus; ___ **rígido** / frozen ___.

homeopatía *f.* homeopathy, cure by means of administering medication diluted in minute doses that are capable of producing symptoms of the disease being treated.

homocigótico-a *a.* homozygotic, homozygous, rel. to twins that develop from gametes with similar alleles in regard to one or all characters.

homofobia *f.* homophobia, fear of or revulsion regarding homosexuals.

homofóbico-a *a.* fearful of or having an aversion to homosexuals.

homogéneo-a *a.* homogeneous, similar in nature.

homoinjerto *m.* homograft, transplant from a subject of the same species or type.

homólogo-a *a.* homologous, similar in structure and origin but not in function.

homosexual *a.* homosexual, sexually attracted to persons of the same sex.

homúnculo-a *m.*, *f.* homunculus, dwarf with no deformities and with proportionate parts of the body.

hondo-a *a.* deep.

hongo *m.* fungus; mushroom; ___ **venenoso** / toadstool.

honorario *m.* fee, charges; ___**-s razonables** / reasonable charges.

hora *f.* hour, time; **cada ___** / hourly; **___ de acostarse** / bedtime; **¿qué ___ es?** / what time is it?; **¿a qué ___?** / at what time?.

horario *m.* schedule; timetable.

hormigueo *m.* tingling sensation.

hormona *f.* hormone, natural chemical substance in the body that produces or stimulates the activity of an organ; ___ **del crecimiento** / growth ___; ___ **estimulante** / stimulating ___; ___ **antidiurética** / antidiuretic ___; ___ **liberadora de gonadotropina** / gonadropin-releasing ___.

hormona eritropoyética *f.* erythropoietic hormone, any protein hormone that participates in the formation of erythrocytes.

hormonal *a.* hormonal, rel. to or acting like a hormone; **receptor ___** / ___ receptor; **terapia ___** / hormone therapy.

hormona luteinizante *f.* luteinizing hormone produced by the anterior pituitary gland. It stimulates the secretion of sex hormones by the testis (testosterone) and the ovaries (progesterone) and also acts in the formation of sperm and ova.

hormona paratiroidea *f.* parathormone, parathyroid hormone, a hormone that regulates calcium in the body.

Horner, síndrome de *m.* Horner's syndrome, sinking of the eyeball with accompanying eye and facial disorders due to paralysis of the cervical sympathetic nerve.

horquilla *f.* fourchette, posterior junction of the vulva.

hospedar *v.* to host; to lodge.

hospicio *m.* hospice, nursing facility.

hospital *m.* hospital, an institution where the sick or injured are given medical or surgical care; ___ **universitario** / a hospital that is affiliated with a medical school and provides the means for medical education.

hospital *m.* hospital.

hospitalización *f.* hospitalization.

hospitalizar *vi.* to hospitalize.

hoy *adv.* today; de ___ **en adelante** / from now on; ___ **en día** / nowadays.

hoyo *m.* pit, hole.

hoyuelo *m.* dimple, dimple sign; small hole.

HRT *abr. See* **TRH**.

huérfano-a *m.*, *f.* orphan.

huesecillo *m.* bonelet.

hueso *m.* bone; ___ **compacto** / hard ___; ___ **esponjoso** / spongy ___; ___ **que brado** / fractured ___.

huésped *m.* [*parásito*] host; **defensas del** ___ / ___ defenses; ___ **definitivo** / definitive ___; guest.

huesudo-a *a.* bony.

huevo *m.* egg, ovum, female sexual cell; **cáscara de** ___ / eggshell; **clara de** ___ / ___ white; ___ **duro** / hard-boiled ___; ___ **frito** / fried ___; ___ **pasado por agua** / soft-boiled ___; **yema de** ___ / ___ yolk.

humano-a *a.* human; humane; rel. to humanity.

humectante *m.* moisturizer, a cream that moisturizes the skin.

humedad *f.* humidity.

humedecer *v.* to moisten, to dampen.

húmero *m.* humerus, long bone of the upper arm.

humo *m.* smoke.

humo de segunda mano *m.* secondhand smoke, tobacco smoke that is exhaled by a smoker or given off by burning tobacco.

humor *m.* humor. 1. any liquid form in the body; ___ **acuoso** / aqueous ___, clear fluid in the eye chambers; ___ **cristalino** / crystalline ___, substance that constitutes the lens of the eye; ___ **vítreo** / vitreous ___, clear, semifluid substance between the lens and the retina; 2. secretion; 3. disposition, mood; **buen** ___ / good ___; **estar de buen** ___ / to be in a good ___; **estar de mal** ___ / to be in a bad mood; **mal** ___ / bad ___.

Huntington, corea de *f.* Huntington's chorea, neurodegenerative disorder characterized by spasmodic movements of the limbs and dementia. *See* **corea**.

huy! *int.* ouch!

I *abr.* iodo, yodo iodine.
iátrico-a *a.* iatric, rel. to medicine, the medical profession, or physicians.
iatrogénico-a, iatrógeno-a *a.* iatrogenic. *See* **yatrogénico, yatrógeno;** **pneumotórax** ___ / ___ pneumothorax; **transmisión** ___ / ___ transmission.
ibuprofen *m.* ibuprofen, anti-inflammatory, antipyretic, and analgesic agent used in the treatment of rheumatoid arthritis.
ictericia *f.* jaundice, disorder caused by excessive bilirubin in the blood and manifested by a yellow-orange coloring of the skin and other tissues and fluids of the body; ___ **del neonato** / icterus gravis neonatorum; ___ **hemolítica** / hemolytic ___; ___ **hepatocelular** / hepatocellular ___; ___ **retentive** / retentive ___.
ictérico-a *a.* icteric, jaundiced, or rel. to jaundice.
icterohepatitis *f.* icterohepatitis, hepatitis associated with jaundice.
icterus *L.* icterus. *See* **ictericia.**
icterus gravis *L.* icterus gravis, acute, yellow atrophy of the liver.
icterus neonatorum *L.* icterus neonatorum, jaundice of the newborn.
ictiosis *f.* ichthyosis, dry and scaly skin.
ictus *L.* ictus, sudden attack.
id *m.* id. 1. name given by Freud to the real unconscious where tendencies of autopreservation and instincts reside; 2. in psychiatry, one of the three divisions of the psyche; 3. -id, suffix denoting secondary eruptions of the skin that appear in areas away from the primary infection.
idea *f.* idea, concept, thought; ___ **fija** / fixed ___, idée fixe.
ideación *f.* ideation, process by which ideas are formed; ___ **paranoide** / paranoid ___.
idéntico-a *a.* 1. identical, same; 2. rel. to twins that result from the fertilization of only one ovum.
identidad *f.* identity, self-recognition.
identificación *f.* identification, unconscious process of identifying oneself with another person or group and assuming its characteristics.
identificar *vi.* to identify.

idioma *m.* language.
idiopatía *f.* idiopathy, disease or morbid state of unknown origin.
idiopático-a *a.* 1. rel. to idiopathy; 2. of a spontaneous nature; **aldosteronismo** ___ / ___ aldosteronism; **fibrosis pulmonar** ___-a / ___ pulmonary fibrosis; **estenosis subglótica** ___-a / ___ subglottic stenosis; **hipercalcemia** ___ -a de los niños / ___ hypercalcemia of children; **neuralgia** ___-a / ___ neuralgia.
idiosincracia *f.* idiosyncrasy. 1. set of individual characteristics; 2. an individual's own reaction to a given action, idea, medication, treatment or food.
idiota *m.*, *f.* idiot, fool; ___ **"savant"** / ___ savant.
idiotez *f.* idiocy, mental deficiency.
ignorante *a.* ignorant.
ignorar *v.* to ignore.
igual *a.* equal, even, same; ___-**mente** *adv.* / equally.
igualar *v.* to equate.
ileal *a.* ileal, rel. to the ileum; **arterias** ___-es/ ___ arteries; **orificio** ___ / ___ orifice; **prueba** ___ / ___ patch; **uréter** ___ / ___ ureter; **venas** ___ -es / ___ veins.
ileectomía *f.* ileectomy, total or partial surgical removal of the ileum.
ileítis *f.* ileitis, infl. of the ileum; ___ **regional** / regional ___.
ileocecal *a.* ileocecal, rel. to the ileum and the cecum; **válvula** ___ / ___ valve.
ileocecostomía *f.* ileocecostomy, surgical anastomosis of the ileum to the cecum.
ileocolitis *f.* ileocolitis, infl. of the mucous membrane of the ileum and the colon.
ileocolostomía *f.* ileocolostomy, surgical anastomosis from the ileum to the colon.
íleon *m.* ileum, distal portion of the small intestine extending from the jejunum to the cecum; **desviación quirúrgica del** ___ / ileal bypass.
ileoproctostomía *f.* ileoproctostomy, anastomosis of the ileum and the rectum.

ileosigmoidostomía *f.* ileosigmoidostomy, anastomosis of the ileum and the sigmoid colon.

ileostomía *f.* ileostomy, anastomosis of the ileum and the anterior abdominal wall.

ileotransversostomía *f.* ileotransversostomy, anastomosis of the ileum and the transverse colon.

ilíaco-a *a.* iliac, rel. to the ilium; **colon** ___ / ___ colon; **cresta** ___ / ___ crest; **hueso** ___ / ___ bone; **músculo** ___ / ___ muscle.

ilimitado-a *a.* unlimited, boundless.

iliolumbar *a.* iliolumbar, rel. to the iliac and lumbar regions; **arteria** ___ / ___ artery; **vena** ___ / ___ vein.

ilión *m.* ilium, hip bone.

ilusión *f.* illusion, false interpretation of sensory impressions.

iluso-a *a.* deluded.

IM *f.* MI. 1. myocardial infarction; 2. mitral incompetence; mitral insufficiency.

imagen *f.* image; ___ **de espejo** / mirror ___; ___ **del cuerpo** / body ___; ___ **directa** / direct ___; ___ **doble** / double ___; ___ **eléctrica** / electric ___; ___ **invertida** / inverted ___; ___ **latente** / latent ___; ___ **óptica** / optic ___; ___ **radiográfica** / radiographic ___; ___ **real** / real ___; ___ **virtual** / virtual ___.

imágenes por resonancia magnética *f., pl.* magnetic resonance imaging, procedure based in the quantitative analysis of the chemical and biological structure of a tissue.

imágenes por ultrasonido *f., pl.* ultrasound imaging, creation of images of organs or tissues through the use of reflex techniques (echogram).

imagen virtual *f.* virtual image.

imaginar *vt.* to imagine.

imán *m.* magnet, a body that has the property of attracting iron.

imbécil *m., f.* imbecile. *a.* imbecilic, stupid.

imbricado-a *a.* imbricate, imbricated, in layers.

imitación *f.* imitation.

impacción *f.* impaction. 1. the condition of being lodged or wedged within a given space; 2. impediment of an organ or part.

impacientarse *vr.* to become impatient.

impaciente *a.* impatient.

impactado-a *a.* impacted; **diente** ___ / ___ tooth.

impalpable *a.* impalpable, incorporeal, intangible.

impedido-a *a.* impeded, handicapped.

imperdible *m.* safety pin.

imperfección *f.* imperfection; defect.

imperforado-a *a.* imperforate, abnormally closed; **himen** ___ / ___ hymen.

impermeable *a.* impermeable, not allowing passage, such as fluids; waterproof.

impétigo *m.* impetigo, bacterial skin infection marked by vesicles that become pustular and form a yellow crust on rupturing; ___ **contagioso** / ___ contagious; ___ **del neonato** / ___ neonatorum; ___ **vulgar**/ ___ vulgaris.

implantar *vt.* to implant; to insert.

implante *m.* implant, any material inserted or grafted into the body.

implante coclear *m.* cochlear implant, electronic device for people with hearing loss.

implosión *f.* implosion. 1. violent collapse inward as it occurs in the evacuation of a vessel; 2. method to treat a fear caused by a phobia.

importante *a.* important.

imposible *a.* impossible.

impotencia *f.* impotence, inability to have or maintain an erection.

impotente *a.* impotent, rel. to or suffering from impotence.

impráctico-a *a.* impractical.

impregnar *vt.* to impregnate; to saturate.

imprescindible *a.* indispensable.

imprevisto-a *a.* unexpected, unforeseen.

impúbero-a *a.* below the age of puberty.

impulso *m.* drive, thrust; sudden pushing force; ___ **cardíaco** / cardiac ___; ___ **excitante** / excitatory ___; ___ **inhibitorio** / inhibitory ___; ___ **nervioso**/ nervous ___; ___ **vital** / élan vital.

inaccesible *a.* inaccessible.

inaceptable *a.* unacceptable.

inactividad *f.* inactivity; ___ **física** / physical ___.

inadaptado-a *a.* maladjusted, unable to adjust to the environment or to endure stress.

inadecuado-a *a.* inadequate.

inanición *f.* inanition, starvation, hunger.

inanimado-a *a.* inanimate, without animation, lacking life.

inarticulado-a *a.* inarticulate. 1. unable to articulate words or syllables; 2. disjointed.
incansable *a.* tireless, untiring.
incapacitado-a *a.* disabled; unable.
incapaz *a.* incapable, unable.
incentivo *m.* incentive.
incertidumbre *f.* uncertainty.
incesto *m.* incest.
incidencia *f.* incidence.
incipiente *a.* incipient, just coming into existence.
incisión *f.* incision; surgical cut.
incisura *f.* slit; notch.
inclinación *f.* slant, slope, tilt; inclination, predisposition.
inclusión *f.* inclusion, the act of enclosing one thing in another; **cuerpos de ___ / ___ bodies**, present in the cytoplasm of some cells in cases of infection.
incoherente *a.* incoherent.
incoloro-a *a.* colorless; achromatic.
incómodo-a *a.* uncomfortable; annoyed.
incompatible *a.* incompatible.
incompleto-a *a.* incomplete, unfinished.
inconsciencia *f.* unconsciousness, impaired consciousness or the loss of it; unawareness.
inconsciente *a.* unconscious. 1. that has lost consciousness; 2. that does not respond to sensorial stimuli.
incontinencia *f.* incontinence, inability to control the emission or expulsion of urine or feces; ___ **fecal** / fecal ___; ___ **intestinal** / bowel ___; ___ **por rebozamiento** / ___ overflow; ___ **por reflejo** / reflex ___; ___ **urinaria** / urinary ___; ___ **urinaria de esfuerzo** / ___ urinary stress.
incontinente *a.* incontinent, rel. to incontinence.
incorporar *vt.* to incorporate, to include.
incrustación *f.* 1. incrustation, formation of a crust or scab; 2. inlay.
incubación *f.* incubation. 1. latent period of a disease before its manifestation; **período de ___ / ___ period**; 2. care of a premature infant in an incubator.
incubadora *f.* incubator, device used to keep optimal conditions of temperature and humidity, esp. in the care of premature infants.
incudectomía *f.* incudectomy, excision of the incus.

incurable *a.* incurable, not subject to healing.
incus *L.* incus, small bone of the middle ear.
indeseable *a.* undesirable.
indicado-a *a.* indicated; appropriate.
indicador *m.* marker, indicator.
índice *m.* index, ___ **de masa corporal**/ measure of body fat.
índice *m.* rate, index; mean; ___ **de aborto** / abortion ___; ___ **de edad específica** / age specific ___; ___ **de letalidad de casos** / case fatality ___; ___ **de mortalidad, de mortandad** / death ___; ___ **de mortinatalidad** / birth-death rate; ___ **de natalidad** / birth ___; ___ **de natalidad cero** / zero population growth; ___ **de reproducción** / gross reproduction ___; ___ **medio (de)** / average flow ___; ___ **UV (ultravioleta)** UV (ultraviolet) ___, a number on a scale which extends indefinitely upward from a baseline of 0 and whose value expresses the intensity of solar ultraviolet radiation.
indiferención *f.* undifferentiation.
indígena *m.*, *f.* native, aboriginal; *a.* indigenous.
indigestarse *vr.* to suffer from indigestion.
indigestión *f.* indigestion, maldigestion.
indirecto-a *a.* indirect; **bilirubina reactiva** ___ / ___ reacting bilirubin; **división nuclear** ___ / ___ nuclear division; **fractura** ___ / ___ fracture; **inmunofloresencia** ___ / ___ immunofluorescence; **laringoscopía** ___ / ___ laryngoscopy; **prueba de hemaglutinación** ___ / ___ hemagglutination test; **transfusión** ___ / ___ transfusion; **visión** ___ / ___ vision.
indispensable *a.* indispensable, necessary.
indispuesto-a *a.* indisposed, ill; upset.
individual *a.* individual.
individuo *m.* individual, person; fellow.
inducción *f.* induction, action or effect of inducing.
inducido-a *a.* induced.
inducir *vt.* to induce; to force; to provoke.
induración *f.* induration, the process of hardening such as it happens to soft tissues as with the mucous membranes.

inercia *f.* inertia, stillness; lack of activity.

inervación *f.* innervation, distribution of nerves or nervous energy in an organ or area.

inestabilidad *f.* instability.

inestable *a.* unstable, fluctuating; **angina** ___ / ___ angina; **vejiga** ___ / ___ bladder.

infancia *f.* infancy, period of time from birth to one or two years of age; early age.

infantil *a.* 1. rel. to infancy; 2. childish; **acropustulosis** ___ / ___ acropustulosis; **atrofia muscular espinal** ___ / ___ spinal muscular atrophy; **autismo** ___ / ___ autism; **conjuntivitis purulenta** ___ / ___ purulent conjunctivitis; **eczema** ___ / ___ eczema; **escorbuto** ___ / ___ scurvy; **hipotiroidismo** ___ / ___ hypothyroidism; **osteomalacia** ___ / ___ osteomalacia.

infantilismo *m.* infantilism, infantile characteristics carried into adult life.

infarto *m.* infarct, infarction, necrosis of a tissue area due to a lack of blood supply; ___ **blando** / bland ___; ___ **cardíaco** / myocardial ___; ___ **cerebral** / cerebral ___; ___ **hemorrágico** / hemorrhagic ___; ___ **pulmonar** / pulmonary ___.

infección *f.* infection, invasion of the body by pathogenic microorganisms and the reaction of tissue to their presence and effect; ___ **inicial o primaria** / initial or primary ___; ___ **intrahospitalaria** / hospital acquired ___; ___ **aerógena** / airborne ___; ___ **aguda** / acute ___; ___ **contagiosa** / contagious ___; ___ **crónica** / chronic ___; ___ **por estafilococos** / staph infection, an infection with staphylococci; ___ **de hongos** / fungus ___; ___ **hídrica** / waterborne ___; ___ **inicial o primaria** / ___ initial or primary; ___ **por levadura** / yeast ___, infection of the vagina with an overgrowth of a yeastlike fungus characterized by vaginal discharge and inflammation of the vagina and vulva; ___ **masiva** / massive ___; ___ **oportunista** / opportunistic ___, caused by an organism, gen. harmless, that can become pathogenic when resistance to disease is impaired, such as occurs in AIDS; ___ **piógena** / pyogenic ___; ___ **secondaria** / secondary ___; ___ **sistémica** / systemic ___; ___ **subclínica** / subclinical ___.

infeccioso-a *a.* infectious, rel. to an infection; **agente** ___ / ___ agent; **enfermedad** ___ / ___ disease.

infectado-a *a.* infected.

infectar *vt.* to infect; **infectarse** *vr.* / to become infected.

infectivo-a *a.* infectious.

infecundo-a *a.* sterile; barren.

inferior *a.* inferior, lower; **esfínter esofágico** ___ / ___ lower esophageal sphincter; **extremidad** ___ / ___ lower extremity.

inferir *vt.* to infer, to surmise.

infertilidad *f.* infertility, inability to conceive or procreate.

infestación *f.* infestation, invasion of the body by parasites.

infibulación *f.* infibulation, female circumcision.

infiltración *f.* infiltration, the accumulation of foreign substances in a tissue, organ, or cell.

inflación *f.* inflation, distension.

inflamación *f.* inflammation, reaction of a tissue to injury.

inflamatorio-a *a.* inflammatory, rel. to inflammation; **enfermedad de los intestinos** / ___ bowel disease.

inflexión *f.* inflection, inflexion, the act of bending inward.

influenza *f.* influenza, acute contagious viral infection of the respiratory tract.

información *f.* information.

informar *vt.* to inform; **informarse** *vr.* / to become informed.

informe *m.* report; account.

infraclavicular *a.* infraclavicular, under the clavicle.

infracostal *a.* infracostal, area below the rib.

infrarrojo-a *a.* infrared; **rayos** ___-s / ___ rays.

infundíbulo *m.* infundibulum, funnel-like structure. 1. structure shaped like a funnel; 2. any one of the divisions of the renal pelvis; 3. short extension of the right ventricle from which the pulmonary artery begins.

infusión *f.* infusion. 1. slow gravitational introduction of fluid into a vein; 2. the steeping of an element in water to obtain its soluble active principles; ___ **salina** / saline ___.

ingerir *vi.* to ingest, to take in.

ingestión *f.* ingestion, the amount of liquids and substances taken into the body by mouth or parenterally; ___ **calórica** / caloric ___.

ingle m. groin, **tirón en la ___** / a usu. sports-related injury characterized by intense pain in the region of the groin.

ingresar vi. [en un hospital] to be admitted.

inguinal a. inguinal, rel. to the groin; **anillo ___** / **___** ring; **canal ___** / **___** canal; **hernia ___** / **___** hernia; **ligamento ___** / **___** ligament.

ingurgitado-a a. engorged, distended by excess fluid.

inhabilidad f. inability, incapacity.

inhabilidad de desarrollo f. developmental disability, loss or impairment of an acquired function due to pre- or postnatal events, such as the acquisition of language, a social or motor skill.

inhalación f. inhalation, aspiration; the act of drawing air or other vapor into the lungs; **___ de humo** / smoke **___**; **___ pasiva de humo** / passive smoking, the act of inhaling smoke that comes from a person smoking nearby.

inhalante m. inhalant, medication administered by inhalation.

inhalar vt. to inhale, to draw in air or vapor.

inherente a. inherent, innate, natural to an individual or thing.

inhibición f. inhibition, interruption or restriction of a process.

inhibidor m. inhibitor, agent that causes inhibition; **___ de la ECA** / ACE inhibitor, an antihypertensive drug that relaxes arteries and promotes excretion of salt and water; **___ de fusión** / fusion **___**.

inicial a. initial.

iniciar v. to initiate, to start.

injertar vt. to graft, to implant.

injerto m. graft, implant, inlay, any tissue or organ used for transplantation or implantation.

inmaduro-a a. immature.

inmediato-a a. immediate, close; **___-amente** adv. / immediately.

inmersión f. immersion, submersion of a body in a liquid.

inminente a. imminent, about to happen.

inmóvil a. immobile, motionless.

inmovilizar vt. to immobilize.

inmune a. immune, resistant to contracting a specific disease; **adherencia ___** / **___** adherence; **adsorción ___** / **___** adsorption; **complejo ___** / **___** complex; **parálisis ___** / **___** paralysis; **respuesta ___** / **___** response.

inmunidad f. immunity. 1. condition of the organism to resist a particular antigen by activating specific antibodies; 2. resistance to contracting a specific disease; **___ activa** / active **___**; **___ adoptiva** / adoptive **___**; **___ adquirida** / acquired **___**; **___ antivírica** / antiviral **___**; **___ antiviral** / antiviral **___**; **___ artificial** / artificial **___**; **___ bacteriófaga** / bacteriophage **___**; **___ concomitante** / concomitant **___**; **___ de grupo** / group **___**; **___ general** / general **___**; **___ innata** / innate **___**; **___ maternal** / maternal **___**; **___ nata** / inborn **___**; **___ natural** / natural **___**; **___ pasiva** / passive **___**.

inmunización f. immunization, making the organism immune to a given disease. See table on page 348.

inmunizar vt. to immunize.

inmunoanálisis m. immunoassay, the process of identifying a substance by its capacity to act as an antigen and antibody in a tissue; **___ enzimático** / enzyme **___**.

inmunocompetencia f. immunocompetency, the process of becoming immune following exposure to an antigen.

inmunocomprometido-a a. immunocompromised, rel. to a person with a deficient immunologic system.

inmunodeficiencia f. immunodeficiency, inadequate cellular immunity reaction that diminishes the ability to respond to antigenic stimuli; **enfermedad grave de ___ combinada** / severe combined **___** disease.

inmunoestimulante m. immunostimulant, agent that can stimulate an immune response.

inmunógeno m. immunogen, stimulator that produces an antibody; a. immunogenic; that produces immunity; **___ específico** / targeted **___**.

inmunoglobulina f. immunoglobulin. 1. one of a group of proteins of animal origin that participates in the immune reaction; 2. one of the five types of gamma globulin capable of acting as an antibody.

inmunología *f.* immunology, the study of the body's response to bacteria, virus, or any other foreign invasion, such as transplanted tissue or organ.

inmunológico-a *a.* immunologic, rel. to immunology; **competencia** ___-a / ___ competence; **deficiencia** ___-a / ___ deficiency; **mecanismo** ___-o / ___ mechanism; **parálisis** ___-a / ___ paralysis; **prueba** ___-a del embarazo / ___ pregnancy test; **realce** ___-o / ___ enhancement; **respuesta o reacción** ___-a / ___ immune response; **tolerancia** ___-a / ___ tolerance.

inmunólogo-a *m.*, *f.* immunologist, specialist in immunology.

inmunoproteína *f.* immunoprotein, protein that acts as an antibody.

inmunoquimioterapia *f.* immunochemotherapy, combined process of immunotherapy and chemotherapy used in the treatment of some malignant tumors.

inmunoreacción *f.* immunoreaction, immune reaction between antigens and antibodies.

inmunosupresión *f.* immunosuppression, diminishing or preventing the body's normal immune response to foreign matter.

inmunoterapia *f.* immunotherapy, prevention or treatment of a disease using passive immunization of agents such as serum or gamma globulin.

inmunotrasfusión *f.* immunotransfusion, transfusion of blood from a donor that has been afflicted by the same specific infection as the recipient.

innato-a *a.* inborn; congenital; ingrown.

innecesario-a *a.* unnecessary.

inoculable *a.* inoculable, that can be transmitted by inoculation.

inoculación *f.* inoculation, immunization, administration of a serum, vaccine, or some other substance to increase immunization to a given disease.

inocular *vt.* to inoculate, to administer an inoculation.

inóculo *m.* inoculum, substance that is inoculated.

inocuo-a *a.* innocuous, that does no harm.

inodoro *m.* toilet, commode; ___-a *a.* / odorless.

inofensivo-a *a.* harmless.

inoperable *a.* inoperable, lacking potential for surgical treatment.

inoportuno-a *a.* untimely, inopportune.

inorgánico-a *a.* inorganic, independent of living organisms.

inotrópico-a *a.* inotropic, affecting the intensity or energy of muscular contractions.

inquieto-a *a.* uneasy, restless, jumpy.

inquietud *f.* unrest, restlessness.

inscribirse *v.* to register.

insecticida *m.* insecticide.

insecto *m.* insect.

inseguridad *f.* insecurity.

inseminación *f.* insemination, fertilization of an ovum.

insensible *a.* insensible, without sensibility.

inserción *f.* insertion. 1. the act of inserting; 2. the place where a muscle attaches to the bone.

insertar *v.* to insert.

inservible *a.* useless, unserviceable.

insidioso-a *a.* insidious, rel. to a disease that develops gradually and subtly without warning or early symptoms.

INS *abr.* (*Institutos nacionales de la salud*) NIH, National Institutes of Health.

in situ *L.* in situ. 1. in its normal place; 2. that does not extend beyond the place of origin.

insoluble *a.* insoluble, that does not dissolve.

insomne *a.* insomnia, insomnious, rel. to or suffering from insomnia.

insomnio *m.* insomnia, inability to sleep.

insoportable *a.* unbearable.

inspección *f.* inspection.

inspiratorio-a *a.* inspiratory, rel. to inspiration; **capacidad** ___ / ___ capacity; **estridor** ___ / ___ stridor; **reserva de volumen** ___ / ___ reserve volume.

instilación *f.* instillation, dripping of a liquid into a cavity or onto a surface.

instintivo-a *a.* instinctive.

instinto *m.* instinct.

institución *f.* institution, establishment; ___ benéfica / charity ___.

instrucciones por anticipado *m.* advance directive, a legal document describing health-care decisions to be made if a person becomes incompetent.

insuficiencia *f.* insufficiency, lacking; ___ **cardíaca** heart failure; ___ **coronaria** / coronary ___; ___ **hepática** / hepatic ___; ___ **mitral** / mitral ___; ___ **pulmonar-valvular** / pulmonary valvular ___; ___ **renal** / renal ___; ___ **respiratoria** / respiratory ___; ___ **suprarrenal** / adrenal ___; ___ **valvular** / valvular ___; ___ **venosa** / venous ___.

insuficiencia coronaria *f.* coronary insufficiency, deficiency in coronary circulation with risk of suffering pain caused by angina, thrombosis, or atheroma that can result in a myocardial infarct.

insuficiente *a.* insufficient.

insuflar *vt.* to insufflate, to blow air, powder, gas, or vapor into a tube, cavity, or organ of the body.

insufrible *a.* insufferable, unbearable.

ínsula *f.* insula, central lobe of the cerebral hemisphere.

insulina *f.* insulin, hormone secreted by the pancreas; **bomba de** ___ / ___ pump; **resistente a la** ___ / ___ resistant.

insulinemia *f.* insulinemia, excess amount of insulin in the blood.

insulinochoque *m.* insuline shock, severe hypoglycemia that is manifested by sweating, shaking, anxiety, vertigo, diplopia, and can be followed by delirium, convulsions, and collapse.

insulinodependiente *a.* insulindependent.

insulinogénesis *f.* insulinogenesis, production of insulin.

integración *f.* integration. 1. anabolic activity; 2. the process of combining into a being or total entity.

inteligencia *f.* intelligence.

intensidad *f.* intensity.

intensificar *vt.* to intensify.

intensivo-a *a.* intensive.

intenso-a *a.* intense.

interacción *f.* interaction; ___ **de medicamentos** / drug ___.

intercalado-a *a.* intercalated, situated or placed between two parts or elements.

intercostal *a.* intercostal, between two ribs; **espacio** ___ / ___ space; **membranas** ___ **-es** / ___ membranes; **nervios** ___ / ___ nerves.

intercurrente *a.* intercurrent, that appears during the course of another disease modifying it in some way.

interdigitación *f.* interdigitation, interlocking of parts like the fingers of folded hands.

interferona *f.* interferon, a natural protein released by cells exposed to viruses that can be used in the treatment of infections and neoplasms.

interfibrilar *a.* interfibrillar, between fibrils.

interleucina *f.* interleukin, a compound that functions in the regulation of the immune system.

interlobitis *f.* interlobitis, infl. of the pleura that separates two pulmonary lobules.

interlobular *a.* interlobular, occurring between lobules of an organ.

intermitente *a.* intermittent, not continuous; **pulso** ___ / ___ pulse; **ventilación** ___ **bajo presión positiva** / ___ positive-pressure ventilation.

internacional *a.* international; **unidad** ___ / ___ unit, accepted measured amount of a substance as defined by the International Conference of Unification of Formulae.

internado *m.* internship.

internalización *f.* internalization, unconscious process by which an individual adopts the beliefs, values, and attitudes of another person or of the society in which she or he lives.

internista *m., f.* internist, physician specializing in internal medicine.

internista *m., f.* physician specializing in internal medicine.

interno-a *m., f.* intern; *a.* internal, inside the body; **hemorragia** ___ / ___ bleeding.

interrogatorio *m.* questioning.

intersticial *a.* interstitial, rel. to spaces within an organ, cell, or tissue; **cistitis** ___ / ___ cystitis; **crecimiento** ___ / ___ growth; **embarazo** ___ / ___ pregnancy; **enfermedad** ___ / ___ disease; **enfisema** ___ / ___ emphysema; **fluido** ___ / ___ fluid; **gastritis** ___ / ___ gastritis; **hernia** ___ / ___ hernia; **nefritis** ___ / ___ nephritis; **hormona** ___ **estimulante de células** ___ cell stimulating hormone.

intersticios *m., pl.* interstices, intervals or small spaces.

intertrigo *m.* intertrigo, irritating dermatitis that occurs between or under the folds of the skin.

intervalo *m.* interval, period of time.

intervalo QT *m.* QT interval, interval from the beginning of the QRS complex to the end of the T wave on an electrocardiogram.

intervención *f.* intervention, any action taken to improve the health or change the course of a disease.

interventricular *a.* interventricular, between the ventricles; **defecto del tabique ___ / ___** septal defect; **tabique ___ del corazón / ___** septum.

intervertebral *a.* intervertebral, between the vertebrae; **disco ___ / ___** disk.

intestinal *a.* intestinal, rel. to the intestines; **desviación quirúrgica ___ / ___** bypass surgery; **flora ___ / ___** flora; **jugo ___ / ___** juice; **obstrucción ___ / ___** obstruction; **perforación ___ / ___** perforation.

intestino *m.* intestine, the alimentary canal extending from the pylorus to the anus; **___ delgado / small ___**; **___ grueso / large ___**; **___ medio del embrión / midgut.**

íntima *f.* intima. 1. the innermost of the three layers of a blood vessel; 2. the innermost layer of several organs or parts.

intolerancia *f.* intolerance, inability to withstand pain or the effects of drugs.

intorsión *f.* intorsion, rotation of the eye inwards.

intoxicación *f.* intoxication; poisoning, food poisoning, toxic state produced by the intake of a drug or toxic substance; **___ de pescado / fish poisoning.**

intoxicante *m.* intoxicant, something that intoxicates, esp. an alcoholic drink.

intra-abdominal *a.* intra-abdominal, within the abdominal cavity.

intra-aórtico-a *a.* intra-aortic, within the aorta.

intra-arterial *a.* intra-arterial, within an artery.

intra-articular *a.* intra-articular, within an articulation or joint.

intracapsular *a.* intracapsular, within a capsule.

intracelular *a.* intracellular, within a cell.

intracraneal *a.* intracranial, within the cranium.

intracutáneo-a *a.* intracutaneous, within the dermis.

intrahepático-a *a.* intrahepatic, within the liver; **colestasis ___ del embarazo / ___** cholestasis of pregnancy.

intralobular *a.* intralobular, within a lobule.

intraluminal *a.* intraluminal, within the lumen of a tube.

intramuscular *a.* intramuscular, within a muscle.

intranquilidad *f.* restlessness, uneasiness.

intranquilo-a *a.* restless, uneasy.

intraocular *a.* intraocular, within the eye; **implante ___ / ___** implant; **presión ___ / ___** pressure.

intraoperatorio-a *a.* intraoperative, within the time frame of a surgical procedure.

intraóseo-a *a.* intraosseous, within the bone substance.

intrarrenal *a.* intrarenal, within the kidney; **fallo ___ / ___** failure.

intratable *a.* intractable, not easily managed or controlled (as by antibiotics or psychotherapy).

intrauterino-a *a.* intrauterine, within the uterus; **dispositivo ___ / ___** device, coil.

intravenoso-a *a.* intravenous, within a vein; **alimentación ___ / ___** feeding; **infusión ___ / ___** infusion; **inyección ___ / ___** injection.

intraventricular *a.* intraventricular, within a ventricle.

intrínseco-a *a.* intrinsic, inherent; **factor ___ / ___** factor, protein normally present in the gastric juice of humans.

introducir *vt.* to introduce.

introductor, intubador *m.* introducer, intubator, device used to intubate.

introitus *L.* introitus, an entrance or opening to a canal or cavity.

introspección *f.* introspection, self-analysis.

introversión *f.* introversion, the act of turning one's interests inward with diminished interest in the outside world.

introvertido-a *m.*, *f.* introvert; *a.* rel. to introversion.

intubación *f.* intubation, insertion of a tube into a conduit or cavity of the body.

intuición *f.* intuition.

intumescencia *f.* intumescence, thickening.

intususcepción f. intussusception, invagination of one part of the intestine into the lumen of the adjoining part causing obstruction.

invaginación f. invagination, process of inclusion of one part into another. Entry for in utero seems to be missing.

invaginar v. invaginate, to introduce one part of a structure into another part of the same structure.

invalido-a m., f. invalid; a. crippled; void.

invasión f. invasion, the act of invading.

invasivo a. invasive, tending to invade healthy tissue.

invasivo-a, invasor-a a. invasive, rel. to a germ or substance that invades adjacent tissues; **procedimiento no ___ /non___** procedure.

inventario m. inventory, a questionnaire regarding individual interests or personality traits; a list of traits, attitudes, or interests used in evaluating personal characteristics.

inversión f. inversion, process of turning around; **___ de cromosomas / ___** of chromosomes; **___ del utero / ___** of the uterus; **paracéntrica / paracentric ___; ___ pericéntrica / pericentric ___; ___ visceral / visceral ___**.

inverso-a, invertido-a a. inverse, inverted.

investigación f. research; **___ clínica / clinical ___; ___ de laboratorio / laboratory ___**.

invisible a. invisible, that cannot be seen with the naked eye.

in vitro L. in vitro, rel. to laboratory tests or biological experimentation occurring outside the living body esp. in a test-tube; **fertilización ___ / ___** fertilization.

in vivo L. in vivo, within the body of living organisms.

involución f. involution, a retrogressive change.

involucrado-a a. involved; **estar ___ / to be ___; to become ___**.

involuntario-a a. involuntary.

inyección f. injection, shot; **___ de depósito / deposit ___; ___ de refuerzo / booster shot; ___ de insulina / insulin ___; ___ de prueba / test ___; ___ de sensibilización / sensitizing ___; ___ hipodérmica subcutánea / hypodermic ___; ___ intraarticular / intraarticular ___; ___ intradérmica / intradermic ___;**

___ intratecal / intrathecal ___; ___ intravenosa / intravenous ___; ___ selectiva / selective ___.

inyectar v. to inject, to introduce fluid in a tissue, cavity, or blood vessel with an injector.

inyector m. injector, device used to inject; syringe.

iodo, yodo m. iodine, nonmetallic element used as a germicide and as an aid in the development and function of the thyroid gland.

ión m. ion, an atom or group of atoms carrying a charge of electricity.

ionización f. ionization, dissociation of compounds into their constituent ions; **radiación por ___ /** ionizing radiation.

ipeca, jarabe de, m. syrup of ipecac, an emetic and expectorant agent.

ipsolateral a. ipsolateral, on the same side.

ir vi. to go; **___-se** vr. / to go away, to leave.

iridectomía f. iridectomy, removal of a part of the iris.

iridencleisis f. iridencleisis, surgical intervention to reduce intraocular pressure.

iridología f. iridology, study of the changes suffered by the iris during the course of an illness.

iris m. iris, contractile membrane situated between the lens and the cornea in the aqueous humour of the eye which regulates the entrance of light.

iritis f. iritis, infl. of the iris.

IRM abr. (*imágenes por resonancia magnética*) MRI, magnetic resonance imaging.

irracional a. irrational.

irradiación f. irradiation, therapeutic use of radiation.

irreducible a. irreducible, that cannot be reduced.

irregular a. irregular.

irrigar vt. to irrigate, to wash out.

irritable a. irritable, that reacts to a stimulus.

irritante m. irritant, an irritation-causing agent.

iscuria f. ischuria, retention or suspension of urine.

isla f. island, isolated piece of tissue or group of cells.

islote m. islet, group of isolated cells of a different structure from the one of surrounding cells.

isométrico-a a. isometric, of equal dimensions; **ejercicio ___ / ___** exercise.

isometropía *f.* isometropia, same refraction on both eyes.

isoniacida *f.* isoniazid, antibacterial
medication used in the treatment of
tuberculosis.

isostenuria *f.* isosthenuria, renal insufficiency.

isotónico-a *a.* isotonic, having equal
tension.

isótopo *m.* isotope, one of a group of
chemical elements that present almost identical qualities but differ in
atomic weight.

isquemia *f.* ischemia, lack of blood
supply to a given part of the body;
___ **silenciosa** / silent ___ .

isquemia miocárdica *f.* myocardial
ischemia, deficiency of blood supply
to the heart due to obstruction of the
coronary arteries.

isquémico-a *a.* ischemic, rel. to or
suffering from ischemia; **ataque** ___
transitorio / transient ___ attack,
temporary stoppage of blood supply
to the brain.

isquion *m.* ischium, posterior part of
the pelvis.

istmectomia *f.* isthmectomy, excision of the middle part of the thyroid.

istmo *m.* isthmus. 1. narrow conduit
that connects two cavities or two larger parts; 2. constriction between two
parts of an organ or structure; ___ **del
encéfalo** / ___ of the encephalon;
___ **del tubo auditivo** / ___ of auditory tube; ___ **del útero** / ___ of the
uterus; ___ **de la aorta** / aortic ___ ;
___ **de la faringe** / pharyngeal ___ ;
___ **de la trompa de Eustaquio** /
___ of the Eustachian tube; ___ **de la
trompa de Falopio** / ___ of the Fa-
lopian tube; ___ **de las fauces** / ___
of the fauces.

IV *m.* IV, intravenous, an apparatus
used to introduce a fluid intravenously.

ixodes *L.* genus that includes ticks
and other acarids.

ixodiasis *f.* ixodiasis, cutaneous lesions due to the bite of a certain type
of tick.

ixodoidea *a.* ixodid, of or relating to
a family of bloodsucking ticks (as
the deer tick) that sometimes cause
severe reactions in humans.

izquierda *f.* left; left hand; **a la** ___ /
to the ___ .

izquierdo-a *a.* left.

jabón *m.* soap.
Jackson, epilepsia de *f.* Jackson's epilepsy, partial epilepsy without loss of consciousness.
jadeo *m.* panting, gasping, shortness of breath; wheeze.
Jaeger, examen de *m.* Jaeger test, chart of lines with different types and sizes of letters used to determine visual acuity.
jalea *f.* jelly; ___ **anticonceptiva** / contraceptive ___; ___ **vaginal** / vaginal ___.
jamais vu *Fr.* jamais vu, the perception of familiar surroundings as a new experience.
jamás *adv.* never, ever.
jaqueca *f.* severe headache.
jarabe *m.* syrup; ___ **de ipecacuana** / ipecac ___; ___ **para la tos** / cough ___.
jeringa, jeringuilla *f.* syringe; ___ **de aguja hueca** / hollow needle ___; ___ **con tubo de cristal** / glass cylinder ___; ___ **desechable** / disposable ___; ___ **hipodérmica** / hypodermic ___.
jimaguas *m., pl.* Cuba twins.
joroba *f.* hump.
jorobado-a *m., f.* hunchback; crooked. *a.* hunchbacked; crooked.
joven *m., f. (el joven, la joven)* young person; *a.* young.
jovencito-a *m., f.* youngster.
juanete *m.* bunion. *See* **hallux valgus.**

jubilado-a *m., f.* retiree; *a.*, retired.
juego *m.* play; activity, organized or spontaneous, for the purpose of entertainment.
jugo *m.* juice; ___ **gástrico** / gastric ___; ___ **intestinal** / intestinal ___; ___ **pancreático** / pancreatic ___; ___ **de ciruela** / prune ___; ___ **de manzana** / apple ___; ___ **de naranja** / orange ___; ___ **de piña** / pineapple ___; ___ **de tomate** / tomato ___; ___ **de toronja** / grapefruit ___; ___ **de uva** / grape ___; ___ **de zanahoria** / carrot ___.
juntar *v.* to join, to gather together.
juntura *f.* joint, juncture.
juramento *m.* oath; ___ **hipocrático** / Hippocratic ___, medical oath.
jurisprudencia médica *f.* medical jurisprudence, the law as applied to the practice of medicine.
Jurkat, células de *f., pl.* Jurkat cells, line of T cells that is used in immunology investigations.
juvenil *a.* juvenile; **artritis** ___ / ___ arthritis; **catarata** ___ / ___ cataract; **delincuencia** ___ / ___ delinquency; **dermatitis plantar** ___ / ___ plantar dermatitis; **epilepsia mioclónica** ___ / ___ myoclonic epilepsy; **principio de diabetes** ___ / ___ on-set diabetes; **periodontitis** ___ / ___ periodontitis.
juventud *f.* youth.

K *abr.* potasio, **kalium** / potassium.

kala-azar *m.* kala-azar, Hindi black fever, visceral infestation by a protozoa.

Kanner, síndrome de *m.* Kanner syndrome, child autism.

Kaposi, sarcoma de *f.* Kaposi's sarcoma; malignant neoplasm found on the skin of the lower extremities of adult males, very prevalent among individuals suffering from AIDS.

Karvonen, método de *m.* Karvonen method, a formula to calculate the widest spectrum of cardiac rate during physical tolerance tests.

Katz, fórmula de *f.* Katz formula, formula to obtain the medium velocity of the sedimentation of erythrocytes.

Kawasaki, enfermedad de *f.* Kawasaki disease; acute febrile child disease, characterized by symptoms of conjunctivitis, lesions of the mouth, redness, infl. and peeling of the skin in hands and feet. These symptoms distinguish this disease from others such as scarlet fever and toxic shock syndrome.

Kegel, ejercicios de *m., pl.* Kegel exercises, activity that consists in alternating contractions and relaxation of the perineal muscles for better control of incontinence.

Kelly, operación de *f.* Kelly operation. 1. subtotal abdominal hysterectomy; 2. surgical procedure to correct urinary incontinence, placing sutures in the vagina under the bladder neck.

kernicterus *m.* kernicterus, type of jaundice found in the newborn.

kerosen, kerosene *m.*, *f.* kerosene.

kg *abr.* **kilogramo** / kilogram, 1,000 grams.

Klebsiella *m.* Klebsiella, gram-negative bacilli associated with respiratory and urinary tract infections.

Klebs-Löffler, bacilo de *m.* Klebs-Löffler bacillus, the diphtheria bacillus.

Koch, bacilo de *m.* Koch's bacillus, Mycobacterium tuberculosis the cause of tuberculosis in mammals.

Koplic, manchas de *f.* Koplic spots; small whitish spots, surrounded by a red ring, that appear in the inner cheek during the early stages of the measles.

Krukenberg, tumor de *m.* Krukenberg's tumor; malignant tumor of the ovary, gen. bilateral and frequently secondary to malignancy in the gastrointestinal tract.

Kussmaul, respiracion de *f.* Kussmaul's breathing, deep and gasping respiration seen in cases of diabetic acidosis.

kwashiorkor *m.* kwashiorkor; severe protein deficiency seen in infants after weaning, esp. in tropical and subtropical areas.

L *abr.* **litro** liter.

l *abr.* **letal** lethal; **ligero** light.

laberintectomía *f.* labyrinthectomy, excision of a labyrinth.

laberíntico-a *a.* labyrinthine, rel. to a labyrinth; **arteria** ___ / ___ artery; **fístula** ___ / ___ fistula; **nistagmo** ___ / ___ nystagmus; **punto** ___ / ___ punctum; **vena** ___ / ___ vein; **vértigo** ___ / ___ vertigo.

laberintitis *f.* labyrinthitis. 1. acute or chronic infl. of the labyrinth; 2. internal otitis.

laberinto *m.* labyrinth, maze. 1. communicating channels of the internal ear that function in relation to hearing and to body balance; 2. channels and cavities that communicate, forming a system.

labial *a.* labial, rel. to the lips; **férula** ___ / ___ splint; **glándulas** ___-es / ___ glands, situated between the labial mucosa and the orbicular muscle of the mouth; **hernia** ___ / ___ hernia; **oclusión** ___ / ___ occlusion; **ramas del nervio mentoniano** / ___ branches of the ___ mental nerve; **venas** ___-es / ___ veins.

labihendido-a *a.* harelipped.

lábil *a.* labile; unstable; fragile; changeable; or easily altered.

labio *m.* labioslip. 1. fleshy border; 2. lip-like structure; ___ **s mayores y menores de la vagina**, *sing.* labia majora and labia minora of the vagina.

labiocorea *f.* labichorea, chronic spasm of the lips that cause language disorders.

labio leporino *m.* harelip, cleft lip; congenital anomaly at the level of the upper lip, caused by faulty fusion of the upper jaw and the nasal processes; **cirugía del** ___ / ___ suture.

laboratorio *m.* laboratory; ___ **de trabajo** / workshop.

laboratorista *m.*, *f.* medical laboratory technician.

laborioso-a *a.* labored, laborious, difficult.

laceración *f.* laceration, tear.

lacrimal, lagrimal *a.* lacrimal, lachrymal, rel. to tears or to tear ducts; **conducto** ___ / ___ duct; **hueso** ___ / ___ bone; **saco** ___ / ___ sac.

lacrimógeno-a *a.* lachrymogenous, that produces tears.

lactancia, lactación *f.* lactation, secretion of milk; ___ **materna** / breast-feeding.

lactante *m.*, *f.* infant, approx. from birth to 12 months.

lactar *v.* to nurse, to suckle.

lactasa *f.* lactase; intestinal enzyme that hydrolizes lactose, producing dextrose and galactose.

lácteo-a *a.* lacteal, rel. to milk; **productos** ___-os / dairy products.

lactífero-a *a.* lactiferous, that secretes and conducts milk; **conductos** ___ / ___ ducts.

lactógeno *m.* lactogen, agent that stimulates the production or secretion of milk.

lacto-ovovegetariano-a *m.*, *f.* lacto-ovovegetarian, person whose diet consists of vegetables, eggs, and dairy products.

lactosa, lactina *f.* lactose, lactin, milk sugar; **intolerancia a la** ___ / ___ intolerance, characterized by gastrointestinal disorders.

lactosuria *f.* lactosuria, presence of lactose in the urine.

lacto-vegetariano-a *a.* lacto-vegetarian, that follows a diet of vegetables and dairy products.

LAD *abr.* (*lipoproteína de alta densidad*) HDL, high-density lipoprotein, a component of blood plasma that has little triglyceride and cholesterol and is associated with decreased risk of developing atherosclerosis; also called good cholesterol.

lado *m.* side; **al** ___ / alongside; **al** ___ **de** / next to; **de** ___ / sideways.

lágrima *f.* tear.

lagrimal *a.* lacrimal, lachrymal, rel. to tears or to the lacrimal apparatus; **aparato** ___ / ___ apparatus; **arteria** ___ / ___ artery; **canículo** ___ / ___ canaliculus; **fosa** ___ / ___ fosa; **glándula** ___ / ___ gland; **nervio** ___ / ___ nerve; **papila** ___ / ___ papilla; **punto** ___ / ___ punctum; **vena** ___ / ___ vein.

lagrimoso-a *a.* tearful.

laguna *f.* lacuna, small cavity or depression such as those found in the brain.

Lamaze, método de *m.* Lamaze technique or method, method of natural childbirth by which the mother is trained in techniques of breathing and relaxation that facilitate the process of delivery.

lamentar *vt.* to regret; ___-se *vr.* / to lament, to complain; **lo lamento mucho** / I am very sorry.

lámina *f.* lamina, thin sheath or layer; ___ **anterior clásica de la córnea** / ___ limitans anterior cornea; ___ **basal de la coroide** / ___ basalis choroidae; ___ **del arco vertebral** / ___ arcus vertebrae; ___ **elástica posterior de la córnea** / ___ limitans posterior corneae; ___ **multiforme del cortex del cerebro** / ___ cerebral cortex multiformis.

laminectomía *f.* laminectomy, removal of one or more vertebral laminae.

laminilla *f.* lamella. 1. thin layer; 2. disk that is inserted in the eye to apply a medication.

lámpara *f.* lamp; ___ **de hendidura** /ˈslit ___; ___ **infrarroja** / infrared ___; **luz de una** ___ / lamplight.

lanceta *f.* lancet, lance; surgical instrument.

lancinante *a.* lancinating; rel. to an acute, piercing pain.

Landsteiner, clasificación de *f.* Landsteiner's classification, differentiation of blood types: O-A-B-AB.

lanolina *f.* lanolin, purified substance obtained from lamb's wool and used in ointments.

lanugo *m.* lanugo, soft fine hair that covers the body of the human fetus.

laparocele *m.* laparocele, abdominal hernia.

laparoscopía *f.* laparoscopy, examination of the peritoneal cavity with a laparoscope.

laparoscopio *m.* laparoscope, instrument used to visualize the peritoneal cavity.

laparotomía *f.* laparotomy, incision and opening of the abdomen.

lápiz *m.* pencil.

laringe *f.* larynx. 1. part of the respiratory tract situated in the upper part of the trachea; 2. voice organ.

laringectomía *f.* laryngectomy, removal of the larynx.

laríngeo-a *a.* laryngeal, rel. to the larynx; **estenosis** ___-a / ___ stenosis; **papilomatosis**

___-a / ___ papillomatosis; **prominencia** ___-a / ___ prominence; **red** ___-a / ___ web; **reflejo** ___-o/ ___ reflex, cough produced by irritation of the larynx; **síncope** ___-o / ___ syncope; **ventrículo** ___-o / ___ ventricle.

laringitis *f.* laryngitis, infl. of the larynx.

laringoespasmo *m.* laryngospasm, spasm of the laryngeal muscles.

laringofaringe *f.* laryngopharynx, inferior portion of the larynx.

laringofaringitis *f.* infl. of the larynx and the pharynx.

laringoplastía *f.* laryngoplasty, plastic reconstruction of the larynx.

laringoscopia *f.* laryngoscopy, examination of the larynx; ___ **directa** / direct ___, by means of a laryngoscope; ___ **indirecta** / indirect ___, by means of a mirror.

laringoscopio *m.* laryngoscope, instrument used to examine the larynx.

larva *f.* larva, maggot, early stage of some organisms such as insects.

larvicida *m.* larvicide, agent that exterminates larvae.

láser *m.* laser. 1. acronym for Light Amplification by Stimulated Emission of Radiation; 2. microsurgical scalpel used in the cauterization of tumors; **canonización por** ___ / ___ canonization; **coagulación por** ___ / ___ coagulation.

laser, rayos *m., pl.* laser beams, radiation rays applied for the purpose of destroying tissue or separating parts.

LASIK *m.* LASIK, surgical operation involving the use of a laser to reshape the cornea for correction of nearsightedness, farsightedness, or astigmatism.

lasitud *f.* lassitude, languor.

lastimado-a *a.* injured, hurt.

lastimadura *f.* injury, hurt.

latencia *f.* latency, the condition of being latent; **período de** ___ / ___ period.

latente *a.* latent, present but not active; with no apparent symptoms or manifestations.

lateral *a.* lateral, rel. to a side.

lateroflexión *f.* lateroflexion, lateral flexion.

látex *m.* latex, substance derived from a seed plant that contains an element of natural rubber; in many cases it can be an allergen.

latido *m.* beat; throb; ___ **del corazón** / heart ___; ___ **ectópico** / ectopic ___.

lavabo *m.* washstand; basin.

lavado *m.* lavage, enema, irrigation of a cavity; ___ **broncopulmonar** / bronchopulmonary ___; ___ **bronquial** / bronchial washing.

lavamanos *m.* washstand; washbowl.

lavaojos *m.* eyecup.

lavar *vt.* to wash; **lavarse**, *vr.* to wash oneself.

lavativa *f.* enema.

laxante *f.* laxative, mild physic.

LCA *abr.* (*ligamento cruzado anterior*) ACL, anterior cruciate ligament.

LDL *abr.* (from its abbreviation in English) LDL, low-density lipoprotein, a lipoprotein of blood plasma with little triglyceride and a high proportion of cholesterol that is associated with increased risk of developing atherosclerosis; also called bad cholesterol.

L-dopa *f.* L-dopa, metabolic precursor to the neurotransmitter dopamine, made in humans from the amino acid L-tyrosine. Can be manufactured as a drug and is esp. used in the clinical treatment of Parkinson's disease.

Leber, enfermedad de *f.* Leber disease, hereditary type of atrophy that causes degeneration of the optic nerve and that affects males.

leche *f.* milk; ___ **condensada** / condensed ___; ___ **cuajada** / curd ___; ___ **de magnesia** / ___ of magnesia; ___ **descremada** / skim ___; ___ **en polvo** / dry ___; ___ **evaporada** / evaporated ___; ___ **hervida** / boiled ___; ___ **materna** / mother's ___; ___ **pasteurizada** / pasteurized ___.

lecitina *f.* lecithin; essential substance in the metabolism of fats found in animal tissue, esp. in the nervous tissue.

lectura de labios *v.* lip read, to understand by lipreading.

legal *a.* legal, legitimate, according to the law; **ceguera** ___ / ___ blindness; **medicina** ___ / ___ medicine; **pleito** ___ / lawsuit.

Legionarios, enfermedad de los *f.* Legionnaires disease, serious infectious disease that could be lethal and is characterized by pneumonia, a dry cough, muscular ache, and sometimes gastrointestinal symptoms.

leiomioma *m.* leiomyoma, benign tumor of essentially smooth muscular tissue.

leiomiosarcoma *f.* leiomyosarcoma, combined tumor of leiomyoma and sarcoma.

lejía *f.* lye; bleach; **envenenamiento por** ___ / ___ poisoning.

lejos *adv.* far, afar; **de** ___ / ___ away; **desde** ___ / from afar.

Lenegre, síndrome de *f.* Lenegre syndrome, fibrosis of the intracardiac conductive system that is gen. characterized as idiopathic fibrosis of the atrioventricular nodule.

lengua *f.* 1. tongue, lingua; **depresor de** ___ / ___ depressor; 2. language; ___ **materna** / native ___.

lengua geográfica *f.* geographic tongue; tongue characterized by bare patches surrounded by thick epithelium, resembling a geographic map.

lenguaje *m.* language; ___ **hablado** / spoken ___.

lente *m.* lens; ___ **acromático** / achromatic ___; ___ **bicóncavo** / biconcave ___; ___ **cilíndrico** / cylindrical ___; ___ **de aumento** / magnifying glass; ___-s **bifocales** / bifocal ___; ___-s **de contacto** / contact lens; ___-s **intraoculares** / implantation, intraocular ___; ___-s **trifocales** / trifocal ___.

lentes correctores *m.*, *pl.* corrective lenses.

lentiginosis *f.* lentiginosis, presence of a large number of lentigos.

léntigo *m.* lentigo, skin macule; ___ **maligno** / malignant ___; ___ **múltiple** / multiple ___; ___ **senil** / senile ___.

lento-a *a.* slow, sluggish, inactive; ___-**amente** *adv.* / slowly.

lepra *f.* leprosy, Hansen's disease, infectious disease caused by the *Mycobacterium leprae* and characterized by more or less severe skin lesions.

leprecaunismo *m.* leprechaunism, hereditary condition with characteristics of dwarfism accompanied by mental and physical retardation, endocrine disorders, and susceptibility to infections.

leproso-a *m.*, *f.* leper, person suffering from leprosy.

leptomeninges *f.* leptomeninges, the thinnest of the cerebral membranes: the pia mater and the arachnoid mater.

leptomeningitis *f.* leptomeningitis, infl. of the leptomeninges.

lesbiana *f.* lesbian, homosexual female.

lesión *f.* injury; lesion; contusion; wound; ___ **de latigazo** / whiplash; ___ **degenerativa** / degenerative ___; ___ **depresiva** / depressive ___; ___ **difusa** / diffuse ___; ___ **funcional** / functional ___; ___ **periférica** / peripheral ___; ___ **precancerosa** / precancerous ___; ___ **sistémica** / systemic ___; ___ **traumática** / traumatic ___; ___ **vascular** / vascular ___.

letal *a.* lethal, mortal, that causes death; **dosis** ___ / ___ dose; **factor** ___ / ___ factor; **gen** ___ / ___ gene; **mutación** ___ / ___ mutation.

letargo *m.* lethargy, torpor.

leucaferesis *f.* leukapheresis, separation of leukocytes from a patient's blood and transfusion of the treated blood back into the patient.

leucemia *f.* leukemia, blood cancer; ___ **aleucémica** / aleukemic ___; ___ **crónica** / chronic ___; ___ **eosinofílica** / eosinophilic ___; ___ **granulocítica crónica** / chronic granulocytic ___; ___ **linfocítica** / lymphocytic ___; ___ **mieloide crónica** / chronic myeloid ___; ___ **monocítica** / monocytic ___.

leucemoide *a.* leukemoid, with leukemia-like signs and symptoms.

leucina *f.* leucine, amino acid that is essential to the growth and metabolism of humans.

leucinuria *f.* leucinuria, presence of leucine in the urine.

leucoblasto *m.* leukoblast, immature leukocyte.

leucocis *f.* leucosis, abnormal formation of leukocytes.

leucocito *m.* leukocyte, white blood cell, element of the blood important in the defensive and reparative functions of the body; ___ **acidófilo** / acidophil ___, that changes color or with acid dye; ___ **basófilo** / basophil ___, that changes color with basic dye; ___ **eosinofílico** / eosinophilic ___, that stains readily with eosin; ___ **linfoide** / nongranular lymphoid ___; ___ **neutrófilo** / neutrophil ___, that has an affinity for neutral stains; ___ **polimorfonuclear** / polymorphonuclear ___, having multilobed nuclei.

leucocitosis *f.* leukocytosis, an abnormal increase of leukocytes in the blood, gen. occurring during severe infections; ___ **absoluta** / absolute ___; ___ **mononuclear** / mononuclear ___; ___ **polinuclear** / polynuclear ___; ___ **relativa** / relative ___.

leucocoria *f.* leukokoria, leucocoria, white appearance of the pupil due to a cataract.

leucoencefalopatía *f.* leucoencephalopathy, white matter changes first discovered in children suffering from leukemia, associated with radiation and chemotherapy lesions.

leucopatía *f.* leukopathia, albinism, lack of pigmentation.

leucopenia *f.* leukopenia, below-normal number of leukocytes in the blood.

leucorrea *f.* leukorrhea, whitish vaginal discharge.

leucotriquia *f.* leukotrichia, white hair.

levadura *f.* yeast, leaven. 1. minute fungi capable of producing fermentation; 2. a source of protein and vitamins.

levantamiento *m.* lift; the act of lifting.

levantar *v.* to raise, to lift, to pull up; ___ **-se** *vr.* / to get up.

levodopa *f.* levodopa, L-dopa, chemical substance used in the treatment of Parkinson's disease.

Lewy, cuerpo de *m.* Lewy body, a body found in the neurons of the cortex and brain stem in Parkinson's disease and some forms of dementia.

ley *f.* law; ___ **del buen Samaritano** / good Samaritan ___, legal protection to a professional who gives aid in an emergency.

liberación *f.* liberation.

libidinoso-a *a.* libidinous, rel. to the libido.

líbido *m.* libido. 1. sexual impulse, conscious or unconscious; 2. in pychoanalysis, the force or energy that determines human behavior.

Libman-Sacks, enfermedad de *f.* Libman-Sacks endocarditis, Libman-Sacks syndrome, nonbacterial verrucose endocarditis that is associated with disseminated erythematous lupus.

libre *a.* free; **asociación** ___ / ___ association.

librería *f.* bookstore.

libreta *f.* notebook.

libro *m.* book.

licopenemia *f.* lycopenemia, increase of lycopene in the blood that results in a yellow-orange color of the skin.

licopeno *f.* lycopene, vegetable pigment abundant in tomatoes and carrots.

licor *m.* liquor. 1. watery solution that contains a medicinal substance; 2. general term used for some body fluids.

lidocaína *f.* lidocaine, a local anesthetic that is applied topically or injected.

lidocaína *f.* lidocaine, anesthetic.

lientería *f.* lientery, diarrhea which shows particles of undigested food.

Liga de la Leche, La *f.* La Leche League, an organization that promotes breast-feeding.

ligadura *f.* ligature, tie, affixture; linkage.

ligamento *m.* ligament. 1. bands of connective tissue fibers that protect the joints; ___ **acromioclavicular** / acromioclavicular ___, extending from the clavicle to the acromion; ___ **alveolodentario** / alveolo-dental ___; ___ **ancho uterino** / broad uterine ___, peritoneal fold that extends laterally from the uterus to the pelvic wall; ___ **anococcígeo** / anococcygeal ___; ___ **braquicubital** / brachiocubital ___; ___ **capsular** / capsular___; ___ **cruzado anterior** / anterior cruciate ___, knee ligament that attaches the tibia to the femur; **desgarre del** ___ / ___ tear; ___ **esternoclavicular** / sternoclavicular ___; ___ **gastrocólico** / gastrocholic ___; ___ **glosoepiglótico** / glosso-epiglotic ___; ___ **hepatoduodenal** / hepatoduodenal ___; ___ **iliofemoral** / iliofemoral ___; ___ **largo del plantar** / long plantar ___; ___ **palmar** / palmar___; ___ **radiocubital** / radiocubital ___; ___ **trapezoide** / trapezoid ___; ___ **Y**, ___ **iliofemoral** / Y ___, iliofemoral ___; 2. protective band of fascia and muscles that connect or support viscerae.

ligar *vi.* to tie, to apply a ligature, to attach; ___ **las trompas** / ___ the tubes.

ligazón *f.* binding, bandage.

ligero-a *a.* light, slight; ___-**amente** *adv.* / lightly, slightly.

limar *v.* to file; to smooth.

límbico-a *a.* limbic, marginal; **sistema** ___-**o** / ___ system, group of cerebral structures.

limbo *m.* limbus, the edge or border of a part; ___ **de la córnea** / ___ cornea.

liminal *a.* liminal, almost imperceptible.

limitación *f.* limitation, restriction.

limitado-a *a.* limited, restricted; **movimiento** ___-**o** / restricted motion.

limitar *v.* to limit, to restrict.

límite *m.* limit; ___ **de asimilación** / assimilation ___; ___ **de percepción** / ___ of perception; ___ **de saturación** / saturation ___.

limpiar *vt.* to clean; to wipe; ___-**se** *vr.* / to clean oneself.

limpieza *f.* cleaning; cleanliness.

limpio-a *a.* clean.

linaje *m.* pedigree, ancestral line of descent.

lindo-a *a.* pretty.

línea *f.* line; wrinkle; guide; ___ **central** / central ___, an IV line that is inserted into a large vein typically in the neck or near the heart; ___ **de visión** / ___ of sight, a line from an observer's eye to a distant point.

linfa *f.* lymph, clear fluid found in lymphatic vessels.

linfadenectomía *f.* lymphadenectomy, removal of lymphatic channels and nodes.

linfadenitis *f.* lymphadenitis, infl. of the lymphatic ganglia.

linfadenopatía *f.* lymphadenopathy, any disease affecting the lymph nodes; ___ **axilar** / axillary ___; ___ **biliar** / portal ___; ___ **cervical** / cervical ___; ___ **generalizada** / generalized ___; ___ **mediastínica** / mediastinal ___; ___ **supraclavicular** / supraclavicular ___.

linfangiectasis *f.* lymphangiectasis, dilation of the lymphatic vessels.

linfangioma *m.* linfangioma, simple tumor composed of lymphatic vessels; ___ **cavernoso** / cavernous ___.

linfangitis *f.* lymphangitis, infl. of the lymphatic vessels.

linfático-a *a.* lymphatic, rel. to lymph; **ganglios** ___-**os** / lymph nodes; **sistema** ___-**o** / ___ system.

linfedema *m.* lymphedema, edema caused by blockage of the lymph vessels.

linfemia *f.* lymphemia, high number of lymphocytes or its precursors, or both, in the circulating blood.

linfoblasto *m.* lymphoblast, early stage of a lymphocyte.

linfoblastoma *m.* lymphoblastoma, malignant lymphoma formed by lymphoblasts.

linfocito *m.* lymphocyte, lymphatic cell; ___ **B** / B cell, important in the production of antibodies.

linfocitopenia, linfopenia *f.* lymphocytopenia, lymphopenia, diminished number of lymphocytes in the blood.

linfocitosis *f.* lymphocytosis, excessive number of lymphocytes in the blood.

linfocitos T *m.*, *pl.* T cells, lymphocytes differentiated in the thymus that direct the immunological response and alert the B cells to respond to antigens; ___ **inductores,** (**ayudantes**) / helper ___, lymphocites that enhance production of antibody-forming cells from B cells; ___ **citotóxicos** / cytotoxic ___, lymphocytes that kill foreign cells (as in rejection of transplanted organs); ___ **supresores** / suppressor ___, lymphocytes that suppress production of antibody-forming cells from B cells.

linfogranulomatosis *f.* lymphogranulomatosis. *See* **Hodgkin, enfermedad de**.

linfogranuloma venéreo *f.* lymphogranuloma venereum, viral disorder that may lead to elephantiasis of the genitalia and rectal stricture.

linfoma *m.* lymphoma, any neoplasm of the lymphatic tissue; ___ **no hodgkiniano** / non_Hodgkin's ___, any of various malignant lymphomas that are not classified as Hodgkin's disease and are characterized esp. by enlarged lymph nodes, fever, night sweats, fatigue, and weight loss.

linfopenia, linfocitopenia *f.* lymphopenia, lymphocytopenia, diminished number of lymphocytes in the blood.

linforreticular *a.* lymphoreticular, rel. to reticuloendothelial cells of the lymph nodes.

linfosarcoma *m.* lymphosarcoma, malignant neoplasm of the lymphoid tissue.

lingual *a.* lingual, rel. to the tongue.

linimento *m.* liniment, liquid substance for external use.

lino *m.* linen.

lío *m.* mess, confusion.

liofilización *f.* freeze-drying.

lipectomía *f.* lipectomy, removal of fat tissue; ___ **submentoniana** / submental ___, under the chin.

lipemia *f.* lipemia, abnormal presence of fat in the blood.

lipidemia *f.* lipidemia, excess lipids in the blood.

lípido *m.* lipid, lipide; organic substance that does not dissolve in water but is soluble in alcohol, ether, or chloroform.

lipoartritis *f.* lipoarthritis, infl. of fatty tissues in the knee.

lipodistrofia *f.* lipodystrophy, metabolic disorder of fats; ___ **cefalotorácica** / cephalothoracic ___; ___ **insulínica** / insulin ___; ___ intestinal / intestinal ___.

lipofuscinosis *f.* lipofuscinosis, abnormal storage of any of a group of adipose pigments.

lipólisis *f.* lipolysis, decomposition of fat.

lipoma *m.* lipoma, adipose tissue tumor.

lipomatosis *f.* lipomatosis. 1. condition caused by excessive accumulation of fat in a given area; 2. multiple lipomas.

lipoproteínas *f.*, *pl.* lipoproteins, proteins combined with lipid compounds that contain a high concentration of cholesterol; ___ **de alta densidad** / high-density ___; ___ **de baja densidad** / low-density ___.

liposarcoma *m.* liposarcoma, malignant tumor containing fatty elements.

liposis *f.* liposis, obesity, excessive accumulation of fat in the body.

liposoluble *a.* liposoluble, that dissolves in fatty substances.

liposucción *f.* liposuction, process of extracting fat by high vacuum pressure.

lipuria *f.* lipuria, presence of lipids in the urine.

liquen *m.* lichen, noncontagious papular skin lesion; ___ **de urticaria** / ___ urticatus; ___ **escleroso atrófico** / ___ sclerosis and atrophicus; ___ **escrofularia** / ___ scrofulosorum; ___ **plano** / ___ planus; ___ **ulcerativo** / ___ erosive.

líquido *m.* fluid, liquid; ___ **amnióti-co** / amniotic ___; ___ **articular** / joint ___; ___ **cefalorraquídeo** / cerebrospinal ___; ___ **corporal** / body ___; ___ **espeso** / heavy liquid; **extracelular** / extracellular liquid; ___ **intersticial** / interstitial ___; ___ **intracelular** / intracellular ___; ___ **peritoneal** / peritoneal ___; ___ **seminal** / seminal liquid; ___ **sérico** / serous ___; ___ **sinovial** / synovial ___.

lisiado-a *a.* crippled.

lisina *f.* lysin, antibody that dissolves or destroys cells or bacteria.

lisinógeno *m.* lysinogen, agent with the property of producing lysine.

lisinopril *m.* lisinopril, an antihypertensive drug that is an ACE inhibitor.

lisis *f.* lysis. 1. destruction or dissolution of red cells, bacteria, or any antigen by lysin; 2. gradual cessation of the symptoms of a disease.

lista *f.* list; ___ **de accidentados** / casualty ___.

listeriosis *f.* listeriosis, a disease marked by fever, muscle aches, and gastrointestinal symptoms, contracted esp. from contaminated food, and primarily affecting the elderly, pregnant women, newborns, and people with weakened immune systems.

litiasis *f.* lithiasis, formation of calculi, esp. in the biliary and urinary tracts.

litio *m.* lithium, metallic element used as a tranquilizer in severe cases of psychosis.

litotomía *f.* lithotomy, incision in an organ or conduit to remove stones.

litotripsia *f.* lithotripsy, crushing of calculi present in the kidney, ureter, bladder, or gallbladder.

litotriturador *m.* lithotriptor, machine or device used to crush calculi; ___ **extracorporal con ondas de choque** / extracorporeal shock wave ___.

lituresis *f.* lithuresis, sandy urine.

livedo *m.* livedo, a stain in the skin, often blue or purple like in a bruise.

lividez *f.* lividity, discoloration resulting from the gravitation of blood; ___ **cadavérica** / postmortem lividity.

llaga *f.* sore, ulcer, blain.

llegada *f.* arrival; coming.

llenar *v.* to fill, to complete.

lleno-a *a.* full, complete.

llevar *v.* to carry; to take; to transport; ___ **puesto** / to be wearing; ___ **a cabo** / to carry out; ___ **-se** *vr.* / to take away; ___ **a cabo** / to take place; ___ **bien** / to get along well; ___ **mal** / not to get along.

llorar *v.* to cry.

lluvia radioactiva *f.* fallout, polluting particles descending through the atmosphere.

lobar *a.* lobar, rel. to a lobe; **pulmonía** ___ / ___ pneumonia.

lobectomía *f.* lobectomy, excision of a lobe.

lobotomía *f.* lobotomy, incision of a cerebral lobe to correct certain mental disorders; ___ **completa** / complete ___; ___ **izquierda anterior** / left lower ___; ___ **parcial** / partial ___.

lobular *a.* lobular, rel. to a lobule; **neoplasia** ___ / ___ neoplasia.

lobulillo *m.* lobule, small lobe.

lóbulo *m.* [*occipital*] lobe, the posterior lobe of each cerebral hemisphere that bears the visual areas.

lóbulo *m.* lobe, rounded, well-defined portion of an organ.

local *a.* local, rel. to an isolated area, such as local anesthesia; **aplicación** ___ / ___ application; **reaparición** ___ / ___ recurrence.

localización *f.* localization, location. 1. reference to the point of origin of a sensation; 2. determination of the origin of an infection or lesion.

loción *f.* lotion.

loco-a *m.*, *f.* insane person; *a.* mad, insane.

locomoción *f.* locomotion.

locular *a.* locular, loculated, rel. to loculus.

lóculo *m.* loculus, small cavity.

locura *f.* madness, insanity, lunacy.

locus *L.* locus, localization of a gene in a chromosome.

logamnesia *f.* logamnesia, sensorial aphasia, inability to recognize written or spoken words.

lógico-a *a.* logic, logical; reasonable.

logopeda *m.*, *f.* speech/language pathologist.

logopedia *f.* logopedia, logopedics, study and treatement of speech pathology.

logoplejía *f.* logoplegia, paralysis of the organs of speech.

lombriz *f.* earthworm; ___ **intestinal** / pinworm, belly worm; ___ **solitaria** / tapeworm.

lonche *m.*, *H.A.* lunch, midday meal.

longevidad *f.* longevity. 1. long duration of life; 2. life span.

longitud *f.* length.

longitudinal *a.* longitudinal. 1. relating to or occurring in the lengthwise dimension 2. involving the repeated observation of a set of subjects over time with respect to one or more study variables.

loquios *m.* lochia, bloody, serosanguineous discharge from the uterus and the vagina during the first few weeks after delivery.

lordosis *f.* lordosis, abnormally increased curvature of the lumbar spine; saddle back.

Lou Gehrig, enfermedad de *f.* Lou Gehrig's disease, amyotrophic lateral sclerosis; progressive muscular atrophy.

lubricante *m.* lubricant, oily agent that when applied diminishes friction between two surfaces; ___ **oleaginoso** / oil-based ___.

luchar *v.* to struggle; to fight.

lucidez *f.* lucidity, mental clarity.

lugar *m.* place, space; **en ___ de** / in___ of; **fuera de ___** / out of___; **tener ___** / to take___.

lumbago *m.* lumbago, pain in the lower portion of the back.

lumbar *a.* lumbar, rel. to the part of the back between the thorax and the pelvis; back; **nervio ___** / ___ nerve; **plexus ___** / ___ plexus; **punción ___** / ___ puncture, spinal tap; **vértebras ___-es** / ___ vertebrae.

lumen *m.* lumen. 1. space in a cavity, conduit, or organ; 2. unit of light.

luminal *a.* luminal, rel. to light in a conduit or canal.

luminiscencia, luminosidad *f.* luminescence, luminosity, emission of light without production of heat.

luna *f.* moon.

lunar *m.* mole; blemish; *a.* rel. to the moon.

lunático-a *m.*, *f.* lunatic, crazy person.

lupus *L.* lupus, chronic skin disease of unknown origin that causes degenerative local lesions; ___ **anticoagulante** / anticoagulant ___; ___ **eritematoso discoide** / ___ erythematous, discoid, disease that causes irritation of the skin and is characterized by squamous plaques with reddish borders; ___ **eritematoso sistémico** / ___ erythematous, systemic, characterized by febrile episodes affecting the viscera and the nervous system; ___ **marginado** / marginal ___; ___ **vulgar** / ___ vulgaris.

luteína *f.* lutein, yellow pigment that derives from the corpus luteum.

lúteo-a, luteínico-a *a.* luteal, rel. to the corpus luteum.

luteoma *f.* luteoma, tumor of the corpus luteum.

luxación *f.* dislocation, luxation; ___ **cerrada** / closed ___; ___ **cervical** / cervical ___; ___ **complicada** / complicated ___; ___ **congénita** / congenital ___; ___ **congénita de la cadera** / congenital ___ of hip; ___ **recidivante** / habitual ___.

luz *f.* light; *vt.* **dar a ___** / to give birth; **adaptación a la ___** / ___ adaptation; ___ **del día** / daylight; ___ **deslumbrante** / glare.

LVN *abr.* (from its abbreviation in English) LVN, licensed vocational nurse.

Lyme, enfermedad de *f.* Lyme disease, multisystem inflammatory disorder caused by a deer tick; gen. occurs in the eastern part of the United States during spring and summer; the immediate recommendation is to remove the ticks from the body to avoid contagion.

M *abr.* maduro / mature; **maligno-a** / malignant; **minuto** / minute; **morfina** / morphine.

maceración *f.* maceration. 1. decomposition and softening of organs and tissues by soaking in water or other liquids; 2. fragmentation of the skin through exposure to humidity for a long period of time.

macerar *vt.* to macerate, to soften by soaking.

macho *m.* male; *a.* male; manly.

macrocefalia *f.* macrocephalia, abnormally large head.

macrocito *m.* macrocyte, large erythrocyte.

Macrodantina *f.* Macrodantin, trade name for furantoin, bactericide used in the treatment of urinary infections.

macrófago *m.* macrophage, monuclear phagocytic cell; **migración de ___-s / ___ migration.**

macroglosia *f.* macroglossia, enlargement of the tongue.

macroglobinemia *f.* macroglobinemia, increase of macroglobulins in the blood.

macromolécula *f.* macromolecule, a large molecule such as a protein.

macronutrientes *m.* macronutrient, a substance (as protein) required in relatively large quantities in nutrition.

macroscópico-a *a.* macroscopic, visible to the naked eye.

macrosomia *f.* macrosomia, abnormal large size of the body.

mácula *f.* macula, macule, speck, small discolored spot on the skin; **___ lútea / ___ lutea,** small, yellowish area next to the center of the retina.

maculado-a *a.* maculate.

maculopapular *a.* maculopapular, rel. to macules and papules.

madrastra *f.* stepmother.

madre *f.* mother; **___ soltera** / unwed ___.

madurez *f.* maturity; ripeness, stage of full development.

maduro-a *a.* mature, [*fruta*] ripened.

magnesio *m.* magnesium; **sulfato de ___ / ___ sulfate; ___ de cloruro / ___ chloride; ___ de lactasa / ___ lactate.**

magnético-a *a.* magnetic, magnetical, rel. to or that has the properties of a magnet; **campo ___-o / ___ field.**

magnetoelectricidad *f.* magnetoelectricity, electricity induced by a magnet.

magulladura *f.* bruise, contusion.

majadero-a *a.* spoiled, cranky.

mal *m.* malady, illness, disease.

mal, malo-a *a.* bad, evil; **___ genio** / ill temper; *adv.* badly; wrongly; **de ___ en peor** / from bad to worse; **hacer ___** / to harm, to hurt.

malabsorción *f.* malabsorption, inadequate absorption of nutrients from the intestinal tract.

malacia *f.* malacia, softening or loss of consistency of organs or tissues.

malacoplaquia *f.* malacoplakia, formation of soft patches in the mucous membrane of a hollow organ.

malar *a.* malar, rel. to the cheek or the cheekbone.

maléolo *m.* malleolus, hammer-like protuberance, such as the ones on either side of the ankle.

malestar *m.* malaise, discomfort, uneasiness.

maleta *f.* valise, suitcase.

malformación *f.* malformation, anomaly, or deformity, esp. congenital.

malhumor *m.* bad temper.

malignidad *f.* malignancy. 1. quality of being malignant; 2. cancerous tumor.

maligno-a *a.* malignant, virulent, pernicious, having a destructive effect.

malleus *L.* malleus, one of the three ossicles of the middle ear.

malnutrición *f.* malnutrition, deficient nutrition.

malo-a *a.* bad, malignant.

maloclusión *f.* malocclusion, defective bite.

malpresentación *f.* malpresentation, abnormal presentation of the fetus at the time of delivery.

maltratar *v.* to abuse, to mistreat, to manhandle; **maltrato de palabra** / verbal abuse.

malunión *f.* malunion, imperfect union of a fracture.

mama *f.* breast, mammary gland, milk-secreting gland in the female; **enfermedad benigna de la ___** / benign breast disease.

mamá *f.* mom, term of endearment for mother.

mamalgia *f.* mammalgia, pain in the [*breast*] mammary gland.

mamaplastia, mamoplastia *f.* mammaplasty, mammoplasty, plastic surgery of the breast; **___ de aumento** / augmentation **___**; **___ de reconstrucción** / reconstructive **___**; **___ de reducción** / reduction **___**.

mamar *v.* to suckle, to draw milk from the breast; **dar de ___** / to breast-feed.

mamario-a *a.* mammary, rel. to the mamma; **glándulas ___-as** / **___** glands.

mamectomía *f.* mammectomy. *See* **mastectomía**.

mamífero *m.* mammal.

mamiliplastia *f.* mammilliaplasty, plastic surgery of the nipple.

mamilitis *f.* mammillitis, infl. of the nipple.

mamitis, mastitis *f.* mammitis, mastitis, infl. of the mammary gland.

mamograma *m.* mammogram, x-ray of the breast.

mancha *f.* spot, blemish, macula, stain.

manchado-a *a.* spotted, soiled.

mancha mongólica *f.* Mongolian spot, a bluish pigmented area that is present at birth near the base of the spine.

manco-a *m.*, *f.* one-handed person.

mandíbula *f.* mandible, mandibula, horseshoe-shaped bone that constitutes the lower jaw; **___ inferior** / lower **___**; **___ superior** / upper **___**.

manerismo *m.* mannerism, a distinctive trait in dress, speech, or action.

manga *f.* sleeve.

mango *m.* handle.

manguito *m.* cuff, bandlike fibrous tissue surrounding a joint; **___ del rotador** / rotator **___**, a supporting and strengthening structure of the shoulder joint; **ruptura del ___ rotador** / rotator **___** tear.

manía *f.* mania, emotional disorder characterized by extreme excitement, exalted emotions, rapid succession of ideas, and fluctuating moods.

maníaco-a, maniático-a *a.* maniac, maniacal, afflicted by mania; **maníacodepresivo** / manic-depressive, old name for someone affected by bipolar disorder.

manicomio *m.* insane asylum, madhouse.

manifestación *f.* manifestation, revelation.

maniobra *f.* maneuver, skillful manual procedure such as executed by the obstetrician in the delivery of a baby.

manipulación *f.* manipulation, professional treatment involving the use of hands.

manipular *vt.* to manipulate, to handle.

mano *f.* hand; **apoyo de la ___** / **___** rest; **deformidades adquiridas de la ___** / acquired **___** deformities; **hecho a ___** / handmade.

mantener *vi.* to sustain, to support; **mantenerse** *vr.* / to hold or keep up; to support oneself.

mantenimiento *m.* maintenance, sustenance.

manto *m.* mantle, covering.

manutención *f.* maintenance, child-care support.

manzanilla *f.* chamomile, sedative tea used to alleviate gastrointestinal discomfort.

máquina *f.* machine, apparatus.

marasmo *m.* marasmus, extreme malnutrition, emaciation, esp. in young children.

marcador *m.* marker, indicator.

marcapaso, marcapasos *m.* pacemaker, electronic cardiac pacer; pacer, regulator of cardiac rhythm; **___ de ritmo fijo** / fixed rate **___**; **___ ectópico** / ectopic **___**; **___ interno** / internal **___**; **___ temporal** / temporary **___**.

marcha *f.* gait, walk; **___ anserina** / waddling **___**, widespread walk; **___ atáxica** / ataxic **___**, staggering; **___ cerebelosa** / cerebellar **___**; **___ espástica** / spastic **___**; **___ hemipléjica** / hemiplegic **___**, circular movement of one of the lower extremities.

mareado-a *a.* dizzy, light-headed.

mareo *m.* dizziness; motion sickness; **___ de altura** / altitude sickness.

marginación *f.* margination, accumulation and adhesion of leukocytes to the epithelial cells of the blood vessel walls at the beginning of an inflammatory process.

marginal *a.* marginal, rel. to a margin; **caso ___** / **___** case.

marido *m.* husband.

mariguana, marihuana *f. Cannabis sativa,* marihuana, marijuana. *See* **cannabis.**

marsupialización *f.* marsupialization, conversion of a closed cavity into an open pouch.

martillo *m.* hammer. 1. common name for maleus, small bone of the middle ear; 2. instrument used in physical examination.

más *adv.* more, to a greater degree; **a ___ tardar** / at the latest; **___ allá** / beyond; **___ que** / more than; **___ vale** / better to; **por ___ que** / however much.

masa *f.* mass, body formed by coherent particles.

masaje *m.* massage, process of manipulation of different parts of the body by rubbing or kneading; **___ cardíaco** / cardiac ___, resuscitation.

masajista *m., f.* masseur, masseuse, person who performs massage.

mascar, masticar *vi.* to chew.

máscara *f.* mask. 1. covering of the face; 2. appearance of the face, esp. as a pathological manifestation.

masculinización *f.* masculinization.

masculino-a *a.* masculine, rel. to the male sex.

masetero *m.* masseter, principal muscle in mastication.

masivo-a *a.* massive.

masoquismo *m.* masochism, abnormal condition by which sexual gratification is obtained from self-inflicted pain or pain inflicted by others.

mastadenitis *f.* mastadenitis. *See* **mastitis.**

mastectomía *f.* mastectomy, plastic surgery of the breast; **___ radical** / radical ___.

masticación *f.* mastication, the act of chewing.

mastitis *f.* mastitis, mastadenites, fibrocystic disease of the mama; **___ cística** / cystic ___; **___ cística crónica** / chronic cystic ___; **___ del neonato** / neonatorum ___; **___ glandular** / glandular ___; **___ granulomatosa** / granulomatous ___; **___ láctea** / lacteal ___; **___ por estasis** / caked breast; **___ puerperal** / puerperal ___; **___ supurativa** / suppurative ___.

mastocitoma *f.* mastocytoma, mast cells accumulation resembling a neoplasm.

mastocitosis *f.* mastocytosis, a condition in which neoplastic mast cells appear in several tissues or in a variety of organs.

mastoideo-a *a.* mastoid. 1. rel. to the mastoid process; **antro ___-o /** ___ antrum; **células ___-as /** ___ cells, air spaces in the mastoid process; 2. that resembles a breast or nipple.

mastoides *m.* mastoid process, rounded apophysis of the temporal bone.

mastoiditis *f.* mastoditis, infl. of the air cells of the mastoid process.

mastopexia *f.* mastopexy, correction of a pendulous breast.

masturbación *f.* masturbation, autostimulation and manipulation of the genitals to achieve sexual pleasure.

materia *f.* matter, substance.

material *m.* material; *a.* material.

materiales peligrosos *m.* hazmat, a material that could be a danger to life or to the environment.

maternidad *f.* maternity; **hospital de ___ /** ___ hospital.

materno-a *a.* maternal, rel. to the mother; **línea ___-a /** matrilineal, tracing descendency to the mother.

matidez *f.* dullness, diminished resonance to palpation.

matriz *f.* womb.

matutino-a *a.* of the morning, rel. to the early hours of the day; **enfermedad ___ del embarazo** / morning sickness; **rigidez ___-a muscular y de las articulaciones** / morning stiffness.

maxilar *a.* maxillary, rel. to the maxilla; **hueso ___ de la mandíbula** / jawbone.

maxilla *L.* maxilla, bone of the upper jaw.

mayor *a.* greater; [*edad*] older; **___-mente** *adv.* / mostly, mainly.

ME *abr.* (from its abbreviation in English) ME, medical examiner.

meatal *a.* meatal, rel. to a meatus.

meato *m.* meatus, passage or channel in the body.

mecanismo *m.* mechanism. 1. involuntary response to a stimulus; **___ de defensa** / defense ___; **___ de ejecución** / implementation ___; **___ de escape** / escape ___; **___ del dolor** / pain ___; 2. machine-like structure.

meconio *m.* meconium, first feces of the newborn, greenish in color.

media *f.* mean. 1. average; 2. middle coat of a blood vessel or artery.

mediador-a *m.*, *f.* mediator, entity or person that mediates.

medial *a.* medial, rel. to or situated towards the middle.

mediante *adv.* by means of.

medias *f.*, *pl.* socks, stockings; ___ **elásticas** / elastic stockings.

mediastinitis *f.* mediastinitis, infl. of the tissues of the mediastinum.

mediastino *m.* mediastinum. 1. mass of tissues and organs separating the lungs; 2. cavity between two organs.

mediastinoscopía *f.* mediastinoscopy, endoscopic examination of the mediastinum.

medicación, medicamento *m.*, *f.* medication, medicine; **medicamento de patente** / patent medicine.

Medicaid *m.* Medicaid, U.S. government program to provide health care for the poor.

Medicare *m.* Medicare, U.S. government program that subsidizes health care, esp. for the elderly and the disabled.

medicina *f.* 1. medicine, the healing arts; **estudiante de** ___ / medical student; ___ **clínica** / clinical ___; ___ **comunal, al servicio de la comunidad** / community ___; ___ **de emergencia** / emergency ___; ___ **holística** / holistic ___; ___ **integral** / integral ___; ___ **del espacio** / aerospace ___; ___ **deportiva** / sports ___; ___ **ecológica** / environmental ___; ___ **familiar** / family practice; ___ **forense** / forensic ___; ___ **industrial** / industrial ___; ___ **interna** / internal ___, a branch of medicine that deals with the diagnosis and treatment of nonsurgical diseases; ___ **legal** / legal ___; ___ **nuclear** / nuclear ___; ___ **ocupacional** / occupational ___; ___ **preventiva** / preventive ___; ___ **socializada** / socialized ___; ___ **tropical** / tropical ___; ___ **veterinaria** / veterinary ___; 2. medication, medicine, drug.

medicina alternativa *f.* alternative medicine, practice of medicine that relies on use of medicinal herbs, aromatherapy, and other unconventional means, rather than drugs or surgery to treat illnesses and injuries.

medicina holística *f.* holistic medicine, an approach to medicine that considers the human being as an integral, functional unit.

medicinal *a.* medicinal, rel. to medicine or having medical properties.

médico-a *m.*, *f.* physician, doctor; **cuerpo** ___**-o** / medical staff; **consultante, asesor** ___ / consulting ___; ___ **de asistencia primaria** / primary ___; ___ **de cabecera o primario** / primary ___; ___ **de familia** / family ___; ___ **de guardia** / doctor on call; ___ **forense** / coroner; ___ **interno** / intern; ___ **recomendante** / referring ___; ___ **residente** / resident, physician serving a residency; *a.* medical, medicinal, rel. to medicine or that cures; **asistencia** ___**-a** / ___ assistance; **atención** ___**-a** / ___ care.

medicolegal *a.* medicolegal, rel. to the practice of medicine as related to law.

medida de salvación *f.* lifesaving measure.

medidor de ritmo de dosis *m.* dose rate meter.

medio *m.* medium. 1. means to attain an effect; 2. substance that transmits impulses; 3. substance used in the culture of bacteria; **en** ___ **de** / in the middle of; **por** ___ **de** / by means of; **medio-a** *a.* half; in part; **línea** ___**-a** / medial line; **punto** ___ / midpoint.

medioambiente *m.* environment; **peligros del** ___ / environmental hazards.

medioambiental *a.* environmental, rel. to the environment.

medir *vi.* to measure; **cinta de** ___ / measuring tape; **taza de** ___ / measuring cup.

médula *f.* medulla, central or internal part of an organ; **fallo de la** ___ / bone marrow failure; ___ **oblongata, bulbo raquídeo, porción de la medulla localizada en la base del cráneo** / ___ **oblongata**; ___ **ósea** / ___ osseum, bone marrow.

médula espinal *f.* spinal cord, a column of nervous tissue that extends from the medulla oblongata to the first or second lumbar vertebrae, and from which arise all the nerves that go to the trunk of the body and to the extremities.

médula oblongata *f.* medulla oblongata, portion of the medulla located at the base of the brain.

médula ósea *f.* bone marrow, spongelike tissue present in the cavities of bones; **fallo de la** ___ / ___ failure; **punción y aspiración de la** ___ / ___ puncture and aspiration; **transplante de la** ___ / ___ transplant.

medular *a.* medullary, rel. to the medulla; **celularidad** ___ / ___ cellularity; **infiltración** ___ / ___ infiltration; **insuficiencia** ___ / ___ failure; **lesión** ___ / ___ injury.

meduloblastoma *m.* medulloblastoma, a malignant neoplasm located in the fourth ventricle and the cerebellum, or the spinal cord, that can also invade the meninges. This type of neoplasm is seen most frequently in children.

megacéfalo-a *a.* megalocephalic. *See* **macrocefalia**.

megacolon *m.* megacolon, abnormally large colon.

megadosis *f.* megadose, a nutrient dose that is much greater than the recommended daily allowance.

megaesófago *m.* megaesophagus, abnormally large dilation of the inferior portion of the esophagus.

megalofobia *f.* megalofobia, a fear of large objects.

megalomanía *f.* megalomania, delusions of grandeur.

megalómano-a *a.* megalomaniac, suffering from megalomania.

megavitamina *f.* megavitamin, a dose of vitamin that exceeds the daily requirement.

meiosis *f.* meiosis, process of cell division that results in the production of gametes.

mejilla *f.* cheek.

mejoramiento, mejoría *m.*, *f.* improvement, amelioration.

mejorar *vt.* to improve; **mejorarse** *vr.* / to get better.

mejoría *f.* improvement, amelioration.

melancolía *f.* melancholia, marked depression.

melanina *f.* melanin, dark pigmentation of the skin, hair, and parts of the eye.

melanocito *m.* melanocyte, melanine-producing cell.

melanoma *m.* melanoma, malignant tumor that starts in the melanocytes of normal skin or moles and metastatizes rapidly and widely; also called malignant melanoma.

melanosis *f.* melanosis, condition characterized by an unusual deposit of dark pigmentation in various tissues or organs.

melanuria *f.* melanuria, presence of dark pigmentation in the urine.

melasma gravídico *m.* melasma gravidarum; *pop.* pregnancy mask.

melatonina *f.* melatonin, a hormone that is derived from serotonin and that has been linked to the regulation of circadian rhythms.

melena *f.* melena, the passage of dark, tarry stools that is usu. an indication of bleeding in the upper part of the digestive tract.

mellizos-as *m.*, *f.*, *pl.* twins; *See* **gemelo-a**.

membrana *f.* membrane, web, thin layer of tissue that covers or protects an organ or structure; ___ **de la placenta**/ placental ___; ___ **mucosa** / mucous ___; ___ **nuclear** / nuclear ___; ___ **permeable** / permeable ___; ___-**s arteriopulmonares** / pulmonary arterial webs; ___ **semipermeable** / semipermeable ___; ___ **sinovial** / synovial ___; ___ **timpánica** / tympanic ___.

memoria *f.* memory, faculty that allows the registration and recall of experiences; ___ **inmediata** / short-term ___; ___ **pérdida de la** ___ / ___ loss; ___ **visual** visual ___.

memorizar *vi.* to memorize.

menarca *m.* menarche, first onset of menstruation.

mendelismo *m.* Mendelism, set of principles that explains the transmission of certain genetic traits.

Ménière, enfermedad de *f.* Ménière's disease, a disorder of the the inner ear that is marked by recurrent attacks of dizziness, tinnitus, and, sometimes, deafness.

meníngeo-a *a.* meningeal, rel. to the meninges.

meninges *f.* meninges, three layers of connective tissue that surround the brain and the spinal cord.

meningioma *m.* meningioma, a slow-growing vascular neoplasm arising from the meninges.

meningismo *m.* meningism, meningismus, congestive irritation of the meninges, gen. of a toxic nature, that presents symptoms similar to those of meningitis but without infl., seen esp. in children.

meningitis *f.* meningitis, infl. of the meninges; ___ **criptocóccica** / cryptococcal ___; ___ **viral** / viral ___.

meningocele *m.* meningocele, protrusion of the meninges through a defect in the skull or the vertebral column.

meningococo *m.*, (*pl.* meningocci) meningococcus, microorganism that causes epidemic cerebral meningitis.

meningoencefalitis f. meningoencephalitis, cerebromeningitis, infl. of the encephalum and the meninges.

meniscectomía f. meniscectomy, excision of a meniscus.

menisco m. meniscus, crescent-shaped, cartilaginous, interarticular structure.

menometrorragia f. menometrorrhagia, abnormal bleeding during and between menstruation.

menopausia f. menopause, cessation of the fertility stage of adult women, accompanied by a decrease in hormone production.

menorragia f. menorrhagia, excessive bleeding during menstruation.

menorralgia f. menorrhalgia, painful menstruation.

menorrea f. menorrhea, normal menstrual flow.

menstruación f. menstruation, periodic flow of bloody fluid from the uterus; **trastornos de la ___** / menstrual disorders.

menstrual a. menstrual, rel. to menstruation; **ciclo / ___** cycle.

menstruar v. to menstruate.

menstruo m. menses, menstruation, period.

mental a. mental, rel. to the mind; **actividad ___ / ___** activity, mentation; **deficiencia ___ / ___** deficiency; **edad ___ / ___** age; **enfermedad ___ / ___** illness; **higiene ___ / ___** hygiene; **retraso ___ / ___** retardation; **trastorno ___ / ___** disorder; **___-mente** adv. / mentally.

mentalidad f. mentality, mental capacity.

mente f. mind, intellectual power.

mentol m. menthol, an alcohol obtained from peppermint oil and used for its soothing effects.

mentón m. mentus, chin.

meñique m. fifth finger.

meralgia f. pain in the thigh; **___ parestética / ___** paresthetica.

mercurial a. mercurial, rel. to mercury.

mercurio m. mercury, volatile liquid metal.

mercurio de etileno m. ethyl mercury, element found in some fish that can be toxic to pregnant women and children.

mesa f. table; **___ de operaciones** / operating **___**; **___ de reconocimiento** / examination **___**.

mescalina f. mescaline, poisonous alkaloid with hallucinatory properties.

mesectodermo m. mesectoderm, mass of cells that combine with others to form the meninges.

mesencéfalo m. mesencephalon, the midbrain of the embrionary stage.

mesénquima m. mesenchyme, embryonic tissue from which the connective tissue and the lymph and blood vessels arise in the adult.

mesenterio m. mesentery, peritoneal folds that fix parts of the intestine to the posterior abdominal wall.

mesmerismo m. mesmerism, therapy by hypnotism.

mesocardia f. mesocardia, displacement of the heart toward the center of the thorax.

mesocolon m. mesocolon, mesentery that fixes the colon to the posterior abdominal wall.

mesodermo m. mesoderm, middle germ layer of the embryo, between the ectoderm and the endoderm, from which bone, connective tissue, muscle, blood, blood vessels, and lymph tissue, as well as the membranes of the heart and abdomen, arise.

mesotelio m. mesothelium, cell layer of the embryonic mesoderm that forms the epithelium covering the serous membranes in the adult.

mestizo-a m., f., a. mestizo, half-breed; crossbred, hybrid.

MET abr. (microscopio electrónico de transmisión) TEM, transmission electron microscope.

meta f. goal, objective.

metabólico-a a. metabolic, rel. to metabolism; **índice ___-o / ___** rate.

metabolismo m. metabolism, physiochemical changes that take place following the digestive process; **___ basal** / basal **___**, lowest level of energy waste; **___ de proteína** / metabolic protein, digestion of proteins as amino acids.

metabolito m. metabolite, substance produced during metabolism or essential to the metabolic process.

metacarpiano-a a. metacarpal, rel. to the metacarpus.

metacarpo m. metacarpus, the five small metacarpal bones of the hand.

metacrono a. metachronous, that has an effect at different times.

metadona f. methadone, highly potent habit-forming synthetic drug with narcotic action weaker than that of morphine.

metafase f. metaphase, one of the phases of cell division.

metáfisis *f.* metaphysis, the growing portion of a bone.

metal *m.* metal.

metamorfosis *f.* metamorphosis. 1. change of form or structure; 2. degenerative process.

metanefrina *f.* metanephrine, a catabolite of epinephrine found in the urine.

metanfetamina *f.* methamphetamine, drug used medically to treat some disorders and that is often used illegally as a stimulant; ___, **clorhidrato de** / crystal meth, methamphetamine used illegally in the form of its crystals for smoking—also known as hielo, vidrio, cristal.

metanol *m.* methanol, methyl alcohol, wood alcohol.

metástasis *f.* metastasis, extension of a pathological process from a primary focus to another part of the body through blood or lymph vessels, as occurs in some types of cancer.

metastatizar *vt.* to metastasize, to spread by metastasis.

metatálamo *m.* metathalamus, part of the diencephalon.

metatarsiano-a *a.* metatarsal, rel. to the metatarsus.

metatarso *m.* metatarsus, the five small metatarsal bones located between the tarsus and the toes.

meteorismo *m.* meteorism, bloated abdomen due to gas in the stomach or the intestines.

método *m.* method, procedure, process, treatment.

metritis *f.* metritis, infl. of the walls of the uterus.

metrorragia *f.* metrorrhagia, uterine bleeding other than menstruation.

mialgia *f.* myalgia, muscle pain.

miastenia *f.* myasthenia, muscle weakness; ___ **grave** / ___ gravis.

miatonía *f.* myatonia, deficiency or loss of muscle tone.

micción *f.* urination.

micetoma *m.* mycetoma, severe infection caused by fungi that affects the skin, the connective tissue, and the bone.

micología *f.* mycology, the study of fungi and the diseases caused by them.

micoplasma *m.* mycoplasma, genus of bacteria that lack a cell wall.

micosis *f.* mycosis, general term used for any disease caused by fungi.

micotoxicosis *f.* mycotoxicosis, systemic toxic condition caused by toxins produced by fungi.

micrencefalia *f.* micrencephaly, abnormal smallness of the brain.

microabsceso *m.* microabscess, very small abscess.

microanatomía *f.* microanatomy, histology.

microbacterium *L.* microbacterium, gram-positive bacteria resistant to high temperatures.

microbiano-a *a.* microbic, microbial, rel. to microbes.

microbio *m.* microbe, minute living organism.

microbiología *f.* microbiology, science that studies microorganisms.

microcefalia *f.* microcephalia, microcephaly, congenital abnormally small head.

microcirugía *f.* microsurgery, surgery performed with the aid of special operating microscopes and very small precision instruments.

microcosmo *m.* microcosm, a world in miniature.

microfalo *m.* microphallus, abnormally small penis.

microgenitalia *m.* microgenitalia, underdevelopment of the external genitalia.

micrognatia *f.* micrognathia, congenital smallness of the lower jaw.

microgotero *m.* microdrip, an instrument used to administer a small, precise amount of a substance intravenously.

microinvasión *f.* microinvasion, invasion of the cellular tissue adjacent to a localized carcinoma that cannot be seen with the naked eye.

microlitiasis *f.* microlithiasis, minute concretions discharged in certain organs.

micromelia *f.* micromelia, abnormally small limbs.

micromélico-a *a.* micromelic, rel. to micromelia.

microorganismo *m.* microorganism, an organism that cannot be seen with the naked eye.

microqueiria *f.* microcheiria, disorder in which the hands are abnormally small.

microscopía *f.* microscopy, microscopic examination.

microscópico-a *a.* microscopic, rel. to microscopy.

microscopio *m.* microscope, optical instrument used to amplify objects that cannot be seen with the naked eye; ___ **de luz** / light ___; ___ **electrónico** / electron ___.

microscopio electrónico de barrido *m.* scanning electron microscope, an electron microscope in which a beam of focused electrons moves across the object.

microsomía *f.* microsomia, condition of having an abnormally small body with otherwise normal structure as in dwarfism.

microtomía *f.* microtomy, cutting thin sections of tissue.

micrótomo *m.* microtome, instrument used to prepare thin sections of tissue for microscopic study.

midriasis *f.* mydriasis, dilation of the pupil of the eye.

midriático *m.* mydriatic, agent used to dilate the pupil of the eye; ___-**o**, -**a** *a.* / causing dilation of the pupil of the eye.

miectomía *f.* myectomy, excision of a portion of a muscle.

mielatelia *f.* myelatelia, developmental defect of the spinal cord.

mielauxa *f.* myelauxe, hypertrophy of the spinal cord.

mielina *f.* myelin, the fat-like substance that forms a covering around certain nerve fibers.

mielinación, mielinización *f.* myelination, myelinization, growth of a myelin sheath around a nerve fiber.

mielinolisis *f.* myelinolysis, disease that destroys the myelin cover; ___ **aguda** / acute ___.

mielitis *f.* myelitis, infl. of the spinal cord.

mieloblastemia *f.* myeloblastemia, the presence of myeloblasts in the blood.

mieloblasto *m.* myeloblast, an immature cell in the granulocyte series, generally present in bone marrow.

mielocele *m.* myelocele, hernia of the spinal cord through a defect in the vertebral column.

mielocito *m.* myelocyte, a large, granular leukocyte in the bone marrow that is present in the blood in certain diseases.

mielocitoma *m.* myelocytoma, an accumulation of myelocytes in certain tissues, present in certain illnesses.

mielodisplasia *f.* myelodysplasia, abnormal formation of the spinal cord.

mielofibrosis *f.* myelofibrosis, fibrosis of the bone marrow.

mielógeno-a *a.* myelogenic, myelogenous, produced in the bone marrow.

mielograma *m.* myelogram, x-ray of the spinal cord with the use of a contrasting medium.

mieloide *a.* myeloid, rel. to or resembling the spinal cord or the bone marrow; **médula** ___ / ___ tissue.

mieloleucemia *f.* myeloleukemia, a form of leukemia in which abnormal cells are derived from myelopoietic tissue.

mieloma *m.* myeloma, tumor formed by a type of cells usu. found in the bone marrow; ___ **múltiple** / multiple ___.

mielomeningocele *m.* myelomeningocele, hernia of the spinal cord and its meninges through a defect in the vertebral canal.

mielopatía *f.* myelopathy, pathological condition of the spinal cord.

mieloproliferativo-a *a.* myeloproliferative, characterized by proliferation of bone marrow inside or outside of the medulla.

mieloquiste *m.* myelocyst, a cyst composed of nerve cells that develops in a canal of the central nervous system.

mielosquisis *f.* myeloschisis, a developmental anomaly characterized by a cleft spinal cord.

mielosupresión *m.* myelosuppression, decreased production of erythrocytes and platelets in the bone marrow.

miembro *m.* member. 1. organ or limb of the body; 2. person affiliated with an organization; **hacerse** ___ / to become a ___.

miestesia *f.* myesthesia, any type of sensation in a muscle.

migración *f.* migration, movement of cells from one place to another.

migraña *f.* migraine, severe headache, usu. unilateral, accompanied by disturbed vision and in some cases by nausea and vomiting.

migratorio-a *a.* migratory, rel. to migration.

miiasis *f.* myasis, infection due to the presence of larvae from the diptera family.

milia neonatorum *L.* milia neonatorum, small, non-pathogenic cysts sometimes found on newborns.

miliar *a.* miliary, characterized by the presence of small tumors.

miliaria *f.* miliaria, prickly heat, noncontagious cutaneous eruption caused by the obstruction of sweat glands and characterized by small red vesicles and papules accompanied by itching and prickling.

milieu *Fr.* milieu, environment, surroundings.

mimético-a *a.* mimetic, mimic, that imitates.

mineral *m.* mineral, inorganic element; *a.* rel. to a mineral; **agua ___ efervescente** / carbonated ___ water.

mineralización *f.* mineralization, abnormally large deposition of minerals in tissues.

mineralocorticoide *m.* mineralocorticoid, hormone released by the adrenal cortex involved in the regulation of fluids and electrolytes.

minilaparotomía *f.* minilaparotomy, a type of pelvic surgery performed for the purpose of diagnosis or sterilization by tubal ligation.

mínimo-a *a.* minimal, least, smallest; **dosis ___** / **___** dose, smallest amount needed to produce an effect; **dosis letal ___** / **___** lethal dose, smallest amount needed to cause death.

minoría *f.* minority.

minucioso-a *a.* thorough, detailed; **examen ___** / **___** exam; **___-amente** *adv.* / very carefully; thoroughly.

minusvalía mental *f.* mental handicap

minusválido *m.* a handicapped person.

minuto *m.* minute, fraction of time.

miocárdico-a *a.* myocardial, myocardiac, rel. to the myocardium.

miocardio *m.* myocardium, the middle and thickest muscular layer of the heart wall; **contracción del ___** /myocardial contraction.

miocardiopatías *f.*, *pl.* myocardial diseases.

miocarditis *f.* myocarditis, infl. of the myocardium.

miocito *m.* myocyte, cell of the muscular tissue.

mioclonus *L.* myoclonus, a spasm of a muscle or a group of muscles, as seen in epilepsy.

miodistrofia *f.* myodystrophy, muscular dystrophy.

mioespasmo *m.* myospasm, spasmodic contractions of a muscle.

miofibrilla *f.* myofibril, myofibrilla; minute, slender fiber of the muscle tissue.

miofibroma *m.* myofibroma, benign tumor containing fibrous connective tissue and muscle cells in various parts of the tumor.

miofilamento *m.* myofilament, microscopic element that makes up myofibrils in muscles.

miogénico-a *a.* myogenic, originating in or starting from the muscle.

mioglobina *f.* myoglobin, muscle tissue pigment that participates in the transport of oxygen.

miografía *f.* myography, a recording of muscular activity.

miolisis *f.* myolysis, destruction of muscle tissue.

mioma *m.* myoma, benign tumor formed by muscular tissue; **___ previo** / previous **___**.

miomectomía *f.* myomectomy. 1. excision of a portion of a muscle or of muscular tissue; 2. excision of a myoma, esp. one localized in the uterus.

miometrio *m.* myometrium, muscular wall of the uterus.

miometritis *f.* myometritis, infl. of the muscular wall of the uterus.

mionecrosis *f.* myonecrosis, necrosis of muscle tissue.

mioneural *a.* myoneural, rel. to muscles and nerves; **unión ___** / **___** junction, a nerve ending in a muscle.

miopatía *f.* myopathy, any disease of muscular tissues; **___ facial** / facial **___**; **___ ocular** / ocular **___**; **___ tirotóxica** / thyrotoxic **___**.

miope *a.* myopic. 1. nearsighted; 2. rel. to myopia.

miopía *f.* myopia, nearsightedness, a defect in the eyeball that causes parallel rays to be focused in front of the retina.

miorrexia *f.* myorrhexis, rupture of any muscle.

miosarcoma *f.* myosarcoma, malignant tumor derived from muscular tissue.

miosina *f.* myosin, the most abundant protein in muscle tissue.

miosinógeno *m.* myosinogen, a protein present in the muscle tissue.

miosis *f.* miosis, excessive contraction of the pupil.

miositis *f.* myositis, infl. of a muscle or group of muscles.

mioterapia muscular *f.* muscular myotherapy, application of direct pressure on painful knots with fingers, feet, and elbows.

miotomía *f.* myotomy, dissection of muscles.

miotonía *f.* myotonia, increased rigidity of a muscle following muscle contraction, with diminished power of relaxation.

mirar *vt.* to look, to view; ___ **fijamente** / to stare; ___-**se** *vr.* / to look at oneself.

miringectomía *f.* myringectomy, myringodectomy, excision of part or all of the tympanic membrane.

miringitis *f.* myringitis, infl. of the eardrum.

miringoplastia *f.* myringoplasty, plastic surgery of the tympanic membrane.

miringotomía *f.* myringotomy, incision of the tympanic membrane.

miscegenación *f.* miscegenation, sexual relations between individuals of different races.

miscible *a.* miscible, capable of mixing or dissolving.

mismo-a *a.* same; **dominio de sí** ___ / self-control; **sí** ___ / oneself.

misogamia *f.* misogamy, aversion to marriage.

misoginia *f.* misogyny, hatred of women.

mitad *f.* half, each of the two equal parts in which a whole is divided; **a la** ___ / in half.

mitigado-a *a.* mitigated, diminished, moderated.

mitocondrias *f., pl.* mitochondria, microscopic filaments of the cytoplasm that constitute the main source of energy in cells.

mitogenesia, **mitogénesis** *f.* mitogenesia, mitogenesis, the process of cell mitosis.

mitógeno *m.* mitogen, substance that induces cell mitosis.

mitosis *f.* mitosis, the somatic process of cell division that results in new cells with the same content of chromosomes and DNA.

mitral *a.* mitral, rel. to the mitral valve; **estenosis** ___ / ___ stenosis, a narrowing of the left atrioventricular orifice; **incompetencia** ___ / ___ insufficiency; **regurgitación** ___ / ___ regurgitation, the flow of blood back from the left ventricle into the left atrium due to a lesion of the mitral valve; **soplo** ___ / ___ murmur.

mittelschmerz *m.* mittelschmerz, lower abdominal pain related to ovulation and occuring midway in the menstrual cycle.

mixedema *m.* myxedema, condition caused by deficient thyroid gland function.

mixoma *m.* myxoma, a tumor of the connective tissue.

mixto-a *a.* mixed.

mixtura *f.* mixture.

mnemónica *f.* mnemonics, recall of memory through free association of ideas and other techniques.

moción *f.* motion, movement.

moco *m.* mucus, viscid matter secreted by the mucous membranes and glands.

modalidad *f.* modality, any form of therapeutic application.

moderación *f.* moderation.

moderado-a *a.* moderate, temperate; ___-**amente** *adv.* / moderately.

modesto-a *a.* modest.

modificación *f.* modification, change.

modo *m.* mode. 1. manner, way; 2. in a series, the value that is repeated most frequently; **de cualquier** ___ / in any way; **de ningún** ___ / in no way.

modulación *f.* modulation, the action of adjusting or adapting, such as occurs with the inflection of the voice.

mojado-a *a.* wet.

mojar *vt.* to wet, to dampen; ___-**se** *vr.* / to get wet.

molar *m.* molar, any of the twelve molar teeth.

molde *m.* 1. cast, hardened bandage made stiff; 2. template, pattern, mold; ___ **para andar** / walking cast.

moldear *vt.* to cast.

molécula *f.* molecule, the smallest unit of a substance above the atomic level.

molécula gramo *m.* gram molecule, weight in grams equal to the molecular weight.

molecular *a.* molecular, rel. to molecules.

molestar *vt.* to annoy, to bother.

molestia *f.* discomfort, annoyance.

molesto-a *a.* annoyed.

momentum *L.* momentum, impetus, a force of motion.

momificación *f.* mummification, conversion into a state that resembles that of a mummy, as occurs in dry gangrene or in a dead fetus that dries up in the uterus.

monitor *m.* monitor. 1. electronic device used to monitor a function; 2. person who oversees an activity or function.

monitorear *v.* to monitor, to check systematically with an electronic device an organic function such as the heartbeat.

monitoreo, monitorización *m.*, *f.* monitoring; ___ **cardíaco** / cardiac ___; ___ **de presión arterial** / blood pressure ___; ___ **fetal** / fetal ___.

monitoreo de Holter *m.* Holter monitoring, ambulatory electrocardiography.

monitorización glucosa *f.* glucose monitorization, close observation by periodic testing of the glucose percentage in the blood.

monoarticular *a.* monoarticular, rel. to only one joint.

monocigótico-a *a.* monozygotic, rel. to twins that have identical genetic characteristics.

monocito *m.* monocyte, large, granular, mononuclear leukocyte.

monoclonal *a.* monoclonal, rel. to a single group of cells; **anticuerpos** ___-**es** / ___ antibodies.

monocromático-a *a.* monochromatic, having only one color.

monocular *a.* monocular, rel. to only one eye.

monogamia *f.* monogamy, legal marriage to or sexual relationship with only one person.

monografía *f.* monograph, a description of the name, chemical formula, and uniform method for determining the strength and purity of a drug.

monomanía *f.* monomania, mental fixation on one idea.

mononuclear *a.* mononuclear, having one nucleus; **célula** ___ / ___ cell.

mononucleosis *f.* mononucleosis, presence of an abnormally large number of monocytes in the blood; ___ **infecciosa** / infectious ___, **acute febrile** infectious disease.

monosacárido *m.* monosaccharide, simple sugar.

monstruo *m.* monster.

montar *vi.* to ride; ___ **en bicicleta** / ___ a bicycle; to set up; ___ **una consulta** ___ / to assemble, to fit, to adjust a doctor's office.

montón *m.* heap, pile.

MOR *abr.* (*movimiento ocular rápido*) REM, rapid eye movement.

morado *m.* bruise, black and blue mark; the color purple; ___-**o, -a** *a.* / purple.

mórbido-a, morboso-a *a.* morbid, rel. to disease.

morbilidad *f.* morbidity. 1. an illness or disorder; 2. the incidence of a disease in a given population or locality; **tasa de** ___ / ___ rate.

morbo *m.* illness.

mordedura *f.* 1. bite; 2. a wound caused by a bite.

morder *vt.* to bite.

mordida *f.* 1. bite; 2. the mark left in the skin by the teeth of an animal; 3. forced occlusion of the inferior jaw on the upper teeth; ___ **cruzada** / crossbite; ___ **de perro** / dog bite.

mordido-a *pp.* of **morder**, / bitten; *a.* bitten.

moretón *m.* bruise, black and blue mark.

morfina *f.* morphine, the main alkaloid of opium, used as a narcotic analgesic.

morfinismo *m.* morphinism, condition caused by addiction to morphine.

morfología *f.* morphology, the form and structure of an organism or any of its parts.

morgue *Fr.* morgue, place for temporarily holding dead bodies.

moribundo-a *a.* moribund, dying, on the verge of death.

morir *vi.* to die; ___ **con dignidad** / ___ with dignity.

morón, morona *m.*, *f.* moron, a mentally retarded person with an IQ of 50 to 70.

mortal *m.* mortal, a human being; *a.* / deadly, mortal; **herida** ___ / fatal wound; **veneno** ___ / ___ poison.

mortalidad, mortandad *f.* mortality, death rate; **índice de** ___ / death rate; ___ **fetal** / fetal ___; ___ **infantil** / infant ___; ___ **materna** / maternal ___; ___ **neonatal** / neonatal ___; ___ **perinatal** / perinatal ___.

mortero *m.* mortar, strong vessel in which material is pounded or rubbed with a pestle.

mortinatalidad *f.* natimortality, index of stillbirths.

mortinato-a *m.*, *f.* stillborn.

mórula *f.* morula, solid, spheric mass of cells that results from the cell division of a fertilized ovum.

mosaicismo *m.* mosaicism, the condition of possessing cells of two or more diferent genetic constitutions.

mosaico *m.* 1. mosaic, the presence in one individual of different cell populations derived from just one cell as a result of mutation; 2. mosaic, inlaid artwork combining different small pieces forming a composition.

mosca *f.* fly.

mosquito *m.* mosquito.

mostaza *f.* mustard.

mostaza nitrogenada *f.* nitrogen mustard, HG,, used in the treatment of leukemia and lymphatic neoplasms.

mostrar *vi.* to show, to point out.

motilidad gástrica *f.* gastric motility, the normal peristaltic movements of the stomach that facilitate the function of digestion.

motivación *f.* motivation, driving force.

motocicleta *f.* motorcycle.

motor *m.* motor, agent that causes or induces movement; **motor-a** *a.* / that causes movement.

mover *vi.* to move, to put in motion; **moverse** *vr.* / to move oneself.

movilidad *f.* mobility, motility.

movilización *f.* mobilization.

movimiento *m.* movement, move, motion; **alcance de ___** / range of motion; **___ corporal** / body ___.

muchacho-a *m.*, *f.* boy; girl.

mucina *f.* mucin, glycoprotein that is the chief ingredient of mucus.

mucocele *m.* mucocele, dilation of a cavity due to accumulated mucous secretion.

mucocutáneo-a *a.* mucocutaneous, rel. to the mucous membrane and the skin.

mucoide *m.* mucoid, glycoprotein similar to mucin; *a.* / having the consistency of mucus.

mucomembranoso-a *a.* mucomembranous, rel. to the mucous membrane.

mucosa *f.* mucosa, mucous membrane, thin sheets of tissue cells that line openings or canals of the body that communicate to the outside; **alveolar** / alveolar ___; **___ bronquial** / bronchial ___; **___ de la boca o bucal** / oral ___; **___ de la pelvis renal** / ___ of the renal pelvis; **___ de la vagina** / vaginal ___; **___ de la vejiga urinaria** / ___ of (urinary)

bladder; **___ del colon** / ___ of colon; **___ del estómago o estomacal** / ___ of stomach; **___ del intestino delgado** / ___ of small intestine; **___ esofágica** / esophageal ___; **___ faríngea** / gastric ___; **___ gástrica** / gastric ___; **___ laríngea** / laryngeal ___; **___ lingual** / lingual ___; **___ nasal** / nasal ___; **___ olfatoria** / olfactory ___.

mucosidad *f.* mucosity.

mudar *v.* to move; **___ los dientes** / to get one's second teeth; **___ la piel** / to shed skin.

mudo-a *m.*, *f.* mute.

mueca *f.* grimace.

muela *f.* molar tooth, grinder; **dolor de ___-s** / toothache; **___-s del juicio** / wisdom teeth.

muerte *f.* death; **___ aparente** / apparent ___; **___ cerebral** / brain ___; **___ legal** / legal ___; **por piedad** / mercy killing, euthanasia.

muerte de cuna *f.* crib death; sudden infant death syndrome.

muerte súbita *m.* sudden death, occurring without having a known cause.

muerto-a *m.*, *f.* a dead person; *a.* / dead.

muestra *f.* sample; **tomar ___-s** / sampling; **tomar ___-s al azar** / random sampling.

muestreo *m.* sampling; **___ al azar** / random ___.

muguet *Fr.* thrush, fungus infection of the oral mucosa, manifested by white patches on the lips, tongue, and the interior surface of the cheek.

mujer *f.* woman.

muletas *f.*, *pl.* crutches.

multifocal *a.* multifocal, rel. to many foci.

multiforme *a.* multiform.

multípara *f.* multiparous, a woman who has given birth to more than one infant.

multiparidad *f.* multiparity. 1. condition of having borne more than one child; 2. multiple birth.

múltiple *a.* multiple, more than one; **fallo ___ de órganos** / ___ organ failure; **personalidad ___** / ___ personalities.

multivitamina *f.* multivitamin, containing several vitamins esp. known to be essential to health.

mundo *m.* world.

muñeca *f.* 1. wrist; **___ o mano caída** / ___ drop, . See **carpo**; 2. doll.

muñón *m.* stump.

mural *a.* mural, rel. to the walls of an organ or part.

muriático-a *a.* muriatic, derived from common salt; **ácido** ___ / ___ acid.

murino-a *a.* murine, rel. to rodents, esp. mice and rats.

murmullo *m.* murmur, bruit, gen. in reference to an abnormal heart sound.

murmullo vesicular *m.* vesicular breath sound.

muscularis *L.* muscularis, muscular layer of an organ or tubule.

muscular, musculoso-a *a.* muscular, rel. to the muscles; **atrofia** ___ / ___ atrophy; **contracción** ___ **brusca** / jerk; **desarrollo** ___ / muscle building; **distensión** ___ / muscle strain; **pérdida de la tonicidad** ___ / loss of muscle tone; **relajador** ___ / muscle relaxant; **rigidez** ___ / ___ rigidity; **tonicidad** ___ / muscle tone.

musculatura *f.* musculature, the total muscular system or arrangement of muscles in the body.

músculo *m.* muscle, a type of fibrous tissue that has the property to contract, allowing movement of the parts and organs of the body; ___ **estriado voluntario** / striated voluntary ___; ___ **flexor** / flexor ___; ___ **visceral involuntario** / visceral involuntary ___.

musculoesquelético-a *a.* musculoskeletal, rel. to the muscles and the skeleton.

musculotendinoso-a *a.* musculotendinous, having both muscle and tendons.

muslo *m.* thigh, the portion of the lower extremity between the hip and the knee.

mutación *f.* mutation, spontaneous or induced change in genetic structure.

mutágeno *m.* mutagen, substance or agent that causes mutation.

mutante *a.* mutant, rel. to an individual or organism with a genetic structure that has undergone mutation.

mutilación *f.* mutilation, castration.

mutilado-a *a.* mutilated.

mutismo *m.* mutism.

mutuo-a *a.* mutual, reciprocal.

muy *adv.* very.

Mycobacterium *L.* Mycobacterium, gram-positive, rod-shaped bacteria, including species that cause a variety of infections.

N *abr.* nervio / nerve; **nitrógeno** / nitrogen; **normal** / normal.

Naboth, quistes de *m.* nabothian cysts, small, usu. benign cysts that form in one of many small mucus-secreting glands of the neck of the uterus due to obstruction.

nacer *vi.* to be born.

nacido-a *a. pp.* of **nacer** / born; ___ **vivo** / ___ alive; **recién** ___ / newly ___.

naciente *a.* nascent, incipient. 1. just born; 2. liberated from a chemical compound.

nacimiento *m.* birth; **certificado de** ___ / ___ certificate; ___ **prematuro** / premature ___; ___ **tardío** / postterm ___; ___ **sin vida** / stillbirth.

nada *f.* nothing, nothingness; *indef. pron.* (after thanks) **de** ___ / Don't mention it!; not at all; you are welcome.

nalgas *f., pl..* buttocks.

naltrexona *f.* naltrexone, a drug used to help patients maintain a drug- or alcohol-free state.

nanocefalia *f.* nanocephaly, abnormal smallness of the head.

naproxeno *m.* naproxen, a drug taken to reduce inflammation, pain, and fever and used esp. to treat arthritis.

narcisismo *m.* narcissism. 1. excessive love of self; 2. sexual pleasure derived from contemplation and admiration of one's own body.

narcisista *m.* narcissist.

narcoanálisis *m.* narcoanalysis, psychotherapy that is performed under sedation for the recovery of repressed memories.

narcohipnosis *f.* narcohypnosis, hypnosis induced by the use of narcotics.

narcolepsia *f.* narcolepsy, chronic uncontrollable disposition to sleep.

narcoléptico-a *a.* narcoleptic, rel. to or that suffers from narcolepsia.

narcosis *f.* narcosis, unconsciousness caused by a narcotic. 1. lethargy and alleviation of pain by the effect of narcotics; 2. drug addiction.

narcoterapia *f.* narcotherapy, psychotherapy applied under the effect of a sedative or a narcotic.

narcótico *m.* narcotic, substance with potent analgesic effects that can become addictive; ___-o, -a *a.* / narcotic; **bloqueo** ___-o / ___ blockade; **reversión** ___-a / ___ reversal.

narcotismo *m.* narcotism, the stuporous state caused by narcotics.

naris *L.* sing. of nares, nostrils.

nariz *f.* nose; **sangramiento por la** ___ / nosebleed; **sonarse la** ___ / to blow one's nose.

nasal *a.* nasal, rel. to the nose; **cavidad** ___ / ___ cavity; **congestión** ___ / ___ congestion; **fosa** ___ / ___ nostril; **goteo** ___ / ___ drip; **hemorragia** ___ / ___ hemorrhage; **instilación** ___ / ___ instillation; **meato** ___ / ___ meatus; **pólipo** ___ / ___ polyp; **secreción** ___ / ___ discharge; **tabique** ___ / ___ septum.

nasofaringe *f.* nasopharynx, portion of the pharynx that lies above the soft palate. *See* illustrations on next page (Spanish) and p. 388 (English).

nasogástrico-a *a.* nasogastric, rel. to the nose and the stomach; **tubo** ___-o / ___ tube.

nasolabial *a.* nasolabial, rel. to the nose and the lip.

nata *f.* cream.

natilla *f.* custard.

natimortalidad *f.* fetal death rate.

nativo-a *a.* native. 1. in its natural state; 2. indigenous.

natremia *f.* natremia, presence of sodium in the blood.

natriurético *m.* natriuretic. 1. rel. to natriuresis, the excretion of sodium in the urine; 2. an agent that promotes natriuresis.

natural *a.* natural; **derechos** ___-es / birth rights; **ser** ___ **de** / to be from; ___-mente *adv.* / naturally.

naturaleza *f.* nature.

naturópata *m.* naturopath, practitioner of naturopathy.

naturopatía *f.* naturopathy, therapeutic treatment by natural means.

náusea *f.* nausea, nauseousness; seasickness; *v.* **dar, provocar** ___ / to nauseate; **tener** ___-s / to be nauseated.

nauseado-a *a.* nauseated.

nauseoso-a *a.* nauseous, that causes nausea.

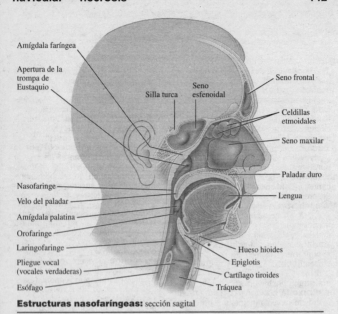

Amígdala faríngea

Apertura de la trompa de Eustaquio

Silla turca

Seno esfenoidal

Seno frontal

Celdillas etmoidales

Seno maxilar

Paladar duro

Nasofaringe

Velo del paladar

Amígdala palatina

Orofaringe

Laringofaringe

Pliegue vocal (vocales verdaderas)

Esófago

Lengua

Hueso hioides

Epiglotis

Cartílago tiroides

Tráquea

Estructuras nasofaríngeas: sección sagital

---

navicular *a.* navicular. 1. scaphoid bone; 2. boat-shaped; **abdomen** ___ / ___ abdomen; **fosa** ___ **de la uretra** / ___ fossa of the [male] urethra; **hueso** ___ / ___ bone.

nébula *f.* nebula, slight opacity of the eye.

nebulización *f.* nebulization, conversion of liquid into spray or mist.

nebulizador *m.* nebulizer, device used to produce spray or mist from liquid.

nebuloso-a *a.* nebulous.

necesario-a *a.* necessary; **lo** ___ / what is ___ ; **ser** ___ / to be ___.

necesitado-a *a.* needy; **los** ___-s / the needy.

necesitar *vt.* to need.

necrobiosis *f.* necrobiosis, gradual degeneration of cells and tissues as a result of changes due to development, aging, and use.

necrocomio *m.* morgue, place to store dead bodies temporarily.

necrofilia *f.* necrophilia. 1. morbid attraction to corpses; 2. sexual intercourse with a corpse.

necrofobia *f.* necrophobia, morbid fear of death and corpses.

necrología *f.* necrology, the study of mortality statistics.

necropsia, necroscopia *f.* necropsy. *See* **autopsia**.

necrosis *f.* necrosis, death of some or all of the cells in a tissue such as occurs in gangrene; ___ **aguda de la retina** / acute retinal ___; ___ **aséptica** / aseptic ___; ___ **caseosa** / caseous ___; ___ **central** / central ___; ___ **cística media** / cystic medial ___; ___ **de coagulación** / coagulation ___; ___ **de tejidos grasos subcutáneos del neonato** / subcutaneous fat ___ of the newborn; ___ **externa progresiva de la retina** / progressive outer retinal ___; ___ **focal** / focal ___; ___ **isquémica** / ischemic ___; ___ **laminal cortical** / laminal cortical ___; ___ **progresiva enfisematosa** / progressive emphysematous ___; ___ **renal papilar** / renal papillary ___; ___ **simple** / simple ___; ___ **supurativa** / suppurative ___; ___ **total** / total ___.

nefrectomía *f.* nephrectomy, removal of a kidney.

nefrítico-a *a.* nephritic, rel. to or affected by nephritis; **cólico ___-o / ___** colic.

nefritis *f.* nephritis, infl. of a kidney; **___ aguda** / acute ___; **___ analgésica** / analgesic ___; **___ crónica** / chronic ___; **___ de complejo inmune** / immune complex ___; **___ focal** / focal ___; **___ glomerular** / glomerular ___; **___ hemorrágica** / hemorrhagic ___; **___ hereditaria** / hereditary ___; **___ intersticial** / interstitial ___; **___ lúpica** / lupus ___; **___ sifilítica** / syphilitic ___; **___ supurativa** suppurative ___.

nefroesclerosis *f.* nephrosclerosis, hardening of the arterial system and the interstitial tissue of the kidney.

nefrograma *m.* nephrogram, renogram, a photographic depiction of the course of renal excretion of a radiolabeled substance.

nefrolitiasis *f.* nephrolithiasis, presence of kidney stones.

nefrolitotomía *f.* nephrolithotomy, incision in the kidney to remove kidney stones.

nefrología *f.* nephrology, the study of the kidney and the diseases affecting it.

nefroma *m.* nephroma, kidney tumor.

nefromegalia *f.* nephromegaly, extreme hypertrophy of the kidney.

nefropexia *f.* nephropexy, fixation of a floating kidney.

nefrosis *f.* nephrosis, degenerative renal disorder associated with large amounts of protein in the urine, low levels of albumin in the blood, and marked edema.

nefrostomía *f.* nephrostomy, creation of a fistula in the kidney or renal pelvis.

nefrotomía *f.* nephrotomy, surgical incision into the kidney.

nefrotóxico-a *a.* nephrotoxic, that destroys kidney cells.

nefrotoxina *f.* nephrotoxin, agent that destroys kidney cells.

negar *vt.* to deny.

negativismo *m.* negativism, behavior characterized by acting in a manner opposite to the one suggested.

negativo-a *a.* negative; **cultivo ___ / ___** culture; **___-amente** *adv.* / negatively.

negligencia *f.* negligence; **___ profesional** / malpractice.

negro-a *m.*, *f.* 1. a black person; 2. the color black; *a.* black.

nematelminto *m.* nemathelminth, roundworm, intestinal worm of the phylum *Nemathelminthes*.

Nematoda *Gr.* Nematoda, class of worms of the phylum *Nemathelminthes*; nematode.

nematodiasis *f.* nematodiasis, infection by nematode parasites.

nematodo *m.* nematode, a parasitic worm living in animals, plants, soil, or water.

nene-a *m.*, *f.* baby; small child.

neoartrosis *f.* nearthrosis, neoarthrosis, false or artificial joint.

neologismo *m.* neologism. 1. word or phrase to which a mentally disturbed individual attributes a meaning unrelated to its real meaning; 2. new word or phrase, or an old one to which a new meaning has been attributed.

neomicina *f.* neomycin, broad-spectrum antibiotic.

neonatal *a.* neonatal, rel. to the first four weeks after birth.

neonato-a *a.* neonate, newborn, the human young during the first four weeks after birth.

neonatología *f.* neonatology, specialty that studies the care and treatment of newborns.

neoplasia *f.* neoplasia, formation of neoplasms.

neoplasma *m.* neoplasm, abnormal growth of new tissue, such as a tumor.

neoplásico-a *a.* neoplastic, rel. to a neoplasm.

neovascularización *f.* neovascularization, abnormal proliferation of new blood vessels as a reaction to ischemia.

nervio *m.* nerve, one or more bundles of fibers that connect the brain and spinal cord with other parts and organs of the body; **bloqueo del ___ / ___** block; **degeneración del ___ / ___** degeneration; **___ pellizcado** / pinched ___; **terminación del ___ / ___** ending.

nervio ciático *m.* sciatic nerve, nerve that extends from the base of the spine down to the thigh with branches throughout the lower leg and foot.

nervio cigomático *m.* zygomatic nerve, branch of the maxillary nerve that divides into a facial branch.

nerviosismo *m.* nervousness; *pop.* jitters.

nervioso-a *a.* nervous, rel. to the nerves; **crisis ___-a / ___** breakdown, collapse; **fibra ___-a / ** nerve fiber; **impulso ___-o /** nerve impulse; **tejido ___-o /** nerve tissue.

neumatización *f.* pneumatization, formation of air cavities in a bone, esp. the temporal bone.

neumatocele *m.* pneumatocele. 1. hernial protuberance of lung tissue; 2. a tumor or sac containing gas.

neumococal, neumocócico-a *a.* pneumococcal, rel. to or caused by pneumococci.

neumococo *m.* pneumococcus, one of a group of gram-positive bacteria that cause acute pneumonia and other infections of the upper respiratory tract.

neumoencefalografía *f.* pneumoencephalography, x-ray of the brain by previous injection of air or gas allowing visualization of the cerebral cortex and ventricles.

neumonía *f.* pneumonia, infectious disease of the upper respiratory tract caused by bacteria or virus that affect the lungs; **___ doble / double ___; ___ estafilocócica / staphylococcal ___; ___ lobular / lobar ___.**

neumonía migratoria *f.* migratory pneumonia, type of pneumonia that appears in different parts of the lung.

neumonía neumocística carinii *f.* pneumocystis pneumonia carinii, a type of acute pneumonia caused by the bacillus *Pneumocystis carinii* that is one of the opportunistic diseases seen in cases of AIDS.

neumónico-a *a.* pneumonic, rel. to the lungs or to pneumonia.

neumopatía *f.* lung disease.

neumotórax *m.* pneumothorax, accumulation of gas or air in the pleural cavity that results in the collapse of the affected lung; **___ espontáneo /** spontaneous **___; ___ por tensión /** tension **___.**

neural *a.* neural, rel. to the nervous system; **arco ___ / ___** arch; **cresta ___ / ___** crest; **pliegues ___-es / ___** folds; **placa ___ / ___** plate; **quiste ___ / ___** cyst.

neuralgia *f.* neuralgia, pain along a nerve; **___ facial / facial ___; ___ facial atípica /** atypical facial **___; ___ glosofaríngea /** glossopharyngeal **___; ___ alucinatoria /** hallucinatory **___; ___ trigeminal atípica /** atypical trigeminal **___.**

neurálgico-a *a.* neuralgic, rel. to neuralgia; **puntos ___-os /** tender points.

neurapraxia *f.* neurapraxia, temporary paralysis of a nerve without degeneration.

neurastenia *f.* neurasthenia, a condition that is characterized especially by physical and mental exhaustion, which is believed to result from psychological factors, and is sometimes considered similar to or identical with chronic fatigue syndrome; **___ angiopática /** angiopathic **___; ___ grave /** gravis; **___ precoz / ___** praecox; **___ primaria /** primary **___; ___ pulsativa /** pulsating **___.**

neurectomía *f.* neurectomy, excision or resection of a nerve.

neurilema *f.* neurilemma, thin membranous covering that encloses the mylelin layer of certain nerve fibers.

neurinoma *m.* neurinoma, benign neoplasm of the sheath surrounding a nerve.

neuritis *f.* neuritis, infl. of a nerve.

neuroblasto *m.* neuroblast, the immature nerve cell.

neuroblastoma *m.* neuroblastoma, malignant tumor of the nervous system formed mostly of neuroblasts.

neurocirugía *f.* neurosurgery, the study and practice of surgery of the nervous system.

neurocirujano-a *m.*, *f.* neurosurgeon, specialist in neurosurgery.

neurodermatitis *f.* neurodermatitis, chronic skin disease of unknown origin manifested by intense itching in localized areas.

neuroendocrinología *f.* neuroendocrinology, the study of the nervous system as it relates to hormones.

neurofarmacología *f.* neuropharmacology, the study of drugs and medications as they affect the nervous system.

neurofibroma *m.* neurofibroma, tumor of the fibrous tissue of a peripheral nerve.

neurofibromatosis *f.* neurofibromatosis, disease characterized by the presence of multiple neurofibromas along the peripheral nerves.

neurogénico-a *a.* neurogenic, neurogenetic. 1. that originates in the nervous tissue; 2. due to nervous impulses; **atrofia** ___**-a** / ___ atrophy.

neuroglia *f.* neuroglia, non-neuronal cells that provide support and protection for neurons in the nervous system.

neurohipófisis *f.* neurohypophysis, posterior and nervous portion of the pituitary gland.

neuro imágenes *f.* neuroimaging, the production of images of the brain by noninvasive techniques (as computed tomography).

neurolepsia *f.* neurolepsia, agitated state of consciousness due to drugs; patient shows signs of anxiety and indifference.

neuroléptico *m.* neuroleptic, a tranquilizer used in the treatment of psychosis, esp. schizophrenia; ___**-o, -a** *a.* / neuroleptic, tranquilizer; **anestesia** ___**-a** / ___ anesthesia.

neurolisina *f.* neurotoxina; neurolysin, injectable antibody that is obtained from a cerebral substance.

neurolisis *f.* neurolysis, process of liberating a nerve from inflammatory adnexa.

neurología *f.* neurology, the study of the nervous system.

neurólogo-a *m.*, *f.* neurologist, specialist in neurology.

neuroma *f.* neuroma, tumor composed mainly of nerve cells and fibers; ___ **acústico** / acoustic ___.

neuromalacia *f.* neuromalacia, pathologic softening of nervous tissue.

neuromarcapaso *m.* neuropacemaker, instrument used to stimulate the spinal cord electrically.

neuromatosis *f.* neuromatosis, the presence of multiple neuromas.

neuromeníngeo-a *a.* neuromeningeal, rel. to the nervous tissues and the meninges.

neuromielitis *f.* neuromylitis, infl. of the spinal nerves.

neuromuscular *a.* neuromuscular, rel. to the nerves and the muscles; **agentes bloqueadores** ___**-es** / ___ blocking agents; **relajador** ___ / ___ relaxant; **sistema** ___ / ___ system.

neurona *f.* neuron, nerve cell, the basic functional and structural unit of the nervous system; ___ **motora** / motor ___, the neurons that carry the impulses that initiate muscle contraction.

neuro-oftalmología *f.* neuro-ophthalmology, the study of the relationship between the nervous and visual systems.

neuropatía *f.* neuropathy, a disorder or pathological change in the peripheral nerves.

neurópilo *m.* neuropil, network of nervous fibers (neurites, dendrites, and glia cells) that concentrate in different parts of the nervous system.

neuroprotector-a *a.* neuroprotective, serving to protect neurons from injury or degeneration.

neurosarcoclesis *f.* neurosarcoclesis, surgical intervention to alleviate neuralgia by resection of a wall of the osseous canal, transposing the nerve to soft tissues.

neuropsicofarmacología *f.* neuropsychopharmacology, the study of drugs as they affect the treatment of mental disorders.

neurosífilis *f.* neurosyphilis, syphilis that affects the nervous system; ___ **tabética** / tabetic ___.

neurosis *f.* neurosis, condition manifested primarily by anxiety and the use of defense mechanisms; ___ **accidental** / accident ___; ___ **cardíaca** / cardiac ___; ___ **compulsiva** / compulsive ___; ___ **de ansiedad** / anxiety ___; ___ **de compensación** / compensation ___; ___ **de guerra** / combat ___; ___ **del carácter** / character ___; ___ **depresiva** / depressive ___; ___ **hipocondríaca** / hypochondriac ___; ___ **histérica** / hysterical ___; ___ **obsesiva** / obsessional ___; ___ **obsesiva-compulsiva** / obsessive-compulsive ___; ___ **ocupacional** / occupational ___; ___ **post-traumática** / post-traumatic ___.

neurótico-a *a.* neurotic, rel. to or suffering from neurosis.

neurotomía *f.* neurotomy, dissection or division of a nerve.

neurotoxicidad *f.* the capacity of a substance or agent to destroy or harm the nervous tissue.

neurotóxico-a *a.* neurotoxic, that has a toxic effect on the nervous system; **agente** ___**-o** / ___ agent.

neurotoxina *f.* neurotoxin, any toxin that sets itself specifically over the nervous tissue.

neurotrasmisor *m.* mitter, a substance (as norepinephrine or acetylcholine) that transmits nerve impulses across a synapse; ___ **adrenérgico** / adrenergic ___; ___ **colinérgico** / cholinergic ___.

neurovascular *a.* neurovascular, rel. to the nervous and vascular systems.

neutral, neutro-a *a.* neutral.

neutralización *f.* neutralization, process that annuls or counteracts the action of an agent.

neutralizar *v.* to neutralize, to counteract.

neutrofilia *f.* neutrophilia, increase in number of neutrophils in the blood.

neutrotaxis *f.* neutrotaxis, stimulation of neutrophils by a substance that either attracts or repels them.

nevar *vi.* to snow.

nevo *m.* nevus, mole, birthmark; ___ **comedónico** / comedonicus ___; ___ **compuesto** / compound ___; ___ **de cola de fauno** / faun tail ___; ___ **de displasia** / dysplastic ___; ___ **de Ota** / Ota's ___; ___ **de unión** / junction, junctional ___; ___ **melanocítico** / melanocytic ___; ___ **sebáceo** / sebaceous ___.

nexo *m.* nexus, connection.

ni *conj.* neither, nor; ___ **bueno** ___ **malo** / good nor bad; ___ **siquiera** / not even.

niacina *f.* niacin, nicotinic acid.

nicho *m.* niche, small defect or depression esp. in the wall of a hollow organ.

nicotina *f.* nicotine, toxic alkaloid that is the main ingredient of tobacco causing ill effects on smokers.

nictalopía *f.* nyctalopia, night blindness.

nictitación *f.* nictitation, the act of winking.

nicturia, nocturia *f.* nocturia, nycturia, frequent urination during the night.

nidación *f.* nidation, implantation of the fertilized ovum into the uterine endometrium.

nido *m.* nest, small cellular mass resembling a bird's nest.

niebla *f.* fog.

nieto-a *m.*, *f.* grandson, granddaughter.

nieve *f.* snow; *Mex.* ice cream.

nigua *f.* chigger, chigoe.

nihilismo *m.* nihilism, in psychiatry an illusory idea that nothing is real or existent.

ninfa *f.* nympha, inner lip of the vulva.

ninfectomía *f.* nymphectomy, partial or total excision of the labia minora.

ninfomanía *f.* nymphomania, abnormal, excessive, sexual desire in the female.

niña del ojo *f.* pupil of the eye.

niñez *f.* childhood.

niño-a *m.*, *f.* child; ___ **maltratado-a** / battered ___.

nistagmo *m.* nystagmus, involuntary spasm of the eyeball; ___ **palatino** / palatal ___.

nistagmografía *f.* nystagmography, technique to register nystagmus.

nitrato de amilo *f.* amyl nitrate, a medicine used chiefly as a vasodilator esp. in treating angina pectoris.

nitrógeno *m.* nitrogen, a nonmetallic element that in its free form is normally a colorless odorless tasteless inert gas comprising 78 percent of the atmosphere; **narcosis de** ___ / ___ narcosis, euphoria and confusion experienced when nitrogen in the air enters the bloodstream; ___ **monóxido** / monoxide ___; ___ **no proteínico** / nonprotein ___; ___ **residual** / residual ___; ___ **uréico** / urea ___.

nitroglicerina *f.* nitroglycerine, a nitrate of glycerin used in medicine as a vasodilator, esp. in angina pectoris.

nivel *m.* level.

Nocardia *f.* Nocardia, gram-positive microorganism, cause of nocardiasis.

nocardiasis *f.* nocardiasis, infection caused by the species *Nocardia* that gen. affects the lungs but can also expand to other parts of the body.

noche *f.* night; **de** ___ / at ___; **buena** ___ **-s/** good evening, good night; **por la** ___ / in the evening.

no circuncidado *a.* uncircumcised, not circumcised.

nocivo-a *a.* noxious, harmful, pernicious.

nocturno-a *a.* nocturnal; **emisión** ___ **-a** / ___ emission.

nodal *a.* nodal, rel. to a node.

nódulo *m.* nodule, small node; ___ **linfático** / lymphatic ___; ___ **solitario** / solitary ___; ___ **subcutáneo** / subcutaneous ___.

no fertilizado *a.* unfertilized, not fertilized.

noma *f.* noma, ulcer, gangrenous stomatitis, usu. beginning in the corner of the mouth or interior cheek, progressing to the lips; gen. following a debilitating sickness.

nombre *m.* name; ___ **genérico** / generic ___, common name of a drug or medication that is not registered commercially; ___ **de pila** / given ___.

nomenclatura *f.* nomenclature, terminology.

nominal *a.* nominal, rel. to the noun; **afasia** ___ / ___ aphasia, inability to name objects.

nonato-a *m., f.* 1. unborn; 2. born by Cesarean section.

non compos mentis *L.* non compos mentis, mentally incompetent.

norepinefrina *f.* norepinephrine, a hormone that causes blood vessels to contract and helps to transmit nerve impulses.

norma *f.* norm, model, standard.

normal *a.* normal.

normalización *f.* normalization, return to a normal state.

normoblasto *m.* normoblast, red blood cell, a precursor of erythrocytes in humans.

normocalcemia *f.* normocalcemia, normal level of calcium in the blood.

normoglucemia *f.* normoglycemia, normal concentration of glucose in the blood.

normopotasemia *f.* normokalemia, normal level of potassium in the blood.

normotenso-a *a.* normotensive, having a normal blood pressure.

normotermia *f.* normothermia, normal temperature.

normovolemia *f.* normovolemia, normal blood volume.

norte *m.* north; **al** ___ / to the ___.

nosocomial *a.* nosocomial, rel. to a hospital or infirmary; **infección** ___ / ___ infection, acquired in a hospital.

nostalgia *f.* nostalgia, homesickness.

notalgia *f.* notalgia, backache.

notar *vt.* to note; to become aware of something.

notificación *f.* notification, notice.

notocordio *m.* notochord, the axial fibrocellular cord in the embryo that is replaced by the vertebral column.

novocaína *f.* novocaine, a local anesthetic.

NR *abr.* (*no resucitar*) DNR, do not resuscitate.

nublado-a *a.* bleary; cloudy; **vista** ___-a / ___-eyed.

nuca *f.* nape, posterior part of the neck.

nucal *a.* rel. to the nape.

nuclear *a.* nuclear. 1. rel. to the nucleus; **envoltura** ___ / ___ envelope, the two parallel membranes surrounding the nucleus, as seen under an electron microscope; 2. rel. to atomic power; **desecho** ___ / ___ waste.

núcleo *m.* nucleus, the essential part of the cell; ___ **pulposo** / ___ pulposus, central gelatinous mass within an intervertebral disk.

nucleópeto-a *a.* nucleopetal, that moves towards the nucleus.

nucleotido *m.* nucleotide, the structural unit of nucleic acid.

nudillo *m.* knuckle.

nudo *m.* node, knotlike mass of tissue; knot; ___ **de los ordeñadores** / milker's ___; ___ **del vermis** / vermis ___; ___ **sifilítico** / syphilitic ___; ___ **vocal o de los cantantes** / vocal or singer's ___.

nudoso-a *a.* nodose, that has nodules or protuberances.

nuevo-a *a.* new.

nuez de Adán *f.* Adam's apple.

nuligrávida *f.* nulligravida, a woman who has never conceived.

nulípara *f.* nullipara; nullipara, a woman who has never borne a living child; *a.* nulliparous, nonparous.

nulo-a *a.* null, void.

número de casos *m.* case load, number of cases handled in a particular period.

numeroso-a *a.* numerous.

nunca *adv.* never; at no time; **casi** ___ / hardly ever.

nutrición *f.* nutrition, nourishment.

nutriente *m.* nutrient, nutritious substance; *a.* nourishing.

Ñ *f.* seventeenth letter of the Spanish alphabet.

ñame *m.* yam.

ñoco-a *a. pop.* missing; **la mano** ___-a, **le falta un dedo** / he has lost a finger in his hand.

ñoñería *f.* childishness; simplemindedness.

ñoño-a *a.* childlike; simpleminded.

O *abr.* **ojo** / oculus; **oral, oralmente** *l* oral, orally.

o *conj.* either, or; ___ **bien** ___ **mal** / one way or another, anyway.

OB *abr.* (*obstetra, obstetricia*) OB, obstetrician, obstetrics.

obediente *a.* obedient, compliant.

obesidad *f.* obesity, excess fat; ___ **alimentaria** / alimentary ___; ___ **endógena** /endogenous ___; ___ **exógena** / exogenous ___.

obeso-a *a.* obese, excessively fat.

objetivo *m.* objective, goal; target; ___ **-o, -a** *a.* / objective, rel. to the perception of any happening or phenomenon as it is manifested in real life; ___**-amente** *adv.* / objectively.

oblicuo *m.* oblique, any of several muscles that are situated at an angle and have one end not attached to a bone.

obliteración *f.* obliteration, destruction, occlusion by degeneration or by surgery.

obrar *v.* to act, to work; *Mex.* to have a bowel movement.

obscuridad, oscuridad *f.* darkness.

obscuro-a, oscuro-a *a.* dark.

observación *f.* observation; remark.

obsesión *f.* obsession, abnormal preoccupation with a single idea or emotion; *pop.* hang-up.

obsesivo-a compulsivo-a *a.* obsessive-compulsive, rel. to an individual that is driven to repeat actions excessively as a relief of tension and anxiety.

obseso-a *a.* possessed, dominated by an idea or passion.

obstetra *m., f.* obstetrician.

obstetricia *f.* obstetrics, the study of the care of women during pregnancy and delivery.

obstétrico-a *a.* obstetric, rel. to obstetrics.

obstipación *f.* obstipation, severe constipation.

obstrucción *f.* obstruction, blockage; ___ **crónica del pulmón** / obstructive lung disease, chronic condition caused by the physical or functional narrowing of the bronchial tree; ___ **en el conducto aéreo superior** / upper airway ___; ___ **intestinal** / intestinal blockage.

obstruído-a *a.* obstructed, blocked; no ___ / unobstructed.

obstruir *vt.* to obstruct, to block, to impede.

obtener *vt.* to obtain, to attain, to achieve.

obturación *f.* obturation, occlusion.

obturador-a *a.* obturator, that obstructs an opening.

obtuso-a *a.* obtuse. 1. lacking mental acuity; 2. [*filo*] blunt, dull.

occipital *a.* occipital, rel. to the back part of the head; **cresta** ___/___ crest, either of the two ridges of the occipital bone; **hueso** ___ / ___ bone; **lóbulo** ___ / ___ lobe, the posterior lobe of each cerebral hemisphere that bears the visual areas.

occipitofrontal *a.* occipitofrontal, rel. to the occiput and the forehead.

occipitoparietal *a.* occipitoparietal, rel. to the occipital and parietal bones and lobes.

occipitotemporal *a.* occipitotemporal, rel. to the occipital and temporal bones.

occipucio *m.* occiput, posteroinferior part of the skull.

oclusión *f.* occlusion, obstruction; ___ **coro-naria** / coronary ___; ___ **de la pupila** / pupillar ___.

octogenario-a *m., f.* octogenarian, individual who is about eighty years old.

ocular *a.* ocular, visual, rel. to the eyes; **cuerpo extraño** ___ / ___ foreign body; **globo** ___ / eyeball; **movimientos** ___**-es** / ___ movements; **ataxia** ___ / ___ ataxia; **cono** ___ / ___ cone; ___ **de un aparato óptico** / ___ eyepiece; **órbita** ___ / ___ socket; **traumatismo** ___ / ___ injury; **vértigo** ___ / ___ vertigo.

oculista *m., f.* oculist. See **oftalmólogo**.

oculomotor *a.* oculomotor, rel. to the movement of the eyeball.

ocultar *vt.* to conceal, to hide.

oculto-a *a.* occult, concealed, not visible.

oculus *L.* oculus, eye.

ocupación *f.* occupation.

ocupacional *a.* occupational, rel. to an occupation; **lesiones ___-es / ___** injuries; **salud ___ / ___** health; **terapista ___ / ___** therapist.

OD *abr.* (from its abbreviation in English) OD, overdose, to become ill or die of an overdose.

Oddi, esfínter de *m.* Oddi's sphincter, circular contractile muscle located at the level of the angular notch of the stomach and the pancreatic ducts.

odinofobia *f.* odynophobia, morbid fear of pain.

odontectomía *f.* odontectomy, tooth extraction.

odontología *f.* odontology, dentistry.

odontólogo-a *m.*, *f.* odontologist, dentist or oral surgeon.

odontoplastia *f.* odontoplasty, surgical procedure used to improve plaque control and gingival care.

odorífero-a *a.* odoriferous, fragrant, emitting an odor.

oeste *m.* west; **al ___ /** to the **___.**

oficial *a.* official, authorized; **no ___ /** unofficial, rel. to medication not listed in the Pharmacopeia or standard formulary.

oficina *f.* office.

oftálmico-a *a.* ophthalmic, rel. to the eye; **nervio ___-o / ___** nerve; **solución ___-a / ___** solution.

oftalmología *f.* ophthalmology, the study of the eye and its disorders.

oftalmólogo-a *m.*, *f.* ophthalmologist, oculist, specialist in eye disorders.

oftalmopatía *f.* ophthalmopathy, eye disorder.

oftalmoplastia *f.* ophthalmoplasty, plastic surgery of the eye.

oftalmoplejía *f.* ophthalmoplegia, paralysis of an eye muscle.

oftalmoscopía *f.* ophthalmoscopy, examination of the eye with an ophthalmoscope.

oftalmoscopio *m.* ophthalmoscope, instrument for viewing the interior of the eye.

oído *m.* ear. 1. hearing organ formed by the inner, middle, and external ear; 2. the sense of hearing; **dolor de ___ / ___** ache; **gotas para los ___-s / ___** drops; **pliegue del lóbulo del ___ / ___** lobe crease; **___ tapado con cerumen /** eardrum covered with earwax; **zumbido en los ___-s /** ringing in the **___-s.** *See* illustrations on this page (Spanish) and p. 299 (English).

oír *vt.* to hear.

ojeada *f.* glance; **dar una ___ /** to glance.

ojeras *f.*, *pl.* dark circles under the eyes.

ojeroso-a *a.* haggard, someone with dark circles under their eyes.

ojo *m.* eye; **banco de ___-s / ___** bank; **cuenca del ___ / ___** socket; **fondo del ___ /** eyeground; **gotas para los ___-s / ___** drops; **___ de vidrio /** glass **___; ___-s inyectados /** bloodshot **___-s;**

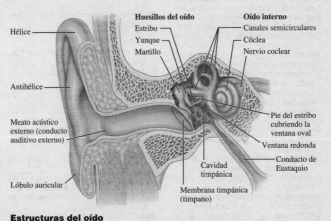

| | Huesillos del oído | Oído interno |

Hélice

Estribo — Canales semicirculares
Yunque — Cóclea
Martillo — Nervio coclear

Antihélice

Meato acústico externo (conducto auditivo externo)

Pie del estribo cubriendo la ventana oval
Ventana redonda
Conducto de Eustaquio

Cavidad timpánica

Lóbulo auricular

Membrana timpánica (timpano)

Estructuras del oído

___-s llorosos / watery ___-s; ___-s saltones / goggle-eyed. *See* illustrations on next page (Spanish) and p. 311 (English).

oleada *f.* swell, wave; **una ___ de protestas** / a wave of protests.

oler *vt.* to smell, to scent.

olfacción *f.* olfaction. 1. the act of smelling; 2. the sense of smell.

olfatear *vt.* to sniff.

olfato *m.* 1. the sense of smell; 2. odor.

olfatorio-a *a.* olfactory, rel. to smell.

oligodactilia *f.* oligodactyly, less than the normal number of toes or fingers.

oligodoncia *f.* oligodontia, hereditary condition consisting in fewer teeth than normal.

oligomenorrea *f.* oligomenorrhea, infrequent menstruation, defined as at intervals of 35 days to 6 months.

oligospermia *f.* oligospermia, diminished number of spermatozoa in the semen.

oliguria *f.* oliguria, diminished formation of urine.

oliva *f.* olive; ___ **bulbar** / oliva, olivary body, olivary nucleous, gray body behind the medulla oblongata.

olor *m.* odor, smell, scent; ___ **penetrante** / penetrating smell.

oloroso-a *a.* odorous.

olvidadizo-a *a.* forgetful.

olvidar *v.* to forget.

omalgia *f.* omalgia, pain in the shoulder.

ombligo *m.* umbilicus, navel, a depression in the center of the abdomen at the point of insertion of the umbilical cord in utero; *pop.* belly button.

omentectomía *f.* omentectomy, partial or total removal of the omentum.

omentum *m.* (*pl.* omenta) omentum, an extension of the peritoneum attached to part of the stomach, that holds organs such as the duodenum, transverse colon, and the lower intestine. *See* epiplón.

omisión *f.* omission.

omitir *v.* to omit.

OMS *abr.* (*Organización Mundial de la Salud*) WHO, World Health Organization.

oncogénesis *f.* oncogenesis, formation and development of tumors.

oncólisis *f.* oncolysis, destruction of tumor cells.

oncología *f.* oncology, the study of tumors.

oncótico-a *a.* oncotic, rel. to or caused by swelling.

oncovirus *m.* oncovirus, any of various tumor-forming retroviruses.

onda *f.* wave. 1. undulant movement or vibration that travels along a fixed direction; 2. undulant graphic representation of an activity, such as seen in an electroencephalogram; **guía de ___-s** / waveguide; **longitud de ___** / ___length; ___**-s cerebrales** / brain ___-s; ___ **pulsátil** / pulse ___; ___ **Q** / Q ___; ___ **R** / R ___; ___**-s de excitación** / excitation ___-s; ___ **sonora** / sound ___; ___ **T** / T ___, part of the electrocardiogram that represents the repolarization of the ventricles; ___**-s ultrasónicas** / ultrasound ___-s; ___ **V** / V ___, positive wave that follows the T wave in an electrocardiogram.

ondulado-a *a.* wavy, undulating, having an irregular or wavy border.

onfalitis *f.* omphalitis, infl. of the umbilicus.

onfalocele *m.* omphalocele, umbilical hernia.

ONG *abr.* (*oído, nariz y garganta*) ENT, ear, nose, and throat.

onicofagia *f.* onychophagia, habit of biting the nails.

onicomalasia *f.* onychomalasia, softening of the nails.

onicopatia *f.* onicopathy, any disease of the nail.

onicosis *f.* onychosis, deformity or sickness of a nail.

oniomanía *f.* oniomania, pathological urge to spend money.

oniquectomía *f.* onychectomy, excision of a nail.

ooforectomía *f.* oophorectomy, partial or total excision of an ovary.

ooforitis *f.* oophoritis, infl. of an ovary.

ooforocistosis *f.* oophorocystosis, formation of an ovarian cyst.

ooforopexia *f.* oophoropexy, fixation or suspension of a displaced ovary.

oogénesis, ovogénesis *f.* oogenesis, ovogenesis, formation and development of an ovum.

oospermo *m.* oosperm, a fertilized ovum.

oótide *n.* ootid, the mature ovum after the penetration of the spermatozoan and the completion of the second meiotic division.

opacidad *f.* opacity, dimness, lack of transparency.

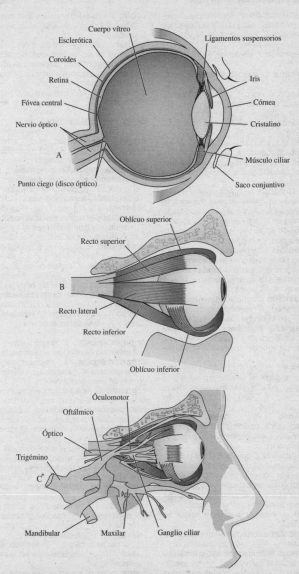

(A) el ojo; (B) músculos extrínsecos del ojo; (C) nervios del ojo

opacificación f. opacification, process of rendering something opaque.

opaco-a a. opaque, that blocks the passage of light.

operación f. operation, surgical procedure.

operar v. to operate, to intervene surgically.

operón m. operon, a system of linked genes in which the operator gene regulates the remaining structural genes.

opiáceo m. opiate, opium-derived drug.

opinar v. to express an opinion.

opinión f. opinion, judgment.

opio m. opium, a highly addictive illegal narcotic that is made from a kind of poppy.

opistótonos m. opisthotonos, tetanic spasm of the muscles of the back in which the heels and head bend backward and the trunk projects forward.

oponer vt. to oppose; ___-se vr. / to be against, to oppose.

oponible a. opposable, capable of being placed against one or more of the remaining digits of a hand or foot.

oportunista a. opportunistic; opportune.

oposición f. opposition; objection.

opresión f. oppression; heaviness; ___ en el pecho / an ___ in the chest.

opsonina f. opsonin, antibody that combines with a specific antigen and makes it more susceptible to phagocytes.

óptica f. optics, the study of light and its relation to vision; ___-o, -a a. / optic, optical, rel. to vision; disco ___-o / ___ disk, blind spot of the retina; ilusión ___-a / ___ illusion; nervio ___-o / ___ nerve.

optómetra, **optometrista** m., f. optometrist, professional who practices optometry.

optometría f. optometry, the practice of examining the eyes for visual acuity and prescribing corrective lenses and other optical aids.

optómetro m. optometer, instrument used to measure eye refraction.

oral a. oral, delivered or taken by mouth.

orbicular a. orbicular, circular; músculo ___ / ___ muscle, that surrounds a small opening such as the orbicular muscle of the mouth; ___ de los labios / ___ oris; ___ de los párpados / ___ ciliaris.

órbita f. orbit, bony cavity that contains the eyeball and associated structures.

orbital a. orbital, rel. to the orbit.

orden m. order, arrangement; regulation; category of taxonomic classification ranking above the family and below the class.

ordenar vt. to order; to arrange.

ordinario-a a. ordinary, usual, common.

oreja f. external ear; lóbulo de la ___ / ear lobe.

orejera f. ear protector.

orejuela f. auricle, flap of tissue that partially covers the atrium.

organelo, **orgánulo** m. organelle, a specialized cellular part (as a mitochondrion, lysosome, or ribosome) that is analogous to an organ.

orgánico-a a. organic. 1. rel. to an organ; 2. rel. to organisms of vegetable or animal origin; enfermedad ___-a / ___ disease.

organismo m. organism, a living being.

organización f. organization, association.

órgano m. organ, part of the body with a specific function; desplazamiento de un ___ / ___ displacement; fallo de un ___ / ___ failure; ___ terminal / end ___; transplante de un ___ / ___ transplant.

organogénesis f. organogenesis, growth and development of an organ.

organomegalia f. organomegaly, visceromegaly, abnormal enlargement of the visceral organs.

orgasmo m. orgasm, sexual climax.

orientación f. orientation, direction.

orientación a la realidad f. reality orientation, awareness of the existing situation with reference to time, place, and identity of persons.

orificio m. orifice, aperture, opening.

orina f., **orín** m., urine, the clear fluid secreted by the kidneys, stored in the urinary bladder, and discharged by the urethra; cultivo de ___ / ___ culture; espécimen de ___ a mitad de chorro / midstream ___ specimen; muestra de ___ / ___ sample; ___ clara / clear ___; ___ lechosa / milky ___; ___ turbia / hazy ___; sedimento de ___ / ___ sediment. See table on page 475.

orinal m. urinal, chamber pot, container or receptacle for urine.

orinar v. to urinate, to micturate; **ardor al ___ / burning on urination; ___ a menudo / frequent urination; ___ con dificultad / difficult urination; ___ con dolor / painful urination; ___-se** vr. / to wet oneself; **___ en la cama / bedwetting.**

ornitina f. ornithine, an amino acid not present in proteins, but an important element in the urea cycle.

orofacial a. orofacial, rel. to the mouth and the face.

orofaringe m. oropharynx, central part of the pharynx.

Oroya, fiebre de f. Oroya fever, Carrión disease, found in Peru, characterized by very high fever, pernicious anemia, and severe anemia.

orquidectomía, orquiectomía f. orchidectomy, orchiectomy, removal of a testicle.

orquiditis, orquitis f. orchiditis, orchitis, infl. of a testicle.

orquidopexia, orquiopexia f. orchidopexy, orchiopexy, procedure by which an undescended testicle is lowered into the scrotum and sutured to it.

orquionco f. orchioncus, a tumor in the testicle.

orquiotomía f. orchiotomy, incision in a testicle.

ortocefálico-a a. orthocephalic, having a normal head with a cephalic index between 70 and 75.

ortocromático-a a. orthochromatic, of natural color or that which accepts coloration.

ortodigita f. orthodigita, correction of malformations of fingers and toes.

ortodoncia f. orthodontics, the study of irregularities and corrective procedures of teeth.

ortodoncista m., f. orthodontist, specialist in orthodontics.

ortógrado-a a. orthograde, that walks in an erect position.

ortomixovirus m. orthomyxoviridae, family of viruses to which belong the three groups of influenza viruses.

ortopedia f. orthopedics, the study of bones, joints, muscles, ligaments, and cartilages and the preventive and corrective procedures that deal with their related disorders.

ortesis m. orthesis, a support or brace for weak or ineffective joints or muscles.

ortopédico-a, ortopedista m., f. orthopedist, specialist in orthopedics; a. orthopedic, rel. to orthopedia; **calzado ___-o / ___** shoes.

ortopnea f. orthopnea, difficulty in breathing except when in an upright position.

ortóptica f. orthoptics, the study and correction of disorders of binocular vision and of the movements of the eye.

ortosiquiatría f. orthopsychiatry, a branch of psychiatry that embraces child psychiatry, pediatrics, developmental psychology, and family care and is concerned with the prevention and treatment of psychological disorders in children and adolescents.

ortostático-a a. orthostatic, rel. to an erect position.

ortótonos m. orthotonos, orthotonus, a tetanic spasm which provokes rigidity in a straight line to the neck, limbs, and body.

ortotópico-a a. orthotopic, in the normal or correct position.

orzuelo m. sty, stye, infl. of the sebaceous glands of the eyelid.

oscilación f. oscillation, a pendulum-like motion.

oscilopsia f. oscillopsia, a visual disturbance in which objects appear to oscillate.

óseo-a medula a. osseous, rel. to bone; **desarrollo ___-o / bone development; lesiones ___-as / bone lesions; placa ___-a / bone plate.**

osículo m. ossicle, small bone.

osificación f. ossification. 1. conversion of a substance into bone; 2. bone development.

osificar vi. to ossify, to turn into bone.

osmolar, osmótico-a a. osmolar, osmotic, rel. to or of the nature of osmosis.

osmología f. osmology, the study of odors.

osmorreceptor m. osmoreceptor. 1. a group of cells in the brain that receive olfactory stimuli; 2. a group of cells in the hypothalamus that respond to changes in the osmotic pressure of the blood.

osmosis f. osmosis, diffusion of a solvent through a semipermeable membrane separating two solutions of different concentration.

osmótico-a a. osmotic, rel. to or of the nature of osmosis.

osteítis, ostitis *f.* osteitis, ostitis, infl. of a bone; ___ **fibrosa quistica** / ___ fibrosa cystica, one with cystic and nodular manifestations.

osteoaneurisma *m.* osteoaneurysm, aneurysm that occurs within a bone.

osteoartritis *f.* osteoarthritis, degenerative hypertrophy of the bones and joints.

osteoartropatía *f.* osteoarthropathy, disease of a joint and a bone, gen. accompanied by pain.

osteoblasto *m.* osteoblast, a cell that forms bone tissue.

osteoblastoma *m.* osteoblastoma. *See* **osteoma**.

osteocarcinoma *m.* osteocarcinoma, bone cancer.

osteocartilaginoso-a *a.* osteocartilaginous, rel. to or formed by bone and cartilage.

osteocondritis *f.* osteochondritis, infl. of bone and cartilage.

osteocondroma *f.* osteochondroma, tumor of both of osseous and cartilaginous elements.

osteodistrofia *f.* osteodystrophia, osteodystrophy, defective bone formation.

osteófito *m.* osteophyte, bony outgrowth.

osteoide *a.* osteoid, rel. to or resembling bone.

osteología *f.* osteology, the study of bones.

osteoma *m.* osteoma, a tumor of bone tissue.

osteomalacia *f.* osteomalacia, softening of the bones due to loss of calcium in the bone matrix.

osteomielitis *f.* osteomyelitis, infection of bone and bone marrow.

osteonecrosis *f.* osteonecrosis, destruction and death of bone tissue.

osteópata *m.*, *f.* osteopath, specialist in osteopathy.

osteopatía *f.* osteopathy. 1. an approach to medicine that places emphasis on a favorable environment and on normal structural relationships of the musculoskeletal system, using extensive manipulation as a corrective tool; 2. any sickness of the bones.

osteopenia *f.* osteopenia, diminished calcification of the bones.

osteoplástico-a *a.* osteoplastic, rel. to the plastic surgery of a bone.

osteoporosis *f.* osteoporosis, loss of bone density resulting in fragile bones that fracture easily.

osteosarcoma *m.* osteosarcoma, osseous sarcoma, the most common malignant sarcoma of the long bones.

osteosíntesis *f.* osteosynthesis, surgical fixation of a bone by mechanical means such as a plate or nail.

osteotomía *f.* osteotomy, the cutting or sawing of a bone.

ostium *L.* (*pl.* ostia) ostium, small opening.

ostium primum *L.* ostium primum, opening that communicates the two auricles of the fetal heart and that gradually becomes smaller and closes after birth.

ostomía *f.* ostomy, creation of an artificial opening between the bowel or intestine and the skin, as in ileostomy and colostomy.

ostra *f.* oyster.

otalgia, otodinia *f.* otalgia, otodynia, earache.

otectomía *f.* otectomy, excision of the structural contents of the middle ear.

oticodinia *f.* oticodinia, vertigo caused by an ear disorder.

otitis *f.* otitis, infl. of the external, middle, or inner ear; ___ **del nadador** / swimmer's ear.

otolaringología *f.* otolaryngology, the study of the ear, nose, and throat.

otolaringólogo-a *m.*, *f.* otolaryngologist, specialist in otolaryngology.

otología *f.* otology, the study of the ear and its disorders.

otoneurología *f.* otoneurology, the study of the inner ear as related to the nervous system.

otoplastia *f.* otoplasty, plastic surgery of the ear.

otorragia *f.* otorrhagia, bleeding from the ear.

otorrea *f.* otorrhea, purulent discharge from the ear.

otosclerosis *f.* otosclerosis, progressive deafness due to formation of spongy tissue in the labyrinth of the ear.

otoscopia *f.* otoscopy, examination of the ear with an otoscope.

otoscopio *m.* otoscope, instrument to examine the ear.

otro-a *a.* other; *pron.* another; **el ___-o, la ___-a** / the ___ one; **los___-os, las ___-as/** the others.

oval *a.* oval. 1. rel. to an ovum; 2. in the shape of an egg; **ventana ___ / ___** window, membrane that separates the middle and the inner ear.

ovárico-a *a.* ovarian, rel. to the ovaries.

ovariectomía *f.* ovariectomy. *See* **ooforectomía**.

ovario *m.* ovary, female reproductive organ that produces the ova.

oviducto *m.* fallopian tube, oviduct, either of the pair of tubes that carry the egg from the ovary to the uterus.

ovocito *m.* oocyte, female ovum before maturation.

ovoide *a.* ovoid, egg-shaped.

ovotestis *f.* ovotestis, hermaphroditic gland that contains both ovarian and testicular tissue.

ovulación *f.* ovulation, periodic release of the ovum from the ovary.

óvulo *m.* ovum, egg cell.

oxidación *f.* oxidation, the chemical change resulting from the combination of oxygen with another substance.

oxidado-a *a.* oxidized, rusty.

oxidante *m.* oxidant, agent that causes oxidation.

óxido nitroso *m.* nitrous oxide, a gas that produces loss of sensibility to pain when inhaled.

oxigenación *f.* oxygenation, saturation with oxygen.

oxigenado-a *a.* oxygenated.

oxigenador *m.* oxygenator, device that oxygenates blood, gen. used during surgery.

oxígeno *m.* oxygen, a colorless tasteless odorless gaseous element that constitutes 21 percent of the atmosphere; **cámara de** ___ / ___ tent; **distribución de** ___ / ___ distribution; **falta de** ___ / ___ deficiency; **máscara de** ___ / ___ mask, device worn over the nose and mouth through which oxygen is supplied from a storage tank; **tratamiento de** ___ / ___ treatment.

oxigenoterapia *f.* oxygenotherapy, therapeutic use of oxygen.

oxihemoglobina *f.* oxyhemoglobin, bright red substance that forms when the red cells combine with oxygen.

oxímetro *m.* oximeter, instrument used to measure the amount of oxygen in the blood.

oxitocina *f.* oxytocin, pituitary hormone that stimulates uterine contractions.

ozono *m.* ozone, O_3, powerful oxidant agent, a toxic form of oxygen.

P *abr.* plasma / plasma; **positivo-a** / positive; **posterior** / posterior; **presión** / pressure; **psiquiatría** / psychiatry; **pulso** / pulse.

PA (*presión arterial*) *abr.* BP, blood pressure.

paciencia *f.* patience; **con ___, pacientemente** *adv.* / patiently.

paciente *m.*, *f.* patient; **alta del ___** / ___'s discharge; **cuidado del ___** / ___'s care; **externo, no hospitalizado** / out___; **___ interno** / in___; **___ privado** / private ___; **___ solvente** / self-paying; **___;** *a.* patient, enduring.

paclitaxel *m.* paclitaxel, a drug used esp. to treat ovarian, breast, and lung cancer and Kaposi's sarcoma.

padecer *vt.* to be afflicted by a sickness or injury; **___ de** / to suffer from.

padecimiento *m.* suffering; affliction.

padrastro *m.* stepfather.

padre *m.* father; **___-s** / parents, mother and father.

pagado-a *a.* paid, *pp.* of **pagar**.

palabra *f.* word.

paladar *m.* palate, the roof of the mouth; **___ blando** / soft ___; **___ duro** / hard ___; **___ hendido** / cleft ___, congenital fissure; **___ óseo** / bony ___.

palatino-a *a.* palatine, rel. to the palate.

paliativo-a *a.* palliative, that which mitigates.

palidecer *vi.* to become pale.

palidez *f.* pallor.

pálido-a *a.* pallid, pale, sallow.

paliza *f.* beating.

palma *f.* 1. palm, palm of the hand; 2. palm tree; **aceite de ___** / ___ oil.

palmacristi *f.* castor oil.

palpable *a.* palpable, that which can be touched.

palpación *f.* palpation, examination with the hands.

palpar *vt.* to palpate, to feel, to touch.

palpitación *f.* palpitation, rapid pulsation or throbbing.

palpitante *a.* throbbing, that which beats rapidly.

palpitar *vi.* to palpitate; to pant.

palúdico-a *a.* rel. to or afflicted by malaria.

paludismo *m.* malaria, paludism, highly infectious, febrile, and often chronic disease caused by the bite of an infected *Anopheles* mosquito.

pampiniforme *a.* pampiniform, simulating the structure of a vine.

pan *m.* bread; **___ y mantequilla** / ___ and butter.

panacea *f.* panacea, a remedy to cure all ills.

panadizo *m.* felon, painful abscess of the distal phalanx of a finger.

panartritis *f.* panarthritis. 1. infl. of some joints of the body; 2. infl. of all the tissues of a joint.

pancitopenia *f.* pancytopenia, abnormal decrease in the number of blood cells.

páncreas *m.* pancreas, gland of the digestive system that externally secretes the pancreatic juice, and internally secretes insulin and glucagon.

pancreatectomía *f.* pancreatectomy, partial or total removal of the pancreas.

pancreático-a *a.* pancreatic, rel. to the pancreas; **conducto ___-o** / ___ duct; **jugo ___-o** / ___ juice; **quiste ___-o** / ___ cyst.

pancreatina *f.* pancreatin, digestive enzyme obtained from the pancreas.

pancreatitis *f.* pancreatitis, infl. of the pancreas; **___ aguda** / acute ___; **___ hemorrágica aguda** / acute hemorrhagic ___.

pancreatolitiasis *f.* pancreatolithiasis, presence of calculi in the ducts of the pancreas.

pandémico-a *a.* pandemic, that which occurs over a wide geographical area.

panendoscopio *m.* panendoscope, optical instrument used to examine the urethra and the bladder.

panfleto *m.* pamphlet.

panglosia *f.* panglossia, excessive talking.

panhidrosis *f.* panhidrosis, generalized sweating.

panhipopituitarismo *m.* panhypopituitarism, deficiency of the anterior pituitary gland.

panhisterectomía *f.* panhysterectomy, total excision of the uterus.

pánico *m.* panic, excessive fear; **ataques de ___ / ___** attacks; **trastornos de ___ / ___** disorder; **tener ___ /** to panic.

paniculitis *f.* paniculitis, infl. of the panniculus adiposus.

panículo *m.* panniculus, layer of tissue; **___ adiposo / ___** adiposus; **___ carnoso / ___** carnosus.

pannus *L.* pannus, a membrane of granulated tissue covering a normal surface.

pansinusitis *f.* pansinusitis, infl. of all the paranasal sinuses in one or both sides.

pantalla *f.* screen.

pantorrilla *f.* calf of the leg.

panza *f.* belly.

panzudo-a *a., pop.* potbellied.

pañal *m.* diaper; **___-es desechables / disposable ___-s.**

papá *m.* dad.

papada *f.* double chin.

Papanicolau, prueba de *f.* Papanicolau's test, Pap smear, sample of mucus from the vagina and the cervix for the purpose of early detection of cancer cells.

paperas *f.* mumps, acute, febrile, highly contagious disease characterized by swelling of the salivary glands.

papila *f.* papilla, bud, small, nipple-like eminence of the skin, esp. seen in the mouth; **___ acústica /** acoustic **___**; **___ dérmica /** dermal **___**; **___ duodenal /** duodenal **___**; **___ filiforme /** filiform **___**; **___ gustativa /** taste bud; **___ lagrimal /** lacrimal **___**; **___ lingual /** lingual **___**.

papilar *a.* papillary, rel. to a papilla.

papiledema *m.* papilledema, edema of the optic disk.

papilitis *f.* papillitis, infl. of the optic disk.

papiloma *m.* papilloma, benign epithelial tumor.

papilomatosis *f.* papillomatosis. 1. the development of numerous papillomas; 2. papillary projections.

papovavirus *m.* papovavirus, type of virus used in the study of cancer.

pápula *f.* papule, small, hard eminence of the skin.

papuloescamoso-a *a.* papulosquamous, rel. to papules and scales; **enfermedades cutáneas ___-as / ___** skin diseases.

paquete celular *m.* packed cells, red blood cells that have been separated from the plasma.

par *m.* pair, couple.

para *prep.* to, for; for the purpose of; in order to; **___ siempre /** forever; **¿ ___ qué? /** what for?

paracentesis *f.* paracentesis, puncture to obtain or remove fluid from a cavity.

parado-a *a.* in a standing position.

paradójico-a *a.* paradoxical, not being the normal or usual kind.

parafimosis *f.* paraphimosis. 1. retraction or constriction of the prepuce behind the glans penis; 2. retraction of the eyelid behind the eyeball.

parafina *f.* paraffin.

parainfluenza, virus de *m.* parainfluenza virus, any of several viruses associated with some respiratory infections, esp. in children.

paralaje *m.* parallax, the apparent displacement or the difference in apparent direction of an object as seen from two different points not on a straight line with the object.

parálisis *f.* palsy, paralysis, partial or total loss of function of a part of the body; **___ alcohólica /** alcoholic **___**; **___ alterna /** alternative **___**; **___ amiotrófica /** amyotrophic **___**; **___ ascendente /** ascending **___**; **___ central /** central **___**; **___ cerebral /** cerebral **___**, partial paralysis and lack of muscular coordination due to a congenital brain lesion; **___ cerebral atáxica infantil /** infantile cerebral ataxic **___**; **___ de acomodación /** accommodation **___**; **___ de los buzos /** diver's **___**, decompression sickness (bends); **___ facial / facial ___**; **___ facial periférica /** peripheral facial **___**; **___ galopante /** rapidly progressive gen. **___**; **___ histérica /** hysterical **___**; **___ infantil /** infantile **___**; **___ motora /** motor **___**; **___ por enfriamiento /** cold-induced **___**.

parálisis cerebral *f.* cerebral palsy, damage to the brain manifested by muscular incoordination and speech disturbances.

paralítico-a *a.* paralytic, invalid, rel. to or suffering from paralysis; **íleo ___ / ___** ileus, paralysis of the intestines.

paramédico-a *m., f.* paramedic, individual trained and certified to offer emergency medical assistance.

parametrio *m.* parametrium, loose cellular tissue around the uterus.

paramiotonía *f.* paramyotonia, atypical myotonia, characterized by muscle spasms and abnormal muscular tonicity; ___ **atá-bubonic** ___ **xica** / ataxic ___; ___ **congenital** / congenital ___; ___ **sintomática** / symptomatic ___; **trastornos de** ___ / ___ disorders.

paranasal *a.* paranasal, adjacent to the nasal cavity.

paranoia *f.* paranoia, mental disorder characterized by delusions of persecution and grandeur.

paranoico-a *a.* paranoid, rel. to or afflicted with paranoia.

paranormal *a.* paranormal, not understandable in terms of known scientific laws and phenomena.

paraplejia *f.* paraplegia, paralysis of the legs and the lower half of the body; ___ **cerebral infantil** / cerebral infantile ___; ___ **espasmódica familiar** / familiar, spasmodic ___; ___ **espasmódica, espástica** / spasmodic, spastic ___; ___ **flácida** / flaccid ___.

parapléjico-a *a.* paraplegic, rel. to or affected with paraplegia.

parapsicología *f.* parapsychology, the study of psychic phenomena such as mental telepathy and extrasensory perception.

parar *vt.* to stop, to halt; ___**-se** *vr.* / to stand up; ___**-se de puntillas** / to stand on tiptoes.

parasimpático-a *a.* parasympathetic, of or pertaining to that division of the autonomic nervous system made up of the ocular, bulbar, and sacral divisions.

parasístole *f.* parasystole, an irregularity in cardiac rhythm.

parásito *m.* parasite, organism that lives upon another one.

parasitología *f.* parasitology, the study of parasites.

parasomnia *f.* parasomnia, a disorder suffered during sleep, such as enuresis, nightmares, sleepwalking, etc.

paratífica, fiebre *f.* paratyphoid fever, a fever that simulates typhoid fever.

paratiroidectomía *f.* parathyroidectomy, removal of one or more of the parathyroid glands.

paratiroideo-a *a.* parathyroid, located close to the thyroid gland.

paratiroides *f.* parathyroid, group of small endocrine glands situated behind the thyroid gland.

parche *m.* patch, piece of cloth or adhesive used to protect wounds; **prueba del** ___ / ___ **test**, for allergies.

parcial *a.* partial; ___**-mente** *adv.* / partially.

parecido-a *a.* resembling.

paregórico *m.* paregoric, sedative derived from opium.

pareja *f.* pair, couple.

parejo-a *a.* even, equal.

parénquima *m.* parenchyma, the functional elements of an organ.

parenteral *a.* parenteral, that which is introduced in the body in a way other than the gastrointestinal route.

parentesco *m.* kindred, family relationship.

paresia *f.* paresis, slight or partial paralysis.

parestesia *f.* paresthesia, sensation of pricking, tingling, or tickling, gen. associated with partial damage to a peripheral nerve.

paridad *f.* parity, the state of having borne offspring.

pariente-a *m.*, *f.* family relative; ___ **consanguíneo** / blood relation.

parietal *a.* parietal. 1. rel. to or located near the parietal bone; **hueso** ___ / ___ bone; **lóbulo** ___ / ___ lobe, the middle division of each cerebral hemisphere that contains an area concerned with bodily sensations; 2. rel. to the wall of a cavity.

parir *vt.* to give birth.

Parkinson, enfermedad de *f.* Parkinson's disease, degenerative process of the brain and nerves characterized by tremor, progressive muscular weakness, blurred speech, and shuffling gait.

paro *m.* standstill, arrest.

parodinia *f.* parodynia, difficult or abnormal delivery.

paroniquia *f.* paronychia, infl. of the area adjacent to a fingernail.

parótida *f.* parotid, gland that secretes saliva, situated near the ear.

parotiditis, parotitis *f.* parotiditis, parotitis. *See* **paperas**.

paroxismal, paroxístico-a *a.* paroxysmal, rel. to paroxysm.

paroxismo *m.* paroxysm. 1. attack, spasm, or convulsion; 2. recurring intensified symptoms.

parpadear *v.* to blink.

parpadeo *m.* blinking; flicker.

párpado *m.* eyelid; cilium.

parte *f.* part, portion; **por todas ___-s** / everywhere.

partenogénesis *f.* parthenogenesis, unusual reproductive process in which the ovum develops without being fertilized by a spermatozoon; **___ artificial** / artificial ___.

partición *f.* partition, sectioning, division.

partícula *f.* particle, one of the minute parts that form matter.

parto *m.* labor, delivery, parturition; **antes del, después del ___** / before, after delivery; **canal del ___** / birth canal; **dolor de ___ / ___ pains**; **estar de ___** / to be close to ___; **etapas del ___** / stages of ___; **___ activo** / active ___; **___ de un feto sin vida** / stillbirth; **___ falso** / false ___; **___ inducido** / induced ___; **___ laborioso** / hard, difficult ___; **___ natural** / natural childbirth; **___ normal** / normal ___; **___ prematuro** / premature ___; **___ prolongado, tardío** / prolonged ___; **___ seco** / dry ___.

parturienta *f.* parturient, a woman in the act of delivering or who has just delivered.

parturifaciente *m.* parturifacient, an agent that induces parturition.

parvovirus *m.* parvovirus, any of a group of viruses that cause diseases in animals but not in humans.

pasaje *m.* passage. 1. conduit or meatus; 2. evacuation of the bowels.

pasajero-a *a.* fleeting, that which doesn't last.

pasar *v.* to pass, to pass by; to happen.

pasillo *m.* hall, hallway, corridor; covered way.

pasivo-a *a.* passive, not spontaneous or active; **ejercicio ___-o / ___** exercise.

pasteurización *f.* pasteurization, the process of destroying microorganisms by applying regulated heat.

pasteurizar *v.* to pasteurize, to perform pasteurization.

pastilla *f.* pill, tablet; lozenge; **___ para dormir** / sleeping ___; **___ para el dolor** / pain ___; **___ para adelgazar** / diet ___.

pastoso-a *a.* clammy; doughy.

patelectomía *f.* patellectomy, excision of the patella.

patella *L.* patella, kneecap.

patente *m.* 1. patent, exclusive right or privilege; **medicina de ___ / ___** medicine; *a.* 2. patent, evident.

paternidad *f.* paternity; **prueba de ___ / ___** test.

paterno-a *a.* paternal, rel. to the father.

patético-a *a.* pathetic.

patizambo-a *a.* pigeon-toed, feet turned inward.

patofisiología *f.* pathophysiology, the study of the effects of a disease on the physiological processes.

patogénesis *f.* pathogenesis, origin and development of a sickness.

patógeno *m.* pathogen, agent that causes disease; **___-o, -a** *a.* / pathogenic, that can cause a disease.

patognomónico-a *a.* pathognomonic, rel. to a sign or symptom characteristic of a given disease.

patología *f.* pathology, the study of the origin and nature of disease.

patológico-a *a.* pathologic, pathological, rel. to disease.

patrón *m.* pattern, model, type.

pausa *f.* pause, rest; interruption; **___ compensadora** / compensatory ___, long interval of time, following a heartbeat.

paz *f.* peace; **dejar en ___** / to leave alone; **en ___ / at ___**.

PCB *abr.. See* **BPC**.

PD *abr.* (from its abbreviation in English) PD. 1. Parkinson's disease; 2. peritoneal dialysis.

peau d'orange *Fr.* peau d'orange, skin condition resembling that of the peel of an orange, an important sign in breast cancer.

peca *f.* freckle, spot, small discoloration of the skin.

pecho *m.* chest, breast; **___ de paloma** / pigeon breast; **dar el ___** / to breast-feed.

pecho de barril *m.* barrel chest, enlarged chest.

pecoso-a *a.* freckled.

pectina *f.* pectin, carbohydrate obtained from the peel of citrus fruits or apples.

pectus *L.* (*pl.* pectora) pectus, breast, chest.

pedazo *m.* piece, part of a whole.

pederastia *f.* pederasty, anal intercourse between males, esp. between an adult and a young boy.

pediatra *m.*, *f.* pediatrician, specialist in pediatrics.

pediatría *f.* pediatrics, the study of the care and development of children and the treatment of diseases affecting them.

pediátrico-a *a.* pediatric, rel. to pediatrics.

pedículo *m.* pedicle, narrow, stemlike part of a tumor that connects it with its base.

pediculosis *f.* pediculosis, infestation with lice.

pedofilia *f.* pedophilia, morbid sexual attraction to children.

peinar *v.* to comb; ___-se *vr.* / to comb one's hair.

peladura *f.* peeling, scaling, exfoliation; ___ quimica / chemical ___.

pelagra *f.* pellagra, illness caused by deficiency of niacin and characterized by dermatitis, and gastrointestinal and mental disorders.

pelar *v.* to peel; to give a haircut; ___-se *vr.* to get a haircut.

película *f.* 1. film, movie; 2. thin layer or membrane.

peligro *m.* danger, risk; hazard; peril; **estar en** ___ / to be in ___; **poner en** ___ / to endanger, to jeopardize.

peligro biológico *m.* biohazard, biological agent or condition that constitutes a hazard to humans.

peligroso-a *a.* dangerous, risky, hazardous.

pellejo *m.* peel, hide; *pop.* skin.

pellizcar *vi.* to pinch.

pellizco *m.* pinch.

pelo *m.* hair; **raíz del** ___ / ___ root; **bola de** ___ / ___ ball, type of bezoar; **transplante de** ___ / ___ transplant.

pelota *f.* ball.

peloteo *m.* ballottement, maneuver used during examination of the abdomen and pelvis to determine the presence of tumors or enlargement of organs; ___ **renal** / renal ___.

peludo-a *a.* hairy.

pélvico-a, **pelviano-a** *a.* pelvic, rel. to the pelvis.

pelvis *f.* pelvis. 1. cavity in the lower end of the trunk formed by the hip bone, the sacrum, and the coccyx; **enfermedad inflamatoria de la** ___ / pelvic inflammatory disease; 2. basin-shaped cavity.

pelvis menor, verdadera *f.* true pelvis, the inferior and contractile part of the pelvis.

pena *f.* sorrow, affliction.

pendular *a.* pendulous, oscillating or hanging.

pene *m.* penis, the external part of the male reproductive organ that contains the urethral orifice through which urine and semen pass.

peneal, **peneano-a** *a.* penile, rel. to the penis.

penetración *f.* penetration. 1. the act of penetrating; 2. the capacity of radiation to go through a substance.

penetrante *a.* penetrating; piercing.

penetrar *v.* to penetrate, to go through.

pénfigo *m.* pemphigus, a variety of dermatosis characterized by the presence of blisters that can become infected upon rupturing.

penicilina *f.* penicillin, antibiotic derived directly or indirectly from cultures of the fungus *Penicillium*.

penumbra *f.* penumbra, a blurred area in a radiograph at the edge of an anatomical structure.

pepsina *f.* pepsin, the main enzyme of the gastric juice.

péptico-a *a.* peptic, rel. to the action or the digestion of gastric juices.

pequeño-a *a.* small in size.

percepción *f.* perception. 1. the conscious mental recognition of a sensory stimulus; ___ **extrasensorial** / extrasensory ___; 2. understanding or comprehension of an idea.

percibir *vt.* to perceive, to realize.

percusión *f.* percussion, procedure that consists in tapping the surface of the body with the fingers or a small tool, in order to produce sounds or vibrations that indicate the condition of a given part of the body; ___ **auscultatoria** / auscultatory ___.

percutáneo-a *a.* percutaneous, applied through the skin.

perder *vt.* to lose, to forfeit; ___ **sangre** / to bleed; ___ **la oportunidad** / to miss an opportunity; ___ **tiempo** / to waste time; ___ **un turno** / to miss an appointment.

pérdida *f.* loss; ___ **de sangre** / ___ of blood; ___ **del conocimiento** / ___ of consciousness; ___ **del contacto con la realidad** / ___ of contact with reality; ___ **del equilibrio** / ___ of balance; ___ **del movimiento** / ___ of motion; ___ **de la audición** / ___ of hearing; ___ **de la memoria** / ___ of memory; ___ **de la tonicidad muscular** / ___ of muscle tone; ___ **de la visión** / ___ of vision; ___ **neural de la audición** / neural hearing ___.

perecedero-a *a.* perishable, that which decomposes easily.

perenne *a.* perennial, that which lasts more than one year.

perfeccionismo *m.* perfectionism, excessive drive to attain perfection, regardless of the importance of the task.

perfeccionista *m.*, *f.* perfectionist.

perfecto-a *a.* perfect; ___-amente *adv.* / perfectly.

perfil *m.* profile, side view; outline; ___ bioquímico / biochemical ___; ___ físico / physical ___.

perforación *f.* perforation, hole.

perforar *vt.* to perforate; to pierce.

perfusión *f.* perfusion, passage of a liquid through a conduit.

periamigdalino-a *a.* peritonsillar, close to the tonsils.

perianal *a.* perianal, located around the anus.

pericardial, pericárdico-a *a.* pericardiac, pericardial, rel. to the pericardium; **de-rrame** ___, **efusión** ___ / ___ effusion; **vibración** ___ / ___ fremitus.

pericardiectomía *f.* pericardiectomy, partial or total excision of the pericardium.

pericardio *m.* pericardium, sac-like, double-layered membrane that surrounds the heart and the origins of the large blood vessels.

pericarditis *f.* pericarditis, infl. of the pericardium; ___ **constrictiva** / constrictive ___; ___ **localizada** / localized ___; ___ **reumática** / rheumatic ___.

periferia *f.* periphery, part of a body or organ away from the center.

periférico-a *a.* peripheral, rel. to or occurring in the periphery; **sistema nervioso** ___-o / ___ nervous system, the group of nerves situated outside the central nervous system.

perilla *f.* rubber bulb.

perinatal *a.* perinatal, rel. to or occurring before, during, or right after birth.

perinatología *f.* perinatology, study of the fetus and newborn during the perinatal period.

perineo *m.* perineum, the pelvic outlet bounded anteriorly by the scrotum in the man and the vulva in the woman, and posteriorly by the anus.

periódico-a *a.* periodic; ___-amente *adv.* / periodically.

período *m.* period. 1. a cyclic occurrence of menstruation; 2. interval of time, epoch; ___ **seguro** /safe ___, a portion of the menstrual cycle of the human female during which conception is least likely to occur; ___ **de tiempo** / time span.

periodoncia *f.* periodontics, branch of odontology dealing with areas surrounding the teeth.

periodontal *a.* periodontal, surrounding the tooth.

periostio *m.* periosteum, thick fibrous membrane that covers the entire surface of the bone except the articular surface.

peristalsis *f.* peristalsis, wavelike contractions that occur in a tubular structure such as the alimentary canal, by which the contents are forced onward.

peritoneal *a.* peritoneal, rel. to the peritoneum.

peritoneo *m.* peritoneum, serous membrane that lines the abdominopelvic walls and the viscera.

peritonitis *f.* peritonitis, infl. of the peritoneum.

periuretral *a.* periurethral, around the urethra.

perjudicial *a.* detrimental, damaging.

perleche *Fr.* perleche, disorder manifested by fissures at the corner of the mouth, seen esp. in children and gen. as a result of malnutrition.

permanente *a.* permanent, lasting; ___-mente *adv.* / permanently.

permeabilidad *f.* permeability, the quality of being permeable, not obstructed; ___ **capilar** / capillary ___.

permeable *a.* permeable, allowing passage through structures such as a membrane.

permiso *m.* permit; consent.

permitir *vt.* to allow, to consent, to agree.

pernicioso-a *a.* pernicious, noxious, harmful.

pero *conj.* but.

peroné *m.* perone, fibula, calf bone, the outer and thinner of the two lower leg bones.

per rectum *L.* per rectum, by the rectum.

perseveración *f.* perseveration, mental disorder manifested by the abnormal repetition of an idea or action.

persistir *vt.* to persist, to persevere.

persona *f.* person. 1. individual; 2. outward personality that conceals the real one.

personal *m.* personnel; ___ **médico** / medical ___; *a.* personal, rel. to a person.

personalidad *f.* personality, traits, characteristics, and individual behavior that distinguish one person from another; ___ **anal** / anal ___; ___ **antisocial** / antisocial ___; ___ **compulsiva** / compulsive ___; ___ **esquizoide** / schizoid, split ___; ___ **extravertida** / extroverted ___; ___ **intravertida** / introverted ___; ___ **neurótica** / neurotic ___; ___ **paranoica** / paranoid ___; ___ **psicopática** / psychopathic ___.

personalidad doble *f.* split personality, schizophrenia; also multiple personality disorder—not used technically.

perspiración *f.* perspiration, exudation.

persuasión *f.* persuasion, therapeutic treatment that tries to deal with the patient through the use of reason.

perteneciente *a.* pertaining or rel. to.

perturbación *f.* perturbation. 1. feeling of uneasiness; 2. abnormal variation from a regular state.

pertussis *L.* pertussis. *See* **tos ferina.**

perversión *f.* perversion, deviation from socially accepted behavior; ___ **sexual** / sexual ___.

pervertido-a *m., f.* pervert, individual given to sexual perversion.

pesa *f.* weighing scale.

pesadilla *f.* nightmare.

pesario *m.* pessary, a rubber cup-shaped device that is introduced into the vagina to be used as a support to the uterus.

pescuezo *m.* neck.

pesimismo *m.* pessimism; an inclination to see and judge situations in their most unfavorable light.

pesimista *m., f.* pessimist; *a.* pessimistic, rel. to, or that which manifests pessimism.

peso *m.* weight; **aumento de** ___ / ___ gain; **falto de, bajo de** ___ / underweight; **pérdida de** ___ / ___ loss; ___ **al nacer** / birth ___.

pestañas *f. pl.* eyelashes.

pestañear *v.* to blink, to wink.

pestañeo *m.* blink; blinking.

peste *f.* 1. plague, pest; any epidemic contagious disease with a high rate of mortality; ___ **bubónica** / bubonic ___, an epidemic infectious disease transmitted by the bite of infected rats or fleas; ___ **neumónica** / pneumonic plague, pulmonary plague, a form of plague with symptoms of bloody sputum, chills and high fever that can be lethal; 2. foul smell.

pesticida *m.* pesticide, chemical agent that kills insects and other pests.

petequia *f.* petechiae, minute hemorrhagic spots in the skin and the mucosa that can appear in connection with some severe fevers such as typhoid.

petit mal *Fr.* petit mal, epilepsy characterized by mild seizures marked by diminished awareness usually with a blank stare but not by loss of consciousness.

peyote *m.* peyote, plant from which the hallucinatory drug mescaline is obtained.

pezón *m.* nipple; ___ **agrietado** / cracked ___; ___ **enlechado** / engorged ___; ___ **umbilicado, retraido** / retracted ___.

pH *m.* power of hydrogen, a measure of the acidity or alkalinity of a substance; ___ **cutáneo** / cutaneous ___; ___ **sanguíneo** / blood ___.

piamadre *f.* pia mater, thin vascular membrane, the innermost of the three cerebral meninges.

pica *f.* pica, a craving for inedible substances.

picada, picadura *f.* sting, bite.

picante *a.* piquant, highly seasoned.

picar *vt.* to bite; to pierce, to prick; to itch; [*mosquito*] to sting.

picazón *f.* itching.

Pick, enfermedad de *f.* Pick's disease, type of senile dementia.

pie *m.* foot; ___ **de atleta** / athlete's ___, dermatofitosis; ___ **caído** / footdrop; ___ **plano** / flat foot; **planta del** ___ / sole; **estar de** ___ / to be standing; **ir a** ___ / to go on foot; **ponerse de** ___ / to stand up.

pie de trinchera *m.* trench foot, infectious condition of the feet resulting from long exposure to cold.

piedra *f.* stone, calculus.

piel *f.* skin; hide, epidermis; **cáncer de la** ___ / ___ cancer; **fricción de la** ___ / skin chafing; **injerto de** ___ / ___ graft. *See* illustrations on next page (Spanish) and p. 444 (English).

pielitis *f.* pyelitis, infl. of the renal pelvis.

pielograma *m.* pyelogram, x-ray of the renal pelvis and the ureter using a contrasting medium.

pielolitotomía *f.* pyelolithotomy, incision to remove a calculus from the renal pelvis.

pielonefritis *f.* pyelonephritis, infl. of the kidney and renal pelvis.

pieloplastia *f.* pyeloplasty, plastic surgery of the renal pelvis.

pielotomía *f.* pyelotomy, incision of the renal pelvis.

pierna *f.* leg, lower extremity that extends from the hip to the ankle; ___ **arqueada** / bowleg, genu varum; **traumatismo de la** ___ / ___ injury.

pigmentación *f.* pigmentation.

pigmento *m.* pigment, coloring element.

píldora *f.* pill, usu. a medicinal preparation in a small rounded mass to be swallowed whole; ___ **adelgazante** / weight-loss ___, pill containing amphetamine prescribed esp. formerly to promote weight loss by increasing metabolism or depressing appetite;

___ **anticonceptiva** / birth control ___; ___ **del día siguiente** / morning-after ___, an oral drug containing high doses of estrogen to inhibit pregnancy, taken after unprotected sexual intercourse.

piliación *f.* piliation, formation and development of hair.

pilórico-a *a.* pyloric, rel. to the pylorus.

píloro *m.* pylorus, the lower aperture of the stomach that opens into the duodenum.

piloroplastia *f.* pyloroplasty, plastic surgery to repair the pylorus.

pinchar *v.* to prick.

pinchazo *m.* prick, jab; cut.

pinna *L.* pinna, ear flap.

pinzas *f., pl.* clips, forceps, pincers, tweezers, devices used to assist in the extraction process; ___ **de secuestro** / sequestrum forceps.

piógeno-a *a.* pyogenic, that which produces pus.

piojo *m.* louse, parasite that is the primary transmitter of some diseases such as typhus.

piorrea *f.* pyorrhea, periodontitis.

pipeta *f.* pipette, a narrow glass tube.

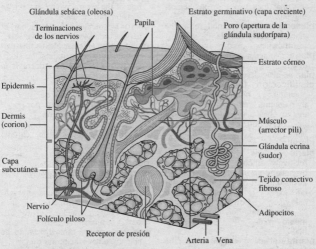

Glándula sebácea (oleosa) — Papila — Estrato germinativo (capa creciente) — Poro (apertura de la glándula sudorípara) — Terminaciones de los nervios — Estrato córneo — Epidermis — Dermis (corion) — Músculo (arrector pili) — Glándula ecrina (sudor) — Capa subcutánea — Tejido conectivo fibroso — Nervio — Folículo piloso — Receptor de presión — Arteria — Vena — Adipocitos

Corte transversal de la piel

pirámide *f.* pyramid, a cone-shaped structure of the body such as the medulla oblongata.

pirético *m.* pyretic, rel. to fever.

pirexia *f.* pyrexia, high temperature; fever.

pirógeno *m.* pyrogen, agent that elevates a fever.

piscina *f.* swimming pool.

piso *m.* floor; ground.

pituitaria, **glándula** *f.* pituitary gland.

piuria *f.* pyuria, the presence of pus in the urine.

placa *f.* 1. plate, flat structure such as a thin layer of bone; 2. plate, thin layer of metal used to support a structure; 3. plaque, a patch on the skin or mucous membrane; 4. x-ray.

placa fotográfica *f.* film badge, sensitive photographic film worn as a badge to indicate exposure to radiation.

placebo *m.* placebo, harmless substance of no medical value, gen. used for experimental purposes.

placenta *f.* placenta, vascular organ that develops in the wall of the uterus, through which the fetus obtains its nourishment; ___ **previa** / ___ previa, placenta situated before the fetus in relation to the cervical opening, that may cause severe hemorrhaging.

placentario-a *a.* placental, rel. to the placenta; **insuficiencia** ___-**a** / ___ insufficiency.

plaga *f.* plague, epidemic infectious disease.

plan *m.* plan; design.

planificación familiar *f.* family planning, ___ **natural** / natural family planning, method of birth control that involves abstention from sexual intercourse during the period of ovulation.

planilla *f.* [*formulario*] form.

plano *m.* plane. 1. flat surface; 2. a relatively smooth surface formed by making an imaginary or real cut through a part of the body; ___ **axial** / axial ___; ___ **coronal** / coronal ___; ___ **frontal** / frontal ___; ___ **horizontal** / horizontal ___; ___ **medio** / mid-___; ___ **sagital** / sagittal ___.

planta *f.* plant; ___ **del pie** / sole of the foot; ___-**s medicinales** [*hierbas*] / medicinal ___-s or herbs.

plantar *a.* plantar, rel. to the sole of the foot; **fascitis** ___ / ___ fascitis, inflammation involving connective tissue in the heel and causing pain in walking and running; **reflejo** ___ / ___ reflex, Babinski's reflex.

plaqueta *f.* platelet, thrombocyte, an element of the blood in the form of minute disks, essential to coagulation; **conteo de** ___-**s** / ___ count.

plasma *m.* plasma, liquid component of the blood and lymph, made of 91 percent water and 9 percent of a combination of elements such as proteins, salts, nutrients, and vitamins.

plasticidad *f.* plasticity, the capacity to be molded.

plástico *m.* plastic; ___-**o, -a** *a.* / plastic.

platicar *vi.* to converse, to talk.

plétora *f.* plethora, an excess of any one of the body fluids.

pleura *f.* pleura, doublefold membrane that covers each lung; ___ **parietal** / parietal ___; ___ **visceral** / visceral ___.

pleural *a.* pleural, rel. to the pleura; **cavidad** ___ / ___ cavity; **derrame** ___ / ___ effusion.

pleuresía *f.* pleurisy, infl. of the pleura.

pleuroscopía *f.* pleuroscopy, inspection of the pleural cavity through an incision into the thorax.

plexo *m.* plexus, an interlacing of nerves, blood, or lymphatic vessels.

plexo solar *m.* solar plexus, the part of the abdomen including the stomach that is particularly vulnerable to the effects of a blow to it.

pliegue *m.* fold.

plomo *m.* lead; **delantal de** ___ / ___ apron; **envenenamiento por** ___ / ___ poisoning; **sonda de** ___ / ___ probe.

plumbismo *m.* plumbism, chronic lead poisoning.

población *f.* population.

pobre *a.* poor.

poción *f.* draft, potion, a single dose of liquid medicine.

poco-a *a.* little, in small quantity; *adv.* little, small; **dentro de** ___ / in a short while; ___ **a** ___ / ___ by ___; **por** ___ / almost.

poder *m.* power, strength; *vi.* to be able to; to have the power to.

podíatra *m.*, *f.* podiatrist, specialist in podiatry.

podiatría *f.* podiatry, the diagnosis and treatment of conditions affecting the feet.

podrido-a *a.* rotten, decomposed.

polaridad *f.* polarity. 1. the quality of having two poles; 2. the quality of presenting opposite effects.

polen *m.* pollen; **conteo de ___ / ___** count.

poliarticular *a.* polyarticular, affecting more than one joint.

poliartritis *f.* polyarthritis, infl. of more than one joint.

policitemia *f.* polycythemia, excess of red blood cells; **___ primaria** / primary ___, vera; **___ rubra / ___** rubra vera; **___ secundaria** / secondary ___, erythrocythemia; **___ vera / ___** vera, erythremia.

policlínica *f.* polyclinic, a general hospital.

polidactilia *f.* polydactylia, polydactyly, the presence of more than five fingers or toes.

polidipsia *f.* polydipsia, excessive thirst.

polígrafo *m.* polygraph, device that registers simultaneously the arterial and venous pulsations.

poliinsaturado-a *a.* polyunsaturated, denoting a fatty acid.

polimialgia *f.* polymyalgia, condition characterized by pain affecting several muscles.

polimorfonucleado-a, polimorfonuclear *a.* polymorphonuclear, having a deeply lobed nucleus; **granulocito ___-o** / ___ granulocyte, one having a nucleus with multiple lobes.

polineuropatía *f.* polyneuropathy, any disease that affects several nerves at one time.

poliomiopatía *f.* polymyopathy, any disease that affects several muscles at the same time.

polio, poliomielitis *f.* polio, poliomyelitis, contagious disease that attacks the central nervous system and causes paralysis of the muscles, esp. of the legs.

poliovirus *m.* poliovirus, causative agent of poliomyelitis.

polipectomía *f.* polypectomy, excision of a polyp.

pólipo *m.* polyp, tag, mass, or growth protruding from a mucous membrane.

poliposis *f.* polyposis, formation of multiple polyps.

poliquístico-a *a.* polycystic, composed of many cysts; enfermedad **___-a del riñón** / ___ kidney disease; **síndrome ___-o ovárico** / ___ ovarian syndrome.

polisacárido *m.* polysaccharide, a carbohydrate capable of hydrolysis.

poliuria *f.* polyuria, excessive secretion and elimination of urine.

póliza de seguro *f.* insurance policy.

polo *m.* pole, each of the two opposite extremes of a body, organ, or part.

polución *f.* pollution; **___ de ruido** / noise ___.

polvo *m.* dust; powder; **en ___** / powdered.

pomada *f.* ointment, pomade, salve, semisolid medicinal substance for external use; **___ contraceptiva** / contraceptive jelly; **___ facial** / cold cream; **___ vaginal** / vaginal jelly.

pómulo *m.* molar bone, cheekbone.

poner *vt.* to put, to set, to lay down; **___-se** *vr.* [*vestido*] / to put on; to become; **___-se viejo** / to grow or become old.

pons *L.* pons, tissue formation that connects two separate parts of an organ.

poplíteo-a *a.* popliteal, rel. to the area behind the knee.

por *prep.* for, by, through, from; **___ ahora** / for the time being; **___ atrás** / from or through the back; **___ delante** / from or through the front; **___ eso** / because of that; **___ lo tanto** / therefore.

porcino-a *a.* porcine, rel. to swine.

porción *f.* portion.

porfiria *f.* porphyria, congenital defect in metabolism manifested by the presence of great amounts of porphyrin in the blood, urine, and stools causing physical and psychiatric disorders.

poro, porus *m.* pore, porus, minute opening of the skin such as the duct of a sweat gland.

poroso-a *a.* porous, permeable.

porque *conj.* because, for the reason that; **¿por qué?** *interr.* / why?, for what reason?

porta *L.* porta, opening or entry, esp. one through which blood vessels and nerves penetrate into an organ.

porta, vena *f.* portal vein, short, thick trunk formed by branches of many veins leading from abdominal organs.

portacatéter *m.* catheter holder.

portacava a. portacaval, rel. to the porta and the inferior vena cava.

portador m. carrier, a disease-causing agent that can be transmitted to other individuals; ___ de bacilos / bacillicarrier.

portal m. portal, entryway; a. rel. to the portal system.

portal, circulación f. portal circulation, flow of blood into the liver via the portal vein and out via the hepatic vein.

portal, hipertensión f. portal hypertension, increase in pressure in the portal vein due to an obstruction in blood circulation in the liver.

portaobjeto m. slide, specimen holder for microscopic examination.

poseído-a a., pp. of **poseer**, possessed, dominated by an idea or passion.

posibilidad f. possibility.

posible a. possible; ___-mente adv. / possibly.

posición f. position, a particular arrangement of location, spec. an arrangement of the parts of the body considered particularly desirable for some medical or surgical procedure; ___ fetal / fetal ___, a position in which the body lies curled up on one side; ___ anatómica / anatomic ___; ___ de litotomía / lithotomy ___; ___ distal / distal ___; ___ dorsal recumbente / dorsal recumbent ___; ___ erecta / upright ___; ___ en decúbito / decubitus ___; ___ genucubital / genocubital ___, knee to elbow; ___ genupectoral / knee-chest ___; ___ inadecuada / malposition; ___ lateral / lateral ___; ___ de prono, pronada / prone ___, face down; ___ supina, yacente / supine ___, face up.

positividad f. positivity, manifestation of a positive reaction.

positivo-a a. positive; certain, without doubt.

posponer vt. to postpone, to delay.

posterior a. posterior. 1. rel. to the back or the back part of a structure; 2. following in sequence.

posthipnótico-a a. posthypnotic, following the hypnotic state.

postictal a. postictal, following a seizure or attack.

postmaduro a. postmature, rel. to an infant born after the forty-first week of gestation.

post mortem L. postmortem, occurring after death.

postnasal a. postnasal, behind the nose.

post-op a. post-op, postoperative.

postoperatorio-a a. postoperative, following surgery; **complicación** ___-a / ___ complication; **cuidado** ___-o / ___ care.

postparto m. postpartum, period of time following childbirth; **depresión** ___ / ___ depression; **insuficiencia pituitaria** ___ / ___ pituitary insufficiency; **psicosis** ___ / ___ psychosis.

postración f. prostration, exhaustion, extreme fatigue.

postrado-a a. prostrate. 1. ___ en cama / confined to bed; 2. exhausted, debilitated.

póstumo-a a. posthumous, occurring after death; **examen** ___ / postmortem examination.

postura f. posture, position of the body.

postural a. postural, rel. to position or posture; **hipotensión** ___ / ___ hypotension, decrease in blood pressure in an erect position.

potable a. potable, drinkable, that which can be drunk without harm.

potasemia f. kalemia, presence of potassium in the blood.

potasio m. potassium, mineral which, combined with others in the body, is essential in the transmission of nerve impulses and in muscular activity.

potencia f. potency, power, strength.

potencial m. potential, electric pressure or tension; a. having a ready disposition or capacity.

potente a. potent, strong.

PPCVR abr. (presión positiva continua de las vías respiratorias) CPAP, continuous positive airway pressure.

PPO abr. (from its abbreviation in English) PPO, preferred provider organization, a health-care organization that gives incentives to use certain physicians, laboratories, and hospitals that agree to supervision and reduced fees.

PPV abr., See **VPH**.

práctica f. practice.

práctica privada f. private practice, practice of a profession (as medicine) independently and not as an employee.

practicar vt. to practice.

práctico-a a. practical.

pramipexole *m.* pramipexole, a dopamine agonist used to treat the symptoms of Parkinson's disease.

prandial *a.* prandial, rel. to meals.

preagónico-a *a.* preagonal, rel. to a condition preceding death.

preanestésico *m.* preanesthetic, preliminary agent given to ease the administration of general anesthesia.

precanceroso-a *a.* precancerous, tending to become malignant.

precario-a *a.* precarious, uncertain.

precaución *f.* precaution.

preceder *v.* to precede.

precio *m.* price, cost.

precisión *f.* precision, exactness.

precocidad *f.* precocity, early development of physical or mental adult traits.

precoz *a.* precocious.

precursor *m.* precursor, something that precedes, such as a symptom or sign of a disease; **precursor-a** *a.* introductory, preliminary.

predisposición *f.* predisposition, propensity to develop a condition or illness, caused by environmental, genetic, or psychological factors.

predispuesto-a *a.* predisposed, prone or susceptible to develop a disease or any other condition.

prednisona *f.* prednisone, a corticosteroid used as an anti-inflammatory agent, as an anticancer agent, and as in immunosuppressant.

predominante *a.* predominant.

preeclampsia *f.* preeclampsia, a toxic condition of late pregnancy, manifested by hypertension, albuminuria, and edema.

preferible *a.* preferable.

preferir *vt.* to prefer, to favor one thing, person, or condition over another.

pregunta *f.* question; **hacer una ___** / to ask a ___.

preguntar *vt.* to ask, to inquire.

prejuicio *m.* prejudice, bias.

preliminar *a.* preliminary.

prematuro-a *m.*, *f.* premature baby. 1. born prior to the thirty-seventh week of gestation; 2. *pop.* preemie.

premedicación *f.* premedication.

premenstrual *a.* premenstrual; **tensión ___** / ___ tension.

premonitorio-a *a.* premonitory; **advertencia o señal ___-a** / ___ signal; **síntoma ___-o** / ___ symptom.

preñada *a. pop.* pregnant.

prenatal *a.* prenatal, prior to birth; **cuidado ___** / ___ care.

preocupación *f.* preoccupation, concern.

preocupado-a *a.* concerned, worried.

preocuparse *vr.* to worry, to be preoccupied; **no se preocupe, no te preocupes** / don't worry.

preoperativo-a *a.* preoperative; **cuidado ___-o** / ___ care.

preparación *f.* preparation. 1. the act of making something ready; 2. a medication ready for use.

preparar *v.* to prepare, to make ready.

prepubescente *a.* prepubescent, before puberty.

prepucio *m.* prepuce, foreskin, loose fold of skin that covers the glans penis.

prerrenal *a.* prerenal. 1. in front of the kidney; 2. that occurs in the circulatory system before reaching the kidney.

presbiopía *f.* presbyopia, farsightedness that occurs with increasing age due to the loss of elasticity of the lens of the eye.

prescribir *vi.* to prescribe.

prescripción *f.* prescription.

presencia *f.* presence.

presentación *f.* presentation. 1. position of the fetus in the uterus as detected upon examination; 2. position of the fetus in reference to the birth canal at the time of delivery; ___ **cefálica** / cephalic ___; ___ **de cara** / face ___; ___ **de nalgas** / breech ___; ___ **transversa** / transverse ___; 3. oral report.

presente *a.* present, manifest; **estar ___** / to be present physically and psychologically assisting a patient when the patient needs it.

preservación *f.* preservation, conservation.

preservar *vt.* to preserve.

preservativo *m.* preservative. 1. agent that is added to food or medication to destroy or impede multiplication of bacteria; 2. condom.

presión *f.* pressure, stress, strain, tension; ___ **arterial** / arterial ___, pressure exerted by the blood in the arteries; ___ **atmosférica** / atmospheric ___, pressure exerted by the mass of air surrounding the earth; ___ **central venosa** / central venous ___, blood pressure of the right atrium of the heart; ___ **del pulso** / pulse ___, the difference between systolic and diastolic pressure;

___ **diastólica** / diastolic ___, lowest arterial blood pressure during diastole of the heart; ___ **intracraneana** / intracranial ___, pressure exerted within the cranium; ___ **osmótica** / osmotic ___; ___ **parcial** / partial ___, pressure exerted by a single gas component in a single, mixed composition; ___ **positiva continua de las vías respiratorias** / continuous positive airway ___; ___ **sistólica** / systolic ___, arterial blood pressure during contraction of the ventricles; ___ **venosa** / venous ___, pressure exerted by the blood on the walls of the veins; **hacer** ___ / to exert ___.

presión osmótica _n._ osmotic pressure, pressure produced by osmosis and dependent on molar concentration and absolute temperature.

presión sanguínea _f._ blood pressure, pressure by the blood on the arteries, produced by the action of the left ventricle, the resistance of the arterioles and capillaries, the elasticity of the arterial walls, and the viscosity and volume of the blood expressed in relation to the atmospheric pressure; ___ **alta** / high ___; ___ **baja** / low ___; ___ **normal** / normal ___.

presor _a._ pressor, that which tends to raise the blood pressure.

pretender _v._ to attempt, to try.

pretérmino _m._ preterm, occurring during the period of time prior to the thirty-seventh week in a pregnancy.

prevalencia _f._ prevalence, the total number of cases of a specific disease present in a given population at a certain time.

prevención _f._ prevention.

preventivo-a _a._ preventive; **servicios de salud** ___-a / ___ health services.

previo-a _a._ previous, prior.

previsto-a _a._, _pp._ of **prever**, foreseen.

priapismo _m._ priapism, painful and continued erection of the penis as a result of disease.

primario-a _a._ primary, initial; chief, principal.

primer-a interviniente _m._, _f._ first responder, a person trained to respond to an emergency and to provide immediate aid to victims.

primeriza _f._ primipara, a woman who has given birth to a child for the first time.

primeros auxilios _m._, _pl._ first aid.

primitivo-a _a._ primitive; embryonic.

primo-a _m._, _f._ cousin.

primogénito-a _a._ first-born.

principal _a._ main, principal, foremost; ___-**mente** _adv._ / primarily, mainly.

principio _m._ 1. beginning, start; 2. principle, chief ingredient of a medication or chemical compound; 3. principle, rule.

principio de la realidad _m._ reality principle, orientation to reality and self-gratification through awareness of the outside world.

principio del placer _m._ pleasure principle, behavior directed at obtaining immediate gratification and avoiding pain.

prioridad _f._ priority, precedence.

privación _f._ privation, hardship; withdrawal.

privado-a _a._ private; **cuarto** ___-**o** / ___ room; ___-**amente** _adv._ / privately.

privilegio _m._ privilege.

probabilidad _f._ probability.

probable _a._ probable; ___-**mente** _adv._ /probably.

probar _v._ [_esfuerzo_] to try; [_gusto_] to taste; [_comprobar_] to prove; to sample.

probeta _f._ pipette, glass tube.

problema _m._ problem; trouble.

proceder _v._ to proceed, to continue.

procedimiento _m._ procedure; ___ **clínico** / clinical ___; ___ **quirúrgico** / surgical ___; ___ **terapéutico** / therapeutic ___.

proceso _m._ process, method, system.

procrear _v._ to procreate, to beget.

proctalgia _f._ proctalgia, pain in the rectum and anus.

proctitis _f._ proctitis, infl. of the rectum and the anus.

proctólogo-a _m._, _f._ proctologist, specialist in proctology.

proctoscopio _m._ proctoscope, endoscope used to examine the rectum.

prodrómico-a _a._ prodromal, rel. to the initial stages of a disease.

producir _vt._ to produce.

productivo-a _a._ productive.

producto _m._ product; result or effect.

profesión _f._ profession.

profesional _m._, _f._ professional; _a._ professional.

profiláctico 1. _m._ prophylactic, condom; 2. ___-**o**, -**a** _a._ / prophylactic, that prevents infection.

profilaxis _f._ prophylaxis, preventive treatment.

profundo-a *a.* deep; **anillo inguinal ___-o/___inguinal;arteria ___-a del brazo /___ artery of the arm; arteria ___-a del clítoris /___ artery of the clitoris; arteria ___-a del pene /___ artery of the penis; trombosis venenosa ___-a /___ venous thrombosis; venas cerebrales ___-as /___ cerebral veins; venas cervicales ___-as /___ cervical veins; vena facial ___-a /___ facial vein.**

profuso-a *a.* profuse, plentiful; **___-amente** *adv.* / profusely.

progesterona *f.* progesterone, steroid hormone secreted by the ovaries.

programar *vt.* to schedule; to program.

progresar *vi.* to advance; to improve; to thrive.

progresivo-a *a.* progressive, advancing.

progreso *m.* progress.

prolapso *m.* prolapse, the falling down or slipping of a body part from its usual position.

proliferación *f.* proliferation, multiplication, esp. of similar cells; **___ excesiva** / overgrowth.

prolífico-a *a.* prolific, that multiplies readily.

prolongar *vi.* to prolong, to delay.

promedio *m.* average.

promesa *f.* promise.

prometer *v.* to promise, to give one's word.

prominencia *f.* prominence, elevation of a part; projection.

pronar *v.* to pronate, to put the body or a body part in a prone position.

prono-a *a.* prone, lying in a face down position.

pronosticar *vi.* to prognosticate, to predict.

pronóstico *m.* prognosis, evaluation of the probable course of an illness.

pronto *adv.* soon, fast, quickly; **por lo ___** / for the time being.

propagación *f.* propagation, reproduction.

propenso-a *a.* predisposed to; **___ a** / inclined to.

propenso a accidentes *a.* accident-prone, having a greater than average number of accidents.

propiedad *f.* property. 1. possessions; 2. quality that distinguishes a person, specie, or object from another. *See* table on this page.

propioceptivo-a *a.* proprioceptive, capable of receiving stimulations originating within the tissues of the body.

propioceptor *m.* proprioceptor, sensory nerve ending that reacts to stimuli and gives information concerning movements and position of the body.

propósito *m.* purpose; **a ___** / on purpose, by the way.

propranolol *m.* propranolol, a beta-blocker used in the treatment of hypertension, cardiac arrhythmias, and angina pectoris as well as in the prevention of migraines and as an off-label treatment of tension headaches.

proptosis *f.* proptosis, forward displacement of a part, such as the eyeball.

prosencéfalo *m.* prosencephalon, anterior portion of the primary cerebral vesicle from which the diencephalon and the telencephalon develop.

Propiedades	Properties
abundante	abundant
alto	tall
amargo	bitter
bajo	[*estatura*] short
caliente	hot
claro	clear
dulce	sweet
espeso	thick
fresco	cool
frío	cold
fuerte	strong
grasoso	fatty
grueso, gordo	heavy, fat
húmedo	humid, moist
largo	long
ligero	light
líquido	liquid
mojado	wet
pesado	[*peso*] heavy
pobre	poor
rico	rich
seco	dry
sólido	solid
sucio	dirty
tibio	lukewarm

próstata *f.* prostate, male gland that surrounds the bladder and the urethra; **hipertrofia de la ___** / prostatic hypertrophy, benign enlargement of the prostate. *See* illustrations on this page (Spanish) and p. 420 (English).

prostatectomía *f.* prostatectomy, partial or total excision of the prostate; **___ con laser** / laser ___; **___ perineal** / perineal ___; **___ radical** / radical ___; **___ trasvesical** / transvesical ___.

prostático-a *a.* prostatic, rel. to the prostate.

prostatismo *m.* prostatism, disorder resulting from obstruction of the bladder neck by an enlarged prostate.

prostatitis *f.* prostatitis, infl. of the prostate.

protección *f.* protection.

proteína *f.* protein, nitrogen compound essential in the development and preservation of body tissues.

proteína C-reactiva *f.* C-reactive protein, a protein normally present in the blood but elevated during episodes of acute inflammation.

proteinemia *f.* proteinemia, concentration of proteins in the blood.

proteínico-a *a.* proteinic, rel. to protein; **balance ___-o** /protein balance.

proteinosis *f.* proteinosis, excess protein in the tissues.

proteinuria *f.* proteinuria, the presence of protein in the urine.

prótesis *f.* prosthesis, artificial replacement of a missing part of the body, such as a limb.

protética *f.* prosthetics. 1. the art of manufacturing and adjusting artificial parts for the human body; 2. branch of surgery concerned with the replacement of parts of the body.

protocolo *m.* protocol. 1. a record taken from notes; 2. a written proposal of a procedure to be performed; **___ toxicológico** / toxicology screen.

protoplasma *m.* protoplasm, essential part of the cell that includes the cytoplasm and the nucleus.

prototipo *m.* prototype, role-model, example.

protozoario-a *a.* protozoan, rel. to protozoa.

protozoo *m.* protozoan, unicellular organism.

protracción *f.* protraction, extension of teeth or other structures of the jaw into a position anterior to their normal position.

protrombina *f.* prothrombin, one of the four major plasma proteins along with albumin, globulin, and fibrinogen.

protrusión *f.* protrusion, condition of being projected forward.

protuberancia *f.* protuberance, prominence.

provechoso-a *a.* beneficial.

proveer *vi.* to provide, to administer.

provisional *a.* provisional, temporary.

proximal *a.* proximal, closest to the point of reference.

próximo-a *a.* next to, close by.

proyección *f.* projection. 1. protuberance; 2. a mechanism by which one's own unacceptable ideas or traits are attributed to others.

prueba *f.* test, proof, trial; indication; **a ___ de agua** / waterproof; **a ___ de fuego** / fireproof; **___ antinuclear de anticuerpo** / antinuclear antibody ___; **___ controlada por placebo** / placebo-controlled ___; **___ cutánea** / skin ___; **___ de aclaramiento de creatinina** / creatinine clearance ___; **___ ciega simple** / single-blind trial; **___ de coagulación sanguínea** / blood coagulation ___; **___ de control sin método** / random controlled trial; **___ doble ciega, doble enmascarada** / double-blind trial; **___ de esfuerzo** / stress ___, treadmill; **___ de función hepática** / liver function ___; **___ de función respiratoria** / respiratory function ___;

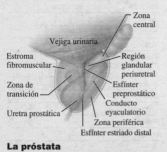

Zona central

Vejiga urinaria

Estroma fibromuscular

Región glandular periuretral

Zona de transición

Esfínter preprostático

Conducto eyaculatorio

Uretra prostática

Zona periférica

Esfínter estriado distal

La próstata

___ **de función tiroidea** / thyroid function ___; ___ **de grasa fecal** / stool fat ___; ___ **de rasguño** / scratch ___, allergy ___; ___ **de resistencia** / endurance ___; ___ **de tiempo limitado** / timed ___; ___ **de tipo** / type ___; ___ **de tolerancia** / tolerance ___; ___ **de tolerancia a la glucosa** / glucose tolerance ___; ___ **del embarazo** / pregnancy ___; ___ **eliminatoria** / screening ___; **hay** ___ / there is an indication; **resultado de la** ___ / results of the ___; ___ **-s sanguíneas cruzadas** / crossmatching ___-s; ___ **serológica** / serology ___; ___ **subsecuente, de seguimiento** / follow-up ___; ___ **visual de campimetría** / visual field ___; ___ **visual de letras** / visual ___.

prueba del funcionamiento del páncreas f. pancreatic function test.

prueba de Stanford-Binet n. Stanford-Binet test, an intelligence test prepared at Stanford University as a revision of the Binet-Simon scale.

prurigo m. prurigo, chronic inflammatory condition of the skin characterized by small papules and severe itching.

prurito m. pruritus, severe itching.

pseudoaneurismo m. pseudoaneurysm, an aneurysm-like dilation in a vessel.

pseudoefedrina n. pseudo-ephedrine, a drug used to relieve nasal congestion.

pseudoembarazo m. pseudopregnancy, false or imaginary pregnancy.

pseudoquiste m. pseudocyst, cyst-like formation.

psicoanálisis m. psychoanalysis, branch of psychiatry founded by Sigmund Freud that endeavors to make the patient conscious of repressed conflicts through techniques such as interpretation of dreams and free association of ideas.

psicoanalista m., f. psychoanalyst, one who practices psychoanalysis.

psicodélico-a a. psychedelic, rel. to a substance that can induce pathological states of altered perception such as hallucinations and delusions.

psicodrama m. psychodrama, the psychiatric method of diagnosis and therapy by which the patient acts out conflicting situations of his or her real life.

psicofarmacología f. psychopharmacology, the study of the effect of drugs on the mind and behavior.

psicofisiológico-a a. psychophysiologic, rel. to the mind's influence on bodily processes, as manifested in some disorders or diseases.

psicofisiológicos, desórdenes m., pl. psycho-physiologic disorders, disorders that result from the relation between psychological and physiological processes.

psicología f. psychology, the study of mental processes, esp. as related to the individual's environment.

psicología del desarrollo mental f. psychology of mental development.

psicólogo-a m., f. psychologist, person who practices psychology.

psicomotor-a a. psychomotor, rel. to motor actions that result from mental activity.

psicópata m., f. psychopath, sociopath, person suffering from an antisocial personality disorder.

psicopatología f. psychopathology, the branch of medicine that deals with the causes and nature of mental illness.

psicosis f. psychosis, severe mental disorder of organic or emotional origin in which the patient loses touch with reality and suffers hallucinations and mental aberrations; ___ **alcohólica** / alcoholic ___; ___ **depresiva** / depressive ___; ___ **maniacodepresiva** / manic-depressive ___; ___ **orgánica** / organic ___; ___ **por droga** / drug-related ___; ___ **senil** / senile ___; ___ **situacional** / situational ___; ___ **tóxica** / toxic ___; ___ **traumática** / traumatic ___.

psicosocial a. psychosocial, rel. to both psychological and social factors.

psicosomático-a a. psychosomatic, rel. to both mind and body; **síntoma** ___ **-o** / ___ symptom.

psicoterapia f. psychotherapy, the treatment of mental or emotional disorders through psychological means, such as psychoanalysis.

psicótico-a a. psychotic, rel. to or suffering from psychosis.

psicotrópicas, drogas f. psychotropic drugs, drugs capable of affecting mental functions or behavior.

psique f. psyche, conscious and unconscious mind.

psiquiatra *m.*, *f.* psychiatrist, specialist in psychiatry.

psiquiatría *f.* psychiatry, the study of the psyche and its disorders.

psiquiátrico-a *a.* psychiatric, rel. to psychiatry.

psíquico-a *a.* psychic, rel. to the psyche.

psoas *m.* psoas, one of the two muscles of the loin.

psoriasis *f.* psoriasis, chronic dermatitis manifested chiefly by red patches covered with white scales.

PT *abr.* (from its abbreviation in English) ·PT. 1. physical therapist; 2. physical therapy.

ptosis *m.* ptosis, prolapse of an organ or part, such as the upper eyelid.

púbero-a *a.* pubescent, having reached puberty.

pubertad *f.* puberty, the period of adolescence that marks the development of the secondary sexual characteristics and the beginning of reproductive capacity.

pubescencia *f.* pubescence. 1. beginning of puberty; 2. covering of soft, fine hair, lanugo.

púbico-a *a.* pubic, rel. to the pubis; pelo ___ -o / ___ hair.

pudendum *L.* pudendum, external sexual organs, esp. the female.

puente *m.* bridge; ___ **coronario** / coronary ___; ___ **dental** / dental___.

pueril *a.* puerile. 1. rel. to a child; 2. childish.

puerperal *a.* puerperal, rel. to the puerperium.

pues *conj.* therefore; then; so.

pujar *vt.* to bear down.

pulga *f.* flea, blood-sucking insect.

pulgar *m.* the thumb.

pulmón *m.* lung, respiratory organ situated inside the pleural cavity of the thorax, connected to the pharynx through the trachea and the larynx; **cáncer del** ___ / ___ cancer; **colapso del** ___ / ___ collapse; ___ **de granjero** /farmer's ___, hypersensitivity of the pulmonary alveoli caused by exposure to fermented hay; ___ **de hierro** / iron ___, machine used to produce artificial respiration.

pulmonar *a.* pulmonary, pulmonic, rel. to the lungs or to the pulmonary artery; **absceso** ___ / lung abscess; **arteria** ___ / ___ artery; **elasticidad** / ___ elasticity; **embolismo** ___ / ___ embolism; **enfisema** ___ / ___ emphysema; **estenosis** ___ / ___ stenosis; **hemorragia** ___ / ___ hemorrhage; **insuficiencia** ___ / ___ insufficiency; **presión diferencial de la arteria** ___ / ___ artery wedge pressure; **proteinosis alveolar** ___ / ___ alveolar proteinosis; **válvula** ___ / ___ valve; **vena** ___ / ___ vein; **volumen** ___ / lung capacity.

pulmonía *f.* pneumonia. *See* **neumonia**.

pulpa *f.* pulp. 1. soft part on an organ; 2. chyme; 3. soft inner part of a tooth.

pulsación *f.* pulsation, throbbing, rhythmic beat such as that of the heart.

pulso *m.* pulse, rhythmic arterial dilation gen. coinciding with the heartbeat. *See* table on this page.

puna *f.* altitude sickness, sickness experienced esp. above 10,000 feet (about 3,000 meters) and caused by insufficient oxygen in the air.

punción *f.* puncture, perforation, the act of perforating a tissue with a sharp instrument.

punción lumbar *f.* spinal tap.

punto *m.* 1. stitch; 2. point, a position in time or space; *v.* **estar a** ___ **de** / to be on the verge of; 3. spot; ___ **ciego** / blind ___; 4. *gr.* period.

Pulso	Pulse
alternante	alternating
bigeminado	bigeminal
de la arteria dorsal del pie	dorsalis pedis
en martillo de agua	water hammer
femoral	femoral
filiforme	filiform
irregular	irregular
lleno	full
periférico	peripheral
radial	radial
rápido	rapid
regular	regular
saltón	bounding

puntos de presión *m.*, *pl.* pressure points, points in an artery where the pulse can be felt or where pressure can be exerted to control bleeding.

puntual *a.* punctual, prompt, on time.

punzada *f.* twinge; sharp, sudden pain; jab.

punzante *a.* piercing, sharp.

puño *m.* fist; **cerrar el** ___ / to make a fist.

pupila *f.* pupil, contractile opening of the iris of the eye that allows the passage of light; ___ **saltona** / bounding ___; ___ **fija** / fixed ___.

pupilar *a.* pupillary, rel. to the pupil.

purga *f.* purge, cathartic medication.

purgante *m.* purgative, laxative, agent used to cause evacuation of the intestines; ___ **de sal** / saline cathartic.

purgar *vt.* 1. to purge, to clean; 2. to force intestinal evacuation by means of a purgative.

purificado-a *a.* purified; **agua** ___-**a** / ___ water.

puro-a *a.* pure, uncontaminated.

púrpura *L.* purpura, condition characterized by reddish or purple spots that result from the escape of blood into tissues; ___ **trombocitopénica** / thrombocytopenic ___.

purulencia *f.* purulence, the condition of being purulent.

purulento-a *a.* purulent, containing pus, pus-like.

pus *f.* pus, thick, yellowish fluid that results from inflammation; **supuración de** ___ / ___ discharge.

pústula *f.* pustule, sore, small elevation of the skin filled with pus.

putrefacción *f.* putrefaction, the process of decomposing.

quadratus *L.* quadratus. 1. four-sided muscle; 2. four-sided figure.

quebradizo-a *a.* brittle, that breaks easily.

Queckenstedt, signo de *m.* Queckenstedt's sign, little or no increase in the pressure of the cerebrospinal fluid when there is compression of the jugular vein; in healthy persons the pressure rises rapidly on compression.

queilitis *f.* cheilitis, infl. of the lip.

queiloplastia *f.* cheiloplasty, plastic surgery of the lip.

queilosis *f.* cheilosis, disorder caused by a deficiency of vitamin B$_2$ (riboflavin) and marked by fissures at the angles of the lips.

queilosquisis *f.* cheiloschisis. *See* **labio leporino.**

queirología *f.* cheirology. 1. the study of the hand; 2. sign language.

queja *f.* complaint, grievance; ___ **principal** / chief ___.

quejarse *vr.* to complain; to whine.

queloide *m.* keloid, thick, reddish scar formation following a wound or surgical incision.

quelolisis *f.* kelolysis, destruction of ketone bodies.

quemadura *f.* burn; ___ **de primer, segundo, tercer grado** / first-, second-, third-degree ___; ___ **de sol** / sunburn; ___ **por frío** / frostbite; ___ **por radiación** / radiation ___; ___ **por viento** / windburn.

quemazón *m.* burning; [*comezón*], itching.

queratina *f.* keratin, organic, insoluble protein component of nails, skin, and hair.

queratinización *f.* keratinization, the development of or conversion into keratin.

queratitis *f.* keratitis, infl. of the cornea; ___ **intersticial** / interstitial ___; ___ **micótica** / mycotic ___, caused by fungus; ___ **trófica** / trophic ___, caused by the herpes virus.

queratocele *m.* keratocele, hernia of the innermost layer of the cornea.

queratoconjuntivitis *f.* keratoconjunctivitis, simultaneous infl. of the cornea and the conjunctiva.

queratoderma, queratodermia *f.* keratoderma, hypertrophy of the corneal layer of the skin, esp. in the palms of the hands and the soles of the feet.

queratólisis *f.* keratolysis. 1. exfoliation of the skin; 2. congenital anomaly that causes the skin to shed periodically; ___ **neonatal** / ___ neonatorum.

queratomalacia *f.* keratomalacia, degeneration of the cornea due to a deficiency of vitamin A.

queratoplastia *f.* keratoplasty, plastic surgery of the cornea.

queratorrexis *f.* keratorrhexis, rupture of the cornea caused by a perforating ulcer or trauma.

queratosis *f.* keratosis, horny condition of the skin; ___ **actínica** / actinic ___, precancerous lesion; ___ **blenorrágica** / ___ blennorrhagica, manifested by a scaly rash, esp. on the palms or the soles of the feet.

queratotomía *f.* keratotomy, surgical incision of the cornea.

querido-a *a.* dear, beloved.

quetoacidosis *f.* ketoacidosis, acidosis caused by an increase in the ketone bodies.

quetonuria *f.* ketonuria, presence of ketone bodies in the urine.

quiasma *m.* chiasm, chiasma, the crossing of two elements or structures.

quieto-a *a.* quiet, still; **estar** ___ / to be still.

quijada *f.* jaw, osseous structure of the mouth.

quilo *m.* chyle, milky fluid that results in the absorption and emulsification of fats in the small intestine.

quiluria *f.* chyluria, passage of chyle into the urine.

química *f.* chemistry, the science that studies the composition, structure, and properties of matter, and the transformations that they may undergo.

quimiocirugía *f.* chemosurgery, removal of diseased tissue through the use of chemicals.

quimiocoagulación *f.* chemocoagulation, coagulation that results from the use of chemicals.

quimionucleólisis *f.* chemonucleolysis, dissolution of the nucleus pulposus of a hernia by injection of a proteolytic enzyme.

quimioprofilaxis *f.* chemoprophylaxis, drug used as a preventive agent.

quimiorreceptor *m.* chemoreceptor, a cell or a receptor that can be excited by chemical change.

quimiotaxis *m.* chemotaxis, movement by a cell or an organism as a reaction to a chemical stimulus.

quimioterapia *f.* chemotherapy, treatment of a disease by chemical agents.

quimo *m.* chyme, semiliquid substance that results from the gastric digestion of food.

quimotripsina *f.* chymotrypsin, pancreatic enzyme.

quinidina *f.* quinidine, alkaloid derived from the bark of the cinchona tree, used in the treatment of cardiac arrhythmia.

quinina *f.* quinine, the most important alkaloid obtained from the cortex of the cinchona, used as an antipyretic in the treatment of malaria and typhoid fever.

quíntuple *m.*, *f.* quintuplet, any of a set of five children born at one birth.

quiropráctica *f.* chiropractic, therapeutic treatment that consists of manipulation and adjustment of body structures, esp. of the spinal column in relation to the nervous system.

quirúrgico-a *a.* surgical, rel. to surgery; **colgajo** ___-o / ___ flap; **equipo** ___-o / ___ equipment; **instrumento** ___-o / ___ instrument; **malla** ___-a / ___ mesh.

quiste *m.* cyst, sac, or pouch containing a fluid or semifluid substance; ___ **pilonidal** / pilonidal ___, containing hair and gen. occurring in the dermis of the sacrococcygeal area; ___ **sebáceo** / sebaceous ___, gen. localized on the scalp.

quizás *adv.* perhaps.

rabadilla f. coccyx, the extremity of the backbone.

rabdomiosarcoma m. rhabdomyosarcoma, malignant tumor of striated muscle fibers affecting primarily the skeletal muscles.

rabia f. 1. rabies. See **hidrofobia**; 2. rage, anger; **tener ___ / to** be enraged.

rabioso-a a. rabid. 1. rel. to or afflicted by rabies; 2. enraged.

racial a. racial, ethnic, rel. to race; **inmunidad ___ / ___** immunity, natural immunity of the members of a race; **prejuicio ___ / ___** prejudice.

ración f. ration, food portion.

racionalización f. rationalization, defense mechanism by which behavior or actions are justified by explanations that may seem reasonable but are not necessarily based on reality.

rad m. rad. 1. unit of absorbed radiation; 2. abr. radix, root.

radiación f. radiation. 1. emission of particles of radioactive material; 2. propagation of energy; 3. emission of rays from a common center; **enfermedad por ___ / ___** sickness, radiation syndrome, illness caused by overexposure to x-rays or radioactive materials; **___ electromagnética /** electromagnetic **___; ___ ionizante /** ionizing **___; ___ infrarroja /** infrared **___; ___ ultravioleta /** ultraviolet **___.**

radiación oncológica f. 1. the use of radiation for the treatment of neoplasms; 2. radiation therapy.

radiactividad, radioactividad f. radioactivity, property of some elements to produce radiation.

radical a. radical. 1. aimed at eradicating the root of a disease or all the diseased tissue; 2. rel. to the root; **___ -mente** adv. / radically.

radical m. free radical, a reactive atom or group of atoms that can damage cells, proteins, and DNA.

radicular a. radicular, rel. to the root or source.

radiculitis f. radiculitis, infl. of a nerve root.

radiculoneuritis f. radiculoneuritis, Guillain-Barré syndrome, infl. of the roots of a spinal nerve.

radiculopatía f. radiculopathy, disease of the roots of the spinal nerves.

radio m. 1. radium, metallic, radioactive, fluorescent element used in some of its variations in the treatment of malignant tumors; **agujas de ___ / ___** needles, needle-shaped, radium-containing device used in radiotherapy; 2. radius, the outer bone of the forearm.

radiocirugía f. radiosurgery, procedure done through ionizing radiation.

radiodensidad f. radiodensity, the capacity of a substance to absorb x-rays.

radiofármaco m. radiopharmaceutical, radioactive drug used for diagnosis and treatment of diseases.

radiografía f. radiography.

radioinmunoensayo m. radioimmunoassay, test to determine the concentration of protein serum as a reaction to an injection of radioactive substance.

radioisótopo m. radioisotope, radioactive isotope.

radiología f. radiology, the study of x-rays and rays emanating from radioactive substances, esp. for medical use.

radiólogo-a m., f. radiologist, specialist in radiology.

radiolúcido-a a. radiolucent, that which allows the passage of most x-rays.

radionecrosis f. radionecrosis, disintegration of tissue by means of radiation.

radiopaco-a a. radiopaque, that which does not allow the passage of x-rays or any other form of radiation; **colorante ___ -o / ___** dye.

radiorresistente a. radioresistant, having the quality of being resistant to the effects of radiation.

radiosensitivo-a a. radiosensitive, that is affected by or responds to radiation treatment.

radioterapia f. radiotherapy, radiation therapy.

radón m. radon, colorless, gaseous radioactive element.

raíz f. root.

ramificación *n.* ramification, the process of branching specifically the mode or arrangement of branches.

ránula *f.* ranula, cystic tumor under the tongue caused by an obstruction of a gland duct.

ranura *f.* groove, slit.

rápido-a *a.* quick, fast; swift; **movimiento ocular ___-o / ___** movement of the eyes; **___-amente** *adv.* / quickly.

raptus *L.* raptus, sudden, violent attack such as of a maniacal or nervous nature.

raquis *m.* rachis, the vertebral column, backbone.

raquítico-a *a.* rachitic. 1. rel. to rachitism; 2. stunted, feeble.

raquitismo *m.* rachitism, rachitis, a deficiency disease that affects skeletal growth in the young, usu. caused by lack of calcium, phosphorus, and vitamin D; *pop.* rickets.

rascar *vt.* to scratch; **___-se** *vr.* / to scratch oneself.

rasgo *m.* trait, feature, strain; **___ adquirido** / acquired ___; **___ heredado** / inherited ___.

rasguño, rascuño *m.* scratch.

raspado *m.* curettage, scraping of the interior of a cavity; **___ uterino ___** / dilation and curettage.

raspadura, rasponazo *m.*, *f.* scrape.

rastrear *v.* to scan, trace, and record with a sensitive detecting device.

rastreo *m.* scan. *See* **escán**.

ratio *L.* ratio, quantity of one substance in relation to another.

rato *m.* while, a short time.

Rauwolfia serpentina *f.* *Rauwolfia serpentina*, a plant species that is the source of reserpine, an extract used in the treatment of hypertension and some mental disorders.

Raynaud, enfermedad de *f.* Raynaud's disease. *See* **acrocianosis**.

Raynaud, fenómeno de *m.* Raynaud's phenomenon, the symptoms associated with Raynaud's disease.

rayo *m.* ray; **___ láser** / laser beam; **___ alfa** / alpha ___; **___ infrarrojo** / infrared ___; **___ ultravioleta** / ultraviolet ___.

rayos gamma *m.*, *pl.* gamma rays, high-energy rays emitted by radioactive substances.

rayos X *m.*, *pl.* 1. x-rays, high-energy (i.e, of very low wavelength) electromagnetic waves used to penetrate tissues and record densities on film; 2. films obtained through the use of x-rays.

raza *f.* race, a distinctive ethnic group with common inherited characteristics.

razón *f.* the faculty of reason; **a ___ de** / at the rate of; **___ de ingreso** / ___ for admission; **tener ___** / to be right; **___ de ser** / raison d'etre.

razonable *a.* reasonable.

razonar *vt.*, *vi.* to reason, argue.

RBC *abr.* (from its abbreviation in English) RBC. 1. red blood cells; 2. red blood count.

RCP *abr.* (*resucitación cardiopulmonar*) CPR, cardiopulmonary resuscitation.

reacción *f.* reaction, response; **___ alérgica** / allergic ___; **___ anafiláctica** / anaphylactic ___; **___ de ansiedad** / anxiety ___; **___ de conversión** / conversion ___; **___ depresiva psicótica** / psychotic depressive ___; **___ en cadena** / chain ___; **___ de formación** / formation ___; **___ inmune** / immune ___; **___ de tiempo** / time ___.

reactivo *m.* reagent, agent that stimulates a reaction; **___-o, -a** *a.* / reactive, that has the property of reacting or causing a reaction.

reagina *f.* reagin, antibody used in the treatment of allergies that causes the production of histamine.

realidad *f.* reality.

realimentación, retroalimentación *f.* feedback, regeneration of energy, action of taking the energy or the effects of the process back to its original source.

rebajar *vt.* to lower, to reduce, [*a liquid*] to dilute.

reblandecimiento *m.* ripening, softening, dilation, such as of the cervix during childbirth.

rebote *m.* rebound, a return to a previous condition after the removal of a stimulus; **fenómeno de ___** / ___ phenomenon, intensified onward movement of a part when the initial resistance is removed.

recado *m.* message.

recaída *f.* relapse, setback, the recurrence of a disease after a period of recovery.

receptor m. 1. recipient of an organ; 2. receptor, a nerve end that receives a nervous stimulus and passes it on to other nerves; ___ **auditivo** / auditory ___; ___ **de contacto** / contact ___; ___ **de estiramiento** / stretch ___; ___ **de temperature** / temperature ___; ___ **gustativo** / taste ___; ___ **propioceptivo** / proprioceptive ___; ___ **sensorial** / sensory ___.

recesivo-a a. recessive. 1. tending to withdraw; 2. in genetics, rel. to nondominant genes; **caractrísticas** ___ **-as** / ___ characteristics.

recetar v. to prescribe (medication).

recetario m. 1. prescription pad.

rechazo m. rejection. 1. immune reaction of incompatibility to transplanted tissue cells; ___ **agudo** / acute ___; ___ **crónico** / chronic ___; **hiperagudo** / hyperacute ___; 2. denial, refusal.

recidiva f. recidivation, recidivism, the recurrence of a disease or symptom.

recién nacido-a m., f. newborn; **sala de** ___ **-os** / nursery.

reciente a. recent; ___ **-mente** adv. / recently.

recipiente m. 1. recipient, individual who receives blood or an implant of tissue or organ from a donor; 2. container.

recipiente universal m. universal recipient, person belonging to blood group AB.

reclinado-a a. reclined, reclining, recumbent.

recluido-a a. confined.

recobrar vt. to regain, to retrieve; ___ **el conocimiento** / ___ consciousness.

recomendable a. advisable.

recomendación f. recommendation; referral.

recomendar vt. to recommend, to advise.

reconocimiento m. 1. physical examination; 2. recognition.

reconstitución f. reconstitution, restitution of tissue to its initial form.

reconstituyente m. tonic.

récord m. record, chart.

recordar vt. to recall; to recollect; to remind.

recordarse vr. to remember.

recostado-a a. lying down. See **reclinado.**

recostarse vr., vi. to lie down.

recrudescencia f. recrudescence, relapse, return of symptoms.

rectal a. rectal, rel. to the rectum; **absceso** ___ / ___ abscess; **biopsia** ___ / ___ biopsy; **inflamación** ___ / ___ inflammation, proctitis; **protuberancia, bulto** ___ / ___ lump; **prolapso** ___ / ___ prolapse.

recto m. rectum, the distal portion of the long intestine that connects the sigmoid and the anus; ___ **-o, -a** a. / straight.

rectocele m. rectocele, herniation of part of the rectum into the vagina.

rectosigmoidectomía f. rectosigmoidectomy, surgical removal of the rectum and the sigmoid colon.

rectovaginal a. rectovaginal, rel. to the rectum and the vagina.

rectovesical a. rectovesical, rel. to the rectum and the bladder.

rectus L. rectus. 1. straight; 2. rel. to any of a group of straight muscles such as the ones in the eye or the abdominal wall.

recuento sanguíneo completo m. complete blood count.

recumbente a. recumbent, lying down position.

recuperación f. recuperation, recovery, restoration to health.

recuperar vt. to recover; ___ **el conocimiento** / to regain consciousness; ___ **-se** vr. / to get well, pop. to pull through, to recoup.

recurrencia f. recurrence. 1. the return of symptoms after a period of remission; 2. relapse; repetition.

recurrente a. recurrent, that which reappears temporarily; **cistitis** ___ / ___ cystitis; **dolor** ___ / ___ pain; **enfermedad** ___ / ___ illness.

recurso m. recourse; resource; ___ **-s económicos** / source of income.

red f. web, network, netlike arrangement of nerve fibers and blood vessels; ___ **de membranas arteriopulmonares** / pulmonary arterial ___.

redondo-a a. round, circular.

reducción f. reduction, lowering of, diminishing.

reducción del seno f. reduction mammaplasty, plastic surgery that reduces the breast and improves its position and appearance.

reducir vt. to reduce, to cut down. 1. to restore to its normal position, such as a fragmented or dislocated bone; 2. to weaken the potency of a compound by adding hydrogen or suppressing oxygen; 3. to lose weight.

reemplazar *vt.* to replace, to substitute; to supplant.

reemplazo *m.* replacement, substitution.

referencia *f.* reference; referral; **valores de** ___ / ___ values.

reflejo *m.* reflex, a conscious or unconscious motor response to a stimulus; ___ **adquirido** / behavior ___; ___ **condicionado** / ___ conditioned; ___ **de estiramiento** / stretch ___; ___ **del tendón de Aquiles** / Achilles tendon ___; ___ **en cadena** / chain ___; ___ **instinctivo** / instinctive ___; ___ **no condicionado** , natural / unconditioned ___; ___ **patelar o rotuliano** / patellar ___; ___ **radial** / radial ___; ___ **rectal** / rectal ___.

reflejo hepatoyugular *a.* hepatojugular reflex, ingurgitation of the jugular veins, produced by pressure on the liver in cases of right cardiac failure.

reflexión *f.* reflection. 1. the throwing off or bending back of light or another form of radiant energy from a surface; 2. turning or bending back, as of a membrane lining a body wall, that passes over the surface of an organ and returns to the body wall; 3. introspection.

reflujo *m.* reflux, backflow of a fluid substance; ___ **abdominoyugular** / abdominoyugular ___; ___ **esofágico** / esophageal ___; ___ **hepatoyugular** / hepatojugular ___; ___ **intrarrenal** / intrarenal ___; ___ **ureterorenal** / ureterorenal ___.

reflujo gastroesofágico *m.* gastroesophageal reflux, reflux concerning the stomach and the esophagus.

reforzar *vt.* to reinforce, to strengthen.

refracción *f.* refraction, the act of refracting; ___ **ocular** / ocular ___.

refractar *vt.* to refract. 1. to change the direction from a straight path, such as of a ray of light when it passes from one medium to another of different density; 2. to detect abnormalities of refraction in the eyes and correct them.

refractario-a *a.* refractory. 1. resistant to treatment; 2. nonresponsive to a stimulus.

refrigerante *m.* refrigerant; antipyretic.

refugiar *vt.* to shelter; ___ **-se** *vr.* / to seek refuge, to seek shelter.

refugio *m.* shelter, refuge; asylum.

regalo *m.* present, gift.

regeneración *f.* regeneration, restoration, renewal; feedback.

régimen *m.* regimen, structured plan, such as a regulated diet.

región *f.* region, a part of the body with more or less definite boundaries.

registrador-a de admisiones *m.*, *f.* registrar, an admitting officer at a hospital.

registro *m.* register, recording.

regla *f.* 1. menstruation; 2. rule; 3. ruler, device for measuring.

reglamento *m.* set of rules, policy.

regresar *v.* to return to a place.

regresión *f.* regression. 1. return to an earlier condition; 2. abatement of the symptoms or process of a disease.

regurgitación *f.* regurgitation. 1. the act of expelling swallowed food; 2. the backflow of blood through a defective valve of the heart; ___ **de la válvula aórtica** / aortic valve ___; ___ **de la válvula mitral** / mitral valve ___; ___ **valvular** / valvular ___.

rehabilitación *f.* rehabilitation, rehab; a program for rehabilitating esp. drug or alcohol abusers.

rehabilitar *vt.* to rehabilitate, to help regain normal functions through therapy.

rehidratación *f.* rehydration, establishment of normal liquid balance in the body.

rehuir *vt.* to evade, to shun.

rehusar *vt.* to refuse, deny; ___ **la medicina** / taking the medication.

reimplantación *f.* reimplantation. 1. restoration of a tissue or part; 2. restitution into the uterus of an ovum removed from the body and fertilized in vitro.

reinfección *f.* reinfection, subsequent infection caused by the same microorganism.

reírse *vr.*, *vi.* to laugh.

rejuvenecer *vt.* to rejuvenate; ___ **-se** *vr.* / to become rejuvenated.

relacionado-a *a.* related.

relajación *f.* relaxation, act of relaxing or becoming relaxed.

relajado-a *a.* relaxed.

relajante *m.* relaxant, agent that reduces tension.

relativo-a *a.* relative; ___ **-amente** *adv.* / relatively.

rellenar *vt.* to refill.

reloj *m.* watch; clock.

remediar *vt.* to remedy, to help, to alleviate.

remedio *m.* remedy, relief.

remedio casero *m.* home remedy, simply prepared medicine often of unproven effectiveness administered without prescription.

remineralización *f.* remineralization, replacement of lost minerals from the body.

remisión *f.* remission. 1. diminution or cessation of the symptoms of a disease; 2. period of time during which the symptoms of a disease diminish.

remitente *a.* remittent, occurring at intervals.

renal *a.* renal, rel. to or resembling the kidney; **aclaración**, ___ **aclaramiento** ___ / ___ clearance; **fallo** ___ / ___ failure; **hi-pertensión de origen** ___ / ___ hypertension; **intervención** ___ / ___ intervention; **pelvis** ___ / ___ pelvis; **prueba de aclaración o depuración** ___ / ___ clearance test; **prueba funcional** ___ / ___ function test; **diálisis, terapia de reemplazo** ___ / ___ dialisis, replacement therapy.

rendido-a *a.* tired out, exhausted.

rendimiento *m.* output, yield; **fallo en el** ___ / ___ failure.

renina *f.* renin, an enzyme released by the kidney that is a factor in the regulation of blood pressure.

renografía *f.* renography, x-ray of the kidney.

renuente *a.* reluctant.

reparación *f.* repair, restoration.

repaso *m.* review; ___ **del caso** / case ___; ___ **por sistemas, aparatos** / ___ of systems.

repentino-a *a.* sudden; ___**-amente** *adv.* / suddenly.

repetir *vt.* to repeat, to reiterate.

repliegue *m.* replication, reproduction, duplication.

reporte *m.* report, account.

reposo *m.* rest, repose; **cura de** ___ / ___ cure; **en** ___ / resting.

represión *f.* repression. 1. inhibition of an action; 2. exclusion from consciousness of unacceptable desires or impulses.

reproducción *f.* reproduction.

reproducir *vt.* to reproduce.

reproductivo-a *a.* reproductive, rel. to reproduction; **sistema** ___**-o** / ___ system.

reprovisión *f.* feedback.1. [*información*] / regeneration of information; 2. regeneration of energy.

requerimiento *m.* requirement.

resaca *f.* hangover, disagreeable physical effects following heavy consumption of alcohol or the use of drugs.

resbaladizo-a, resbaloso-a *a.* slippery.

resbalar *vi.* to slip; to slide.

rescatar *vt.* to rescue, to save.

resección *f.* resection, the act of cutting a portion of tissue or organ; ___ **en cuña** / wedge ___; ___ **gástrica** / gastric ___; ___ **transuretral** / transurethral ___.

resectoscopía *f.* resectoscopy, resection of the prostate with a resectoscope.

resectoscopio *m.* resectoscope, instrument provided with a cutting electrode used in surgery within cavities, such as the one used for the resection of the prostate through the urethra.

reserpina *f.* reserpine, derivative of *Rauwolfia serpentina* used primarily in the treatment of hypertension and emotional disorders.

resfriado *m.* a cold.

resfriarse *vr.* to catch a cold.

residente *m.*, *f.* resident, physician completing a residency.

residual *a.* residual, remainder; **función** ___ / ___ function; **orina** ___ / ___ urine.

residuo *m.* residue, fiber; **dieta de bajo** ___ / low-___ diet; **dieta de alto** ___ / high-___ diet.

resina *f.* resin, resina, organic substance of vegetable origin, insoluble in water but readily soluble in alcohol and ether, that has a variety of uses in medicine and dentistry.

resistencia *f.* resistance, endurance, capacity of an organism to resist harmful effects; ___ **adquirida** / acquired ___; ___ **a un colorante** / fast resistant; ___ **inicial** / initial ___; ___ **periférica** / peripheral ___.

resistente *a.* 1. resistant; ___ **a la insulina** / insulin-___; resilient, strong.

resolución *f.* resolution. 1. termination of an inflammatory process; 2. the ability to distinguish fine and subtle details as through a microscope.

resolver *vt.* to resolve. 1. to cause resolution; 2. to become separated into components.

resonancia *f.* resonance, capacity to increase the intensity of a sound; ___ **normal** / normal ___; ___ **vesicular** / vesicular ___; ___ **vocal** / vocal ___.

resorcinol *m.* resorcinol, agent used in the treatment of acne and other forms of dermatosis.

resorción *f.* resorption, partial or total loss of a process, tissue, or exudate by means of biochemical reactions such as lysis and absorption.

respiración *f.* breathing, respiration; **aguantar o sostener la** ___ / to hold one's breath; ___ **abdominal** / abdominal ___; ___ **acelerada** / accelerated ___; ___ **aeróbica** / aerobic ___; ___ **anaeróbica** / anaerobic ___; ___ **diafragmática** / diaphragmatic ___; ___ **gruesa** / coarse ___; ___ **laboriosa** / labored ___; ___ **profunda** / deep ___.

respiración sibilante *f.* wheezing.

respirador *m.* respirator, breather, device used to purify the air reaching the lungs or to administer artificial respiration; ___ **torácico** / chest ___.

respirar *v.* to breathe; ___ **por la boca** / ___ through the mouth; ___ **por la nariz** / ___ through the nose.

respiratorio-a *a.* respiratory, rel. to respiration; **alkalosis** ___-a / ___ alkalosis; **aparato** ___-o **superior** / upper ___ tract; **arritmia** ___-a / ___ arrhythmia; **ataxia** ___-a / ___ ataxia; **bronquíolos** ___-os / ___ bronchioles; **capacidad** ___-a / ___ capacity; **cociente** ___-o / ___ quotient; **conducto, pasaje** ___-o / ___ airway; **ejercicios** ___-os / ___ breathing exercises; **enzima** ___-a / ___ enzyme; **índice** ___-o / ___ rate; **infección del tracto** ___-o **superior** / upper ___ tract infection; **infecciones y enfermedades de las vías** ___-as / ___ tract infections and diseases; **inhibidor** ___-o / ___ inhibitor; **insuficiencia** ___-a o **fallo** ___-o / ___ failure, or ___ insufficiency; **lóbulo** ___-o / ___ lobule; **metabolismo** ___-o / ___ metabolism; **mucosa** ___-a / ___ mucosa; **pruebas de función** ___-a / ___ function tests; **paro** ___-o / ___ arrest; **ruidos** ___-os / ___ sounds; **unidad de cuidado** ___-o / ___ care unit.

respiratorio, centro *m.* respiratory center, region in the medulla oblongata that regulates respiratory movements.

responsable *a.* responsible; **persona** ___ / responsible party.

respuesta *f.* response; answer. 1. reaction of an organ or tissue to a stimulus; 2. reaction of a patient to a treatment; ___ **evocada** / evoked ___, **sensorial** test; ___ **no condicionada** / unconditioned ___, nonrestricted reaction.

restablecer *vt.* to restore; ___ **-se** *vr.* / to recover.

restablecido-a *a.* [*de una enfermedad*] / recovered.

restaurar *vt.* to restore.

restricción *f.* restraint, confinement; ___ **de movimiento** / limitation of motion; ___ **en cama** / bed confinement.

restringido-a *a.* restricted.

resucitación *f.* resuscitation. 1. return to life; 2. artificial respiration; ___ **cardíaca** / cardiac ___.

resucitador *m.* resuscitator, an apparatus to provide artificial respiration; ___ **cardíaco** / cardiac ___.

resucitar *vt.* to resuscitate, to revive.

resultado *m.* result, outcome.

resumen *m.* summary.

resurgencia *f.* resurgence.

retardado-a *a.* retarded.

retención *f.* retention; **enema de** ___ / ___ enema; ___ **de líquido** / fluid ___; ___ **gástrica** / gastric ___; ___ **urinaria** / urinary ___.

retener *vt.* to retain; to keep.

reticulación *f.* reticulation, reticular formation.

reticular, retiforme *a.* reticular, resembling a network.

retículo *m.* reticulum, a network, esp. of nerve fibers and blood vessels.

reticulocito *m.* reticulocyte, an immature red blood cell with a network of threads and granules that appears primarily during blood regeneration.

reticulocitopenia *f.* reticulocytopenia, an abnormal decrease in the number of reticulocytes in the blood.

reticulocitosis, retículosis *f.* reticulocytosis, abnormal increase in the number of reticulocytes in the bloodstream, as a result of active blood regeneration by means of bone marrow stimulation, or as a symptom of anemia.

reticuloendotelial, sistema *m.* reticuloendothelial system, network of phagocytic cells (except circulating leukocytes) throughout the body, involving processes such as blood cell formation, elimination of worn-out cells, and immune responses to infection.

reticuloendotelioma m. reticuloendothelioma, tumor of the reticuloendothelial system.

reticuloendoteliosis f. reticuloendotheliosis, increased growth and proliferation of the cells of the reticuloendothelial system.

retina f. retina, the innermost layer of the eyeball that receives images and transmits visual impulses to the brain; **conmoción de la** ___ / commotio retinae, traumatic condition of the retina that produces temporary blindness; **desprendimiento de la** ___ / retinal detachment, separation of all or part of the retina from the choroid; **deterioración de la** ___ / retinal degeneration.

retiniano-a a. retinal, rel. to the retina; **perforación** ___-a / ___ perforation.

retinitis f. retinitis, infl. of the retina.

retinoblastoma m. retinoblastoma, gen. inherited malignant tumor of the retina genetic in origin.

retinol m. retinol, vitamin A$_1$.

retinopatía f. retinopathy, any abnormal condition of the retina; ___ **diabética** / diabetic ___.

retinoscopía f. retinoscopy, method of determination and evaluation of refractive errors of the eye.

retortijón m. brief and acute intestinal cramp.

retracción f. retraction, the act of drawing or pulling back; ___ **del coágulo** / clot ___.

retractable, retráctil a. retractile, capable of being retracted.

retractar vt. to retract, to draw back, to withdraw.

retractor m. retractor. 1. instrument for holding back the edges of a wound; 2. retractile muscle.

retraído-a a. withdrawn, introverted, that keeps to himself or herself.

retrasado-a, retardado-a a. retarded; ___ **mental** / mentally ___.

retraso m. retardation, abnormal slowness of a motor or a mental process.

retraso en el desarrollo m. failure to thrive, as in children that do not have a normal development.

retroalimentación f. feedback.

retroauricular a. retroauricular, rel. to or situated behind the ear.

retrocecal a. retrocecal, rel. to or situated behind the cecum.

retroceder vi. [water] recede, diminish; to go back.

retroflexión f. retroflexion, the flexing back of an organ.

retrógrado-a a. retrograde, that moves backward or returns to the past; **amnesia** ___-a / ___ amnesia; **aortografía** ___-a / ___ aortography; **pielografía** ___-a / ___ pyelography.

retrogresión f. 1. retrogression, return to a simpler level of development; 2. flashback, sudden vivid memory of images from the past.

retrolental a. retrolental, rel. to or situated behind the lens of the eye; **fibroplasia** ___ / ___ fibroplasia.

retroperitoneal a. retroperitoneal, rel. to or situated behind the peritoneum.

retroversión f. retroversion, turning backward, such as an organ.

retroversión uterina f. retroversion of the uterus, condition of the uterus in which it is tipped backward.

retrovirus m. retrovirus, a virus belonging to a group of RNA viruses, some of which are oncogenic; ___ **endógeno humano** / human endogenous ___.

reuma f. rheum. 1. aqueous secretion; 2. rheumatism.

reumático-a a. rheumatic, rel. to or afflicted by rheumatism.

reumatide f. rheumatid, any dermatosis associated with rheumatic fever.

reumatismo m. rheumatism, painful chronic or acute disease marked by infl. and pain in the joints.

reumatoide a. rheumatoid, rel. to or resembling rheumatism; **artritis** ___ / ___ arthritis.

reunión f. meeting; attachment. 1. meeting parts such as those of a fractured bone on the edge of a wound; 2. meeting of a group of persons.

revacunación f. booster shot.

revascularización f. revascularization. 1. restoration of blood supply to a part following a lesion or a bypass; 2. bypass.

reventar vi. to burst; ___-se vr. / to burst open.

reversión f. reversal, reversion, restitution to a previously existing condition.

revisar vt. to review; to revise.

revivir vt. to revive, to bring back to life.

revólver m. revolver, handgun.

revulsión f. revulsion, the drawing of blood from one part to another.

183 Reye, síndrome de • rojizo-a

Reye, síndrome de *m.* Reye's syndrome, acute disease in children and adolescents manifested by severe edema that can affect the brain and other major organs of the body such as the liver.

rezar *vi.* to pray.

riboflavina *f.* riboflavin, vitamin B₂, component of vitamin B complex, essential to nutrition.

ribonucleasa *f.* ribonuclease, enzyme that catalyzes the hydrolysis of ribonucleic acid.

ribonucleoproteína *f.* ribonucleoprotein, a substance containing both protein and ribonucleic acid.

ricino *m.* castor oil plant; **aceite de ___ /** castor oil.

rickettsia *f.* rickettsia, any of the gram-negative microorganisms of the group *Rickettsiaceae* that multiply only in host cells of fleas, lice, ticks, and mice, and are transmitted to humans via the bite of these vectors.

riego *m.* flow; **___ sanguíneo /** blood ___.

riesgo *m.* risk; hazard; **grupos de alto ___ /** high ___ groups; **posible ___ /** potential ___; **___ de contaminación /** ___ of contamination; **___ de infección /** ___ of infection; **___ de una lesión /** ___ of injury; **___ de violencia /** ___ of violence; **___-s /** ___ factors.

riesgoso-a *a.* risky.

rigidez *f.* rigidity, stiffness, inflexibility; **___ cadavérica /** cadaveric ___, rigor mortis.

rígido-a *a.* rigid, stiff.

rigor *m.* rigor. 1. inflexibility of a muscle; 2. chill with high temperature; **___ mortis /** ___ mortis.

rinal *a.* rhinal, rel. to the nose.

Ringer, solución de *f.* Ringer's solution, an aqueous solution of salts that is used esp. to replenish fluids and electrolytes by intravenous infusion or to irrigate tissues by topical application.

rinitis *f.* rhinitis, infl. of the nasal mucosa.

rinofaringitis *f.* rhinopharyngitis, infl. of the nasopharynx.

rinofima *f.* rhinophyma, severe form of acne rosacea in the area of the nose.

rinolaringitis *f.* rhinolaryngitis, simultaneous infl. of the mucous membranes of the nose and the larynx.

rinoplastia *f.* rhinoplasty, plastic surgery of the nose.

rinorrea *f.* rhinorrhea, liquid mucous discharge from the nose.

rinoscopia *f.* rhinoscopy, examination of the nasal cavities.

riñón *m.* kidney, organ situated in the back of each side of the abdominal cavity; **fallo del ___ / ___** failure; **necrosis papilar del ___ /** renal papillary necrosis; **piedras en el ___ / ___** stones; **___ artificial /** hemodializer; **___ poliquístico /** polycystic ___; **transplante del ___ /** renal transplant. *See* illustrations on next page (Spanish) and p. 360 (English).

risa *f.* laugh, laughter; **___ histérica /** hysterical ___; **___ sardónica /** sardonic ___, contraction of facial muscles that gives the appearance of a smile.

risorio *m.* risorius, muscle at the corners of the mouth.

risueño-a *a.* smiling, affable.

ritidectomía *f.* rhytidectomy, face-lift, removal of wrinkles through plastic surgery.

ritidosis *f.* rytidosis, contraction of the cornea before death.

ritmo *m.* rhythm, regularity in the action or function of an organ of the body such as the heart; **___ acoplado /** coupled ___; **___ alfa /** alpha ___; **___ atrioventricular /** atrioventricular ___; **___ bigeminal /** bigeminal ___; **___ circadiano /** circadian ___; **___ de galope /** galloping ___; **___ de tic-tac /** tic-tac ___; **___ ectópico /** ectopic ___; **___ idioventricular /** idioventricular ___; **___ nodal /** nodal ___; **___ pendular /** pendulum ___; **___ sinusal /** sinus ___.

ritmo circadiano *m.* circadian rhythm, rhythmic biological variations in a 24-hour cycle.

rizotomía *f.* rhizotomy, transection of the root of a nerve.

robustecer *vi.* to strengthen.

rociar *vt.* to spray.

rodar *vt.* to roll; to wheel.

rodeado-a *a.* surrounded.

rodilla *f.* knee; **dislocación de la ___ / ___** dislocation.

rodillera *f.* knee protector.

rodopsina *f.* rhodopsin, purple-red pigment found in the retinal rods that enhances vision in dim light.

roedor *m.* rodent.

roentgen *m.* roentgen, the international unit of x- or gamma radiation; **rayos de ___ / ___** rays, x-rays.

rojizo-a *a.* reddish.

rojo-a *a.* red; ___ **Congo** / Congo ___; ___ **escarlata** / scarlet ___.

Romberg, signo de *m.* Romberg's sign, swaying of the body when in an erect position with eyes closed and feet close together as a sign of an inability to maintain balance.

romper *vt.* to break; ___**-se** *vr.* / to break into pieces.

roncar *vi.* to snore.

roncha *f.* blotch; wheal; hives.

ronco-a *a.* hoarse, with a husky voice.

rondas *f.* rounds, a series of professional calls on hospital patients made by a doctor or nurse.

ronquera *f.* hoarseness.

ronquido *m.* snore.

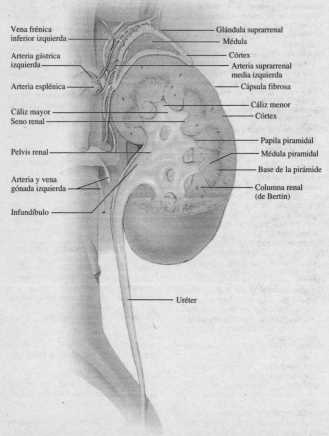

Vena frénica inferior izquierda

Arteria gástrica izquierda

Arteria esplénica

Cáliz mayor
Seno renal

Pelvis renal

Arteria y vena gónada izquierda

Infundíbulo

Glándula suprarrenal
Médula
Córtex
Arteria suprarrenal media izquierda
Cápsula fibrosa
Cáliz menor
Córtex
Papila piramidal
Médula piramidal
Base de la pirámide
Columna renal (de Bertin)

Uréter

Riñón izquierdo y glándula suprarrenal

ropa *f.* clothing; ___ **de cama** / bed clothes, bed linens; ___ **interior** / underclothing.

Rorschach, prueba de *f.* Rorschach test, psychological test by which personality traits are revealed through the subject's interpretation of a series of ink blots.

rosácea *f.* rosacea, a chronic inflammatory disorder involving esp. the skin of the nose, forehead, and cheeks.

rosáceo-a *a.* pinkish, rosy.

rosario *m.* rosary, structure that resembles a string of beads.

rosbif *m.* roast beef.

roséola *f.* roséola, rose-colored skin eruption.

rosette *Fr.* rosette, a rose-shaped cluster of cells.

rostral *a.* rostral, rel. to or resembling a rostrum.

rostro *m.* rostrum. 1. human face; 2. beak or projection.

rotación *f.* rotation.

roto-a *a.*, *pp.* of **romper** / broken.

rótula *f.* patella, kneecap; ball-and-socket joint.

rotura *f.* breakage, fracture.

RU-486 *abr.* RU-486, emergency contraceptive.

rubefaciente *a.* rubefacient, that which causes redness of the skin.

rubeola *f.* rubella, German measles, highly contagious benign viral infection manifested by fever, rose-colored eruption, and sore throat. It can have serious effects on the development of the fetus if acquired by the mother during early pregnancy.

rubor *m.* rubor, redness of the skin; blush.

ruborizado-a *a.* rubescent, that which blushes.

ruborizarse *vr.* to blush.

rudimento *m.* rudiment. 1. a partially developed organ; 2. an organ or part with a partial or total loss of function.

rueda de andar *f.* [*acondicionamiento físico*] treadmill.

ruido *m.* noise, sound; [*corazón*] bruit, murmur; ___ **sordo** / rumble.

ruptura *f.* rupture.

rutina *f.* routine.

rutinario-a *a.* routine, done habitually.

$$S$$

s *abr.* **sacral** / sacral; **sección** / section; **segundo** / second.

sábana *f.* sheet.

sabañón *m.* chilblain, a hand or foot sore produced by cold.

saber *vi.* to know; **hacer ___** / to make known; **___ cómo** / ___ how; **___ de** / ___ of, about.

Sabin, vacuna de *f.* Sabin vaccine, oral poliomyelitis vaccine.

sabor *m.* taste; flavor, aftertaste; **tener ___ a, ___ de** / to taste like.

sacar *vt.* to take out; to draw out.

sacárido *m.* saccharide, chemical compound, one of a series of carbohydrates that includes sugars.

sacarina *f.* saccharin, crystalline substance used as an artificial sweetener.

saciar *v.* to quench; to satiate; **___ la sed** / ___ the thirst.

saco *m.* sac, pocket, pouchlike structure; jacket.

sacral *a.* sacral, rel. to or near the sacrum; **nervios ___-es** / ___ nerves; **plexo ___** / ___ plexus.

sacralización *f.* sacralization, fusion of the fifth lumbar vertebra and the sacrum.

sacro *m.* sacrum, the large triangular bone formed by five fused vertebrae that lies at the base of the spine between the two hip bones.

sacroilíaco *m.* sacroiliac, of, relating to, affecting, or being the region of the joint between the sacrum and the ilium of the pelvis.

sacroilitis *f.* sacroilitis, infl. of the sacroiliac joint.

sacrolumbar *a.* sacrolumbar, rel. to the sacral and the lumbar regions.

sacudir *vt.* to shake; to jerk.

sáculo *m.* saccule, small sac.

sádico-a *a.* sadistic, rel. to sadism.

sadismo *m.* sadism, perverted sexual pleasure derived from inflicting physical or psychological pain on others.

sadomasoquismo *m.* sadomasochism, perverted sexual pleasure derived from inflicting pain on oneself or on others.

sadomasoquista *m.*, *f.* sadomasochist, person who practices sadomasochism; *a.* sadomasochistic, rel. to the practice of sadomasochism.

safeno-a *a.* saphenous, rel. to or associated with the saphenous veins or nerves; **venas ___-as** / ___ veins, the veins of the leg.

sagital *a.* sagittal, resembling an arrow; **plano ___** / ___ plane, parallel to the long axis of the body.

sal *f.* salt, sodium chloride; **___-es aromáticas** / smelling ___-s; **___ corriente** / noniodized ___; **___ yodada** / iodized ___; **echar o poner ___** / to salt or add salt; **sin ___** / unsalted.

sala *f.* room; living room; [*hospital*] ward; **___ de aislamiento** / isolation ward; **___ de cuidado cardíaco** / cardiac care unit; **___ de cuidados intensivos** / intensive care unit; **___ de emergencia** / emergency ___; **___ de espera** / waiting ___; **___ de operaciones** / operating ___; **___ de parto** / delivery ___; **___ de recuperación** / recovery ___.

salado-a *a.* salty.

salicilato *m.* salicylate, any salt of salicylic acid.

salíno-a *a.* saline; **solución ___-a** / ___ solution, distilled water and salt.

saliva *f.* saliva, spit, secretion of the salivary glands that moistens and softens foods in the mouth.

salivación *f.* salivation, excessive discharge of saliva.

salival *a.* salivary, rel. to saliva.

Salk, vacuna de *f.* Salk vaccine, poliomyelitis vaccine.

Salmonela *f.* Salmonella, a genus of gram-negative bacteria of the *Enterobacteriaceae* family that causes enteric fever, gastrointestinal disorders, and septicemia.

salmonelosis *f.* salmonellosis, infectious condition caused by ingestion of food contaminated by bacteria of the genus *Salmonella*.

salpingectomía *f.* salpingectomy, removal of one or both fallopian tubes.

salpingitis *f.* salpingitis, infl. of a fallopian tube.

salpingo-oforectomía *f.* salpingo-oophorectomy, removal of a fallopian tube and an ovary.

salpingoplastia *f.* salpingoplasty, plastic surgery of the fallopian tubes.

salpinx *Gr.* (*pl.* salpinges) salpinx, a tube, such as the fallopian tube.
salpullido, sarpullido *m.* heat rash.
saltar *vt.*, *vi.* to jump; to skip; ___ **un turno** / to skip an appointment or turn.
salto *m.* jump; skip; omission, [*del corazón*] / palpitation.
salubre *a.* salubrious, healthy.
salubridad *f.* the state of public health.
salud *f.* health; **atención a la ___ / ___ care; centros de ___ / ___ care** facilities; **certificado de ___ / ___** certificate; **cuidado de la ___ / ___** care; **cuidado de ___ en el hogar / home ___ care; ___ de las personas de mayor edad / senior ___; estado de ___ / ___ status; instituciones de ___ pública / public ___** facilities; **___ mental / mental ___; ___ precaria / uncertain ___; profesional de atención de la ___ / ___** care provider; **servicios de ___ / ___** services; **servicios de ___ para los ancianos / ___ services for the aged; ___ pública / public ___; ___ rural / rural ___; ___ urbana / urban ___.**
saludable *a.* healthy; **conducta ___ / ___** behavior.
salvado *m.* bran, a by-product of the milling of grain.
salvar *vt.* to save.
salvia *f.* sage.
sanar *vt.* to cure, to heal.
sanatorio *m.* sanatorium, sanitarium, health establishment for physical and mental rehabilitation.
saneamiento *m.* sanitation.
sangrado, sangramiento *m.* bleeding; **___ por la nariz / nosebleed.**
sangrar *vi.*, *vt.* to bleed.
sangre *f.* blood; **___ autóloga / autologous ___; coágulo de ___ / ___** clot; **conteo de ___ / ___ count; diluyente de la ___ / blood thinner; donante de ___ / ___ donor; ___ periférica / peripheral ___; prueba selecta de ___ / ___ screening; transfusión de ___ / ___ transfusion; ___ vital / lifeblood; a ___ fría / in cold ___; banco de ___ / ___** bank.
sangre entera *f.* whole blood, blood with all its components intact that has been drawn from a donor for use to restore blood volume especially after traumatic blood loss.

sangre oculta *f.* occult blood, blood that is present in such a minute amount that it cannot be seen with the naked eye.
sangría *f.* bloodletting.
sangriento-a *a.* bloody.
sanguíneo-a *a.* 1. sanguineous, rel. to blood or that contains it; **derivados ___-os, hemoderivados** / blood derivatives; **determinación de grupos ___-os** / blood grouping; **gases ___-os** / blood gases; **plasma ___-o** / blood plasma; **producto ___-o** / blood product; **proteína ___-a** / blood protein; **sustitutos ___-os** / blood substitutes; **tipo ___-o** / blood group; **tiempo de coagulación ___-a** / blood coagulation time; 2. sanguine, of a cheerful nature.
sanguinolento-a *a.* sanguinolent, containing blood; **esputo ___-o** / bloody sputum.
sanitario-a *m.*, *f.* sanitarian, person trained in matters of sanitation and public health; *a.* sanitary, hygienic; **toalla, servilleta ___-a / ___ napkin.**
sano-a *a.* healthy; sound; wholesome.
saprófito *m.* saprophyte, vegetable organism that lives on decaying or dead organic matter.
sarampión *m.* measles, highly contagious disease esp. in school-age children, caused by the rubeola virus; **suero de globulina preventivo contra el ___ / ___** immune serum globulin administered within five days after exposure to the disease.
sarcoidosis *f.* sarcoidosis. *See* **Schaumann, enfermedad de.**
sarcoma *m.* sarcoma, malignant neoplasm of the connective tissue; **condroblástico** / chondroblastic ___; **___ de tejido blando** / soft tissue ___; **___ fibroblástico** / fibropastic ___; **___ gástrico** / gastric ___; **___ linfático** / lymphatic ___; **___ medular** / medullary ___; **___ mielógeno** / myelogenic ___; **___ óseo** / osteogenic ___; **___ prostático** / prostatic ___; **___ pulmonar** / pulmonary ___; **___ renal** / renal ___.
SARM *abr.* (*staphylococcus aureus resistente a la meticilina*) MRSA, methicillin-resistant Staphyllococcus aureus, a bacterial strain that is resistant to antibiotics and may cause severe infections in people with weakened immune systems.

satisfecho-a *a., pp.* of **satisfacer**, satisfied.

saturación *f.* saturation.

saturado-a *a.* saturated, unable to absorb or receive any given substance beyond a given limit; **no** ___ / unsaturated.

savia *f.* sap, natural juice.

Schaumann, enfermedad de *f.* Schaumann's disease, chronic disease of unknown cause manifested by the presence of small tubercles, esp. in the lymph nodes, lungs, bones, and skin.

Schilling, prueba de *f.* Schilling test, use of radioactive Vitamin B$_{12}$ for the purpose of diagnosing primary pernicious anemia.

SE *abr.* (*sala de emergencia*) ER, emergency room.

sebáceo-a *a.* sebaceous, rel. to or containing sebum; **glándulas** ___-**as** / ___ glands, glands of the skin; **quiste** ___-**o** / ___ cyst.

sebo *m.* sebum, fatty thick substance secreted by the sebaceous glands.

seborrea *f.* seborrhea, malfunction of the sebaceous glands characterized by an excessive discharge of sebum from the glands.

seborréico-a *a.* seborrheic, rel to seborrhea; **blefaritis** ___-**a** / ___ blepharitis; **dermatitis** ___-**a** / ___ dermatitis; **queratosis** ___-**a** / ___ keratosis.

secar *vt.* 1. to dry; ___-**se** *vr.* / to dry oneself; 2. dry out, to undergo an extended period of withdrawal from alcohol or drug use esp. at a special clinic: detoxify.

sección *f.* section, portion, part; ___ **media** / midsection.

seco-a *a.* dry.

secreción *f.* secretion. 1. the production of a given substance as a result of glandular activity; 2. substance produced by secretion; ___ **apocrina** / apocrine ___; ___ **externa** / external ___; ___ **interna** / internal ___; ___ **purulenta** / purulent ___.

secretagogo *m.* secretagogue, secretogogue, agent that stimulates glandular secretion.

secretar *vt.* to secrete.

secretor-a *a.* secretory, that has the property of secreting; **capilares** ___-**es** / ___ capillaries; **carcinoma** ___ / ___ carcinoma; **fibra** ___-**a** / ___ fiber; **nervio** ___ / ___ nerve.

secuela *f.* sequela, aftereffects, condition following or resulting from a disease or treatment.

secuestración *f.* sequestration. 1. the act of isolating; 2. the formation of sequestrum.

secuestro *m.* sequestrum, fragment of dead bone that has become separated from adjoining bone.

secundario-a *a.* secondary.

secundinas *f., pl.* afterbirth, placenta and membranes expelled at the time of delivery.

sed *f.* thirst; **tener** ___ / to be thirsty.

sedación *f.* sedation, the act and effect of inducing calm through medication.

sedante, sedativo *m.* sedative, agent with a quieting and tranquilizing effect.

sedentario-a *a.* sedentary. 1. having little or no physical activity; 2. rel. to a sitting position.

sediento-a *a.* thirsty.

sedimentación *f.* sedimentation, the process of depositing sediment; **índice de** ___ / ___ rate.

sedimento *m.* sediment, matter that settles at the bottom of a solution.

segmentación *f.* segmentation, the act of dividing into parts.

segmento *m.* segment, section or part.

seguido-a *a.* continuous, unbroken; following.

seguimiento *m.* follow-up.

Seguin, síntoma de *m.* Seguin's signal symptom, involuntary contraction of the muscles before an epileptic seizure.

seguir *vt.* to follow; to continue.

según *prep.* according to; in accordance with.

segundo *m.* second, unit of time; ___-**o, -a** *a.* [*ordinal number*] / second, ordinal form of the number two.

seguridad *f.* safety, security; assurance; **medidas de** ___ / ___ measures.

seguro *m.* insurance.

seguro *m.* insurance, ___ **médico** / insurance against loss through illness of the insured.

seguro *m.* insurance; ___ **de incapacidad** / disability ___; ___ **de vida** / life ___; ___ **médico** / health ___; ___ **social** / social security; **seguro-a** *a.* / safe; certain; ___-**amente** *adv.* / surely.

selenio *m.* selenium, a nonmetallic chemical element resembling sulfur, used in electronic devices.

semana *f.* week; **la ___ pasada** / last ___; **la ___ próxima, la ___ que viene** / next ___.

semanal *a.* weekly; **___-mente** *adv.* / weekly.

semblante *m.* appearance of the face.

semejante *a.* resembling, similar.

semen *m.* semen, sperm, thick whitish secretion of the male reproductive organs.

semicoma *m.* semicoma, slight comatose state.

seminal *a.* seminal, concerning the semen or seed; **conducto ___** / ___ duct; **emision ___** / ___ emission.

seminífero-a *a.* seminiferous, that produces or bears seeds or semen; **conductos ___-os** / ___ tubules.

seminoma *m.* seminoma, a tumor of the testis.

seminuria *f.* seminuria, presence of semen in the urine.

semiótica *f.* semiotics, the branch of medicine concerned with signs and symptoms of diseases.

semiótico-a *a.* semiotic, rel. to the signs and symptoms of a disease.

sencillo-a *a.* simple, plain.

senescencia *f.* senescence, the process of becoming old.

senil *a.* senile, rel. to old age, esp. as it affects mental and physical functions.

senilidad *f.* senility, the state of being senile.

seno *m.* breast, bust, bosom; **auto-examen de los ___-s / ___** self-examination.

senos paranasales *m., pl.* paranasal sinuses, any of the air cavities in the adjacent bones of the nasal cavity.

sensación *f.* sensation, feeling, perception through the senses; hunger pangs, **___ de hambre** / a pain in the abdominal region in the early stages of hunger.

sensato-a *a.* sensible, reasonable.

sensibilidad *f.* sensitivity, the condition of being sensitive to touch or palpation; tenderness; **___ cruzada** / cross ___; **entrenamiento de la ___ / ___** training; **___ profunda** / deep ___; **___ táctil** / touch sensation; **___ térmica** / thermal ___.

sensibilización *f.* sensitization, the act of making sensible.

sensible *a.* sensitive, sensible; wise, prudent.

sensífero-a *a.* sensiferous, that causes, transmits, or conducts sensations.

sensitivo-a *a.* 1. sensorial, that is perceived through the senses; 2. tender, sensitive to touch or palpation.

sensitivomotor *a.* sensorimotor, rel. to sensory and motor activities of the body.

sensorial, sensorio-a *a.* sensory, rel. to sensation or to the senses; **afasia ___ / ___** aphasia; **epilepsia ___ / ___** epilepsy; **ganglio ___ / ___** ganglion; **imagen ___ / ___** image; **integración ___ / ___** integration; **nervio ___ / ___** nerve; **nivel de agudeza ___ / ___** acuity level; **privación ___ / ___** deprivation; **procesamiento ___ / ___** processing; **sobrecarga ___ / ___** overload; **umbral ___ / ___** threshold.

sensual *a.* sensual, sensuous; carnal.

sentado-a *a.* seated.

sentarse *vr., vi.* to sit down.

sentido *m.* sense; a perception or impression received through the senses; **___ de la vista / ___** of sight; **___ del oído / ___** of hearing; **___ del olfato / ___** of smell; **___ del sabor / ___** of taste; **___ del tacto / ___** of touch; **___ común / common ___**; **___ del humor / ___** of humor.

sentimiento *m.* feeling; sentiment.

sentir *vt.* to feel, to perceive through the senses; **___-se** *vr.* [*estado corporal*] / to feel, general state of the body or mind; **___ bien / to ___** good; **___ mal / to ___** sick.

señal *f.* sign, indication.

señalado-a *a.* conspicuous, pronounced.

señalar *vt.* to point out, to indicate; to mark.

señor *m.* mister; *abr.* Mr.

señora *f.* married woman; *abr.* Mrs.

señorita *f.* miss, young lady; *abr.* Miss.

separación *f.* separation; in obstetrics, disengagement.

separado-a *a.* separate; **___-amente** *adv.* / separately.

sepsis *L.* sepsis, toxic condition caused by bacterial contamination.

septal *a.* septal, rel. to a septum; **desviación ___ / ___** deviation.

septectomía *f.* septectomy, partial or total excision of the septum.

septicemia *f.* septicemia, blood poisoning, invasion of the blood by virulent microorganisms.

séptico-a *a.* septic, rel. to sepsis; **choque** ___ / ___ shock.

septum *L.* septum (*pl.* septa) partition between two cavities.

sequedad *f.* dryness.

ser *vi.* to be.

serie *f.* distribution, set, succession; series, a group of specimens or types arranged in sequence; **en** ___ / serial; ___ **selectiva bioquímica** / biochemical screening.

serio-a *a.* serious; [*caso médico*] complicated; **en** ___ / seriously; ___-**amente** *adv.* / seriously.

seroconversión *f.* seroconversion, development of antibodies as a response to an infection or to the administration of a vaccine.

serológico-a *a.* serologic, serological, rel. to serum.

seroma *m.* seroma, accumulation of blood serum that produces a tumor-like swelling, gen. subcutaneous.

seronegativo-a *a.* seronegative, presenting a negative reaction in serological tests.

seropositivo-a *a.* seropositive, presenting a positive reaction in serological tests.

serosa *f.* serosa, serous membrane.

serosanguíneo-a *a.* serosanguineous, of the nature of serum and blood.

serositis *f.* serositis, infl. of a serous membrane, an important sign in diseases of the connective tissue such as systemic erythematous lupus.

seroso-a *a.* serous. 1. of the nature of serum; 2. producing or containing serum.

serotipo *m.* serotype, type of microorganism determined by the class and combination of antigens present in the cell; **determinación del** ___ / serotyping.

serotonina *f.* serotonin, a neurotransmitter whose functions include regulation of mood, appetite, and sleep.

serpiente *f.* snake, serpent; ___ **de cascabel** / rattlesnake; **mordida de** ___ / ___ bite; ___ **venenosa** / poisonous ___.

servicio *m.* service; ___-**s de cuidado exterior**/ extended care facility; ___-**s de emergencia** / emergency ___; ___-**s de salud preventiva** / preventive health ___.

sesamoideo-a *a.* sesamoid, rel. to or resembling a small mass in a joint or cartilage.

sésil *a.* sessile, attached by a broad base with no peduncle.

sesión *f.* session.

seso *m.* brain.

seudogota *f.* pseudogout, recurrent arthritic condition with symptoms similar to gout.

severo-a *a.* severe; **síndrome respiratorio** ___-o / ___ acute respiratory syndrome; **inmunodeficiencia combinada** ___-a / ___ combined immunodeficiency.

sexo *m.* sex; ___ **sin riesgo** / ___ without risk; **relacionado con el** ___ / ___-linked, transmitted by genes located in the sex chromosomes.

sexual *a.* sexual, rel. to sex; **agresión** ___ / ___ assault; **características** ___-es / ___ characteristics; **conducta** ___ / ___ behavior; **desarrollo** ___ / ___ development; **educación** ___ / ___ education; **madurez** ___ / ___ maturity; **relaciones** ___-es / ___ intercourse; **salud** ___ / ___ health; **trastorno** ___ / ___ disorder; **vida** ___ / ___ life; ___-**mente** *adv.* / sexually; **enfermedad** transmitida, **enfermedad venérea** / ___ transmitted disease. *See* table on page 442.

sexualidad *f.* sexuality, collective characteristics of each sex.

Shiatsu *m.* Shiatsu, Oriental technique of applying finger pressure to specific points in the body to liberate energy.

shigelosis *f.* shigellosis, bacillary dysentery.

shock *m.* shock, abnormal state generated by insufficient blood circulation that can cause disorders such as low blood pressure, rapid pulse, pallor, abnormally low body temperature, and general weakness; **anafiláctico** / anaphylactic ___; ___ **endotóxico** / endotoxic ___; ___ **insulínico** / insulin ___; ___ **séptico** / septic ___.

shock anafiláctico *m.* anaphylactic shock, abrupt allergic reaction to a substance.

Shy-Drager, síndrome de *m.* Shy-Drager syndrome, neurodegenerative disease of middle-aged or older persons that affects the autonomic nervous system and is characterized by chronic orthostatic hypotension and cardiac arrhythmia.

sialadenitis *f.* sialadenitis, sialoadenitis, infl. of a salivary gland.

sialoadenectomía *f.* sialoadenectomy incision and drainage of a salivary gland.

sialograma *m.* sialogram, x-ray of the salivary tract.

SIDA *abr.* (*síndrome de inmunodeficiencia adquirida*) AIDS, acquired immunodeficiency syndrome, characterized by immunodeficiency, infections (such as pneumonia, tuberculosis, and chronic diarrhea), and tumors, esp. lymphoma and Kaposi's sarcoma.

SIDS *abr.* (from its abbreviation in English) SIDS, sudden infant death syndrome.

sien *f.* temple, the flattened lateral region on either side of the head.

sietemesino-a *a.* born at seven months' gestation.

sífilis *f.* syphilis, contagious venereal disease usu. transmitted by direct contact and manifested by structural and cutaneous lesions; ___ **terciaria** / tertiary ___, the third and most advanced stage of syphilis.

sifilítico-a *m.*, *f.* syphylitic, person infected with syphilis; *a.* syphylitic, rel. to or caused by syphilis; **mácula** ___-**a** / ___ macule.

sigmoide, sigmoideo-a *a.* sigmoid. 1. shaped like the letter s; 2. rel. to the sigmoid colon.

sigmoidoscopía *f.* sigmoidoscopy, examination of the sigmoid flexure with a sigmoidoscope.

significado *m.* meaning, significance.

signo *m.* sign; mark, objective manifestation of a disease; ___-**s vitales** / vital ___-s.

siguiente *a.* following, next.

sildenafil *m.* sildenafil, a drug that is used to treat erectile dysfunction.

silencio *m.* silence.

silicosis *f.* silicosis, dust inhalation; a pathological condition of the lungs resulting from long term inhalation of silica dust.

silla *f.* chair; ___ **de ruedas** / wheelchair.

silla turca *f.* sella turcica, depression on the superior surface of the sphenoid bone that contains the hypophysis.

Sílvio, acueducto de *m.* aqueduct of Silvius, narrow channel connecting the third and fourth ventricles of the brain.

simbiosis *f.* symbiosis, close association of two dissimilar organisms.

simbolismo *m.* symbolism. 1. mental abnormality by which the patient conceives occurrences as symbols of his or her own thoughts; 2. in psychoanalysis, symbolic representation of repressed thoughts and emotions.

símbolo *m.* symbol.

simetría *f.* symmetry, perfect correspondence of parts situated on opposite sides of an axis or plane of a body.

simétrico-a *a.* symmetrical.

similar *a.* similar.

simpatectomía *f.* sympathectomy, interruption of the sympathetic nerve pathways.

simpatía *f.* sympathy, relationship, affinity. 1. affinity between mind and body whereby one is affected by the other; 2. relationship between two organs in which an anomaly in one affects the other.

simpático-a *a.* sympathetic, rel. to the sympathetic nervous system.

simpatolítico-a *a.* sympatholytic, resistant to the activity produced by the stimulation of the sympathetic nervous system.

simpatomimético-a *a.* sympathomimetic, having the capacity to cause physiological changes similar to those produced by the action of the sympathetic nervous system.

simple *a.* simple; ___-**mente** *adv.* / merely.

simplificar *vt.* to simplify.

simulación *f.* simulation, imitation; feigning an illness or symptom.

sin *prep.* without; ___ **embargo** / nevertheless.

sinapsis *f.* 1. synapse, the point of contact between two neurons, where the impulse traveling through the first neuron originates an impulse in the second one; 2. synapsis, the pairing of homologous chromosomes at the start of meiosis.

sinartrosis *f.* synarthrosis, an immovable joint in which the bony elements are fused.

sincondrosis *f.* synchondrosis, an immovable joint in which the surfaces are joined by cartilaginous tissue.

sincopal *a.* syncopal, rel. to a syncope.

síncope *m.* syncope, temporary loss of consciousness due to inadequate supply of blood to the brain; ___ **anginoso** / anginal ___; ___ **de deglución** / deglutition ___; ___ **cardiaco** / cardiac ___; ___ **convulsivo** / convulsive ___; ___ **histérico** / hysterical ___; ___ **laríngeo** / laryngeal ___.

sincrónico-a *a.* synchronous, occurring at the same time.

sindactilia *f.* syndactylism, syndactyly, congenital anomaly consisting of the fusion of two or more fingers or toes.

síndrome *m.* syndrome, a group of signs and symptoms that occur together and characterize a particular abnormality; ___ **adiposo** / adipose ___; ___ **de choque tóxico** / toxic shock ___, blood poisoning due to Staphylococci; ___ **de dificultad respiratoria** / respiratory distress ___; ___ **de escaldadura** / scalded skin ___, burns of the epidermis that gen. do not harm the underlying dermis; ___ **de intestino irritado** / irritable bowel ___; ___ **del edificio enfermo** / sick building ___; ___ **del niño sacudido** / shaken baby ___, symptoms that occur in an infant that has been severely shaken; ___ **de malabsorción** / malabsorption ___, gastro-intestinal disorder caused by poor absorption of food; ___ **de niños maltratados** / battered children ___; ___ **de privación** / withdrawal ___, resulting from discontinued use of alcohol or a drug; ___ **de transfusión múltiple** / multiple transfusion ___; ___ **de vaciamiento gástrico rápido** / dumping ___, rapid dumping of the stomach contents into the small intestine; ___ **del túnel del carpo** / carpal tunnel ___; ___ **del lóbulo medio del pulmón** / middle lobe ___ of the lung; ___ **del secuestro subclavicular** / subclavian steal ___; ___ **metabólico** / metabolic ___, a syndrome marked by the presence of a group of risk factors linked to cardiovascular disease and type 2 diabetes; ___ **nefrótico** / nephrotic ___, excessive loss of protein; ___ **premenstrual** / premenstrual ___; ___ **adrenonogenital** / adrenogenital ___.

síndrome de fatiga crónica *m.* chronic fatigue syndrome, a disorder of uncertain cause that is characterized by persistent profund fatigue unrelated to any preexisting medical condition and that typically has an onset at about 30 years of age.

síndrome de inmunodeficiencia adquirida (SIDA) *m.* acquired immunodeficiency syndrome (AIDS). *See* **SIDA**.

síndrome de muerte infantil súbita (SMIS) *m.* sudden infant death syndrome (SIDS), sudden unexplained death of an apparently healthy infant during sleep.

síndrome de piernas inquietas *m.* restless leg syndrome, a neurological disorder marked by aching, burning, crawling, or creeping sensations of the legs esp. at night usu. when lying down.

síndrome de Tourette *m.* Tourette's syndrome, a neurological disorder marked by involuntary tics (as eye blinks or grimaces) and vocalizations.

síndrome neuroléptico maligno *m.* neuroleptic malignant syndrome, caused by the use of neuroleptic agents and characterized by symptoms of hyperthermia, loss of consciousness, and serious reactions related to the central nervous system that could be fatal.

sídrome post-polio *m.* post-polio syndrome, a condition that affects former polio patients long after recovery and that is characterized by muscle weakness, joint and muscle pain, and fatigue.

sinequia *f.* synechia, union or abnormal adherence of tissue or organs, esp. in reference to the iris, the lens, and the cornea.

sinérgico-a *a.* synergistic, synergic, the capacity to act together.

sinergismo *m.* synergism, correlated or harmonious action between two or more structures or drugs.

sínfisis *f.* symphysis, a joint in which adjacent bony surfaces are united by fibrocartilage.

sinoauricular o sinusal, nódulo *m.* sinoauricular, sinoatrial node located at the meeting point of the vena cava and the right cardiac atrium, point of origin of the impulses that stimulate the heartbeat.

sinostosis *f.* synostosis, osseous joining of two adjacent bones; ___ **senil** / senile ___; ___ **tribacilar** / tribacilar ___.

sinovia *f.* synovia, synovial fluid, transparent and viscid liquid secreted by synovial membranes that lubricates joints and connective tissue.

sinovial *a.* synovial, rel. to or producing synovia; bursa, **saco** ___ / ___ bursa; **membrana** ___ / ___ membrane; **quiste** ___ / ___ cyst.

sinovioma *m.* synovioma, tumor that originates in the synovial membrane.

sinovitis *f.* synovitis, an infl. of the synovial membrane; ___ **purulenta** / purulent ___; ___ **seca** / dry ___; ___ **serosa** / serous ___.

sinquisis *f.* synchysis, state of fluidity of the vitreous humor.

síntesis *f.* synthesis, the composition of a whole by union of the parts.

sintético-a *a.* synthetic, rel. to or produced by synthesis.

sintetizar *vi.* to synthesize, to produce synthesis.

síntoma *m.* symptom, any manifestation of a disease as perceived by the patient; ___ **constitucional** / constitutional ___; ___ **demorado** / delayed ___; ___ **de supresión** / withdrawal ___; ___ **objetivo** / objective ___; ___ **patognomónico** / pathognomonic ___; ___ **presente** / presenting ___; ___ **prodrómico** / prodromal ___; ___**-as premonitorios** / warning ___**-s**.

sintomático-a *a.* symptomatic; ___**-amente** *adv.* / symptomatically.

sintomatología *f.* symptomatology, symptoms pertaining to a given condition or case.

sintónico-a *m.*, *f.* syntonic, a type of personality that responds and adjusts normally to his or her environment.

sinus *L.* sinus, cavity or hollow passage.

sinusitis *f.* sinusitis, infl. of a sinus, esp. a paranasal sinus.

sinusoide *m.* sinusoid, a minute passage that carries blood to the tissues of an organ, such as the liver; *a.* resembling a sinus.

siringocele *m.* syringocele. 1. the central canal of the spinal cord; 2. a meningomyelocele containing a cavity in the ectopic spinal cord.

siringomielia *f.* syringmyelia, chronic, progressive disease of the spinal cord manifested by formation of liquid-filled cavities, gen. in the cervical region and sometimes extending into the medulla oblongata.

sistáltico-a *a.* systaltic, that alternates dilations and contractions.

sistema *m.* system, a group of correlated parts or organs constituting a whole that performs one or more vital functions; ___ **cardiovascular** / cardiovascular ___; ___ **digestivo** / digestive ___; ___ **endocrino** / endocrine ___; ___ **genitourinario** / genitourinary ___; ___ **hematopoyético** / hematopoietic ___; ___ **inmunitario** / immune ___; ___ **linfático** / lymphatic___; ___ **nervioso** / nervous ___; ___ **óseo** / osseous ___; ___ portal / portal ___; ___ **reproductivo** / reproductive ___; ___ **respiratorio** / respiratory ___; ___ **reticuloendotelial** / reticuloendothelial ___.

sistema de circulación cardiopulmonar *m.* application of a heart/lung machine.

sistema nervioso central *m.* central nervous system, made up by the brain and the spinal cord.

sistema sensorio nervioso *m.* sensory nervous system.

sistemático-a *a.* systematic, that follows a system; ___**-amente** *adv.* / systematically.

sistémico-a *a.* systemic, that affects the body as a whole; circulación ___**-a** / ___ circulation.

sístole *f.* systole, the contractive cycle of the heartbeat, esp. of the ventricles; ___ **auricular** / atrial ___; ___ **prematura** / premature ___; ___ ventricular / ventricular ___.

sistólico-a *a.* systolic, rel. to the systole; **murmullo** ___**-o** / ___ murmur; **presión** ___**-a** / ___ pressure.

situación *f.* situation.

situado-a *a.* situated, placed, located.

situs *L.* situs, position or place.

Sjögren, síndrome de *m.* Sjögren's syndrome, autoimmune disorder that results in diminished salivary and lacrimal secretion, causing dryness of the eyes and the lips.

Snellen, prueba de ojo de *f.* Snellen's eye test, a chart of black letters that gradually diminish in size, used in testing visual acuity.

sobra *f.* excess, surplus; **hay de** ___ / there is more than enough.

sobre *prep.* above, over; ___ **todo** / above all.

sobrealimentación *f.* hyperalimentation; ___ **intravenosa** / parenteral ___.

sobrecierre *m.* overclosure, condition caused when the mandible closes before the upper and lower teeth meet.

sobrecompensación *f.* overcompensation; an exaggerated attempt to conceal feelings of guilt or inferiority.

sobredosis *f.* overdose, excessive dose of a drug.

sobrellevar *vt.* to endure.

sobremordida *f.* overbite.

sobrenombre *m.* nickname.

sobrepeso *m.* overweight.

sobreponerse *vr.* to overcome.

sobrerrespuesta *f.* overresponse, excessive reaction to a stimulus.

sobresalir *vi.* to protrude; to be conspicuous.

sobresaltado-a *a.* frightened, startled.

sobrevivir *vt.* to survive.

sobrino-a *m.*, *f.* nephew; niece.

sobrio-a *a.* sober.

social *a.* social; **seguro** ___ / ___ security; **asistencia** ___ / ___ work; **trabajador-a** ___ / ___ worker.

socialización *f.* socialization, social adaptation.

socializado-a *a.* socialized; **medicina** ___ / ___ medicine.

sociedad *f.* society; corporation; fellowship.

sociópata *m.*, *f.* sociopath, an individual who manifests antisocial behavior.

socorrer *vt.* to help, to assist, to aid.

soda *f.* soda, sodium carbonate.

sodio *m.* sodium, soft alkaline metallic element found in the fluids of the body; **bicarbonato de** ___ / baking soda; **carbonato de** ___ / soda.

sodomía *f.* sodomy, term used in reference to anal intercourse, most often between males.

sodomita *m.*, *f.* sodomite, one who commits sodomy.

sofisticación *f.* sophistication; the adulteration of a substance.

sofocación *f.* suffocation, asphyxia, shortness of breath.

sofoco *m.* hot flash; suffocation.

sol *m.* sun; **baño de** ___ / ___bathing; **bloqueador del** ___ / ___screen; **estar expuesto al** ___ / ___ exposure; **mancha del** ___ / ___spot; **quemadura de** ___ / ___burn; **tomar el** ___ / to ___bathe.

solar *a.* solar, rel. to the sun; **bloqueador** ___ / sunscreen; **energía** ___ / ___ energy.

sólido-a *a.* solid; firm; sound.

solo-a *a.* alone, only; ___**-amente** *adv.* / only.

soltar *vt.* to release; to loosen.

soltero-a *a.* single, unmarried.

soluble *a.* soluble.

solución *f.* solution; ___ **ocular** / eyewash.

solvente *m.* solvent, liquid that dissolves or is capable of producing a solution; thinner.

somático-a *a.* somatic, rel. to the body.

somatización *f.* somatization; the process of converting mental experiences into bodily manifestations.

sombra *f.* shadow; opacity; shade; **a la** ___ / in the shade.

someter *vt.* to submit; ___**-se** *vr.* / to undergo; to submit oneself.

somnífero *m.* sleeping pill.

somniloquia *f.* somniloquism, the act of talking while asleep.

somnolencia *f.* sleepiness, drowsiness.

sonambulismo *m.* somnambulance, somnambulism, sleepwalking.

sonámbulo-a *m.*, *f.* somnambule, person who walks in his or her sleep.

sonar *vt.* to sound, to ring.

sonda *f.* probe, thin, smooth, and flexible instrument used to explore cavities and body passages or to measure the depth and direction of a wound; ___ **acanalada** / hollow ___; ___ **intestinal** / intestinal decompression tube; ___ **uretral** / urethral catheter.

sonido *m.* sound.

sonografía *f.* sonography. *See* **ultrasonografía**.

sonograma *m.* sonogram, image obtained by ultrasonography.

sonoro-a *a.* sonorous, resonant, having a deep or full sound.

sonreír *vi.* to smile.

sonrisa *f.* smile.

soñar *vi.* to dream; ___ **despierto-a** / to daydream.

soplar *vt.* to blow.

soplo *m.* murmur, bruit, flutter; short, raspy, or fluttering sound, esp. an abnormal beat of the heart; ___ **aórtico, regurgitante** / aortic, regurgitant in value; ___ **cardíaco** / cardiac ___; ___ **continuo** / continuous ___; ___ **creciente, en crescendo** / crescendo ___; ___ **diastólico** / diastolic ___; ___ **endocardial** / endocardial ___; ___ **en vaivén** / to-and-fro ___; ___ **exocardial** / exocardial ___; ___ **funcional** / functional ___; ___ **inocente** / innocent ___; ___ **mitral** / mitral ___; ___ **pansistólico** / pansystolic ___; ___ **presistólico** / presystolic ___; ___ **sistólico** / systolic ___.

sopor *m.* drowsiness, sleepiness.

soporífero, soporífico *m.* soporific, agent that produces sleep.

soportable *a.* bearable, tolerable.

soportar *vt.* to endure, to bear, to sustain.

soporte *m.* [*life*] support; ___ **vital** / providing support necessary to sustain life.

sorber *vt.* to sip; to suck; to absorb.

sorbo *m.* sip.

sordera *f.* deafness.

sordo-a *m., f.* a deaf person; *a.* deaf.

sordomudo-a *m., f.* deaf-mute person.

sostén *m.* support, backing; buttress; brassiere.

sostener *vt.* to sustain; to maintain.

SPM *abr.* (*síndrome premenstrual*) PMS, premenstrual syndrome.

SRAS *abr.* (*síndrome respiratorio agudo severo*) SARS, severe acute respiratory syndrome.

SSRI *abr.* (from its abbreviation in English) an antidepressant that inhibits the inactivation of serotonin by blocking its reuptake.

staph *abr.* Staphylococcus, an infection with staphylococci.

Still, enfermedad de *f.* Still's disease, juvenile rheumatoid arthritis.

Streptococcus *Gr.* Streptococcus, a genus of gram-positive bacteria of the tribe *Streptococceae* that occur in pairs or chains, many of which are causal agents of serious infection.

suavizar *vt.* to soften.

subacromial *a.* subacromial, below the acromion.

subaracnoideo-a *a.* subarachnoid, situated or occurring below the arachnoid membrane; **espacio** ___-o / ___ space.

subclavicular *a.* subclavian, subclavicular, located beneath the clavicle; **arteria** ___ / ___ artery; **vena** ___ / ___ vein.

subclínico-a *a.* subclinical, without clinical manifestations.

subconsciencia, subconsciente *m., f.* subconscious, state during which mental processes affecting thought, feeling, and behavior occur without the individual's awareness.

subconsciente *a.* subconscious, rel. to the part of the mind of which one is not fully aware.

subcultivo *m.* subculture, a culture of bacteria derived from another culture.

subcutáneo-a *a.* subcutaneous, under the skin.

subdesarrollado-a *a.* underdeveloped.

subdesarrollo *m.* underdevelopment.

subdural *a.* subdural, under the dura mater; **espacio** ___ / ___ space.

subependimario-a *a.* subependymal, situated under the ependyma.

subfrénico-a *a.* subphrenic, situated below the diaphragm; **absceso** ___-o / ___ abscess.

subinvolución *f.* subinvolution, incomplete involution; ___ **del útero** / ___ of the uterus.

subir *v.* to go up; to lift up; to climb; ___ **las escaleras** / to climb the stairs.

súbito-a *a.* sudden; **muerte** ___-a / ___ death; ___-**amente** *adv.* / suddenly.

subjetivo-a *a.* subjective; **síntomas** ___-os/ ___symptoms.

sublimación *f.* sublimation. 1. the change from a solid state to vapor; 2. a Freudian term indicating a process by which instinctual drives and impulses are modified into socially acceptable behavior.

sublingual *a.* sublingual, under the tongue; **glándula** ___ / ___ gland.

subluxación *f.* subluxation, an incomplete dislocation.

submandibular *a.* submandibular, under the mandible.

submucosa *f.* submucosa, layer of cellular tissue situated under a mucous membrane.

subrogada-a *a.* surrogate, that takes the place of someone or something.

subscripción *f.* subscription, part of the prescription that contains instructions for its preparation.

substantivo, sustantivo *m., gr.* substantive, noun.

subungueal *a.* subungual, beneath a nail.

succión *f.* suction; **dispositivo de ___ / ___ device.**

suceder *v.* to happen.

sucesivo-a *a.* successive, consecutive.

suceso *m.* happening, event.

sucio-a *a.* dirty, filthy.

sucrosa *f.* sucrose, natural saccharose obtained mostly from sugarcane and sugar beets.

sudado-a *a.* sweaty, moist with perspiration; perspiring.

sudamina *f.* sudamina, noninflammatory cutaneous eruption that presents whitish vesicles filled with aqueous liquid and that gen. occurs after profuse sweating or accompanying some febrile disorder.

sudar *vt.* to sweat, to perspire.

sudatorio, sudorífico *m.* sudorific, an agent promoting sweat.

sudor *m.* sweat, perspiration, secretion of the sweat glands; **___-es nocturnos / night ___-s.**

sudores fríos *m., pl.* cold sweat.

sudores nocturnos *m., pl.* night sweats.

sudorífico-a *a.* sudorific, that which produces sweat.

sudoroso-a *a.* perspiring, sweaty.

suegro-a *m., f.* father-in-law; mother-in-law.

suelo *m.* ground; floor.

sueño *m.* sleep, dream; **ciclos del ___ / ___ cycles; ___ crepuscular / twilight ___; estadios del ___ / ___ stages; ___ profundo / deep ___; ___ reparador / balmy ___; trastornos del ___ / ___disorders; tener ___ / to be sleepy.**

sueño, enfermedad del *f.* sleeping sickness, endemic, acute disease of Africa caused by a protozoon transmitted by the tsetse fly and characterized by a state of lethargy, chills, loss of weight, and general weakness.

suero *m.* serum. 1. clear, watery portion of the plasma that remains fluid after clotting of blood; 2. any serous fluid; 3. immune serum of an animal that is inoculated to produce passive immunization; **___ antitóxico / immune ___; ___ de globulina / globulin ___; ___ de la verdad / truth ___.**

suficiente *a.* sufficient, enough; **___-mente** *adv.* / sufficiently.

sufrimiento *m.* suffering.

sufrir *vt.* to suffer; [*herida*] to sustain; [*operación*] to undergo.

sufusión *f.* suffusion, infiltration of a bodily fluid into the surrounding tissues.

sugerencia, sugestión *f.* suggestion, intimation, indication.

sugestivo-a *a.* suggestive, rel. to suggestion or that which suggests.

suicida *a.* suicidal, prone to commit suicide.

suicidarse *vr.* to commit suicide.

suicidio *m.* suicide; **intento de ___ / attempted ___.**

suicidio asistido por médico *m.* physician-assisted suicide, suicide facilitated by means or by information provided by a physician.

sujeto *m.* subject. 1. term used in reference to the patient; 2. topic; 3. *gr.* subject of the verb.

sulfa, medicamentos de *m., pl.* sulfa drugs, sulfonamides, antibacterial drugs of the sulfonamide group.

sulfato *m.* sulfate, a salt of sulfuric acid.

sulfonamidas *f. pl.* sulfonamides, a group of bacteriostatic sulfur organic compounds.

sulfúrico-a *a.* sulfuric, rel. to sulfur.

sulfuro *m.* sulphur.

sumamente *adv.* extremely, very.

sumar *vt.* to add.

sumario *m.* summary, clinical history of the patient.

sumatriptán *m.* sumatriptan, a drug administered as a nasal spray, tablet, or by injection to treat migraine attacks.

sumergir *vt.* to submerge, to immerse.

superfecundación *f.* superfecundation, successive fertilization of two or more ova from the same menstrual cycle in two separate instances of sexual intercourse.

superfetación *f.* superfetation, fecundation of two ova in the same uterus corresponding to two different menstrual cycles but occurring within in a short period of time from each other.

superficial *a.* superficial, rel. to a surface; **tensión ___ / surface tension;** shallow; **___-mente** *adv.* / superficially, shallowly.

superficie *f.* surface, outer portion or limit of a structure.

superinfección *f.* superinfection, new infection that occurs while a previous one is still present, gen. caused by a different organism.

superior *a.* superior; upper; higher; greater.

superolateral *a.* superolateral, situated above and to the side.

supersaturado-a *a.* supersaturated, beyond saturation.

supersaturar *v.* to supersaturate, to add a substance in an amount greater than that which can be dissolved normally by a liquid.

superyó *m.* superego, in psychoanalysis the part of the psyche concerned with social standards, ethics, and conscience.

supinación *f.* supination, turning the hand with the palm facing forward and upward.

supino-a *a.* supine, rel. to the position of lying on the back, face up, with palms of the hands turned upward.

suplemento *m.* supplement, supply.

suplemento dietético *n.* dietary supplement, product with ingredients to supplement one's diet taken orally.

suponer *vi.* to suppose, to surmise.

supositorio *m.* suppository, a semisolid, soluble, medicated mass that is introduced in a body passage such as the vagina or the rectum.

suprapúbico-a *a.* suprapubic, above the pubis; **catéter ___-o / ___** catheter; **cistotomia ___-a / ___** cystotomy.

suprarrenal *a.* suprarenal, above the kidney; **glándula ___ / ___** gland.

supresión *f.* suppression; withdrawal; 1. arrest in the production of a secretion, excretion, or any normal discharge; 2. in psychoanalysis, inhibition of an idea or desire.

supuración *f.* suppuration, formation or discharge of pus.

supurar *v.* to suppurate, to fester, to ooze.

supurar *v.* weep, to exude (a fluid) slowly.

supurativo-a *a.* suppurative, rel. to suppuration.

surco *m.* furrow, line, wrinkle; groove, track; **___ atrioventricular** / atrioventricular ___; **___ bicipital** / bicipital ___; **___ costal** / costal ___; **___ digital** / digital ___; **___ glúteo** / gluteal ___.

surfactante *m.* surfactant, active agent that modifies the surface tension of a liquid.

susceptible *a.* susceptible.

suscitar *v.* to rouse, to stir up.

suspender *vt.* to suspend, to cancel, to halt.

suspenso-a *a.* pending.

suspensorio-a *a.* suspensory, sustaining or providing support; **ligamento ___-o / ___** ligament.

sustancia *f.* substance, matter; **___ blanca** / white ___, neural tissue formed mainly by myelinated fibers that constitute the conducting portion of the brain and the spinal cord; **___ fundamental** / ground ___, gelatinous matter of connective tissue, cartilage, and bone that fills the space between cells and fibers.

sustantivo *m.*, *gr.* substantive, noun.

sustento *m.* sustenance.

sustitución *f.* substitution, the act of replacing one thing for another; **terapéutica por ___ / ___** therapy.

sustituir *vt.* to substitute.

sustituto *m.* substitute.

susto *m.* fright, sudden fear.

sutura *f.* suture, line of union; **___ absorbible** / absorbable ___; **___ compuesta** / bolster ___; **___ continua, de peletero** / continuous, uninterrupted ___; **___ de aposición y aproximación** / near and far ___; **___ de catgut** / catgut ___; **___ de colchonero** / vertical mattress ___; **___ de herida** / wound ___; **___ de seda** / silk ___; **___ en bolsa de tabaco** / pursestring ___; **___ facial** / fascial ___; **___ implantada** / implanted ___; **___ interrumpida** / interrupted ___; **___ no absorbible** / nonabsorbable ___; **___ plana** / flat ___.

Swan-Ganz, catéter de *m.* Swan-Ganz catheter, soft, flexible catheter with a balloon near the tip used to measure the blood pressure in the pulmonary artery.

T *abr.* **temperatura absoluta** / absolute temperature; **T+, tensión aumentada** / T+, increased tension; **T+, tensión disminuída** / T+ diminished tension.

tabaco *m.* 1. tobacco, the dried and prepared leaves of Nicotiana tabacum that contain nicotine; 2. cigar; **contaminación por humo de ___** / ___ smoke pollution.

tabardillo *m., pop.* name given to typhus or typhoid fever in certain regions of Mexico and Latin America.

tabes *L.* tabes, progressive deterioration of the body or any part of it caused by a chronic illness.

tabicado-a *a.* septate, that has a dividing wall.

tabique *m.* thin wall; **___ celular** / cell wall; **___ nasal, o de la nariz** / nose ridge; **___ nasal desviado** / deviation of the nasal septum from its normal position.

tabla *f.* table. 1. a flat osseous plate or lamina; 2. an arranged collection of many particulars that have a common standard.

tabla optométrica *f.* eye chart, a chart that is read at a fixed distance to test sight.

tableta *f.* tablet, a solid dosage of medication; **___ de capa entérica** / enteric-coated ___.

tabular *a.* tabular, resembling a table or square; *v.* to tabulate, to make lists or tables.

TAC *f.* (*tomografía axial computarizada*) CAT scan, CT scan, computerized axial tomography.

tacón *m.* heel of a shoe.

táctil *a.* tactile, rel. to touch or to the sense of touch; **discriminación ___** / ___ discrimination; **sistema ___** / ___ system.

tacto *m.* the sense of touch.

TAE *abr.* (*trastorno afectivo estacional*) SAD, seasonal affective disorder.

taenia *L.* taenia. *See* **tenia**.

talámico-a *a.* thalamic, rel. to the thalamus.

tálamo *m.* thalamus, one of the two large, oval-shaped masses of gray matter situated at the base of the cerebrum that are the main relay centers of sensory impulses to the cerebral cortex.

talasemia *f.* thalassemia, group of different types of hereditary hemolytic anemia found in populations of the Mediterranean region and Southeast Asia; **___ mayor** / major ___; **___ menor** / minor ___.

talasofobia *f.* thalassophobia, morbid fear of the sea.

talasoterapia *f.* thalassotherapy, the treatment of disease by sea bathing or by exposure to the sea.

talidomida *f.* thalidomide, a sedative, hypnotic and antiemetic drug known to cause severe malformation in developing fetuses.

talipes *m.* talipes, congenital deformity in children consisting in a fixed foot.

talitoxicosis *f.* thallitoxicosis, incidental poisoning by ingestion of thallium sulfate used in pesticides.

talla *f.* size, height or length of the body taken from head to toe.

talle de la cintura *m.* waistline.

talón *m.* talus, astragalus, heel, ankle bone.

talotibial *a.* talotibial, rel. to the talus and the tibia.

tambalearse *vr.* to stagger, to waver.

tamoxifeno *m.* tamoxifen, a drug used to treat breast cancer or reduce the risk of its development or reoccurrence.

tanatología *f.* thanatology, branch of medicine that deals with death in all its aspects.

tanatomania *f.* thanatomania, suicidal or homicidal mania.

tanatómetro *m.* thanatometer, instrument used to determine when a death took place by taking an internal measurement of the temperature of the body.

tapado-a *a.* plugged (*Mex.*) **oído ___-o** / ___ ear; **nariz ___-a** / ___ nose.

taponamiento *m.* tamponade, packing. 1. the process of filling a cavity with cotton, gauze, or some other material; 2. wrapping.

taponamiento cardíaco *m.* cardiac tamponade, acute compression of the heart due to excess fluid in the pericardium.

taquiarritmia *f.* tachyarrhythmia, arrhythmia combined with a rapid pulse.

taquiarritmia paroxística *f.* paroxismal tachycardia, palpitation episodes that begin and end abruptly or may last hours or days and can be recurrent.

taquicardia *f.* tachycardia, acceleration of the heart activity, gen. at a frequency of more than one hundred beats per minute in adults; ___ **auricular** / atrial ___; ___ **auricular paroxística** / paroxysmal atrial ___; ___ **ectópica** / ectopic ___; ___ **en salves** / ___ en salves; ___ **exoftálmica** / ___ exophthalmica; ___ **fetal** / fetal ___; ___ **paroximal** / paroxysmal ___; ___ **refleja** / re-flex ___; ___ **sinusal** / sinus ___; ___ **supraventricular** / supraventricular ___; ___ **ventricular** / ventricular ___.

taquifagia *f.* tachyphagia, an acquired habit of eating too fast.

taquifasia *f.* tachyphasia, characteristic of rapid speech; tachyphrasia.

taquipnea *f.* tachypnea, rapid breathing.

tara *f.* 1. weight of a container deducted from the total weight of a load; 2. physical or mental inherited disorder of importance; 3. defect or imperfection that devalues an object.

tarado-a *a.* defective, damaged; [person] handicapped; idiot; nitwit.

tarántula *f.* tarantula, large, black, venomous spider.

tardar *v.* to delay; to take time; **a más ___** /at the latest; **¿cuánto tarda la operación?** / how long does the operation take?; **tarda menos de una hora** / It takes less than an hour; *fam.* **no tardes mucho** / do not be long; **___-se** *vr.* / to be delayed.

tarde *f.* afternoon; *adv.* late; **más ___ o más temprano** / sooner or later.

tardive *Fr.* tardive, late in appearing.

tarjeta *f.* card; ___ **de crédito** /credit ___; ___ **de visita** / calling ___.

tarsal, tarsiano-a *a.* tarsal, rel. to the connective tissue that supports the eyelid or the tarsus.

tarso *m.* tarsus, posterior part of the foot located between the bones of the lower leg and the metatarsus; **huesos del ___** / tarsal bones.

tarsometatarsiano-a *a.* tarsometatarsal, rel. to the tarsus and the metatarsus.

tartamudeo, tartamudez *f.* stammering, stuttering.

tartamudo-a *m.*, *f.* stutterer, a person that stutters.

taxis *L.* taxis. 1. manipulation or reduction of a part or an organ to restore it to its normal position; 2. directional reaction of an organism to a stimulus.

taza *f.* cup.

TB *abr.* TB, tuberculosis.

TDAH *abr.* (*trastorno por déficit de atención con hiperactividad*) ADHD, attention deficit/hyperactivity disorder.

TDA *abr.* (*trastorno por déficit de atención*) ADD, attention deficit disorder.

tebaína *f.* thebaine, toxic alkaloid obtained from opium.

teca *f.* theca, covering or sheath of an organ.

tecnecio 99m *m.* technetium 99m, a radioisotope that emits gamma rays and that is the most frequently used radioisotope in nuclear medicine.

técnica *f.* technic, technique, method, or procedure.

técnico-a *m.*, *f.* technician, an individual who has the necessary knowledge and skill to carry out specialized procedures and treatments, gen. under the supervision of a health care professional; ___ **dental** / dental ___; ___ **de rayos X** / x-ray ___; ___ **de terapia respiratoria** / respiratory therapy ___.

tecnología *f.* technology, the science of applying technical knowledge for practical purposes.

tecnológico-a *a.* technological.

tecnólogo-a *m.*, *f.* technologist, an expert in technology.

tecoma *m.* thecoma, tumor of an ovary, gen. benign.

tectorium *L.* tectorium, membrane that covers Corti's organ.

tegumento *m.* tegument, the skin.

tejido *m.* tissue, a group of similar cells and their intercellular substance that act together in the performance of a particular function; ___ **adiposo** / adipose ___; ___ **cartilaginoso** / cartilaginous ___; ___ **cicatrizante** / scar ___; ___ **conectivo** / connective ___; ___ **de granulación** / granulation ___;

___ **elástico** / elastic ___; ___ **endotelial** / endothelial ___; ___ **epitelial** / epithelial ___; ___ **eréctil** / erectile ___; ___ **fibroso** / fibrous ___; ___ **glandular** / glandular ___; ___ **intersticial** / interstitial ___; ___ **linfático** / lymphatic ___; ___ **mesenquimatoso** / mesenchymal ___; ___ **mucoso** / mucous ___; ___ **muscular** / muscular ___; ___ **nervioso** / nerve, nervous ___; ___ **óseo** / bony, bone ___; ___ **subcutáneo** / subcutaneous ___.

telangiectasia f. telangiectasia, telangiectasis, condition caused by an abnormal dilation of the capillary vessels and arterioles that sometimes can produce angioma.

telecardiófono m. telecardiophone, an instrument that allows to hear the heart sounds.

telediagnóstico m. telediagnosis, diagnosis, or prognosis by electronic means or remote transmission between medical institutions.

teléfono m. telephone; **llamar por** ___, **telefonear** / to telephone.

telemetría f. telemetry, electronically transmitted data.

telencéfalo m. telencephalon, anterior portion of the prosencephalon.

teleopsia f. teleopsy, visual disorder by which close objects seem farther than they really are.

telepatía f. telepathy, apparent communication of thought by extrasensory means.

telerradiografía f. teleradiography, x-ray taken with the radiation source at a distance of about two meters or more from the subject to minimize distortion.

temblor m. tremor, an involuntary quivering or trembling; ___ **alcohólico** / alcoholic ___; ___ **continuo** / continuous ___; ___ **de aleteo** / flapping ___; ___ **de reposo** / resting ___; ___ **de variaciones rápidas** / fine ___; ___ **esencial** / essential ___; ___ **fisiológico** / physiologic ___; ___ **intencional** / intentional ___; ___ **intermitente** / intermittent ___; ___ **lento y acentuado** / coarse ___; ___ **muscular** / muscular ___.

temblores m., pl. pop. the shakes.

temer v. to fear, to dread.

temperamento m. temperament, the combined physical, emotional, and mental constitution of an individual that distinguishes him or her from others.

temperatura f. temperature. 1. degree of heat or cold as measured on a specific scale; ___ **absoluta** / absolute ___; ___ **ambiente** / room ___; ___ **axilar** / axillary ___; ___ **crítica** / critical ___; ___ **del cuerpo** / body ___; ___ **máxima** / maximum ___; ___ **mínima** / minimum ___; ___ **normal** / normal ___; ___ **oral** / oral ___; ___ **rectal** / rectal ___; ___ **subnormal** / subnormal ___; 2. the natural degree of heat of a living body.

temple m. temper; character.

temporal a. 1. temporal, rel. to the temple; **huesos** ___ **-es** / ___ bones; **lóbulo** ___ / ___ lobe; **músculo** ___ / ___ muscle; 2. temporary, limited in time.

temporomandibular a. temporomandibular, rel. to or affecting the joint between the temporal bone and the mandible; **articulaciones** ___ **-es** / ___ joints.

tenáculo m. tenaculum, type of hook used in surg. to grasp or hold a part.

tenar a. thenar, rel. to the palm of the hand; **eminencia** ___ / ___ eminence; **músculos** ___ **-es** / ___ muscles.

tendinitis f. tendinitis, tendonitis, infl. of a tendon.

tendinoso-a a. tendinous, rel. to or resembling a tendon; **reflejo** ___ **-o** / tendon reflex; **reflejo** ___ **-o profundo** / deep tendon reflex; **tirón** ___ **-o** / ___ pull.

tendón m. tendon, sinew, highly resistant, fibrous tissue that attaches the muscles to the bones or to other parts; ___ **-es de la corva** / hamstring; ___ **de Aquiles** / Achilles ___.

tener vt. to have, to possess; ___ **diez años** / to be ten years old; ___ **dolor** / to be in pain; ___ **ganas de** / to want to; ___ **hambre** / to be hungry; ___ **miedo** / to be afraid; ___ **que** / to have to; ___ **razón** / to be right; ___ **sed** / to be thirsty.

tenesmo m. tenesmus, continuously painful, ineffectual, and straining efforts to urinate or defecate.

tenia *f.* flatworm of the class *Cestoda* that in the adult stage lives in the intestines of vertebrates; *pop.* tapeworm.

teniasis *f.* taeniasis, infestation by taenia.

tenosinovitis *f.* tenosynovitis, infl. of a tendon sheath.

tensión *f.* tension, tenseness. 1. the act or effect of stretching or being extended; 2. the degree of stretching; 3. physical, emotional, or mental stress; ___ **premenstrual** / premenstrual ___; ___ **superficial** / surface ___; 4. the expansive pressure of a gas or vapor.

tensor *a.* tensor, term applied to any muscle that stretches or produces tension.

teoría *f.* theory. 1. an exposition of the principles of any science; 2. hypothesis that lacks scientific proof.

terapeuta, terapista *m.*, *f.* therapist, person skilled in giving or applying therapy; ___ **físico, fisioterapeuta** / physical ___; ___ **patólogo-a del habla y del lenguage** / speech ___.

terapéutica *f.* therapeutics, the branch of medicine that deals with treatments and remedies; ___ **electroconvulsiva** / electroconvulsive ___; ___ **endocrina** / endocrine ___; ___ **específica** / specific ___; ___ **experimental** / experimental ___; ___ **farmacológica** / pharmacological ___; ___ **hidrológica** / hydrologic ___; ___ **ocupacional** / occupational ___; ___ **química** / chemical ___; ___ **quirúrgica** / surgical ___; ___ **sustitutiva** / substitution ___.

terapéutica por realidad *f.* reality therapy, method by which the patient is confronted with his or her real-life situation and helped to accept it as such.

terapéutico-a *a.* therapeutic. 1. rel. to therapy; **indicaciones** ___-as / ___ instructions; 2. that has healing properties.

terapia, terapéutica *f.* therapy, the treatment of a disease or a condition; ___ **anticoagulante** / anticoagulant ___; ___ **biológica** / biological ___; ___ **de conducta** / behavioral ___; ___ **de grupo** / group ___; ___ **de oxígeno** / oxygen ___; ___ **diatérmica** / diathermic ___; ___ **inespecífica** / nonspecific ___; ___ **inmunosupresiva** / immunosuppressive ___;

___ **ocupacional** / occupational ___; ___ **por choque** / shock ___; **por inhalación** / inhalation ___; ___ **por radiación** / radiation ___; ___ **de reemplazo** / replacement ___; ___ **por sugestión** / suggestion ___; ___ **respiratoria** / respiratory ___; ___ **sustitutiva** / substitutive ___.

terapia de megavitaminas *f.* megavitamin therapy, a theory that advocates the ingestion of large doses of vitamins as prevention to many health disorders.

terapia genética *f.* genetic therapy, therapy that tries to correct a genetic disorder.

teratogénesis *f.* teratogenesis, the production of gross fetal abnormalities.

teratógeno *m.* teratogen, agent that causes teratogenesis.

teratología *f.* teratology, the study of malformations in fetuses.

teratoma *m.* teratoma, neoplasm derived from more than one embryonic layer and therefore constituted by different types of tissues.

terciano-a *a.* tertian, that repeats itself every three days; **fiebre** ___-a / ___ fever.

teres *L.* teres, term applied to describe some elongated, cylindrical muscles and ligaments.

termal *a.* thermal, thermic, rel. to heat or produced by it.

terminal *a.* terminal, final.

término *m.* term. 1. a definite period of time or its completion, such as a pregnancy; 2. word.

terminología *f.* terminology, nomenclature.

termocauterización *f.* thermocauterization, use of electric current or another heat medium to destroy tissue.

termocoagulación *f.* thermocoagulation, coagulation of tissue with high-frequency currents.

termodinámica *f.* thermodynamics, the science that studies the relationship between heat and other forms of energy.

termoesterilización *f.* thermosterilization, sterilization by heat.

termografía *f.* thermography, recording obtained by the use of a thermograph.

termógrafo *m.* thermograph, infrared detector that registers variations in temperature by reaction to the blood flow.

termómetro *m.* thermometer; device that measures heat or cold; ___ **clínico** / clinical ___; ___ **de Celsius** / Celsius ___, centrigrade; ___ **de Fahrenheit** / Fahrenheit ___; ___ **de registro automático** / self-recording ___; ___ **rectal** / rectal ___.

termorregulación *f.* thermoregulation, regulation by heat and temperature.

termotaxis *f.* thermotaxis. 1. regulation of the temperature of the body; 2. the reaction of an organism to heat.

termoterapia *f.* thermotherapy, therapeutic use of heat.

testicular *a.* testicular, rel. to a testicle; **tumores** ___ **-es** / ___ tumors.

testículo *m.* testicle, the male gonad, one of the two male reproductive glands that produce spermatozoa and the hormone testosterone; ___ **ectópico** /ectopic ___; ___ **no descendido** / undescended testis.

testificar *vi.* to testify.

testigo *m.*, *f.* to witness; ___ **experto especializado** / expert witness.

testosterona *f.* testosterone, male hormone produced chiefly by the testicle and responsible for the development of male secondary sexual characteristics such as facial hair and a deep voice; **implante de** ___ / ___ implant.

teta *f.* teat. 1. mammary gland; 2. nipple.

tetania *f.* tetany, a neuromuscular affliction associated with parathyroid deficiencies and diminished mineral balance, esp. calcium, and manifested by intermittent tonic spasms of the voluntary muscles.

tetánico-a *a.* tetanic, rel. to tetanus; **antitoxina** ___ **-a** / tetanus antitoxin; **convulsión** ___ **-a** / ___ convulsion; **toxoide** ___ **-o** / ___ toxoid.

tétano *m.* tetanus, an acute infectious disease caused by the toxin of the tetanus bacillus, gen. introduced in the body through a wound, manifested by muscular spasms and rigidity of the jaw, neck, and abdomen; *pop.* lockjaw; **globulina inmune para el** ___ / ___ immune globulin.

tetilla *f.* male nipple.

tetraciclina *f.* tetracycline, a type of broad-spectrum antibiotic effective against gram-positive and gram-negative bacteria, rickettsia, and a variety of viruses.

tetrahidrocannabinol *m.* tetrahydrocannabinol, either of two compounds from hemp plant resin, esp. one that is the chief intoxicant in marijuana.

tetraplejía *f.* tetraplegia, paralysis of the four extremities.

tetraploide *a.* tetraploid, having four sets of chromosomes.

tetravalente *m.* tetravalent, element that has a chemical valance of four.

textura *f.* texture, the composition of a tissue or structure.

tez *f.* [*cutis*] complexion.

thrill *m.* thrill, a vibration felt on palpation; ___ **aneurismal** / aneurysmal ___; ___ **aórtico** / aortic ___; ___ **arterial** / arterial ___; ___ **diastólico** / diastolic ___.

TIA *abr.* (from its abbreviation in English) TIA, transient ischemic attack.

tibia *f.* tibia, the inner and larger bone of the leg below the knee.

tic *Fr.* tic, spasmodic, involuntary movement or twitching of a muscle; ___ **convulsivo** / convulsive ___; ___ **coordinado** / coordinated ___; ___ **doloroso** / ___ douleureux; ___ **facial** / facial ___.

tiempo *m.* 1. time, the duration of an event; **a** ___ / on ___; **a su debido** ___ / in due ___; **¿cuánto** ___ **?** / how long?; **período de** ___ / ___ frame; **marcar, medir el** ___ / to set the ___; **pérdida de** ___ / waste of ___; **por algún** ___ / for some ___; **regu-lador de** ___ / timer; ___ **de coagulación** / coagulation ___; ___ **de exposición** / exposure ___; ___ **de desfase**/ ___ lag; ___ **de percepción** / perception ___; ___ **de protrombina** / prothrombin ___; ___ **de sangrado** / bleeding ___; ___ **limitado** / a limited ___; ___ **medido** / timed; ___ **suplementario** / overtime; 2. weather; **hace buen** ___ / the ___ is good; **hace mal** ___ / the ___ is bad; **pronóstico del** ___ / ___ forecast.

tiempo de trombina *m.* thrombin time, necessary length of time to form a fibrin clot after adding thrombin to the citrated plasma.

tienda *f.* tent, a cover or shelter made of fabric, gen. used to enclose the patient within a given area; ___ **de oxígeno** / oxygen ___.

tífico-a *a.* typhoid, rel. to typhus.

tiflitis *f.* typhlitis, infl. of the cecum.

tifoidea, fiebre *f.* typhoid fever, acute intestinal infection caused by a bacterium of the genus *Salmonella*, characterized by fever, prostration, headache, and abdominal pain.

tifus *m.* typhus, acute infectious disease caused by rickettsia with manifestations of high fever, delirium, prostration, and severe headache, gen. transmitted by lice, fleas, ticks, and mites.

timectomía *f.* thymectomy, excision of the thymus.

timo *m.* thymus, glandular organ situated in the inferior portion of the neck and the antero-superior portion of the thoracic cavity. It plays an important part in the immunological process of the body.

timoma *m.* thymoma, tumor derived from the thymus.

timpanectomía *f.* tympanectomy, excision of the tympanic membrane.

timpánico-a *a.* tympanic, pertaining to a structure that has the quality of resonance when struck or that resonated on percussion by transmitting sound vibrations as occurs in the middle ear or a drumlike sound that resounds in other part of the body; **membrana ___-a** / ___ membrane; **nervio ___-o** / ___ nerve.

timpanismo *m.* tympanites, distension of the abdomen caused by accumulation of gas in the intestine.

timpanítico-a *a.* tympanitic, rel. to or affected with tympanites; **resonancia ___-a** / ___ resonance.

timpanitis *f.* tympanitis, infl. of the middle ear.

tímpano *m.* tympanum, the eardrum, middle ear.

timpanoplastia *f.* tympanoplasty, surgical correction of a damaged middle ear.

timpanotomía *f.* tympanotomy, incision of the tympanic membrane.

tinea *L.* tinea, cutaneous fungal infection in the form of a ring; ___ **capitis** / ___ capitis; ___ **corporis** / ___ corporis; ___ **pedis** / ___ pedis, athlete's foot; ___ **versicolor** / ___ versicolor.

tinnitus *L.* tinnitus, buzzing or ringing sound in the ears.

tinte *m.* dye.

tiña *f.* tinea, any of several fungal diseases of the skin, esp. ringworm; ___ **inguinal** / a fungal infection involving esp. the groin and the perineum. *See* **tinea**.

tío-a *m.*, *f.* uncle; aunt.

típico-a *a.* typical; characteristic.

tipificación *f.* typing, determination by types; ___ **de tejido** / tissue ___; ___ **inmunológica** / immunotyping.

tipo *m.* type; kind, the general character of a given entity.

tirante *a.* tense, extended; pulling; stretched; [*relación*] strained.

tiritar *v.* to shiver.

tiroadenitis *f.* thyroadenitis, inf. of the thyroid gland.

tiroglobulina *f.* thyroglobulin. 1. a glycoprotein secreted by the thyroid gland; 2. a substance obtained by the fractioning of the thyroid gland of the hog, used in the treatment of hyperthyroidism.

tirogloso-a *a.* thyroglossal, rel. to the thyroid and the tongue; **conducto ___-o** / ___ duct.

tiroidea *a.* thyroid related; **hormona estimulante** / ___ stimulating hormone.

tiroidectomía *f.* thyroidectomy, excision of the thyroid gland.

tiroideo-a *a.* thyroid, rel. to the thyroid gland; **cartílago ___** / ___ cartilage; **crisis ___** / ___ storm; **hormonas ___-as** / ___ hormones.

tiroides, glándula *f.* thyroid gland, one of the endocrine glands situated in the front part of the trachea and made up of two lateral lobules that connect in the middle; **prueba del funcionamiento de la ___** / thyroid function test.

tiroiditis *f.* thyroiditis, infl. of the thyroid gland.

tiromegalia *f.* thyromegaly, enlargement of the thyroid gland.

tirón *m.* pull, an injury resulting from straining or stretching a muscle.

tiroparatiroidectomía *f.* thyroparathyroidectomy, excision of the thyroid and parathyroid glands.

tirotóxico-a *a.* thyrotoxic, rel. to or affected by toxic activity of the thyroid gland.

tirotoxicosis *f.* thyrotoxicosis, disorder caused by hyperthyroidism and marked by an enlargement of the thyroid gland, increased metabolic rate, tachycardia, and hypertension.

tirotropina *f.* thyrotropin, thyroid-stimulating hormone produced in the anterior lobe of the pituitary gland; **hormona estimulante de la ___** / ___-releasing hormone.

tiroxina f. thyroxine, iodine-containing hormone produced by the thyroid gland, also obtained synthetically for use in the treatment of hypothyroidism.

TME abr. (técnico en emergencias médicas) EMT, emergency medical technician.

tobillera f. ankle brace.

tobillo m. ankle.

tocar vi. to touch, to palpate.

tocino m. bacon.

tocógrafo m. tocograph, device used to estimate and record the force of uterine contractions.

TOC abr. (trastorno obsesivo-compulsivo) OCD, obsessive-compulsive disorder.

todo-a a. all, entire; **ante ___-o** / above all; **___-o el día** / the whole day; **___-os los días** / every day; **___-os los meses** / every month.

tofáceo-a a. tophaceous, rel. to a tophus or of a gritty nature.

tofo m. tophus. 1. deposits of urates in tissues as seen in gout; 2. dental calculus.

toilette Fr. toilette, cleansing, as related to a medical procedure.

tolerancia f. tolerance, the ability to endure the use of a medication or performance of a given amount of physical activity without ill effects.

tomar vt. to take; to eat or drink; **___ una decisión** / to make a decision.

tomografía f. tomography, scan, diagnostic technique by which a series of x-ray pictures taken at different depths of an organ are obtained; **___ axial computarizada (TAC)** / computerized axial ___ (CAT); **___ computarizada** / computerized ___; **___ computarizada de alta resolución** / high-resolution computerized ___; **___ computarizada dinámica auricular** / atrial bolus dynamic computerized ___; **___ con rayos de electrón** / electron beam ___; **___ convencional** / conventional ___; **___ de emisión de positrón** / positron emission ___; **___ dinámica computarizada** / dynamic computerized ___; **___ magnética nuclear de resonancia** / nuclear magnetic resonance ___.

tomógrafo m. tomograph, x-ray machine used in tomography.

tonicidad f. tonicity, normal quality of tone or tension.

tónico m. tonic, medication for restoring tone and vitality; **___-o, -a** a. / 1. that restores the normal tone; 2. characterized by continuous tension.

tono m. tone; pitch. 1. the quality of the body with its organs and parts in a normal and balanced state; **___ muscular** / muscle ___; 2. a particular quality of sound or voice.

tonometría f. tonometry, the measurement of tension or pressure.

tonómetro m. tonometer, instrument that measures tone, esp. intraocular tension.

tonsila f. tonsil; **___ cerebelosa** / cerebellar ___; **___ faríngea** / pharyngeal ___; **___ lingual** / lingual ___; **___ palatina** / palatine ___.

tonsilar a. tonsillar, rel. to a tonsil; **cripta ___ o amigdalina** / ___ crypt; **fosa ___** / ___ fossa.

tonsilectomía f. tonsillectomy. See amigdalotomía.

tonsilitis f. tonsillitis. See amigdalitis.

tonsiloadenoidectomía f. tonsiloadenoidectomy, excision of the tonsils and adenoids.

tópico-a a. topical, rel. to a specific area.

toracentesis f. thoracentesis, surgical puncture and drainage of the thoracic cavity.

torácico-a a. thoracic, rel. to the thorax; **cavidad ___** / ___ cavity; **conducto ___-o** / ___ duct; **pared ___-a** / ___ cage, chest wall, osseous structure enclosing the thorax; **traumatismos ___-os** / ___ injuries.

toracicoabdominal a. thoracicoabdominal, rel. to the thorax and the abdomen.

toracolumbar a. thoracolumbar, rel. to the thoracic and lumbar vertebrae.

toracoplastia f. thoracoplasty, plastic surgery of the thorax that consists in removing a portion of the ribs to allow the collapse of a diseased lung.

toracostomía f. thoracostomy, incision of the chest wall to allow for drainage.

toracotomía f. thoracotomy, incision of the thoracic wall.

tórax m. thorax, the chest; **___ inestable** / flail chest, condition of the wall of the thorax caused by multiple fracture of the ribs.

tórax en embudo m. funnel thorax, depression of the sternum.

torcedura f. strain, sprain, warp, twisting of a joint with distension and laceration of its ligaments, usu. accompanied by pain and swelling.

torcido-a a. twisted, sprained.

tormenta f. storm, abrupt and temporary intensification of the symptoms of a disease.

torniquete m. tourniquet, tourniquette, device used to apply pressure over an artery to stop the flow of blood.

tórpido-a a. torpid, sluggish, slow.

torpor m. sluggishness, cloudiness; ___ **mental** / clouding of consciousness.

torsión f. torsion, twisting or rotating of a part on its long axis; ___ **ovárica** / ovarian ___; ___ **testicular** / testicular ___.

torso m. torso, trunk of the body.

tortícolis f. torticollis, toniclonic spasm of the muscles of the neck that causes cervical torsion and immobility of the head.

tos f. cough; **ataque de** ___ / coughing spell; **calmante para la** ___ / ___ suppressant; **jarabe para la** ___ / ___ syrup; **pastillas para la** ___ / lozenges; ___ **metálica**, **bronca** / brassy ___; ___ **seca recurrente** / hacking ___.

toser v. to cough.

tos ferina f. pertussis, whooping cough, infectious children's disease that gen. begins with a cold followed by a persistent dry cough.

tostado-a a. toasted; **pan** ___**-o** / toast.

total a. total, whole; ___**-mente** adv. / totally.

totipotencia f. totipotency, ability of a cell to regenerate or develop into another type of cell.

Tourette, síndrome de m. Tourette syndrome, a childhood disease affecting boys more frequently than girls, thought to be of a neurological nature and manifested by muscular anomalies; sometimes accompanied at puberty by involuntary uttering of obscenities and swearing.

toxemia f. toxemia, generalized intoxication due to absorption of toxins formed at a local source of infection.

toxicidad f. toxicity, the quality of being poisonous.

tóxico-a a. toxic, rel. to a poison or of a poisonous nature.

toxicología f. toxicology, the study of poisons and their effects and treatment.

toxicólogo-a m., f. toxicologist, a specialist in toxicology.

toxicosis f. toxicosis, morbid state caused by a poison.

toxina f. toxin, a noxious substance produced by a plant or animal microorganism; ___ **bacteriana** / bacterial ___.

toxina antitoxina f. toxin-antitoxin, a nearly neutral mixture of a toxin and its antitoxin used for immunization against the specific disease caused by the toxin.

toxoide m. toxoid, a toxin void of toxicity that causes antibody formation and produces immunity to the specific disease caused by the toxin; ___ **diftérico** / diphtheria ___; ___ **tetánico** / tetanus ___.

Toxoplasma m. Toxoplasma, a genus of parasitic protozoa; **anticuerpo del** ___ / ___ antibody; ___ **serológico** / serologic ___.

toxoplasmosis f. toxoplasmosis, infection with organisms of the genus *Toxoplasma* that can cause minimal symptoms of malaise or swelling of the lymph glands, or serious damage to the central nervous system.

trabajador-a m., f. worker; ___ **social** / social ___.

trabajar v. to work, to labor.

trabajo m. work, job, occupation; ___ **de beneficencia social** / welfare ___; ___ **de casa** / housework; ___ **excesivo** / overwork.

trabajoso-a a. laborious, hard.

tracción f. traction.1. the action of drawing or pulling; 2. a pulling force; ___ **cervical** / cervical ___; ___ **lumbar** / lumbar ___.

tracoma m. trachoma, a viral contagious disease of the conjunctiva and the cornea, manifested by photophobia, pain, tearing, and, in severe cases, blindness.

tracto m. tract, an elongated system of tissue or organs that acts to carry out a common function; ___ **alimenticio** / alimentary ___; ___ **dorsolateral** / dorsolateral ___; ___ **genitourinario** / genitourinary ___; ___ **intestinal** / intestinal ___; ___ **respiratorio** / respiratory ___.

tragar vi. to swallow; ___ **apresuradamente** / to gulp down.

trago *m*. tragus, triangular cartilaginous eminence in the outer part of the ear.

trance *m*. trance, hypnotic-like state characterized by detachment from the surroundings and diminished motor activity.

tranquilizante *m*. tranquilizer, sedative.

tranquilo-a *a*. tranquil, calm, restful.

transabdominal *a*. transabdominal, through or across the abdominal wall.

transaminasa glutámica oxalacética *f*. glutamic-oxaloacetic transaminase, enzyme present in several tissues, such as the heart, liver, and brain, that presents a high concentration of serum when there is cardiac or hepatic damage.

transaminasa glutámica pirúvica *f*. glutamicpyruvic transaminase, enzyme that presents an elevated serum content when there is an injury or acute damage to liver cells.

transcutáneo-a *a*. transcutaneous, through the skin; **neuroestimulación eléctrica ___-a** / **___** electrical nerve stimulation. ʹ

transección *f*. transection, cross section, cutting across the long axis of an organ.

transexual *a*. transexual. 1. individual with a psychological urge to be of the opposite sex; 2. person who has undergone a surgical sex change.

transferencia *f*. transfer, transference. 1. in psychoanalysis, shifting feelings and behavior towards a new object, gen. the psychoanalyst; 2. transmission of symptoms from one part of the body to another.

transferrina *f*. transferrin, a type of beta globulin in blood plasma that fixes and transports iron.

transfixión *f*. transfixion, the act of cutting through soft tissues from the inside outwards, such as in amputations and excision of tumors.

transformación *f*. transformation, change of form or appearance.

transfusión *f*. transfusion, the process of transferring fluid into a vein or artery; **___ directa** / direct **___**; **___ indirecta** /indirect **___**; **___ de sangre** / blood **___**.

transición *f*. transition.

transicional *a*. transitional, rel. to or subject to change; **carcinoma ___ celular** / **___** cellular carcinoma.

transiluminación *f*. transillumination, passage of light through a body part.

transitorio-a *a*. transitory, of a temporal nature.

translocación *f*. translocation, displacement of all or part of a chromosome to another chromosome.

translúcido-a *a*. translucent.

transmigración *f*. transmigration, the passing from one place to another such as of blood cells in diapedesis.

transmisible *a*. transmissible, that can be transmitted.

transmisión *f*. transmission, the act of transmitting, such as an infectious disease or a hereditary condition; **___ patógena** / pathogen **___**; **___ placentaria** / placental **___**; **___ por contacto** / **___** by contact; **___ por instilación** / droplet **___**.

transmisor *m*. transmitter.

transmitir *vt*. transmit, the act of transfering a genetic disease, a hereditary trait, or an infection from one person to another.

transmutación *f*. transmutation. 1. transformation, evolutionary change; 2. change of one chemical into another.

transorbitorio-a *a*. transorbital, occurring or passing through the orbit of the eye.

transparente *a*. transparent, pertaining to the clear quality of an object allowing the light to go through and show images on the opposite side.

transplacentario-a *a*. transplacental, occurring through the placenta.

transposición *f*. transposition. 1. displacement of an organ to the opposite side; 2. displacement of genetic material from one chromosome to another resulting at times in congenital defects.

transposición de los grandes vasos *f*. transposition of the great vessels, congenital defect by which the aorta rises from the right ventricle and the pulmonary artery from the left ventricle.

transuretral *a*. transurethral, occurring or administered through the urethra.

transvaginal *a*. transvaginal, occurring or done through the vagina.

transversal *a*. transverse, across; **plano ___** / **___** plane.

transverso-a *a*. transverse; **colon ___-o** / **___** colon.

transvestismo *m.* transvestism, adoption of modalities of the opposite sex, esp. dress; cross-dressing.

trapecio *m.* trapezius, flat, triangular muscle essential in the rotation of the scapula.

tráquea *f.* trachea, respiratory conduit between the inferior extremity of the larynx and the beginning of the bronchi; *pop.* windpipe.

traqueal *a.* tracheal, rel. to the trachea.

traqueítis *f.* tracheitis, infl. of the trachea.

traqueobronquitis *f.* tracheobronchitis, infl. of both the trachea and the bronchi.

traqueoesofágico-a *a.* tracheoesophageal, rel. to the trachea and the esophagus; **fístula** ___-a / ___ fistula.

traqueomalacia *f.* tracheomalacia, softening of the cartilages of the trachea.

traqueostenosis *f.* tracheostenosis, narrowing of the trachea.

traqueostomía *f.* tracheostomy, incision into the trachea through the neck to allow the passage of air in cases of obstruction.

traqueotomía *f.* tracheotomy, incision into the trachea through the skin and muscles of the neck.

trasero *m. pop.* buttocks, rear.

trasplantación *f.* transplantation, the act of transplanting; ___ **autoplásica** / autoplastic ___; ___ **heteroplásica** / heteroplastic ___; ___ **homotópica** / homotopic ___.

trasplantar *v.* to transplant.

trasplante *m.* transplant, the transfer of an organ or tissue from a donor to a recipient, or from one part of the body to another in order to replace a diseased organ or to restitute impaired function.

trasplante cardíaco *m.* heart transplant; ___ **de corazón** / heart ___.

trasplante de médula ósea *m.* bone marrow transplant, grafting of bone marrow tissue to cancer patients after an extenuating degree of chemotherapy, or to patients suffering from aplastic anemia or severe leukemia.

trasplante de órgano *m.* organ transplant.

trasplante hepático *m.* liver transplant.

trastornado-a *a.* deranged, mentally disturbed.

trastorno *m.* disorder, disturbance, derangement, an abnormal physical or mental condition; ___ **afectivo estacional** / seasonal affective ___; ___ **de ajuste** / adjustment ___; ___ **alimenticio** / eating ___;

Trastornos de la personalidad ejemplos	Personality disorders examples
trastorno de:	**disorder:**
__ ansiedad depresión aguda	anxiety __ acute depression
__ dependencia de adicción: dependencia en las drogas	addiction dependency__ drug dependence
__ de ajuste personalidad antisocial	adjustment__ antisocial personality
__ ciclotímico de cambios emocionales cíclicos	cyclothymic__ cyclic mood swings
__ de deglución bulimia, deglución excesiva	eating __ bulimia, binge eating
__de fobias miedo a las alturas	phobias __ fear of heights
__de cambios emocionales ataques de llanto	mood change __ crying attacks
__ de pánico miedo anormal a la oscuridad	panic__ abnormal fear of darkness
__ de falta de atención impulsividad, falta de concentración	attention deficit __ impulsivity, lack of concentration

___ **bipolar** / bipolar ___, alternate episodes of depression and mania; ___ **de estrés postraumático** / postraumatic stress ___, a mental condition affecting a person who has had a highly stressing experience (such as combat) and that is usually characterized by depression, anxiety, and nightmares—*abr.* PTSD; ___ **mental** / mental ___; ___ **del proceso metabólico** / deranged metabolic process.

trastornos de la personalidad *m., pl.* personality disorders; ___ **de adicción a las drogas** / drug addiction ___; ___ **de ansiedad** / anxiety disorder; ___ **cíclotímico** / cyclothymic ___; ___ **de ajuste** / adjustment ___; ___ **de cambios emocionales** / mood change ___; ___ **alimenticios** / eating ___; ___ **de falta de atención** /attention deficit disorder, a condition in which a person has problems with learning and behavior because of being unable to think about or pay attention to things for very long; ___ **de fobias** / phobic disorders; ___ **de pánico** / panic ___. *See* table on previous page.

trastornos sexuales *m., pl.* sexual disorders; **erotomanía** / erotomania; **exhibicionismo** / exhibitionism; **fetichismo** / fetishism; **fetichismo travestista** / transvestic fetishism; **froterismo** / frotteurism; **masoquismo** / masochism; **ninfomanía** / nymphomania; **parafilia** / paraphilia; **pedofilia** / pedophilia; **sadismo** / sadism; **satiromanía** / satyromania; **voyeurismo** / voyeurism.

trasudado *m.* transudate, fluid that has passed through a membrane or that has been forced out from a tissue as a result of infl.

tratado-a *a.* treated; **no** ___ / untreated.

tratamiento *m.* treatment, method, or procedure used in curing illnesses, lesions, or malformations; **método o plan de** ___ / plan; **sujeto a** ___ / under ___; ___ **de desintoxicación** / withdrawal ___.

tratar *v.* [*a un paciente*] to treat; to try.

trato *m.* care; treatment; **buen** ___ / good ___; **mal** ___ / bad ___.

trauma, traumatismo *m.* trauma, an injury (as a wound) to living tissue caused by an extrinsic agent; 1. trauma, a psychological state; **Una muerte en la familia es un trauma familiar.** / A death in the family is a trauma; 2. traumatismo, referring to a physiological condition; **Un golpe en la cabeza es un traumatismo cerebral** / A blow to the head is cerebral trauma.

traumatizado-a *a.* traumatized.

traumatología *f.* traumatology, the branch of surg. that deals with injuries and wounds and their treatment.

travesti *m., f.* transvestite, person who practices transvestism.

trazador *m.* tracer, a radioisotope that when introduced into the body leaves a trace that can be detected and followed.

trazo *m.* tracing, the graphic record of movement or change made by an instrument.

trefinación *f.* trephination, the act of removing a circular disk of bone, gen. from the skull, or of removing tissue from the cornea or sclera.

Trematoda *Gr.* Trematoda, a class of parasitic worms that includes the flatworms and the flukes, both pathogenic to humans.

tremor *m.* tremor, trembling.

trémulo-a *a.* tremulous, rel. to or affected by a tremor.

trepanación *f.* trepanation, perforation of the skull with a special instrument to relieve increased pressure caused by fracture or accumulation of intracranial blood or pus.

trepanar *v.* to trepan, to perforate with a trepan.

trépano *m.* trepan, bur, burr, type of drill used for trepanation.

Treponema *Gr.* Treponema, microorganisms of the genus *Spirochaetales*, some of which are pathogenic to humans and other animals; ___ **pallidum** / ___ pallidum, the causing agent of syphilis.

treponema *m.* treponema, any organism of the genus *Treponema*.

treponemiasis *f.* treponemiasis, infection with organisms of the genus *Treponema*.

TRH *abr.* (*terapia de reemplazo hormonal*) HRT, hormone replacement therapy.

tríada *f.* triad, a group of three related elements, objects, or symptoms.

triage *Fr.* triage, screening and classification of injured persons during a battle or disaster for the purpose of establishing priority of treatment in order to maximize the number who will survive.

tríceps *m.* triceps, a three-headed muscle; **reflejo del ___ / ___** reflex.

Trichinella *Gr. Trichinella,* a genus of nematode worms parasitic in carnivorous mammals.

Trichomonas *Gr.* tricomonas *m. Trichomonas,* a genus of parasitic protozoa that lodge in the alimentary and genitourinary tracts of vertebrates; **___ vaginal / ___** vaginalis.

tricobezoar *m.* trichobezoar, concretion or bezoar of hair found in the intestine or stomach.

tricomicosis *f.* trichomycosis, hair disease caused by a fungus.

tricomoniasis *f.* trichomoniasis, infestation with Trichomonas; **___ vaginal / vaginal___**.

tricromático-a *a.* trichromatic, rel. to or consisting of three colors.

tricúspide *a.* tricuspid. 1. having three points; 2. rel. to the tricuspid valve of the heart; **atresia ___ / ___** atresia; **soplo ___ / ___** murmur; **válvula ___ / ___** valve.

trifocal *a.* trifocal.

trigémino-a *a.* trigeminal, rel. to the trigeminus nerve; **neuralgia ___-a / ___** neuralgia.

trigeminus *L.* trigeminus, trigeminus nerve. *See* **craneales, nervios**.

triglicéridos *m.* triglycerides combination resulting from one molecule of glycerol and three molecules of fatty acids; elevated triglycerides are considered an important factor in heart disease.

trigonitis *f.* trigonitis, infl. of the trigone of the urinary bladder.

trigueño-a *a.* dark-complexioned, brunet, brunette.

trimestre *m.* trimester, three-month period, one of the consecutive months in which the gestation time is divided.

trinchera *f.* trench, ditch, moat; **fiebre de ___ / ___** fever; **pie de ___ / ___** foot, infection caused by exposure to severe cold.

tripa *f.* tripe, gut.

tripanosomiasis *f.* trypanosomiasis, infection caused by a flagellated organism of the genus Trypanosoma.

triplete *m.* triplet, a combination set, or group of three.

triplopia *f.* triplopia, eye disorder in which three images of the same object are seen at one time.

tripsina *f.* trypsin, an enzyme present in the pancreatic juice formed by trypsinogen.

tripsinógeno *m.* trypsinogen, inactive substance released by the pancreas into the duodenum to form trypsin.

triptófano *m.* tryptophan, crystalline amino acid present in proteins essential to animal life.

triquina *f.* trichina, a worm that lives as a parasite in the muscles in the larval stage, and in the intestines when mature.

triquinosis *f.* trichinosis, disease acquired by ingestion of raw or inadequately cooked meat, esp. pork, that contains the larvae of *Trichinella spiralis.*

triquitis *f.* trichitis, infl. of hair bulbs.

trismo *m.* trismus, a spasm of the mastication muscles.

trisomía *f.* trisomy, genetic disorder in which there are three homologous chromosomes per cell instead of the usual two (diploid), causing severe fetal malformation.

trituración *f.* trituration; pulverization.

trocánter *m.* trochanter, each of the two outer prominences below the neck of the femur; **___ mayor /** greater **___; ___ menor /** lesser **___**.

tróclea *f.* trochlea, structure that functions as a pulley.

trombectomía *f.* thrombectomy, removal of a thrombus.

trombina *f.* thrombin, an enzyme present in extravasated blood which catalyzes the conversion of fibrinogen to fibrin.

trombo *m.* thrombus, a blood clot that causes a total or partial vascular obstruction; **___ blanco /** white **___,** pale; **___ estratificado /** stratified **___,** layered; **___ mural /** mural **___,** attached to the wall of the endocardium; **___ oclusivo /** occluding **___,** that closes the vessel completely.

tromboangiítis *f.* thromboangiitis, thrombosis of a blood vessel.

trombocito *m.* thrombocyte, platelet.

trombocitopenia *f.* thrombocytopenia, abnormal decrease in the number of blood platelets.

trombocitosis *f.* thrombocytosis, abnormal increase in the number of blood platelets.

tromboembolia *f.* thromboembolism, obstruction of a blood vessel by a blood clot that has broken away from its site of origin.

tromboflebitis *f.* thrombophlebitis, dilation of a vein wall associated with thrombosis.

tromboflebitis migratoria *f.* thrombophlebitis migrans, slowly progressing thrombophlebitis moving from one vein to another.

trombogénesis *f.* thrombogenesis, formation of blood clots.

trombólisis *f.* thrombolysis, dissolution of a thrombus.

trombosado-a *a.* thrombosed, rel. to a blood vessel containing a thrombus.

trombosis *f.* thrombosis, formation, development, or presence of a blood clot within a blood vessel; ___ **biliar** / biliary ___; ___ **cardíaca** / cardiac ___; ___ **coronaria** / coronary ___; ___ **venosa profunda (TVP)** / deep vein ___, blood clot within a deep vein that is life threatening if dislodged and blocking blood flow in the lung; ___ **embólica** / embolic ___; ___ **traumática** / traumatic ___; ___ **venosa** / venous ___.

trompa *f.* tube, conduit; **ligadura de las ___-s** / tubal ligation.

troncal *a.* truncal, rel. to the trunk of the body.

tronco *m.* trunk, the human body exclusive of the head and the extremities.

tropezar *vi.* to bump or stumble into something or somebody.

tropical *a.* tropical, rel. to the tropics.

tropismo *m.* tropism, the reaction of a cell or living organism toward or away from the source of an external stimulus.

TRP *abr.* (*terapia de reemplazo de estrógeno*) ERT, estrogen replacement therapy.

truncus *L.* truncus, trunk.

Trypanosoma *m. Trypanosoma*, a genus of parasitic protozoa found in the blood of many vertebrates, transmitted to them by insect vectors.

tsetsé *m.* tsetse fly, bloodsucking fly of southern Africa that transmits sleeping sickness.

tuba *L.* tuba, tube; ___ **acústica** / Eustachian tube.

tubárico-a *a.* tubal, rel. to a tube; **embarazo ___-o** / ___ pregnancy occurring in the fallopian tube.

tubercular *a.* tubercular, rel. to or marked by tubercles.

tuberculicida *a.* tuberculocidal, that destroys the tubercle bacilli.

tuberculina *f.* tuberculin, compound prepared from the tubercle bacillus and used in the diagnosis of tuberculosis infection; **prueba de la ___** / ___ test.

tubérculo *m.* tubercle. 1. small nodule; 2. small knobby prominence of a bone; 3. the characteristic lesion produced by the tuberculosis bacilli.

tuberculosis *f.* tuberculosis, an acute or chronic bacterial infection caused by the bacterium of the genum *Mycobacterium tuberculosis*; it gen. affects the lungs, although it can affect other organs as well; ___ **espinal** / spinal ___; ___ **infantil** / childhood ___; ___ **meníngea** / meningeal ___; ___ **pulmonar** / pulmonary ___; ___ **urogenital** / urogenital ___.

tuberculosis miliar *f.* miliary tuberculosis, disease that invades the organism through the bloodstream and is characterized by the formation of minute tubercles in the different organs affected by it.

tuberosidad *f.* tuber, a swelling or enlargement.

tubo *m.* tube, elongated, cylindrical, hollow structure; ___ **colector** / collecting tubule; ___ **contorneado del riñón** / convoluted tubule of the kidney; ___ **de drenaje** / drainage ___; ___ **de ensayo** / test ___; ___ **de inhalación** / inhalation ___; ___ **de toracostomía** / thoracostomy ___; ___ **de traqueotomía** / tracheotomy ___; ___ **endotraqueal** / endotracheal ___; ___ **en T** / T-___; ___ **nasogástrico** / nasogastric ___; ___ **urinífero** / uriniferous tubule.

tuboovárico-a *a.* tubo-ovarian, rel. to the Fallopian tube and the ovary; **absceso ___-o** / ___ abscess.

tubo-ovaritis *f.* tubo-ovaritis, infl. of the ovary and the Fallopian tube.

tuboplastia *f.* tuboplasty, plastic surgery of a tube, esp. the Fallopian tube.

túbulo *m.* tubule, a small anatomical tube; ___ **colector** / collecting ___; ___ **renal** / renal ___.

tuerto-a *a.* one-eyed or blind in one eye.

tularemia *f.* tularemia, rabbit fever, infection transmitted to humans by the bite of a vector insect or by handling of infected meat.

tumefacción, tumescencia *f.* tumefaction, the process of swelling.

tumor *m.* tumor, swelling, new spontaneous growth of mass or tissue of no physiological use; ___ **no diferenciado, sin diferenciación** / undifferentiated ___; ___ **difundido o difuso** / diffuse ___; ___ **escirroso** / scirrhous ___; ___ **inflamatorio** / inflammatory ___; ___ **medular** / medullary ___; ___ **neçrótico** / necrotic ___; ___ **no sólido** / nonsolid ___; ___ **radiocurable** / radiocurable ___; ___ **radiorresistente** / radioresistant ___; ___ **radiosensitivo** / radiosensitive ___.

tumoral *a.* tumorous, rel. to a tumor.

tumorectomía *f.* lumpectomy, excision of a breast tumor excluding lymph nodes and adjacent tissue.

tumoricida *a.* tumoricidal, that destroys tumorous cells.

tumorigénesis *f.* tumorigenesis, production of tumors.

túnel *m.* tunnel, a bodily channel; ___ **del carpo** / carpal ___; ___ **flexor** / flexor ___; ___ **torsal, tarsiano** / torsal ___.

túnica *f.* tunica, tunic, protective membrane; ___ **adventicia** / ___ adventitia, the outer layer of a tubular organ or structure and esp. a blood vessel; ___ **albugínea** / ___ albuginea, white fibrous capsule esp. of the testicles; ___ **mucosa** /___ mucosa, mucous membrane lining the digestive tract; ___ **muscular** / ___ muscularis, outer layer of smooth muscle surrounding a hollow or tubular organ; ___ **vaginal** / ___ vaginalis, a pouch or serous membrane covering the testis.

tupido-a *a.* plugged, obstructed; **oídos -os** / ___ ears.

turbio-a *a.* turbid, cloudy, not translucent.

turgido-a *a.* turgid, distended, swollen.

turgor *m.* turgor. 1. swelling, distension; 2. normal cellular tension.

Turner, síndrome de *m.* Turner's syndrome, congenital endocrine abnormality manifested by amenorrhea, failure of sexual maturation, short stature and neck, and the presence of only forty-five chromosomes.

tussis *L.* tussis, cough.

tympanum *L.* tympanum, the middle ear. *See* **tímpano**.

U *abr.* **unidad** / unit; **urología** / urology.

u *conj.* or, used instead of **o** before words beginning with **o** or **ho**.

UCI *abr.* (*unidad de cuidados intensivos*) ICU, intensive care unit.

úlcera *f.* ulcer, sore, or lesion of the skin or mucous membrane with gradual disintegration of tissue; ___ **chancroide** / chancroidal ___; ___ **crónica** / chronic ___; ___ **duodenal** / duodenal ___; ___ **fagedénica** / phagedenic ___; ___ **gástrica** / gastric ___; ___ **hemorrágica** / hemorrhagic ___; ___ **indolente** / indolent ___; ___ **marginal** / marginal ___; ___ **micótica** / mycotic ___; ___ **péptica** / peptic ___; ___ **perforante** / perforating ___; ___ **por decúbito** / decubitus ___, bedsore; ___ **roedora** / rodent ___, that destroys gradually; ___ **sifilítica** / syphilitic ___; ___ **varicosa crónica de la pierna** / chronic varicose leg ___; ___ **vesical** / vesical ___. *See* table on page 472.

ulceración *f.* ulceration, the formation process of an ulcer; ___-**es genitales** / genital ___-s.

ulcerado-a *a.* ulcerated, rel. to or of the nature of an ulcer.

úlcera péptica *f.* peptic ulcer, ulceration of the mucous membranes of the esophagus, stomach, or duodenum caused by excessive acidity of the gastric juice, gen. produced by acute or chronic stress.

ulcerativo *a.* ulcerative, rel. to or causing an ulcer.

uleritema *m.* ulerythema, erythematous dermatitis characterized by formation of scars.

ulnar *a.* ulnar, rel. to the ulna or to the arteries and nerves related to it; **disfunción del nervio** ___ / ___ nerve dysfunction.

ulocarcinoma *m.* ulocarcinoma, cancer of the gums.

ultracentrifuga *f.* ultracentrifuge, machine with a centrifugal force capable of separating and sedimenting the molecules of a substance.

ultrafiltración *f.* ultrafiltration, a filtration process that allows the passage of small molecules, holding back larger ones.

ultramicroscopio *m.* ultramicroscope, a microscope that makes visible objects that cannot be seen under a common light microscope.

ultrasónico-a *a.* ultrasonic.

ultrasonido *m.* ultrasound, a sound wave with a frequency above the range of human hearing used in ultrasonography for diagnostic and therapeutic purposes; **diagnóstico por** ___ / ultrasonic diagnosis; ___ **abdominal** / abdominal ___; ___ **de la mama** / breast ___; ___ **de la tiroides** / thyroid ___; ___ **del embarazo** / pregnancy ___.

ultrasonografía *f.* ultrasonography, diagnostic technique that uses ultrasound waves to develop the image of a body structure or tissue.

ultrasonograma *m.* ultrasonogram, the image produced by ultrasonography.

ultravioleta *a.* ultraviolet, beyond the visible, violet end of the spectrum; **rayos** ___-**s** / ___ rays; **terapia de radiación** ___ / ___ therapy.

umbilical *a.* umbilical, rel. to the umbilicus.

umbral *m.* threshold, the minimum degree of stimulus needed to produce an effect or response; ___ **absoluto** / absolute ___; ___ **auditivo** / auditory ___; ___ **de la conciencia** / ___ of consciousness; ___ **renal** / renal ___; ___ **sensorio** / sensory ___.

unánime *a.* unanimous.

ungueal *a.* ungual, rel. to the nails.

ungüento *m.* unguent, liniment, salve, medicated preparation for external use.

uniarticular *a.* uniarticular, rel. to a single joint.

unibásico-a *a.* unibasal, rel. to a single base.

unicelular *a.* unicellular, having only one cell.

único-a *a.* only, sole; ___-**amente** *adv.* / only, solely.

unidad *f.* unit. 1. one of a kind; ___ **motora** / motor ___, that provides motor activity; 2. standard of measurement; 3. unity.

unidad de cuidado cardíaco intensivo *f.* coronary intensive care unit.

unidad de cuidado intensivo *f.* intensive care unit.

unidad internacional *f.* international unit, standard measurement of a given substance as adopted by the International Conference for Unification of Formulae.

unido-a *a.* joined; close.

uniforme *m.* uniform; *a.* uniform, even.

unigrávida *f.* unigravida, woman who is pregnant for the first time.

unión *f.* union. 1. the action or effect of joining two things into one; 2. the growing together of severed parts of a bone or of the lips of a wound.

unípara *f.* uniparous, woman who has given birth to only one child.

unipolar *a.* unipolar, having one pole, such as the nerve cells.

universal *a.* universal, general.

Unna, bota de pasta de *f.* Unna's paste boot, compression dressing applied to the lower part of the leg in the treatment of varicose ulcers consisting of layers of gauze applied with and covered with Unna's paste.

unsinaria *f.* hookworm, intestinal parasite; **enfermedad de la** ___ / ___ disease.

untadura *f.* application; ointment.

untar *vt.* to apply ointment; to rub, to smear.

uña *f.* nail; ___ **del dedo del pie** / toenail; ___ **encarnada** / ingrown ___; **comerse las** ___**-s** / to bite one's ___**-s**.

uñero *m.* ingrown nail.

uránico-a *a.* uranic, rel. to uremia.

uranio *m.* uranium, heavy metallic element.

urato *m.* urate, uric acid salt.

urea *f.* urea, crystalline substance found in the blood, lymph, and urine that is the final product of the metabolism of proteins and is excreted through the urine as nitrogen.

urelcosis *f.* urelcosis, formation of ulcers in the urinary tract.

uremia *f.* uremia, toxic condition caused by renal insufficiency that produces retention of nitrogen substances, phosphates, and sulfates in the blood; ___ **eclámptica** / eclamptic ___.

urémico-a *a.* uremic, rel. to or affected by uremia.

uréter *m.* ureter, one of the ducts by which urine passes from the kidney to the urinary bladder.

ureteral, uretérico-a *a.* ureteral, rel. to a ureter; **lesión** ___ / ___ injury; **obstrucción** ___ / ___ obstruction; **reflejo** ___ / ___ reflex.

ureterectasis *f.* ureterectasis, abnormal dilation of the ureter.

ureterectomía *f.* ureterectomy, partial or total excision of the ureter.

ureteritis *f.* ureteritis, infl. of the ureter.

ureterocele *m.* ureterocele, cystic dilation of the distal intravesical portion of the ureter due to stenosis of the ureteral orifice.

ureterocistostomía *f.* ureterocystostomy, surgical communication made between the cervix and the bladder. *See* **ureteroneocistostomía**.

ureterografía *f.* ureterography, x-ray of the ureter with the use of a radiopaque substance.

ureteroheminefrectomía *f.* ureteroheminephrectomy, resection of a portion of the kidney and its ureter in cases of duplication of the upper urinary tract.

ureterohidronefrosis *f.* ureterohydronephrosis, distension of the ureter and the kidney due to obstruction.

ureterolitiasis *f.* ureterolithiasis, formation of a ureteral calculus.

ureterolitotomía *f.* ureterolithotomy, incision into a ureter for removal of a calculus.

ureteronefrectomía *f.* ureteronephrectomy, excision of the kidney and its ureter.

ureteroneocistostomía *f.* ureteroneocystostomy, reimplantation of the ureter into the bladder.

ureteropélvico-a *a.* ureteropelvic, rel. to the ureter and the pelvis.

ureteropieloplastia *f.* ureteropyeloplasty, plastic surgery of a ureter and the renal pelvis.

ureteroplastia *f.* ureteroplasty, plastic surgery of the ureter.

ureterosigmoidostomía f. uretero-sigmoidostomy, implantation of a ureter in the sigmoid colon.

ureterostomía f. ureterostomy, formation of a permanent fistula for drainage of a ureter.

ureterotomía f. ureterotomy, incision into a ureter.

ureteroureterostomía f. ureteroure-terostomy, anastomosis of two ureters or of extreme parts of the same ureter.

ureterovesical a. ureterovesical, rel. to the ureter and the urinary bladder.

urético-a a. uretic, rel. to the urine.

uretra f. urethra, urinary canal.

uretral a. urethral, rel. to the urethra; **catéter** ___ / ___ catheter; **obstrucción** ___ / ___ obstruction; **procedimiento** ___ / ___ process; **secreción** ___ / ___ discharge; **síndrome** ___ / ___ syndrome; **suspensión** ___ / ___ suspension.

uretralgia f. urethralgia, pain in the urethra.

uretrectomía f. urethrectomy, partial or total excision of the urethra.

uretritis f. urethritis, chronic or acute infl. of the urethra.

uretrografía f. urethrography, x-ray of the urethra after injection of a radiopaque substance.

uretroscopio m. urethroscope, instrument for viewing the interior of the urethra.

uretrotomía f. urethrotomy, incision of the urethra, usu. to alleviate a stricture.

uretrótomo m. urethrotome, instrument used in urethrotomy.

urgente a. urgent, pressing; ___-**mente** adv. / urgently.

uricemia f. uricemia, excess uric acid in the blood.

úrico-a a. uric, rel. to the urine.

uricosuria f. uricosuria, presence of an excessive amount of uric acid in the urine.

urinación f. urination, the act of urinating.

urinálisis m. urinalysis, analysis of the urine.

urinario-a a. urinary, rel. to the urine; **infección** ___-**a** / ___ infection; **órganos** ___-**os** / ___ organs; **sedimento** ___-**o** / ___ sediment.

urinario, sistema m. urinary system, the group of organs and conduits that participate in the production and excretion of urine.

urinífero-a a. uriniferous, containing or carrying urine.

urinogenital, **urogenital** a. urino-genital, urogenital, rel. to the urinary and the genital tracts.

urinoma m. urinoma, a cyst containing urine.

urobilinógeno m. urobilinogen, pigment derived from the reduction of bilirubin by action of intestinal bacteria.

urocinasa f. urokinase, enzyme present in human urine used to dissolve blood clots.

urodinámica f. urodynamics, the study of the active process and pathophysiology of urination.

urodinia f. urodynia, painful urination.

urogenital a. urogenital, rel. to the urinary and the genital tracts; **diafragma** ___ / ___ diaphragm.

urografía f. urography, x-ray of a part of the urinary tract by injection of a radiopaque substance; ___ **descendente o excretora** / descending or excretory ___; ___ **retrógrada** / retrograde ___.

urograma m. urogram, x-ray record of a urography.

urohematonefrosis f. urohematone-phrosis, pathological condition of the kidney by which the pelvis distends with blood and urine.

urolitiasis f. urolithiasis, formation of urinary calculi and disorders associated with their presence.

urolítico-a a. urolithic, rel. to urinary calculi.

urología f. urology, the branch of medicine that studies the diagnosis and treatment of diseases of the genitourinary tract in men and the urinary tract in women.

urológico-a a. urologic, rel. to urology.

urólogo-a m., f. urologist, specialist in urology.

uropatía f. uropathy, any disease that affects the urinary tract.

urosquesis f. uroschesis, suspension or retention of urine.

urticaria f. urticaria, hives, eruptive skin disease characterized by pink patches accompanied by intense itching, gen. allergic in nature and caused by an internal or external agent; ___ **papulosa** / papular ___; ___ **pigmentosa** / ___ pigmentosa; ___ **térmica** / heat rash.

usado-a a. used.

usar *vt.* to use; [*ropa*] to wear.

uso *m.* use; function; usage; **de poco ___ / under___; ___ distinto del uso aprobado por la FDA /** off-label ___.

USP *abr.* (from its abbreviation in English) USP, United States Pharmacopeia.

usual *a.* usual, customary; **___-mente** *adv.* / usually.

uterino-a *a.* uterine, rel. to the uterus; **prolapso ___-o /** ___ prolapse; **ruptura ___-a /** ___ rupture; **sangramiento ___-o /** ___ bleeding unrelated to menstruation.

útero *m.* uterus, womb, hollow, muscular organ of the female reproductive system that contains and nourishes the embryo and fetus during the period of gestation; **cáncer del ___ o de la matriz /** uterine cancer; **___ didelfo /** didelphys ___, double uterus.

uterosalpingografía *f.* uterosalpingography, x-ray examination of the uterus and the fallopian tubes following injection of a radiopaque substance.

uterovaginal *a.* uterovaginal, rel. to the uterus and the vagina.

uterovesical *a.* uterovesical, rel. to the uterus and the urinary bladder.

UTI *abr.* UTI. 1. (*unidad de tratamiento intensivo*) intensive care unit; 2. (from its abbreviation in English) urinary tract infection.

útil *a.* useful, practical.

utrículo *m.* utriculus, small bag; **___ del oído o del vestíbulo /** ___ of the ear or of vestibule; **___ prostático o uretral /** ___ prostaticus or urethral.

uva *f.* grape.

uvea *f.* uvea, the vascular layer of the eye formed by the iris and the ciliary body together with the choroid coat.

uveitis *f.* uveitis, infl. of the uvea.

úvula *f.* uvula, small, fleshy structure hanging in the middle of the posterior border of the soft palate; **___ hundida /** cleft ___.; **___ vesical /** vesical ___.

uvulitis *f.* uvulitis, infl. of the uvula.

uvulotomía *f.* uvulotomy, partial or total cutting of the uvula.

V *abr.* **válvula** / valve; **vena** / vein; **visión** / vision; **volumen** / volume.

vaccinia virus *L.* vaccinia, cowpox, a virus that causes disease in cattle and when inoculated in humans gives a degree of immunity against smallpox.

vaciar *vt.* to empty; to flush out; to void; **-se** *vr.* / to become empty.

vacilante *a.* vacillating, fluctuating; shaky.

vacío-a *a.* empty; **envasado al ___** / vacuum packed.

vacuna *f.* vaccine, a preparation of attenuated or killed microorganisms that when introduced in the body establishes immunity to the specific disease caused by such microorganisms; **reacción a la ___** / reaction; **___ antipolio oral, trivalente atenuada de Sabin** / poliovirus, live oral trivalent___, Sabin; **___ antirrábica** / rabies **___**; **___ antisarampión de virus vivo** / measles virus **___**, live; **___ antisarampión, inactivada** / measles virus **___**, inactivated; **___ antitífica** / typhoid fever **___**; **___ antivariólica, antivariolosa** / smallpox **___**; **___ contra la tuberculosis** / BCG **___**, against tuberculosis; **___ contra el tétano** / tetanus **___**; **___ contra la hepatitis A** / hepatitis A **___**; **___ contra la hepatitis B** / hepatitis B **___**; **___ contra la influenza** / influenza **___**; **___ contra la varicela** / chickenpox **___**; **___ de Salk, contra la poliomielitis** / Salk **___**, antipolio; **___ de virus vivo contra la rubéola** / rubella virus **___**, live; **neumocócica polisacárida** / pneumovax **___**; **___ neumocócica polivalente** / pneumococcal polyvalent virus **___**; **___ triple contra la difteria, el tétano y la tos ferina** / **___** against diphtheria, pertussis, and tetanus.

vacunación *f.* vaccination, inoculation of vaccine.

vacunar *vt.* to vaccinate.

vacuola *f.* vacuole, small cavity or space filled with fluid or air in the cellular protoplasm.

vacuolización *f.* vacuolization, formation of vacuoles.

vacuum *L.* vacuum, emptiness, a space devoid of air or matter.

vagal *a.* vagal, rel. to the pneumogastric or vagus nerve.

vagar *vi.* to wander.

vagina *f.* vagina. 1. female canal extending from the uterus to the vulva; 2. structure resembling a sheath.

vaginal *a.* vaginal, rel. to the vagina or to a sheathlike structure; **candidiasis ___** / **___** candidiasis; **cultivo ___** / **___** culture; **flujo ___** / **___** discharge; **hemorragia, sangrado ___** / **___** bleeding; **picazón ___** / **___** itching; **quistes ___ -es** / **___** cysts; **reparación de la pared ___** / **___** wall repair; **tratamiento de secamiento ___** / **___** drying treatment; **tumor ___** / **___** tumor.

vaginismus *L.* vaginismus, sudden and painful spasm of the vagina.

vaginitis *f.* vaginitis, infl. of the vagina; **___ bacteriana** / bacterial **___**.

vaginoplastia *f.* vaginoplasty, plastic surgery of the vagina.

vaginosis *f.* vaginosis, infl. of the vagina.

vagolisis *f.* vagolysis, surgical destruction of the vagus nerve.

vagolítico-a *a.* vagolytic, inhibiting the function of the vagus nerve.

vago, nervio *m.* vagus nerve. *See* **craneales, nervios.**

vagotomía *f.* vagotomy, interruption of the vagus nerve.

vaina *f.* sheath, a protective covering structure.

valaciclovir *m.* valacyclovir, a drug that is administered orally to treat shingles, genital herpes, and cold sores.

valencia *n.* valence, relative capacity to unite, react, or interact (as with antigens or a biological substrate).

valer *vi.* to cost; to be worth; to be valid, good, or acceptable; **___-se por sí mismo** / to be self-sufficient.

valgus *L.* valgus, bent or twisted outward.

válido-a *a.* valid, acceptable.

Valsalva, maniobra de *f.* Valsalva's maneuver, procedure to test the patency, or openness, of the eustachian tubes or to adjust the pressure of the middle ear by forcibly exhaling while holding the nostrils and mouth closed.

válvula *f.* valve, a membranous structure in a canal or orifice that closes temporarily to prevent the backward flow of the contents passing through it; ___ **aórtica** / aortic ___, between the left ventricle and the aorta; ___ **atrioventricular derecha, tricúspide** / atrioventricular right ___, tricuspid; ___ **atrioventricular izquierda, bicúspide, mitral** / atrioventricular left ___, bicuspid, mitral; ___ **ileocecal** / ileocecal ___; ___ **pilórica** / pyloric ___; ___ **pulmonar** / pulmonary ___.

válvula mitral *f.* mitral valve, the left atrioventricular valve of the heart; **insuficiencia de la** ___ / insufficiency of the ___; **prolapso de la** ___ / prolapse of the ___.

valvular *a.* valvular, rel. to a valve or of its nature; **estenosis pulmonar** ___ / ___ pulmonary stenosis.

válvulas conniventes *f., pl.* valvulae conniventes, circular membranous folds found in the small intestine that slow the passage of food along the bowels.

valvulitis *f.* valvulitis, infl. of a valve, esp. the cardiac valve.

valvuloplastia *f.* valvuloplasty, plastic surgery of a heart valve.

valvulótomo *m.* valvulotome, instrument to incise a valve.

vapor *m.* vapor, gas, fume.

vaporización *f.* vaporization. 1. action and effect of vaporizing; 2. therapeutic use of vapors.

vaporizador *m.* vaporizer, device used to convert a substance into a vapor for therapeutic purposes.

variable *f.* variable, a changing factor; *a.* that can change.

variante *f.* variant, that which is essentially the same as another but different in form; *a.* different, changing.

varicela zóster *f.* varicella zoster, a herpesvirus that causes chicken pox and shingles.

varicella *L.* varicella, chicken pox, viral contagious disease, gen. manifested during childhood, characterized by an eruption that evolves into small vesicles.

várice, variz *f.* varix, an enlarged and tortuous vein, artery, or lymphatic vessel.

varicocele *m.* varicocele, varicose condition of the veins of the spermatic cord that produces a soft mass in the scrotum.

varicocelectomía *f.* varicocelectomy, surgical removal of part of the scrotal sac.

varicoso-a *a.* varicose, resembling or related to varices; **venas** ___-**as** / ___ veins.

varicotomía *f.* varicotomy, excision of a varicose vein.

varilla *f.* thin, short rod; wand; ___ **de aceite** / dipstick.

variola *L.* variola. *See* **viruela**.

variólico-a, varioloso-a *a.* variolous, rel. to smallpox or affected by it.

varios-as *a.* several.

varón *m.* male.

varonil *a.* manly.

varus *L.* varus, twisted or turned inward.

vascular *a.* vascular, rel. to the blood vessels; **cambio cutáneo** ___ / ___ skin change; **ectasia** ___ **del colon** / ___ ectasia of the colon; **espasmo** ___ / ___ spasm; **púrpura** ___ / ___ purpura; **sistema** ___ / ___ system, all the vessels of the body, esp. the blood vessels; **túnica** ___ / ___ tunic.

vascularización *f.* vascularization, formation of new blood vessels.

vascularizar *vi.* to vascularize, to develop new blood vessels.

vasculatura *f.* vasculature, arrangement of blood vessels in an organ or part.

vasculitis *f.* vasculitis. *See* **angiítis**.

vasculopatía *f.* vasculopathy, any disease of a blood vessel.

vas deferens *L.* vas deferens, the excretory duct of the spermatozoa.

vasectomía *f.* vasectomy, partial excision and ligation of the vas deferens to prevent the passage of spermatozoa into the semen, usu. done as a means of birth control.

vasija *f.* receptacle, vessel.

vaso *m.* vessel; conduit. 1. any channel or tube that carries fluid such as blood or lymph; **grandes** ___-**s** / great ___-s; ___ **colateral** / collateral ___; ___ **linfático** / lymphatic ___; ___ **sanguíneo** / blood ___; 2. a drinking glass.

vasoactivo *m.* vasoactive, agent that affects the blood vessels.

vasoconstricción *f.* vasoconstriction, decrease in the caliber of the blood vessels.

vasoconstrictor *m.* vasoconstrictor, that which causes vasoconstriction; vasoconstrictor-a *a.* vasoconstrictive, rel. to constriction of the blood vessels.

vasodepresión *f.* vasodepression, increase in the diameter of a blood vessel.

vasodilatación *f.* vasodilation, increase in the caliber of the blood vessels.

vasodilatador *m.* vasodilator, that which causes vasodilation; vasodilatador-a *a.* that causes vasodilation.

vasoespasmo *m.* vasospasm. *See* angioespasmo; ___ coronario / coronary ___.

vasomotor *m.* vasomotor, that which regulates the contraction and dilation of blood vessels; ___-a *a.* vasomotor, rel. to dilation or contraction of blood vessels; centro ___ / ___ center; epilepsia ___-a / ___ epilepsy; parálisis ___-a / ___ paralysis; reflejo ___ / ___ reflex; rinitis ___-a / ___ rhinitis; sistema ___ / ___ system.

vasopresina *f.* vasopressin, hormone secreted by the posterior pituitary gland that increases the reabsorption of water by the kidneys, raising the blood pressure.

vasopresor *m.* vasopressor, that which has a vasoconstrictive effect; ___-a *a.* vasopressor, having a vasoconstrictive effect.

vasovagal *a.* vasovagal, rel. to the vessels and the vagus nerve; síncope ___ / ___ syncope, brief fainting spell caused by vascular and vagal disturbances.

Vater, ámpula de *f.* Vater's ampulla or papilla, the point where the biliar and pancreatic excretory systems enter the duodenum.

vector *m.* vector, a carrier that transmits infectious agents.

vegetación *f.* vegetation, a wartlike, abnormal growth on a body part as seen in endocarditis.

vegetarianismo *m.* vegetarianism, the practice of eating only vegetables and fruits. Dairy products may not be excluded.

vegetariano-a *m.*, *f.* vegetarian, individual who eliminates any kind of food containing animal meat in his or her diet.

vegetariano-a ovo-lácteo-a *m.*, *f.* ovo-lacto vegetarian, lacto-ovo vegetarian.

vegetativo-a *a.* vegetative. 1. rel. to functions of growth and nutrition; 2. rel. to involuntary or unconscious bodily movements; 3. pertaining to plants.

vehículo *m.* vehicle. 1. agent without therapeutic action that carries the active ingredient of a medication; 2. an agent of transmission.

vejez *f.* old age.

vejiga *f.* bladder; cálculos de la ___ / ___ calculi; ___ hiperactiva / hyperactive ___; irrigación de la ___ / ___ irrigation; ___ llena de aire / air ___; ___ neurogénica / neurogenic ___.

vejiga urinaria *f.* urinary bladder, sac-shaped organ that serves as a receptacle to urine secreted by the kidneys.

velar *v.* to watch over, to take care of someone.

vello *m.* body hair; ___ axilar / axillary ___; ___ púbico / pubic hair.

vellosidad *f.* villus, short, filiform projection from a membranous surface; ___ aracnoidea / arachnoid ___; ___ coriónica / chorionic ___; ___-es intestinales / intestinal ___; ___-es sinoviales / synovial ___.

velo *m.* veil. 1. thin membrane or covering of a body part; 2. a piece of amniotic sac seen sometimes covering the face of a newborn; 3. slight alteration in the voice.

vena *f.* vein, fibromuscular vessel that carries blood from the capillaries toward the heart; ___-s varicosas / ___ veins, *pop.* spider ___.

vena cava *f.* vena cava, either of two large veins returning deoxygenated blood to the right atrium of the heart; ___ inferior / inferior ___; ___ superior / superior ___.

vencimiento *m.* expiration; fecha de ___ / ___ date.

venda *f.* bandage; ___ para los ojos / eyeband.

vendaje *m.* bandage, dressing, curative, protective covering; ___ abdominal / abdominal binder; ___ de yeso / plaster cast; ___ protector / surgical dressing.

vendar *vt.* to bandage.

veneno *m.* poison, venom, toxic substance; centro de control de ___-s / ___ control center.

venenoso-a *a.* poisonous, venomous, toxic; **hiedra ___-a** /poison ivy.

venéreo-a *a.* venereal, resulting from or transmitted by sexual intercourse; **enfermedad ___-a / ___** disease; **verruga ___-a / ___** wart.

venina *f.* venin, toxic substance present in snake venom.

veninantivenina *f.* venin-antivenin, vaccine to counteract the effect of snake poison.

venipuntura *a.* venepuncture, venipuncture, surgical puncture of a vein.

venoclusivo-a *a.* veno-occlusive, rel. to the obstruction of veins.

venoconstricción *f.* venoconstriction, constriction of the muscular walls of the veins.

venograma *m.* venogram, x-ray of a vein with the use of a contrasting medium; **___ renal** / renal___.

venoso-a *a.* venous, rel. to the veins; **congestión ___-a / ___** congestion; **insuficiencia ___-a / ___** insufficiency; **retorno ___ / ___** return; **sangre ___-a / ___** blood; **seno ___-o / ___** sinus; **tromboembolismo ___-o / ___** thromboembolism; **trombosis ___-a / ___** thrombosis.

vent *Fr.* vent, opening.

ventaja *f.* advantage.

venta libre, de *a.* over-the-counter, sold lawfully without prescription.

venticulograma *m.* venticulogram, radionuclide test done during catherization that evaluates the main pumping chamber of the left ventricle with each heartbeat.

ventilación *f.* ventilation; **___ pulmonar** / pulmonary___. 1. the act of circulating fresh air in a given area; 2. oxygenation of blood; 3. open discussion and airing of grievances.

ventilador *m.* ventilator, artificial respirator; fan.

ventolera *f.* strong gust of wind.

ventral *a.* ventral, abdominal, rel. to the belly or to the front side of the body; **hernia ___ / ___** hernia.

ventricular *a.* ventricular, rel. to a ventricle; **defecto del tabique ___ / ___** septal defect; **defecto septal ___ / ___** septal defect; **fibrilación ___ / ___** fibrillation; **punción ___ / ___** puncture; **taquicardia ___ / ___** tachycardia.

ventriculitis *f.* ventriculitis, infl. of a ventricle.

ventrículo *m.* ventricle, a small cavity, esp. in reference to such structures as seen in the heart, the brain, or the larynx; **cuarto ___ del cerebro** / fourth ___ of the brain; **tercer ___ del cerebro** / third ___ of the brain; **___ de la laringe** / ___ of the larynx; **___ derecho del corazón** / right ___ of the heart; **___ izquierdo del corazón** / left ___ of the heart; **___ lateral del cerebro** / lateral ___ of the brain.

ventriculotomía *f.* ventriculotomy, incision of a ventricle.

vénula *f.* venule, minute vein that connects the capillaries with larger veins.

ver *vt.* to see; **está por ___-se** / it remains to be seen; **tener que ___ con** / to have to do with; **___-se** / to see oneself; to see each other.

verano *m.* summer.

verdad *f.* truth; **decir la ___** / to tell the ___; **de ___** / truly, really; **¿no es ___?** / isn't it so?

verdadero-a *a.* true, real; **pelvis ___-a / ___** pelvis; **___-amente** *adv.* / truly.

verdugón *m.* welt.

verdura *f.* [*vegetales*] greens.

vergonzoso-a *a.* shameful.

vergüenza *f.* shame; bashfulness; **tener ___** / to be ashamed.

verificar *vi.* to verify, to prove true.

vermicida, vermífugo *m.* vermicide, agent that destroys worms.

vermis *L.* vermis. 1. parasitic worm; 2. wormlike structure.

vernix *L.* vernix, varnish; **___ caseosa / ___** caseosa, sebaceous secretion protecting the skin of a fetus.

verruca *L.* verruca, (*pl.* verrucae) wart; **___ plana** / ___ plana, small smooth wart found esp. on the face and back of the hands of children and adolescents; **___ plantaris / ___** plantaris, plantar ___, a wart on the sole of the foot; **___ vulgaris / ___** vulgaris, a wart on the back of the fingers and hands.

verruga *f.* See **verruca**.

verrugoso-a *a.* verrucose, warty, or rel. to warts.

versión *f.* version. 1. change of direction of an organ, such as the uterus; 2. change of position of the fetus in utero to facilitate delivery; **___ bimanual** / bimanual ___; **___ bipolar** / bipolar ___; **___ cefálica** / cephalic ___;

___ **combinada** / combined ___; ___ **externa** / external ___; ___ **espontánea** / spontaneous ___.

vértebra f. vertebra, any of the thirty-three bones of the vertebral column; ___ **cervical** / cervical ___; ___ **coccígea** / coccygeal ___; ___ **lumbar** / lumbar ___; ___ **sacra** / sacral ___; ___ **torácica** / thoracic ___.

vertebral a. vertebral, rel. to the vertebrae; **arteria** ___ / ___ artery; **conducto** ___ / ___ canal; **costillas** ___ **-es** / ___ ribs.

vertebrobasilar a. vertebrobasilar, rel. to the basilar and vertebral arteries; **insuficiencia** ___ / ___ insufficiency; **sistema** ___ / ___ system; **trastornos** ___ **-es de la circulación** / ___ circulatory disorders; f. vertebralbasilar, union of two arteries localized at the base of the skull forming the basilar artery.

verter vi. to spill; to pour.

vertex m., (pl. **vértices**) vertex. 1. the highest point of a structure, such as the top of the head; 2. convergence point of the two sides of an angle.

vertical a. vertical. 1. upright; 2. rel. to the vertex.

vértice m. See **vertex**.

vértigo m. vertigo, sensation of whirling motion either of oneself (subjective vertigo), or of surrounding objects (objective vertigo) gen. caused by a disease of the inner ear or by gastric or cardiac disorders; ___ **laberíntico** / labyrinthine ___.

verumontanitis f. verumontanitis, infl. of the verumontanum.

verumontanum L. verumontanum, an elevation in the urethra at the point of entry of the seminal ducts.

vesicación f. vesication. 1. the formation of blisters; 2. a blister.

vesical a. vesical, rel. to or resembling a bladder.

vesicouretral a. vesicourethral, rel. to the urinary bladder and the ureters.

vesicovaginal a. vesicovaginal, rel. to the urinary bladder and the vagina.

vesícula f. vesicle, vesicula, small sac or elevation of the skin containing serous fluid.

vesícula biliar f. gallbladder, pear-shaped receptacle on the lower part of the liver that stores bile.

vesiculación f. vesiculation, formation of vesicles.

vesicular a. vesicular, rel. to a vesicle.

vesiculitis f. vesiculitis, infl. of a vesicle.

vesiculoso-a a. vesiculate, of the nature of a vesicle.

vestibular a. vestibular, rel. to a vestibule; **bulbo** ___ / ___ bulb; **nervio** ___ / ___ nerve.

vestíbulo m. vestibule. 1. space or cavity that gives access to a duct or canal; 2. lobby, waiting room.

vestigial a. vestigial, rudimentary, rel. to a vestige.

vestigio m. vestige, remains of a structure that was fully developed in a previous stage of the species or of the individual.

veteriñaria f. veterinary medicine, the science that deals with prevention and cure of animal diseases, esp. domestic animals.

veterinario-a m., f. veterinarian, specialist in veterinary medicine; a. rel. to veterinary medicine.

vez f. time, occasion; **a la** ___ / at the same ___; **alguna** ___ / sometime; **cada** ___ / each ___; **de una** ___ / all at once; **de** ___ **en cuando** / once in a while; **en** ___ **de** / instead of; **otra** ___ / again; **rara** ___ / rarely; **tal** ___ / perhaps; **una** ___ / once.

V-fib abr. (from its abbreviation in English) V-fib, ventricular fibrillation.

vía f. tract, via, passage, conduit; ___ **olfatoria** / olfactory ___; ___ **piramidal** / pyramidal ___; ___ **-s biliares** / biliary ___; ___ **-s digestivas** / gastrointestinal ___; ___ **-s respiratorias** / respiratory ___; ___ **-s urinarias** urinary ___.

viable a. viable, capable of surviving, gen. in reference to a newborn; **no** ___ / nonviable.

vías descendientes f., pl. descending tracts, tracts of nerves in the dorsal spine that carry impulses from the brain to the rest of the body.

vibración f. vibration, oscillation.

vibratorio-a a. vibratory, vibratile, vibrating or producing vibration; **sentido** ___ **-o** / ___ sense.

víctima f. victim; ___ **de accidente** / casualty.

vida f. life; vitality; **medidas para el sostenimiento de la** ___ / ___ saving measures; soporte vital / providing support necessary to sustain life; **promedio de duración de** ___ / ___ expectancy; **que pone la** ___ **en peligro** / ___ -threatening; ___ **cotidiana** / daily ___.

vida media *f.* half-life. 1. the time required for half the nuclei of a radioactive substance to disintegrate; 2. the time required for half the amount of a substance taken in by the body to dissolve by natural means.

video *m.* video.

videocinta *f.* videotape.

viejo-a *a.* old, aged; stale.

vientre *m.* belly; abdomen.

vigente *a.* in force, in effect.

vigilar *vt.* to watch, to guard; to survey.

vigilia *f.* vigil. 1. the state of being consciously responsive to a stimulus; 2. insomnia.

vigor *m.* vigor, strength; fortitude; stamina.

vigoroso-a *a.* vigorous, strong; having fortitude; ___-**amente** *adv.* / vigorously.

VIH *abr.* (*virus de imnunodeficiencia humana*) HIV, human immunodeficiency virus, a retrovirus considered to be the cause of AIDS that can be transmitted by sexual relations or by blood transfusion from someone who is infected with HIV. The virus can be transmitted to children of mothers with HIV in utero, at birth, or, likely, through breast-feeding.

violación *f.* rape; violation; ___ **estatutaria** / statutory ___.

violeta *a.* [*color*] violet.

viral *a.* viral, rel. to a virus; **artritis** ___ / ___ arthritis; **crup** ___ / ___ croup; **fiebre hemorrágica** ___ / ___ hemorrhagic fever; **gastroenteritis** ___ / ___ gastroenteritis; **hepatitis** ___ / ___ hepatitis; **infección** ___ **del sistema respiratorio superior** / ___ upper respiratory infection; **neumonía** ___ / ___ pneumonia; **replicación** ___ / ___ replication.

viremia *f.* viremia, the presence of virus in the blood.

virgen *f.* virgin. 1. uncontaminated, pure; 2. having had no sexual intercourse.

virilidad *f.* virility. 1. sexual potency; 2. the quality of being virile.

virilización *f.* virilization, the process by which secondary male characteristics develop in the female, gen. due to adrenal malfunction or intake of hormones.

virión *m.* virion, mature viral particle that constitutes the extracellular, infectious form of a virus.

virolento-a *a.* 1. rel. to or afflicted with smallpox; 2. pockmarked.

virología *f.* virology, the study of viruses.

virtual *a.* virtual, existing in appearance and effect, but not in reality.

viruela *f.* smallpox, highly contagious viral disease characterized by high temperature and generalized blisters and pustules; ___-**s locas, varicela** / chickenpox.

virulencia *f.* virulence. 1. the power of an organism to produce disease in the host; 2. the quality of being virulent.

virulento-a *a.* virulent, highly poisonous or infectious.

virus *m.* virus, ultramicroscopic infective agents capable of causing infectious diseases; ___ **atenuado** / attenuated ___; ___ **citomegálico** / cytomegalic ___; ___ **Coxsackie** / Coxsackie ___; ___ **de la parainfluenza** / parainfluenza ___; ___ **del papiloma humano** / papillomavirus, a virus that in humans can cause warts; ___ **ECHO** / ECHO ___; ___ **entérico** / enteric ___; ___ **herpético** / herpes ___; ___ **oncogénico** / oncogenic ___; ___ **tumoral** / tumor ___; ___ **sincitial respiratorio** / respiratory syncytial ___; ___ **variólico** / pox ___.

Virus del Nilo Occidental *m.* West Nile Virus, transmitted to humans and animals by mosquitoes that had bitten diseased birds and became infected. Children and adults with a normal immune system if bitten by an infected mosquito gen. develop mild "flu-like" symptoms. Persons with weakened immune systems could contract encephalitis and suffer severe damage to the central nervous system and the brain.

visceral *a.* visceral, rel. to viscera.

vísceras *f., pl.* of viscera, large internal organs of the body, esp. the abdomen.

visceromegalia *f.* visceromegaly, abnormal enlargement of a viscus.

visceroptosis *f.* visceroptosis, descent of the viscera from their normal place.

viscosidad *f.* viscosity, the quality of being viscous, esp. the property of fluids to offer resistance due to molecular friction.

visible *a.* visible; evident; ___-**mente** *adv.* / visibly.

visión f. vision, the sense of sight. 1. the ability to see, to perceive things through the action of light on the eyes and on related centers in the brain; ___ **acromática** / achromatic___; ___ **a la distancia** / distance ___; ___ **binocular** / binocular ___; ___ **central** / central___; ___ **cromática** / chromatic ___; ___ **diurna, fotoscópica** / day ___, photoscopic; ___ **doble, diplopía** / double ___, diplopia; ___ **en túnel** / ___ in tunnel field; ___ **estocópica** / stocopic ___; ___ **monocular** / monocular ___; ___ **nocturna** / night ___; 2. imaginary apparition. *See* table on page 481.

visión en tunel f. tunnel vision, eye anomaly manifested by a great reduction in the visual field, as if looking through a tunnel, such as occurs in cases of glaucoma.

visita f. visit; call; **horas de** ___ / visiting hours; ___ **médica** / house call.

visitar v. to visit.

vista f. sight; eyesight; view; **corto de** ___ / near-sighted; **enfermedades de la** ___ / eye diseases; ___ **cansada** / eyestrain; ___ **nublada** / bleary-eyed; **a primera** ___ / at first ___; **en** ___ **de** / in view of; **tener buena** ___ / to have good eyesight.

vistazo m. glance, glimpse; v. **dar un** ___ / to take a look.

visual a. visual, rel. to vision; **campo** ___ / ___ field, field of vision; **contacto** ___ / ___ eye contact; **memoria** ___ / ___ memory.

visualización f. visualization. 1. the act of viewing an image or picture, as in the study of an x-ray, when a body part is examined in detail; 2. mental conception of health created for the purpose of aiding the healing process.

visualizar vi. to visualize. 1. to form a mental image; 2. to make visible, such as through x-rays.

vital a. vital, rel. to life or essential to maintaining it; **capacidad** ___ / ___ capacity; **signos** ___-**es** / ___ signs.

vitalidad f. vitality. 1. the quality of having life; 2. physical or mental vigor.

vitamina f. vitamin, any one of a group of organic compounds found in small amounts in foods, essential to the growth and development of the body and its functions; **pérdida de** ___-**s** / loss of ___-s.

vitiligo m. vitiligo, benign skin disease characterized by smooth white spots, gen. in exposed areas.

vitrectomía f. vitrectomy, partial or total extirpation of the vitreous humor of the eye; sometimes recommended in cases of advanced proliferative diabetic retinopathy.

vítreo-a a. vitreous, glassy, hyaline; **cámara** ___-**a** / ___ chamber; **cuerpo** ___-**o** / ___ body; **humor** ___-**o** / ___ humor.

viudo-a m., f. widower; widow.

vivificante a. vivifying.

vivir v. to live.

vivisección f. vivisection, the cutting or operating upon living animals for research purposes.

vivo-a a. alive; living; *pop.* ingenuous.

vocación f. vocation, profession.

vocal f. *gr.*, vowel; a. rel. to the voice or produced by it; **ligamentos** ___-**es** / ___ ligaments.

vocalización f. vocalization.

volar vi. to fly; to travel by airplane.

volátil a. volatile, readily vaporized.

volición f. volition, will, the power to determine.

Volkmann, contractura de f. Volkmann contracture, ischemic contracture as a result of irreversible necrosis of the muscular tissue, gen. seen in the forearm and hands.

volumen m. volume, space occupied by a body or substance; ___ **cardíaco** / heart ___; ___ **de reserva espiratoria o aire de reserva** / expiratory air reserve ___; ___ **de ventilación pulmonar** / tidal ___; ___ **residual** / residual ___; ___ **sanguíneo** / blood ___; ___ **sistólico** / stroke ___.

voluntad f. will, determination; **fuerza de** ___ / ___ power.

voluntario-a m., f. volunteer; a. voluntary; **músculo** ___-**o** / ___ muscle.

vólvulo m. volvulus, intestinal obstruction a result of an intestinal twist, usu. caused by a predisposed mesentery.

vómer m. vomer, the impaired flat bone that forms part of the nasal septum.

vomitar v. to vomit.

vomitivo m. vomitive, emetic.

vómito m. vomit, vomiting.

Von Gierke, enfermedad de f. Von Gierke disease, abnormal storage of glycogen.

Von Willenbrand, enfermedad de
f. Von Willenbrand's disease, hereditary blood disorder characterized by bleeding episodes, gen. from the mucous membranes.

vórtice *m.* vortex, spiral-shaped structure.

voyeurismo *m.* voyeurism, sexual interest in observing unsuspecting people engaged in intimate behaviors, such as undressing or sexual activity.

voz *f.* voice.

VPH *abr.* (*virus del papiloma humano*) HPV, human papillomavirus.

V-tach *abr.* (from its abbreviation in English) V-tach, ventricular tachycardia.

vuelo *m.* flight; trajectory.

vuelta *f.* turning; turn; rotation; **media** ___ / about-face; **dar una** ___ / to take a stroll, ride, or walk; **estar de** ___ / to be back.

vulnerable *a.* vulnerable, prone to injury or disease.

vulva *f.* vulva, external female organ.

vulvectomía *f.* vulvectomy, excision of the vulva.

vulvitis *f.* vulvitis, infl. of the vulva.

vulvovaginal *a.* vulvovaginal, rel. to the vulva and the vagina.

vulvovaginitis *f.* vulvovaginitis, infl. of the vulva and the vagina.

Waldenstrom, macroglobulin-emia de *f.* Waldenstrom's macro-globulinemia, sickness of elderly persons, hemorrhagic syndrome with anemia and symptoms of enlarged lymph nodes, liver and spleen, with frequent manifestations of bleeding and purpura.

Waldeyer, anillo de *m.* Waldeyer's ring, the ring of lymphatic tissue that consists of the palatine, lingual, and pharyngeal tonsils.

Waller, degeneración de *f.* Wallerian degeneration, degeneration of nerve fibers that have been separated from their center of nutrition.

warfarina *f.* warfarin, generic name for Coumadin, anticoagulant used in the prevention of thrombosis and in-farcts.

Wasserman, reacción de *f.* Wasserman reaction, serological test for syphilis.

Waterhouse-Friderichsen, sín-drome de *m.* Waterhouse-Friderichsen syndrome, a condition caused by meningococcemia charac-terized by vomiting, diarrhea, cyano-sis and convulsions usually manifest-ed with meningitis and hemorrhage; children under 10 years are the most common victims.

Weneger, granulomatosis de *f.* Weneger's granulomatosis, disease characterized by the formation of granulomas in the artery affecting the nasal cavity, the lungs, and the kidneys.

Western Blot *m.* Western Blot, immunoblot, test to confirm HIV in-fection in patients with evidence of exposure to HIV by a previous en-zyme-linked immunosorbent assay.

Wharton, conducto de *m.* Whar-ton's duct, excretory duct of the sub-mandibular gland.

Whipple, enfermedad de *f.* Whip-ple's disease, rare disease caused by deposit of lipids in the lymphatic and intestinal tissues.

Wilms, tumor de *m.* Wilms tumor, rapidly developing neoplasm of the kidney, seen esp. in children.

Wilson, enfermedad de *f.* Wilson's disease, rare genetic disease, also called copper's disease, originating an accumulation of the metal in the liver which releases it to other organs such as the brain eventually produc-ing dementia and liver cirrhosis.

X *abr.* **xantina** / xanthine.

xantelasma *f.* xanthelasma, yellow plaques or spots that appear gen. around the eyelids.

xantina *f.* xanthine, one of a group of stimulants of the central nervous system and the heart, such as caffeine.

xantocromía *f.* xanthochromia, yellowish discoloration as it is seen in skin patches or in the cerebrospinal fluid.

xantoderma *m.* xanthoderma, yellowish coloration of the skin.

xantoma *m.* xanthoma, condition characterized by the presence of yellowish plaques or nodules in the skin, gen. due to deposit of lipids; ___ **diabético** / diabetic ___; ___ **diseminado** / disseminatum ___; ___ **eruptivo** / eruptive ___; ___ **plano** / planar ___; ___ **tendinoso** / tendinous ___; ___ **tuberoso** / tuberosum ___.

xantosis *f.* xanthosis, yellowing of the skin due to excessive ingestion of foods such as carrots and egg yolks.

xenofobia *f.* xenophobia, morbid fear or aversion to anything foreign.

xenoinjerto *m.* xenograft; **rechazo de** ___ / ___ rejection.

xenón *m.* xenon, a dense, colorless element found in small amounts in the atmosphere.

xenotransplante *m.* xenotransplant, the act of transplanting an organ, tissue, or part from one species to another.

xerodermia *f.* xeroderma, xerosis, excessively dry skin.

xeroftalmia *f.* xerophthalmia, dryness of the conjunctiva due to lack of vitamin A.

xeromamografía *f.* xeromammography, xeroradiography of the breast.

xerorradiografía *f.* xeroradiography, dry process of registering electrostatic images by the use of metal plates covered with a substance such as selenium.

xerosis *f.* xerosis, abnormal dryness as seen in the skin, eyes, and mucous membranes.

xerostomía *f.* xerostomia, abnormal dryness of the mouth due to deficiency of salivary secretion.

xifoide, xifoideo-a *a.* xiphoid, shaped like a sword, as the xiphoid process.

xifoides, apéndice *m.* xiphoid process, cartilaginous, sword-shaped formation joined to the lowest portion of the sternum.

y *conj.* and.

ya *adv.* already; ___ **que** / as long as.

yang *n.* a polarized form of chi which identifies positive energy.

yatrogénico-a, yatrógeno-a *a.* iatrogenic, rel. to the adverse condition of a patient resulting from an erroneous medical treatment or procedure.

yaws *m.* yaws, tropical infection of the skin, bones, and joints caused by the spirochete bacterium.

yema *f.* yolk. 1. the yolk of the egg of a bird; 2. contents of the ovum that supply the embryo.

yerbabuena, hierbabuena *f.* peppermint.

yerno *m.* son-in-law.

yersinia *f.* yersinia, genus of the species Yersinia pestis, parasitic bacteria in humans that does not form spores and that contains rods of ovoid, gamma negative cells.

yeso *m.* plaster, plaster cast.

yeyunal *a.* jejunal, rel. to the jejunum.

yeyunectomía *f.* jejunectomy, excision of part or all of the jejunum.

yeyunitis *f.* jejunitis, infl. of the jejunum.

yeyuno *m.* jejunum, portion of the small intestine that extends from the duodenum to the ileum.

yeyunostomía *f.* jejunostomy, permanent opening in the jejunum through the abdominal wall.

yin-yang *m.* yin-yang, Chinese philosophical concept of two opposing influences that complement each other and form the basis of all nature.

yo *m.* self, [*el yo*] the ego, Freudian term that refers to the part of the psyche that mediates between the person and reality; *gr. pron.* I.

yodismo *m.* iodism, poisoning by iodine.

yodo *m.* iodine, nonmetallic element used in medications, esp. those that stimulate the function and development of the thyroid gland and the prevention of goiter; **prueba radiactiva del** ___ / radioactive ___ excretion test, used for evaluating the function of the thyroid gland.

yododerma, yododermia *f.* iododerma, skin rash caused by allergy to the ingestion of iodites.

yodofilia *f.* iodophilia, affinity for iodine.

yodurar *v.* to iodize, to treat with iodine.

yoga *m.* yoga, Hindu system of beliefs and practices by which the individual tries to reach the union of self with a universal self through contemplation, meditation, and self-control.

yugular *a.* jugular, rel. to the throat; **foramen** ___ / ___ foramen; **fosa** ___ / ___ fossa; **glándula** ___ / ___ gland; **glomo** ___ / ___ glomus; **nervio** ___ / ___ nerve; **pulso** ___ / ___ pulse; **venas** ___-**es** / ___ veins, veins that carry blood from the cranium, the face, and the neck to the heart.

yuxtaglomerular *a.* juxtaglomerular, close to a glomerulus; **aparato** ___ / ___ apparatus, group of cells that participate in the production of renin and in the metabolism of sodium situated around arterioles leading to a glomerulus of the kidney.

yuxtaposición *f.* juxtaposition, a position that is adjacent to or side by side to another.

z *abr*. **zona** / zone.
zambo-a *a*. bandy-legged; bow-legged.
zanahoria *f*. carrot.
zapato *m*. shoe; ___ **ortopédico** / orthopedic ___; ___ **para escayola** / foot cast.
zinc, cinc *m*. zinc, crystalline metallic chemical element with astringent properties; **óxido de** ___ / ___ oxide; **peróxido de** ___ / ___ peroxide; **pomada de** ___ / ___ ointment; **sulfato de** ___ / ___ sulfate.
Zollinger-Ellison, síndrome de *m*. Zollinger-Ellison syndrome, manifested by gastric hypersecretion and hyperacidity and by peptic ulceration of the stomach and small intestine.
zona *f*. 1. zona, a specific area or layer; 2. zoster; 3. zone, a belt-like anatomical structure; ___ **de apoyo** / rest area; ___ **de bienestar** / comfort ___; ___ **de deslizamiento** / gliding ___; ___ **de equivalencia** / equivalence ___; ___ **de transición** / transition ___; ___ **radiada** / radiated ___; ___ **respiratoria** / respiratory ___.

zona desencadenante *f*. trigger zone, a sensitive area of the body whose stimulation triggers a reaction in a different part of the body.
zoofilia *f*. zoophilia. 1. excessive love of animals; 2. bestiality.
zoofobia *f*. zoophobia, anxiety and irrational fear of animals.
zoógeno-a *a*. zoogenous, acquired from animals or derived from them.
zooinjerto *m*. zoograft, graft taken from an animal.
zootoxina *f*. zootoxin, poisonous substance produced from an animal such as the snake venom.
zóster *f*. zoster; *pop*. shingles. *See* **herpes**.
zóster oftálmico *m*. zoster ophthalmicus, herpetic infection of the eye, esp. affecting the optical nerve.
zumbar *v*. to hum, to buzz, to ring.
zumbido *m*. hum, buzz, ring.
zurdo-a *m*., *f*. a left-handed person; *a*. left-handed.

Diccionario
Inglés-Español

English-Spanish
Dictionary

a *art. indef.* un, una; ___ **contagious disease** / una enfermedad contagiosa; ___ **good doctor** / un buen médico; (antes de vocal o *h* muda) **an**; **an abdominal pain** / un dolor abdominal; *a.* algún, alguna; **Is there ___ doctor on duty?** / ¿Hay algún médico de guardia? *prep.* a; **three times ___ week** / tres veces a la semana.

AA *abbr. (Alcoholics Anonymous)* AA, Alcohólicos anónimos.

AB *n.* AB, uno de los grupos sanguíneos del sistema ABO.

abandon *v.* abandonar, dejar; desamparar.

abasia *n.* abasia, movimiento incierto.

abbreviation *n.* abreviación, abreviatura.

abdomen *n.* abdomen, vientre. *pop.* barriga, panza; **pendulous ___** / colgante, pendular; **scaphoid ___** / ___ escafoideo. *V.* ilustraciones en la página 232 (inglés) y página 4 (español).

abdominal *a.* abdominal, rel. al abdomen; ___ **bandage** / vendaje ___; ___ **breathing** / respiración ___; ___ **cavity** / cavidad ___; ___ **cramps** / retortijón, torzón ___; ___ **dyspnea** / disnea ___; ___ **distention** / distensión ___; ___ **fistula** / fístula ___; ___ **injuries** / traumatismos ___-es; ___ **puncture** / punción ___; ___ **rigidity** / rigidez ___; ___ **tumor** / tumor ___.

abdominocentesis *n.* abdominocentesis, punción abdominal.

abdominoplasty *n.* abdominoplastia, reparación de la pared abdominal.

abducent *a.* abducente; abductor; ___ **muscle** / músculo ___; ___ **nerve** / nervio ___.

abduction *n.* abducción, separación.

aberrant *a.* aberrante, desviado del curso normal; anómalo.

aberration *n.* aberración. 1. refracción o focalización desigual de los rayos de la luz por una lente que produce una degradación de la imagen; **chromatic ___** / ___ cromática; 2. desviación de lo normal; 3. trastorno mental; **mental ___** / ___ mental.

abetalipoproteinemia *n.* abetalipoproteinemia, condición hereditaria rara que se caracteriza por la incapacidad del intestino para aborber los componentes grasos de los alimentos y las vitaminas liposolubles.

ability *n.* habilidad, aptitud; talento, capacidad.

abiotrophy *n.* abiotrofia, pérdida prematura de la vitalidad.

ablatio *n.* ablación, separación, desprendimiento; ___ **placentae** / desprendimiento prematuro de la placenta; ___ **retinae** / desprendimiento de la retina.

able *a.* hábil, capaz, apto-a; **to be ___** [*to be or do something*] / ser capaz de; poder.

abnormal *a.* anormal, anómalo-a; deforme, irregular.

abortifacient *n.* abortivo, estimulante para inducir un aborto.

abortion *n.* aborto, interrupción del embarazo. *V.* tabla en la página 232.

abortionist *n.* abortista, persona que interrumpe un embarazo.

about *prep.* 1. [around] alrededor de; 2. [concerning] de, acerca de, sobre; **he always talks ___ politics** / él siempre habla ___ política; *adv.* 3. [approximately] aproximadamente, casi, más o menos; 4. [around] por todas partes, alrededor; **to be ___ to** / estar a punto de.

above *n.* antecedente, precedente; *a.* antedicho-a, anterior; *prep.* sobre, por encima de; ___ **the heart** / encima del corazón; *adv.* arriba; la parte alta; más de o más que; ___ **all** / sobre todo; **from ___** / desde lo alto, desde arriba.

abrasion *n.* abrasión, excoriación, irritación o raspadura de las mucosas o de una superficie a causa de una fricción o de un trauma; ___ **collar** / círculo de ___, abrasión circular en la piel producida por la entrada de una bala.

abrasive *a.* abrasivo-a, irritante, raspante, rel. a una abrasión o que la causa.

abreast *adv.* de frente; en frente.

abrupt *a.* abrupto-a, precipitado-a, repentino-a.

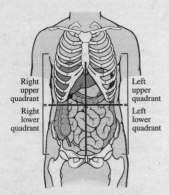

Quadrants of the abdomen:
showing the organs within each quadrant

Abortion	Aborto
accidental	accidental
afebrile	afebril
ampullar	ampollar
artificial	artifical
cervical	cervical
complete	completo
contagious	contagioso
criminal	criminal
elective	electivo
epizootic	epizoótico
incomplete	incompleto
induced	provocado o inducido
infectious	infeccioso
in progress	en curso
natural	natural
recurrent	recurrente
septic	séptico
spontaneous	espontáneo
therapeutic	terapéutico
tubal	tubárico

abruptio *n. L.* abruptio, abrupción, acción violenta de separación, desprendimiento; ___ **placentae, placental abruption** / desprendimiento prematuro de la placenta.

abscess *n.* absceso, acumulación de pus gen. debido a una desintegración del tejido.

absence *n.* ausencia, falta; pérdida momentánea del conocimiento.

absentia epileptica *n.* absencia epiléptica (epilepsia menor), pérdida momentánea del conocimiento en ciertos casos de ataques epilépticos.

absolute *a.* absoluto-a, incondicional; ___ **alcohol (ethyl)** / alcohol ___ (alcohol etílico).

absorb *v.* absorber, sorber, chupar.

absorbent *a.* absorbente; que puede absorber.

absorption *n.* absorción. 1. acto de ingerir o introducir líquidos u otras sustancias en el organismo; **cutaneous** ___ / ___ cutánea; **mouth** ___ / ___ bucal; **parenteral** ___ / ___ parenteral; **intestinal** ___ / ___ entérica; **stomach** ___ / ___ estomacal 2. ensimismación.

abstain *v.* abstenerse, privarse de; ___ **from sexual intercourse** / ___ de relaciones sexuales; *Mex.* cuidarse.

abstinence *n.* abstinencia, privación voluntaria, templanza, moderación.

abstract *n.* extracto, cantidad pequeña; resumen; *a.* abstracto-a; *v.* separar, alejar; extractar; resumir.

abundance *n.* abundancia.

abuse *n.* abuso, uso exagerado; maltrato; ___ **of medication** / uso exagerado de medicamentos o drogas; **spouse** ___ / ___ conyugal; **verbal** ___ / maltrato de palabra, insulto *v.* [*to take advantage of*] / abusar de; maltratar; seducir.

acanthoma *n.* acanoma, tumor benigno de la piel.

acanthosis *n.* acantosis, enfermedad que causa una condición áspera y verrugosa en la piel.

acapnia *n.* acapnia, estado producido por una disminución de ácido carbónico en la sangre.

acariasis *n.* acariasis, infección causada por ácaros; comezón; sarna.

acarid *n.* ácaro, cualquier artrópodo del orden Acarina, excepto las garrapatas. Pueden parasitar a seres humanos y otros animales; *a.* acárido-a.

acatalepsy *n.* deteorización de la habilidad mental

accent *n.* acento, énfasis, intensificación; *v.* acentuar, hacer énfasis; recalcar.

acceptable *a.* aceptable, permitido-a; admitido-a; ___ **daily intake** / consumo diario ___.

access *n.* 1. ataque, acceso; paroxismo; 2. [*entrance*] entrada.

accessory *a.* accesorio-a, adicional, adjunto-a; ___ **nerve** / nervio ___.

accident *n.* accidente; **by** ___ / por casualidad, sin querer; **car** ___ / ___ automovilístico; **occupational** ___ / ___ del trabajo, ocupacional; ___ **-prone** / propenso a ___-s; **traffic** ___ / ___ de tráfico.

acclimate *v.* aclimatarse, adaptarse a una nueva temperatura, altitud, clima, ambiente o situación.

accommodation *n.* acomodación, ajustamiento; [*lodging*] alojamiento; **amplitude of** ___ / amplitud de ___; **histologic** ___ / ___ histológica; **negative** ___ / ___ negativa; **nerve** ___ / ___ del nervio; **positive** ___ / ___ positiva; **range of** ___ / rango de ___, rango de distancias en el cual un objeto puede ser enfocado en la retina en forma precisa.

accretion *n.* aumento, acrecentamiento; acumulación.

accumulation *n.* acumulación, amontonamiento; hacinamiento.

accurate *a.* exacto, preciso-a, correcto-a.

accustomed *a.* acostumbrado-a; **to be** ___ **to** / estar acostumbrado-a a.

ACE inhibitor *n.* inhibidor de la ECA, un fármaco antihipertensivo que relaja las arterias y favorece la excreción de sal y agua.

acetabulum *n.* acetábulo, hueso cóncavo de la cadera.

acetaminophen *n.* acetaminofeno, un fármaco utilizado en vez de aspirina para aliviar el dolor y la fiebre.

acetic *a.* acético, agrio, relacionado con el vinagre; ___ **acid** / ácido ___.

acetone *n.* acetona, sustancia fragante que se usa como solvente y se observa en cantidad excesiva en casos de diabetes.

acetonemia *n.* acetonemia, exceso de acetona en la sangre.

acetonuria *n.* acetonuria, exceso de acetona en la orina, característico de la diabetes.

acetylcholinesterase *n.* Acetilcolinesterasa, enzima presente en varios tejidos, células sanguíneas, nervios y músculos.

acetylsalicylic acid *n.* ácido acetilsalicílico.

achalasia *n.* acalasia, falta de capacidad de relajación, esp. de una abertura o esfínter.

ache *n.* dolor constante, padecimiento, *pop.* achaque.

achievement quotient *n.* cociente de rendimiento.

Achilles tendon *n.* tendón de Aquiles, tendón mayor que se une a los músculos posteriores de la pierna y se inserta en el talón del pie.

achilloburlitis *n.* aquiloburlitis, infl. de la bursa situada en la parte anterior del tendón de Aquiles.

achillodynia *n.* aquilodinia, dolor en la región del tendón de Aquiles.

aching *a.* doloroso-a, doliente; mortificante.

achlorhydria *n.* aclorhidria, ausencia de ácido hipoclorhídrico en las secreciones estomacales.

achloropsia *n.* acloropsia, inhabilidad de distinguir el color verde.

acholia *n.* acolia, ausencia de bilis.

achondroplasia *n.* acondroplasia, deformidad ósea de nacimiento; enanismo.

achromasia *n.* acromasia, falta o pérdida de la pigmentación de la piel, característica de los albinos.

achromatic *a.* acromático-a, sin color.

achromatopsia *n.* acromatopsia, ceguera cromática.

achromocyte *n.* acromocito, tipo de eritrocito con escasa hemoglobina y en forma de semiluna.

achy *a.* adolorido-a, que siente dolor.

achylia *n.* aquilia, deficiencia de jugos estomacales.

acid *n.* ácido; **acetic** ___ / ___ acético; ___ **-fast** / acidorresistente; ___ **-proof** / a prueba de ___; **aminoacetic** ___ / ___ aminoacético (suplemento dietético); **ascorbic** ___ / ___ ascórbico; **aspartic** ___ / ___ aspártico; **boric** ___ / ___ bórico; **butyric** ___ / ___ butírico; **chlorogenic** ___ / ___ clorogénico; **cholic** ___ / ___ cólico o coleico; **citric** ___ / ___ cítrico; **deoxyribonucleic** ___ / ___ desoxirribonucleico; **fatty** ___ / ___ graso; **folic** ___ / ___ fólico; **gastric**

___ / ___ gástrico; **glucuramic** ___ /
___ glucurámico; **glutamic** ___ /
glutámico; **glycolic** ___ / ___ glicóli-
co; **lactic** ___ / ___ láctico; **nicotinic**
___ / ___ nicotínico; **nitric** ___ /
nítrico; **nucleic** ___ / ___ nucleico;
phenic ___ / ___ fenílico; **ribonucleic** ___ / ___ ribonucleico; **salicylic** ___ / ___ salicílico; **sulfonic** ___
/ ___ sulfónico; **sulfuric** ___ / ___
sulfúrico; **uric** ___ / ___ úrico.

acidemia n. acidemia, exceso de ácido en la sangre.

acidity n. acidez, exceso de ácido,
acedia, agrura.

acidophilus milk n. leche con acidó-
filos, leche fermentada por *lactoba-
cillus acidophilus*.

acidosis n. acidosis, exceso de acidez
en la sangre y los tejidos del cuerpo;
diabetic ___ / ___ diabética; **metabolic** ___ / ___ metabólica.

acknowledge v. reconocer, agradecer; [*correspondence*] acusar recibo.

ACL abbr. *(anterior cruciate ligament)* LCA, ligamento cruzado anterior.

acne n. acné, condición inflamatoria
de la piel; ___ **rosacea** / ___ rosácea; ___ **vulgaris** / ___ vulgar o
común.

acoustic a. acústico-a, rel. al sonido o
la audición; ___ **neuroma** / neuroma
___; ___ **radiation** / radiación ___;
___ **reflex** / reflejo ___.

acoustics n. acústica, la ciencia de
los sonidos, su producción, transmisión y efectos.

acquainted a. conocido-a, informa-
do-a; **to be** ___ **with a case** / tener
conocimiento del caso.

acquire v. adquirir, obtener, conseguir.

acquired a. adquirido-a; contraído-a.

acquired immunity n. inmunidad
adquirida que se desarrolla desde el
nacimiento.

**acquired immunodeficiency syn-
drome** (AIDS) n. síndrome de inmunodeficiencia adquirida, colapso
del sistema inmune del organismo
que lo incapacita a responder a la invasión de infecciones.

acrid a. amargo-a, agrio-a, acre, irritante.

acroarthritis n. acroartritis, infl. de
las articulaciones de las extremidades.

**acrocyanosis, Raynaud's dis-
ease** n. acrocianosis, Raynaud, enfermedad de, cianosis y frialdad
en las extremidades a causa de un
trastorno circulatorio asociado con
tensión emocional o por exposición
al frío.

acrodermatitis n. acrodermatitis,
infl. de la piel de las manos y los pies;
chronic ___ / ___ crónica atrófica.

acromegaly n. acromegalia, enfermedad crónica de la edad madura
manifestada por un agrandamiento
progresivo de las extremidades óseas
y los huesos de la cabeza debido a un
malfuncionamiento de la pituitaria.

acromial a. acromial, rel. al acromión; ___ **bone** / hueso ___; ___
process / proceso ___; ___ **reflex** /
reflejo ___.

acromion n. acromión, parte del hueso escapular del hombro.

acrophobia n. acrofobia, mal de altura; temor excesivo a la altitud.

acropustolosis n. acropustolosis,
erupciones pustulares de las manos y
de los pies; forma de psoriasis; **infantile** ___ / ___ infantil.

across adv. a través, de una parte a
otra, al otro lado de; *prep.* a través
de, por, sobre, contra; **to come** ___
/ encontrarse con.

acrotism n. acrotismo, falta o deficiencia del pulso.

actine n. actina, proteína del tejido
muscular que, unida a la miosina,
hace posible la contracción muscular.

actinic a. actínico-a, rel. a rayos
químicamente activos tal como los
rayos X, la luz ultravioleta y particu-
larmente el sol; ___ **dermatitis** / dermatitis ___; ___ **granuloma** / granuloma ___; ___ **keratosis** / queratosis
___.

action n. acción, actuación.

activate v. activar.

active a. activo-a; diligente, hábil,
enérgico-a.

active immunity n. inmunidad activa, inmunidad adquirida por autopro-
ducción natural o artificial.

activities of daily living n. actividades de la vida diaria.

activity n. actividad, ejercicio, ocupación.

actual a. actual, real, verdadero-a;
___-ly adv. / en realidad, realmente;
the ___ **symptom** / el síntoma verdadero.

acuity n. agudeza; precisión; **visual**
___ / ___ visual.

acupuncture *n.* acupuntura, método de cura por inserción de agujas en áreas determinadas del cuerpo con el propósito de reducir o suprimir un dolor.

acute *a.* agudo-a punzante; ___ **care center** / centro de emergencia; ___ **care facility** / centro de cuidado crítico; **an ___ pain** / un dolor ___.

acyclovir *n.* aciclovir, fármaco usado esp. para tratar el herpes zóster, herpes genital y la varicela.

Adam's apple *n.* nuez de Adán.

adaptation *n.* adaptación, ajuste.

add *v.* añadir, sumar, agregar.

ADD *abbr. (attention deficit disorder)* TDA, trastorno por déficit de atención.

addict *n.* adicto-a; vicioso-a, *a.* adicto-a, entregado-a, dependiente física o psicológicamente de una sustancia esp. referente a una persona alcohólica o narcómana.

addicted *a.* enviciado-a; entregado-a, habituado-a a una sustancia, esp. alcohol u narcóticos; **to become ___** / enviciarse, entregarse a una droga.

addiction *n.* adicción, propensión, dependencia.

Addison's disease *n.* enfermedad de Addison, hipofunción de las glándulas suprarrenales.

additive *n.* aditivo, sustancia que se agrega.

address *n.* dirección, señas; *v.* [*to speak or write to*] / dirigirse a; hablar con; [*to write*] / escribir a; [*to speak to an audience*] / hablar en público.

adduct *v.* aducir, mover hacia la línea media.

adduction *n.* aducción. 1. movimiento hacia la línea media del cuerpo o hacia adentro de un miembro o parte del cuerpo; 2. movimiento hacia un centro común.

adductor *n.* músculo aductor, músculo que tira hacia una línea media o hacia el centro.

adenectomy *n.* adenectomía, extirpación de una glándula.

adenitis *n.* adenitis, infl. de una glándula.

adenoacanthoma *n.* adenoacantoma, cáncer en el útero que crece lentamente.

adenocarcinoma *n.* adenocarcinoma, cáncer maligno que se origina en una glándula.

adenocystoma *n.* adenocistoma, tumor benigno de una glándula formado por quistes.

adenofibroma *n.* adenofibroma, tumor benigno formado por tejido fibroso y glandular, visto en el útero y en los pechos.

adenoid *a.* adenoideo, semejante a una glándula.

adenoidectomy *n.* adenoidectomía, extirpación de la adenoide.

adenoiditis *n.* adenoiditis, infl. de la adenoide.

adenoids *n.*, *pl.* adenoides, acumulación de tejido linfático en la nasofaringe durante la niñez.

adenoma *n.* adenoma, tumor de una consistencia parecida a la del tejido glandular; **acidophil ___** / ___ acidófilo; ___ **of nipple** / ___ del pezón; **adrenocortical ___** / ___ adrenocortical; **basal cell ___** / ___ de células basales; **basophil ___** / ___ basófilo; **bronquial ___** / ___ bronquial; **embryonal ___** / ___ embriónico; **follicular ___** / ___ folicular; **hepatic ___** / ___ hepático; **renal cortical ___** / ___ corticorenal; **sebaceous ___** / ___ sebáceo; **toxic ___** / ___ tóxico.

adenomyoma *n.* adenomioma, tumor benigno visto con frecuencia en el útero.

adenopathy, adenopalia *n.* adenopatía, adenopalia, enfermedad de una glándula linfática.

adenosarcoma *n.* adenosarcoma, tumor maligno.

adenosis *n.* adenosis, engrosamiento de una glándula.

adenovirus *n.* adenovirus, grupo de virus que pueden causar infecciones en el tracto respiratorio superior.

adequate *a.* adecuado-a, proporcionado-a.

ADHD *abbr. (attention deficit/hyperactivity disorder)* TDAH, trastorno por déficit de atención con hiperactividad.

adherent lens *n.* lente de contacto.

adhesion *n.* adhesión, adherencia.

adhesive *n.* adhesivo, tela adhesiva; ___ **strips** / esparadrapo.

adipocyte *n.* adipocito, célula adiposa.

adipose tissue *n.* tejido adiposo, grasa.

adjacent *a.* adyacente, contiguo, al lado de.

adjective *n.* adjetivo.

adjunct *a.* adjunto-a, unido-a, asociado-a, arrimado-a.

adjustment *n.* ajuste, adaptación; ___ **disorder** / trastorno de ___.

adjuvant *n.* adjutor, agente o sustancia que acentúa la potencia de un medicamento.

administer *v.* administrar, proveer, dar algo necesario.

administration *n.* administración.

admission *n.* [*to a hospital*] ingreso; internación, admisión.

admit *v.* admitir, dar entrada o ingreso a una institución.

admittance *n.* entrada, admisión.

adnexa *n.*, *pl.* anejos, anexos, apéndices tales como las trompas de Falopio.

adolescence *n.* adolescencia, pubertad.

adolescent *n.* adolescente; pubescente.

adopt *v.* adoptar, prohijar.

adoption *n.* adopción.

adrenal *a.* suprarrenal, adrenal; ___ **congenital hyperplasia** / hiperplasia ___ congénita; ___ **crisis** / crisis ___; ___ **cortex hormones** / corticosteroides ___-es; ___ **gland diseases** / enfermedades de la glándula ___; ___ **glands** / glándulas ___-es; ___ **gland neoplasms** / neoplasmas de las glándulas ___-es; ___ **hypertension** / hipertensión ___.

adrenalectomy *n.* adrenalectomía, extirpación de las glándulas suprarrenales.

adrenaline *n.* adrenalina, hormona secretada por la médula suprarrenal y neurotransmisor activo en el sistema nervioso central. Es un estimulador cardíaco potente.

adrenalism *n.* adrenalismo, disfunción de la glándula suprarrenal que ocasiona síntomas de debilidad y decaimiento.

adrenergic blocking agents *n.*, *pl.* agentes bloqueadores adrenérgicos, fármacos que inhiben selectivamente la respuesta a los impulsos simpáticos y a las catecolaminas y otras aminas adrenérgicas.

adrenocorticotropin *n.* adrenocorticotropina, hormona secretada por la pituitaria, estimulante de la corteza suprarrenal.

adsorbent *a.* adsorbente.

adsorption *n.* adsorción, adherencia de un gas o líquido a una superficie sólida.

adult *n.*, *a.* adulto-a.

adulteration *n.* adulteración, falsificación, cambiando del original.

advance directive *n.* instrucciones por anticipado, documento legal describiendo las decisiones relacionadas con la salud a tomar si una persona se vuelve incompetente.

advancement *n.* [*improvement*] mejora, mejoría, progreso; promoción, ascenso.

advantage *n.* ventaja, ganancia, beneficio; **to take** ___ aprovecharse, valerse de.

adverb *n.* adverbio.

adverse *a.* adverso-a, desfavorable, contrario-a, opuesto-a; ___ **effects** / efectos ___-os; ___ **reaction** / reacción ___-a.

advice *n.* advertencia, consejo; opinión, parecer; *v.* advertir; aconsejar, recomendar.

aerate *v.* airear, ventilar. 1. saturar un líquido de aire; 2. cambiar la sangre venosa en sangre arterial en los pulmones.

aerobe *n.* aerobio, organismo que requiere oxígeno para vivir.

aerobic *a.* aeróbico-a. 1. rel. a un aerobio; 2. rel. a una actividad física que involucra, utiliza o aumenta el consumo de oxígeno en procesos metabólicos del cuerpo; ___ **dance** / baile ___; ___ **exercises**/ ejercicios ___-s; 3. que ocurre o vive en la presencia de oxígeno.

aerobics *n.* aeróbic, técnica gimnástica que consiste en ejercicios y calistenia combinados con una rutina de baile.

aeroembolism *n.* aeroembolismo, "enfermedad de los buzos", condición causada por burbujas de nitrógeno liberadas en la sangre debido a un cambio brusco de presión atmosférica; *pop.* **the bends**.

aeroemphysema *n.* aeroenfisema, "enfermedad de los aviadores", condición causada por un ascenso súbito en la altitud y la consecuente exposición a aire con menor presión; *pop.* **the chokes**.

aerophagia *n.* aerofagia, tragar aire en exceso.

aerosol *n.* aerosol, una sustancia en un recipiente a presión que se libera en forma de un rocío fino.

afebrile *a.* afebril, sin fiebre, sin calentura.

affect *v.* afectar, causar un cambio en la salud; conmover, excitar.

affection *n.* [*sickness*] afección, dolencia, enfermedad; [*feeling*] expresión de cariño, afecto o afección.

affective *a.* afectivo-a; ___ **disorders** /trastornos ___-os; ___ **symptoms** / síntomas ___-os.

afferent *a.* aferente, que se dirige hacia el centro o hacia adentro; ___ **fibers** / fibras___-es; ___ **glomerular arteriole** / arteriola glomerular ___; ___ **lymphatic vessel** / vaso linfático ___; ___ **nerve** / nervio ___; ___ **vessel** / vaso ___.

affinity *n.* afinidad, conformidad; conexión.

affix *v.* aplicar, colocar, adaptar; ligar, unir.

affixture *n.* ligadura, adición.

afflicted *a.* afligido-a, sufrido-a.

A-fib *n.* A-fib, fibrilación auricular.

afibrinogenemia *n.* afibrinogenemia, deficiencia de fibrinógeno en la sangre.

aflatoxin *n.* aflatoxina, una sustancia venenosa que se encuentra en los alimentos y es producida por varias especies de hongos.

afraid *a.* temeroso-a, miedoso-a, intimidado-a, **to be** ___ / tener miedo.

Africanized bee *n.* abeja africanizada, híbrido entre una abeja africana agresiva y otras abejas de origen europeo.

after *prep.* después; *adv.* después, más tarde; ___**effects** / consecuencias, secuelas; acción retardada de un medicamento; ___ **treatment** / tratamiento de recuperación.

afterbirth *n.* placenta y membranas que envuelven al feto, o secundinas, que se expelen en el parto.

aftercare *n.* convalescencia, restablecimiento; tratamiento post-operatorio.

afterimage *n.* sensación, *usu.* visual, que ocurre después que la estimulación por una causa externa ha cesado.

aftermath *n.* secuela, consecuencias, *p. ej.* de una enfermedad.

afterpains *n., pl.* entuertos, dolores siguientes al parto.

aftersound *n.* impresión auditiva que persiste después de cesar el estímulo.

aftertaste *n.* permanencia de la sensación del gusto.

afterwards *adv.* después, luego, más tarde.

again *adv.* otra vez; ___ **and** ___ / una y otra vez, muchas veces; **do it** ___ / hágalo, hazlo ___.

against *prep.* contra, enfrente; **to be** ___ / oponerse; enfrentarse a, con.

agalorrhea *n.* agalorrea, cesación o falta de leche en los pechos.

agamic *a.* agámico-a, rel. a la reproducción sin unión sexual.

agammaglobulinemia *n.* agammaglobulinemia, deficiencia de gamma globulina en la sangre.

age *n.* edad; ___ **of consent** / de consentimiento sexual; **full** ___ / mayor de edad; **legal** ___ / ___ legal; **tender** ___ / infancia, primera ___.

agenesis, agenesia *n.* agénesis, agenesia. 1. defecto congénito en el desarrollo de un órgano o parte del cuerpo; 2. esterilidad; impotencia.

agent *n.* agente, factor.

Agent Orange *n.* Agente Naranja, causante de defoliación que contiene el elemento químico-tóxico dioxina.

agglomeration *n.* aglomeración, acumulación.

agglutinants *n., pl.* aglutinantes, agentes o factores que unen partes separadas en un proceso de curación.

agglutination *n.* aglutinación, acción de aglutinar o causar unión.

aggravate *v.* agravar, empeorar, irritar.

aggression *n.* agresión, actitud y acción hostil.

aggressive *a.* agresivo-a, hostil.

agile *a.* ágil, ligero-a, expedito-a.

aging *n.* envejecimiento.

agitate *v.* [*to shake*] agitar, sacudir; [*to upset*] inquietar, perturbar.

agitated *n.* agitado, perturbado, alborotado.

agnosia *n.* agnosia, desorden o incapacidad debido a una lesión cerebral por la cual una persona pierde total o parcialmente el uso de los sentidos y no reconoce a personas u objetos familiares; **visual** ___ / ___ visual.

ago *adv.* atrás; [*with time*] hace; **ten years** ___; [*hace + length of time*] hace diez años.

agonist *n.* agonista, un fármaco que activa el receptor de una célula e inicia una reacción.

agony *n.* agonía. 1. sufrimiento extremo; 2. estado que precede a la muerte.

agoraphobia *n.* agorafobia, temor excesivo a los espacios abiertos.

agranulocytosis *n.* agranulocitosis, condición aguda causada por la disminución excesiva de leucocitos en la sangre.

agraphia *n.* agrafia, pérdida de la habilidad de escribir causada por un trastorno cerebral.

agree v. acordar; estar de acuerdo; sentar bien, caer bien; **we** ___ / estamos de acuerdo; **coffee does not** ___ **with me** / el café no me sienta bien, el café no me cae bien.

agreement n. acuerdo, pacto, consolidación, ajustamiento; **to come to an** ___ / llegar a un acuerdo; acordar.

ahead adv. adelante, enfrente, hacia adelante; **look** ___ / mire, mira ___.

aid n. ayuda, asistencia; **government** ___ / subsidio del gobierno; **nurse** ___ / enfermero, enfermera asistente.

AIDS abbr. (acquired immunodeficiency syndrome) SIDA, síndrome de inmunodeficiencia adquirida, estado avanzado de infección por el virus VIH, caracterizado por inmunodeficiencia, infecciones (tales como neumonía, tuberculosis y diarrea crónica) y tumores (esp. linfoma y sarcoma de Kaposi).

ailing a. achacoso-a, enfermizo-a.

ailment n. dolencia, achaque, indisposición.

air n. aire; ___ **bladder** / vejiga llena de ___; ___ **blast injury** / lesión por una explosión; ___ **bubbles** / burbujas de ___; ___ **chamber** / cámara de ___; ___ **-conditioning** / ___ acondicionado; ___ **contamination** / ___ contaminado; contaminación del ___, polución del ___; ___ **embolism** / embolia gaseosa; ___ **hole** / respiradero; ___ **hunger** / falta de ___; ___ **mattress** / colchón inflable; ___ **passages** / conductos de ___; ___ **pocket** / bolsa de ___; ___ **pollution** / polución atmosférica; ___ **sac [lung]** / alvéolo pulmonar; **cool** ___ / ___ fresco; **tidal** ___ / ___ respiratorio; **ventilated** ___ / ___ ventilado v. [to ventilate] airear, ventilar.

airborne a. en vuelo; [transported] llevado-a por el aire; ___ **spores** / esporas transmitidas por el aire.

airing n. aireo, ventilación.

airless a. falto de respiración, sin aire.

airsickness n. mareo de altura.

airtight a. hermético-a.

airway n. 1. conducto de aire; 2. vías respiratorias; **lower** ___ / vía respiratoria inferior; **oclussive** ___ / conducto de aire, o vía respiratoria, oclusiva; **respiratory** ___ / vías respiratorias; **upper** ___ / vía respiratoria superior.

akin a. consanguíneo, de cualidades uniformes.

akinesthesia n. aquinestesia, falta del sentido de movimiento.

alalia n. pérdida del habla.

alar a. alar, rel. a o semejante a una ala; ___ **artery** / arteria ___; ___ **cartilage** / cartílago ___.

alarm n. alarma, peligro; **fire** ___ / ___ contra incendios v. alarmar, inquietar, impacientar; turbar.

alarming a. alarmante, inquietante, desesperante; sorprendente.

albinism n. albinismo, falta de pigmentación en la piel, el cabello y los ojos.

albino n. albino-a, persona afectada por albinismo.

albumin n. albúmina, componente proteínico.

albuminuria n. albuminuria, presencia de proteína en la orina, esp. albúmina o globulina.

albuterol n. albuterol, un broncodilatador usado para tratar el broncoespasmo.

alcohol n. alcohol; ___ **detoxification** / detoxificación alcohólica; ___ **withdrawal syndrome** / síndrome de privación alcohólica.

alcoholic n., a. alcohólico-a.

alcoholism n. alcoholismo, uso excesivo de bebidas alcohólicas.

aldosterone n. aldosterona, hormona producida por la corteza suprarrenal.

aldosteronism n. aldosteronismo, trastorno causado por una secreción excesiva de aldosterona.

alert a. alerta, dispuesto-a.

alertness n. estado de alerta.

alexia n. alexia, inhabilidad de comprender la palabra escrita.

algorithm n. conjunto ordenado y finito de operaciones que permite hallar la solución de un problema.

alien a. incompatible; extranjero-a, forastero-a.

alimentary a. alimenticio-a, rel. a los alimentos; ___ **tract** / tubo digestivo, tracto ___.

alimentation n. alimentación, nutrición; **forced** ___ / ___ forzada; **rectal** ___ / ___ por el recto.

alive a. vivo-a, con vida; **to be** ___ / estar ___.

alkalemia n. alcalemia, exceso de alcalinidad en la sangre.

alkaloid n. alcaloide, grupo de sustancias orgánicas básicas de origen vegetal.

alkalosis n. alcalosis, trastorno patológico en el balance acidobásico del organismo.

all *n.* el todo; *a.* todo-a, todos-as; [*everyone*] todo el mundo; ___ **day** / todo el día; ___ **night** / toda la noche; **at** ___ **risks** / a todo riesgo; **before** ___ / ante todo; *adv.* todo, del todo, completamente; enteramente; ___ **along** / todo el tiempo; ___ **of a sudden** / de pronto, de golpe, de repente; ___ **the better** / tanto mejor; ___ **the worse** / tanto peor; **by** ___ **means** / sin duda, por supuesto; ___ **right** / está bien.

allele *n.* alelo, cualquier forma alternativa de un gen que puede ocupar un locus, o lugar, cromosómico concreto. El ser humano tiene dos alelos.

allergen *n.* alérgeno, antígeno que induce una respuesta alérgica o hipersensitiva. *V.* cuadro en esta página.

allergens *n.,* *pl.* alérgenos, agentes causantes de alergias.

allergic *a.* alérgico-a; ___ **reaction** / reacción alérgica; ___ **rhinitis** / rinitis ___.

allergist *n.* alergista, especialista en alergias.

allergy *n.* alergia; **delayed** ___ / reacción alérgica retardada.

alleviate *v.* aliviar, calmar, mejorar, atenuar.

allogeneic, allogenic *a.* alogénico-a, de constitución genética distinta dentro de una misma especie; ___ **cells** / células ___s; ___ **system** / sistema ___.

allograft *n.* aloinjerto. homoinjerto.

allow *v.* admitir, aceptar, consentir.

Almighty *n.* Dios; **almighty** *a.* todopoderoso-a, omnipotente.

almost *adv.* casi, cerca de, alrededor de.

alone *a.* solo-a, solitario-a.

along *adv.* a lo largo de, próximo a, junto a; **come** ___ / venga; ven; **to get** ___ / llevarse bien.

alopecia *n.* alopecia, pérdida del cabello.

alpha-blocker *n.* alfa bloqueador, un fármaco utilizado para tratar la hipertensión.

already *adv.* ya.

also *adv.* del mismo modo, también.

alter *v.* cambiar, variar; reformar.

alteration *n.* alteración, modificación, reforma, cambio.

altered state of consciousness *n.* estado alterado de conciencia, cualquier estado de conciencia que se desvía del estado de conciencia de vigilia normal.

alternative *n.* alternativa, opción.

alternative medicine *n.* sistema de tratamiento medicinal que proporciona diferentes selecciones y modalidades al del uso estándar de medicamentos y cirugía para tratar enfermedades y lesiones.

although *conj.* aunque, si bien, bien que.

altitude *n.* altitud, altura, elevación.

alveolar *a.* alveolar, rel. a un alvéolo.

alveolitis *n.* alveolitis. 1. infl. de los alvéolos pulmonares; 2. infl. de la fosa de un diente; **allergic** ___ / ___ alérgica; **acute pulmonary** ___ / ___ pulmonar aguda; **chronic fibrotic** ___ / ___ fibrosa crónica; **cryptogenic fibrotic** ___ / ___ fibrosa criptogénica; **extrinsic allergic** ___ / ___ alérgica extrínseca.

alveolus *n.* (*pl.* **alveola**) alvéolo, cavidad.

always *adv.* siempre, para siempre.

alymphocytosis *n.* alinfocitosis, reducción anormal de linfocitos.

Alzheimer's disease *n.* enfermedad de Alzheimer, deteriorización cerebral progresiva con características de demencia senil.

AMA *abbr.* *(against medical advice)* CCM, contra el consejo médico.

amastia *n.* amastia, ausencia de los pechos.

Allergens	Alérgenos
acarus	ácaros de polvo
alcoholic beverages	bebidas alcohólicas
aspirin	aspirina
birds (feathers, droppings)	pájaros (pluma, excremento)
cat (urine, hair)	gato (orina, pelo)
colorants (food)	colorantes (comidas)
cosmetics	cosméticos
chocolate	chocolate
detergents	detergentes
glue	pegamentos
horse (sweat, hair)	caballo (sudor, pelo)
insecticide	insecticida
medicines	medicinas
milk	leche
mushrooms	hongos
nuts	nueces
paints	pinturas
plants	plantas
pollen	polen

amaurosis *n.* amaurosis, ceguera sin aparente cambio en los ojos, posiblemente causada por una lesión cerebral.

amaurotic *a.* amaurótico-a, rel. a amaurosis.

amber *n.* ámbar; *a.* ambarino-a.

ambiance *n.* ambiente.

ambidextrous *a.* ambidextro-a.

ambisexual *a.* ambisexual, bisexual.

ambivalence *n.* ambivalencia.

amblyopia *n.* ambliopía, visión reducida.

ambulance *n.* ambulancia.

ambulant *a.* ambulante.

ambulatory *a.* ambulatorio-a; ambulante.

amebiasis *n.* amebiasis, amibiasis, estado infeccioso causado por amebas.

amebic *a.* amebiano-a, rel. a la ameba o causado por ésta.

amebic dysentery *n.* disentería amebiana, amebiasis intestinal humana aguda.

amenorrhea *n.* amenorrea, ausencia del período menstrual.

American *n.*, *a.* americano-a.

American dog tick *n.* garrapata del perro norteamericano, una garrapata común en Norteamérica, esp. en perros y humanos. Es un vector importante de la fiebre exantemática de las Montañas Rocosas y de la tularemia—también se le llama **dog tick** / garrapata del perro.

ametropia *n.* ametropía, falta de visión causada por una anomalía de los poderes refractores del ojo.

amine *n.* amina, uno de los compuestos básicos derivados del amoníaco.

amino acid *n.* aminoácido, compuesto orgánico metabólico necesario en el desarrollo y crecimiento humano esencial en la digestión e hidrólisis de proteínas.

amitosis *n.* amitosis, división nuclear directa.

ammonia *n.* amoníaco, gas alcalino que se forma por la descomposición de sustancias nitrogenadas y por aminoácidos.

ammoniuria *n.* amoniuria, excreción de orina con un alto grado de amoníaco.

amnesia *n.* amnesia, pérdida de la memoria.

amniocentesis *n.* amniocéntesis, punción del útero para obtener líquido amniótico.

amnion *n.* amnios, saco membranoso que envuelve al embrión.

amnioscope *n.* amnioscopio, endoscopio que se usa para el estudio del líquido amniótico.

amnioscopy *n.* amnioscopía, visualización directa del feto y del líquido amniótico por medio de un endoscopio.

amniotic *n.* amniótico, en relación con el amnios; ___ **fluid** / fluido ___; ___ **sac** / saco ___.

amniotomy *n.* amniotomía, ruptura artificial de las membranas fetales para estimular el parto.

amoeba, ameba *n.* ameba, organismo de una sola célula.

amorphous *a.* amorfo-a, sin forma.

amoxicillin *n.* amoxicilina, penicilina semisintética derivada de la ampicilina.

amphetamine *n.* anfetamina, tipo de droga usada como estimulante del sistema nervioso.

ampicillin *n.* ampicilina, penicilina semi-sintética.

amplification *n.* amplificación, ampliación, extensión.

amplify *v.* ampliar, extender, dilatar.

ampoule, ampule *n.* ámpula, ampolla, tubo de jeringuilla.

amputate *v.* amputar, desmembrar.

amputation *n.* amputación, desmembración.

Amsler Grid *n.* Amsler, gráfico de, gráfico que sirve de ayuda para revelar signos de degeneración macular aguda.

amygdala *n.* amígdala. *V.* **tonsil**.

amyl nitrate *n.* nitrato de amilo, un medicamento usado principalmente como vasodilatador esp. en el tratamiento de la angina de pecho.

amyloid *n.* amiloide, proteína que se asemeja a los almidones; ___ **degeneration** / degeneración ___; ___ **disease** / enfermedad ___; ___ **kidney** / riñón ___; ___ **nephrosis** / nefrosis ___.

amyloidosis *n.* amiloidosis, acumulación de amiloide en los tejidos.

anabolic *a.* anabólico-a, rel. al anabolismo; ___ **steroid** / esteroide ___.

anabolism *n.* anabolismo, proceso celular por el cual sustancias simples se convierten en complejas, fase constructiva del metabolismo.

anaerobe *n.* anaerobio, microorganismo que se multiplica en ausencia de aire u oxígeno.

anal *a.* anal, rel. al ano; ___ **fistula /** fistula ___.

analgesic *n.* analgésico, calmante.

analysis *n.* análisis, prueba; **accumulation** ___ / ___ de acumulación; **amino acid** ___ / ___ de aminoácido; **bite** ___ / ___ de la mordida; **breath** ___ / ___ del aliento; **cephalometric** ___ / ___ cefalométrico; **character** ___ / ___ del carácter; **cost** ___ / ___ de costos; **data** ___ / ___ de datos; **dream** ___ / ___ de los sueños; **gastric** ___ / ___ gástrico; **hair** ___ / ___ del pelo; **qualitative** ___ / ___ cualitativo; **quantitative** ___ / ___ cuantitativo.

analyze *v.* analizar, hacer análisis.

anaphase *n.* anafase, etapa de la división celular.

anaphylactic *a.* anafiláctico-a, rel. a la anafilaxis.

anaphylactic shock *n.* shock anafiláctico, abrupta reacción alérgica a una sustancia.

anaphylaxis *n.* anafilaxis, hipersensibilidad, reacción alérgica extrema.

anaplasia *n.* anaplasia, falta de diferenciación en las células.

anasarca *n.* anasarca, edema generalizado, hidropesía.

anastomosis *n.* anastomosis, pasaje o comunicación entre dos o más órganos.

anatomic, anatomical *a.* anatómico-a, rel. a la anatomía.

anatomy *n.* anatomía, ciencia que estudia la estructura del cuerpo humano y de sus órganos; **macroscopic** ___ / ___ macroscópica, estudio de estructuras que se distinguen a simple vista; **topographic** ___ / ___ topográfica, estudio de estructuras y partes de las mismas en las distintas regiones del cuerpo.

ancestors *n., pl.* antepasados, padres o abuelos; *pop.* los mayores.

anconal *a.* anconal, referente al codo.

and *conj.* y; e (*gr.* used instead of y before words beginning with i or hi); **father and son** / padre e hijo; **two thirty** / las dos y media.

androgen *n.* andrógeno, hormona masculina.

androgynous *a.* androginoide, que tiene las características de ambos sexos.

anemia *n.* anemia, empobrecimiento de la sangre por disminución en el número de glóbulos rojos, en la cantidad de hemoglobina o en el volumen total; insuficiencia hemática o de glóbulos rojos en calidad, cantidad o en hemoglobina; **pernicious** ___ / ___ perniciosa, una anemia grave caracterizada por palidez, debilidad y disturbios gastrointestinales y nerviosos. Se asocia con una capacidad disminuida para absorber la vitamina B_{12}; **aplastic** ___ / ___ aplásica, falta anormal de producción de glóbulos rojos, debido al desarrollo incompleto o defectuoso de las líneas celulares en la médula osea; **hemorrhagic, hemolytic** ___ / ___ hemorrágica, hemolítica, destrucción progresiva de glóbulos rojos; **hyperchromic** ___ / ___ hipercrómica, aumento anormal en la hemoglobina; **hypochromic microcytic** ___ / ___ hipocrómica microcítica, (células pequeñas) deficiencia de glóbulos rojos en menor cantidad que de hemoglobina; **macrocytic** ___ / ___ macrocítica, glóbulos rojos de un tamaño exagerado; **sickle cell** ___ / ___ de glóbulos falciformes; **iron deficiency** ___ / ___ por deficiencia de hierro.

anergy *n.* anergia. 1. astenia, falta de energía; 2. reducción o falta de respuesta a un antígeno específico.

anesthesia *n.* anestesia; **endotracheal** ___ / ___ endotraquial; **epidural** ___ / ___ epidural; **general** ___ / ___ general; **general** ___ **by inhalation** / ___ general por inhalación; **general** ___ **by intubation** / ___ general por intubación; **hypnosis** ___ / ___ por hipnosis; **hypotensive** ___ / ___ con hipotensión controlada; **intercostal** ___ / ___ intercostal; **intravenous general** ___ / ___ general intravenosa; **local** ___ / ___ local; **regional** ___ / ___ regional; **saddle block** ___ / ___ en silla de montar; **spinal** ___ / ___ raquídea; **topical** ___ / ___ tópica; **thermal** ___ / ___ térmica.

anesthesiologist *n.* anestesista, anestesiólogo-a.

anesthesiology *n.* anestesiología.

anesthetic *n.* anestesia.

anesthetist *n.* anestesista, persona que administra anestesia.

anesthetize *v.* anestesiar.

aneurysm *n.* aneurisma, dilatación de una porción de la pared de una arteria; **aortic** ___ / ___ aórtico; **berry** ___ / ___ cerebral saculado; **cerebral** ___/ ___ cerebral; **dissecting** ___/ ___ di-secante; **false** ___ / ___ falso; **fusiform** ___ / ___ fusiforme; **true** ___ / ___ verdadero.

aneurysmal *a.* aneurismal, rel. a un aneurisma.

aneurysmectomy *n.* aneurismectomía, extirpación de un aneurisma.

anger *n.* ira, cólera.

angina *n.* angina, sensación de dolor constrictivo o ahogo; ___ **pectoris**, **angor pectoris** / ___ de pecho, dolor en el pecho causado por insuficiencia de flujo sanguíneo al músculo cardíaco; **intestinal** ___ / ___ intestinal, dolor abdominal agudo debido a insuficiencia de flujo sanguíneo a los intestinos; **laryngeal** ___ / ___ laríngea, infl. de la garganta; **unstable** ___ / ___ inestable.

angiocardiography *n.* angiocardiografía, visión radiográfica de las aurículas y los ventrículos del corazón.

angiogenesis *n.* angiogénesis, desarrollo del sistema vascular.

angiogram *n.* angiograma, visualización radiográfica de un vaso sanguíneo mediante inyección de una sustancia radiopaca; **coronary** ___ / ___ coronario; **lymph** ___ / ___ linfático.

angiography *n.* angiografía, proceso de obtener una radiografía de los vasos sanguíneos haciendo resaltar su contorno.

angioma *n.* angioma, tumor vascular benigno.

angioplasty *n.* angioplastia, intervención quirúrgica para la reconstrucción de vasos sanguíneos enfermos o traumatizados; **percutaneous coronary** ___ / ___ coronaria percutánea; **peripheral percutaneous** ___ / ___ periférica percutánea.

angiosarcoma *n.* angiosarcoma, neoplasma maligno que ocurre mayormente en tejidos blandos; se cree que se origina en las células endoteliales de los vasos sanguíneos.

angiospasm *n.* angioespasmo, contracción prolongada y fuerte de un vaso sanguíneo.

angiostenosis *n.* angioestenosis, estrechamiento de un vaso, esp. un vaso sanguíneo.

angiotensin *n.* angiotensina, agente presor en los trastornos hipotensivos, estimulante de la aldosterona.

angitis *n.* angitis, infl. de un vaso linfático o de un vaso sanguíneo.

angle *n.* ángulo, abertura formada por dos líneas que salen separadamente de un mismo punto; **right** ___ / ___ recto.

anhidrosis *n.* anhidrosis, deficiencia o falta de secreción sudoral.

animate *v.* animar, dar vida.

animosity *n.* animosidad, rencor, aversión, mala voluntad; **to have** ___ / tener ___.

anisocoria *n.* anisocoria, condición por la cual ambas pupilas de los ojos son desiguales; **central simple** ___ / ___ central simple; **essential** ___ / ___ esencial; **physiologic** ___ / ___ fisiológica; **simple** ___ / ___ simple.

anisocytosis *n.* anisocitosis, tamaño desigual de los glóbulos rojos.

ankle *n.* tobillo; ___ **bone** / hueso del ___.

ankylosing spondylitis *n.* espondilitis anquilosante, artritis reumatoide de la columna vertebral.

ankylosis *n.* anquilosis, inflexibilidad o falta de movimiento de una articulación.

announcement *n.* anuncio, aviso, declaración pública.

annoy *v.* importunar, fastidiar, molestar.

annual *a.* anual; ___**-ly** *adv.* / anualmente, cada año.

annular *a.* anular, en forma de anillo; ___ **eruption** / erupción ___.

anodyne *n.* anodino, agente mitigador del dolor; *a.* insípido-a.

anomalous *a.* anómalo-a, irregular, disforme.

anomaly *n.* trastorno, anomalía, irregularidad contraída o congénita.

anorexia *n.* anorexia, trastorno causado por falta de apetito; ___ **nervosa** / ___ nerviosa, trastorno de la alimentación que afecta principalmente a las mujeres, caracterizado por el rechazo a mantener un peso corporal mínimo normal.

anosmia *n.* anosmia, falta de olfato.

another *a.* otro-a, otros-as; *pron.* el otro, la otra.

anovulation *n.* anovulación, cese de ovulación.

anovulatory drugs n., *pl.* medicamentos anticonceptivos, medicamentos para evitar la ovulación.

anoxemia *n.* anoxemia, insuficiencia de oxígeno en la sangre.

anoxia *n.* anoxia, ausencia de oxígeno en los tejidos; **altitude** ___ / ___ de altitud; **anemic** ___ / ___ anémica; **neonatorum** ___ / ___ del neonato; **stagnant** ___ / ___ de estancamiento.

answer *n.* contestación, respuesta.

antacid *n.* antiácido, neutralizador de acidez.

antagonist *a.* antagonista, fármaco que neutraliza los efectos de otro fármaco.

antecubital *a.* antecubital, en posición anterior al codo.

anteflexion *n.* anteflexión, acto de doblarse hacia adelante.

antemetic *n.* antiemético, medicamento para controlar las náuseas.

antemortem *adv.* antemortem, anterior a la muerte.

anterior *a.* anterior, precedente; [*body position*] anterior o ventral; [*time*] previo-a.

anteversion *n.* anteversión, vuelta hacia el frente.

anthracosis *n.* antracosis, condición pulmonar causada por la inhalación prolongada de polvo de carbón.

anthrax *n.* ántrax, infección estafilocócica causada por el *Bacillus anthracis* que da lugar a abscesos cutáneos profundos que pueden formar grandes pústulas.

anthropomorphic *a.* antropomórfico-a, de forma humana.

antiallergic *a.* antialérgico-a, rel. a los medicamentos que se usan para combatir alergias.

antiarrythmic *a.* antiarrítmico-a, que previene la arritmia cardíaca o es efectivo en tratamientos contra ésta; ___ **agents** / agentes ___ -s.

antiarthritics *n.*, *pl.* antiartríticos, medicamentos para combatir la artritis o aliviarla.

antibiotic *n.*, *pl.* antibióticos, medicamentos antibacterianos; **antineoplastic** ___ / ___ antineoplásico; **bactericidal** ___ / ___ bactericida; **broad spectrum** ___ / ___ de amplio espectro; ___ **sensitivity test** / prueba de sensibilidad antibiótica.

antibody *n.* anticuerpo, sustancia de proteína que actúa como respuesta a la presencia de antígenos; ___ **formation** / formación de ___ -s; **cross-reacting** ___ / ___ de reacción cruzada; **monoclonal** ___ / ___ monoclónico, derivado de células de hibridoma.

anticancer drug, anticarcinogen *n.* anticarcinógeno, medicamento usado en el tratamiento del cáncer.

anticholinergic *a.* anticolinérgico-a, rel. al bloqueo de los impulsos transmitidos a través de los nervios parasimpáticos.

anticoagulant *n.* anticoagulante, medicamento usado para evitar coágulos.

anticonvulsant *n.* anticonvulsivo, medicamento usado en la prevención de convulsiones o ataques.

antidepressant *n.* antidepresivo, medicamento o proceso curativo usado para evitar estados de depresión.

antidiabetic *n.* antidiabético, medicamento usado en el tratamiento de la diabetes.

antidiarrheal *a.* antidiarreico.

antidiuretic *n.* antidiurético, sustancia que evita la emisión excesiva de orina.

antidote *n.* antídoto, contraveneno.

antiemetic *n.* antiemético, medicamento usado en el tratamiento de la náusea.

antiestrogen *n.* antiestrógeno, sustancia que detiene o modifica la acción del estrógeno.

antigen *n.* antígeno, sustancia tóxica que estimula la formación de anticuerpos; **carcinoembriogenic** ___ / ___ carcinoembriogénico.

antigenic *a.* antigénico-a, que tiene las propiedades de un antígeno; ___ **determinant** / determinante ___; ___ **drift** / variaciones antigénicas menores; ___ **shift** / variación ___ mayor; ___ **specificity** / especificidad ___.

antihistamine *n.* antihistamina, medicamento usado en el tratamiento de reacciones alérgicas.

antihypertensive *n.* antihipertensivo, medicamento para bajar la presión arterial.

anti-inflammatory agents *n.*, *pl.* agentes antiinflamatorios.

antineoplastic *a.* antineoplásico-a, fármaco que controla o mata células cancerosas.

antioncotic *n.* antioncótico, agente reductor de la tumefacción.

antipruritic *a.* antipruriginoso-a, sustancia que trata o alivia la picazón.

antipyretic *n.* antipirético-a, agente reductor de la fiebre.

antiseptic *n.* antiséptico, agente desinfectante que destruye bacterias.

antiserum anaphylaxis *n.* antisuero anafiláctico.

antispasmodic *n.* antiespasmódico, medicamento usado para aliviar o prevenir espasmos.

antitoxic *n.* antitóxico, neutralizador de los efectos de las toxinas.

antitoxin *n.* antitoxina, anticuerpo que actúa como neutralizante de la sustancia tóxica introducida por un microorganismo; **bovine** / ___ bovina; **diphtheria** ___ / ___ diftérica; **scarlet fever** ___ / ___ de la escarlatina; **tetanus** ___ / ___ tetánica.

antivenin *n.* antiveneno, suero antídoto contra el veneno de serpientes.

antiviral *a.* antivirósico-a, antiviral, que detiene la acción de un virus.

antrum *n.* antro, cavidad o cámara casi cerrada; **auris** ___ cavidad del oído; **cardiaum** ___ / ___ cardial; **follicular** ___ / ___ folicular; **mastoid** ___ / ___ mastoideo; **maxillary** ___ / ___ maxilar o seno maxilar; **pyloricum** ___ / ___ pilórico; **tympanic** ___ / ___ timpánico.

anuria *n.* anuria, escasez o ausencia de orina.

anus *n.* ano, orificio del recto.

anxiety *n.* ansiedad, angustia; estado de preocupación excesiva; aprehensión, abatimiento de ánimo, desasosiego; ___ **attack** / crisis de ___; ___ **disorders** / trastornos ___; ___ **neurosis** / neurosis de ___.

anxious *a.* ansioso-a, anheloso-a, abatido-a, perturbado-a.

any *a.* algún, alguna, cualquier, cualquiera; **are you taking any medicine?** / ¿toma, tomas alguna medicina?; ¿toma, tomas algún medicamento?; ___ **further** / más lejos; ___ **more** / no más; **don't go** ___ **further** / no vaya, no vayas más lejos; **don't take** ___ **of those pills** / no tome, no tomes ninguna de esas pastillas; **you don't need** ___ **more pills** / no necesita, no necesitas más pastillas; [*after negation*] ningún, ninguno-a.

anybody *pron.* alguien, alguno-a; cualquiera; **did** ___ **call?** / ¿llamó alguien?; [*negative*] nada, nadie, ninguno-a; **no one called** / no llamó nadie.

aorta *n.* aorta, arteria mayor que se origina en el ventrículo izquierdo del corazón; **ascending** ___ / ___ ascendiente; **arch of the** ___ / cayado de la ___; **coarctation of the** ___ / coartación o compresión de la ___; **descending** ___ / ___ descendiente, descendente.

aortic *a.* aórtico-a, rel. a la aorta; ___ **murmur** / soplo, ruido ___; ___ **stenosis** / estenosis o estrechamiento ___.

aortocoronary *n.* aortocoronaria, rel. a las arterias aorta y coronaria.

aortogram *n.* aortograma, rayos X de la aorta.

aortography *n.* aortografía, técnica empleada con rayos X para ver el contorno de la aorta.

apathy *n.* apatía, insensibilidad.

aperture *n.* apertura, abertura, paso, boquete.

apex *n.* apex. 1. ápice, extremo superior o punta de un órgano; 2. extremidad puntiaguda de una estructura.

Apgar score *n.* Apgar, test de, índice para evaluar la condición general de los recién nacidos.

aphasia *n.* afasia, incapacidad de coordinar el pensamiento y la palabra; **amnestic** ___ / ___ amnésica; **ataxic** ___ / ___ atáxica.

apheresis *n.* aféresis, extracción de sangre de un donante, extracción de algunos componentes de la misma y retorno del resto al donante.

aphonia *n.* afonía, pérdida de la voz debido a una afección localizada en la laringe.

aphonic *a.* afónico-a, sin sonido, sin voz.

aphrodisiac *a.* afrodisíaco-a, que estimula deseos sexuales.

aphtha *n.* afta, úlcera pequeña en la mucosa oral.

aphthous stomatitis *n.* estomatitis aftosa, dolor de garganta acompañado de pequeñas aftas en la boca.

aplasia *n.* aplasia, falta de desarrollo normal en un órgano.

apnea *n.* apnea, falta de respiración.

aponeurosis *n.* aponeurosis, membrana que cubre los músculos.

apoplexy *n.* apoplejía, hemorragia cerebral.

apparent *a.* aparente, evidente, preciso-a; claro-a; patente; ___-ly *adv.* / aparentemente, evidentemente, precisamente.

appear *v.* aparecer, parecer, responder; manifestarse.

appendage *n.* apéndice; dependencia; accesorio.

appendectomy *n.* apendectomía, extirpación del apéndice.

appendicitis *n.* apendicitis, infl. del apéndice.

appendicular *a.* apendicular, rel. al apéndice.

appendix *n.* apéndice.

appetite *n.* apetito, deseos de, ganas de comer; **altered** ___ / ___ alterado; **excessive** ___ / ___ excesivo; **poor** ___, **loss of** ___ / falta de ___, pérdida del ___.

applicable *a.* aplicable, adecuado-a, apropiado-a para utilizarse.

application *n.* aplicación, solicitud; ___ **form** / formulario; [*ointment*] untadura.

applicator *n.* aplicador; **cotton** ___ / ___ de algodón.

apply *v.* aplicar, solicitar, requerir.

appointment *n.* cita, consulta, turno; [*job related*] nombramiento, cargo.

approach *n.* [*avenue*] acceso, entrada; [*words*] las palabras acertadas; método; [*decision*] las medidas necesarias; *v.* abordar; *vr.* acercarse, aproximarse.

appropriate *a.* apropiado-a, adecuado-a, apto-a.

approve *v.* aprobar, aceptar, dar estimación.

approximate *a.* aproximado-a.

apraxia *n.* apraxia, falta de coordinación muscular en los movimientos causada por una afección cerebral.

apricot *n.* albaricoque; *Mex.* chabacano.

apron *n.* delantal.

aptitude *n.* aptitud, capacidad, destreza para hacer algo; ___ **test** / prueba de ___.

aqua *n. L.* agua; **aq.** *abbr.* / aq. *abr.*; ___ **bull, ___ bulliens** / ___ hirviendo; ___ **dest., ___ destillata** / ___ destilada; ___ **pur., ___ pura** / ___ pura; ___ **tep., ___ tepid** / ___ tépida, ___ tibia.

aqueous *a.* acuoso-a, aguado-a; ___ **humor** / humor ___.

arachnoid *n.* aracnoides, membrana media cerebral que cubre el cerebro y la médula espinal.

arch *n.* arco, estructura de forma circular o en curva; ___ **like** / arqueado-a; **carotid** ___ / ___ carotídeo; **maxillary** ___ / ___ del paladar; **plantar** ___ / ___ plantar.

archetype *n.* arquetipo, tipo original ideal del que se derivan versiones modificadas.

ardor *n.* ardor, sensación quemante.

areflexia *n.* arreflexia, ausencia de reflejos.

areola *n.* aréola, areola, área circular alrededor de un centro.

Argyll Robertson symptom *n.* signo de Argyll Robertson, condición de la pupila de acomodarse a la distancia, pero no responder a la luz (no se contraen cuando reciben luz brillante).

arm *n.* brazo, una de las extremidades superiores; ___ **sling** / cabestrillo; ___ **span** / de mano a mano, distancia de la mano derecha a la izquierda con los ___-s extendidos; **open arms** / ___-s abiertos.

armpit *n.* axila, *pop.* sobaco.

aroma *n.* aroma, olor agradable.

aromatic *a.* aromático-a, rel. al aroma.

around *prep.* en, cerca de; *adv.* alrededor, cerca, a la vuelta; más o menos; ___ **here** / por aquí, en los alrededores; **to look** ___ / buscar; **to turn** ___ / voltear, dar la vuelta; virarse.

arrest *n.* paro, arresto, detención; **cardiac** ___ / ___ del corazón, cardíaco.

arrhenoblastoma *n.* arrenoblastoma, tumor ovárico.

arrhythmia *n.* arritmia, falta de ritmo, esp. latidos irregulares del corazón.

arrival *n.* arribo, llegada; **dead on** ___ / paciente que llega sin vida, que llega muerto-a; [*newborn*] **new** ___ / neonato-a, recién nacido-a.

arsenic *n.* arsénico; ___ **poisoning** / envenenamiento por ___.

arterial *a.* arterial, referente a las arterias; ___ **blood** gases / gases ___-es; ___ **occlusive diseases** / enfermedades oclusivas ___-es; ___ **system** / sistema ___.

arteriogram *n.* arteriograma, angiograma de las arterias; **cerebral or carotid** ___ / ___ cerebral o carotinoide; **mesenteric** ___ / ___ mesentérico; **peripheral** ___ / ___ periférico; **renal** ___ / ___ renal.

arteriography *n.* arteriografía, proceso de obtener una radiografía de las arterias.

arteriole *n.* arteriola, arteria diminuta que termina en un capilar.

arterioplasty *n.* arterioplastia, proceso quirúrgico para reparar o reconstruir una arteria.

arteriosclerosis *n.* arterioesclerosis, endurecimiento de las paredes de las arterias.

arteriovenous *a.* arteriovenoso-a, relacionado con una arteria y una vena; ___ **fistula** / fístula ___; ___ **malformations** / malformaciones ___-s; ___ **shunt, surgical** / anastomosis ___ quirúrgica.

arteritis *n.* arteritis, infl. de una arteria.

artery *n.* arteria, uno de los vasos mayores que llevan la sangre del corazón a otras partes del cuerpo; **innominate** ___ / ___ innominada.

arthritic *a.* artrítico-a, que padece de artritis.

arthritis *n.* artritis, infl. de una articulación o coyuntura; **acute** ___ / ___ aguda; **chronic** ___ / ___ crónica; **degenerative** ___ / ___ degenerativa; **hemophilic** ___ / ___ hemofílica; **rheumatoid** ___ / ___ reumatoidea; **juvenile rheumatoid** ___ / ___ reumatoidea juvenil; **rheumatoid coronary** ___ / ___ coronaria reumatoide; **septic** ___ / ___ séptica; **traumatic** ___ / ___ traumática.

arthrodesis *n.* artrodesis. 1. fusión de los huesos que hacen una articulación; 2. anquilosis artificial.

arthrography *n.* arthrografía, radiografía de una articulación por medio de un tinte opaco.

arthroplasty *n.* artroplastia, reparación quirúrgica plástica de una articulación.

arthroscopy *n.* artroscopia, examen del interior de una articulación.

arthrotomy *n.* artrotomía, incisión en una articulación con fines terapéuticos.

articulation *n.* articulación. 1. unión de dos o más huesos; 2. pronunciación clara y distinta de los sonidos de las palabras; ___ **disorders** / trastornos de la ___.

artificial *a.* artificial, artificioso-a; ___ **impregnation** / impregnación, fecundación ___; ___ **insemination** / inseminación ___; ___ **limb** / extremidad o parte ___; ___ **respiration** / respiración ___.

artificial heart *n.* corazón artificial, aparato que bombea la sangre con la capacidad funcional de un corazón normal.

as *conj.* como, del mismo modo; ___ **a child** / de niño *comp.* ___ **much** / tanto ___; **as much** ___ **possible** / lo más posible; ___ **soon** ___ **you can** / tan pronto como pueda, puedas; ___ **usual** / como de costumbre; ___ **you please** / como Ud. quiera, como tú quieras; **not** ___ **yet** / todavía no.

asbestos *n.* asbesto, amianto.

asbestosis *n.* asbestosis, infección crónica de los pulmones causada por el polvo del asbesto.

ascariasis *n.* ascariasis, infección causada por parásitos del género Ascaris.

ascaris *n.* Ascaris, género de parásitos que se aloja en el intestino de animales vertebrados.

ascendent *a.* ascendiente, ascendente.

ascites *n.* ascitis, acumulación de líquido en la cavidad abdominal.

ascorbic acid *n.* ácido ascórbico, vitamina C.

asepsia *n.* asepsia, ausencia total de gérmenes.

aseptic *a.* aséptico-a, estéril.

asexual *a.* asexual, sin género; ___ **reproduction** / reproducción sin unión sexual.

Asiatic flu *n.* gripe asiática.

ask *v.* preguntar, interrogar, hacer preguntas; [*about someone*] / preguntar por; **to** ___ **for** [*to request*] / pedir.

asleep *a.* dormido-a; **to fall** ___ / dormirse, quedarse ___.

aspartame *n.* aspartamo, dulcificante artificial de baja caloría.

aspartate transaminase *n.* aspartato transaminasa, agente diagnóstico en casos de hepatitis viral e infarto de miocardio.

Asperger's syndrome *n.* Asperger, síndrome de, trastorno de la personalidad que en casos extremos se caracteriza por retraimiento social, falta de habilidad ocupacional, habla de estilo pedante y excesivo interés en asuntos banales.

aspergillosis *n.* aspergilosis, infección producida por el hongo Aspergillus que suele afectar el oído; **acute invasive** ___ / ___ invasiva aguda; **disseminated** ___ / ___ diseminada.

asphyxia *n.* asfixia, sofocación, falta de respiración; ___ **fetalis** / ___ del feto.

asphyxiate *vt.* asfixiar; *vi.* asfixiarse.

aspirate *v.* aspirar.

aspiration *n.* aspiración, inhalación, succión, extracción de un líquido sin dejar entrar el aire; ___ **biopsy** / biopsia con aguja.

aspirator *n.* aspirador, instrumento tubular que usa succión para extraer líquidos, tejidos o cuerpos extraños.

aspirin *n.* aspirina, ácido acetilsalicílico.

assay *n.* ensayo; análisis.

assessment *n.* evaluación; **clinical** ___ / ___ clínica; **health** ___ / ___ del estado de salud.

assimilation *n.* asimilación, transformación y absorción por el organismo de los alimentos digeridos.

assist *v.* ayudar, asistir, socorrer.

assistance *n.* asistencia, ayuda.

assistant *n.*, *a.* asistente, ayudante.

assisted living *n.* hogar de ancianos, hogar de ancianos con asistencia limitada.

associate *a.* asociado-a, socio-a.

asthenia *n.* astenia, pérdida de vigor.

asthma *n.* asma, condición alérgica con ataques de coriza y falta de respiración a causa de la infl. de las membranas mucosas; **cardiac** ___ / ___ cardíaca.

asthmatic *a.* asmático-a, rel. al asma.

astigmatism *n.* astigmatismo, defecto de la visión a causa de una irregularidad en la curvatura del ojo.

astragalus *n.* astrágalo, calus, hueso del tobillo.

astringent *a.* astringente, agente con poder de constricción de los tejidos y las membranas mucosas.

astrocytoma *n.* astrocitoma, tumor cerebral.

asymmetry *n.* asimetría, falta de simetría.

asymptomatic *a.* asintomático-a, sin síntoma alguno.

asynclitism *n.* asinclitismo, presentación del neonato y de los planos pélvicos en el parto.

asynergy *n.* asinergia, falta de coordinación entre órganos gen. armónicos.

asystole, asystolia *n.* asístole, asistolia, paro del corazón, ausencia de contracciones cardíacas.

ataraxia *n.* ataraxia; impasividad.

atavism *n.* atavismo, reproducción de rasgos y características ancestrales.

ataxia *n.* ataxia, deficiencia de coordinación muscular.

atelectasis *n.* atelectasis, colapso parcial o total de un pulmón.

atenolol *n.* atenolol, un beta bloqueador que se utiliza para tratar la hipertensión.

atheroma *n.* ateroma, depósito graso o lípido en la capa íntima de una arteria que causa endurecimiento de la misma.

atherosclerosis *n.* aterosclerosis, condición causada por la deposición de grasa en las capas interiores de las arterias y fibrosis de las mismas.

athetosis *n.* atetosis, condición con síntomas de contracciones involuntarias en las manos y los dedos y movimientos sin coordinación de las extremidades, esp. los brazos.

athlete's foot *n.* pie de atleta. *V.* **dermatophytosis**.

atmosphere *n.* atmósfera.

atmospheric *a.* atmosférico-a.

atom *n.* átomo.

atomic *a.* atómico-a.

atomizer *n.* atomizador.

atonia, atony *n.* atonía, falta de tono, esp. en los músculos.

atopy *n.* atopía, tipo de alergia considerada de carácter hereditario.

atorvastatin *n.* atorvastatina, estatina administrada por vía oral para bajar los niveles de lípidos en la sangre.

atresia *n.* atresia, cierre congénito anormal de una abertura o conducto del cuerpo.

atrial *a.* auricular, atrial, rel. al atrio o la aurícula; ___ **septal defect** / defecto septal ___.

atrioventricular *a.* atrioventricular, rel. a la aurícula y ventrículo del corazón; ___ **node** / nudo aurículoventricular; ___ **orifice** / orificio ___.

atrium *n.* (*pl.* **atria**) atrio-a 1. cavidad que tiene comunicación con otra estructura; 2. cavidad superior del corazón.

atrophy *n.* atrofia, deteriorización de las células, tejidos y órganos del cuerpo; **acute yellow ___ of the liver** / ___ amarilla hepática aguda; **alveolar** ___ / ___ alveolar; **arthritic** ___ / ___ artrítica; **artificial** ___ / ___ artificial; **cerebellar** ___ / ___ cerebelosa; **epileptic absence** ___ / ___ por ausencia epiléptica; **infantile progressive spinal muscular** ___ / ___ músculo-espinal infantil progresiva; **ischemic muscular** ___ / ___ isquémica muscular; **juvenile muscular** ___ / ___ muscular juvenil; **macular** ___ / ___ macular;

multiple system ___ / ___ de sistema múltiple; neurogenic ___ / ___ neurogénica; nutritional type cerebellar ___ / ___ cerebelar de tipo nutricional; ocular ___ / ___ ocular; periodontal ___ / ___ periodontal; postmenopausal ___ / ___ postmenopausia; primary macular ___ of the skin / ___ macular primaria de la piel; primary vascular ___ of the skin / ___ primaria vascular de la piel; progressive cerebral ___ / ___ progresiva cerebral.

atropine sulfate *n.* atropina, agente usado como relajador muscular, esp. aplicado para dilatar la pupila y paralizar el músculo ciliar durante un examen de la vista.

attach *v.* añadir, juntar, pegar, unir.

attached *a.*, *pp.*, añadido-a, pegado-a, unido-a.

attack *n.* ataque, acceso; **heart ___ /** ataque al corazón *v.* atacar, combatir.

attend *v.* atender, asistir, cuidar, tener cuidado; **to ___ the sick** /asistir, cuidar a los enfermos.

attendant *n.* auxiliar, asistente.

attending physician *n.* médico-a de cabecera.

attention *n.* atención, cuidado; **lack of ___ /** falta de ___; **to pay ___ /** atender, prestar atención.

attention deficit disorder *n.* trastorno por déficit de atención, síndrome conductual, con bases neurobiológicas y un fuerte componente genético, caracterizado por distracción, períodos breves de atención y conductas impulsivas—también es llamado **attention deficit/hyperactivity disorder** / trastorno por déficit de atención con hiperactividad.

attenuation *n.* atenuación, acto de disminución, esp. de una virulencia.

attitude *n.* actitud; ___ **of health personnel /** ___ del personal de salud; ___ **toward death /** ___ frente a la muerte.

attraction *n.* atracción.

atypical *a.* atípico-a, que no es común; fuera de lo corriente.

audible *a.* audible, que se puede oír.

audiogram *n.* audiograma, instrumento para anotar la agudeza de la audición.

audiologist *n.* audiólogo(a), un especialista en audiología.

audiology *n.* audiología, rama de la ciencia que estudia la audición.

auditory *a.* auditivo-a, rel. a la audición; ___ **canal /** conducto ___; ___ **nerve /** nervio ___.

augment *n.* aumento, crecimiento; *v.* aumentar, crecer; agrandarse.

aunt *n.* tía.

aura *n.* aura, síntoma premonitorio de un ataque epiléptico o de migraña.

aural, auricular *a.* aural, auricular. 1. rel. al sentido del oído; 2. rel. a una aurícula del corazón.

auricle, auricula *n.* aurícula. 1. oreja, la parte externa del oído; 2. cada una de las dos cavidades superiores del corazón; 3. orejuela.

auscultate *v.* auscultar, examinar, detectar sonidos de órganos tales como el corazón y los pulmones con el propósito de hacer un diagnóstico.

auscultation *n.* auscultación, acto de auscultar, detección de sonidos en un examen directo o por medio del estetoscopio.

authorization *n.* autorización.

autism *n.* autismo, trastorno que comienza en la niñez y se caracteriza por una dificultad para relacionarse socialmente en forma normal y para comunicarse con otros, así como por una preocupación con actividades repetitivas y restringidas.

autistic *a.* autístico-a, rel. al autismo o que padece de éste.

autoclave *n.* autoclave, aparato de esterilización al vapor.

autodigestion *n.* autodigestión, digestión de tejidos por las mismas sustancias que los producen.

autogenous *n.* autógeno-a, que se produce en el mismo organismo.

autogenous vaccine *n.* vacuna autógena, inoculación que proviene del cultivo de bacterias del mismo paciente y se hace para crear anticuerpos.

autograft *n.* autoinjerto, injerto que se transfiere de una parte a otra del cuerpo del mismo paciente.

autoimmune *a.* autoinmune, relacionada con o causada por los anticuerpos o células T que atacan las moléculas, células o tejidos del organismo que los produce.

autoimmunization *n.* autoinmunización, inmunidad producida por una sustancia desarrollada dentro del organismo de la persona afectada.

autoinfection *n.* autoinfección, infección causada por un agente del propio organismo.

autoinoculable *a.* autoinoculable, suceptible a organismos que provienen del propio cuerpo.

autologous *a.* autólogo-a, que indica algo que proviene del propio individuo.

automatic *a.* automático, de movimiento propio.

automatism *n.* automatismo, conducta que no está bajo control voluntario.

autonomic, autonomous *a.* autonómico-a, autónomo-a, que funciona independientemente; ___ **division of nervous system** / división ___ del sistema nervioso; ___ **dysreflexia** / disrreflexia ___; ___ **hyperreflexia** / hiperreflexia ___; ___ **imbalance** / desequilibrio ___; ___ **nervous system** / sistema nervioso ___; ___ **neurogenic bladder** / vejiga neurogénica ___; ___ **plexus** / plexo ___; ___ **seizure** / convulsión ___; ___ **visceral motor nuclei** / núcleos motores viscerales ___-s.

autoplasty *n.* autoplastia, cirugía plástica con el uso de un injerto que se obtiene de la misma persona que lo recibe.

autopsy *n.* autopsia, examen de un cadáver.

autosuggestion *n.* autosugestión, acto de sugestionarse.

autotransfusion *n.* autotranfusión, transfusión de la propia sangre del individuo.

autotransplant *n.* autotransplante, autoinjerto, autoinjerto.

auxiliary *a.* auxiliar; ayudante.

available *a.* disponible, servicial; a la mano; **to be** ___ / estar a la disposición, estar ___.

average *n.* promedio, término medio; de mediana proporción.

aversion *n.* aversión, aborrecimiento, odio.

avitaminosis *n.* avitaminosis, trastorno o enfermedad causada por una deficiencia vitamínica.

avoid *v.* evitar.

avulsion *n.* avulsión, extracción o remoción de una estructura o parte de ésta.

awake *a.* despierto-a.

aware *a.* enterado-a; conocedor-a; **to be** ___ / estar al tanto.

away *adv.* lejos; *a.* distante, ausente; **to go** ___ / irse, ausentarse interj. **get** ___! /quítese, quítate; váyase, vete.

awhile *adv.* por un rato, por algún tiempo.

axial *a.* axil, axial, rel. al axis o a un eje.

axilla *n.* (*pl.* **axillae**) axila, *pop.* sobaco.

axillary *a.* axilar, rel. a la axila.

axis *n.* axis, eje, línea central imaginaria que pasa a través del cuerpo o de un órgano.

axon *n.* axon, fibra nerviosa, proyección que va desde el cuerpo celular de una neurona y transporta impulsos nerviosos lejos de ésta.

Ayerza's syndrome *n.* síndrome de Ayersa, síndrome caracterizado por múltiples síntomas, esp. disnea y cianosis, gen. como resultado de insuficiencia pulmonar.

azithromycin *n.* azitromicina, un antibiótico derivado de la eritromicina y usado esp. como un agente antibacteriano.

azoospermia *n.* azoospermia, falta de espermatozoos en el esperma.

azotemia *n.* azotemia, exceso de urea en la sangre.

AZT *n.* AZT, un medicamento antiviral que se usa para tratar el SIDA.

azure *n.* azul celeste.

Babinski's sign *n.* reflejo de Babinski, dorsiflexión del dedo gordo al estimularse la planta del pie.

baby, babe *n.* bebé, dim; bebito; nene, nena.

bacillar, bacillary *a.* bacilar, rel. a un bacilo.

bacillemia *n.* bacilemia, presencia de bacilos en la sangre.

bacillicarrier *n.* portador de bacilos.

bacilluria *n.* baciluria, presencia de bacilos en la orina.

bacillus *n.* (*pl.* **bacilli**) bacilo, bacteria en forma de bastoncillo; ___ **Calmette Guérin (BCG), bacille bilie de Calmette-Guérin** / ___ de Calmette Guérin (BCG); **Koch's ___, Mycobacterium tuberculosis** / ___ de Koch, mycobacterium tuberculosis; **typhoid ___, Salmonella typhi** / ___ de la (fiebre) tifoidea, *Salmonella typhi*.

bacitracin *n.* bacitracin, antibiótico efectivo en contra de ciertos estafilococos.

back *n.* espalda; ___ **tooth** / muela; **low ___ pain** / lumbalgia, dolor en la región lumbar de la espalda; *adv.* atrás, detrás.

backache *n.* dolor de espalda.

backbone *n.* columna vertebral, espina dorsal; firmeza, carácter.

backlash *n.* contragolpe.

backward *a.* atrasado-a, tardío-a, lento-a, tímido-a; *adv.* atrás, hacia atrás, al revés, [*direction*] en sentido contrario.

bacteria *n.*, *pl.* de bacterium; bacterias, microorganismos unicelulares procariontes que causan fermentación, enfermedad o putrefacción en los seres vivos o materias orgánicas.

bacterial *a.* bacteriano-a; **infections** / infecciones ___-s; **endocarditis** / endocarditis ___; **sensitivity tests** / pruebas de sensibilidad ___.

bactericidal *a.* bactericida, que destruye las bacterias.

bacteriogenic *a.* bacteriogénico-a. 1. de origen bacteriano; 2. que produce bacterias.

bacteriological *a.* bacteriológico-a, rel. a las bacterias.

bacteriologist *n.* bacteriólogo-a, especialista en bacteriología.

bacteriology *n.* bacteriología, ciencia que estudia las bacterias.

bacteriolysin *n.* bacteriolisina, anticuerpo antibacteriano que destruye bacterias.

bacteriolysis *n.* bacteriolisis, destrucción de bacterias.

bacteriostasis *n.* condición en la que existe retardo en el crecimiento de bacterias.

bacterium *n.* (*pl.* **bacteria**) bacteria, organismo unicelular procarionte que causa fermentación, enfermedad o putrefacción en los seres vivos o materias orgánicas.

bacteriuria *n.* bacteriuria, presencia de bacterias en la orina.

bad *a.* malo-a, mal, [*harmful*] dañino-a, nocivo-a; **from ___ to worse** / de mal en peor; **it is ___ for your health** / es dañino para su (tu) salud; ___ **breath** / mal aliento; ___ **looking** / mal parecido; ___ **mood** / mal humor; ___ **taste in the mouth** / mal sabor en la boca; *slang* ___ **trip** / mala experiencia con una droga; **to look ___** / tener mal aspecto, tener mala cara; *adv.* mal; **to feel ___** / sentirse ___; ___-**ly** *adv.* / mal, malamente; **to need ___-ly** / necesitar con urgencia.

bag *n.* bolsa, bolso, saco; ___ **of waters** / saco amniótico, *pop.* ___ de aguas; **colostomy ___** / bolso de colostomía; **ice ___** / ___ de hielo.

balance *n.* balance; 1. pesa, balanza, instrumento para medir peso; **acid-base ___** / ___ acidobásico; **fluid ___** / ___ hídrico; 2. **balance**, estado de las cantidades y concentraciones de las partes y fluidos que en forma normal constituyen el cuerpo humano; 3. estado normal del equilibrio físico o emocional.

balanced *a.* balanceado-a; en control; ___ **diet** / dieta ___.

balanitis *n.* balanitis, infl. del glande gen. acompañada de infl. del prepucio.

balanoposthitis *n.* balanopostitis, infl. del glande y del prepucio.

bald *a.* calvo-a, sin pelo; franco-a, espontáneo-a, escueto-a.

baldness *n.* calvicie.

ball *n.* bola, pelota; ___ **of the foot** / parte anterior de la planta del pié.

ball-and-socket joint *n.* enartrosis, articulación multiaxial sinovial, en la cual la cabeza del hueso hace cabida dentro de la cavidad redondeada del otro hueso, *p. ej.* la articulación de la cadera.

balloon *n.* globo, balón, una bolsa de material no poroso, fuerte y liviano que se puede inflar (como en una cavidad del cuerpo) con aire u otro gas; **angioplasty** ___ / ___ de angioplastia; ___ **catheter** / catéter con una punta inflable que se utiliza para expandir una vía del cuerpo parcialmente obstruida; **detachable** ___ / ___ desmontable; **intraaortic** ___ / ___ para uso intraaórtico.

ballottement *n.* peloteo, movimiento manual de rebote por palpación usado en el examen abdominal y pélvico para determinar la presencia de un tumor o el agrandamiento de un órgano.

bandage *n.* venda, vendaje, faja; *v.* vendar, ligar, atar.

Band-Aid *trademark* usado para describir una cinta adhesiva de corta extensión que tiene un apósito esterilizado en el centro y se usa para cubrir heridas pequeñas.

bang *n.* golpe, detonación.

bank *n.* banco; **blood** ___ / ___ de sangre.

B antigens *n:* antígenos B, proteínas presentes en las membranas de los eritrocitos que pueden causar una reacción seria en una transfusión.

barbiturate *n.* barbitúrico, droga que actúa como sedante del sistema nervioso central y cuyos efectos incluyen sedación suave, hipnosis y anestesia; también se usa como antiespasmódico.

bare *a.* desnudo-a, descubierto-a; ___**-legged** / sin medias; ___**-ly** *adv.* apenas.

barefoot *a.* descalzo-a, sin zapatos.

barium *n.* bario, metal alcalino de número atómico 5; ___ **enema** / enema de ___; ___ **swallow** / trago de

barium sulfate *n.* sulfato de bario, suspensión lechosa de sulfato de bario que se da a los pacientes como medio de contraste antes de hacer una radiografía del tubo digestivo.

barometer *n.* barómetro, instrumento para medir la presión atmosférica.

baroreceptor *n.* barorreceptor, terminación nerviosa sensorial que reacciona a los cambios de presión.

barrel chest *n.* pecho de barril, pecho agrandado.,

barren *a.* estéril, infecundo-a.

bartholinitis *n.* bartolinitis, infl. de la glándula de Bartolino o glándula vulvovaginal.

basal, basilar *a.* basal, basilar, rel. a una base; ___ **ganglia diseases** / ___ enfermedades de los ganglios ___ -es; ___ **metabolic rate** / índice del metabolismo ___.

basal-cell carcinoma *n.* carcinoma de célula basal (o basalioma), cáncer de la piel que se origina en el estrato germinativo basal (célula de la epidermis profunda de la piel).

basal ganglia *n.* ganglios basales, masas grises localizadas debajo de la corteza cerebral que toman parte en la coordinación muscular.

base, basis *n.* base, fundación.

basic *a.* básico-a, fundamental.

basilar *a.* basilar, rel. a la base o parte basal.

basin *n.* 1. vasija redonda tal como una palangana; 2. cavidad de la pelvis.

bastard *n.* bastardo-a; hijo-a ilegítimo-a; algo que degenera de su origen o naturaleza, o que es engañoso.

bath *n.* baño; **alcohol** ___ / fricción de alcohol; **antipyretic** ___ / ___ antipirético, para reducir la fiebre; **aromatic** ___ / ___ aromático; **cold** ___ / ___ de agua fría; **hot** ___ / ___ caliente; **full** ___ / ___ completo; **kinetotherapeutic** ___ / ___ cinetoterapéutico; **immersion** ___ / ___ de inmersión; **oil** ___ / ___ de aceite; **sit** ___ / ___ de asiento; **sponge** ___ / ___ con esponja; **warm** ___ / ___ tibio.

bathe *v.* bañar, lavar; *vr.* bañarse, lavarse.

bathrobe *n.* bata de baño.

bathroom *n.* baño, cuarto de baño.

battered *a.* abatido-a, maltratado-a.

battle *n.* batalla, lucha; *v.* batallar, combatir, luchar.

B cell receptor *n.*, receptor de células tipo B.

B cells *n.*, *pl.* células tipo B, linfocitos que proceden de la médula ósea y producen anticuerpos, por lo que representan una ayuda importante en la respuesta inmune.

be vi. ser, estar; **there is, there are** / hay; **there was** / hubo, había; **there will be** / será, estará, habrá; [pp.] **been** / sido, estado; [pp.] **being** / siendo, estando; **to ___ afraid** / tener miedo;

to ___ at a loss / estar confundido-a; **to ___ calm** /estar calmado; **to ___ careful** / tener cuidado; **to ___ cold** / tener frío; **to ___ hot** / tener calor; **to ___ hungry** / tener hambre; **to ___ quiet** / callarse, estar tranquilo-a; **to ___ right** / tener razón; **to ___ all right** / estar bien; **to ___ ... years old** / tener ... años; **to ___ sick** / estar enfermo-a; **to ___ sleepy** / tener sueño, **to ___ successful** / tener éxito, **to ___ thirsty** / tener sed; **to ___ warm** [with a temperature] / tener fiebre (calentura), tener calor; **to want to ___** / querer ser; **to want to ___** [somewhere] / querer estar en algún lado.

bear vi. soportar; aguantar; **___ down** / pujar, empujar hacia afuera con fuerza.

beard n. barba.

bearded a. barbudo.

bearer n. soporte, apoyo.

bearing n. gestación; conexión; [in obstetrics] **___ down** / [second stage of labor] pujo, expulsión hacia afuera.

beat n. [heart] latido, pulsación; **heart___** / **___ del corazón**; vi. pulsar; [heart] palpitar; pegar, golpear.

beaten a. pp. de **to beat**, maltratado-a; golpeado-a; vencido-a, derrotado-a.

become vi. hacerse, convertirse; **___ a** / convertirse en; **___ accustomed** / acostumbrarse; **___ a doctor** / llegar a ser un-a médico-a; [conversión] **___ crazy** / volverse loco-a; **___ frightened** / asustarse; **___ ill** / ponerse enfermo-a; enfermarse; **___ inflamed** / inflamarse; **___ swollen** / hincharse.

bed n. cama, lecho; **___ occupancy** / ocupación de ___-s; **___ rest** / reclusión en ___.

bed bug n. chinche, insecto sin alas que infesta las camas y que chupa la sangre.

bedding n. ropa de cama; colchón y almohada.

bedfast a. recluido-a en cama.

bedpan n. bacín, chata, cuña.

bedridden a. postrado-a en cama.

bedsore n. úlcera de decúbito, úlcera de la cama, úlcera por presión, úlcera causada por una oclusión arterial o presión prolongada.

bedtime n. hora de acostarse.

bed-wetting n. enuresis nocturna, incontinencia urinaria nocturna, orinarse en la cama, mojar la cama.

bee n. abeja; **___ venom** / veneno de

before adv. delante, enfrente de; antes de; anterior a; conj. antes que; antes de que.

beforehand adv. con anterioridad, con anticipación; de antemano.

begin vi. comenzar, empezar, principiar.

beginner n. principiante, novicio-a; autor-a, iniciador-a.

behavior n. conducta, comportamiento; **___ reflex** / reflejo adquirido; **___ therapy** / terapia de la ___; **high-risk ___** / comportamiento arriesgado.

behind adv., prep., detras, trás, atrás, hacia atrás.

belladonna n. belladona, yerba medicinal cuyas hojas y raíces contienen atropina y alcaloides.

Bell's palsy n. parálisis de Bell, parálisis de un lado de la cara causada por una afección del nervio facial.

belly n. abdomen, barriga, vientre, pop. panza; **___ button** / ombligo; **___ worm** / lombriz intestinal.

bellyache n. dolor de estómago, de barriga.

below prep. después de, debajo de; adv. abajo, bajo, debajo; **down ___** / en la parte baja; más abajo.

belt n. cinturón, cinto.

bend vi. doblarse, inclinarse; **___ back** / ___ hacia atrás; **___ forward** / ___ hacia adelante.

bends n. dolor sintomático del síndrome de descompresión, dolor localizado en las grandes articulaciones, producido por descompresión y que lleva al sujeto a doblar la articulación para aliviar el dolor.

beneath prep., adv. abajo, debajo, bajo.

Benedict test n. prueba de Benedict, análisis químico para encontrar la presencia de azúcar en la orina.

beneficial a. beneficioso-a, favorable, provechoso-a.

beneficiary n. beneficiario-a.

benefit n. beneficio, favor; servicio, provecho; **allocation of ___-s** / asignación de ___-s.

benign *a.* benigno-a, que no es de naturaleza maligna; no canceroso.

bent *n.* inclinación, curvatura; *a.* encorvado-a; inclinado-a.

beriberi *n.* beriberi, tipo de neuritis múltiple causada por deficiencia de vitamina B_1 (tiamina).

beside *adv.* además, *prep.* al lado de, cerca de, junto a; ___ **oneself** / fuera de sí, loco-a.

best *a. sup.* mejor, superior, óptimo; **to do one's** ___ / hacer todo lo ___ posible.

bestiality *n.* bestialismo, relaciones sexuales de un ser humano con un animal.

beta-amyloid *n.* beta-amiloide, un péptido que es el componente principal de las placas características de la enfermedad de Alzheimer.

beta blocker *n.* beta bloqueador, agente que bloquea la acción de la adrenalina y noradrenalina.

better *a. comp.* mejor, superior; [*better than*] mejor que; **so much the** ___ / tanto mejor; **to be** ___ / estar mejor, ponerse mejor; **to be** ___ **than** / ser mejor que; **to be** ___ **than before** / estar, ser mejor que antes; **to change for the** ___ / recuperarse, restablecerse; **to like** ___ / preferir; **to make** ___ / mejorar, aliviar.

beverage *n.* bebida; **alcoholic** ___ / bebida alcohólica; **nonalcoholic** ___ / ___ no alcohólica.

beware of *vi.* cuidarse de, tener cuidado con.

bezoar *n.* bezoar, concreción formada de distintas materias como fibras vegetales y pelo, presente en el estómago y en el intestino humano así como en el de los animales.

bibliography *n.* bibliografía.

bicarbonate *n.* bicarbonato, sal de ácido carbónico.

biceps *n.* bíceps, músculo que tiene dos cabezas, como el bíceps braquial o el femoral.

bicipital *a.* bicipital; 1. rel. al músculo bíceps; 2. bicípite, que tiene dos cabezas.

bicuspid *n.* bicúspide, un diente con dos puntas; *a.* que tiene dos puntas.

bicycle *n.* bicicleta; **stationary** ___ / ___ estacionaria.

bifocal *a.* bifocal, referente a dos focos o enfoques.

bifurcation *n.* bifurcación, división en dos ramas o direcciones.

big *a.* grande, enorme; mayor; ___ **bellied** / barrigón-a, panzudo-a; ___ **head** / cabezón-a; ___ **sister, brother** / hermana mayor, hermano mayor; ___ **toe** / dedo gordo; ___ **with child** / encinta, en estado.

bigeminal *a.* bigeminal, que tiene pulsación duplicada en sucesión rápida.

bigger *a. comp.* mayor, más grande.

bilateral *a.* bilateral, de los lados derecho e izquierdo del cuerpo o de órganos que vienen en pares.

bile *n.* bilis, hiel, producto de la secreción del hígado; ___ **acids and salts** / ácidos y sales biliares; ___ **ducts** / conductos biliares; ___ **pigments** / pigmentos biliares.

biliary *a.* biliar, rel. a la bilis, los conductos biliares o la vesícula ___ **duct obstruction** / obstrucción del conducto ___; ___ **stasis** / colestasis; ___ **tract diseases** / enfermedades de las vías ___-es. ___ **tract hemorrhage** / hemobilia.

bilingual *a.* bilingüe.

bilious *a.* bilioso-a, con exceso de bilis.

bilirubin *n.* bilirrubina, pigmento rojo de la bilis.

bilirubinemia *n.* bilirrubinemia, presencia de bilirrubina en la sangre.

bilirubinuria *n.* bilirrubinuria, presencia de bilirrubina en la orina.

binary *a.* binario, doble.

bind *vt.* unir, ligar, vendar.

binding *n.* enlace; ligazón; venda; vendaje.

binge *n.* atracón, el consumo excesivo o compulsivo, esp. de alimentos o bebidas alcohólicas.

bioassay *n.* bioensayo, prueba de determinación de la potencia de una droga en animales.

biochemical *a.* bioquímico-a, rel. a la bioquímica.

biochemistry *n.* bioquímica, ciencia que estudia la composición y procesos químicos de los seres vivos.

biohazard *n.* peligro biológico, agente o condición biológica que constituye un peligro para los humanos.

biologic, biological *a.* biológico-a, rel. a la biología; ___ **assay** / análisis ___; ___ **control** / control ___; ___ **evolution** / evolución ___; ___ **half-life** / semivida ___; ___ **immunotherapy** / inmunoterapia ___; ___ **indicator** / indicador ___; ___ **psychiatry** / siquiatría ___; ___ **warfare** / guerra ___.

biologist *n.* biólogo-a.

biology *n.* biología, ciencia que estudia los organismos vivos; **cellular** ___ / ___ celular; **molecular** ___ / ___ molecular.

biopsy *n.* biopsia, proceso para obtener un espécimen de tejido con fines de diagnóstic; **aspiration** ___ / por aspiración; ___ **by ablation** / ___ por ablación; ___ **by frozen section** / ___ en frío; ___ **of the bone marrow** / ___ de la medula ósea; ___ **of the breast** / ___ de la mama, del seno; ___ **of the cervix** / ___ del cuello uterino; ___ **of the lymph nodes** / ___ de los ganglios linfáticos; **brush** ___ / ___ con cepillo; **endoscopic** ___ / ___ endoscópica; **excision** ___ / ___ por extracción; **fine needle** ___ / ___ de aguja fina; **incision** ___ / ___ por incisión. **muscle** ___ / ___ muscular; **needle** ___ / ___ por aspiración; **sentinel** ___ / ___ del ganglio vigilante; **specimen wedge** ___ / ___ de espécimen cuneiforme; **temporal artery** ___ / ___ de la arteria temporal.

biorhythm *n.* biorritmo, un mecanismo interno que determina un proceso biológico rítmico (como el dormir).

biosynthesis *n.* biosíntesis, formación de sustancias químicas en los procesos fisiológicos de los organismos.

bioterrorism *n.* terrorismo biológico, bioterrorismo.

bipolar disorder *n.* trastorno, trastorno del humor caracterizado por episodios de depresión y episodios alternantes de manía.

bird flu *n.* gripe aviaria, influenza grave causada por cepas que han producido infecciones en aves, esporádicamente asociada con infecciones humanas.

birth *n.* nacimiento, parto, alumbramiento; ___ **canal** / canal del parto; ___ **certificate** / certificado de ___; ___ **control** / control de la natalidad, planeamiento familiar; ___ **-death ratio** / índice de mortalidad. ___ **rate** / natalidad; ___ **right** / derechos naturales; ___ **weight** / peso al nacer; **post-term** ___ / ___ tardío; **premature** ___ / ___ prematuro; **to give** ___ / dar a luz, estar de parto.

birth date *n.* fecha de nacimiento.

birthday *n.* cumpleaños, natalicio.

birthplace *n.* lugar de nacimiento.

bisexual *a.* 1. bisexual, con gónadas de los dos sexos; 2. dicho de una persona que alterna las prácticas heterosexuales con las homosexuales.

bite *n.* mordida, picadura, [*snake*] mordida de serpiente; [*insect*] picadura; ___ **block** / bloque de ___; ___ **rim** / reborde de la ___; ___ **testing** / análisis de la ___; *v.* morder, picar.

biting *a.* [*pain*] penetrante, picante.

Bitot spots *n.*, *pl.* manchas de Bitot, pequeñas manchas grises triangulares que aparecen en la conjuntiva y se asocian a la deficiencia de vitamina A.

bitter *a.* agrio-a, amargo-a; [*person*] amargado-a.

black *a.* negro-a; ___ **and blue** / amoratado; ___ **eye** / ojo amoratado; ___ **death** / peste bubónica; ___ **urine** / melanuria.

blackhead *n.* barro, espinilla, comedón.

blackout *n.* desmayo, vértigo, condición caracterizada por la falta de visión y pérdida momentánea del conocimiento.

bladder *n.* vejiga; saco musculomembranoso situado en la cavidad pélvica; ___ **calculi** / cálculos, piedras de la ___; ___ **infection** / infección de la ___; ___ **irrigation** / irrigación de la ___; **neurogenic** ___ / ___ neurogénica.

Blalock-Tausig operation *n.* operación de Blalock-Tausig, cirugía para reparar una malformación congénita del corazón.

blame *n.* culpa; *v.* echar la culpa; **to** ___ **someone** / echarle la culpa a alguien.

bland *a.* blando-a, suave; ___ **diet** / dieta ___.

blanket *n.* manta, frazada, cobija.

blastomycosis *n.* blastomicosis, infección causada por hongos que se inicia gen. en los pulmones.

bleariness *n.* lagaña, secreción pegajosa del ojo; vista nublada.

bleary-eyed *a.* [*eye*] legañoso; [*sight*] vista nublada; vista cansada.

bleed *vi.* sangrar, derramar, perder sangre; [*profusely*] desangrarse.

bleeding *n.* sangrado, hemorragia; ___ **disorders** / trastornos hemorrágicos; ___ **from an artery** / hemorragia arterial; ___ **from the vagina** / ___ vaginal; ___ **from the nose** / ___ por la nariz, epistaxis; ___ **piles** / hemorroides; ___ **tendency** / diátesis hemorrágica; **rectal** ___ / rectorrhagia; **life threatening** ___ / hemorragia con peligro mortal.

blemish *n.* mancha, imperfección, defecto.

blepharitis *n.* blefaritis, infl. de los párpados.

blepharochalasis *n.* blefarocalasis, relajación o caída del párpado superior por pérdida de elasticidad del tejido intersticial.

blepharoplasty *n.* blefaroplastia, operación plástica de los párpados.

blepharoplegia *n.* blefaroplejía, parálisis del párpado.

blind *a.* ciego-a, sin vista, ofuscado-a; *v.* cegar, deslumbrar; ___ **in one eye** / tuerto-a; ___ **spot** / punto ___.

blindness *n.* ceguera; **color** ___ / acromatopsia, ___ al color; **night** ___ / nictalopía, ___ nocturna; **red** ___ / ___ roja; **total** ___ / pérdida completa de la visión.

blister *n.* ampolla, vesícula, flictena.

bloated *a.* aventado-a, hinchado-a, inflado-a.

block *n.* bloqueo, obstrucción; *v.* obstruir, bloquear.

blockage *n.* obstrucción, acción obstructiva o el estado de estar obstruido.

blocked *a.* bloqueado-a, obstruído-a; ___ **bowel** / obstrucción intestinal; ___ **ureter** / obstrucción ureteral.

blocker *n.* bloqueador; **calcium channel** ___ / ___ del canal cálcico.

blood *n.* sangre; **autologous** ___ / ___ autóloga; ___ **alcohol concentration** / concentración de alcohol en la ___; ___ **alcohol test** / prueba de alcoholemia; ___ **bank** / banco de ___; ___ **cell count** / conteo globular, conteo de células sanguíneas; ___ **clotting ability** / propiedad de coagulación; ___ **count** / conteo sanguíneo; ___ **culture** / hemocultivo; ___ **clot** / coágulo de ___; ___ **coagulation time** / tiempo de coagulación sanguínea; ___ **derivatives** / derivados sanguíneos, hemoderivados; ___ **donor** / donante de ___; ___ **gases** / gases sanguíneos; ___ **groups** / grupos sanguíneos; ___ **grouping** / determinación de grupos sanguíneos; ___ **oxygen analysis** / análisis del oxígeno contenido en la ___; ___ **plasma** / plasma sanguíneo; ___ **pressure** / presión arterial; ___ **products** / productos sanguíneos; ___ **proteins** / proteínas sanguíneas; ___ **relation** / consanguíneo-a; ___ **screening** / prueba selecta de ___; ___ **sputum** / esputo con sangre; ___ **substitutes** / substitutos sanguíneos; ___ **sugar** / glucemia; ___ **thinner** / diluyente de la sangre; ___ **transfusion** / transfusión sanguínea; ___ **type** / grupo sanguíneo; ___ **typing** / determinación del grupo sanguíneo; ___ **vessel** / vaso sanguíneo; **packed** ___ **cells** / células empaquetadas, células sanguíneas compactadas; **peripheral** ___ / ___ periférica.

blood pressure *n.* presión sanguínea, tensión de la sangre en las arterias producida por la contracción del ventrículo izquierdo, la resistencia de las arteriolas y capilares, la elasticidad de las paredes arteriales y la viscosidad y volumen de la sangre; **high** ___ / ___ alta; **low** ___ / ___ baja; **normal** ___ / ___ normal.

bloodshot *a.* [*eye*] inyectado de sangre.

bloody *a.* ensangrentado-a, con sangre, cruento.

bloody sputum *n.* expectoración sanguínea; expectoración hemorrágica.

blotch *n.* marca, roncha.

blow *n.* golpe; *vi.* soplar, **to** ___ **one's nose** / soplarse, sonarse la nariz; **to give a** ___ / golpear.

blue *n.* color azul; *a.* triste, melancólico-a; ___ **baby syndrome** / cianosis congénita, *pop.* mal azul.

blunt *a.* despuntado-a; embotado-a; ___ **injuries** / heridas contusas.

blurred *a.*, *pp.* de **to blur**, borroso-a, nublado-a, empañado-a.

body *n.* cuerpo; [*dead*] cadáver; tronco; materia, sustancia; ___ **fluid** / líquido corporal; ___ **height** / estatura; ___ **temperature** / temperatura corporal; ___ **weight** / peso corporal; ___ **wall** / tronco. *V.* ilustraciones en esta página (inglés) y pág. 48 (español).

body-building *n.* esculturismo, restauración del cuerpo con ejercicios.

boil *n.* forúnculo.

boiled *a.* hervido-a; ___ **water** / agua ___.

boiling point *n.* punto de ebullición.

bolster *n.* cabezal; sostén, refuerzo; ___ **suture** / sutura compuesta.

bolus *n.* bolo. 1. cantidad de una sustancia que se administra en determinado tiempo por vía oral o intravenosa para obtener una respuesta inmediata; 2. masa de consistencia suave lista para ser ingerida; **alimentary** ___ / ___ alimenticio.

bone hueso.

bonelet *n.* dim. huesecillo.

bone marrow transplant *n.* transplante de la medula ósea, injerto de tejido de la médula. 1. a pacientes de cáncer después de un tratamiento de quimioterapia; 2. a pacientes que sufren de anemia aplásica o de casos graves de leucemia.

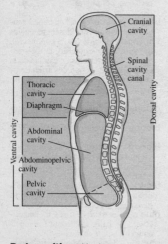

Body cavities: side view

book *n.* libro.

booster shot *n.* búster. 1. inyección de refuerzo; 2. dosis suplementaria; 3. reactivación de una vacuna o agente inmunizador.

booze *n.* bebida alcohólica.

borax *n.* bórax, borato de sodio.

border *n.* borde, margen; frontera.

bordering *a.* cercano-a, fronterizo-a, adyacente.

borderline case *n.* caso indeciso, precario, difícil de pronosticar.

bored *a.* aburrido-a.

boric acid *n.* ácido bórico.

born *a.* nacido-a; ___ **alive** / ___ vivo; **new** ___ / recién nacido-a; **to be** ___ / nacer.

bosom *n.* seno, pecho.

both *a.*, *pron.* ambos, los dos.

botox *n.* bótox, proteína purificada por la bacteria de botulismo *clostridium* que se emplea en aplicaciones cosméticas.

bottle *n.* botella, frasco, [*infant*] biberón, mamadera; *Mex.* pote, tele; ___ **feeding** / alimentación por biberón; ___ **propping** / suplemento con biberón.

bottom *n.* fondo, parte inferior; asiento; *pop.* posaderas, asentaderas; *Cuba* fondillo.

botulin *n.* botulina, toxina causante del botulismo.

botulism *n.* botulismo, intoxicación ocasionada por la ingestión de alimentos contaminados por *Clostridium botulinum* que se desarrolla en alimentos que no han sido propiamente conservados.

bounding pulse *n.* pulso saltón.

bounding pupil *n.* pupila saltona.

bout *n.* acceso, ataque, episodio.

bovine spongiform encephalopathy *n.* encefalopatía espongiforme bovina, enfermedad mortal del ganado que afecta al sistema nervioso y probablemente es transmitida por tejidos infectados en los alimentos— también se le llama **mad cow disease** / enfermedad de las vacas locas.

bowel *n.* intestino; ___ **movement**/evacuación, deposición. ___ **obstruction** / obstrucción intestinal.

bowels *n.*, *pl.* intestinos.

bowleg *n. V.* **genu varum**.

boy *n.* niño, muchacho.

boyfriend *n.* amigo, novio.

BP *abbr.* (*blood pressure*) PA, presión arterial.

brace *n.* braguero, corsé, vendaje; abrazadera; **ankle** ___ / tobillera; **neck** ___ / ___ de cuello; abrazadera *n.*, *pl.* [*dentristy*] ganchos, aros.

brachial *a.* braquial, rel. al brazo; ___ **artery** / arteria braquial; ___ **plexus** / plexo ___; ___ **veins** / venas ___ -es o del brazo.

brachiocephalic *a.* braquiocefálico, rel. a la cabeza y al brazo.

bradycardia *n.* bradicardia, espanocardia, lentitud anormal en los latidos del corazón.

bradykinesia *n.* bradicinesia, extrema lentitud de movimientos y reflejos.

bradypnea *n.* bradipnea, movimientos respiratorios lentos.

Braille *n.* Braille, sistema de lectura, método de escritura e impreso de puntos alzados que identifican letras, números y puntuación y permite a los ciegos leer por medio del tacto.

brain *n.* cerebro, parte del sistema nervioso central que se localiza en el cráneo y actúa como regulador principal de las funciones del cuerpo; **blood** ___ **barrier** / barrera hematoencefálica; ___ **abscess** / absceso cerebral; ___ **center** / centro cerebral; ___ **death** / muerte cerebral; ___ **edema** / edema cerebral; ___ **injuries** / traumatismo cerebral; ___ **or cerebral concussion** / concusión o conmoción cerebral; ___ **puncture** / punción cerebral; ___ **scan** / escán del ___; ___ **tumor** / tumor cerebral. *V.* ilustraciones en esta página (inglés) y pág. 35 (español).

brain stem *n.* cuello encefálico, parte que conecta el encéfalo con la espina dorsal.

brain stimulator surgery *n.* cirugía estimuladora del cerebro, tipo nuevo de cirugía cerebral que ayuda a controlar los temblores en los pacientes de Parkinson.

brainwashing *n.* lavado de cerebro.

brainy *a.* inteligente, listo-a, talentoso-a.

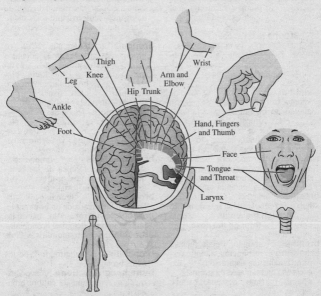

Thigh
Wrist
Leg
Knee
Arm and Elbow
Hip Trunk
Ankle
Foot
Hand, Fingers and Thumb
Face
Tongue and Throat
Larynx

Divisions of the brain: frontal lobe

branch *n.* rama, bifurcación; sección, dependencia.

brassy cough *n.* tos metálica, tos bronca.

BRCA 1 y BRCA 2 *abbr.* acrónimo de breast cancer 1 y 2, genes supresores de tumores, cuyas mutaciones están asociadas a un mayor riesgo de cáncer, especialmente de la mama y ovárico.

break *n.* fractura, rotura; quebradura; *vt.* romper, quebrar, fracturar; *vi.* fracturarse, romperse, quebrarse; **to ___ down** / [*health*] perder la salud; **to ___ in** / forzar, abrir; **to ___ loose** / separarse, desprenderse; **to ___ through** / avanzar; **to ___ up** / fraccionar.

breakable frágil, quebradizo.

breakdown *n.* distribución detallada; descomposición; colapso; **nervous ___** / crisis nerviosa.

breakout *n.* erupción.

breast *n.* pecho, seno, busto, mama; *slang* teta; **benign ___ disease** / enfermedad benigna de la mama; **caked ___** / mastitis por estasis; **to ___-feed** / dar el pecho, dar de mamar, dar la teta, *Mex. a.* criar con pecho; **___ pump** / sacaleche, mamadera; **___ self-examination** / autoexamen de los senos.

breastbone *n.* esternón.

breastfeeding *n.* lactancia materna.

breath *n.* respiración, aliento, soplo; *pop.* resuello; **___ sounds** / ruidos respiratorios; **___ coarse** / gruesa; **short of ___** / corto de ___, falto de aliento; **out of ___** / falto de ___, sin aliento; **to be out of ___** / faltar la ___, estar sofocado-a; **to gasp for ___** / jadear; **to take a deep ___** / respirar profundamente; **to hold one's ___** / sostener, aguantar la ___.

Breathalyzer *trademark* usado para describir un instrumento que analiza el aliento de una persona para indicar el grado de alcohol en la sangre.

breathe *v.* respirar; [*to exhale*] exhalar; [*to inhale*] aspirar, inhalar; **to ___ through the mouth** / ___ por la boca; **to ___ through the nose** / ___ por la nariz.

breather *n.* respirador; tregua, reposo.

breathing *n.* respiración, aliento, respiro; inhalación, aspiración; **___ exercises** / ejercicios respiratorios; **___ space**, **___ time** / descanso, parada, reposo.

breathless *a.* sofocado-a, sin aliento; falto de respiración.

breech *n.* trasero, posaderas, nalgas; [*in obstetrics*] **___ birth** / presentación de nalgas, presentación trasera.

breeze *n.* brisa, aire suave.

bregma *n.* Gr. bregma, intersección de las suturas coronal y sagital del cráneo.

Bright's disease *n.* enfermedad de Bright, glomerulonephritis.

brim *n.* borde.

brittle bone disease *n.* osteogénesis imperfecta trastorno del tejido conjuntivo que resulta en fragilidad ósea.

brittle diabetes *n.* diabetes lábil, diabetes mellitus del tipo 1 que se caracteriza por notables fluctuaciones impredecibles de glucemia y resulta difícil de controlar.

broken *a. pp.* de **to break**, [*bone*] fracturado-a, quebrado-a; **broken arm** / brazo fracturado, quebrado; [*home, person*] **broken home** / hogar deshecho, destrozado; **broken hearted** / descorazonado.

bromhidrosis *n.* bromhidrosis, perspiración fétida; sudor fétido.

bromide *n.* bromuro, bromo, elemento no metálico, miembro del grupo de halógenos, muy irritante a las membranas mucosas. Se emplea como oxidante y antiséptico.

bronchial *a.* bronquial, rel. a los bronquios; **___ adenoma** / adenoma ___; **___ arch** / arco ___; **___ asthma** / asma ___; **___ blockade** / bloqueo ___; **___ breathing** / murmullo vesicular; **___ cleft** / fisura ___; **___ glands** / glándulas bronquiales; **___ plexus injury** / lesión del plexo ___; **___ spasm** / espasmo ___; **___ stenosis** / estenosis ___; **___ tree** / árbol ___; **___ veins** / venas bronquiales; **___ washing** / lavado ___.

bronchiectasis *n.* bronquiectasia, dilatación crónica de los bronquios debida a una obstrucción o a una condición inflamatoria.

bronchiocele *n.* bronquiocele, dilatación localizada en un bronquiolo.

bronchiole *n.* bronquiolo, una de las ramas menores del árbol bronquial.

bronchiolitis *n.* bronquiolitis, infl. de los bronquiolos.

bronchitis *n.* bronquitis, infl. de los tubos bronquiales.

bronchoconstriction *n.* broncoconstricción, reducción de calibre bronquial.

bronchodilation *n.* broncodilatación, dilatación bronquial.

bronchodilator *n.* broncodilatador, medicamento que dilata el calibre de un bronquio; ___ **agents** / agentes ___-es.

bronchogenic *a.* broncogénico-a, broncógeno-a, que se origina en los bronquios; ___ **carcinoma** / carcinoma ___; ___ **cyst** / quiste ___.

bronchography *n.* broncografía, radiografía del árbol bronquial usando un medio de contraste.

broncholith *n.* broncolito, cálculo bronquial.

bronchopneumonia *n.* bronconeumonía, infl. aguda de los bronquiolos y de los lóbulos pulmonares que afecta gen. ambos pulmones.

bronchopulmonary *a.* broncopulmonar, rel. a los bronquios y los pulmones; ___ **lavage** / lavado ___; ___ **lymph nodes** / ganglios linfáticos ___-es.

bronchoscopy *n.* broncoscopía, examen del árbol bronquial por medio del broncoscopio.

bronchospasm *n.* broncoespasmo, contracción espasmódica de los bronquios y los bronquiolos.

bronchospirometry *n.* broncoespirometría, proceso de medir la función de ventilación de cada pulmón separadamente por medio de un broncoespirómetro.

bronchostomy *n.* broncostomía, incisión de un bronquio.

bronchotomogram *n.* broncotomograma, escán o barrido de imágenes tomadas del sistema respiratorio superior, comprendiendo desde la tráquea a los bronquios inferiores.

bronchovesicular *a.* broncovesicular, broncoalveolar; rel. a los bronquios y alvéolos pulmonares esp. durante la auscultación.

bronchus *n.* (*pl.* **bronchia**) bronquio, uno de los tubos por los cuales el aire pasa a los pulmones; **eparterial** ___ / ___ superior a una arteria; **intermediate** ___ / ___ intermedio; **left main** ___ / ___ principal izquierdo; **lobar bronchi** / broncolobares; **main** ___ / ___ principal; ___ **mucoid impaction of** ___ / impacto mucoso del ___; **right main** ___ / ___ principal derecho.

brother *n.* hermano; ___-in-law / cuñado; half- ___ / medio ___, hermanastro.

brow *n.* ceño; frente.

Brown-Séquard syndrome *n.* síndrome de Brown Séquard, hemisección de la médula espinal que causa hiperestesia en el lado lesionado y pérdida de la sensibilidad en el lado opuesto.

brow presentation *n.* [delivery] presentación frontal del feto.

brucellosis *n.* brucelosis, fiebre ondulante o fiebre mediterránea, condición infecciosa bacteriana que se contrae por contacto con ganado vacuno o sus productos.

bruise *n.* magulladura, *Lat. Am.* magullón, cardenal; *vr.* magullarse, hacerse una magulladura, un moretón o cardenal.

bruxism *n.* bruxismo, rechinar los dientes inconscientemente.

bubonic plague *n.* peste bubónica.

bucca *n.* boca.

buccal *a.* bucal.

buccolabial *a.* bucolabial, rel. a los labios y las mejillas.

buffer *n.* amortiguador, sustancia que neutraliza tanto los ácidos como las bases.

build *vi.* construir; ___-up phase / fase de ascenso; **to** ___ **up one's health** / reconstituir la salud.

bulb *n.* bulbo, pera; bombilla; 1. [*syringe*] pera de goma; 2. expansión oval o circular de un conducto o cilindro.

bulbourethral *a.* bulbouretral, uretrobulbar, rel. al bulbo del pene y la uretra.

bulge *n.* hinchazón, protuberancia.

bulging *n.* protuberancia; ___ **abdomen** / abdomen prominente, vientre abombado; ___ **eyes** / ojos saltones.

bulimia *n.* bulimia, atracones compulsivos de comida seguidos de purgas (autoinducción del vómito).

bulla *n.* ampolla.

bullet *n.* bala; ___ **wound** / balazo, herida de ___.

bump *n.* golpe, [*on the head*] chichón; *v.* tropezar; golpearse, darse un golpe.

bundle *n.* manojo, haz, bulto; ___-**branch block** / bloque de rama.

bunion *n.* bunio, juanete, infl. de la bursa en la primera coyuntura del dedo pulgar del pie; *V.* **hallux valgus**.

burial *n.* entierro.

burn *n.* quemadura; **dry heat** ___ /
___ por calor seco; **chemical** ___**-s**
/ ___-s por sustancias químicas;
first-, second-, and third-degree
___**-s** / ___-s de primer, segundo y
tercer grado; **minor** ___ / ___ leve;
sun ___ / insolación, eritema solar;
thermal ___ / ___ térmica; *v.* arder,
quemar, incendiar.

burning *n.* ardor, quemadura; irritación; **a** ___ **feeling** / sensación de
___, quemazón; ___ **when urinating**
/ ___ al orinar.

burnt-out *a.* [*person*]; extenuado-a;
quemado-a; [*worn-out*] *a.* gastado-a,
desgastado-o.

burp *n.* eructo, eructación; *v.* eructar,
sacar el aire.

bursa *n.*, *L.* bursa, bolsa o saco en forma de cavidad que contiene líquido
sinovial en áreas de los tejidos donde
puede ocurrir una fricción.

bursitis *n.* bursitis, infl. de una bursa.

burst *n.* [*a sudden outbreak*] reventón;
v. reventar, reventarse, abrirse; ___
into laughter / echarse a reír; ___

into tears / rompió a llorar; **to** ___
out / brotar, reventar; **to** ___ **open** /
abrirse de pronto, reventarse.

buttocks *n.*, *pl.* nalgas, trasero, *pop.*
Mex. asentaderas, *Cuba* fondillo.

button *n.* botón.

buzz *n.* murmullo, zumbido.

by *prep.* por, cerca de, al lado de,
según; ___ **day** / de día, por el día;
___ **night** / de noche, por la noche.

bypass *n. pop.* baipás, derivación,
conducto auxiliar, comunicación; *v.*
cambiar el curso de fluidos de un órgano o parte a otro a través de una
nueva vía quirúrgica; **aortocoro-**
nary ___ / ___ aortocoronario o derivación aortocoronaria; **aortoiliac**
___ / ___ aortoilíaco; ___ **aortorenal**
/ ___ aortorenal; **cardiopulmonary**
___ / ___ cardiopulmonar; **coronary**
___ / derivación coronaria; **extracra-**
neal-intracraneal ___ / ___ extracranial-intracranial; **internal mam-**
mary artery ___ / derivación de la
arteria mamaria interna.

by-product *n.* subproducto.

C *abbr.* **Celsius, centigrade** / Celsius, centígrado.

cachexia *n.* caquexia, condición grave que se caracteriza por pérdida excesiva de peso y debilidad general progresiva.

CAD *abbr.* (*coronary artery disease*) EAC, enfermedad [*arterial*] coronaria, cardiopatía isquémica.

cadaver *n.* cadáver.

caffeine *n.* cafeína, alcaloide presente esp. en el café y el té, estimulante y diurético.

calamine *n.* calamina, polvo rosado que se usa como antiséptico y astringente suave o protector de la piel; se aplica por vía tópica.

calcaneus *n.* calcáneo, hueso del talón; *pop.* calcañal, calcañar.

calcareous *n.* calcáreo, que contiene calcio o cal.

calcemia *n.* calcemia, presencia de calcio en la sangre.

calciferol *n.* calciferol, producto derivado de ergosterol, vitamina D2.

calcification *n.* calcificación, endurecimiento de tejidos orgánicos por depósitos de sales de calcio.

calcinosis *n.* calcinosis, presencia de sales cálcicas en la piel, los tejidos subcutáneos y los órganos.

calcitonin *n.* calcitonina, hormona segregada por la tiroides que estimula el transporte del calcio de la sangre a los huesos.

calcium *n.* calcio, sustancia mineral necesaria en el desarrollo de los huesos y tejidos.

calcium channel blocker *n.* bloqueador de los canales de calcio, cualquier fármaco (como el verapamilo) que impide o retarda el flujo de iones a las células de músculos lisos.

calciuria *n.* calciuria, presencia de calcio en la orina.

calculus *n.* (*pl.* **calculi**) cálculo, concreción o pequeña piedra que puede formarse en las secreciones y fluidos del organismo; **biliary** ___ / ___ biliar; **calcium oxalate** ___ / ___ de oxalato de calcio; **cystine** ___ / ___ de cistina; **fibrin** ___ / ___ de fibrina; **urinary** ___ / ___ urinario.

calendar *n.* calendario, almanaque.

calf *n.* pantorrilla; [*animal*] ternero-a.

caliber *n.* calibre, diámetro de un conducto o canal.

call *n.* llamada; *v.* llamar; **to be on** ___ / estar disponible; **to** ___ **for** / pedir.

callosity *n.* callosidad.

callous *a.* calloso-a; insensible, desalmado-a, cruel.

callus *n.* callo, callosidad.

calm *n.* calma, serenidad; *vt.* calmar, tranquilizar; *vi.* calmarse, serenarse, tranquilizarse.

calmodulin *n.* calmodulina, proteína que se fija o se une a los iones de calcio e interviene en procesos celulares.

calorie *n.* [*large calorie, dietary calorie, or food calorie*] caloría, unidad de energía térmica equivalente a la cantidad de calor necesaria para elevar la temperatura de un kilogramo de agua en un grado Celcius. Se usa especialmente para indicar la cantidad de energía que un alimento produce en el cuerpo humano. También se le llama kilocaloría, caloría grande o kilogramo-caloría.

calvaria, skullcap *n.* calvaria, bóveda craneal.

camera *n.* cámara. 1. espacio abierto o ventrículo; 2. cámara fotográfica.

camphor *n.* alcanfor; ___ **julep** / agua alcanforada.

canal *n.* canal, pasaje, estructura tubular; **birth** ___ / ___ del parto; **femoral** ___ / ___ femoral; **inguinalis** ___ / ___ inguinal; **root** ___ / ___ radicular.

canaliculus *n.* canalículo, canal o pasaje diminuto; **biliary** ___ / ___ biliar, entre las células del hígado; **lacrimal** ___ / ___ lacrimal, lagrimal.

cancel *v.* cancelar, suprimir.

cancellous *a.* cancellus (en forma de celosía), esponjoso-a, reticulado-a; ___ **bone** / hueso ___.

cancer *n.* cáncer, tumor maligno; **breast** ___ / ___ de la mama; ___ **grading** / determinación del grado patológico del ___; ___ **staging** / estado o extensión del tumor canceroso; ___ **survivors** / supervivientes de cáncer; **chemoprevention of** ___ / prevención química del ___; **early** ___ / ___ incipiente.

cancerophobia n. cancerofobia, fobia a contraer cáncer.

cancerous a. canceroso-a.

candida albicans susceptibility n. susceptibilidad a *candida albicans*.

candidiasis n. candidiasis, infección de la piel producida por un hongo semejante a la levadura.

cane n. bastón; caña; ___ **sugar** / azúcar de caña, sucrosa, sacarosa.

canine n. canino, diente cónico en punta.

canker n. ulceración de la boca o los labios; ___ **sore** / afta, llaga ulcerosa en la mucosa bucal.

cannabis, marijuana n. canabis, mariguana, marihuana, marijuana, planta de hojas que producen un efecto narcótico y halucinógeno al fumarse; *slang* **to blast, to blow weed** / fumar marihuana.

cannula n. (pl. **cannulae**) cánula, sonda, tubo que insertado en el cuerpo conduce o saca líquidos.

cannulation n. canulación, acto de introducir una cánula a través de un vaso o conducto; **aortic** ___ / ___ aórtica.

canthus n. 1. canto, borde; 2. ángulo formado por el párpado externo y el interno al unirse en ambas partes del ojo.

capacity n. 1. capacidad; **functional residual** ___ / ___ residual funcional, volumen de gas que queda en los pulmones después de una espiración relajada normal, **memory storage** ___ / ___ de memoria; **reserve** ___ / reserva de ___; **carrying** ___ / ___ de sustención; **oxygen** ___ **of blood** / ___ oxigenadora de la sangre; **total lung** ___ / ___ pulmonar total, volumen de gas que contienen los pulmones después de una inspiración máxima; **vital** ___ / ___ vital; 2. calificación, competencia.

capillary n. capilar; vaso capilar a. semejante a un cabello; **arterial** ___ / ___ arterial; **lymph** ___ / ___ linfático; **venous** ___ / ___ venoso.

capitellum n. capitelum. 1. bulbo de un pelo; 2. parte del húmero.

capsula, capsule n. cápsula. 1. envoltura membranosa; 2. pastilla; **articular** ___ / ___ articular, que envuelve una articulación sinovial; **enclosed in a** ___ / encapsulado.

car n. automóvil, carro; *Sp.* coche; ___ **accident** / accidente automovilístico.

carbohydrate n. carbohidrato, grupo de compuestos de carbono, hidrógeno y oxígeno entre los que se encuentran los almidones, azúcares y celulosas.

carbon n. carbono; ___ **dioxide** / dióxido de ___; ___ **monoxide** / monóxido de ___.

carbonated a. carbonatado-a.

carboxyhemoglobin n. carboxihemoglobina, combinación de monóxido de carbono y hemoglobina que desplaza el oxígeno e interrumpe la función oxigenante de la sangre.

carbuncle n. carbunco, furúnculo, infl. con pus, *pop.* avispero.

carcinogen n. carcinógeno, cualquier sustancia que puede producir cáncer.

carcinogenesis n. carcinogénesis, oncogénesis, proceso de creación del cáncer.

carcinogenic n. carcinogénico-a, perteneciente o relativo a un carcinógeno.

carcinoma n. carcinoma, tumor canceroso maligno formado por células epiteliales que invaden tejidos adyacentes y tienden a metastatizar con rapidez. *V.* cuadro en las páginas 264–5.

carcinoma in situ n. carcinoma in situ, células tumorales localizadas en estado de desarrollo quo no han invadido aún estructuras adyacentes.

carcinomatosis n. carcinomatosis, invasión de cáncer diseminado en varias partes del cuerpo.

carcinosarcoma n. carcinosarcoma, neoplasma maligno formado por células carcinogénicas y de sarcoma. Este tipo de neoplasma se observa en la tiroides, la garganta y los ovarios.

cardiac a. cardíaco-a, referente al corazón; ___ **arrest, standstill** / paro ___; ___ **asthma** / asma ___; ___ **catherization** / caterización ___; ___ **chambers** / cavidades ___-as; ___ **depressants** / agentes antiarrítmicos ___-os; ___ **edema** / edema ___-o; **examination** / auscultación ___-a; ___ **failure** / insuficiencia ___-a; ___ **massage** / masaje ___-o; ___ **output** / gasto, rendimiento ___; ___ **pacing, articifial** / estimulación artificial ___-a; ___ **sounds** / sonidos ___-os; ___ **tamponade** / taponamiento ___-o.

cardiac ultrasonography n. *V.* **echocardiography**.

cardias n. cardias, desembocadura del esófago en el estómago.

cardiectomy *n.* cardiectomía, extirpación de la región superior extrema del estómago.

cardioangiogram *n.* cardioangiograma, imagen por rayos X de los vasos sanguíneos y las cámaras del corazón usando un medio de contraste.

cardiogram *n.* cardiograma, trazado que representa los impulsos del corazón.

cardiography *n.* cardiografía, uso del cardiógrafo para registrar los movimientos del corazón.

cardiologist *n.* cardiólogo-a, especialista del corazón.

cardiology *n.* cardiología, ciencia que estudia el corazón, sus funciones y enfermedades.

cardiomegaly *n.* cardomegalia, hipertrofia cardíaca.

cardiomyopathy *n.* cardiomiopatía, alteración del músculo del corazón; **alcoholic** ___ / ___ alcohólica; **congestive** ___ / ___ congestiva; **dilated** ___ / ___ dilatada; **familial hypertrophic** ___ / ___ hipertrófica familiar; **hypertrophic** ___ / ___ hipertrófica; **idiopathic** ___ / ___ idiopática; **puerperal** ___ / ___ puerperal.

cardiopathy *n.* cardiopatía, enfermedad cardíaca.

cardioprotective *a.* cardioprotector, que sirve para proteger el corazón.

cardiopulmonary *a.* cardiopulmonar, rel. al corazón y los pulmones; ___ **bypass** / puente ___; ___ **resuscitation** / resucitación ___; ___ **resuscitator** / resucitador, reanimador ___.

cardiospasm *n.* cardioespasmo, espasmo o contracción del cardias.

cardiovascular *a.* cardiovascular, rel. al corazón y los vasos sanguíneos; ___ **failure** / insuficiencia ___.

cardioversion *n.* cardioversión, restauración del ritmo sinusal normal del corazón por medio de una corriente directa.

carditis *n.* carditis, infl. del pericardio, miocardio y endocardio; **rheumatic** ___ / ___ reumática.

care *n.* cuidado, asistencia, atención; **cardiac** ___ **unit** / sala de ___ cardíaco; **comprehensive medical** ___ / ___ médico comprensivo (exhaustivo); **delivery** ___ / asistencia obstétrica; **end-of-life** ___ / ___ terminal; **free of** ___ / libre de ___; **health** ___ **system** / sistema de asistencia médica; **inpatient** ___ / asistencia hospitalaria; **intensive** ___ **unit** / sala (o unidad) de ___ intensivo; **managed** ___ / atención administrada; **postnatal** ___ / ___ después del parto; **prenatal** ___ / atención prenatal; **primary** ___ / ___ primario; **proper** ___ / ___ apropiado; **quality** ___ / calidad asistencial; **refusal of** ___ / negación de ___; **self-care** / atención o cuidado personal; **tertiary** ___ / atención médica altamente especializada que involucra tratamientos complejos por especialistas; **to be under the** ___ **of** / estar bajo el ___ de.

careful *a.* cuidadoso-a; esmerado-a; atento-a.

caregiver *n.* asistente de salud, facilitador de atención a la salud.

careless *a.* descuidado-a; desatento-a.

caries *n.*, *pl.* caries. 1. destrucción progresiva de tejido óseo; 2. caries dentales, *pop.* dientes picados; **dental carie** / ___ dental; **distal** ___ / ___ distal; **fissure** ___ / ___ de fisura.

carnivorous *a.* carnívoro-a.

carnosity *n.* carnosidad, excrecencia carnosa.

carotene *n.* caroteno, pigmento amarillo rojizo presente en vegetales que se convierte en vitamina A en el cuerpo.

carotid *n.* carótida, arteria principal del cuello; ___ **arteries** / arterias ___-s; ___ **sinus** / seno de la ___; ___ **sinus syncope** / síncope del seno de la ___.

carotodynia *n.* carotodinia, dolor causado por presión de la arteria carótida.

carpal tunnel syndrome *n.* síndrome del tunel del carpio.

carpus *n.* (*pl.* **carpi**) carpo, muñeca de la mano, porción de la extremidad superior situada entre el antebrazo y la mano.

carrier *n.* portador, agente transmisor. 1. una persona o animal que lleva oculto temporalmente un agente patógeno específico al que es inmune, y se convierte en un foco potencial de esa infección a otro; 2. un agente genético que puede convertirse en un foco de infección; ___ **state** / estado ___; **latent** ___ / ___ latente; **manifesting** ___ / ___ manifestado; **passive** ___ / ___ pasivo.

carrying capacity *n.* capacidad de carga.

cartilage *n.* cartílago, tejido semiduro que cubre los huesos.

caruncle *n.* carúncula, pequeña irritación de la piel; **urethral** ___ / ___ uretral.

cascade *n.* cascada, sucesión de etapas cada una relacionada con la etapa anterior.

cascara sagrada *n.* cáscara sagrada, corteza de la planta Rhamnus purshiana, comúnmente usada como medicamento en casos de estreñimiento crónico.

case *n.* caso; ___ **fatality rate** / índice de mortalidad por ___-s; ___ **history** / historia clínica; ___ **reporting** / presentación del ___; ___ **control study** / estudio comparativo de ___-s.

casein *n.* caseína, proteína principal de la leche.

case load *n.* número de casos, número de casos tratados en cierto período.

caseous *a.* caseoso, de queso o parecido al queso; tejido que, por necrosis, adquiere una consistencia semejante a la del queso.

cash *n.* dinero en efectivo; ___ **payment** / ___, pago en efectivo; **to pay** ___ / pagar en efectivo.

casket *n.* ataúd, caja.

cast *n.* 1. molde, vaciado; **bronchial** ___ / ___ bronquial; 2. escayola; plaster ___ / ___ de yeso; 3. cilindro; **blood** ___ / cilindro hemático; **to put in a** ___ / enyesar, moldear; **to aside** / desechar. *V.* **granular cast**.

castor oil *n.* aceite de ricino, palmacristi.

casualty *n.* víctima de accidente, herido-a, muerto-a; [*war*] bajas; [*wounded*] herido-a; ___ **list** / lista de accidentados.

casualty report *n.* informe de urgencias.

cat *n.* gato-a.

CAT *abbr.* (*computerized axial tomography, computed axial tomography*) TAC, tomografía axial computarizada, escáner. *V.* **tomography**.

catabolism *n.* catabolismo, proceso metabólico por el cual sustancias complejas se reducen a compuestos más simples.

catalepsy *n.* catalepsia, condición caracterizada por la pérdida de la capacidad de movimiento muscular voluntario y disminución acentuada de la habilidad de reaccionar a estímulos, gen. asociada con transtornos psicológicos.

catalyst *n.* catalizador, sustancia que produce catálisis, i.e., que aumenta o disminuye la velocidad de una reacción química sin ser consumida en la reacción misma.

cataplexy *n.* cataplejía, pérdida repentina del tono muscular causada por un estado emocional intenso.

cataract *n.* catarata, opacidad del cristalino; **anular** ___ / ___ anular; **black** ___ / ___ negra; **blue** ___ / ___ cerúlea; **complete** ___ / ___ completa; **congenital** ___ / ___ congénita; **green** ___ / ___ verde; **mature** ___ / ___ madura; **senile** ___ / ___ senil; **soft** ___ / ___ blanda.

catarrh *n.* catarro, resfriado, constipado.

catatonia *n.* catatonía, esquizofrenia caracterizada por mutismo, postura rígida y resistencia a cooperar para activar los movimientos o el habla. Los mismos síntomas se asocian con otras enfermedades mentales.

catch *v.* contraer; agarrar; coger ___ **an illness** / ___ una enfermedad.

Carcinoma	Carcinoma
adenocystic	adenoquístico
adenosquamous	adenoescamoso
adrenocortical	corticosuprarrenal
alveolar cells of the lung	de células alveolares del pulmón
apocrine	de apocrinocitos
basal cells of the face	de células basales de la cara
basal squamous cells	de células basales escamosas
borderline	de límite
bronchogenic	broncógeno, de broncocitos

bronchial	bronquiolar
colloid	coloide
cuboidal	cuboide
cutaneous	cutáneo
cylindromatous	cilindromatoso
cystic	quístico
duodenal	duodenal
ductal	ductal, de conducto
early cancer	precoz
embryonal	embrional
endometrial	endometrial
follicular	folicular
giant cell	de célula gigante
glandular	glandular
in situ	localizado
latent	latente
lipomatous	lipomatoso
liver cell	de hepatocitos
lobular non invasive	lobular no invasivo
medullary	medular
metastatic	metastásico
occult	escondido
of anaplastic cells	de células anaplásicas
of cervix	del cuello uterino
of salivary glands	de glándulas salivares
of the bladder	de la vejiga
of the breast	de la mama
ovarian	ovárico
papillar	papilar
pharyngeal	faríngeo
prostatic	de la próstata
uterine	del útero
verrugous	verrugoso

catecholamines n., pl. catecolaminas, aminas de acción simpatomimética producidas en las glándulas suprarrenales (incluyen la dopamina, la adrenalina y la noradrenalina).

category n. categoría, clase.

catgut n. cuerda de tripa, tipo de ligadura que se hace con la tripa del intestino de algunos animales.

catharsis n. catarsis. 1. acción purgativa; 2. análisis con el fin terapéutico de liberar al paciente de un estado de ansiedad.

cathartic n. catártico, medicamento con efectos laxativos o purgativos; a. catártico-a, rel. a la catarsis.

catheter n. catéter, sonda, tubo usado para drenar o introducir líquido; ___ holder / portacatéter.

catheterization n. cateterización, inserción de un catéter.

catheterize v. cateterizar, insertar un catéter.

CAT scan abbr. TAC, tomografía axial computarizada, escáner. V. tomography.

cat-scratch disease n. enfermedad causada por rasguño de gato.

causal a. causal, que se refiere o se relaciona a la causa.

causalgia n. causalgia, dolor con ardor en la piel.

cause n. causa, lo que produce un efecto o condición, un cambio mórbido o una enfermedad; **constitutional** ___ / ___ constitucional; **existing** ___ / ___ actual, presente; **necessary** ___ / ___ necesaria; **precipitating** ___ / ___ factor desencadenante; **predisposing** ___ / factor predisponente; **proximate** ___ / ___ inmediata; **specific** ___ / ___ específica; **without** ___ / sin ___ ; v. causar, ocasionar.

caustic a. cáustico-a, capaz de destruir tejidos orgánicos.

cauterization n. cauterización, quemadura producida por medio de un agente cauterizante tal como el calor, la corriente eléctrica o un cáustico.

cauterize v. cauterizar, quemar por medio de un agente cauterizante.

caution n. advertencia, precaución, cautela.

cautious a. precavido-a, prudente, **to make a** ___ decision / tomar una decisión precavida.

cava n. 1. pl. de **cavum**, cavidad, hueco; 2. una vena cava. V. **vena cava**.

cavern n. caverna, cavidad patológica.

cavernous a. cavernoso-a, que contiene espacios huecos.

cavity n. cavidad, lugar hueco; **abdominal** ___ / ___ abdominal; **cranial** ___ / ___ craneal; **pelvic** ___ / ___ pelviana; **thoracic** ___ / ___ torácica.

CDC abbr. (Centers for Disease Control and Prevention) CCPEEU, Centros para el control y prevención de enfermedades [Estados Unidos].

cease v. cesar, parar, detener.

cecostomy *n.* cecostomía, creación de una apertura artificial en el ciego.

cecum *n.* ciego, bolsa que forma la primera parte del intestino grueso.

celiac *a.* celíaco, abdominal, rel. al abdomen.

celiac disease *n.* enfermedad celíaca, un trastorno autoinmune intestinal crónico hereditario en el que una respuesta inmune daña la mucosa intestinal, lo que interfiere en la absorción de nutrientes.

celiotomy *n.* celiotomía. *V.* **laparotomy**.

cell *n.* célula, unidad estructural de todo organismo viviente. *V.* cuadro en esta página.

cellular *a.* celular, de naturaleza semejante o referente a la célula; ___ **compartmentation** / compartimentos ___-es; ___ **counting device** / cuenta células; ___ **growth** / crecimiento ___; ___ **-like** / en forma ___; ___ **tissue** / tejido ___; ___ **water** / agua ___.

cellulitis *n.* celulitis, infl. del tejido conectivo celular.

cementation *n.* cementación, acto de unir por medio de cemento,

center *n.* 1. centro; 2. núcleo.

Cell	Célula
adipose	adiposa
anaplastic	anaplástica
accesory	accesoria
acoustic	acústica
B lymphocyte	linfocito B, tipo de
basal	basal
columnar	columnar
giant	gigante
goblet	calciforme
ependymal	ependimaria
epidermal	epidérmica
interstitial	intersticial
mononuclear	mononuclear
phagocyte	fagocitaria
pyramidal	piramidal
red blood	sanguíneas
reproductive	reproductiva
scavenger	basurera
sickle	falciforme

centigrade *n.* centígrado, Celcius, escala del termómetro donde el intervalo entre congelamiento y ebullición del agua se divide en 100 grados.

central *a.* central; céntrico-a; ___ **nervous system** / sistema nervioso ___.

central deafness *n.* sordera central.

central line *n.* línea central, una línea intravenosa que se inserta en una vena grande en el cuello o cerca del corazón.

central nervous system *n.* sistema nervioso central, consiste del cerebro y la médula espinal.

centrifugal *a.* centrífugo-a, rel. al movimiento de repulsión, del centro hacia afuera.

centripetal *a.* centrípeto-a, con movimiento de atracción hacia el centro.

centromere *n.* centrómero, zona del cromosoma donde el huso se adhiere.

cephalalgia *n.* cefalalgia, dolor de cabeza, *pop.* jaqueca.

cephalic *a.* cefálico-a, rel. a la cabeza.

cephalosporin *n.* cefalosporina, antibiótico de espectro amplio.

cerebellum *n.* cerebelo, parte posterior del cerebro, centro de coordinación de los movimientos musculares voluntarios.

cerebral *a.* cerebral, rel. al cerebro.

cerebral palsy *n.* parálisis cerebral, daños en el cerebro que se manifiestan en falta de coordinación y trastornos del lenguaje.

cerebral paralysis *n.* parálisis cerebral, falta de coordinación muscular debido a una lesión cerebral congénita.

cerebrospinal *a.* cefalorraquídeo, cerebroespinal; ___ **axis** / eje ___; ___ **fluid** / líquido ___; ___ **meningitis** / meningitis ___; ___ **pressure** / presión ___.

cerebrovascular *a.* cerebrovascular; ___ **accident** / apoplegía, hemorragia cerebral.

cerebrum *n.* cerebro, encéfalo, centro de coordinación de actividades sensoriales e intelectuales.

certain *a.* cierto-a; seguro-a; **to be** ___ / estar seguro-a; ___**-ly;** *adv.* / ciertamente, seguramente.

certainty *n.* certeza.

certificate *n.* certificado; **death** ___ / ___ de defunción.

cerumen *n.* cerumen, segregación cerosa que lubrica y protege el oído.

cervical *a.* cervical. 1. referente al área del cuello. 2. rel. al cuello uterino; ___ **dilator** / dilatador ___; ___ **dysplasia** / displasia ___; ___ **incompetence** / incompetencia del cuello uterino; ___ **erosion** / erosión ___; ___ **polyp** / pólipo ___.

cervical cap *n.* capa o cubierta del cuello uterino.

cervical disc syndrome *n.* síndrome del disco cervical, condición causada por compresión de nervios en la región del cuello que produce dolor en el hombro.

cervical dystonia *n.* distonia cervical, trastorno de tonicidad en los tejidos de la nuca que resulta en incapacitación de movimiento voluntario del cuello.

cervical range of motion *n.* alcance del movimiento cervical.

cervical traction vest *n.* chaleco de tracción cervical.

cervicovesical *a.* cervicovesical, rel. al cuello uterino y a la vejiga.

cervix *n.* cuello uterino, cérvix, parte baja del útero en forma de cuello; **dilation of the** ___ / dilatación del ___.

cesarean *n.* cesárea; ___ **section** / cirugía de parto.

cesium *n.* cesio, elemento metálico perteneciente al grupo de metales alcalinos.

chain *n.* cadena; ___ **reaction** / reacción en ___; ___ **suture** / sutura en ___.

chair *n.* silla.

chalazion *n.* chalazión, quiste del párpado, quiste de Meibomion.

chalk *n.* yeso.

chamber *n.* cámara, cavidad; **anterior** ___ / ___ anterior, situada entre la córnea y el iris; **aqueous** ___ / ___ acuosa; ___**-s of the eye** / ___-s oculares; ___**-s of the heart** / cavidades del corazón: aurículas y ventrículos del corazón; **hyperbaric** ___ / ___ hiperbárica, con una presión mayor a la atmosférica normal.

chamomile *n.* manzanilla, té, sedante gastrointestinal.

chancre *n.* chancro; lesión primaria de la sífilis.

chancroid *n.* chancroide, úlcera venérea no sifilítica.

change *n.* cambio, alteración; ___ **of life** / menopausia, cese permanente de la menstruación.

channel *n.* canal; estructura tubular; **birth** ___ / ___ del parto.

chapped *a.* agrietado-a, cuarteado-a; rajado-a; ___ **hands** / manos ___-as; ___ **lips** / labios ___-os.

character *n.* 1. carácter; 2. calidad, naturaleza; 3. [*actor, actress in a play or movie*] personaje.

characteristic *n.* característica, peculiaridad; *a.* característico-a; peculiar; **it is a symptom** ___ **of this illness** / es un síntoma ___-o de esta enfermedad.

charity *n.* caridad, beneficencia.

charity institution *n.* institución benéfica, institución de caridad.

charlatan *n.* charlatán-a, embaucador-a; dícese de una persona que pretende tener cualidades o conocimientos para curar enfermedades.

charley horse *n.* dolor y sensibilidad en un músculo; *pop.* calambre.

chart *n.* plano, gráfico; **medical** ___ / hoja clínica.

chat *n.* charla, plática; *v.* charlar, platicar.

cheap *a.* barato-a.

check *n.* 1. control; 2. [*bank*] cheque; *v.* controlar; chequear, verificar.

checkup *n.* *Am.* chequeo, revisión, examen físico completo.

cheek *n.* mejilla.

cheekbone *n.* carrillo, pómulo, hueso malar.

cheilectomy *n.* queilectomía, excisión parcial del labio.

cheilitis, chilitis *n.* queilitis, infl. de los labios.

cheiloplasty *n.* queiloplastia, reparación del labio.

cheiloschisis *n.* queilosquisis *V.* harelip.

cheilosis *n.* queilosis, manifestación con marcas y fisuras en la comisura de los labios debida a deficiencia de vitamina B_2 (riboflavina).

cheirology *n.* quirología. 1. estudio de la mano; 2. uso del lenguaje por señas como medio de comunicación con los sordomudos.

chemical *a.* químico-a; ___ **peel** / peladura ___-a.

chemist *n.* químico-a; *Brit.* farmacéutico-a, boticario-a.

chemistry *n.* química, ciencia que estudia los elementos, estructura y propiedades de las sustancias y las transformaciones que éstas sufren.

chemocoagulation *n.* quimiocoagulación, coagulación por medio de agentes químicos.

chemonucleolysis n. quimionucleólisis, disolución por inyección de una enzima proteolítica del núcleo pulposo de un disco intervertebral, usado esp. en el tratamiento de las hernias discales.

chemoprophylaxis n. quimioprofilaxis, uso de una droga o de una sustancia química para prevenir la aparición de una enfermedad concreta.

chemoreceptor n. quimiorreceptor-a, célula susceptible a cambios químicos (como la disminución de oxígeno) o que puede ser afectada por éstos.

chemosurgery n. quimiocirugía, extirpación o remoción de tejidos por medio de sustancias químicas.

chemotaxis n. quimiotaxis, movimiento de un organismo o célula como reacción a un estímulo químico.

chemotherapy n. quimioterapia, tratamiento de una enfermedad por medio de agentes químicos.

chest n. tórax, pecho; ___ **cold** / catarro bronquial; *pop.* catarro en el pecho; ___ **respirator** / respirador torácico; ___ **surgery** / cirugía torácica; ___ **wall** / pared torácica.

chew v. masticar, mascar.

Cheyne-Stokes respiration syndrome n. síndrome de respiración de Cheyne-Stokes, respiración cíclica con períodos de apnea y aumento rápido y profundo de la respiración gen. asociada con trastornos del centro neurológico respiratorio.

chiasm, chiasma n. quiasma. 1. cruzamiento de dos vías o conducto; 2. punto de cruzamiento de las fibras de los nervios ópticos.

chicken n. pollo; ___ **breast** / pechuga de ___.

chickenpox, varicella n. varicela, enfermedad viral contagiosa que se manifiesta gen. en la infancia y se caracteriza por una erupción que se convierte en pequeñas vesículas; *pop.* viruelas locas.

chief n. jefe-a; ___ **complaint** / queja principal.

chilblain n. sabañón, eritema debido a frío intenso que gen. se manifiesta en las manos y los pies.

child n. niño-a; ___ **nurse** / niñera; ___ **nursery** / guardería infantil, jardín de infantes; ___ **support** / manutención, pensión alimenticia; ___ **welfare** / asistencia social a la infancia.

childbearing n. gestación, embarazo.

childbirth n. parto, nacimiento, alumbramiento.

childhood n. infancia, niñez.

chill n. enfriamiento, escalofrío.

chin n. barbilla, barba, mentón.

chiropodist n. quiropodista. *V.* **podiatrist**.

chiropractic n. quiropráctica, sistema terapéutico que recurre a la manipulación y ajustamiento de las estructuras del cuerpo esp. la columna vertebral en relación con el sistema nervioso.

chlamydia n. clamidia, una bacteria asociada con varias enfermedades del ojo y del tracto (o sistema) genitourinario.

chloasma n. cloasma, hiperpigmentación facial que puede ocurrir en algunas mujeres durante el embarazo.

chlorambucil n. clorambucil, forma de mostaza nitrogenada usada para combatir algunas formas de cáncer.

chloramphenicol, chloromycetin n. cloranfenicol, cloromicetina, antibiótico esp. efectivo en el tratamiento de la fiebre tifoidea.

chlorhydria n. clorhidria, exceso de ácido clorhídrico en el estómago.

chloride n. cloruro.

chlorine n. cloro, agente desinfectante y blanqueador.

chlorophyll n. clorofila, pigmento verde de las plantas esencial en la producción de carbohidratos por fotosíntesis.

chloroquine n. cloroquina, compuesto usado en el tratamiento de la malaria.

chlorosis n. clorosis, tipo de anemia vista esp. en la mujer y *usu.* relacionada con deficiencia de hierro.

chlorpromazine n. cloropromacina, antiemético y tranquilizante.

chocolate n. chocolate.

choice n. opción, alternativa, elección.

choke v. ahogar, sofocar, estrangular; [*choke on something*] atragantarse.

cholangiectasis n. colangiectasis, dilatación de los conductos biliares.

cholangiography n. colangiografía, rayos X de las vías biliares.

cholangitis *n.* colangitis, infl. de los conductos biliares.

cholecystectomy *n.* colecistectomía, extirpación de la vesícula biliar.

cholecystitis *n.* colecistitis, infl. de la vesícula biliar.

cholecystoduodenostomy *n.* colecistoduodenostomía, anastomosis de la vesícula y el duodeno.

cholecystogastrostomy *n.* colecistogastrostomía, anastomosis de la vesícula y el estómago.

cholecystography *n.* colecistografía, rayos X de la vesícula biliar usando un medio radiopaco.

choledochojejunostomy *n.* coledocoyeyunostomía, anastomosis del coledoco y el yeyuno.

choledochus *n.* colédoco, conducto biliar formado por la unión de los conductos hepático y cístico.

cholelithiasis *n.* colelitiasis, litiasis biliar, presencia de cálculos en la vesícula biliar o en un conducto biliar.

cholemia *n.* colemia, presencia de bilis en la sangre.

cholera *n.* cólera, enfermedad infecciosa grave caracterizada por diarrea severa y vómitos; ___ **fulminans** / ___ fulminante.

choleric *a.* colérico-a.

cholestasis *n.* colestasis, estasis biliar.

cholesteatoma *n.* colesteatoma, tumor que contiene colesterol, situado comúnmente en el oído medio.

cholesterol *n.* colesterol, lípido precursor de las hormonas sexuales y corticoides adrenales, componente de las grasas y aceites animales, del tejido nervioso y de la sangre; ___ **reducer** / reductor de ___; **high** ___ / ___ alto. V. **HDL, LDL.**

choluria *n.* coluria, presencia de bilis en la orina.

chondritis *n.* condritis, infl. de un cartílago.

chondromalacia *n.* condromalacia, reblandecimiento anormal de los cartílagos.

chondrosarcoma *n.* condrosarcoma, tumor maligno de un cartílago.

choose *vi., vt.* escoger, elegir.

chord *n.* cuerda; **vocal** ___**-s** (folds) / ___-s vocales.

chorea, Huntington's disease *n.* corea; enfermedad de Huntington, padecimiento nervioso que se manifiesta en movimientos abruptos coordinados aunque involuntarios de las extremidades y los músculos faciales; *pop.* baile de San Vito.

choriocarcinoma *n.* coriocarcinoma, tumor maligno visto gen. en el útero y en los testículos.

chorion *n.* corión, una de las dos membranas que rodean al feto.

chorionic *a.* coriónico-a, rel. al corión.

choroid *n.* coroides, membrana situada en el ojo entre la retina y la esclerótica.

choroiditis *n.* coroiditis, infl. de la coroides.

chromatic *a.* cromático-a, rel. al color.

chromatin *n.* cromatina, parte del núcleo de la célula más propensa a absorber color.

chromatophore *n.* cromatóforo, una célula pigmentaria esp. en la piel.

chromocyte *n.* cromocito, célula pigmentada.

chromosomal *a.* cromosómico-a, rel. al cromosoma; ___ **aberrations** / aberraciones ___-s.

chromosome *n.* cromosoma, la parte dentro del núcleo de la célula que contiene los genes.

chronic *a.* crónico-a, de larga duración, de efecto prolongado; **obstructive pulmonary disease** / enfermedad ___ de obstrucción pulmonaria.

chronological *a.* cronológico-a, rel. a la secuencia del tiempo.

chubby *a.* regordete-a, macizo-a.

chyle *n.* quilo, sustancia lechosa que resulta de la absorción y emulsión de las grasas, presente en el intestino delgado.

chylous *a.* quiloso-a, que contiene quilo o de la naturaleza de éste; ___ **ascitis** / ascitis ___.

chyluria *n.* quiluria. V. **galactura.**

chyme *n.* quimo, sustancia o materia semilíquida que proviene de la digestión gástrica.

chymotrypsin *n.* quimotripsina, tripsina, enzima de la secreción pancreática.

cicatrix *n., L.* (*pl.* **cicatrices**) cicatriz.

cicatrizant *n.* cicatrizante, agente que contribuye a la cicatrización.

cicatrization *n.* cicatrización.

ciliary *n.* ciliar, rel. a las pestañas o al párpado.

cineangiocardiography *n.* cineangiocardiografía, película de una sustancia radioopaca pasando através de vasos sanguíneos.

cineradiography *n.* cinerradiografía, película radiográfica de un órgano en movimiento.

ciprofloxacin ciproflaxina, un antibiótico utilizado para tratar ántrax, infecciones del tracto urinario y otras infecciones bacterianas.

circadian rhythm *n.* ritmo circadiano, ref. a variaciones rítmicas biológicas en un ciclo de 24 horas.

circle *n.* círculo, circunferencia.

circuit *n.* circuito, vuelta, rotación.

circulation *n.* circulación; ___ rate / volumen circulatorio por minuto; **peripheral** ___ / ___ periférica; **poor** ___ / mala ___.

circulatory *a.* circulatorio-a.

circumcise *v.* circuncidar.

circumcision *n.* circuncisión, excisión del prepucio.

circumference *n.* circunferencia; círculo.

cirrhosis *n.* cirrosis, enfermedad asociada con infl. intersticial, fallo en la función de hepatocitos y trastornos en la circulación de la sangre en el hígado; **alcoholic** ___ / ___ alcohólica; **biliary** ___ / ___ biliar.

cistern *n.* cisterna, receptáculo de agua, aljibe.

citizen *n.* ciudadano-a.

citizenship *n.* ciudadanía.

citric, citrous *a.* cítrico-a; ___ **acid** / ácido ___.

claim *n.* reclamación; petición; ___ **review procedure** / proceso de revisión de peticiones (reclamaciones); *v.* reclamar, demandar.

clammy *a.* frío y húmedo.

clamp *n.* pinza; presilla.

clap *n.* *pop.* gonorrea, blenorragia; [*hand*] palmada.

clarification *n.* aclaración, clarificación.

clarify *v.* aclarar, clarificar.

clarity *n.* claridad.

class *n.* clase, tipo.

classification *n.* clasificación; distribución.

classify *v.* clasificar, distribuir.

claudication *n.* claudicación; **intermittent** ___ / ___ intermitente.

claustrophobia *n.* claustrofobia, miedo o fobia a espacios cerrados.

clavicle *n.* clavícula, hueso de la faja pectoral que conecta al esternón con la escápula.

clavicular *a.* clavicular, rel. a las clavículas.

claw *n.* garra; ___ **foot** / pie en ___; ___ **hand** / mano en ___.

clean *a.* limpio-a, aseado-a; *v.* limpiar, asear.

clear *a.* claro-a.

clearance *n.* aclaramiento, eliminación renal de una sustancia en el plasma sanguíneo.

cleft *n.* fisura, abertura alargada.

cleft lip *n.* labio leporino. *V.* **harelip**.

cleft palate *n.* paladar hendido, defecto congénito del velo del paladar por falta de fusión en la línea media.

climacteric *a.* climatérico-a.

climate *n.* clima.

climax *n.* clímax. 1. crisis de una enfermedad; 2. orgasmo.

climb *vi.* ascender, subirse; *vt.* subir, ascender.

clinic *n.* clínica; **small** ___ / dispensario.

clinical *a.* clínico-a. 1. rel. a una clínica; 2. rel. a la observación directa de pacientes; ___ **history** / historia ___-a, expediente ___-o; **picture** / cuadro ___-o; ___ **procedure** / procedimiento ___-o; ___ **trials** / ensayos ___-os.

clip *n.* pinza; *v.* sujetar con pinzas.

clitoridectomy *n.* clitoridectomía, excisión del clítoris.

clitoris *n.* clítoris, pequeña protuberancia situada en la parte anterior de la vulva.

cloaca *n.* cloaca, abertura común del intestino y de las vías urinarias en la fase de desarrollo primario del embrión.

clock *n.* reloj; **around the** ___ / durante las veinticuatro horas, de día y de noche.

clone *n.* clon, reproducción o copia idéntica.

cloning *n.* clonación.

clonus *n. Gr.* clono, serie de contracciones rápidas y rítmicas de un músculo.

close *v.* cerrar.

closed *a.* cerrado-a; ___ **-circuit television** / televisión en circuito ___; ___ **ecological system** / sistema ecológico ___.

closure *n.* acto de cerrar o sellar; encierro.

clot *n.* coágulo, cuajo, grumo, *pop.* cuajarón.

clothes, clothing *n.* ropa.
clotrimazole *n.* clotrimazol, un agente antifúngico utilizado para tratar infecciones por candida, tinea (también llamada tiña o dermatofitosis) y tinea capitis.
clotting *n.* coagulación; ___ **factor** / factor de ___. ___ **time** / tiempo de ___.
cloudiness *n.* nebulosidad, enturbamiento.
cloudy *a.* turbio-a, nebuloso-a, oscuro-a.
clubbing *n.* dedo en palillo de tambor.
club foot *n.* pie torcido, *pop.* patizambo, *slang* chueco.
club hand *n.* mano zamba, *pop.* mano de gancho.
cluster *n.* racimo, grupo.
cluster headache, Horton's syndrome *n.* cefalalgia de Horton, dolor de cabeza producido por histaminas.
clysis *n.* clisis, administración de líquidos por cualquier vía excepto la oral.
coagglutination *n.* coagglutinación, aglutinación de grupos.
coagglutinine *n.* coagglutinina, aglutinante que afecta a dos o más organismos.
coagulant *n.* coagulative coagulante, agente que causa o acelera la coagulación.
coagulate *v.* coagular, coagularse.
coagulation *n.* coagulación, coágulo; **disseminated intravascular** ___ / ___ intravascular diseminada.
coagulopathy *n.* coagulopatía, enfermedad o condición que afecta el mecanismo de la coagulación de la sangre.
coal miners' disease *n.* enfermedad de los mineros. *V.* anthracosis.
coarctation *n.* coartación, estrechez.
coarse *a.* grueso-a, rudo-a, tosco-a, burdo-a, ordinario-a.
coat *n.* membrana, cubierta; [*clothing*] abrigo.
coated *a.* cubierto-a, pintado-a; ___ **with adhesive tape** / ___ con cinta adhesiva.
coca *n.* coca, planta de cuyas hojas se extrae la cocaína.
cocaine *n.* cocaína, narcótico alcaloide adictivo complejo obtenido de las hojas de coca; *slang* nieve.

coccidioidomycosis, valley fever *n.* coccidioidomicosis, fiebre del valle, infección respiratoria endémica en el suroeste de los Estados Unidos, México y algunas partes de América del Sur.
coccus *n.* L. (*pl.* **cocci**) coco, bacteria de forma esférica.
coccygeal *a.* coccígeo, rel. al cóccix.
coccygodynia *n.* coccigodinia, dolor en la región coccígea.
coccyx *n.* cóccix; último hueso de la columna vertebral; *pop.* rabadilla.
cochlea *n.* cóclea, parte del oído interior en forma de caracol.
cochleare *n.* L. cucharada; ___ **magnum** / ___ de sopa; ___ **medium** / ___ de postre; ___ **parvum** / cucharita de café.
cochlear implant *n.* implante coclear, dispositivo electrónico para personas con pérdida de audición.
cockroach *n.* cucaracha.
code *n.* código, un sistema de símbolos utilizados para representar significados asignados; **blue** ___ / llamada a personal y equipo médico para resucitar a un paciente esp. en peligro cardíaco o respiratorio; **no** ___ / orden de no revivir a un paciente que experimenta un evento que amenaza la vida (como un paro cardíaco).
codeine *n.* codeína, narcótico analgésico.
codependent *a.* codependiente, persona que—por una condición psicológica—se preocupa en forma excesiva, y a menudo inapropiada, por las necesidades y problemas de alguien más.
coenzyme *n.* coenzima, sustancia que activa la acción de una enzima.
coffee *n.* café.
coffin *n.* ataúd, caja.
cognate *n.* cognado, palabra que proviene del mismo tronco o raíz; *a.* cognado-a, de la misma naturaleza o calidad.
cognition *n.* cognición, conocimiento, acción y efecto de conocer.
cognitive *a.* cognitivo-a. 1. rel. al conocimiento; 2. rel. al proceso mental de comprensión.
cognitive development *n.* desarrollo cognitivo, cambio en el desarrollo infantil de las funciones intelectuales.
cohabit *v.* cohabitar, vivir en unión, pero sin matrimonio legal.

coherence *n.* 1. coherencia, cohesión; 2. coherencia, referencia a cualquier grupo designado, seguido o copiado por un período de tiempo, tal como en un estudio epidemiológico.

coherent *a.* coherente.

cohesion *n.* cohesión, unión, fuerza que une a las moléculas.

coil *n.* espiral, serpentina, dispositivo intrauterino.

coincidence *n.* coincidencia; **by ___ / por ___.**

coitus *n. L.* coito, acto sexual.

cold *n.* catarro; resfriado; [*weather*] frío; *a* [*temperature*] frío-a; **___-blooded** / de sangre fría o de temperatura muy baja; **___ cream** / crema ___, pomada facial; **___ pack** / compresa fría; **___ sore** / úlcera de herpes simple; **___ sweat** / sudor frío; **to be ___** / tener frío; **it is ___** / hace frío.

coldness *n.* frialdad.

cold sore *n.* herpes labial, lesión versicular que ocurre normalmente en o alrededor de la boca y al comienzo produce dolor, quemazón o comezón y es causada por un virus herpes simple.

cold turkey *adv.* de golpe, sin período de ajuste.

colectomy *n.* colectomía, extirpación de una parte o de todo el colon.

colic *n.* cólico, dolor espasmódico abdominal agudo.

colicky *a.* rel. al cólico.

colitis *n.* colitis, infl. del colon; **chronic ___ / ___** crónica; **pseudomembranous ___ / ___** seudomembranosa; **spasmodic ___ / ___** espasmódica; **ulcerative ___ / ___** ulcerosa.

collaborate *v.* colaborar, cooperar.

collagen *n.* colágeno, principal proteína de sostén del tejido conectivo de la piel, huesos, tendones y cartílagos.

collapse *n.* colapso; postración; desplomo; **circulatory ___ / ___** circulatorio; **___ therapy** / colapsoterapia, tratamiento de tuberculosis pulmonar muy utilizado en el pasado, en el que se colapsaba el pulmón afectado; *vi.* sufrir un ___.

collar *n.* dispositivo protector o de apoyo alrededor del cuello.

collarbone *n.* clavícula.

collateral *n.* colateral. 1. indirecto, subsidiario o accesorio a la cuestión principal; 2. una rama subsidiaria del axón de un nervio o vaso sanguíneo; *a.* accesorio-a; *adv.* al lado.

collateral vessel *n.* vas collaterale; vaso colateral. 1. rama de una arteria que sigue el curso paralelo al tronco protector; 2. un vaso que sigue su curso paralelo a otro vaso, nervio u otra estructura mayor.

collect *v.* coleccionar, recoger, juntar; acumular.

collodion *n.* colodión, sustancia usada para proteger heridas en la piel.

colloid *n.* coloide, sustancia gelatinosa producida por ciertas formas de degeneración de los tejidos.

collyrium *n.* colirio, medicamento aplicado a los ojos.

coloboma *n.* coloboma, defecto congénito, patológico o debido a un traumatismo, esp. manifestado en el ojo, como un cierre incompleto de la fisura óptica; **___ iridis / ___** del iris; **___ lentis / ___** del cristalino; **choroid ___ / ___** de la coroides; **optic nerve ___ / ___** del nervio óptico; **vitreous ___ / ___** del vítreo; **macular ___ / ___** macular.

colon *n.* colon, porción del intestino grueso entre el ciego y el recto; **ascending ___ / ___** ascendente; **descending ___ / ___** descendente.

colonic *a.* colónico, referente al colon; **___ neoplasms** / neoplasmas del colon.

colonoscopy *n.* colonoscopía, examen de la superficie interna del colon a través del colonoscopio.

colony *n.* colonia, cultivo de bacterias derivadas del mismo organismo.

color *n.* color, un fenómeno de la luz (como el rojo o gris) o percepción visual que permite diferenciar objetos que de otra manera son idénticos; **___ blind** / incapacidad total o parcial para distinguir colores. *V.* cuadro en la página 40.

colorectal cancer *n.* cáncer colorrectal, carcinoma colorrectal.

colostomy *n.* colostomía, creación de un ano artificial.

colostrum *n.* colostro, secreción de la glándula mamaria anterior a la leche.

colpitis *n.* colpitis, vaginitis, infl. de la vagina.

colporrhaphy *n.* colporrafia, sutura de la vagina.

colposcopy *n.* colposcopía, examen de la vagina y del cuello uterino a través de un colposcopio.

column *n.* columna.

coma *n.* coma, en estado de coma; sueño profundo o estado inconsciente.

comatose *a.* comatoso-a; **in a ___ state** / en estado de coma.

combat *n.* combate, lucha; *v.* combatir.

combine *v.* combinar, unir.

come *vi.* venir; **___ in!** / pase, pasa; entre, entra; **to ___ to terms** / ponerse de acuerdo.

comfort *n.* comodidad, alivio, bienestar; *v.* confortar, alentar.

comfortable *a.* cómodo-a; a gusto.

command *n.* orden, mandato.

commensal *n.* comensal, organismo que vive a expensas de otro sin beneficiarlo ni perjudicarlo.

comminuted *a.* conminuto-a, roto-a en fragmentos tal como en una fractura.

commiserate *vt.* expresar compasión; *vr.* apiadarse, compadecerse.

commissure *n.* comisura, punto de unión de estructuras, tal como la unión de los labios.

commisurotomy *n.* comisurotomía, incisión de las bandas fibrosas de una comisura, tal como la de los labios o la de los bordes de válvulas cardíacas.

commitment *n.* obligación, compromiso.

common *a.* común, corriente; **___ name** / nombre **___**; **___ place** / lugar **___**; **___ sense** / sentido **___**.

commotio retinae *n. L.* conmoción retinal, condición traumática que produce ceguera momentánea.

communicable *a.* contagioso-a; transmisible; **___ disease control** / control de enfermedades **___**-as.

communicate *vt.* comunicar, expresar; transmitir (una enfermedad), contagiar; [*to get in touch*] *vr.* comunicarse.

communication *n.* comunicación; acceso; entrada.

community *n.* comunidad, sociedad, barrio; **___ health center** / centro de servicio de salud de la **___**; **___ medicine** / medicina comunitaria.

companion *n.* compañero-a; acompañante; **___ disease** / enfermedad concomitante.

comparative *a.* comparativo-a.

compare *v.* comparar.

compassion *n.* compasión, lástima.

compatible *a.* compatible.

compensate *v.* compensar, recompensar.

compensation *n.* compensación. 1. cualidad de compensar o equilibrar un defecto; 2. mecanismo de defensa; 3. remuneración.

competent *a.* competente, capaz.

complain *v.* quejarse, lamentarse.

complainer *a.* persona que se queja en exceso.

complaint *n.* queja, síntoma; trastorno, molestia; **chief ___** / **___** principal.

complex *n.* complejo, un conjunto de deseos y recuerdos reprimidos que ejerce una influencia dominante en la personalidad; **castration ___** / de castración; **guilt ___** / **___** de culpa; **inferiority ___** / **___** de inferioridad; **Electra ___** / **___** de Electra; **Oedipus ___** / **___** de Edipo; *a.* complejo-a; complicado-a.

complexion *n.* cutis, complexión, tez.

compliance *n.* conformidad; grado de elasticidad de un órgano para distenderse o de una estructura para perder la forma; **___ with standards** / a las normas.

complication *n.* complicación.

component *n.* componente.

composition *n.* composición, mezcla, compuesto.

compound *n.* compuesto.

comprehension *n.* comprensión.

compress *n.* compresa, apósito; **cold ___** / **___** fría; **hot ___** / **___** caliente, fomento; *v.* comprimir, apretar.

compression fracture *n.* fractura por compresión, fractura (como de una vértebra) causada por la compresión de un hueso contra otro hueso.

compromise *vi.* comprometerse, obligarse, transigir; *vt.* comprometer, poner en peligro.

compulsive *a.* compulsivo-a, obsesivo-a.

computed diagnosis *n.* diagnóstico asistido por computador.

concave *a.* cóncavo-a.

conceive *v.* concebir.

concentrate *v.* concentrar.

concentration *n.* concentración.

concept *n.* concepto, opinión, noción, idea.

conception *n.* concepción, acto de concebir.

concern *n.* preocupación, cuidado.

concise *a.* conciso-a; breve.
conclusion *n.* conclusión.
concoction *n.* cocimiento, mezcla, cocción.
concrete *a.* concreto-a; definido-a.
concretio cordis *n.*, *L. concretio cordis*, obliteración parcial o total de la cavidad del pericardio debido a una pericarditis constrictiva.
concretion *n.* concreción, bezoar o masa inorgánica que se acumula en partes del cuerpo.
concussion *n.* concusión, conmoción, traumatismo esp. del cerebro causado por una lesión en la cabeza que puede presentar síntomas de náusea y mareos; **cerebral** ___ / ___ cerebral.
condense *v.* condensar, hacer más denso o compacto.
condition *n.* condición, cualidad; **guarded** ___ / en estado de gravedad; **preexisting** ___ / ___ preexistente; **undiagnosed** ___ / ___ que no ha sido diagnosticada.
conditioning *n.* acondicionamiento, condicionamiento.
condolence *n.* condolencia, pésame.
condom *n.* condón, preservativo, contraceptivo o anticonceptivo masculino.
conduct *v.* dirigir, conducir.
conduit *n.* conducto; **airway** ___ / ___ de aire; **tear** ___ / ___ lagrimal.
condyle *n.* cóndilo, porción redondeada de un hueso, *usu.* en la articulación.
condyloma *n.* condiloma, tipo de verruga vista alrededor de los genitales y el perineo.
cone *n.* cono; ___ **cells** / ___-s retinianos, células sensibles a la luz que se encuentran en la capa fotorreceptora de la retina y posibilitan la visión en colores.
confer *v.* consultar; conferenciar.
conference *n.* conferencia.
confidential *a.* confidencial; en secreto.
confidentiality *n.* confidencialidad.
confine *v.* recluir, internar, confinar; **to** ___ **to bed** / ___ a la cama.
confirm *v.* confirmar.
conflict *n.* conflicto, problema.
confluence *n.* confluencia, punto de reunión de varios canales.
confront *v.* confrontar.
confuse *vt.* confundir, trastornar, aturdir.

confused *a.* confuso-a, confundido-a, distraído-a; **to be** ___ / estar confundido-a.
confusion *n.* confusión; atolondramiento; aturdimiento.
congenital *a.* congénito-a, que existe en el momento del nacimiento y habitualmente también antes, independientemente de su causa.
congenital cataract *n.* catarata congénita, no común, usualmente bilateral, producida a causa de una infección intrauterina, a toxicidad, a una lesión o a trastornos metabólicos o cromosómicos.
congested *a.* congestionado-a; en estado de congestión.
congestion *n.* congestión, aglomeración; acumulación excesiva de sangre en un órgano; **active** ___ / ___ activa; **functional** ___ / ___ funcional; **passive** ___ / ___ pasiva; **venous** ___ / ___ venosa.
congestive *a.* congestivo-a, rel. a la congestión; ___ **heart failure** / insuficiencia cardíaca ___.
conical, conic *a.* cónico-a, semejante a un cono.
conization *n.* conización, extirpación de tejido que tiene forma cónica, semejante al de la mucosa del cuello uterino.
conjugation *n.* conjugación, acto de la función u operación simultánea como si estuvieran unidos.
conjunctiva *n.* conjuntiva, membrana mucosa protectora del ojo; **bulbar** ___ / ___ bulbar; **palpebral** ___ / ___ palpebral.
conjunctival *a.* conjuntivo-a, rel. a la conjuntiva; ___ **diseases** / enfermedades de la conjuntiva.
conjunctivitis *n.* conjuntivitis, infl. de la conjuntiva; **allergic** ___ / ___ alérgica; **catarrhal** ___ / ___ catarral; **chronic** ___ / ___ crónica; ___ **acute, contagious** ___ / ___ aguda contagiosa; **epidemic** ___ / ___ epidémica; **follicular** ___ / ___ folicular; **hemorrhagic** ___ / ___ hemorrágica; **infantile purulent** ___ / ___ infantil purulenta; **vernal** ___ / ___ vernal; **viral** ___ / ___ viral.
consanguineous *a.* consanguíneo-a, de la misma sangre u origen.
conscious *a.* consciente, en posesión de las facultades mentales.

consciousness *n.* consciencia, conocimiento, sentido; estado consciente; **clouding of** ___ / torpor, confusión, entorpecimiento mental; **to lose** ___ / perder el conocimiento; perder el sentido.

consensual *a.* consensual, existente o hecho por consentimiento mutuo.

consensus *n.* consenso.

consent *n.* consentimiento, autorización; *v.* permitir, consentir; **informed** ___ / ___ informado.

consequences *n., pl.* consecuencias, secuelas.

conservation *n.* conservación, preservación.

conservative *a.* conservador-a; moderado-a, cauteloso-a.

consider *v.* considerar, ponderar.

considerate *a.* considerado-a; atento-a.

consideration *n.* consideración.

consistency *n.* consistencia; solidez.

consistent *a.* consistente, firme, estable.

console *v.* consolar, confortar.

constant *a.* constante, persistente.

constipate *v.* estreñir, constipar.

constipated *a.* estreñido-a; constipado-a; **to be** ___ / estar ___.

constipation *n.* estreñimiento, trastorno intestinal caracterizado por la imposibilidad de evacuar con facilidad.

constitute *v.* constituir, componer, formar.

constitution *n.* constitución.

constrain *v.* restringir; impedir.

consult *v.* consultar.

consultant *n.* consultor-a, consejero-a.

consultation *n.* consulta.

consulting room *n.* consultorio médico.

consume *v.* consumir.

consumption *n.* consumo, uso; consunción, desgaste progresivo; nombre antiguo para tuberculosis.

contact *n.* contacto; **close** ___ / ___ íntimo; ___ **lenses** / lentes de ___; **initial** ___ / ___ inicial.

contagion *n.* contagio, transmisión de una enfermedad por contacto.

contagious *a.* contagioso-a; infeccioso-a; que se transmite por contagio.

contain *v.* contener; reprimir.

container *n.* recipiente, envase.

contaminate *v.* contaminar, infectar.

contamination *n.* contaminación; infección.

content *n.* contenido.

contented *a.* satisfecho-a.

continence *n.* continencia, control o moderación de las pasiones o sentimientos, abstinencia sexual.

continue *v.* continuar.

contraception *n.* contracepción, anticoncepción.

contraceptive *n.* contraceptivo, anticonceptivo, agente o método para impedir la concepción; ___ **agents** / agentes ___-s; ___ **implant** / implante ___ / ___ **methods** / métodos ___-s, métodos anticonceptivos; **oral** ___ / ___ oral.

contract *v.* [*a disease*] contraer.

contracted *n.* contraído-a; retenido-a.

contractile *a.* contráctil, que tiene la capacidad de contraerse.

contraction *n.* contracción; **after** ___ / ___ ulterior; **deep** ___ / ___ de fondo; **hunger** ___ / ___ de hambre; **muscular** ___ / ___ muscular; **spasmodic** ___ / ___ espasmódica.

contracture *n.* contractura, contracción prolongada involuntaria.

contraindicated *a.* contraindicado-a.

contraindication *n.* contraindicación, una condición que hace desaconsejable un tratamiento en particular.

contrary *a.* contrario-a, adverso-a, opuesto-a.

contrast *n.* contraste; ___ **medium** / medio de ___; *v.* contrastar, resaltar.

contrecoup *n.* contragolpe, lesión debido a un golpe en otro lugar, esp. en el cerebro.

contribute *v.* contribuir.

control *n.* control, regulación; *v.* controlar, regular, dominar; **to** ___ **oneself** / controlarse, dominarse.

contuse *vt.* magullar, causar una contusión.

contusion *n.* contusión, magulladura.

convalesce *vi.* convalecer, reponerse.

convalescence *n.* convalecencia, proceso de restablecimiento, estado de recuperación.

convalescent *a.* convaleciente.

convalescent carrier *n.* portador convaleciente, aún capaz de transmitir un agente infeccioso.

conversion *n.* conversión. 1. cambio, transformación; 2. transformación de una emoción en una manifestación física; ___ **disorder** / trastorno de ___.

convex *a.* convexo-a.

convulsion *n.* convulsión, contracción involuntaria de un músculo; **febrile** ___ / ___ febril; **Jacksonian** ___ / ___ Jacksoniana; **tonic-clonic** ___ / ___ tonicoclónica.

convulsive, convulsant *a.* convulsivo-a, rel. a la convulsión; ___ **activity / actividad** ___ -a.

cool *a.* fresco-a; refrescado-a; ___ **headed** / sereno-a, calmado-a; [*weather*] **it is** ___ / está fresco; [*body temperature*] **he, she, it is** ___ / está fresco-a.

cooler *n.* refrigerante, refresco.

coolness *n.* frialdad; serenidad.

cooperate *v.* cooperar, colaborar.

coordinate *v.* coordinar.

coordination *n.* coordinación; **lack of** ___ / falta de ___.

copayment *n.* pago compartido.

COPD *abbr.* (*chronic obstructive pulmonary disease*) EPOC, enfermedad pulmonar obstructiva crónica.

copious *a.* abundante, copioso-a.

coprolith *n.* coprolito, pequeña masa fecal de consistencia dura.

copulation *n.* copulación, relaciones sexuales.

copy *n.* copia; imitación; *v.* copiar; imitar.

cor n. *L.* cor, corazón.

coracoid *n.* coracoides, apófisis del omóplato.

cord *n.* cordón, cuerda, cordel; **umbilical** ___ / ___ umbilical.

cordectomy *n.* cordectomía, excisión de una cuerda vocal o parte de ésta.

core *n.* centro, corazón, núcleo.

corium n. *L.* dermis, piel.

corn *n.* callo, callosidad; [*grain*] maíz.

cornea *n.* córnea, parte anterior transparente del globo del ojo.

corneal grafting *n.* injerto de la córnea.

corneous *a.* córneo, rel. a la córnea; calloso-a.

coronary *a.* coronario-a, que circunda tal como una corona; ___ **artery** / arteria ___ -a; ___ **bypass** / derivación ___ -a, baipás ___ -o; ___ **care unit** / unidad de cuidado ___ -o; ___ **thrombosis** / trombosis ___ -a; ___ **vasospasm** / vasoespasmo ___ -o.

coronary angiography *n.* angiografía coronaria, imágenes tomadas por medio de un medio de contraste de la circulación del miocardio, hecha gen. por cateterismo selectivo de cada una de las arterias coronarias.

coronary artery aneurysm *n.* aneurisma de la arteria coronaria, gen. debido a aterosclerosis, a procesos inflamatorios o a una fístula coronaria.

coronary artery bypass *n.* aortocoronary bypass; derivación (baipás) aortocoronaria, intervención *usu.* con uso de una vena como injerto, o de una arteria mamaria interna interpuesta entre la aorta y una rama de la arteria coronaria, y puesta como derivación sanguínea mas allá de la obstrucción formada.

coronary artery disease *n.* enfermedad de las arterias coronarias, una condición que reduce el flujo sanguíneo al corazón y típicamente resulta en dolor en el pecho.

coronary atherectomy *n.* aterectomía coronaria, excisión de obstrucciones en la arteria coronaria con un instrumento cortante que se inserta usando un catéter coronario.

coronary care unit *n.* unidad de atención coronaria, sala de hospital reservada para el cuidado de pacientes que requieren atención relacionada con infarto coronario.

coronary collaterization *n.* colaterización coronaria, desarrollo espontáneo de nuevos vasos sanguíneos alrededor de las regiones cardíacas bajo un restringido fluido sanguíneo.

coronary failure *n.* insuficiencia coronaria aguda.

coronary insufficiency *n.* coronarism; insuficiencia coronaria, deficiencia en la circulación coronaria con riesgo de sufrir un dolor provocado por angina, trombosis o ateroma, que puede dar como resultado un infarto del miocardio.

coronary occlusion *n.* oclusión coronaria, bloqueo de un vaso coronario.

coronary-prone behavior *n.* conducta hostil que puede ocasionar el padecimiento de una enfermedad cardíaca.

coronary thrombosis *n.* trombosis coronaria debido a formación de un trombo, gen. como resultado de cambios ateromatosos en la pared de la arteria, posible causa de infarto de miocardio.

coroner *n.* médico-a forense.

corpse *n.* cadáver, muerto-a.

corpus *n.*, *L.* (*pl.* **corpora**) corpus, el cuerpo humano.

corpus callosum *n.* *L. corpus callosum*, cuerpo calloso, comisura mayor del cerebro.

corpuscle *n.* corpúsculo, cuerpo diminuto.

corpuscular *a.* corpuscular, diminuto-a.

corpus luteum *n. L. corpus luteum,* cuerpo lúteo, cuerpo amarillo, masa glandular amarillenta que se forma en el ovario por la ruptura de un folículo y produce progesterona.

correct *a.* correcto-a, exacto-a; *v.* corregir, enmendar.

correction *n.* corrección.

corrective *a.* correctivo-a.

corrective lenses *n.* lentes correctores.

corrosive *n.* agente que causa corrosión en cualquier tejido vivo.

corset *n.* corsé.

cortex *n.* corteza, córtex, la capa más exterior de un órgano; **adrenal** ___ / ___ suprarrenal; **cerebral** ___ / ___ cerebral.

cortical *a.* cortical, rel. a la corteza.

corticoid, corticosteroid *n.* corticoide, corticoesteroide, esteroide producido por la corteza suprarrenal.

corticosteroid-binding globulin *n.* globulina de enlace corticoesteroide.

corticotropin *n.* corticotropina, sustancia hormonal de actividad adrenocorticotrópica.

cortisol *n.* cortisol, hormona secretada por la corteza suprarrenal.

cortisone *n.* cortisona, esteroide glucogénico derivado del cortisol o sintéticamente.

Corti, organ of *n.* órgano de Corti, órgano terminal de la audición a través del cual se perciben directamente los sonidos.

cosmetic *n.* cosmético; *a.* cósmetico-a.

cosmetic surgery *n.* cirugía plástica, especialidad quirúrgica cuyo objetivo es restablecer, mejorar o embellecer la forma de una parte del cuerpo.

cost *n.* costo, precio; *v.* costar.

costal *a.* costal, rel. a las costillas.

costalgia *n.* costalgia, neuralgia, dolor en las costillas.

costly *a.* costoso-a, caro-a; *adv.* costosamente.

costochondritis *n.* costocondritis, infl. de uno o más cartílagos costales.

costoclavicular *a.* costoclavicular, rel. a las costillas y la clavícula.

costovertebral *a.* costovertebral, rel. a las costillas y vértebras torácicas.

cotton *n.* algodón.

cough *n.* tos; ___ lozenges / pastillas para la ___; **suppressant** / calmante para la ___ / ___ **syrup** / jarabe para la ___; **hacking** / ___ seca recurrente; *v.* toser; **coughing spell** / ataque de ___; **to** ___ **up phlegm** / expectorar la flema.

counseling *n.* asesoramiento, consejo profesional para ayudar a alguien a enfrentar o superar problemas o a tomar decisiones.

count *v.* contar.

counteract *v.* contrarrestar, oponerse, contraatacar.

counterattack *n.* contraataque.

counterpoison *n.* antídoto, contraveneno.

counterreaction *n.* reacción opuesta; reacción en contra.

countershock *n.* contrachoque, corriente eléctrica aplicada al corazón para normalizar el ritmo cardíaco.

courage *n.* coraje, valor, firmeza.

courageous *a.* valiente, valeroso-a.

course *n.* curso, dirección.

cousin *n.* primo-a.

covalent bond *n.* enlace covalente, enlace químico entre átomos que se forma al compartir electrones.

cover *n.* cobertor, manta, cobija; *v.* cubrir, proteger; tapar; abrigar.

covered *a.* cubierto-a; protegido-a.

cow *n.* vaca.

coward *a.* cobarde.

cowperitis *n.* cowperitis, cauperitis, infl. de las glándulas de Cowper (bulbouretrales).

Cowper's glands *n.* glándulas de Cowper (bulbouretrales), pequeñas glándulas adyacentes al bulbo de la uretra masculina en la que vacían una secreción mucosa.

cowpox *n.* viruela bovina (de las vacas), transmite inmunidad contra la viruela a los seres humanos.

coxa *n., L. (pl.* **coxae)** coxa, cadera.

coxalgia *n.* coxalgia, dolor en la cadera.

coxa magna *n.* coxa magna, ensanchamiento anormal de la cabeza y del cuello del fémur.

coxa valga *n.* coxa valga, deformidad de la cadera por desplazamiento lateral angular del fémur.

coxa vara *n.* coxa vara, deformidad de la cadera por desplazamiento angular interno del fémur.

CPAP *abbr. (continuous positive airway pressure)* PPCVR, presión positiva continua de las vías respiratorias.

CPR *abbr.* (*cardiopulmonary resuscitation*) RCP, resucitación cardiopulmonar.

cradle *n.* cuna; ___ **cap** / costra láctea.

cramp *n.* calambre, entumecimiento; contracción dolorosa de un músculo.

cranial *a.* craneal, craneano-a, del cráneo o rel. al mismo.

cranial nerves *n. pl.* nervios craneales, cada uno de los doce pares de nervios que salen de la región inferior del cerebro; **olfactory** ___ / ___ olfatorios; **optic** ___ / ___ ópticos; **oculomotor** ___ / ___ oculomotores; **trochlear** ___ / ___ patéticos; **trigeminal** ___ / ___ trigéminos; **abducens** ___ / ___ abducentes; **facial** ___ / ___ faciales; **auditory** ___ / ___ auditivos; **glossopharyngeal** ___ / ___ glosofaríngeos; **vagus** ___ / ___ neumogástricos; **spinal** ___ / ___ espinales; **hypoglossal** ___ / ___ hipoglosos.

craniopharingioma *n.* craneofaringioma, tipo de tumor cerebral maligno visto esp. en los niños.

craniotomy *n.* craneotomía; trepanación del cráneo.

cranium *n.* cráneo, parte ósea de la cabeza que cubre el cerebro.

cranky *a.* irritable, mal humorado-a, enojadizo-a.

crawl *v.* gatear, andar a gatas, arrastrarse.

crazy *a.* loco-a, demente.

C-reactive protein *n.* proteína C-reactiva, proteína que normalmente se encuentra en la sangre, pero cuya cantidad se eleva durante episodios de inflamación aguda.

cream *n.* crema, nata.

create *v.* crear.

creatine *n.* creatina, componente del tejido muscular, esencial en la fase anaeróbica de la contracción muscular.

creatinine *n.* creatinina, sustancia presente en la orina que representa el producto final del metabolismo de la creatina; ___ **clearance** / depuración de ___, volumen de plasma libre de ___.

creation *n.* creación, obra.

credit *n.* crédito; *v.* acreditar, dar crédito.

cremasteric *a.* cremastérico, referente al músculo cremastérico del escroto.

cremate *v.* incinerar.

cremation *n.* incineración.

creosote *n.* creosota, líquido aceitoso gen. usado como desinfectante y como expectorante catarral.

crepitation *n.* crepitación, chasquido, crujido; **pleural** ___ / ___ pleural.

crest *n.* cresta, prominencia; copete. 1. reborde o prominencia de un hueso; 2. la elevación máxima de una línea en un gráfico.

cretin *n.* cretino-a, persona con manifestaciones de cretinismo.

cretinism *n.* cretinismo, hipotiroidismo congénito debido a una deficiencia acentuada de la hormona tiroidea.

crib *n.* cuna, camita.

crib death *n.* muerte de cuna, síndrome de muerte infantil súbita.

crime *n.* crimen, delito.

criminal *n.* criminal.

cripple *a.* lisiado-a, paralítico-a, inválido-a, tullido-a; *v.* lisiar, baldar, paralizar, tullir.

crisis *n.* crisis. 1. el punto culminante del estado severo del paciente en el curso de una enfermedad que puede resultar en el cambio a una condición favorable o drástica; 2. ataque convulsivo; **adolescent** ___ / ___ de maduración; **adrenal** ___ / ___ adrenal; **anaphylactoid** ___ / ___ anafiláctica; **febrile** ___ / ___ febril; **gastric** ___ / ___ gástrica; **hypertensive** ___ / ___ hipertensiva; **identity** ___ / ___ de identidad; **midlife** ___ / ___ de la edad madura; **myasthenic** ___ / ___ miasténica; **tabetic** ___ / ___ tabética; **thyrotoxic** ___ / ___ tiroidea tóxica.

critical *a.* crítico-a; ___ **condition** / estado ___, ___ de gravedad extrema.

Crohn's disease *n.* Crohn, enfermedad de, una enfermedad del tracto gastrointestinal caracterizado por cólicos y diarrea.

cross-dressed *n.* travestismo.

crossed eyes, strabismus *n.* estrabismo, *pop.* bizquera, debilidad de los músculos que controlan la posición del ojo impidiendo la coordinación visual.

crossing-over, crossover *n.* acción de cruzar a través.

cross matching *n.* pruebas sanguíneas cruzadas que comprueban la compatibilidad de la sangre antes de una tranfusión.

cross-section *n.* sección transversal.

crotch *n.* entrepierna.

croup *n.* crup, *pop.* garrotillo, síndrome respiratorio visto en los niños, causado gen. por una infección o una reacción alérgica; **spasmodic ___ / ___** espasmódico.

crown *n.* corona; **artificial ___ / ___** artificial; **bell shaped ___ / ___** en forma de campana.

crowning *n.* coronamiento, coronación. 1. etapa del parto cuando la cabeza del bebé se localiza en la salida pélvica; 2. preparación de un diente natural para recubrirlo usando el material dental elegido.

crucial *a.* crucial, decisivo-a.

crude *a.* rudo-a, crudo-a.

cruel *a.* cruel, inhumano-a.

crus *n.*, *L. crus.* 1. pierna o parte semejante a una pierna; 2. parte de la pierna entre la rodilla y el tobillo.

crush *v.* triturar, moler, aplastar.

crust *n.* costra.

crutches *n.*, *pl.* muletas.

cry *v.* llorar.

cryoanesthesia *n.* crioanestesia. 1. anestesia producida por aplicación de frío localizado; 2. pérdida de la sensibilidad al frío.

cryogenic *n.* criogénico, que produce temperaturas bajas.

cryoglobulin *n.* crioglobulina, globulina que se precipita del suero por acción del frío.

cryosurgery *n.* criocirugía, destrucción de tejidos por aplicación de temperatura fría local o general.

cryotherapy *n.* crioterapia, tratamiento terapéutico por aplicación de frío local o general.

crypt *n.* cripta, pequeño receso tubular.

cryptic *a.* críptico, que no se reconoce (como una infección),

cryptococcosis *n.* criptococosis, infección que afecta distintos órganos del cuerpo, esp. el cerebro y sus meninges.

cryptorchism *n.* criptorquismo, falta de descenso testicular al escroto.

crystal *n.* cristal, vidrio.

crystalline *a.* cristalino-a, transparente.

crystalline lens *n.* cristalino, lente del ojo.

crystal meth *n.* metanfetamina, clorhidrato de, metanfetamina utilizada ilegalmente en la forma de sus cristales para fumar.

C-section *n.* tipo de parto por incisión quirúrgica en el abdomen y en el útero.

CT scan *n.* tomografía axial computarizada.

cubitus, ulna *n.*, *L.* cubitus, cúbito, hueso interno del antebrazo.

cuff *n.* manguito, tejido fibroso que rodea una articulación; **rotator ___ / ___** rotador, músculo tendinoso; **rotator ___ tear / ruptura del ___** rotador.

cul-de-sac *n.*, Fr. 1. cul-de-sac, fondo de saco, bolsa sin boquete de salida; 2. saco rectouterino.

culdoscopy *n.* culdoscopía, examen de la pelvis y la cavidad abdominal por medio del culdoscopio.

cultivate *v.* cultivar; estudiar.

culture *n.* cultivo, crecimiento artificial de microorganismos o células de tejido vivo en el laboratorio; **blood ___ / ___** de sangre; **___ medium / medio de ___**; **tissue ___ / ___** de tejido.

cunnilingus *n.* cunnilingus, la práctica de estimulación oral de la vulva.

cup *n.* copa; ventosa; **optic ___ / ___** óptica, **___ ocular; measuring ___ / ___** taza de medir.

curable *a.* curable, sanable.

curare *n.* curare, veneno extraído de varios tipos de plantas y usado como relajante muscular y anestésico.

curative *n.* curativo, remedio, agente que tiene propiedades curativas.

curd *n.* cuajo, cuajarón, coágulo sanguíneo grande; [*milk*] leche cuajada.

curdle *v.* cuajarse, coagularse, engrumecerse.

cure *n.* curación, remedio; *v.* curar, sanar, remediar.

curettage *n.* curetaje, raspado de una superficie o cavidad con uso de la cureta.

curette *n.* cureta, instrumento quirúrgico en forma de cuchara o pala usado para raspar los tejidos de una superficie o cavidad.

current *n.* corriente, trasmisión de fluido o electricidad que pasa por un conducto; *a.* corriente, actual; **___-ly /** *adv.* actualmente.

curvature *n.* curvatura.

curve *n.* curva; *v.* torcer, encorvar.

Cushing's syndrome *n.* síndrome de Cushing, síndrome de origen suprarrenal asociado con una producción excesiva de cortisol, caracterizado por obesidad y debilitamiento muscular.

cushion *n.* cojinete, cojín.

cusp *n.* cúspide, punta.

custodial care n. cuidado bajo custodia.

custom n. costumbre, hábito.

cut n. cortada, cortadura; v. cortar; **to ___ down** / rebajar, reducir; **to ___ off** / extirpar, amputar; vr. [oneself] cortarse.

cutaneous a. cutáneo-a; **___ absorption** / absorción ___; **___ glands** / glándulas ___-as o sebáceas.

cuticle n. cutícula, capa exterior de la piel.

cutis n. cutis; tez; piel, esp. de la cara.

cyanide n. cianuro, compuesto extremadamente venenoso; **___ poisoning** / envenenamiento por cianuro.

cyanocobalamin n. cianocobalamina, vitamina B_{12} usada en el tratamiento de la anemia perniciosa.

cyanosis n. cianosis, condición azulada o amoratada de la piel y las mucosas a causa de anomalías cardíacas o funcionales.

cyanotic a. cianótico-a, rel. a la cianosis o causado por ésta.

cybernetics n. cibernética, estudio del uso de medios electrónicos y mecanismos de comunicación aplicados a sistemas biológicos tales como los sistemas nervioso y cerebral.

cyclamate n. ciclamato, agente artificial dulcificante.

cycle n. ciclo, período; **pregnancy ___** / ___ gravídico.

cyclic a. cíclico-a, que ocurre en períodos o ciclos.

cyclical chemotherapy n. quimioterapia cíclica.

cyclitis n. ciclitis, infl. del músculo ciliar.

cyclophosphamide n. ciclofosfamida, droga antineoplásica usada también como inmunosupresor en trasplantes.

cyclophotocoagulation n. ciclofotocoagulación, fotocoagulación a través de la pupila con un laser, procedimiento usado en el tratamiento de glaucoma.

cyclosporine n. ciclosporina, agente inmunosupresivo usado en tranplantes de órganos.

cyclotomy n. ciclotomía, incisión a través del músculo ciliar.

cylinder n. cilindro. 1. émbolo de una jeringa; 2. forma geométrica semejante a una columna.

cylindrical a. cilíndrico-a.

cylindrical lens n. lente cilíndrico.

cylindrical renal cast n. molde renal cilíndrico.

cylindroma n. cilindroma, tumor generalmente maligno visto en la cara o en la órbita del ojo.

cylindruria n. cilindruria, presencia de cilindros en la orina.

cyst n. quiste, saco o bolsa que contiene líquido o materia semilíquida; **pilonidal ___** / ___ pilonidal, que contiene pelo, gen. localizado en el área sacrococcígea; **sebaceous ___** / ___ sebáceo, gen. localizado en el cuero cabelludo.

cystadenocarcinoma n. cistadenocarcinoma, carcinoma y cistadenoma combinados.

cystadenoma n. cistadenoma, adenoma que contiene uno o various quistes.

cystectomy n. cistectomía, extirpación o resección de la vejiga.

cystic a. cístico-a, rel. a la vesícula biliar o la vejiga urinaria; **___ duct** / conducto ___.

cystic fibrosis n. fibrosis cística del páncreas, fibroquiste.

cystine n. cistina, aminoácido producido durante la digestión de las proteínas, presente a veces en la orina.

cystinuria n. cistinuria, exceso de cistina en la orina.

cystitis n. cistitis, infl. de la vejiga urinaria caracterizada por ardor, dolor y micción frecuente.

cystocele n. cistocele, hernia de la vejiga.

cystofibroma n. cistofibroma, tipo de fibroma en el cual se han formado quistes o formaciones semejantes a quistes.

cystogram n. cistograma, rayos x de la vejiga.

cystolithotomy n. cistolitotomía, extracción de una piedra o cálculo por medio de una incisión en la vejiga.

cystoscope n. cistoscopio, instrumento en forma de tubo usado para examinar y tratar trastornos de la vejiga, los uréteres y los riñones.

cystoscopy n. cistoscopía, examen por medio del cistoscopio.

cystostomy n. cistostomía, creación de un boquete o fístula en la vejiga para permitir el drenaje urinario.

cytology n. citología, ciencia que estudia la estructura, forma y función de las células.

cytolysis n. citolisis, destrucción de células vivas.

cytolytic *a.* citolítico-a, que tiene la cualidad de disolver o destruir células.

cytomegalic *a.* citomegálico-a, caracterizado-a por células agrandadas.

cytomegalovirus *n.* citomegalovirus, grupo de virus pertenecientes a la familia Herpesviridae que infectan a humanos y otros animales, y son causantes de la enfermedad de inclusión citomegálica.

cytometer *n.* citómetro, dispositivo usado en el conteo y medida de los hematíes.

cytopenia *n.* citopenia, deficiencia de elementos celulares en la sangre.

cytoplasm *n.* citoplasma, protoplasma de una célula con exclusión del núcleo.

cytoreductive surgery *n.* cirugía citoreductiva, proceso de reducción de un tumor que no puede ser extirpado completamente.

cytotoxic agents *n. pl.* agentes citotóxicos, compuestos químicos usados en quimioterapia con el propósito de destruir células cancerosas.

cytotoxicity *n.* citotoxicidad, la capacidad de un agente de destruir ciertas células.

cytotoxic T8 cell *n.* célula T8 citotóxica, lleva a cabo las funciones de destrucción de antígenos, ataque y eliminación de células infectadas por virus, parásitos y hongos.

cytotoxin *n.* citotoxina, agente tóxico que afecta a las células de ciertos órganos.

cytula *n.* cítula, término que define al óvulo o pequeña célula impregnada.

d *abbr.* **death** / muerte; **deceased** / difunto-a; **degree** / grado; **density** / densidad; **dose** / dosis.

dacryadenitis *n.* dacriadenitis, infl. de una glándula lagrimal.

dacryoadenectomy *n.* dacrioadenectomía, extirpación de una glándula lagrimal.

dacryocyst *n.* dacriocisto, saco lacrimal interno.

dacryocystectomy *n.* dacriocistectomía, cirugía para restaurar el drenaje del saco lacrimal cuando ocurre obstrucción en el conducto nasolacrimal.

dacryocystitis *n.* dacriocistitis, infl. del saco lagrimal.

dacryorrhea *n.* excreción de pus por el conducto lacrimal.

dactyl *n.* dáctilo, dedo de la mano o del pie.

dactylography *n.* dactilografía, estudio de las huellas digitales.

dactylology *n.* dactilología, lenguaje mímico o por señas.

dad *n.* papá; **daddy** *fam.* / papá; *H.A.* papi, papacito, tata.

daily *a.* diario-a, cotidiano-a; ___ **life** / vida cotidiana; ___ **reference values** / referencia dietética ___-a; *adv.* diariamente, todos los días, cada día, cotidianamente.

dairy products *n.*, *pl.* productos lácteos.

daltonism *n.* daltonismo, dificultad para percibir colores.

dam *n.* dique; **dental** ___ / ___ de goma.

damage *n.* daño, deterioro, lesión; *v.* dañar, perjudicar.

damaging *a.* perjudicial.

damp *a.* húmedo-a.

dampen *v.* humedecer, mojar.

danazol *n.* danazol, hormona sintética que suprime la acción de la pituitaria anterior.

dance *n.* baile; **St. Vitus'** ___ / ___ de San Vito, o corea, trastorno neurológico caracterizado por disquinesia; *v.* bailar, danzar.

dandruff *n.* caspa.

danger *n.* peligro, riesgo; **to be in** ___ / correr ___.

dangerous *a.* peligroso-a, arriesgado-a.

dark *a.* oscuro-a; ___ **complexion**, ___ **skin** / piel morena; ___ **adaptation** / adaptación a la oscuridad; ___ **field illumination** / iluminación del campo ___; iluminación lateral u oblicua.

darkness *n.* oscuridad.

Darwinian theory *n.* Darwin, teoría de, teoría de selección y evolución de las especies.

data *n. pl.* datos.

date *n.* fecha; **effective** ___ / ___ de vigencia; **expiration** ___ / ___ de vencimiento; **specimen** ___ / ___ del espécimen o muestra; **up-to-** ___ / actualizado hasta la fecha; [*current*] al corriente.

date rape *n.* violación cometida durante una cita amorosa.

daughter *n.* hija; ___ **-in-law** / nuera.

day *n.* día, **all** ___ / todo el ___; **by** ___ / por el ___, de ___; ___ **after tomorrow** / pasado mañana; ___ **before yesterday** / anteayer; ___ **in** ___ **out** / ___ tras ___; **each** ___ / cada ___; **every** ___ / todos los ___-s; **every other** ___ / un ___ sí y un ___ no, ___ por medio; **three times a** ___ / tres veces al ___; **twice a** ___ / dos veces al ___.

daydream *n.* ilusión, ensueño; *v.* soñar despierto-a.

daylight *n.* luz del día.

daze *n.* ofuscación, desorientación.

DDT *n.* DDT, insecticida cristalino incoloro, inodoro e insoluble en agua, cuyo uso está prohibido en los Estados Unidos, tiende a acumularse y persistir en los ecosistemas y es tóxico para muchas especies vertebradas.

deacidify *v.* neutralizar un ácido.

deactivation *n.* desactivación, proceso de transformar lo activo en inactivo.

dead *a.* difunto-a; muerto-a.

deaden *v.* [*sound*] amortiguar; [*nerve*] adormecer; anestesiar.

deadly *a.* mortal, mortífero-a; que puede causar la muerte; ___ **poison** / veneno ___; ___ **wound** / herida ___.

deaf *n. a.* sordo-a.

deaf-mute *n.* sordomudo-a.

deafness *n.* sordera.

deambulatory *a.* ambulatorio-a; móvil.

dear *a.* querido-a; estimado-a.

death *n.* muerte, fallecimiento; **apparent** ___ / ___ aparente; ___ **certificate** / certificado de defunción; ___ **instinct** / instinto mortal; ___ **rate** / mortalidad; ___ **rattle** / estertor agónico; **fetal** ___ / ___ del feto.

debilitate *v.* debilitar.

debilitated *a.* debilitado-a.

debilitating *a.* debilitante, rel. a una enfermedad o agente que debilita.

debridement *n.* desbridamiento, eliminación de tejidos lacerados, desvitalizados o contaminados.

debulking operation *n.* operación; extirpación de la mayor parte de un tumor.

decalcification *n.* descalcificación, pérdida o disminución de sales de calcio en los huesos o dientes.

decapsulation *n.* decapsulación, incisión y extirpación de una cápsula.

decay *n.* deterioración, deterioro, descomposición gradual; [*teeth*] caries; **dental** ___ / carie dental, *pop.* dientes picados; ___ **rate** / índice de descomposición gradual; *v.* decaer, declinar; deteriorarse, descomponerse, [*teeth*] cariarse; [*wood*] carcomerse; [*matter*] podrirse, pudrirse.

decayed *a.* deteriorado-a, decaído-a; empeorado-a; [*teeth*] cariado-a; [*wood*] carcomido-a; [*matter*] podrido-a; putrefacto-a.

deceased *n.* difunto-a, persona muerta.

deceitful *a.* traicionero-a, engañador-a; ___ **sickness** / enfermedad ___-a.

deceleration *n.* desaceleración, disminución de la velocidad tal como en la frecuencia cardíaca.

decent *a.* decente.

decentered *a.* descentrado-a, fuera del centro.

decibel *n.* decibelio, unidad de la intensidad relativa de los sonidos.

decide *v.* decidir, determinar.

decided *a.* decidido-a.

decidua *n.* decidua, tejido membranoso formado por la mucosa uterina durante la gestación y expulsado después del parto.

decidua menstrualis *n.*, *L.* decidua menstrual, también llamada membrana caduca, es la capa mucosa del útero que se desprende durante la menstruación.

deciduous *a.* deciduo-a, de permanencia temporal; ___ **dentition** / primera dentición; ___ **teeth** / dientes ___-s, dientes de leche.

decimation *n.* gran mortalidad, diezma.

decipher *v.* descifrar, resolver un problema.

decision *n.* decisión, resolución.

decisive *a.* decisivo-a, terminante.

decline *n.* declinación; decadencia, decaimiento; *v.* declinar, decaer; [*invitation, offer*] declinar, rehusar, rechazar; [*health*] desmejorarse.

decompensation *n.* descompensación, inhabilidad del corazón para mantener una circulación adecuada.

decompose *v.* descomponerse, corromperse; [*food*] podrirse, pudrirse.

decomposed *a.* descompuesto-a; [*food*] podrido-a, putrefacto-a.

decompression *n.* descompresión, reducción de presión; ___ **chamber** / cámara de ___; ___ **sickness** / condición por ___; **surgical** ___ / ___ quirúrgica.

decongest *v.* descongestionar.

decongestant *n.* descongestionador, descongestionante.

decontamination *n.* descontaminación, proceso de librar el ambiente, objetos o personas de sustancias o agentes contaminados o nocivos tales como sustancias radioactivas.

decortication *n.* decorticación, excisión del tejido cortical de un órgano o estructura.

decrease *n.* disminución; reducción *v.* decrecer, disminuir, reducir; ___ **saliva** / ___ de saliva o reducción de saliva; ___ **tears** / ___ de lágrimas o reducción de lágrimas; ___ **urine output** / ___ o reducción del rendimiento urinario.

decreased *a.*, *pp.* de **to decrease**, decrecido-a, disminuido-a, reducido-a.

decreasing *a.* decreciente; *pp.* disminuyendo.

decrepit *a.* decrépito-a, senil.

decrudescence *n.* decrudescencia, disminución de la gravedad de los síntomas.

decubitus *n.* decúbito, posición acostada; ___ **ventral** / ___ prono; **dorsal** ___ / ___ supino; **lateral** ___ **x-ray** / radiografía ___ lateral.

deduce *v.* deducir, inferir.

deep *a.* profundo-a, hondo-a; ___ **artery of arm** / arteria ___-a del brazo; ___ **clitoris artery** / arteria ___-a del clítoris; ___ **artery of penis** / arteria ___-a del pene; ___ **breathing** / respiración ___-a; ___ **cerebral veins** / venas cerebrales ___-as;

___ **cervical veins** / venas cervicales ___-as; ___ **contractions** / contracciones ___-as, de fondo; ___-**chested** / ancho-a de pecho; ___ **dredging** / dragado; ___ **facial vein** / vena facial ___-a; ___ **inguinal ring** / anillo inguinal ___-o; ___-rooted / arraigado-a; ___ sensibility / sensibilidad ___-a; ___ sleep / sueño ___-o, sopor; ___ **tendon reflex** / reflejo tendinoso ___-o; ___ **x-ray therapy** / radioterapia ___-a.

deep-vein thrombosis n. trombosis venosa profunda (TVP), una condición marcada por la formación de un trombo (coágulo) dentro de una vena profunda que puede ser asintomático o estar acompañado de síntomas y que es potencialmente mortal si el desplazamiento del trombo resulta en un embolismo pulmonar.

deer fly disease n. V. tularemia.

deer tick n. garrapata de venado, garrapata que transmite la bacteria causante de la enfermedad de Lyme.

defecate v. defecar, evacuar; Mex. obrar.

defecation n. defecación, evacuación intestinal.

defect n. defecto; insuficiencia; fallo.

defective a. defectuoso-a; incompleto-a.

defense n. defensa; protección; resistencia; ___ **mechanism** / mecanismo de ___; [organic] antitoxina; autoprotección.

defensive medicine n. medicina defensiva, medidas terapéuticas o de diagnóstico que se toman con el propósito de evitar un posible riesgo de negligencia médica.

deferent a. deferente, hacia afuera.

defibrillation n. desfibrilación, acción de cambiar latidos irregulares del corazón a su ritmo normal.

defibrillator n. desfibrilador, dispositivo eléctrico usado para restaurar el ritmo normal del corazón.

deficiency n. deficiencia, falta de algún elemento esencial al organismo; ___ **disease** / enfermedad por deficiencia; **galactokinasa** ___ / ___ de galactocinasa; **lactase** ___ / ___ de lactasa; **mineral** ___ / ___ mineral; **mental** ___ / ___ mental; **oxygen** ___ / falta de oxígeno.

deficient a. deficiente, careciente.

definition n. definición.

definitive a. definitivo-a; determinado-a; ___ **diagnosis** / diagnóstico ___.

definitive host n. huésped definitivo, aquél en el cual el parásito se desarrolla hasta alcanzar la madurez sexual.

deflect v. desviar, apartar.

deflection, deflexion n. deflexión, desviación, desvío; diversión inconsciente de ideas.

deformed a. deformado-a, irregular.

deformity n. deformidad, irregularidad, defecto congénito o adquirido.

degenerate a. degenerado-a; anómalo-a.

degeneration n. degeneración, deterioro progresivo de caracteres físicos desde un nivel representante de la norma de generaciones o formas anteriores.

degenerative a. degenerativo-a, marcado por deterioro progresivo estructural o funcional, comparado con un nivel que representa la norma.

degenerative joint disease n. enfermedad degenerativa de una articulación o coyuntura.

deglutition n. deglución, acto de ingerir.

degree n. grado. 1. unidad de medida de la temperatura; 2. intensidad.

dehiscence n. dehiscencia, abertura espontánea de una herida.

dehumidifier n. deshumectante, aparato para disminuir la humedad.

dehydrate v. deshidratar, eliminar el agua de una sustancia; deshidratarse, perder líquido del cuerpo o de los tejidos.

dehydrated a. deshidratado-a.

dehydration n. deshidratación, pérdida anormal de líquidos corporales.

dehydrocholesterol n. dehidrocolesterol, esterol presente en la piel que se convierte en vitamina D por la acción de rayos solares.

deinstitutionalization n. dada de alta de un hospital psiquiátrico, dada de alta de un individuo previamente internado en un hospital psiquiátrico.

déjà vu n. Fr. déjà vu, impresión ilusoria de haber experimentado antes una situación que es totalmente nueva.

delay n. demora; v. demorar, atrasar; postergar.

delayed a. tardío-a, demorado-a; ___ **delivery** / parto ___.

delicate a. delicado-a.

delicious a. delicioso-a; exquisito-a.

delight n. deleite; delicia; v. agradar, deleitar.

delighted *a.* encantado-a; **to be ___ /** tener mucho gusto.

delinquency *n.* delincuencia; **juvenile ___ / ___** juvenil.

delirious *a.* delirante, en estado de delirio.

delirium *n.* delirium, estado de confusión mental acompañado *gen.* de alucinaciones y sensaciones distorsionadas; **___ tremens / ___** tremens, tipo de psicosis alcohólica.

deliver *v.* [*in childbirth*] partear, ayudar en un parto; dar a luz, estar de parto; *Mex. A.* aliviarse.

delivery *n.* parto, alumbramiento; **after ___ / después del ___; before ___ / antes del ___; ___ of the placenta / expulsión de la placenta; ___ room /** sala de **___,** sala de maternidad; **false ___ /** falso; **hard ___ / ___** laborioso; **induction of ___ / ___** inducido; **normal ___ / ___** normal; **premature ___ / ___** prematuro; **prolonged ___ / ___** prolongado; **stages of ___ /** etapas del **___.**

deltoid *a.* deltoideo-a. 1. en forma de delta; 2. rel. al músculo deltoides.

delusion *n.* delirio, decepción, engaño; creencias falsas; **___ of control / ___** de control; **___ of grandeur / ___** de grandeza; **___ of negation / ___** de negación; **___ of persecution / ___** de persecución.

demand *n.* demanda, petición; **___ feeding /** alimentación por demanda.

demented *a.* demente, enajenado-a; que sufre de demencia.

dementia *n.* demencia, locura; declinación de las funciones mentales; **___ paralytica / ___** paralítica; **___ praecox / ___** precoz, esquizofrenia (obs.); **organic ___ / ___** orgánica; **senile ___ / ___** senil.

demineralization *n.* desmineralización, pérdida de sales minerales del organismo.

demulcent *n.* emoliente, demulcente, aceite u otro agente que suaviza y alivia molestias de la piel.

demyelination *n.* desmielinización, pérdida de la capa de mielina de un nervio.

dendrite *n.* dendrita, prolongación protoplasmática de la célula de un nervio que recibe los impulsos nerviosos.

denervated *a.* desnervado, enervado, rel. a la pérdida de energía nerviosa.

dengue fever *n.* dengue, fiebre endémica producida por un virus, transmitida por el mosquito *Aedes*.

denomination *n.* denominación, nombre.

dense *a.* denso-a, espeso-a.

density *n.* densidad; **bone ___ / ___** ósea; **optic ___ / ___** óptica; **urinary ___ / ___** urinaria; **vapor ___ / ___** del vapor.

dental *a.* dental, dentario-a, rel. a los dientes; **___ abscess /** absceso **___; ___ ankylosis /** anquilosis **___; ___ arch /** arco **___; ___ bulb /** bulbo **___; ___ care /** cuidado **___; ___ caries /** caries **___ -es; ___ drill /** taladro, torno **___; ___ enamel /** esmalte dentario; **___ floss /** hilo **___,** hilo de seda encerada; **___ flossing system /** sistema para aplicar hilo **___; ___ follicle /** folículo **___; ___ health services /** servicios de salud **___; ___ hygienist /** técnico-a en profiláctica **___; ___ implants /** implantes **___ -es; ___ impression /** impresión, mordisco **___; ___ impactation /** inclusión dentaria; **___ plaque /** placa dentaria; **___ public health /** salud pública **___; ___ school /** escuela de odontología; **___ surgeon /** cirujano **___; ___ tartar /** sarro **___; ___ technician /** técnico **___.**

dentiform *a.* odontoide, dentado-a, de proyección similar a un diente.

dentifrice *n.* dentífrico, pasta dental.

dentilabial *a.* dentilabial, rel. a los dientes y los labios.

dentin *n.* dentina, marfil dentario, tejido calcificado de un diente.

dentinogenesis *n.* dentinogénesis, formación de la dentina.

dentist *n.* dentista.

dentistry *n.* arte o profesión de dentistas.

dentition *n.* dentición, brote de los diente; **primary ___ / ___** primaria [*first teeth*] o dientes de leche; **secondary ___ / ___** secundaria o dientes permanentes.

denture *n.* dentadura, prótesis; [*artificial*] dentadura postiza; **___ plates / ___** parcial, *pop.* plancha dental.

denudation *n.* denudación, privación de la cubierta de una superficie de una manera traumática, sea por cirugía, trauma, o por un cambio patológico.

deny *v.* negar, rehusar.

deodorant *n.* desodorante.

deodorize *v.* desodorizar, destruir olores fétidos o desagradables.

deoxycorticosterone *n.* desoxicorticosterona, hormona producida en la corteza de las glándulas suprarrenales de efecto marcado en el metabolismo del agua y los electrólitos.

deoxygenated *a.* desoxigenado-a.

deoxyhemoglobin *n.* desoxihemoglobina, forma reducida de hemoglobina que ocurre cuando la oxihemoglobina pierde el oxígeno.

departed *a.* difunto-a; ausente.

dependence, **dependency** *n.* dependencia, subordinación; ___ **producing drugs** / drogas adictivas, de dependencia.

dependent *n.* dependiente *a.* dependiente; ___ **drainage** / drenaje ___; ___ **edema** / edema ___; ___ **personality** / personalidad ___.

depersonalization *n.* despersonalización, pérdida de la personalidad.

depigmentation *n.* despigmentación, pérdida parcial o completa de pigmento.

depilation *n.* depilación, procedimiento de extirpación del pelo y la raíz.

depilatory *n.* depilatorio.

depleted *a.* agotado-a, vaciado-a, depauperado-a.

depletion *n.* agotamiento, pérdida. 1. acción de vaciar; 2. pérdida o remoción de los líquidos del cuerpo; ___ **of body liquids** / pérdida de líquidos del cuerpo; **fluid** ___, **dehydration** / pérdida de fluido, deshidratación; **potassium** ___ / pérdida de potasio, hipopotasemia; **saline** ___ / pérdida salina.

depravation *n.* depravación.

depressant *n.* depresor; tranquilizante; ___ **drug** / medicamento tranquilizante.

depressed *a.* deprimido-a, abatido-a; **to become** ___ / deprimirse.

depression *n.* depresión. 1. sensación de tristeza o melancolía acompañada de apatía y estados de abatimiento; 2. cavidad.

depressive *a.* depresivo-a, depримente; ___ **disorder** / trastorno ___.

depressor *n.* depresor. 1. agente usado para reducir un nivel establecido de una función o actividad del organismo; 2. tranquilizante que produce depresión.

depurate *v.* depurar.

depuration *n.* depuración, purificación.

deranged *a.* perturbado-a; trastornado-a; ___ **metabolic process** / trastorno del proceso metabólico.

derangement *n.* trastorno, desequilibrio, irregularidad de una función del cuerpo.

derivation *n.* derivación. 1. desviación, curso lateral o lateral que tiene lugar por anastomosis o por una característica anatómica natural; 2. descendencia.

dermabrasion *n.* dermabrasión, abrasión cutánea, proceso empleado para eliminar los nevus y cicatrices de la acné.

dermatitis *n.* dermatitis, dermitis, cualquier infl. de la piel; **atopic** ___ / ___ atópica; ___ **by contact** / ___ por contacto; ___ **medicamentosa** / ___ medicamentosa; ___ **papillaris capillitii** / ___ papillaris capillitii; **erythematic** ___ / ___ eritematosa; **gangrenous** ___ / ___ gangrenosa; **occupational** ___ / ___ ocupacional, industrial; **seborrheic** ___ / ___ seborréica.

dermatologist *n.* dermatólogo-a, especialista en dermatología.

dermatology *n.* dermatología, parte de la medicina que estudia la piel, su estructura, sus funciones y el tratamiento de la misma.

dermatolysis *n.* dermatolisis, exfoliación de la epidermis causada por una enfermedad.

dermatoma *n.* dermatoma, neoplasma de la piel.

dermatomycosis *n.* dermatomicosis, infl. de la piel producida por hongos.

dermatomyositis *n.* dermatomiositis, enfermedad del tejido conectivo con manifestaciones de dermatitis, edema e infl. de los músculos.

dermatoneurosis *n.* dermatoneurosis, erupción cutánea causada por un estímulo emocional.

dermatophytosis *n.* dermatofitosis, pie de atleta, infección fungosa producida por dermatófilos.

dermatoplasty *n.* dermatoplastia, cirugía plástica de la piel.

dermatosyphilis *n.* dermatosífilis, manifestación sifilítica en la piel.

dermic *a.* dermal, dermático-a, cutáneo-a.

dermis, **derma** *n.* dermis, piel.

dermoid *a.* dermoideo-a, semejante o rel. a la piel; ___ **cyst** / quiste ___, de origen congénito, gen. benigno.

descend v. descender, bajar; derivarse.

descendant n. a. descendiente.

descending a. descendente, descendiente;___ aorta / aorta ___, parte mayor de la aorta; ___ colon / colon ___.

descending tracts n., pl. ramas descendentes de nervios en la espina dorsal que llevan impulsos del cerebro al resto del cuerpo.

describe v. describir.

described a. descrito-a, narrado-a.

desensitize v. desensibilizar, reducir o eliminar una sensibilidad de origen físico o emocional.

deserve v. merecer.

desexualizing n. desexualización. 1. eliminación de un impulso sexual; 2. castración.

desiccant a. desecante, que tiene la propiedad de secar.

design n. diseño.

designer drug n. droga de diseño, droga diseñada con una estructura química o efecto semejantes a una droga ilegal.

desirable a. deseado-a; conveniente.

desmoid a. desmoide, en forma de ligamento.

despair n. desesperación; v. [to lose hope] perder la esperanza; desesperarse.

despondent a. desanimado-a, desalentado-a; **to be** ___ / estar ___.

desquamation n. descamación, exfoliación, desprendimiento de la piel en forma de escamas.

destroy v. destruir, aniquilar; arruinar.

detach v. separar, desprender, despegar; desprenderse; soltarse.

detachment n. desprendimiento, separación;___ **of the retina** / ___ de la retina.

detail n. detalle; **in** ___ / con detalle, detalladamente; v. detallar, destacar; **to go into** ___ / explicar todo detalladamente.

detain v. detener, parar.

detect v. detectar, descubrir.

detector n. detector, revelador, descubridor.

deteriorate v. deteriorar, desmejora; deteriorarse; desmejorarse.

deterioration n. deterioración, deterioro, desmejoramiento.

determinant n. determinante, elemento que predomina o causa una determinación.

determination n. determinación, decisión, resolución.

determine v. determinar, decidir; resolver; concluir.

determined a. decidido-a; [in tests] comprobado-a.

detorsion n. destorsión. 1. corrección de la curvatura o malformación de una estructura; 2. corrección quirúrgica de la torsión de un testículo o del intestino.

detox n. desintoxicación; v. destoxificar.

detoxification n. destoxificación, reducción de las propiedades tóxicas de una sustancia.

detoxify v. destoxificar, desintoxicar, extraer sustancias tóxicas.

detrimental a. perjudicial, nocivo-a.

detritus n., pl. desechos.

detrusor n. detrusor, músculo que expulsa o echa hacia afuera.

deuteranopia n. deuteranopía, ceguera al color verde.

develop v. [to expand, to grow] desarrollar, crecer, progresar; evolucionar; avanzar; [film] revelar [symptom] surgir; manifestarse.

developed a. desarrollado-a; revelado-a, manifestado-a.

development n. desarrollo; adelanto; progreso, crecimiento; [germs] proliferación; **child** ___ / ___ infantil; **physical** ___ / ___ físico; **psycho-motor and physical** ___ / ___ psicomotor y físico.

developmental disability n. inhabilidades de desarrollo o pérdida de una función adquirida debido a causas congénitas o post natales, tales como la adquisición del lenguaje o la habilidad motora o social.

developmental psychology n. sicología del desarrollo mental.

deviation n. desviación, desvío. 1. alejamiento de una pauta establecida; 2. aberración mental, mala conducta, mal comportamiento.

device n. dispositivo; mecanismo.

devise v. idear, inventar, considerar.

devitalize v. devitalizar, debilitar, privar de la fuerza vital.

devolution n. cambio catabólico. V. **catabolism**.

dexter a. diestro-a; a la derecha.

dextrality n. dextrismo, preferencia de uso de la mano derecha.

dextrocardia n. dextrocardia, dislocación del corazón hacia la derecha.

dextromethorphan *n.* dextrometorfano, un supresor de tos no adictivo que se usa ampliamente en las preparaciones de venta libre para la tos y los resfríos.

dextrose *n.* dextrosa, glucosa, forma de azúcar simple, *pop.* azúcar de uva.

diabetes *n.* diabetes, enfermedad que se manifiesta por excesiva emisión de orina.

diabetes insipidus *n.* diabetes insípida nefrógena, causada por una deficiencia en el gasto de hormona antidiurética.

diabetes mellitus *n.* diabetes mellitus, diabetes causada por una deficiencia en la producción de insulina que resulta en hiperglucemia y glucosuria; ___ **noninsulin-dependent** / ___ sin dependencia de insulina.

diabetic *a.* diabético-a; rel. a la diabetes o que padece de ella; **brittle** ___ / ___ inestable; ___ **angiopathies** / angiopatías ___-s; ___ **coma** / coma ___, por falta de insulina; ___ **diet** / dieta ___; ___ **neuropathy** / neuropatía ___; ___ **retinopathy** / retinopatía ___; ___ **shock** / choque ___

diabetic retinitis *n.* retinopatía diabética.

diabetogenic *a.* diabetogénico-a, que produce diabetes.

diabetograph *n.* diabetógrafo, aparato para medir la proporción de glucosa en la orina.

diacetemia *n.* diacetemia, presencia de ácido diacético en la sangre.

diacetylmorphine *n.* diacetilmorfina, heroína.

diagnose *v.* diagnosticar, dar un diagnóstico, hacer un diagnóstico o diagnosis.

diagnosis *n.* diagnóstico, diagnosis, determinación de la enfermedad del paciente; **computer** ___ / ___ computarizada; ___ **error** / errores de ___; **differential** ___ / ___ diferencial, por comparación; **physical** ___ / ___ físico, por medio de un examen físico completo.

diagnostic *n.* diagnóstico; ___ **chart** / ficha de ___; ___ **imaging** / ___ de imágenes por medios radioactivos.

diagonal *a.* diagonal, sección transversal.

diagram *n.* diagrama.

dialysate *n.* dializado, líquido que pasa por la membrana separadora o dializadora.

dialysis *n.* diálisis, procedimiento para filtrar y eliminar toxinas presentes en la sangre de pacientes con insuficiencia renal; ___ **machine** / aparato de ___ (riñón artificial); **peritoneal** ___ / ___ peritoneal; **renal** ___ / ___ renal.

dialyze *v.* dializar, hacer una diálisis.

dialyzer *n.* dializador, instrumento usado en el proceso de diálisis.

diameter *n.* diámetro.

Diana complex *n.* complejo de Diana, la adopción de características y conducta masculina por parte de una mujer.

diapedesis *n.* diapédesis, paso de células sanguíneas, esp. leucocitos, a través de la pared intacta de un vaso capilar.

diaper *n.* pañal; Mex. pavica; zapeto; ___ **rash** / eritema de los pañales, erupción.

diaphoresis *n.* diaforesis, perspiración excesiva causada por una temperatura elevada del cuerpo debida a intenso ejercicio físico o exposición a un calor intenso.

diaphoretic *n.* diaforético, agente que estimula la transpiración.

diaphragm *n.* diafragma. 1. músculo que separa el tórax del abdomen; 2. anticonceptivo uterino.

diaphragmatic *a.* diafragmático-a, rel. al diafragma.

diaphysis *n.* diáfisis, porción media de un hueso largo tal como se presenta en el húmero.

diarrhea *n.* diarrea; **acute** ___ / ___ severa; **infantile** ___ / ___ infantil; ___ **of the newborn** / ___ epidémica del recién nacido; **dysenteric** ___ / ___ disentérica; **emotional** ___ / ___ emocional; **lienteric** ___ / ___ lientérica; **mucous** ___ / ___ mucosa; **nervous** ___ / ___ nerviosa; **pancreatic** ___ / ___ pancreática; **purulent** ___ / ___ purulenta; **summer** ___ / ___ estival o de verano; **travelers'** ___ / ___ del viajero.

diarrheal *a.* diarreico-a, rel. a la diarrea.

diastase *n.* diastasa, enzima que actúa en la digestión de almidones y azúcares.

diastasis *n.* diastasis. 1. separación anormal de partes unidas esp. hueso. 2. tiempo de descanso del ciclo cardíaco inmediatamente anterior a la sístole.

diastole *n.* diástole, fase de dilatación del corazón durante la cual se llenan de sangre las cavidades cardíacas.

diastolic *a.* diastólico-a, rel. a la diástole del corazón; ___ **pressure** / presión ___.

diathermy *n.* diatermia, aplicación de calor a los tejidos del cuerpo por medio de una corriente eléctrica.

diathesis *n.* diátesis, propensión constitucional u orgánica a contraer ciertas enfermedades; **hemorrhagic** ___ / ___ hemorrágica; **rheumatic** ___ / ___ reumática.

diatrizoate meglumine *n.* diatrizoate de meglumina, sustancia radioopaca que se usa para hacer visibles las arterias y venas del corazón y del cerebro así como la vesícula, los riñones y la vejiga.

dichotomy, dichotomization *n.* dicotomía, dicotomización, división en dos partes; bifurcación.

dichromic *a.* dicrómico-a, rel. a dos colores.

didelphic *a.* didélfico-a, rel. a un útero doble.

didymitis *n.* didimitis. *V.* **orchidi, orchitis.**

die *n.* molde, troquel; *v.* morir, fallecer, dejar de existir, morirse.

diembryony *n.* diembrionismo, producción de dos embriones de un solo óvulo.

diencephalon *n.* diencéfalo, parte del cerebro.

dienestrol *n.* dienestrol, estrógeno sintético.

diet *n.* dieta, régimen; **balanced** ___ / ___ balanceada, equilibrada; **bland** ___ / ___ blanda; **diabetic** ___ / ___ diabética; **gluten-free** ___ / ___ libre de gluten; **high fiber** ___ / ___ alta en fibra; **liquid** ___ / ___ líquida; **low fat** ___ / ___ baja en grasa; **low-salt** ___ / ___ baja de sal; **salt-free** ___ / ___ sin sal; **weight reduction** ___ / ___ para bajar de peso.

dietary *a.* dietético-a; alimenticio-a; **vitamins** / vitaminas ___ -as.

dietetic *a.* dietético-a, rel. a la dieta o aplicado a ésta.

dietetics *n.* dietética, ciencia que regula el régimen alimenticio para preservar o recuperar la salud.

dietitian *n.* dietista, especialista en nutrición.

different *a.* diferente, distinto-a.

differential *a.* diferencial, rel. a la diferenciación; ___ **diagnosis** / diagnóstico ___.

differentiate *v.* diferenciar.

differentiation *n.* diferenciación, comparación y distinción de una sustancia, enfermedad o entidad con otra o de otra.

difficult *a.* difícil.

difficulty *n.* dificultad; penalidad; obstáculo.

diffraction *n.* difracción. 1. desviación de dirección; 2. la descomposición de un rayo de luz y sus componentes al atravesar un cristal o prisma; ___ **pattern** / patrón de ___.

diffuse *v.* difundir, extender.

diffused *a.* difuso-a; ___ **abscess** / absceso ___; ___ **cutaneous mastocystosis**/ mastocitosis cutánea ___ / ___ **injury** / lesión extensa; ___ **obstructive enphysema**/enfisema obstructivo ___.

diffusion *n.* difusión. 1. proceso de difundir; 2. diálisis a través de una membrana.

diffusion respiration *n.* proceso de difusión de respiración en apnea.

digest *v.* digerir.

digestant *n.* digestivo, agente que facilita la digestión.

digestion *n.* digestión, transformación de líquidos y sólidos en sustancias más simples para ser asimiladas por el organismo; **gastric** ___ / ___ gástrica; **intestinal** ___ / ___ intestinal, del intestino; **pancreatic** ___ / ___ pancreática.

digestive *a.* digestivo-a; rel. a la digestión; ___ **system** / sistema ___.

digit *n.* dedo.

digital *a.* digital, rel. a los dedos.

digitalis *n.* digitalis, agente cardiotónico que se obtiene de las hojas secas de la *Digitalis purpure*; ___ **intoxication** / intoxicación por ___.

digitalization *n.* digitalización, uso terapéutico de digitalis.

digital radiography *n.* radiografía de imagen digital, transmisión de una imagen directa de rayos X por medio de una computadora (ordenador).

digitoxin *n.* digitoxina, glucósido cardiotónico obtenido de digitalis y usado en el tratamiento de la congestión pasiva del corazón.

digitus *n.* dígito, dedo; ___ **malleus, mallet finger** / dedo en martillo; ___ valgus, varus / desviación de un dedo.

digoxin *n.* digoxina, un derivado de digitalis que se emplea en el tratamiento de arritmias cardíacas.

dihydrostreptomycin *n.* dihidroestreptomicina, antibiótico derivado de la estreptomicina más usado que ésta por causar menos neurotoxicidad.

dilatation, dilation *n.* dilatación, aumento o expansión anormal de un órgano u orificio.

dilate *v.* dilatar, expandir.

dilation and curettage *n.* dilatación y curetaje; *pop.* raspado.

dilator *n.* dilatador. 1. músculo que dilata un órgano al contraerse; 2. instrumento quirúrgico para expandir o dilatar un orificio o paredes; **Hegar's** ___ / ___ de Hegar, instrumento usado para dilatar el canal uterino.

diluent *a.* diluente, diluyente, agente o medicamento que tiene la propiedad de diluir.

dimenhydrinate *n.* dimenhidrinato, anthistamínico usado en el tratamiento de la náusea.

dimension *n.* dimensión, medida de un cuerpo.

dimercaprol *n.* dimercaprol, antídoto usado en el envenenamiento producido por metales tales como oro y mercurio.

dimethylsulfoxide *n.* dimetilsulfóxido, medicamento antiinflamatorio y analgésico.

dimetria *n.* dimetría, útero o matriz doble.

diminish *v.* disminuir, reducir; amortiguar.

diminutive *n.* diminutivo-a; *a.* diminuto-a, pequeño-a.

dimness *n.* opacidad; obscurecimiento de la vista.

dimorphism *n.* dimorfismo, caracterización de dos formas diferentes; **sexual** ___ / ___ sexual, hermafrodismo.

dimple *n.* hoyuelo o hendidura en la piel, esp. en la mejilla o la barbilla.

dinner *n.* cena.

dioptometer *n.* dioptómetro, instrumento usado para medir la refracción ocular.

dioptric *a.* dióptrico, referente a la refracción de la luz.

dioptrics *n.* dióptrica, ciencia que trata de la formación de imágenes y lentes.

dioxin *n.* dioxina, un hidrocarburo tóxico persistente.

diphallus *n.* dífalo, duplicación parcial o completa del pene.

diphenhydramine *n.* difenhidramina, antihistamínico.

diphonia *n.* difonía, producción de dos tonos diferentes.

diphtheria *n.* difteria, enfermedad contagiosa e infecciosa aguda, causada por el bacilo *Corynebacterium diphtheriae* (Klebs-Löffler), caracterizada por la formación de membranas falsas esp. en la garganta; ___ **antitoxin** / antitoxina contra la ___.

diphtherotoxin *n.* difterotoxina, toxina derivada del cultivo de bacilos de la difteria.

diplacusis *n.* diplacusia, desorden auditivo caracterizado por la percepción de dos tonos por cada sonido producido.

diplegia *n.* dipléjia, parálisis bilateral; **facial** ___ / ___ facial, parálisis de ambos lados de la cara; **spastic** ___ / ___ espástica.

diplocoria *n.* diplocoria, pupila doble.

diploe *n.* diploe, tejido esponjoso localizado entre las dos capas compactas de los huesos craneales.

diploid *a.* diploide, que posee dos combinaciones de cromosomas.

diplopagus *n.* diplópagos, mellizos unidos, cada uno de cuerpo casi completo, pero que comparten algunos órganos.

diplopia *n.* diplopía, visión doble.

dipsomania *n.* dipsomanía, tipo de alcoholismo en el cual el paciente sufre una urgencia incontrolable por consumir sustancias alcohólicas.

direct *a.* directo-a; *v.* dirigir, ordenar; instruir.

direction *n.* dirección; instrucción.

directory *n.* directorio; junta; **telephone** ___ / guía telefónica.

dirty *a.* sucio-a, mugriento-a; *pop.* cochino-a.

disability *n.* incapacidad, inhabilidad; invalidez, impedimento; disminución de una capacidad física o mental.

disabled *a.* inválido-a; impedido-a; incapacitado-a.

disadvantage *n.* desventaja; alguna capacidad disminuida.

disagree *v.* no estar de acuerdo; disentir; altercar, argumentar.

disagreeable *a.* desagradable; ofensivo-a.

disappoint *v.* contrariar, desengañar.

disarticulation *n.* desarticulación, separación o amputación de dos o más huesos articulados entre sí.

disassimilation n. disasimilación, proceso destructivo.

disbelief n. incredulidad, escepticismo.

discard n. desecho, descarte; v. descartar, desechar.

discharge n. flujo; supuración; excreción; descarga; derrame; ___ summary / sumario o nota de egreso; v. [fluid, pus] secretar, supurar; [from the hospital] dar de alta; librar; soltar; [electricity] descargar.

discipline n. disciplina, comportamiento estricto.

discitis n. discitis, infl. de un disco.

disclose v. revelar, descubrir; destapar, abrir.

discogenic a. discogénico, rel. a un disco intervertebral.

discography n. discografía, radiografía de un disco vertebral usando un medio de contraste.

discolored a. descolorido-a, [skin] ensombrecido-a, sin color, empañado-a.

discomfort n. incomodidad, malestar, aflicción.

discomposed a. descompuesto-a; desordenado-a.

disconnect v. desconectar, desunir, quitar la conexión; separar.

disconnected a. desconectado-a, separado-a, sin conexión, desunido-a.

discontinue v. suspender, interrumpir, descontinuar; **to ___ the medication** / ___ la medicina.

discontinued a. suspendido-a, interrumpido-a, descontinuado-a.

discourage v. desanimar, desalentar; **to ___ from** / disuadir.

discrete a. discreto, caracterizado por distintas lesiones desconectadas.

discretion n. discreción, prudencia; acuerdo.

discriminate v. discriminar; mostrar prejuicio; hacer notar diferencias.

discrimination n. discriminación; diferenciación de raza o cualidad.

discuss v. discutir, argumentar.

discussion n. discusión, debate, argumento.

disease n. enfermedad, dolencia, anomalía; indisposición; **a crippling ___ / ___** que causa invalidez; **blood ___ / ___** sanguínea; **bone ___ / ___** ósea; **cardiac ___ / ___** cardíaca; **chronic obstructive pulmonary ___ / ___** pulmonar crónica obstructiva; **coal miner's ___ / ___** de los mineros; **communicable ___ / ___** contagiosa; **communicable ___ control /** control de ___-es contagiosas; **companion ___ / ___** concomitante; **functional ___ / ___** funcional; **gallbladder ___ /** colecistopatía; **heavy chain ___ / ___** de red o de cadena; **kidney ___ / ___** nefropatía; **liver ___ / ___** hepática, renal; **venereal ___ / ___** venérea; v. causar una enfermedad, contagiar, enfermar, dañar, hacer daño.

diseased a. enfermo-a.

disease related n. relacionado a una enfermedad.

disengage v. librar, separar, desplazar.

disengagement n. desencajamiento, separación, desunión; [in obstetrics] desplazamiento de la cabeza del feto de la vulva.

disfiguration n. desfiguración, desfiguramiento.

disillusion n. desencanto, desilusión; v. desilusionar, desencantar.

disinfect v. desinfectar, esterilizar.

disinfectant n. desinfectante, antiséptico, esterilizante.

disinfection n. desinfección. 1. proceso de limpieza extensa y eliminación de organismos patógenos; 2. limpieza de control de eliminación diaria de materiales contaminados y destrucción de microorganismos, tal como se hace en hospitales.

disinfestation n. desinfestación, limpieza extensa y eliminación de parásitos, rumiantes e insectos causantes de infección.

disintegration n. desintegración, descomposición, separación.

disjointed a. desarticulado-a, descoyuntado-a, dislocado-a.

disk, disc n. disco; **herniated ___, ruptured ___, slipped ___ /** hernia discal, una lesión en la que parte de un disco intervertebral se desliza fuera de lugar, ejerciendo presión sobre los nervios espinales y causando dolor de espalda y piernas.

dislike *n.* aversión, antipatía; *v.* aborrecer, desagradar, repugnar; **I ___ this medicine** / no me gusta, me desagrada, me repugna esta medicina.

dislocate *v.* dislocar, descoyuntar, desencajar.

dislocated *a., pp.* de **to dislocate**, dislocado-a; **___ shoulder** / luxación del hombro.

dislocation *n.* luxación, dislocación, desviación, desplazamiento de una articulación; **cervical ___** / luxación cervical; **closed ___ / ___** cerrada; **complicated ___ / ___** complicada; **congenital ___ / ___** congénita; **congenital ___ of the hip /** ___ congénita de la cadera; **habitual ___ / ___** habitual.

dislocation of the lens *n.* desplazamiento del cristalino.

disobedience *n.* desobediencia.

disobedient *a.* desobediente.

disorder *n.* desorden, desarreglo, trastorno; **mental ___** / desarreglo emocional, trastorno mental.

disorganized *a.* desorganizado-a.

disorient *v.* desorientar.

disorientation *n.* desorientación, incapacidad de encontrar una dirección o local, de reconocer a otras personas, y de establecer una relación temporal lógica.

disoriented *a.* desorientado-a; confundido-a, confuso-a.

dispensary *n.* dispensario, clínica, establecimiento que proporciona asistencia médica y dispensa medicamentos.

displace *v.* desplazar; poner fuera de lugar.

displaced *a.* desplazado-a; dislocado-a; **to be ___** / estar fuera de lugar, estar ___; [*bone, joint*] estar dislocado-a.

displacement *n.* desplazamiento; dislocación; transferencia de una emoción a otra distinta de la inicial; **___ of pelvic bone / ___** del hueso pélvico.

display *n.* muestra, exhibición, *v.* mostrar, exhibir, extender.

displeased *a.* descontento-a; insatisfecho-a.

disposable *a.* desechable.

dispose *v.* disponer; desechar; **to ___ of /** deshacerse de.

disposition *n.* disposición; tendencia.

disproportion *n.* desproporción; desproporcionamiento.

disproportionate *a.* desproporcionado-a, desigual, sin simetría.

disregard *v.* ignorar; no prestar atención, descuidar.

dissect *v.* disectar, separar en pedazos para hacer un examen científico.

dissecting knife *n.* escalpelo, bisturí.

disseminated *a.* diseminado-a, difundido-a; **___ intravascular coagulation /** coagulación intravascular ___.

dissemination *n.* diseminación, esparcimiento.

dissociation *n.* disociación. 1. acción y efecto de separar; 2. descomposición de un agregado molecular en otros más sencillos; 3. separación inconsciente de la personalidad propia de la esquizofrenia, con efectos que resultan en un trastorno de las asociaciones del pensamiento; **atrial ___ / ___** atrial; **atrioventricular ___ / ___** atrioventricular; **pupillary light-near ___ / ___** pupilar por cercanía de luz; **sleep ___ / ___** del sueño; **visual-kinetic ___ / ___** visual quinética.

dissolve *v.* disolver, diluir, deshacer; destruir.

dissolvent *a.* disolvente, capaz de disolver.

distal *a.* distal, distante, rel. a la parte más lejana; **___ end /** próxima ___.

distance *n.* distancia, lejanía; **at a ___** / a lo lejos; **to keep at a ___** / mantener a ___.

distemper *n.* destemplanza, cualquier trastorno físico o mental.

distend *v.* distender, dilatar; ditenderse, dilatarse.

distensibility *n.* distensibilidad, capacidad de una estructura de ser extendida, dilatada o agrandada en tamaño.

distension, distention *n.* distensión, condición de dilatación o expansión.

distinct *a.* diferente; definido-a; **___-ly** *adv.* / definidamente; con diferencia, con precisión.

distinguish *v.* distinguir; diferenciar, clasificar.

distinguished *a.* [*person*] distinguido-a; [*characteristics*] señalado-a, marcado-a.

distobuccal *a.* distobucal, rel. a la superficie distal y bucal de un diente.

distoclusion *n.* distoclusión, mordida irregular.

distort *v.* torcer, deformar, desfigurar.

distorted *a.* torcido-a; deformado-a; desfigurado-a.

distortion *n.* distorsión, deformación, desfiguración.

distracted *a.* distraído-a, [*madness*] trastornado-a.

distraction *n.* distracción. 1. inhabilidad para concentrarse en una experiencia determinada; 2. separación de articulaciones sin dislocación.

distraught *a.* atolondrado-a, confundido-a, desconcertado-a; [*irrational*] demente.

distress *n.* angustia, apuro, preocupación, aflicción; **to be in** ___ / estar angustiado-a, estar afligido-a.

distressed *a.* adolorido-a, angustiado-a, afligido-a.

distribute *v.* distribuir, dispensar, repartir.

distribution *n.* distribución.

distrust *n.* desconfianza, falta de confianza; *v.* desconfiar.

disturb *v.* perturbar, incomodar, molestar, inquietar.

diuresis *n.* diuresis, aumento en la secreción de orina.

diuretic *a.* diurético, rel. a agentes que provocan aumento en la secreción de orina.

diuria *n.* diuria, frecuencia de excreción de orina durante el día.

diurnal *a.* diurno(a), que tiene un ciclo diario.

diver *n.* buzo; ___ **'s paralysis** / parálisis de los ___-s.

divergence *n.* divergencia, separación de un centro común.

divergent *a.* divergente, movimiento en sentido opuesto; ___ **reactor** / reactor de potencia ___.

diverticulitis *n.* diverticulosis, diverticulitis, infl. de un divertículo, esp. de pequeños sacos que se forman en el colon.

diverticulosis *n.* diverticulosis, formación de divertículos en las paredes del intestino grueso o colon; **degenerative** ___ / ___ degenerativa.

diverticulum *n.* (*pl.* **diverticula**) divertículo, saco o bolsa que se origina en la cavidad de un órgano o estructura.

divide *v.* dividir, repartir.

divided *a.* dividido-a, separado-a.

divorce *n.* divorcio, disolución.

dizygotic twins *n.*, *pl.* gemelos dicigóticos, mellizos de embriones producidos por dos óvulos.

dizziness *n.* mareo, sensación de desvanecimiento, vahído.

dizzy *a.* mareado-a.

DNA *n.* ADN, cualquiera de varios ácidos nucléicos que generalmente son la base molecular de la herencia.

DNR *abbr.* (*do not resuscitate*) NR, no resucitar.

do *vi. aux.* hacer; ___ **it!** / ¡hágalo!, ¡hazlo!; ___ **not** ___ **it!** / ¡no lo haga!, ¡no lo hagas!; ___ **you cough a lot?** / ¿Tose mucho?, ¿toses mucho?; ___ **"Do"** (Do is not translated in Spanish when used as an auxiliary verb.); **How do you** ___ **?** / ¿cómo está usted?, ¿cómo estás tú?; **that will** ___ / eso es suficiente; **to** ___ **away with** / deshacerse de; **to** ___ **harm** / hacer daño; **to** ___ **one's best** / hacer lo mejor posible; **to** ___ **someone good** / mejorar, ayudar a alguien; **to** ___ **without** / pasar sin, prescindir de; **What do you** ___ **?** / ¿Qué hace usted?, ¿qué haces tú?; **whatever you** ___ / cualquier cosa que haga, hagas.

doctor *n.* doctor-a, médico-a; ___ **'s discretion** / al criterio del ___; según opinión facultativa.

document *n.* documento.

documentation *n.* documentación.

dog *n.* perro-a; ___ **bite** / mordida de

dog tick *n.* garrapata del perro. *V.* **American dog tick**.

dolichocephalic *a.* dolicocefálico-a, de cráneo alargado y estrecho.

dominant *a.* dominante, característica primordial; ___ **characteristics** / características ___-s, con tendencia a heredarse; ___ **factor** / factor ___.

donate *v.* donar, regalar.

donation *n.* donativo, donación.

done *a.*, *pp.* de **to do**, hecho, terminado; ___ **for** / gastado-a, destruido-a.

donor *n.* donante, donador; persona contribuyente; ___ **card** / tarjeta de ___.

Donovania granulomatosis, Donovan's body *n.* Donovania granulomatosis, cuerpos de Donovan, infección bacteriana que afecta la piel y las membranas mucosas de los genitales y el ano.

dopamine *n.* dopamina, neurotransmisor, sustancia sintetizada por la glándula suprarrenal que aumenta la presión arterial; *gen.* usada en el tratamiento de choque.

dope *n.* narcótico; ___ **addict** / drogadicto-a; ___ **fiend** / narcómano-a; *v.* dopar; estimar la potencia de la dosis de una droga.

Doppler technique *n.* técnica de Doppler, técnica de diagnóstico basada en el hecho de que la frecuencia de las ondas ultrasónicas cambia cuando éstas se reflejan en una superficie en movimiento; ___ **echocardiography** / ecocardiografía de ___; ___ **effect** / efecto de ___; ___ **ultrasonography** / ultrasonografía de ___.

dorsal *a.* dorsal, situado-a en la parte posterior del cuerpo o rel. a éste; ___ **recumbent position** / posición reclinada ___; **slit** / fisura o corte ___.

dorsalgia *n.* dorsalgia, dolor de espalda.

dorsiflexion *n.* dorsiflexión, movimiento de doblar o de doblarse hacia atrás.

dorsocephalad *a.* dorsocefálico-a, situado-a en la parte posterior de la cabeza.

dorsodynia *n.* dorsodinia, dolor en los músculos de la parte superior de la espalda.

dorsolateral *a.* dorsolateral, rel. a la espalda y un costado.

dorsolumbar *a.* dorsolumbar, lumbodorsal, rel. a la espalda y la región lumbar de la columna.

dorsospinal *a.* dorsoespinal, rel. a la espalda y la espina dorsal.

dorsum *n.*, (*pl.* **dorsa**); dorso. 1. porción posterior, tal como el dorso de la mano o el pie; 2. espalda.

dose, dosage *n.* dosis, dosificación; 1. cantidad prescrita de medicina u otro agente terapéutico; 2. en medicina nuclear, una cantidad farmacéutica determinada; **absorbed** ___ / ___ absorbida; **average** ___ / ___ promedio, media; **bone marrow** ___ / ___ de la médula ósea; **booster** ___ / ___ de refuerzo; **cumulative** ___ / ___ acumulada; **curative** ___ / ___ curativa; **daily** ___ / ___ diaria; **divided** ___ / ___ dividida; **effective** ___ / ___ efectiva; **equivalent** ___ / ___ equivalente; **exposure** ___ / ___ de exposición; **initial** ___ / ___ inicial; **integral** ___ / ___ integral; **lethal** ___ / ___ letal; **maximal** ___; ___ máxima; **maximal permissible** ___ / ___ máxima permitida; **maximum tolerated** ___ / ___ máxima tolerable; **minimal** ___ / ___ mínima;

minimal lethal ___ / ___ letal mínima; **minimal reacting** ___ / ___ reactiva mínima; **optimum** ___ / ___ óptima; **preventive** ___ / ___ preventiva; **radiation** ___ / ___ de radiación; **reduction** ___ / ___ de reducción; **skin** ___ / ___ dermal; **therapeutic** ___ / ___ terapéutica; **tolerated** ___ / ___ tolerada; **unit** ___ / ___ individual; **volume** ___ / ___ de volumen.

dot *n.* cúmulo, mancha.

double *a.* doble; ___ **-edged** / de doble filo; ___ **personality** / desdoblamiento de la personalidad; ___ **uterus** / útero didelfo, útero o matriz doble; *v.* duplicar.

doubt *n.* duda, incertidumbre.

douche *n.* 1. ducha, regadera; 2. lavado vaginal; irrigación; *v.* tomar una ducha; ducharse.

Douglas cul-de-sac *n.* excavación rectouterina, pliegue del peritoneo que se introduce entre el recto y el útero.

doula *n.* doula, o asistente de parto sin entrenamiento médico, una mujer cuyo trabajo es dar consejos y consuelo a una mujer que está dando a luz.

down *adv.* abajo, hacia abajo; ___ **below** / más abajo; **to cut** ___ / recortar; reducir; **to lie** ___ / acostarse, recostarse.

downcast *a.* deprimido-a, alicaído-a, abatido-a.

downstairs *adv.* abajo; *adj.* del piso de abajo; **to go** ___ / bajar las escaleras.

Down syndrome *n.* síndrome de Down, anormalidad citogenética del cromosoma 21 caracterizada por retraso mental y facciones mongoloides.

doze *v.* dormitar, quedarse medio dormido.

dozen *n.* docena.

draft *n.* 1. líquido prescrito para ser tomado en una sola dosis; 2. [*air*] corriente de aire; 3. [*art design*] diseño, bosquejo.

drain *n.* desagüe, escurridor; *v.* drenar, desaguar, eliminar una secreción o pus de una parte infectada.

drainage *n.* drenaje; **open** ___ / ___ abierto; **continuous** ___ / ___ continuo; ___ **tube** / tubo de ___; **postural** ___ / ___ postural, por gravedad; **tidal** ___ / ___ periódico.

dramatism *n.* dramatismo, conducta espectacular y lenguaje dramatizado manifestados en ciertos trastornos mentales.

drape *v.* cubrir el campo operatorio con paños esterilizados.

drastic *a.* drástico-a; ___ **therapy** / tratamiento ___.

draw *vi.* extraer, sacar; [*air*] aspirar; [*art*] dibujar, trazar; **to ___ back** / retroceder; **to ___ in** / atraer; incitar; **to ___ near** / acercarse, arrimarse.

dream *n.* sueño, ilusión. *v.* soñar, imaginar, hacerse ilusiones.

drenched *a.* empapado-a, mojado-a.

dress *n.* vestido. *v.* [*a wound*] vendar, curar; [*a corpse*] amortajar; [*put on clothes*] vestirse.

dressing *n.* apósito o vendaje, venda de gasa u otro material para cubrir una herida; adhesive, **absorbent** ___ / ___ adhesivo, absorbente; **antiseptic** ___ / ___ antiséptico; **dry** ___ / ___ seco; **fixed** ___ / ___ fijo; **occlusive** ___ / ___ oclusivo; **pressured** ___ / ___ presionado; **removable** ___ / ___ desechable; **tie-over** ___ / ___ amarrado; **wet** ___ / ___ humedecido.

DRG *abbr.* (*diagnosis related group*) GRD, grupo relacionado de diagnóstico, categoría de pago utilizada para clasificar pacientes, esp. de Medicare, para reembolsar a los hospitales por cada caso en una categoría determinada con una tasa fija independientemente del costo real incurrido.

dribble *n.* goteo.

drink *n.* bebida, trago. *v.* beber, tomar.

drinker *a.* bebedor, tomador.

drip *n.* gota, goteo; gotera; **postnasal** ___ / ___ postnasal; *v.* gotear.

drive *n.* paseo, vuelta; impulso; [*haste*] exigencia; [*energy*] energía, vigor; **to go for a ___** / dar un paseo; *vt.*, *vi.* [*vehicles*] conducir, manejar, guiar; **to ___ someone crazy** / enloquecer, volver loco-a.

drivel *n.* baba o saliva que sale por los extremos de los labios.

dromotropic *a.* dromotrópico-a, que afecta la conductividad de una fibra muscular o nerviosa.

drop *n.* gota; caída; ___ **by** ___ / gota a gota; *v.* dejar caer; [*from school*] dejar la escuela; caerse.

droplet *n.* partícula, gotita; ___ **infection** / infección trasmitida por gotitas o partículas.

dropper *n.* gotero.

dropsy *n.* hidropesía, acumulación excesiva de fluido seroso en una cavidad o tejido celular.

drowning *n.* ahogamiento, acción de ahogar o ahogarse.

drowse *v.* adormecerse, adormitarse.

drowsiness *n.* sopor, somnolencia, abotagamiento, pesadez.

drug *n.* droga, medicamento, narcótico, barbitúrico; ___ **abuse** / uso excesivo de una ___ por adicción; ___ **addict** / narcómano-a, drogadicto-a; ___ **-induced abnormality** / anomalía causada por el uso de ___-s; ___ **interactions** / interacciones de medicamentos; ___ **recreational** ___ / ___ recreativa; ___ **resistance, microbial** / resistencia microbiana a las ___-s; **long acting** ___ / ___ de acción prolongada.

drugged *a.* endrogado-a, drogado-a.

drunk *n.* borracho-a, ebrio-a.

dry *a.* seco-a; árido-a; *v.* secar; ___ **abscess** / absceso ___; ___ **cough** / tos ___; ___ **gangrene** / gangrena ___; **to ___ out** / secarse.

dryness *n.* sequedad; aridez.

d.t.'s, delirium tremens *n.* delirio por abstinencia alcohólica.

DTP *abbr.* (diphteria, tetanus and pertussis) DPT, difteria, *Bordetella pertussis* [*tos ferina*] y tétano.

duct *n.* conducto, canal; **biliary** ___ / ___ biliar; **common bile** / colédoco; **cystic** ___ / ___ cístico; **deferent** ___ / ___ deferente; **ejaculatory** ___ / ___ eyaculatorio; **excretory** ___ / ___ excretorio; **hepatic** ___ / ___ hepático; **lacrimal** ___ / ___ lacrimal; **lactiferous** ___ / ___ lactífero; **lymphatic** ___ / ___ linfático; **mullerian** ___ / ___ mulleriano; **nasolacrimal** ___ / ___ nasolagrimal; **lacrimal** ___ / ___ lacrimal; **mammary** ___ / ___ mamaria; **seminal** ___ / ___ seminal; **seminiferous tubule** ___ / ___ seminífero. *V.* cuadro en la página 42.

ductal *a.* rel. a un conducto o canal.

ductile *a.* dúctil, que tiene la propiedad de admitir deformaciones sin romperse.

ductule *n.* túbulo, conducto pequeño.

dues *n.*, *pl.* deuda; obligación.

dull *a.* aburrido-a; [*pain*] dolor sordo; [*blade*] mellado-a.

dullness *n.* 1. matidez, resonancia disminuída en la palpación; 2. estado de aburrimiento, torpeza, estupidez; 3. [*instrument's edge*] mella.

dumb *a.* mudo-a; torpe, estúpido-a.

dumping syndrome *n.* síndrome de vaciamiento gástrico demasiado rápido del contenido estomacal en el intestino delgado.

duodenal *a.* duodenal, rel. al duodeno.

duodenal ulcer *n.* úlcera duodenal.

duodenectomy *n.* duodenectomía, excisión del duodeno o una parte de éste.

duodenitis *n.* duodenitis, infl. del duodeno.

duodenoenterostomy *n.* duodenoenterostomía, anastomosis entre el duodeno y el intestino delgado.

duodenojejunostomy *n.* duodenoyeyunostomía, operación para construir un pasaje artificial entre el yeyuno y el duodeno.

duodenoplasty *n.* duodenoplastia, operación para reparar el duodeno.

duodenostomy *n.* duodenostomía, creación de una salida en el duodeno, para aliviar la estenosis del píloro.

duodenum *n.* duodeno, parte esencial del canal alimenticio y del intestino delgado situado entre el píloro y el yeyuno.

duplication *n.* doblez, pliegue; duplicación.

durability *n.* durabilidad, duración.

durable *a.* durable, duradero-a; estable.

dura mater *n.* duramadre, membrana externa que cubre el encéfalo y la médula espinal.

duration *n.* duración, continuación.

duress *n.* coerción; coacción, **under ___ / bajo ___**.

during *prep.* durant. mientras, entre tanto.

dust *n.* polvo; [*mortal remains*] cenizas, restos mortales; **___ count /** conteo de partículas de ___ en el aire.

dwarf *n.* enano-a, persona de estatura inferior a la normal; **achondroplastic ___ /** acondroplástico-a; **asexual ___ / ___** asexual; **infantile ___ / ___** infantil; **micrometic ___ / ___** micromético-a.

dwarfism *n.* enanismo, insuficiencia del desarrollo en el crecimiento de una persona.

dye *n.* tinte, color saturado; colorante.

dying *a.* moribundo-a, agonizante, mortal.

dynamic cardiomyoplastia *n.* cardiomioplastia dinámica, intervención que se lleva a cabo en pacientes clasificados bajo cardiopatía clase III que han sufrido fallo cardíaco o que padecen de isquemia cardíaca.

dynamics *n.* dinámica, estudio de órganos o partes del cuerpo en movimiento.

dysacousia, dysacusia *n.* disacusis, disacusia, trastorno o dificultad para oír.

dysaphia *n.* disafia, entorpecimiento del sentido del tacto.

dysarthria *n.* disartria, dificultad del habla a causa de una afección de la lengua u otro músculo esencial al lenguaje.

dysautonomy, dysautonomia *n.* disautonomía, trastorno del sistema nervioso autónomo.

dysbarism *n.* disbarismo, condición causada por descompresión.

dyscephalia *n.* discefalia, malformación de la cabeza y los huesos de la cara.

dyscoria *n.* discoria, pupila deformada.

dyscrasia *n.* discrasia, sinónimo de enfermedad.

dysentery *n.* disentería, condición inflamatoria del intestino grueso causada por bacilos o parásitos con síntomas de diarrea y dolor abdominal; **amebic ___ / ___** amebiana; **bacillar ___ / ___** bacilar.

dysesthesia *n.* disestesia, reacción excesiva de molestia a algunas sensaciones que por lo común no producen dolor.

dysfunction *n.* desorden, trastorno, malfuncionamiento de un órgano o parte.

dysgenesis *n.* disgénesis, defecto, malformación hereditaria.

dysgerminoma *n.* disgerminoma, tumor maligno del ovario.

dyshidrosis *n.* dishidrosis. 1. trastorno transpiratorio; 2. erupción recurrente de vesículas y picazón tal como en el pie de atleta.

dyskinesia *n.* discinesia, disquinesia, inhabilidad de realizar movimientos voluntarios tal como sucede en la enfermedad de Parkinson.

dyslalia *n.* dislalia, impedimento en el habla debido a trastornos vocálicos funcionales.

dyslexia *n.* dislexia, impedimento en la lectura, dificultad que puede ser una condición hereditaria o causada por una lesión cerebral.

dysmenorrhea, dysmenorrhoea *n.* dismenorrea, menstruación difícil, acompañada de dolor y trastornos.

dysmetria *n.* dismetría, afección del cerebelo que incapacita el control de la distancia en movimientos musculares.

dysmnesia *n.* dismnesia, trastorno de la memoria.

dysmorphism *n.* dismorfismo, malformación anatómica.

dysmyotonia *n.* dismiotonía, distonía muscular con tonicidad muscular anormal.

dysosmia *n.* disosmia, malfuncionamiento de la función olfatoria.

dysostosis *n.* disostosis, desarrollo deficiente de los huesos y dientes.

dyspareunia *n.* dispareunia, relaciones sexuales dolorosas.

dyspepsia *n.* dispepsia, indigestión caracterizada por irregularidades digestivas tales como eructos, náuseas, acidez, flatulencia y pérdida del apetito.

dysspermia *n.* dispermia. 1. penetración de dos espermatozoides en un ovocito; 2. alteración de los espermatozoides o del semen.

dysphagia *n.* disfagia, dificultad al tragar a causa de una obstrucción; **esophageal** ___ / ___ esofágica; **oropharyngeal** ___ / ___ orofaríngea.

dysphasia *n.* disfasia, defecto del habla causado por una lesión cerebral.

dysphonia *n.* disfonía, ronquera.

dysphoria *n.* disforia, excesiva depresión o angustia.

dyspigmentation *n.* despigmentación, decoloración anormal de la piel y del pelo.

dysplasia *n.* displasia, cambio o desarrollo anormal de los tejidos.

dysplastic *a.* displásico-a, perteneciente o *rel.* a la displasia.

dyspnea, dyspnoea *n.* disnea, dificultad en la respiración; **exertional** ___ / ___ por esfuerzo.

dyspneic *a.* disneico-a, rel. a o que padece de disnea.

dyspraxia *n.* dispraxia, impedimento o dolor al realizar cualquier movimiento coordinado.

dysreflexia *n.* disreflexia, condición por la cual las reacciones a estímulos son inapropiadas o fuera de orden.

dysrhythmia *n.* disritmia, sin coordinación o ritmo.

dysstasia *n.* distasia, dificultad de mantenerse en pie.

dyssynergia *n.* disinergia. *V.* **ataxia**.

dystocia *n.* distocia, parto difícil, laborioso.

dystonia *n.* distonía, tonicidad alterada, esp. muscular.

dystrophy *n.* distrofia. 1. anomalía causada por desnutrición; 2. desarrollo defectuoso o de malformación.

dysuria *n.* disuria, dificultad o dolor al orinar.

ear *n.* oído, órgano de la audición formada por el oído interno, el medio y el externo; oreja; ___ **ache** / dolor de ___, otalgia; ___ **canal** / conducto auditivo; ___ **cup** / audífono; **discharge** / otorrea; ___ **drops** / gotas para los ___-s; ___ **infection** / infección de ___-s, ___ **injury** / lastimado, lesión auditiva; ___ **auricle** / pabellón de la oreja; ___ **lobe** / lóbulo de la oreja; **lobe crease** / pliegue del lóbulo de la oreja; ___ auditivo; ___ **protector** / orejera; ___ **specialist** / audiólogo, otólogo; ___ **wax** / cerumen; *a.* ___ **deafening** / ensordecedor-a. *V.* ilustraciones en la página 299 (inglés) y pág. 149 (español).

earache *n.* dolor de oído.

eardrum *n.* tímpano del oído.

early *adv.* temprano, pronto; ___ **ambulation** / ambulación temprana; **as ___ as possible** / lo más ___ posible; **at the earliest** / lo más ___; ___ **age** / infancia; ___ **cancer** / cáncer incipiente; ___ **childhood** / primera infancia; ___ **death** / muerte prematura; ___ **detection** / detención temprana; ___ **morning** / ___ en la mañana; ___ **pregnancy** / principio del embarazo; ___ **stage of** / la primera fase de, al principio de.

earphone *n.* auricular, audífono.

earplug *n.* auricular, dispositivo que se inserta en la apertura exterior del oído.

earthworm *n.* lombriz de tierra; gusano.

ease *n.* alivio; descanso; facilidad; *v.* aliviar, facilitar; **to ___ one's mind** / tranquilizarse.

easily *adv.* fácilmente, sin dificultad.

east *n.* este, oriente; **to the ___** / al este.

easy *a.* fácil; **within ___ reach** / al alcance de la mano.

easygoing *a.* sereno-a, tranquilo-a, de buena disposición.

eat *vi.* comer, ingerir alimento; **to ___ breakfast** / desayunar, tomar el desayuno; **to ___ lunch** / almorzar; **to ___ supper** / cenar.

eating *n.* comiendo; acto de comer; *a.* rel. a comer o para comer; ___ **disorder** / trastorno alimenticio.

ebullition *n.* ebullición, acto de hervir.

eccentric *a.* excéntrico-a; extravagante.

ecchymosis *n.* equimosis, *pop.* morado, moratón. 1. cambio de color de la piel de azulado a verde debido a extravasación de sangre en el tejido subcutáneo celular; 2. hematoma.

eccrine sweat glands *n.* glándulas sudoríparas ecrinas, secretoras de la transpiración.

echinacea *n.* equinacea, género de plantas medicinales cuyos usos incluyen tratamiento de apoyo de resfriados e infecciones de las vías respiratorias y urinarias bajas, heridas, quemaduras y otros.

echinococcosis *n.* equinococosis, infestación de equinococo; **hepatic ___** / ___ hepática.

Echinococcus *n.* Equinococo, especie de tenia o trematodo.

echo *n.* eco, repercusión del sonido; *vi.* hacer ___; *vt.* repetir.

echocardiogram *n.* ecocardiograma, gráfico producido por una ecocardiografía.

echocardiography *n.* ecocardiografía, método de diagnóstico por sonido ultrasónico para obtener estructuras internas visuales del corazón.

echoencephalography *n.* ecoencefalografía, técnica de diagnóstico por medio de ultrasonido para examinar estructuras intracraneales.

echogram *n.* ecograma, registro de una ecografía.

echolalia *n.* ecolalia, trastorno de repetición involuntaria de sonidos y palabras después de oírlas.

Echo virus *n.* Echo virus, virus presente en el tracto gastrointestinal asociado con la meningitis, enteritis e infecciones respiratorias agudas.

eclampsia *n.* eclampsia, desorden convulsivo tóxico que se presenta gen. al final del embarazo o pocos días después del parto.

E. coli *n.* E. coli, una bacteria que a veces causa una enfermedad intestinal.

ecological *a.* ecológico, ___ **system** / sistema ___, ecosistema.

ecology *n.* ecología, estudio de plantas y animales en relación con el ambiente.

economic *a.* económico-a; módico-a, moderado-a.

ecosystem *n.* ecosistema, microcosmo ecológico.

ecstasy *n.* 1. éxtasis, trance acompañado de un sentimiento de placer; 2. droga psicotrópica estimulante ilegal.

ectoderm *n.* ectodermo, la más externa de las tres capas primarias del embrión.

ectopic pregnancy *n.* embarazo ectópico, gestación fuera del útero.

ectoplasm *n.* ectoplasma, capa externa del citoplasma en una célula viva.

ectropion *n.* ectropión, anomalía de eversión congénita o adquirida, gen. vista en la comisura del párpado.

eczema *n.* eczema, infección cutánea inflamatoria no contagiosa.

ED *abbr.* 1. (*effective dose*) DE, dosis efectiva; 2. (*erectile dysfunction*) disfunción eréctil.

edema *n.* edema, acumulación anormal de líquido en los tejidos intracelulares; **angioneurotic** ___ / ___ angioneurótico; **brain** ___ / ___ cerebral; **cardiac** ___ / ___ cardíaco; **dependent** ___ / ___ dependiente; **pitting** ___ / ___ de fóvea; **pulmonary** ___ / ___ pulmonar.

edge *n.* borde, orilla, canto; [*of cutting instruments*] filo; **on** ___ / irritable, impaciente, nervioso-a.

edible *a.* comestible.

educate *v.* educar, enseñar, instruir.

education *n.* educación, enseñanza; **medical** ___ / ___ médica.

EEG *abbr.* (*electroencephalogram*) EEG electroencefalograma.

effacement *n.* borradura, deformación de las características de un órgano tal como la del cuello uterino durante el parto.

effect *n.* efecto, impresión, resultado; **to carry into** ___ / llevar a cabo; **to this** ___ / en este sentido; **in** ___ / en ___, en realidad; **no** ___ **without results** / no ___sin resultados; **side** ___ / ___ secundario.

effective *a.* efectivo(a), que produce un efecto decidido, decisivo, afirmado o deseado

effector *n.* efector. 1. un órgano (como una glándula o un músculo) que se activa en respuesta a un estímulo; 2. una sustancia que activa, controla o desactiva un proceso o una acción (como síntesis proteica).

effeminate *a.* afeminado, *pop.* invertido-a.

efferent *a.* eferente, que se aleja del centro, centrífugo-a; ___ **arterioles** / arteriolas ___-s; ___ **nerves** / nervios ___-s; ___ **neurons** / neuronas ___-es.

effervescent *a.* efervescente, que produce efervescencia.

efficient *a.* eficiente; ___**-ly** *adv.* / eficientemente.

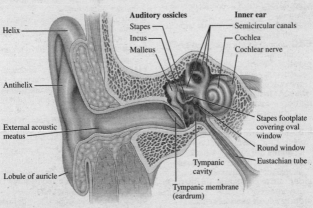

Auditory ossicles — Stapes, Incus, Malleus

Inner ear — Semicircular canals, Cochlea, Cochlear nerve

Helix

Antihelix

External acoustic meatus

Lobule of auricle

Stapes footplate covering oval window

Round window

Eustachian tube

Tympanic cavity

Tympanic membrane (eardrum)

Ear structures

effluent *a.* efluente, que sale hacia afuera.

effort *n.* esfuerzo, empeño; **to make every ___ to** / hacer todo lo posible por.

effusion *n.* efusión, derrame, escape de líquido a una cavidad o tejido; **pericardial ___ / ___** pericardial; **pleural ___ / ___** pleural.

egg *n.* huevo; *Mex.* blanquillo; **___ cell** / óvulo; **___-shaped** / ovoide; **___ white** / clara de ___; **___ yolk** / yema de ___; **fried ___ / ___** frito; **hard-boiled ___ / ___** duro; **soft-boiled ___ / ___** pasado por agua.

ego *n.* ego, el yo; la conciencia humana; término freudiano que se refiere a la parte de la psique mediadora entre la persona y la realidad.

egocentric *a.* egocéntrico-a, concentrado-a en sí mismo-a.

egoism *n.* egoísmo.

egomania *n.* egomanía, concentración excesiva en sí mismo-a.

ehrlichiosis *n.* erliquiosis, una enfermedad causada por una bacteria transmitida por mordidas de garrapatas y caracterizada por fiebre, cefalea y dolores generalizados.

either *a., pron.* uno-a u otro-a, cada; *conj.:* **___ -shaped** también [*after negation*], ninguno, tampoco.

ejaculate *v.* eyacular, expeler.

ejaculation *n.* eyaculación, expulsión rápida y súbita tal como la emisión del semen.

ejaculatory duct *n.* conducto eyaculatorio.

ejection *n.* eyección, acto de expulsar con fuerza.

EKG *abbr.* (*electrocardiogram*) ECG, electrocardiograma.

elastic *n.* elástico, cinta de goma; *a.* elástico-a, capaz de extenderse y de volver luego a la forma inicial; **___ tissue** / tejido ___.

elation *n.* estado de exaltación o euforia, caracterizado por excitación física y mental.

elbow *n.* codo; **___ joint** / coyuntura del ___; **___ room** / espacio suficiente; **tennis ___ / ___** de tenista.

elder *a.* mayor, de más edad; anciano-a; antepasados, los mayores.

elder care *n.* cuidado de personas mayores.

elderly *adv.* de avanzada edad.

eldest *a. sup.* el mayor, la mayor.

elect *v.* elegir, escoger.

elective *a.* electivo-a, elegido-a; **___ surgery** / cirugía ___, planeada; **___ therapy** / terapia ___.

electric *a.* eléctrico-a; **___ current** / corriente ___.

electrical *a.* eléctrico-a.

electricity *n.* electricidad.

electrocardiogram *n.* electrocardiograma, gráfico de cambios eléctricos que se producen durante las contracciones del músculo cardíaco.

electrocardiograph *n.* electrocardiógrafo, instrumento para registrar las variaciones eléctricas del músculo cardíaco en acción.

electrocauterization *n.* electrocauterización, destrucción de tejidos por medio de una corriente eléctrica.

electroconvulsive therapy (ECT) *n.* terapéutica de choque, electrochoque, tratamiento de ciertos desórdenes mentales con aplicación de corriente eléctrica al cerebro.

electrocute *v.* electrocutar, matar por medio de una descarga de electricidad.

electrode *n.* electrodo, medio entre la corriente eléctrica y el objeto al que se le aplica la corriente.

electrodiagnosis *n.* electrodiagnosis, el uso de instrumentos electrónicos para uso de diagnóstico.

electroencephalography *n.* electroencefalografía, gráfico descriptivo de la actividad eléctrica desarrollada en el cerebro.

electrolysis *n.* electrolisis, descomposición de una sustancia por medio de una corriente eléctrica.

electrolyte *n.* electrolito, ion que conduce una carga eléctrica.

electromagnetic *a.* electromagnético-a; **___ spectrum** / espectro ___.

electromyogram *n.* electromiograma, reporte gráfico por medio de una electromiografía.

electromyography *n.* electromiografía. 1. grabación de la actividad eléctrica generada en un músculo para uso de diagnóstico; 2. estudio de laboratorio sobre electrodiagnóstico que incluye no sólo la electromiografía sino también estudios sobre la conducción de los nervios.

electronic *a.* electrónico-a; **___ fetal monitoring** / monitoreo electrónico fetal.

electron microscope *n.* microscopio electrónico, microscopio visual y fotográfico en el cual los rayos electrónicos poseen una longitud de onda miles de veces más corta que la luz visible. La capacidad de resolución y magnificación de este microscopio permite la ampliación máxima de objetos muy pequeños.

electrophoresis *n.* electroforesis, movimiento de partículas coloidales en un medio que, al someterse a una corriente eléctrica, las separa, tal como ocurre en la separación de proteínas en el plasma.

electrophysiology *n.* electrofisiología, estudio de la relación entre procesos fisiológicos afectados por fenómenos eléctricos.

electroretinogram *n.* electroretinograma, registro gráfico de la retina.

electrosurgery *n.* electrocirugía, uso de electricidad en procesos quirúrgicos.

electroversion *n.* electroversión, cesación de una disritmia cardíaca por un medio eléctrico.

element *n.* elemento, componente.

elementary *a.* elementa; rudimentario-a.

elephantiasis *n.* elefantiasis, enfermedad crónica caracterizada por obstrucción de los vasos linfáticos e hipertrofia de la piel y tejido celular subcutáneo que afecta gen. las extremidades inferiores y los órganos genitales externos.

elevated *a.* elevado(a), aumento esp. en forma anormal.

elevation *n.* elevación; altura.

elevator *n.* elevador. 1. instrumento quirúrgico que se usa para levantar partes hendidas o para extirpar tejido óseo; 2. ascensor.

eligible *a.* elegible, electivo-a.

eliminate *v.* eliminar, expeler del organismo; suprimir.

elimination diet *n.* dieta de eliminación, dieta reguladora del tipo de alimentos que el paciente debe ingerir después de detectar los ingredientes que pueden producirle una reacción alérgica.

elixir *n.* elixir, licor dulce y aromático que contiene un ingrediente medicinal activo.

elongated *a.* alargado-a, estirado-a, como el sistema de las vías digestivas.

else *a.* otro-a; más; **anyone** ___ / alguien más; **anything** ___ / algo más; **nothing** ___ / nada más; **Who** ___ **needs help?** / ¿Quién más necesita ayuda?

emaciated *a.* enflaquecido-a; excesivamente delgado-a.

emasculation *n.* emasculación; castración; mutilación.

embalming *n.* embalsamamiento, preservación del cuerpo después de la muerte por medio de sustancias químicas.

embolism *n.* embolismo, embolia, oclusión súbita de un vaso por un coágulo, placa o air. **cerebral** ___ / ___ cerebral. **pulmonary** ___ / ___ pulmonar.

embolus *n.* émbolo, coágulo u otro tipo de materia que, al circular a través de la corriente sanguínea, se aloja en un vaso de menor diámetro.

embryo *n.* embrión. 1. fase primitiva de desarrollo del ser humano desde la concepción hasta la séptima semana; 2. organismo en la fase primitiva de desarrollo.

embryology *n.* embriología, estudio del embrión y su desarrollo hasta el momento del nacimiento.

embryonic carcinoma *n.* carcinoma embrionario, tumor de células germinales muy maligno.

emergency *n.* emergencia, urgencia; **an** ___ **case** / un caso de ___; ___ **care** / servicio de ___; ___ **childbirth** / nacimiento repentino; ___ **medical identification bracelets** / brazaletes para identificación médica de ___; ___ **operation** / intervención quirúrgica de urgencia; ___ **room** / sala de ___; ___ **tracheostomy** / traqueotomía de urgencia.

emetic *a.* emético-a, que estimula el vómito.

emigration *n.* emigración o migración, escape tal como el de leucocitos a través de las paredes de los capilares y las venas.

eminence *n.* eminencia o prominencia, forma de elevación semejante a la de la superficie de un hueso.

emission *n.* emisión, salida de líquido; derrame; **nocturnal** ___ / ___ nocturna, escape involuntario de semen durante el sueño.

emit *v.* emitir, descargar; manifestar una opinión.

emollient *a.* emoliente, que suaviza la piel o mucosas interiores.

emotion *n.* emoción, sentimiento intenso.

emotional *a.* emocional, rel. a las emociones; ___ **disturbances** / síntomas afectivos; ___ **life** / vida afectiva.

empathy *n.* empatía, comprensión y apreciación de los sentimientos de otra persona.

emphysema *n.* enfisema, enfermedad crónica pulmonar en la cual los alvéolos pulmonares se distienden y los tejidos localizados entre los mismos se atrofian y dificultan el proceso respiratorio.

empiric *a.* empírico-a, que se basa en observaciones prácticas.

employee *n.* empleado-a.

employment *n.* empleo, ocupación.

empty *a.* vacío-a, desocupado-a; *v.* vaciar, desocupar; *vr.* **to ___ itself** / vaciarse, desocuparse.

empyema *n., L.* (*pl.* **empyemato**) empiema, acumulación de pus en una cavidad, esp. la cavidad torácica.

EMT *abbr.* (*emergency medical technician*) un técnico médico entrenado para proporcionar servicios básicos de emergencia.

emulsion *n.* emulsión, mezcla de dos líquidos, uno de los cuales permanece suspendido.

enamel *n.* esmalte, sustancia dura que protege la dentina del diente.

enarthrosis *n.* enartrosis, forma ósea en la que la cabeza del hueso hace cabida dentro de la cavidad redondeada del otro hueso, como en la articulación de la cadera.

encanthis *n.* encantis, pequeño quiste en el ángulo anterior del párpado.

encephalalgia *n.* encefalalgia, dolor de cabeza intenso.

encephalic *a.* encefálico-a, rel. al encéfalo o cerebro.

encephalitis *n.* encefalitis, infl. del encéfalo; acute **hemorrhagic** ___ / ___ aguda hemorrágica; **acute necrotizing** ___ / ___ aguda necrotizante; **bacterial** ___ / ___ bacteriana; **epidemic** ___ / ___ epidémica; **experimental allergic** ___ / ___ experimental alérgica; **herpes** ___ / ___ herpética; **lethargic** ___ / ___ letárgica; **neonatorum** ___ / ___ neonatal; **purulent** ___ / ___ purulenta; **pyogenic** ___ / ___ piogénica; **suppurative** ___ / ___ supurativa.

encephalocele *n.* encefalocele, hernia del encéfalo, protrusión del encéfalo a través de una abertura congénita o traumática en el cráneo.

encephalogram *n.* encefalograma, examen radiográfico del cerebro.

encephaloma *n.* encefaloma, tumor del encéfalo.

encephalomalacia *n.* encefalomalacia, reblandecimiento del encéfalo.

encephalomyelitis *n.* encefalomielitis, infl. del encéfalo y de la médula espinal.

encephalon *n.* encéfalo, porción del sistema nervioso contenido en el cráneo.

encephalopathy *n.* encefalopatía, cualquier enfermedad cerebral.

enchondroma *n.* encondroma, tumor que se desarrolla en un hueso.

encircle *v.* rodear, circundar.

enclose *v.* encerrar, cercar; [*in a letter*] incluir, adjuntar.

enclosed *a., pp.* de **to enclose**, [*in a letter*] incluido-a, adjunto-a.

encopresis *n.* encopresis, incontinencia de heces fecales.

encourage *v.* alentar, animar.

encouragement *n.* aliento, incentivo.

encysted *a.* enquistado-a, que se encuentra envuelto en un saco o quiste.

end *n.* fin, término, extremidad; extremo; [*aim*] objetivo; **at the ___ of** / al extremo de; [*date*] a fines del; **To what?** ___ / ¿Con qué ___? *a.* **terminal, final ___ artery** / arteria terminal; ___ **organ** / órgano terminal.

endanger *v.* poner en peligro.

endangered *a., pp.* de **to endanger**; 1. puesto en peligro; 2. en peligro de extinción.

endarteritis *n.* endarteritis, infl. de la túnica (íntima) de una arteria.

endbrain *n.* telencéfalo, porción o parte del sistema nervioso que comprende la corteza cerebral, el cuerpo calloso, el cuerpo estriado y el rinencéfalo.

endeavor *n.* empeño, esfuerzo.

endemic *a.* endémico-a, rel. a una enfermedad que permanece por un tiempo indefinido en una comunidad o región; ___ **area** / área ___; ___ **disease** / enfermedad ___.

endemoepidemic *n.* endemoepidemia, término que indica un aumento de casos de una enfermedad endémica.

ending *n.* final; terminación, conclusión.

endocarditis *n.* endocarditis, infl. aguda o crónica del endocardio; **acute bacterial** ___ / ___ aguda bacteriana; **bacterial** ___ / ___ bacteriana; **chronic** ___ / ___ crónica; **constrictive** ___ / ___ constrictiva; **infectious** ___ / ___ infecciosa; **malignant** ___ / ___ maligna; **mucomembranous** ___ / ___ mucomembranosa; **rheumatic** ___ / ___ reumática; **subacute bacterial** ___ / ___ subaguda bacteriana; **tuberculous** ___ / ___ tuberculosa; **valvular** ___ / ___ valvular; **vegetative** ___ / ___ vegetativa.

endocardium *n.* (*pl.* **endocardia**) endocardio, membrana serosa interior del corazón.

endocervicitis *n.* endocervicitis, infl. de las glándulas y epitelio del cuello uterino y el útero.

endocervix *n.* endocérvix, mucosa glandular del cuello uterino.

endocrine *a.* endocrino-a, rel. a secreciones internas y a las glándulas que las producen.

endocrine glands *n.* glándulas endocrinas, glándulas que segregan hormonas directamente en la corriente sanguínea (gónadas, pituitaria y suprarrenales).

endocrinologist *n.* endocrinólogo, especialista en endocrinología.

endocrinology *n.* endocrinología, estudio de las glándulas endocrinas y las hormonas segregadas por éstas.

endoderm *n.* endodermo, la más interna de las tres membranas del embrión.

endogenous *a.* endógeno-a, que ocurre debido a factores internos del organismo.

endolymphatic duct *n.* conducto endolinfático localizado en el oído.

endometrial *a.* endometrial, rel. al endometrio; ___ **biopsy** / biopsia ___; ___ **cyst** / quiste ___.

endometriosis *n.* endometriosis, trastorno por el cual tejido similar al del endometrio se manifiesta en otras partes fuera del útero.

endometritis *n.* endometritis, infl. de la mucosa uterina.

endometrium *n.* endometrio, membrana mucosa interior del útero.

endomorph *a.* endomorfo-a, de torso más pronunciado que las extremidades.

endomyocarditis *n.* endomiocarditis, infl. de las capas internas del corazón, del endocardio y miocardio.

endophthalmitis, endophthalmia *n.* endoftalmitis, infl. de los tejidos interiores del globo ocular, la cual puede ser causada por una reacción alérgica, la reacción a una droga o una reacción bacteriológica. El ojo se enrojece, se infecta, y a veces tiene pus. Otros síntomas que pueden manifestarse son vómito, fiebre (calentura) y dolor de cabeza; ___ **ophthalmia nodose** / oftalmia nodular; ___ **phacoanaphylactica** / ___ facoanafiláctica; **granulomatous** ___ / ___ granulomatosa.

end organ *n.* órgano terminal.

endorphins *n., pl.* endorfinas, sustancias químicas naturales del cerebro que bloquean la sensación de dolor y se relacionan con las respuestas emocionales placenteras.

endoscope *n.* endoscopio, instrumento usado para examinar un órgano o una cavidad interna hueca.

endoscopy *n.* endoscopía, examen interior hecho con el endoscopio.

endosteum *n.* (*pl.* **endostea**) endostio, células localizadas en la cavidad medular central de los huesos que sirven de cobertura a la superficie interior del hueso.

endothelium *n.* (*pl.* **endothelia**) endotelio, capa celular interna que reviste los vasos sanguíneos, los canales linfáticos, el corazón y otras cavidades.

endotoxemia *n.* endotoxemia, presencia en la sangre de endotoxinas.

endotoxic shock *n.* choque endotóxico.

endotoxin *n.* endotoxina, toxina venenosa excretada después que el organismo venenoso muere; es menos potente que la exotoxina. La persona infectada puede tener síntomas de fiebre, escalofríos y choque.

endotracheal *a.* endotraqueal, dentro de la tráquea; ___ **tube, cuffed** / tubo ___ con manguito.

endotracheal anesthesia *n.* anestesia endotraqueal, el anestésico y los gases respiratorios pasan por vía bucal y nasal a través de un tubo a la tráquea.

end-stage *n.* fase terminal; ___ **renal disease** (ESRD) / enfermedad renal en ___.

endurable *a.* soportable, aguantable, tolerable.

endurance *n.* resistencia; tolerancia; **beyond** ___ / más allá de lo que puede soportarse; intolerable.

endure v. soportar, sobrellevar, resistir, aguantar.

enema n. enema, lavado, lavativa; **barium ___ / ___** de bario; **cleansing ___ /** lavativa, lavado; **double contrast ___ / ___** de contraste doble; **retention ___ / ___** de retención.

energetic a. enérgico-a, vigoroso-a, lleno-a de energía.

energy n. energía, la capacidad de trabajar, de moverse y hacer ejercicio con vigor; **chemical ___ / ___** química; **___ of activation / ___** de activación; **free ___ / ___** libre; **fusion ___ / ___** de fusión; **internal ___ / ___** interna; **kinetic ___ / ___** cinética; **latent ___ / ___** latente; **nuclear ___ / ___** nuclear; **nutritional ___ / ___** nutritiva; **potential ___ / ___** potencial; **psychic ___ / ___** síquica; **solar ___ / ___** solar; **total ___ / ___** total.

enervate v. 1. extirpar un nervio; 2. debilitar, enervar.

enforce v. [rules, law] hacer cumplir.

engaged a. encajado-a, ajustado-a, conectado-a; [undertaken] comprometido-a.

engagement n. [birth] encajamiento de la cabeza fetal.

English n. [language] inglés; [native] a. inglés, inglesa.

engorged a. ingurgitado-a. 1. distendido por exceso de líquido. 2. congestionado de sangre.

engram n. engrama. 1. marca permanente hecha en el protoplasma por un estímulo pasajero; 2. vestigio o visión imborrable producida por una experiencia sensorial.

enhance v. aumentar el valor, intensificar; [beautify] realzar.

enhancement n. aumento de un efecto tal como el de radiaciones por oxígeno u otro elemento químico.

enjoy v. disfrutar, gozar.

enkephalins n., pl. encefalinas, una de las dos formas de endorfinas unidas al receptor opioide corporal, cuyas funciones son la de neurotransmisor y neuromodulador.

enlarge v. ampliar, expandir, agrandar; ensanchar.

enlarged a., pp. dilatado, agrandado, aumentado; **___ liver /** hígado agrandado; **___ prostate /** hipertrofia prostática.

enophthalmos n. enoftalmia, hundimiento del globo ocular.

enormous a. enorme, muy grande.

enough a., adv. bastante, suficiente; **fair ___ /** de acuerdo; **large ___ / ___** grande; **sure ___ /** sin duda; int. basta; no más!

enriched a. [added qualities] enriquecido-a, de valor aumentado.

ENT abbr. (ear, nose, and throat) ONG, oído, nariz y garganta.

enter v. entrar, introducir, penetrar.

enteral, enteric a. entérico-a, rel. al intestino; **___ nutrition /** nutrición.

enteric coated n. cubierta entérica, revestimiento de ciertas tabletas y cápsulas para evitar que se disuelvan antes de llegar al intestino.

enteritis n. enteritis, infl. del intestino delgado.

enteroclysis n. enteroclisis. 1. irrigación del colon; 2. enema intenso.

enterococcus n. (pl. enterococci) enterococo, clase de estreptococo que se aloja en el intestino humano.

enterocolitis n. enterocolitis, infl. del intestino grueso y delgado.

enteropathy n. enteropatía, cualquier anomalía o enfermedad del intestino.

enterostomy n. enterostomía, apertura o comunicación entre el intestino y la piel de la pared abdominal.

enterotoxin n. enterotoxina, toxina producida en el intestino.

enterovirus n. enterovirus, grupo de virus que infecta el tubo digestivo y que puede ocasionar enfermedades respiratorias y trastornos neurológicos.

entire a. entero-a, completo-a, íntegro-a; **___-ly** adv. / completamente, del todo, totalmente.

entrance n. [local] entrada; [acceptance] ingreso; acceso a una cavidad.

entropion n. entropión, inversión del párpado.

entropy n. entropía, disminución de la capacidad de convertir la energía en trabajo.

entry n. entrada, acceso.

enucleation n. enucleación, extirpación de un tumor o estructura.

enumerate v. enumerar, contar.

enuresis n. enuresis, incontinencia de orina; **nocturnal ___ / ___** nocturna.

envelope n. sobre 1. objeto de papel de uso postal; 2. cubierta; 3. cápsula.

envenomation n. 1. envenenamiento por picadura de un miembro de la clase Artropoda: cangrejos, langostas, arañas, etc.; 2. acto de introducir un agente venenoso por medio de una mordida, picadura u otra forma inyectable.

environment *n.* ambiente, medio ambiente, entorno.

environmental *a.* rel. al medio ambiente; ___ **hazards** / peligros del medio ambiente.

enzygotic *a.* encigótico-a, que se deriva del mismo óvulo fecundado.

enzyme *n.* enzima, proteína que actúa como catalizador en reacciones químicas vitales; **mucomembranous** ___ / ___ mucomembranosa; **tuberculous** ___ / ___ tuberculosa.

eosin *n.* eosina, sustancia insoluble usada como colorante rojo en algunos tejidos que se estudian bajo el microscopio.

eosinophil *n.* eosinófilo, célula granulocítica que acepta fácilmente la acción colorante de la eosina.

eosinophilia *n.* eosinofilia, aumento en exceso de eosinófilos en la sangre por unidad de volumen.

ependyma *n.* epéndimo, membrana que cubre los ventrículos del cerebro y el canal central de la médula espinal.

ependymoma *n.* ependimoma, neoplasia compuesta de células ependimarias diferenciadas; la mayoría crecen lentamente y son benignos pero hay variedades malignas.

ephedrine *n.* efedrina, alcaloide, amina simpaticomimética de efecto broncodilatador.

epicardium *n.* (*pl.* **epicardia**) epicardio, cara visceral del pericardio.

epicondyle *n.* epicóndilo, eminencia sobre el cóndilo de un hueso.

epidemic *n.* epidemia, enfermedad que se manifiesta con alta frecuencia y que afecta a un número considerable de personas en una región o comunidad; *a.* epidémico-a; ___ **outbreak** / brote ___.

epidemiology *n.* epidemiología, estudio de las enfermedades epidémicas.

epidermic *a.* epidérmico-a, rel. a la epidermis; ___ **growth factor** / factor ___ de crecimiento.

epidermis *n.* epidermis, cubierta externa epitelial de la piel.

epidermoid *a.* epidermoide. 1. semejante a la piel; 2. rel. a un tumor que contiene células epidérmicas.

epidermolysis *n.* epidermólisis, descamación de la piel.

epididymis *n.* epidídimo, conducto situado en la parte posterior del testículo que recoge el esperma que es transportado por el conducto deferente a la vesícula seminal.

epididymitis *n.* epidimitis, infección e infl. del epidídimo.

epidural *a.* epidural, situado-a sobre o fuera de la duramadre.

epigastric *a.* epigástrico-a, rel. al epigastrio; ___ **reflex** / reflejo ___.

epigastrium *n.* (*pl.* **epigastria**) epigastrio, región superior media del abdomen.

epiglottis *n.* epiglotis, cartílago que cubre la laringe e impide la entrada de alimentos en la misma durante la deglución.

epiglottitis *n.* epiglotitis, infl. de la epiglotis.

epilation *n.* epilación, depilación por medio de electrólisis.

epilepsy *n.* epilepsia, desorden neurológico gen. crónico y con frecuencia hereditario que se manifiesta con ataques o convulsiones y a veces con pérdida del conocimiento.

epileptic *n.* epiléptico-a, persona que padece de epilepsia; *a.* epiléptico-a, rel. a la epilepsia o que sufre de ella; ___ **seizure** / ataque ___, **crisis** ___.

epinephrine *n.* epinefrina. *V.* **adrenaline**.

epiphysis *n.* epífisis, extremo de un hueso largo, gen. parte más ancha que la diáfisis.

epiphysitis *n.* epifisitis, infl. de una epífisis.

epiploic foramen *n.* foramen epiploico, abertura que comunica la cavidad mayor peritoneal con la menor.

epiploon *n.* epiplón, repliegue de grasa que cubre el intestino.

episiotomy *n.* episiotomía, incisión del perineo durante el parto para evitar desgarros.

episode *n.* episodio, evento no regulado, en serie o independiente, que puede formar parte de una condición física o de un estado mental, o de ambos, y se manifiesta en ciertas enfermedades tal como la epilepsia.

epispadias *n.* epispadias, abertura congénita anormal de la uretra en la parte superior del pene.

epistaxis *n.* epistaxis, sangramiento por la nariz.

epithelial *a.* epitelial, rel. al epitelio.

epithelial cast *n.* cilindro epitelial, cilindro urinario constituido por células epiteliales renales y células redondas.

epithelialization *n.* epitelialización, crecimiento del epitelio sobre una superficie expuesta tal como en la cicatrización de una herida.

epithelioma *n.* epitelioma, carcinoma compuesto mayormente de células epiteliales.

epithelium *n.*, *L.* (*pl.* **epithelia**) epitelio, tejido que cubre las superficies expuestas e interiores del cuerpo; **ciliated** ___ / ___ ciliado; **columnar** ___ / ___ columnar; **cuboidal** ___ / ___ cuboidal; **squamous** ___ / ___ escamoso; **stratified** ___ / ___ estratificado; **transitional** ___ / ___ de transición, transicional.

Epsom salt *n.* sal de Epsom, sal de higuera; sulfato de magnesio; medicamento usado como catártico.

Epstein-Barr virus *n.* virus de Epstein-Barr, herpesvirus que causa mononucleosis.

epulis gravidarum *n.* epúlide grávida, granuloma piogénico de la encía que puede surgir durante el embarazo.

equal *a.* igual; parejo-a; uniforme; ___ **rights** / igualdad de derechos; ___-**ly** *adv.* / igualmente.

equality *n.* igualdad, uniformidad.

equalize *v.* igualar, emparejar, uniformar.

equator *n.* ecuador, línea imaginaria que divide un cuerpo en dos partes iguales.

equilibration *n.* equilibración, mantenimiento del equilibrio.

equilibrium *n.* equilibrio, balance.

equinovarus *n.* equinovarus, deformidad congénita del pie.

equipment *n.* equipo, provisión; accesorios.

equivalence *n.* equivalencia.

equivalent *a.* equivalente, del mismo valor.

equivocal *a.* equívoco-a; ___ **symptom** / síntoma equívoco.

ER *abbr.* (*emergency room*) SE, sala de emergencia.

eradicate *v.* erradicar, extirpar; desarraigar.

erase *v.* borrar; raspar.

erectile *a.* eréctil, capaz de ponerse en erección o de enderezarse; ___ **tissue** / tejido ___.

erection *n.* erección, estado de rigidez, endurecimiento o dilatación de un tejido eréctil cuando se llena de sangre, tal como el pene.

ergonomics *n.* ergonomía, rama de la ecología que estudia la creación y diseño de maquinarias en su ambiente físico y la relación de las mismas con el bienestar humano.

ergot *n.* cornezuelo de centeno, hongo que en forma seca o en extracto se usa como medicamento para detener hemorragias o para inducir contracciones uterinas.

ergotamine *n.* ergotamina, alcaloide usado en el tratamiento de migraña.

ergotism *n.* ergotismo, intoxicación crónica producida por el uso excesivo de alcaloides del cornezuelo de centeno.

erogenous *a.* erógeno-a, que produce sensaciones erótica. ___ **zone** / zona erótica.

erosion *n.* erosión, desgaste.

erosive *a.* erosivo-a, que causa erosión.

erotic *a.* erótico-a, rel. al erotismo o capaz de despertar impulsos sexuales.

eroticism, erotism *n.* erotismo, exaltación sexual.

erratic *a.* errático-a, que no sigue un curso o ritmo estable.

error *n.* error, falta, equivocación.

ERT *abbr.* (*estrogen replacement therapy*) TRP, terapia de reemplazo de estrógeno.

erupt *v.* brotar, salir con fuerza, hacer erupción.

eruption *n.* erupción, brote; salpullido.

erysipelas *n.* erisipelas, infección de celulitis cutánea por el estreptococo-hemolítico que se caracteriza por una erupción enrojecida, o carmelita, con tamaño definido; **ambulant** ___ / ___ ambulante; ___ **internum** / ___ interna; ___ **migrans** / ___ migrante; ___ **pustulosum** / ___ pustulosa; **surgical** ___ / ___ quirúrgica.

erythema *n.* eritema, enrojecimiento de la piel debido a una congestión de los capilares.

erythroblast *n.* eritroblasto, hematíe, glóbulo rojo primitivo.

erythroblastosis *n.* eritroblastosis, número excesivo de eritoblastos en la sangre.

erythrocyte *n.* eritrocito, célula roja producida en la médula ósea que actúa como transportadora de oxígeno a los tejidos;___ **sedimentation rate** / índice de sedimentación de ___-s.

erythrocytopenia *n.* eritrocitopenia, deficiencia en la cantidad de glóbulos rojos circulantes.

erythrocytosis *n.* eritrocitosis, aumento de eritrocitos en la sangre.

erythroleukemia *n.* eritroleucemia, enfermedad sanguínea maligna caracterizada por el crecimiento anormal de glóbulos rojos y blancos.

erythromelia *n.* eritromelia, trastorno cutáneo de las extremidades inferiores que se manifiesta en eritema de origen desconocido y dermis atrofiada.

erythromycin *n.* eritromicina, antibiótico usado en el tratamiento de bacterias gram-positivas.

erythropoiesis *n.* eritropoyesis, producción de eritrocitos.

erythropoietic hormone *n.* hormona eritropoyética, cualquier tipo de hormona de proteína que toma parte en la formación de eritrocitos.

erythropoietin *n.* eritropoyetina, proteína no dializable que estimula la producción de eritrocitos.

erytromelalgia *n.* eritromelalgia, trastorno de las extremidades caracterizado por ataques de paroxismo con dolores severos, hinchazón, y que gen. ocurre en la edad madura.

eschar *n.* escara, costra de color oscuro que se forma en la piel después de una quemadura.

esophageal *a.* esofágico-a, rel. al esófago; ___ **dilatation** / dilatación ___; ___ **dysphagia** / disfagia esofágica; ___ **obstruction** / obstrucción ___; ___ **scintigraphy** / cintigrafía ___; ___ **spasm** / espasmo ___.

esophagectomy *n.* esofagectomía, excisión de una porción del esófago.

esophagitis *n.* esofagitis, infl. del esófago.

esophagodynia *n.* esofagodinia, dolor en el esófago.

esophagogastritis *n.* esofagogastritis, infl. del estómago y del esófago.

esophagogastroduodenoscopy *n.* esofagogastroduodenoscopía, examen del estómago, esófago y duodeno por medio de un endoscopio.

esophagogastroscopy *n.* esofagogastroscopía, examen del esófago y del estómago por medio de un endoscopio.

esophagus *n.* esófago, porción del tubo digestivo situado entre la faringe y el estómago.

esophoria *n.* esoforia, movimiento del ojo hacia adentro; *pop.* bizquera.

esotropia *n.* esotropia. *V.* **esophoria**.

essence *n.* esencia, cualidad indispensable.

essential *a.* esencial, indispensable.

establish *v.* establecer, determinar.

estate *n.* estado, condición de una persona, animal o cosa.

ester *n.* éster, compuesto formado por la combinación de un ácido orgánico con alcohol.

esterification *n.* esterificación, transformación de un ácido en un éster.

esthetics *n.* estética, rama de la filosofía que se refiere a la belleza y el arte.

estradiol *n.* estradiol, esteroide producido por los ovarios.

estrinization *n.* estrinización, cambios epiteliales de la vagina producidos por estimulación de estrógeno.

estrogen *n.* estrógeno, hormona sexual femenina producida por los ovarios; ___ **receptor** / receptor de ___.

estrone *n.* estrona, hormona estrogénica.

eternal *a.* eterno-a.

ethanol *n.* etanol, un líquido incoloro inflamable volátil que es el agente embriagante en las bebidas alcohólicas.

ether *n.* éter, fluido químico cuyo vapor es usado en anestesia general.

ethics *n.* ética, normas y principios que gobiernan la conducta profesional.

ethmoid *n.* etmoides, hueso esponjoso situado en la base del cráneo.

ethmoidectomy *n.* etmoidectomía, extirpación de las células etmoideas o de parte del hueso etmoide.

ethmoid sinus *n.* seno etmoideo, cavidad aérea situada dentro del etmoide.

ethylene *n.* etileno, anestésico.

etiologic *a.* etiológico-a, rel. a la etiología.

etiology *n.* etiología, rama de la medicina que estudia la causa de las enfermedades.

eubolism *n.* eubolismo, metabolismo normal.

eucalyptus *n.* eucalipto.

eugenics *n.* eugenesia, ciencia que estudia el mejoramiento de la especie humana de acuerdo con las leyes biológicas de la herencia.

eukaryote *n.* eucariota (también llamado eucarionte), organismo compuesto de células que contienen núcleos delimitados por membranas.

euphoria *n.* estado exagerado de sensación de bienestar.

euploidy *n.* euploidia, grupos completos de cromosomas.

Eustachian tube *n.* trompa de Eustaquio, parte del conducto auditivo.

euthanasia *n.* eutanasia, muerte infringida sin sufrimiento en casos de una enfermedad incurable.

euthyroid *a.* eutiroideo-a, rel. a la función normal de la glándula tiroides.

evacuant *a.* evacuante, catártico, estimulante de la evacuación.

evacuate *v.* evacuar, eliminar; defecar; vaciar, *Mex.* obrar.

evacuation *n.* evacuación. 1. acción de vaciar esp. los intestinos; 2. acción de hacer un vacío.

evagination *n.* evaginación, salida o protuberancia de un órgano o parte de éste de su propia localización.

evaluate *v.* evaluar, estimar.

evaluation *n.* evaluación, consideración del estado de salud mental y físico de una persona enferma o sana.

evanescent *a.* evanescente, que se desvanece, efímero-a.

evaporation *n.* evaporación, conversión de un estado líquido a vapor.

even *a.* igual, uniforme; [*same*] mismo-a, parejo-a; *adv.* ___ **so** / aún cuando / ___ **more** / aún más.

evening *n.* tardecita, anochecer, por la noche; **last** ___ / anoche; ayer por la noche; **this** ___ / esta noche.

eventration *n.* eventración. 1. protrusión de contenidos abdominales a través de una abertura en la pared abdominal; 2. una hernia.

ever *adv.* siempr. **for** ___ **and** ___ / por ___ jamás; **hardly** ___ / casi nunca; ___ **since** / desde entonces, desde que.

eversion *n.* eversión, versión hacia afuera, esp. la de una mucosa que rodea un orificio natural.

every *a.* todo; cada; ___ **day** / ___ **-s** los días; ___ **once in a while** / a veces, de vez en cuando; ___ **other day** / día por medio, cada dos días, un día sí y otro no.

everybody *pron.* todos, todo el mundo.

everything *pron.* todo.

evidence *n.* evidencia, manifestación; [*legal*] evidencia, testimonio.

evil *n.* maldad; *a.* malo-a, maligno-a.

evisceration *n.* evisceración, extirpación del contenido de una víscera o de una cavidad.

evoke *v.* evocar.

evoked response *n.* respuesta evocada.

evolution *n.* evolución, cambio gradual.

evulsion *n.* evulsión, acción de sacar hacia afuera, arranque.

exacerbation *n.* exacerbación, agravamiento de un síntoma o enfermedad.

exact *a.* exacto-a; ___ **-ly** *adv.* / exactamente.

exaggeration *n.* exageración, alarde.

exam *n.* examen, evaluación, investigación.

examination *n.* examen, exploración, reconocimiento, auscultación; **abdominal** ___ / exploración abdominal; **bladder** ___ / cistoscopia; **cardiac** ___ / auscultación cardíaca; ___ **table** / mesa de examen; **medical** ___ / médico; **neurological** ___ / exploración neurológica; **vaginal** ___ / examen vaginal.

examine *v.* examinar, evaluar, investigar, indagar.

example *n.* ejemplo, muestra.

exanguination *n.* pérdida severa de sangre.

exanthem, exanthema *n.* exantema, erupción cutánea secundaria a un síntoma de un virus o enfermedad cócica, por ejemplo, la escarlatina o el sarampión; **epidemic** ___ / epidémico; **subitum** ___ / súbito; **keratoid** ___ / queratoideo.

exasperated *a.* exasperado-a.

excavation *n.* excavación, una cavidad formada por, o como si fuera por, un corte, excavación o vaciamiento.

excellent *a.* excelente, óptimo-a.

except *prep.* excepto, menos.

exception *n.* excepción; **with the** ___ **of** / a ___ de.

excess *n.* exceso, sobrante.

excessive *a.* excesivo-a.

exchange transfusion _n._ ex-san-guinotransfusión, transfusión gradual y simultánea de sangre al recipiente mientras se saca la sangre del donante.

excision _n._ excisión, extirpación, ablación.

excitation _n._ excitación, reacción a un estímulo.

excite _v._ excitar, estimular; provocar.

excited _a._ excitado-a; acalorado-a.

exclude _v._ excluir, suprimir.

exclusive _a._ exclusivo-a.

excoriation _n._ excoriación, abrasión de la epidermis.

excrement _n._ excremento, heces fecales, _pop._ [_infant's_] caca.

excrescence _n._ excrecencia, tumor saliente en la superficie de un órgano o parte.

excreta _n._ excreta, todo lo excretado por el cuerpo.

excrete _v._ excretar, eliminar desechos del cuerpo.

excretion _n._ excreción, expulsión de lo secretado.

excuse _v._ excusar, perdonar, dispensar; ___ me / con permiso.

exercise _n._ ejercicio, esfuerzo saludable moderado con el propósito de restaurar la vitalidad máxima a los órganos y funciones del cuerpo; **active ___ / ___ activo; aerobic ___ / ___ aeróbico; corrective ___ / ___ correctivo; deep-breathing ___ / ___ de respiración profunda; electrocardiogram, stress test /** prueba de esfuerzo máximo; **___ -induced amenorrea /** amenorrea inducida por ___ excesivo; **___ test /** prueba de esfuerzo; **___ tolerance test /** prueba física de ___ tolerado; **isometric ___ / ___** isométrico; **isotonic ___ / ___** isotónico; **passive ___ / ___** pasivo; **physical ___ / ___** físico.

exertional dyspnea _n._ disnea por esfuerzo excesivo.

exfoliation _n._ exfoliación, descamación del tejido.

exhalation _n._ exhalación, proceso de salida del aire hacia afuera.

exhale _v._ espirar, exhalar.

exhausted _a._ agotado-a, exhausto-a, extenuado-a.

exhaustion _n._ agotamiento, postración, fatiga extrema.

exhaustive _a._ completo, minucioso, extenso; **to do an ___ evaluation of the case /** hacer una evaluación completa del caso.

exhibition _n._ exhibición, exposición.

exhibitionism _n._ exhibicionismo, deseo obsesivo de exhibir partes del cuerpo esp. los genitales.

exhibitionist _n._ exhibicionista, persona que practica el exhibicionismo.

exhumation _n._ exhumación, desenterramiento.

exist _v._ existir, ser, vivir.

existent _a._ existente.

exit _n._ salida.

exocrine _a._ exocrino-a, rel. a la secreción externa de una glándula.

exocrine glands _n._ glándulas exocrinas, glándulas que secretan hormonas a través de un conducto o tubo tal como las mamarias y las sudoríparas.

exogenous _a._ exógeno-a, externo-a, que se origina fuera del organismo.

exophthalmia, exophthalmos _n._ exoftalmia, protrusión anormal del globo del ojo.

exophthalmic _a._ exoftálmico-a, rel. a la exoftalmia.

exophthalmic goiter _n._ bocio exoftálmico.

exostosis _n._ exóstosis, hipertrofia ósea cartilaginosa que sobresale hacia afuera de un hueso o de la raíz de un diente.

exotoxin _n._ exotoxina, veneno excretado por una bacteria que es un organismo vivo, contraria a la endotoxina, que no es liberada hasta que el organismo bacteriano muere.

exotropia _n._ exotropía, tipo de estrabismo divergente, rotación anormal de un ojo o de ambos hacia afuera por falta de balance muscular.

expand _v._ ensanchar, expandir, dilatar; expandirse.

expansion _n._ expansión, extensión.

expect _v._ esperar; suponer.

expectancy _n._ esperanza, expectativa, anhelo; (_embarazo_) espera; **life /** esperanza de vida.

expecting _n._ anticipación, esperanza, anhelo; **___ mother /** mujer embarazada.

expectorant _n._ expectorante, agente que estimula la expectoración.

expectoration _n._ expectoración, esputo, expulsión de mucosidades o flema de los pulmones, tráquea y bronquios.

expel _v._ expulsar.

experience _n._ experiencia, práctica.

experiment _n._ experimento; _v._ experimentar.

expert _a._ experto-a, perito-a.

expiration *n.* expiración, terminación; espiración. 1. acto de dar salida al aire aspirado por los pulmones; 2. acto de fallecer o morir.

expire *v.* 1. espirar, expeler el aire aspirado; 2. expirar, morir, dejar de existir.

explain *v.* explicar, aclarar.

explanation *n.* explicación, interpretación.

explanatory *a.* explicativo, aclaratorio; **self-explanatory** / que no necesita explicación o aclaración.

exploration *n.* exploración, investigación, búsqueda.

exploratory *a.* exploratorio-a, rel. a una exploración.

exposure *n.* exposición, la condición de estar sujeto a un efecto perjudicial.

expression *n.* expresión, aspecto o apariencia que se registra en la cara; medio de expresar algo.

expressivity *n.* expresividad, apreciación de un rasgo heredado según se manifiesta en el descendiente portador del gen.

expulsion *n.* expulsión; ___ **of the placenta** / ___ de la placenta; ___ **of the infant** / ___ del recién nacido.

extended care facility *n.* centro de atención médica prolongada.

extended radical mastectomy *n.* mastectomía radical extendida.

extension *n.* 1. prolongación, extensión; 2. acto de enderezar un dedo o alinear un miembro o hueso dislocado.

extensor *a.* extensor-a, que tiene la propiedad de extender.

extenuating cases *n.*, *pl.* casos atenuantes.

exterior *a.* exterior, externo-a; visible.

exteriorize *v.* exteriorizar, exponer un órgano o una parte temporalmente.

externalia *n.*, *pl.* genitales externos.

extinction *n.* extinción; supresión; cesación.

extinguish *v.* extinguir, apagar.

extirpation *n.* extirpación, ablación de una parte u órgano.

extra *a.* extraordinario-a; adicional.

extracellular *a.* extracelular, fuera de la célula.

extracorporeal *a.* extracorporal, fuera del cuerpo.

extract *n.* extracto, producto concentrado; **alcoholic** ___ / ___ alcohólico; **allergic** ___ / ___ alérgico; **belladonna** ___ / ___ de belladona; **equivalent** ___ / ___ equivalente; **fluid** ___ / ___ líquido; **hydroalcoholic** ___ / ___ hidroalcohólico.

extraction *n.* extracción, proceso de extraer, separar o sacar afuera.

extradural *a.* extradural. *V.* **epidural.**

extraneous *a.* extraño-a, sin relación con un organismo o fuera del mismo.

extraocular *a.* extraocular, fuera del ojo.

extrasensory perception (ESP) *n.* percepción extrasensorial, percepción (como en telepatía, clarividencia y precognición) que involucra conocimiento acerca de eventos externos a la persona y que no se obtiene a través de los sentidos ni es deducible a partir de experiencias anteriores.

extrasystole *n.* extrasístole, latido arrítmico del corazón.

extravasated *a.* extravasado-a, rel. al escape de fluido de un vaso a tejidos circundantes.

extravascular *a.* extravascular, que ocurre fuera de un vaso o vasos.

extreme *a.* extremo-a, excesivo-a; último-a; ___**-ly** *adv.* / extremadamente, excesivamente; sumamente.

extremity *n.* extremidad, la parte terminal de algo.

extrinsic *a.* extrínseco-a ___ **muscle** / músculo ___.

extrovert *a.* extrovertido-a, tipo de personalidad que dirige la atención a sucesos u objetos fuera de sí mismo-a.

extrude *v.* exprimir, forzar hacia afuera.

extrusion *n.* extrusión, expulsión.

extubation *n.* extubación, extracción de un tubo.

exuberant *a.* exuberante, de proliferación excesiva.

exudate *n.* exudado, fluido inflamatorio tal como el de secreciones y supuraciones.

exudation *n.* exudación.

exude *v.* exudar, sudar, supurar a través de los tejidos.

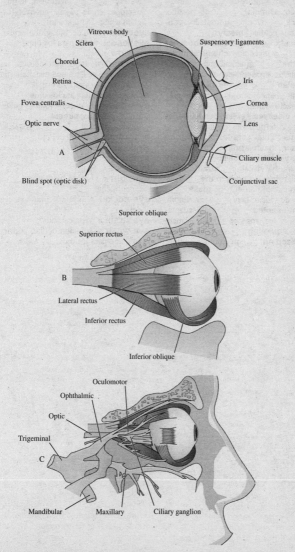

(A) the eye; (B) extrinsic muscles of the eye; (C) nerves of the eye

eye *n.* ojo; **amaurotic** ___ / ___ amaurótico; **artificial** ___ / ___ postizo; **black** ___ / ___ amoratado, contusión ocular; **bleary** ___ / ___ nublado; ___ legañoso; **bloodshot** ___ / ___ inyectado; **chemical burns in the** ___ / quemaduras químicas oculares; **crossed-eyed** / bizco; **cyclopian** ___ / ___ de cíclope; ___ **bank** / banco de ojos; ___ **contact** / contacto visual; ___ **diseases** / enfermedades de los ojos, enfermedades de la vista; ___ **drops** / gotas para los ojos; ___ **injuries** / traumatismos oculares; ___ **injury** / lesión ocular; ___ **memory** / memoria visual; ___ **strain** / fatiga ocular; **foreign body in the** ___ / cuerpo extraño en el ___; **glass** ___ / ___ de vidrio; **lazy** ___ / ambliopía; **light-adapted** ___ / ___ adaptado a la luz; **master** ___ / ___ maestro; **squinting** ___ / ___ estrábico; **to keep an** ___ **on** / cuidar, vigilar;

watery ___ / ___ lacrimoso. *V.* ilustraciones en la página anterior (inglés) y pág. 151 (español).

eyeball *n.* globo del ojo, globo ocular.

eyeband *n.* venda para los ojos.

eyebrow *n.* ceja.

eye chart *n.* tabla optométrica, un gráfico que se lee a una distancia fija para medir la agudeza visual.

eyecup *n.* copita para los ojos.

eyeglasses *n. pl.* espejuelos, gafas, lentes, anteojos; **bifocal** ___ / ___ bifocales; **trifocal** ___ / ___ trifocales.

eyeground *n.* fondo del ojo.

eyelash *n.* pestaña.

eyelid *n.* párpado.

eyepiece *n.* ocular.

eyesight *n.* vista; **to have good** ___ / tener buena ___.

eye socket *n.* órbita ocular; cuenca del ojo.

eye strain *n.* vista cansada.

eye wash *n.* solución ocular, colirio, solución para los ojos.

F *abbr.* (*Fahrenheit*) F, Fahrenheit.
f *abbr.* (*femenine*) f, femenino-a.
face *n.* cara, rostro, faz; ___ **down** / boca abajo; ___-**lift** / estire de la cara, ritidectomía; ___ **peeling** / peladura de la ___; ___-**to-face** / cara a cara; ___ **up** / boca arriba.
face lift *n.* cirugía plástica facial, cirugía plástica en el rostro y el cuello para quitar las imperfecciones.
facet *n.* faceta, pequeña parte lisa en la superficie de una estructura dura semejante a la de los huesos.
facetectomy *n.* extirpación de la faceta auricular.
facial *a.* facial, rel. a la cara; ___ **artery** / arteria ___; ___ **axis** / axis ___; ___ **bone defects** / defectos óseos ___-es; ___ **bones** / huesos de la cara, huesos ___-es; ___ **canal** / canal ___; ___ **hemiplegia** / hemiplejía ___; ___ **injuries** / traumatismos ___-es; ___ **nerve(s)** / nervio(s) ___(es); ___ **palsy**, ___ **paralisis** / parálisis ___; ___ **reconstruction** / reconstrucción ___; ___ **spasm** / espasmo ___; ___ **tic** / tic ___; ___ **vein** / vena ___.
facies *n.* (*pl.* **facies**) facies, expresión o apariencia de la cara; **leontina** ___ / ___ leontina; **masklike** ___ / inexpresiva.
facilitate *v.* facilitar; proporcionar.
facility *n.* [*ease*] facilidad; [*center, complex*] centro, complejo, servicios.
facioplasty *n.* facioplastia, cirugía plástica de la cara.
facioplegia *n.* facioplejía, parálisis facial.
fact *n.* hecho, realidad; **in** ___ / de ___, en efecto, en realidad.
factor *n.* factor, elemento que contribuye a producir una acción; **antihemophilic** ___ / ___ antihemofilico; **clotting**, **coagulation** ___ / ___ de coagulación; **fibroblast growth** ___ / ___ de crecimiento de fibroblastos; **releasing** ___ / ___ liberador; **Rh** ___ / ___ Rh; **rheumatoid** ___ / ___ reumatoideo; **tumor angiogenesis** ___ / ___ angiogenético tumoral.
factual *a.* objetivo-a, real, basado en hechos.

facultative *a.* facultativo-a. 1. voluntario, no obligatorio; 2. perteneciente o relativo al médico.
faculty *n.* facultad. 1. aptitud o habilidad para llevar a cabo funciones normales; 2. cuerpo docente.
Faget, sign of *n.* signo de Faget, un pulso bajo en relación a la alta temperatura presente.
Fahrenheit scale *n.* escala de Fahrenheit, escala de temperatura cuyo punto de congelación es 32 grados y el de ebullición es 212 grados.
failing *n.* debilidad; deterioro; flaqueza; falla, falta.
failure *n.* insuficiencia, falla; omisión; fracaso; ___ **neurosis** / neurosis de fracaso; **gross** ___ / fiasco; **heart** ___ / ___ cardíaca; fallo cardíaco; **renal** ___ / ___ renal; **respiratory** ___ / ___ respiratoria.
failure to thrive *n.* retraso en el desarrollo visto en niños que no alcanzan un desarrollo normal.
faint *n.* desmayo, desvanecimiento, vahído; *v.* desmayarse, desvanecerse; ___-**ly** *adv.* / débilmente, lánguidamente, escasamente.
fainting *n.* desmayo; desfallecimiento; ___ **spell** / desmayo.
fair *a.* [*blonde*] rubio-a; [*light skin*] de tez blanca; [*average*] regular; ___ **complexion** / rubio-a, de tez clara; [*weather*] claro, despejado, favorable; [*decision*] imparcial, razonable, justa.
faith *n.*, *f.* **be in good** ___ / de buena ___.
faith healer *n.* curandero-a.
faith healing *n.* cura de fe, uso de la oración para tratar enfermedades.
fake *v.* fingir; falsificar; simular.
fall *n.* caída; [*season*] otoño *vi.* caer, caerse; **to** ___ **asleep** / quedarse dormido-a; **to** ___ **back** /retirarse, replegarse, recurrir a; **to** ___ **behind** / atrasarse, quedarse atrás; **to** ___ **short of** / faltar, ser deficiente.
falling *a.* en caída, descendiente.
Fallopian tubes *n.* trompas de Falopio, conductos que se extienden del útero a los ovarios.

Fallot, tetralogy of *n.* tetralogía de Fallot, deformación cardíaca congénita que comprende cuatro defectos de los grandes vasos sanguíneos y de las paredes de las aurículas y ventrículos.

fallout *n.* lluvia radioactiva, partículas contaminantes que descienden a través de la atmósfera.

false *a.* falso-a, incorrecto-a; no real; ___ **anemia** / anemia ___ -a; ___ **aneurysm** / aneurisma ___ -o; ___ **ankylosis** / anquilosis ___ -a; ___ **blepharoptosis** / blefaroptosis ___ -a; ___ **diverticulum** / divertículo ___ -o; ___ **hematuria** / hematuria ___ -a; ___ **hermaphroditism** / hermafroditismo ___ -o; ___ **image** / imagen ___ -a; ___ **joint** / articulación ___ -a; ___ **lumen** / luz (cavidad en el interior de un órgano tubular) ___ -a; ___ **membrane** / membrana ___ -a; ___ **memory syndrome** / síndrome ___ -o de la memoria; ___ **negative** / negativo; ___ **neuroma** / neuroma ___ -o; ___ **positive** / positivo; ___ **pregnancy** / embarazo ___ -o; ___ **rib** / costilla ___ -a; ___ **suture** / sutura ___ -a; ___ **vocal chords (folds)** / cuerdas vocales ___ -as.

familial, familiar *a.* familiar, rel. a la familia; ___ **adenomatous polyposis** / poliposis adenomatosa ___; ___ **amyloid neuropathy** / neuropatía amiloide ___; ___ **dysautonomia** / disautonomía ___; ___ **goiter** / bocio ___; ___ **hypercholesteremia** / hipercolesteremia ___; ___ **jaundice** / icetericia ___; ___ **Mediterranean fever** / fiebre ___ del Mediterráneo; ___ **periodic paralysis** / parálisis periódica ___; ___ **pseudoinflammatory macular degeneration** / degeneración macular pseudo-inflamatoria ___; ___ **screening** / escrutinio ___; ___ **tendency** / tendencia, propensión familiar.

family *n.* familia; ___ **man** / padre de familia; ___ **name** / apellido; ___ **therapy** / terapia de ___.

family planning *n.* planificación familiar, planeamiento de la concepción de los hijos gen. con el uso de métodos contraceptivos; **natural** ___ / ___ natural, método de control de la natalidad que consiste en la abstención de relaciones sexuales durante el período en que la mujer es fértil.

family practice *n.* medicina familiar, atención médica especial de la familia como unidad.

famished *a.* famélico-a, hambriento-a.

Fanconi's syndrome *n.* síndrome de Fanconi, anemia hipoplásica constitucional, o asociada a malformaciones congénitas.

fancy *v.* imaginar, fantasear.

fantasy, phantasy *n.* fantasía, grado superior de la imaginación; facultad de reproducir por medio de imágenes las cosas pasadas o lejanas, de representar los ideales en forma sensible o de idealizar las reales.

far *adv.* lejos; distante; ___ **apart** / infrecuente; ___ **better** / mucho mejor; ___ **cry** / gran diferencia; ___ **off** / a lo lejos, distante; **from** ___ **away** / de lejos, a lo lejos; **so** ___ / hasta ahora, hasta aquí.

farmer's lung *n.* pulmón de granjero, hipersensibilidad de los alvéolos pulmonares causada por exposición a heno fermentado.

farsighted *a.* hipermétrope, que sufre de hipermetropía.

farsightedness *n.* hipermetropía, defecto visual en el cual los rayos de luz se concentran en un foco detrás de la retina y los objetos lejanos se ven mejor que los que están a corta distancia.

fascia *n.* fascia, tejido fibroso conectivo que envuelve el cuerpo bajo la piel y protege los músculos, los nervios y los vasos sanguíneos; **aponeurotic** ___ / ___ aponeurótica, tejido fibroso que sirve de soporte a los músculos; **Buck's** ___ / ___ de Buck, tejido fibroso que cubre el pene; **Colles'** ___ / ___ de Colles, cubierta interna de la fascia perineal; ___ **graft** / injerto de una ___; ___ **lata** / ___ lata, protectora de los músculos del muslo; **tranversalis** ___ / ___ tranversal, localizada entre el peritoneo y el músculo transverso del abdomen.

fascial *a.* fascial, rel. a una fascia; ___ **sheath of eye-ball** / cubierta ___ del globo del ojo.

fasciculation *n.* fasciculación. 1. formación de fascículo; 2. contracción involuntaria breve de fibras musculares.

fascietomy *n.* fascietomía, excisión parcial o total de una fascia.

fasciitis *n.* fascitis, infl. de una fascia.

fasciodesis *n.* fasciodesis, operación de adherir un tendón a una fascia.

fascioplasty *n.* fascioplastía, cirugía plástica de una fascia.

fasciotomy *n.* fasciotomía, incisión de una fascia.
fast *n.* ayuno; *a.* [*speed*] rápido-a, ligero-a; [*of a color*] que tiene resistencia a un colorante: ___ **asleep** / profundamente dormido-a; ___ **day** / día de ayuno; *v.* ayunar, estar en ayunas.
fasten *v.* sujetar; amarrar; abrochar; abotonar.
fastening *n.* amarre, cierre, sujetador.
fastidious *a.* 1. fastidioso-a. 2. en bacteriología, rel. a demandas nutricionales complejas.
fasting *n.* ayuno.
fasting blood glucose *n.* glucemia en ayunas.
fastness *n.* resistencia.
fat *n.* [*grease*] grasa; *a.* gordo-a, grueso-a, obeso-a; [*greasy*] grasoso-a; ___ **embolism** / embolia grasosa; **to get** ___ / engordar.
fatal *a.* fatal.
fatality *n.* fatalidad, desgracia; muerte.
fatality rate *n.* índice de mortalidad.
father *n.* padre; papá.
father-in-law *n.* suegro.
fatigue *n.* fatiga, cansancio; sensación de agotamiento; *vt.* fatigar, cansar.
fatness *n.* gordura.
fatty *a.* graso-a, adiposo-a, grasoso-a; ___ **acids** / ácidos ___-os; ___ **cirrhosis** / cirrosis ___-a; ___ **degeneration** / degeneración ___-a; ___ **heart** / corazón ___-o; ___ **hernia** / hernia ___-a; ___ **infiltration** / infiltración ___-a; ___ **kidney** / riñón ___-o; ___ **liver** / hígado ___-o; ___ **oil** / aceite ___-o; ___ **tumor** / lipoma; ___ **tissue** / tejido ___.
fault *n.* falta, defecto, culpa; **to be at** ___ / ser culpable.
faulty *a.* defectuoso-a, imperfecto-a.
favor *n.* favor.
fear *n.* temor, miedo, aprehensión. *v.* temer, tener miedo.
fearful *a.* temeroso-a, miedoso-a.
fearless *a.* sin temor, intrépido-a.
feature *n.* rasgo, característica.
febrile *a.* febril, calenturiento-a; ___ **convulsion** / convulsión ___.
fecal *a.* fecal, perteneciente o rel. al excremento intestinal; ___ **abscess** / absceso ___; ___ **examination** / examen ___; ___ **fistula** / fístula ___.
fecalith *n.* fecalito, concreción intestinal de materia fecal.
fecaluria *n.* presencia de materia fecal en la orina.
feces *n.*, *pl.* heces, excremento.
fecundity *n.* fecundidad, fertilidad.

fee *n.* honorario, cuota.
feeble *a.* débil, endeble.
feed *vi.* alimentar, dar de comer; proveer materiales o asistencia.
feedback *n.* retroalimentación, retorno del rendimiento a su fuente de origen o a una fase anterior a efectos de un proceso.
feeding *n.* alimentación; **breast-** ___ / lactancia materna; **enteral** ___ / ___ entérica; ___ **time** / horario de ___; **forced** ___ / ___ forzada; **intravenous** ___ / ___ intravenosa; **rectal** ___ / ___ por el recto; **tube** ___ / ___ por sonda.
feel *vi.* sentir, percibir, sentirse; **Do you ___ the effects of the medication?** / ¿Siente, sientes los efectos del medicamento? **to ___ hungry** / tener hambre; **to ___ the effects of** / sentir los efectos de; **to ___ like** / tener ganas de; **to ___ sleepy** / tener sueño; **to ___ sorry for** / compadecerse de, tener lástima de; **to ___ the pulse** / tomar el pulso; **to ___ thirsty** / tener sed; **to ___ bad** / ___-se mal; **to ___ better** / ___-se mejor; **to ___ good, fine** / ___-se bien; **to ___ uncomfortable** / ___-se incómodo-a.
feeling *n.* sensación [*emotion*] sentimiento, emoción, sensibilidad.
feet *n.*, *pl.* de **foot**, pies.
feline *a.* felino-a, rel. a la familia de los gatos o con características semejantes a éstos.
felon *n.* 1. panadizo, absceso doloroso de la falange distal de un dedo; 2. felón, criminal.
female *n.* hembra, poseedora del óvulo en el proceso de procreación y quien lleva a cabo la gestación.
feminine *a.* femenino-a; rel. al sexo femenino.
femininity *n.* feminidad; ___ **complex** / complejo de ___.
feminization *n.* feminización. 1. desarrollo de características femeninas; 2. características sexuales femeninas presentes en un genotipo masculino.
femoral *a.* femoral, rel. al fémur; **deep** ___ **arch** / arco ___ profundo; ___ **artery** / arteria ___; ___ **canal** / canal ___; ___ **hernia** / hernia ___; ___ **nerve** / nervio ___; ___ **nutrient artery** / arteria nutricia del fémur; ___ **sheath** / capa ___; ___ **triangle** / triángulo ___; ___ **vein** / vena ___.
femorotibial *a.* femorotibial, rel. al fémur y a la tibia; ___ **capillary** / capilar ___; ___ **membrane** / membrana ___.

femur *n.* fémur, hueso del muslo.

fenestration *n.* fenestración. 1. creación de una abertura en el laberinto del oído para restaurar la audición; 2. acto de perforar.

ferment *n.* fermento. 1. sustancia o agente que activa la fermentación; 2. producto de fermentación; *v.* fermentar, hacer fermentar.

fermentation *n.* fermentación, descomposición de sustancias complejas por la acción de enzimas o fermentos.

ferroprotein *n.* ferroproteína, proteína compuesta de un radical ferruginoso.

ferruginous *a.* ferruginoso-a, ferrugíneo-a. 1. que contiene hierro; 2. que tiene el color de hierro oxidado.

fertile *a.* fértil, fecundo-a, productivo-a.

fertility *n.* fertilidad.

fertilization *n.* fertilización, fecundación.

fertilize *v.* fecundar, fertilizar.

fertilizer *n.* fertilizante.

fester *v.* enconarse; supurar superficialmente.

fetal *a.* fetal, rel. al feto; ___ **alcohol syndrome** / síndrome alcohólico ___; ___ **aspiration syndrome** / síndrome de aspiración ___; ___ **circulation** / circulación ___; ___ **death** / muerte ___; ___ **drug syndrome** / síndrome ___ del abuso de drogas; ___ **dystocia** / distocia ___; ___ **growth retardation** / retardo del crecimiento ___; ___ **heart tone** / latido del corazón ___; ___ **hydrops** / hidropesía ___; ___ **maturity, chronologic** / edad gestacional ___; ___ **medicine** / medicina ___; ___ **membrane** / membrana ___; ___ **monitoring** / monitorización ___; ___ **placenta** / placenta ___; ___ **position** / posición ___; ___ **pulse oximeter** / oxímetro de pulso ___; ___ **transfusion** / transfusión de sangre in utero; ___ **viability** / viabilidad ___; ___ **wastage** / desperdicio ___.

fetid *a.* fétido-a, hediondo-a, de mal olor.

fetometry *n.* fetometría, estimación del tamaño del feto, esp. la cabeza antes del nacimiento.

fetoprotein *n.* fetoproteína, antígeno presente en el feto humano.

fetoscope *n.* fetoscopio, endoscopio que se usa en la fetoscopía.

fetoscopy *n.* fetoscopía, inspección antenatal fetal transabdominal de la placenta y el feto con el propósito de diagnosticar posibles trastornos fetales.

fetus *n.* feto, embrión en desarrollo, fase de la gestación desde los tres meses hasta el parto.

fever *n.* fiebre, calentura; **enteric** ___ / ___ entérica, intestinal; ___ **blister** / herpes febril; ___ **of unknown origin** / ___ de origen desconocido; **intermittent** ___ / ___ intermitente; **rabbit** ___ / ___ de conejo, tularemia; **rheumatoid** ___ / ___ reumatoidea; **remittent** ___ / ___ remitente; **Rocky Mountain** ___ / ___ manchada de las Montañas Rocosas; **scarlet** ___ / escarlatina; **yellow** ___ / ___ amarilla, paludismo, malaria; **typhoid** ___ / ___ tifoidea; **undulant** ___ / brucelosis.

fiber *n.* fibra, filamento en forma de hilo.

fiber optics *n.* fibras ópticas, fibras delgadas transparentes de vidrio o plástico que transmiten luz.

fibril *n.* filamento, fibrilla, fibra pequeña.

fibrillar, fibrillary *a.* fibrilar, rel. a una fibra; ___ **astrocyte** / astrocito ___; ___ **contractions** / contracciones ___-es.

fibrillation *n.* fibrilación. 1. contracción muscular involuntaria que afecta fibras musculares individuales; 2. formación de fibrillas; **atrial** ___ / ___ auricular; **flutter** ___ / ___ de aleteo; **ventricular** ___ / ___ ventricular.

fibrin *n.* fibrina, proteína insoluble indispensable en la coagulación de la sangre.

fibrinogen *n.* fibrinógeno. 1. proteína presente en el plasma sanguíneo que se convierte en fibrina en el proceso de coagulación; 2. el Factor I.

fibrinogenemia *n.* fibrinogenemia, presencia de fibrógeno en la sangre.

fibrinogenic, fibrinogenous *a.* fibrinogénico-a, que produce fibrina.

fibrinogenolysis *n.* fibrinogenólisis, disolución o inactivación del fibrinógeno en la corriente sanguínea.

fibrinolysis *n.* fibrinólisis, disolución de fibrina por la acción de enzimas; **primary** ___ / ___ primaria; **therapeutic** ___ / ___ terapéutica.

fibrinous, fibrous *a.* fibrinoso-a, fibroso-a. 1. rel. a la naturaleza de una fibra; 2. semejante a un hilo; ___ **bronchitis** / bronquitis ___-a; ___ **inflammation** / inflamación ___-a; ___ **pericarditis** / pericarditis ___-a; ___ **pleurisy** / pleuresía ___-a; ___ **polyp** / pólipo ___-o.

fibrinuria *n.* fibrinuria, presencia de fibrina en la orina.

fibroadenoma *n.* fibroadenoma, tumor benigno formado por tejido fibroso y glandular.

fibroblast *n.* fibroblasto, células de soporte de las que proviene el tejido conectivo.

fibrocartilage *n.* fibrocartílago, tipo de cartílago en el que la matriz contiene abundante tejido fibroso.

fibrochondroma *n.* fibrocondroma, tumor benigno compuesto por tejido conjuntivo fibroso y cartilaginoso.

fibrocyst *n.* fibroquiste. 1. fibroma formado por quistes; 2. neoplasma de degeneración quística.

fibrocystic *a.* fibroquístico-a, de naturaleza fibrosa con degeneración quística; ___ **disease of the breast** / enfermedad ___-a de la mama.

fibrocystoma *n.* fibrocistoma, tumor benigno con elementos quísticos.

fibroid *a.* fibroide, de naturaleza fibrosa; ___ **adenoma** / adenoma ___; ___ **cataract** / catarata ___.

fibroidectomy *n.* fibroidectomía, excisión de un tumor fibroide.

fibrolipoma *n.* fibrolipoma, tumor que contiene tejido fibroso y adiposo en exceso.

fibroma *n.* fibroma, tumor benigno compuesto de tejido fibroso.

fibromatosis *n.* fibromatosis, producción de fibromas múltiples en la piel o en el útero.

fibromuscular *a.* fibromuscular, de naturaleza muscular y fibrosa; ___ **dysplasia** / displasia ___.

fibromyalgia *n.* fibromialgia, condición crónica generalizada que resulta en dolor y rigidez en los músculos y los tejidos blandos.

fibromyoma *n.* fibromioma, tumor benigno formado por tejido muscular y fibroso.

fibroneuroma *n.* fibroneuroma, tumor del tejido conjuntivo de los nervios.

fibroplasia *n.* fibroplasia, producción de tejido fibroso tal como en la cicatrización de una herida.

fibrosarcoma *n.* fibrosarcoma, tumor maligno constituído por células fusiformes, colágeno y fibras de reticulina.

fibrosis *n.* fibrosis, formación anormal de tejido fibroso; **diffuse interstitial pulmonary** ___ / ___ intersticial del pulmón; **proliferative** ___ / ___ proliferativa; **retroperineal** ___ / ___ retroperineal.

fibrositis *n.* fibrositis, infl. de tejido blanco conjuntivo esp. en el área de las articulaciones.

fibrous *a.* fibroso-a. 1. rel. a la fibrina; 2. estructura en forma de hilo; ___ **ankylosis** / anquilosis ___-a; ___ **cortical defect** / defecto cortical ___-o; ___ **degeneration** / degeneración ___-a; ___ **goiter** / bocio ___-o; ___ **joint** / articulación ___-a; ___ **tissue** / tejido ___-o; ___ **tubercule** / tubérculo ___-o.

fibula *a.* fíbula, peroné, el hueso más externo y más delgado de la pierna.

fibular *a.* fibular, rel. al peroné; ___ **artery** / arteria ___; ___ **veins** / venas ___.

fictitious *a.* ficticio-a, falso-a.

fidelity *n.* fidelidad, lealtad; precisión.

field *n.* campo. 1. área o espacio abierto; ___ **of vision** / ___ visual; 2. área de especialización.

fight *n.* pelea, lucha; *vi.* pelear, combatir, luchar con.

figure *n.* figura; cifra, número.

filament *n.* filamento, fibra o hilo fino.

filaria *n.* filaria, parásitos en la sangre o tejidos que causan varios transtornos.

file *n.* [*instrumento*] lima; [*record*] expediente, ficha; *v.* limar; registrar.

fill *v.* llenar; rellenar; llenarse.

filling *n.* [*dental*] empaste; obturación; restauración; relleno.

film *n.* 1. película; radiografía; 2. telilla, membrana o capa fina.

film badge *n.* placa fotográfica, placa de película fotográfica que se usa para indicar la exposición a la radiación.

filter *n.* filtro; *v.* filtrar; **to** ___ **through** / filtrarse.

filthy *a.* sucio-a, mugriento-a, mugroso-a.

filtration *n.* filtración, colación, acción de pasar a través de un filtro.

fimbria *n.* (*pl.* **fimbriae**) fimbria, borde o canto; apéndice de ciertas bacterias; ___ **hippocampi** / ___ del hipocampo; ___ **of uterine tube** / ___ del tubo uterino; ___ **ovaricae** / ___ ovárica.

final *a.* final, último-.a; conclusivo-a; definitivo-a.

findings *n.*, *pl.* hallazgos, resultados de una investigación o indagación.

fine *a.* fino-a, delicado-a; **to feel** ___ / sentirse bien.

finger *n.* dedo de la mano; ___ **agnosia** / agnosia del ___; ___ **nose test** / prueba de la nariz y el ___; ___ **-shaped** / digitiforme; **index** ___ / dedo índice; **little** ___ / dedo meñique; **mallet** ___ / dedo en martillo.

fingernail *n.* uña de un dedo de la mano.

finish *n.* final, terminación; *v.* acabar, terminar.

finished *a.* acabado-a, terminado-a.

Finney operation *n.* operación de Finney, gastroduodenostomía que crea una apertura grande para asegurar el vaciamiento total del estómago.

fire *n.* fuego; [*conflagration*] incendio; ___ **alarm** / alarma contra incendios; ___ **department** / cuerpo de bomberos; ___ **escape** / escalera de escape; **to catch** ___ / encenderse, prenderse; **to set** ___ **to** / encender, quemar.

first *n.* primero-a; *a.* primero-a, primer (before a *m.* singular *n.*) ___ **degree** / de primer grado; ___ **name** / nombre, nombre de pila.

first aid *n.* primeros auxilios; ___ **kit** / botiquín de ___.

firstborn *n.* primogénito-a.

first responder *n.* primer(a) interviniente, persona entrenada a responder a una emergencia y proporcionar ayuda inmediata a las víctimas.

fish poisoning *n.* intoxicación de pescado.

fission *n.* fisión. 1. división en parte; 2. división de un átomo para ser descompuesto y desplazar energía y neutrones.

fissure *n.* fisura. *V.* cleft.

fist *n.* puño; **to make a** ___ / cerrar el ___.

fistula *n.* fístula, canal o pasaje anormal que permite el paso de secreciones de una cavidad a otra o a la superficie exterior; **anal** ___ / ___ anal; **arteriovenous** ___ / ___ arteriovenosa; **biliary** ___ / ___ biliar.

fistulectomy *n.* fistulectomía, extirpación de una fístula.

fistulization *n.* fistulización, formación de una fístula por un medio quirúrgico o patológico súbito.

fit *n.* ataque súbito; convulsión; *a.* [*suitable*] adecuado-a: *vi.* [*glasses*] ajustar, encajar, montar.

fitness *n.* aptitud, vigor físico, acondicionamiento físico; **physical** ___ / ___ física.

fix *v.* [*fasten*] fijar, asegurar; **to fix up** / arreglar; convenir.

fixation *n.* fijación. 1. inmovilización de una parte; 2. acción de fijar la vista en un objeto; 3. interrupción del desarrollo de la personalidad antes de alcanzar la madurez.

fixed *a.* fijo-a; decidido-a [*resolved*] resuelto-a; arreglado-a, determinado-a; compuesto-a; ___ **fee** / honorario ___-o definido; ___ **term** / plazo ___-o.

flabby *a.* blando-a, flojo-a; *pop.* fofo-a.

flaccid *a.* flácido-a; débil, flojo-a; ___ **paralysis** / parálisis ___-a.

flagellated *a.* flagelado-a, provisto de flagelo o flagelos.

flagelliform *n.* flageliforme, en forma de látigo.

flagellum *n.* (*pl.* **flagella**) flagelo, prolongación o cola en la célula de algunos protozoos.

flail chest *n.* tórax inestable, condición de la pared del tórax causada por la fractura múltiple de costillas.

flank *n.* flanco, parte del cuerpo entre las costillas y el borde superior del íleo.

flap *n.* [*sound of wings*] aleteo; sonido de alas; tapa; colgajo.

flare *n.* brote, irritación rosácea o área difundida; destello, fulgor; ___**-up** / ___ con irritación; *v.* brotar, irritar.

flash *n.* fulguración, destello; **hot** ___ / sofoco.

flashback *n.* flash-back, acto de revivir mentalmente un incidente pasado.

flat foot *n.* pie plano.

flatulence *n.* flatulencia, distensión y molestias abdominales por exceso de gas en el tracto gastrointestinal.

flatus *n.* flato, *pop.* aventación, gas o aire en los intestinos.

flatworm *n.* gusano plano que se aloja en los intestinos.

flavor *n.* sabor, gusto.

flea *n.* pulga, insecto chupador de sangre; ___ **bite** / picadura de ___.

flesh *n.* carne, tejido muscular suave del cuerpo; ___ **wound** / herida superficial.

flexibility *n.* flexibilidad, propiedad de flexionar.

flexion *n.* flexión, acto de flexionar o de ser flexionado.

flexor *n.* flexor, músculo que hace flexionar una articulación.

flexure *n.* flexura, pliegue o doblez de una estructura u órgano; **hepatic** ___ / ___ hepática, ángulo derecho del colon; **sigmoid** ___ / sigmoidea, curvatura del colon que antecede al recto; **splenic** ___ / ___ esplénica, ángulo izquierdo del colon.

flicker *v.* fluctuar, vacilar; [*to quiver*] oscilar; causar una sensación visual de contraste con interrupción de la luz.

floaters *n.*, *pl.* flotadores, manchas visuales, máculas.

floating *a.* flotante, libre, sin adhesión; ___ **ribs** / costillas ___-s.

flora *n.* flora, grupo de bacterias que se alojan en un órgano; **intestinal** ___ / ___ intestinal.

flow *n.* flujo, salida; riego; [*menstrual*] *pop.* pérdida; *v.* fluir; correr; derramar; **blood** ___ / riego sanguíneo; **laminar** ___ / ___ laminar; **turbulent** ___ / ___ turbulento.

flowmeter *n.* medidor de flujo.

flu *n.* gripe. 1. influenza; 2. cualquiera de varias enfermedades virales o bacterianas marcadas esp. por síntomas respiratorios o intestinales.

fluctuation *n.* fluctuación. 1. acto de fluctuar, variación de un curso a otro; 2. sensación de movimiento ondulante producido por líquidos en el cuerpo que se percibe en un examen de palpación.

fluid *n.* líquido, fluido; secreción; **amniotic** ___ / ___ amniótico; **cerebrospinal** ___ / ___ cefalorraquídeo, cerebroespinal; **extracellular** ___ / ___ extracelular; **extravascular** ___ / ___ extravascular; **interstitial** ___ / ___ intersticial; **intracellular** ___ / ___ intracelular; **seminal** ___ / ___ seminal; **serous** ___ / ___ **seroso**; **synovial** ___ / ___ sinovial.

fluid balance *n.* balance hídrico.

fluid retention *n.* retención de líquido.

fluke *n.* duela, gusano de la orden Trematoda; **blood** ___ / ___ sanguínea; **intestinal** ___ / ___ intestinal; **liver** ___ / ___ hepática; **lung** ___ / ___ pulmonar.

fluorescent *a.* fluorescente, rel. a la fluorescencia; ___ **antibody** / anticuerpo ___; ___ **troponemal antibody absorption test** / técnica del anticuerpo ___.

fluoridation *n.* fluorización, adición de fluoruro al agua, con el fin de evitar o reducir la incidencia de caries dental.

fluoride *n.* fluoruro, combinación de flúor con un metal o metaloide.

fluoroscope *n.* fluoroscopio, instrumento que hace visibles los rayos X en una pantalla fluorescente.

fluoroscopy *n.* fluoroscopía, uso del fluoroscopio para examinar los tejidos y otras estructuras internas del cuerpo.

fluorosis *n.* fluorosis, exceso de absorción de flúor.

flush *n.* rubor; [*cleansing*] irrigación; [*to empty out*] vaciar; irrigar.

flutter *n.* aleteo, acción similar al movimiento de las alas de los pájaros; **atrial** ___ / ___ auricular; ___ **and fibrillation** / fibrilación y ___; **ventricular** ___ / ___ ventricular; *v.* aletear, sacudir; agitarse.

flux *n.* flujo. 1. movimiento de un líquido o un gas; 2. velocidad con que un líquido atraviesa un órgano o parte.

fly *n.* mosca; *vi.* volar.

focal *a.* focal, rel. a un foco.

focus *n.*, *L.* (*pl.* foci) foco; *v.* enfocar.

fold *n.* pliegue de un margen; **aryepiglottic** ___ / ___ ariepiglótico; **gastric** ___ / ___ gástrico; **gluteal** ___ / ___ glúteo.

Foley catheter *n.* catéter de Foley, catéter con un globo inflable para retención en la vejiga.

folic acid *n.* ácido fólico, miembro del complejo de vitaminas B.

follicle *n.* folículo, saco, bolsa, depresión o cavidad excretora; **atretic** ___ / ___ atrésico; **gastric** ___ / ___ gástrico; **hair** ___ / ___ piloso; **ovarian** ___ / ___ ovárico; **thyroid** ___ / ___ tiroideo.

follicular *a.* folicular, rel. a un folículo; ___ **phase** / fase ___.

folliculitis *n.* foliculitis, infl. de un folículo, gen. un folículo piloso.

follow *v.* seguir, continuar; ___**-up** / seguimiento, (estudio, procedimiento del caso); ___**-up evaluation** / evaluación de seguimiento; **to** ___ **through** / continuar el procedimiento; llevar hasta el final; continuar la observación de un caso.

fomes *n.*, L. (*pl.* **fomites**) cualquier sustancia que puede absorber y luego transmitir agentes infecciosos.

fontanel, fontanella *n.* fontanela, *pop.* mollera, parte suave en el cráneo del recién nacido que normalmente se cierra al desarrollarse los huesos craneales.

food *n.* alimento; comida; material consistente esencialmente de proteína, carbohidratos y grasa utilizado en el cuerpo de un organismo para mantener el crecimiento, reparación y los procesos vitales; **natural** ___ / alimento que ha recibido un procesamiento mínimo y no contiene conservantes ni aditivos artificiales; **dietetic** ___ / ___ dietético; ___ **additives** / aditivos alimenticios; ___ **contamination** / contaminación de ___-s; ___ **handling** / manipulación de ___-s; ___ **poisoning** / intoxicación alimenticia; ___ **requirements** / requisitos alimenticios; ___ **supplements** / alimentos enriquecidos; **organic** ___ / ___ orgánico.

Food and Drug Administration *n.* Administración de Alimentos y Drogas, institución oficial en los Estados Unidos con regulaciones concernientes a alimentos, drogas, cosméticos y disposiciones médicas.

foot *n.* (*pl.* **feet**) pie; **athlete's** ___ / ___ de atleta; **flat** ___; ___ plano.

foot and mouth disease *n.* fiebre aftosa, enfermedad viral propia de animales vacunos y equinos, y que es raramente transmitida al ser humano, se caracteriza por la erupción de pequeñas vesículas en la lengua, la boca y los dedos de las manos y pies.

foot-drop *n.* pie caído.

footstep *n.* paso, pisada; [*print*] huella del pie.

for *prep.* [*intended for the use of*] para, **an antibiotic** ___ **the infection** / un antibiótico ___ la infección; **a thermometer** ___ **taking the temperature** / un termómetro ___ tomar la temperatura; [*for the benefit of*] por; **do it** ___ **her** / hágalo, hazlo ___ ella; ___ **the time being** / ___ ahora, el momento; [*for the purpose of*] para; **the medicine is** ___ **the patient** / la medicina es ___ el paciente; por **you pay a dollar** ___ **each pill** / paga un dólar ___ cada pastilla.

foramen *n.* foramen, orificio, pasaje, abertura; **intervertebral** ___ / ___ intervertebral; **jugular** ___ / ___ yugular; **optic** ___ / ___ óptico; **ovale** ___ / ___ oval; **sciatic, greater** ___ / ___ sacrociático mayor; **sciatic, lesser** ___ / ___ sacrociático menor.

forbid *vt.* prohibir, impedir; **God** ___ ! / ¡No lo permita Dios!

force *n.* fuerza, vigor, energía; *v.* forzar, violentar, obligar; **to** ___ **out** / echar a la fuerza; **to** ___ **through** / hacer penetrar a la fuerza.

forceps *n.* fórceps, pinza en forma de tenaza que se emplea para sujetar y manipular tejidos o partes del cuerpo.

forearm *n.* antebrazo.

forebrain *n.* prosencéfalo, porción anterior de la vesícula primaria cerebral de donde se desarrollan el diencéfalo y el telencéfalo.

forecast *n.* pronóstico, predicción; *v.* predecir, pronosticar.

forefinger *n.* dedo índice.

forefoot *n.* antepié, parte anterior del pie.

foregut *n.* intestino anterior, porción cefálica del tubo digestivo primitivo en el embrión.

forehead *n.* frente.

foreign bodies *n.*, *pl.* cuerpos extraños, máculas, o pequeños objetos ajenos al lugar en que se alojan.

forensic *a.* forense, rel. a asuntos legales; ___ **laboratory** / laboratorio ___; ___ **medicine** / medicina legal; ___ **physician** / médico ___.

foreplay *n.* estímulo erótico que precede al acto sexual.

foresight *n.* precaución, previsión.

foreskin *n.* prepucio.

forever *adv.* siempre, para siempre, por siempre.

forget *vt.* olvidar; olvidarse de; ___ **it** / olvídese, olvídate de eso; no se preocupe, no te preocupes.

forgetful *a.* olvidadizo; negligente.

form *n.* forma, [*document*] formulario; *v.* formar, dar forma; establecer.

formaldehyde *n.* formaldehído, antiséptico.

forme fruste *n. Fr.* forma frustrada, enfermedad abortada o manifestada de manera atípica.

formication *n.* formicación, sensación de hormigueo en la piel.

formula *n.* fórmula, forma prescrita o modelo a seguir.

fornix n., L. (pl. **fornices**) fornix. 1. estructura en forma de arco; 2. concavidad en forma de bóveda semejante a la vagina.

forth adv. [forward] hacia adelante; [out, away] afuera, hacia afuera.

forthcoming a. venidero-a; (future) próximo; (available) disponible.

fortify v. fortalecer, fortificar.

fossa n. fosa, surco o depresión anatómica.

fourchette n. Fr. horquilla, comisura posterior de la vulva.

fovea n. fóvea, fosa o depresión pequeña, esp. en referencia a la fosa central de la retina.

foxglove n. dedalera, nombre común de Digitalis purpurea.

fraction n. fracción, división de algo en partes.

fracture n. fractura, rotura; pop. quebradura. V. cuadro en la esta página.

fragility n. fragilidad, disposición a romperse o quebrarse con facilidad.

frambesia, pian n. frambesia, enfermedad endémica tropical infecciosa de la piel, los huesos y las articulaciones, causada por la bacteria espiroqueta Treponema pertenue.

frame n. armazón, estructura de soporte; [eyeglasses] armazón; **claw type traction** ___ / armazón de tracción en garra; [orthopedics] **traction** ___ / armazón de tracción.

fraternal twins n., pl. mellizos fraternales, desarrollados de dos óvulos fecundados separadamente.

freckle n. peca, mácula pigmentada que se manifiesta en el exterior de la piel esp. en la cara.

free a. libre, suelto-a; [of charge] gratis; ___ **association** / ___ asociación; ___**-ly** adv. / libremente.

free radical n. radical, un átomo o grupo de átomos reactivos que pueden dañar las células, las proteínas y el ADN.

freeze n. helada; congelación, congelamiento; ___ **dried** / liofilizado; ___ **drying** / liofilización; vi. congelar, helar; congelarse, helarse; **to ___ to death** / morirse de frío.

freezing n. congelación; ___ **point** / punto de ___.

fremitus n. fremitus, frémito, vibración detectable por palpación o auscultación tal como las vibraciones del pecho al toser.

frenectomy n. frenectomía, excisión de un frenillo.

frenulum, frenum n., L. (pl. **frenula**) frenulum, pliegue membranoso que impide los movimientos de un órgano o parte; ___ **of the tongue** / frenillo de la lengua.

frequency n. frecuencia.

frequent a. frecuente, habitual, regular; ___**-ly** adv. / frecuentemente, con frecuencia.

fresh a. fresco-a, reciente.

Freudian a. freudiano, rel. a las doctrinas de Sigmund Freud, neurólogo vienés (1856–1939).

friction n. fricción, rozamiento; ___ **rub** / sonido auscultatorio causado por la frotación entre sí de dos superficies serosas.

frightened a. asustado-a, atemorizado-a.

frigidity n. frígidez, frialdad, esp. de la mujer incapaz de responder a estímulos sexuales.

Frohlich's syndrome n. síndrome de Frolich, distrofia adipogenital manifestada en infantilismo sexual con cambios en las características sexuales secundarias.

front n. frente; **in ___ of** / en ___ de, delante de.

Fractures	Fracturas
avulsion	por avulsión
blow-out	por estallamiento
butterfly	en mariposa
closed	cerrada
comminuted	conminuta
complete	completa
complex	compleja
compressed	por compresión
depressed	con hundimiento
greenstick	de tallo verde
hairline	de raya fina
impacted	impactada
incomplete	incompleta
mallet	en martillo
open	expuesta
pathologic	patológica
perforating	perforante
rib	costal
spiral	espiral
stress	de sobrecarga
T	en T
wedge	en cuña

frontal *a.* frontal, rel. a la frente; ___ **bone** / hueso ___; ___ **muscle** / músculo ___; ___ **sinuses** / senos ___-es.

frostbite *n.* quemadura por frío.

froth *n.* espuma; *v.* echar espuma, espumar; **to ___ at the mouth** / echar ___ por la boca.

frozen *a., pp.* de **to freeze**, congelado-a; **to become ___** / congelarse, helarse.

frozen section *n.* corte por congelación, espécimen de tejido fino que se toma y congela inmediatamente para ser usado en el diagnóstico de tumores.

frozen shoulder *n.* hombro rígido.

fructose *n.* fructosa, azúcar de fruta, levulosa; ___ **intolerance** / intolerancia a la ___.

fructosuria *n.* fructosuria, fructosa en la orina.

fruitful *a.* productivo-a; provechoso-a.

frustrated *a.* frustrado-a.

fulguration *n.* fulguración, uso de corriente eléctrica para destruir tejido vivo.

full *a.* completo-a; lleno-a, pleno-a; ___ **answer** / respuesta ___; ___ **payment** / pago total; **in ___** / completamente, por completo.

full-grown *a.* completamente desarrollado-a; crecido-a.

full term *n.* a término, [*in obstetrics*] embarazo a término, de 38 a 41 semanas de duración.

fulminant *a.* fulminante, que aparece súbitamente con extrema intensidad tal como un dolor o enfermedad.

fumes *n., pl.* vapores o gases.

fumigation *n.* fumigación, exterminación por medio de vapores.

fuming *a.* fumante, que desprende vapores visibles.

function *n.* función; facultad; *v.* funcionar, desempeñar un trabajo.

functional disease *n.* enfermedad funcional, desorden o trastorno que no tiene una causa orgánica conocida.

fundus *n.* fondo, la parte más distante al orificio de entrada de un órgano; ___ **of stomach** / ___ del estómago; ___ **uteri** / ___ del útero.

fungal, fungous *a.* fúngico-a, rel. a hongos o causado por éstos.

fungemia *n.* fungemia, presencia de hongos en la sangre.

fungicide *n.* fungicida, agente que destruye o inhibe el crecimiento de hongos.

fungistasis *n.* fungiestasia, acto de impedir o inhibir el desarrollo de hongos.

fungitoxic *a.* fungitóxico, de efecto tóxico en los hongos.

fungus *n., L.* (*pl.* **fungi**) grupo de organismos que incluye los hongos, las setas, levaduras y mohos.

funicular *a.* funicular, rel. al cordón umbilical o espermático.

funiculitis *n.* funiculitis, infl. del cordón espermático.

funnel chest *n.* tórax en embudo.

furious *a.* furioso-a; enfurecido-a.

furosemide *n.* furosemida, diurético.

furrow *n.* surco; **atrioventricular ___** / ___ atrioventricular; **digital ___** / ___ digital; **gluteal ___** / ___ gluteal.

furuncle *n.* furúnculo; *pop.* nódulo doloroso en la piel causada por infección de estafilococos.

furunculosis *n.* furunculosis, condición que resulta por la presencia de furúnculos.

fusion *n.* fusión. 1. acto, proceso o resultado de fundir.

future *n.* futuro, porvenir.

fuzzy *a.* 1. nublado-a, que no es claramente visible. 2. velloso-a, cubierto de pelusa.

G *abbr.* (constant of gravitation) G, constante universal de gravitación.

g *abbr.* (gram) g, gramo.

gag *n.* abrebocas, instrumento para mantener la boca abierta durante ciertas intervenciones quirúrgicas; ___ **reflex** / reflejo de arcada.

gain *n.* ganancia, ventaja; provecho; *v.* ganar; **to ___ weight** / aumentar de peso.

gait *n.* manera de caminar; **cerebellar** ___ / ___ cerebelosa; **compensated gluteal** ___ / ___ compensada glútea; **crutch** ___ / ___ con muletas; **dorsiflexor** ___ / ___ de dorsiflexión; **drag-to** ___ / ___ de arrastre; **duck** ___ / ___ de pato; **equine** ___ / ___ equina; **festinating** ___ / ___ festinante; **gastrocnemius** ___ / ___ gemelar; **hemiplegic** ___ / ___ hemipléjica; **petit pas** ___ / ___ en pequeños pasos; **scissors** ___ / ___ en tijeras; **spastic** ___ / ___ espástica; **steppage** ___ / ___ en estepaje; **tabetic** ___ / ___ tabética; **three point** ___ / ___ en tres apoyos; **Treadelenburg or gluteal** ___ / ___ de Treadelenburg o glútea; **two point** ___ / ___ en dos apoyos; **uncompensated gluteal** ___ / ___ glútea descompensada; **waddling** ___ / ___ de pato.

galactagogue *n.* galactagogo, galactógeno, agente que promueve la secreción de leche.

galactase *n.* galactasa, enzima presente en la leche.

galactocele *n.* galactocele, quiste de la mama que contiene leche.

galactography *n.* galactografía, rayos X de los conductos lácteos.

galactophoritis *n.* galactoforitis, infl. de los conductos lácteos.

galactophorous *a.* galactóforo-a, que conduce la leche o la lleva.

galactopoiesis *n.* galactopoyesis, producción de leche.

galactorrhea *n.* galactorrea. 1. secreción excesiva de leche; 2. continuación de secreción de leche a intervalos después que el período de lactancia ha terminado.

galactose *n.* galactosa, monosacárido derivado de la lactosa por acción de una enzima o un ácido mineral; ___ **cataract** / catarata de ___.

galactosemia *n.* galactosemia, ausencia congénita de la enzima necesaria para la conversión de galactosa a glucosa o sus derivados.

galactosuria *n.* galactosuria, orina con apariencia lechosa.

galactotherapy *n.* galactoterapia. 1. tratamiento dirigido a un lactante mediante administración de medicamentos a la madre; 2. uso terapéutico de la leche en una dieta especial.

galacturia *n.* galacturia, aspecto lechoso en la orina.

gall *n.* bilis, hiel; ___ **ducts** / conductos biliares.

gallbladder *n.* vesícula biliar; ___ **attack** / ataque de la vesícula.

gallop *n.* galope, ritmo cardíaco que simula el galope de un caballo y que se oye cuando hay fallo del corazón.

gallop rhythm *n.* ritmo de galope, sonido anormal del corazón percibido en casos de taquicardia.

gallstone *n.* cálculo biliar; **calcium oxalate** ___ / ___ de oxalato de calcio; **cholesterol** ___ / ___ de colesterol; **cystine** ___ / ___ de cistina; **fibrin** ___ / ___ de fibrina; **pigment** ___ / ___ de pigmento.

galvanic *a.* galvánico-a, rel. al galvanismo; ___ **battery** / batería; ___ **cell** / célula ___; ___ **current** / corriente ___.

gamete *n.* gameto, célula sexual masculina o femenina; ___ **intrafallopian transfer** / transferencia de ___ a los tubos de Falopio.

gametocyte *n.* gametocito, célula capaz de dividirse para formar gametos; ovocito o esperatocito.

gamma globulin *n.* gamma globulina, tipo de anticuerpo producido en el tejido linfático o sintéticamente.

gamma rays *n.*, *pl.* rayos gamma, radiación electromagnética de alta energía emitida por sustancias radioactivas.

gammopathy *n.* gammopatía, trastorno manifestado por un exceso de inmunoglobulinas como resultado de una proliferación anormal de células linfoides.

gamophobia *n.* gamofobia, temor al matrimonio.

gangliectomy *n.* gangliectomía, ganglionectomía, excisión de un ganglio.

ganglioglioma *n.* ganglioglioma, ganglioneuroma, tumor caracterizado por un gran número de células ganglionares.

ganglioma *n.* ganglioma, tumor de un ganglio, esp. linfático.

ganglion *n.* (*pl.* **ganglia**) ganglio; 1. masa de tejido nervioso en forma de nudo; 2. quiste en un tendón o en una aponeurosis, que se observa a veces en la muñeca, en el talón o en la rodilla; **basal** ___-a / ___-s basales; **carotid** ___ / ___ carotídeo; **celiac** ___ / ___ celíaco.

ganglioneuroma *n.* ganglioneuroma, neuroma compuesto de células ganglionares.

ganglionitis *n.* infl. de una glándula.

gangrene *n.* gangrena, destrucción de un tejido debido a riego sanguíneo interrumpido gen. por infección bacteriana y putrefacción.

gangrenous *a.* gangrenoso, rel. a la gangrena.

gap *n.* laguna, vacío; intervalo, abertura.

Gardner's syndrome *n.* síndrome de Gardner. 1. múltiple poliposis del colon asociado con riesgo de carcinoma del colon; 2. tumor de tejido blando de la piel.

gargle *n.* gargarizar; *v.* hacer gárgaras.

gargoylism *n.* gargolismo, condición hereditaria caracterizada por anormalidades físicas, en algunos casos con retraso mental.

gas *n.* gas, sustancia con propiedades de expansión indefinida; **mustard** ___ / ___ de mostaza; **nerve** ___ / ___ neurotóxico; **tear** ___ / ___ lacrimógeno.

gaseous *a.* gaseoso-a, rel. a, o de la naturaleza del gas.

gas gangrene *n.* gangrena gaseosa.

gastradenitis *n.* gastradenitis, infl. de las glándulas del estómago.

gastralgia *n.* gastralgia, dolor de estómago.

gastrectasis, gastrectasia *n.* gastrectasia, dilatación del estómago.

gastrectomy *n.* gastrectomía, extirpación de una parte o de todo el estómago.

gastric *a.* gástrico-a, rel. o concerniente al estómago; **acid** / ácido; ___ **analysis** / gastroanálisis; ___ **arteries** / arterias ___-s; ___ **bypass** / derivación ___; ___ **digestion** ___ / digestión ___; ___ **emptying** / vaciamiento ___; ___ **feeding** / alimentación ___; ___ **fistula** / fístula ___; ___ **glands** / glándulas ___-s; ___ **juice** / jugo ___; ___ **lavage** / lavado ___; ___ **stapling** / cirugía de reducción ___ para adelgazar; ___ **ulcer** / úlcera ___; ___ **vertigo** / vértigo ___.

gastritis *n.* gastritis, infl. del estómago; **acute** ___ / ___ aguda; **chronic** ___ / ___ crónica.

gastroanalysis *n.* gastroanálisis, análisis del contenido del estómago.

gastrocele *n.* gastrocele, hernia del estómago.

gastrocnemius *n.* gastronemio, músculo mayor de la pantorrilla.

gastrocolitis *n.* gastrocolitis, infl. del estómago y del colon.

gastrocolostomy *n.* gastrocolostomía, anastomosis del estómago y el colon.

gastroduodenal *a.* gastroduodenal, rel. al estómago y el duodeno.

gastroduodenitis *n.* gastroduodenitis, infl. del estómago y el duodeno.

gastroduodenoscopy *n.* gastroduodenoscopía, uso del endoscopio para examinar visualmente el estómago y el duodeno.

gastroenteritis *n.* gastroenteritis, infl. del estómago y el intestino.

gastroenterocolitis *n.* gastroenterocolitis, infl. del estómago y el intestino delgado.

gastroenterologist *n.* gastroenterólogo (a), especialista en gastroenterología.

gastroenterology *n.* gastroenterología, rama de la medicina que se ocupa del estómago y de los intestinos.

gastroesophageal *a.* gastroesofágico-a, rel. al estómago y al esófago; ___ **hernia** / hernia ___; ___ **reflux disease** / enfermedad de reflujo ___.

gastrogavage *n.* gastrogavaje, alimentación artificial al estómago por tubo o a través de una abertura.

gastrohepatitis *n.* gastrohepatitis, infl. del estómago y del hígado.

gastroileostomy *n.* gastroileostomía, anastomosis entre el estómago y el íleo.

gastrointestinal *a.* gastrointestina; rel. al estómago y el intestino; ___ **barrier** / barrera ___; ___ **bleeding** / sangramiento ___; ___ **decompression** / descompresión ___; ___ **tract** / tracto ___.

gastrojejunostomy *n.* gastroyeyunostomía, anastomosis del estómago y el yeyuno.

gastrolith *n.* gastrolito, concreción en el estómago.

gastrolithiasis *n.* gastrolitiasis, cálculos en el estómago.

gastromegaly *n.* gastromegalia, agrandamiento del estómago.

gastroplication *n.* gastroplicación; operación de sutura de un pliegue de la pared del estómago para reducir el tamaño del mismo.

gastrorrhagia *n.* gastrorragia, hemorragia estomacal.

gastrorrhaphy *n.* gastrorrafia, sutura o perforación del estómago.

gastroschisis *n.* gastrosquisis, hendidura en la pared abdominal debida a ruptura de la membrana amniótica.

gastrospasm *n.* gastroespasmo, contracciones espasmódicas de las paredes del estómago.

Gauss sign *n.* Gauss, signo de, movimiento marcado en el útero durante las primeras semanas del embarazo.

gauze *n.* gasa: **absorbable** ___ / absorbible; **absorbent** ___ / ___ absorbente; **antiseptic** ___ / ___ antiséptica; ___ **compress** / compresa de ___.

gay *n.* homosexual; ___ **bowel syndrome** / síndrome intestinal del ___.

gelatin *n.* gelatina, material glutinoso de tejidos de animales.

gelcap *n.* cápsula, un contenedor de gelatina, para envolver algo (como un fármaco o vitaminas).

gender *n.* género, denominación del sexo masculino o femenino; ___ **identity** / identidad de ___; ___ **role** / representación de ___.

gene *n.* gen, unidad básica de rasgos hereditarios; **dominant** ___ / ___ dominante; ___ **frequency** / frecuencia del ___; **lethal** ___ / ___ letal; **gene mapping** / genética cartográfica; **recessive** ___ / ___ recesivo; **sex-linked** ___ / ___ ligado al sexo.

general *a.* general; ___ **appearance** / aspecto ___; ___ **condition** / estado ___; ___ **practitioners** / médicos de familia; ___ **treatment** / tratamiento ___.

generalization *n.* generalización.

generation *n.* generación. 1. acción de crear un nuevo organismo; 2. producción por proceso natural o artificial; 3. conjunto de personas nacidas dentro de un período de unos treinta años aproximadamente.

generic *n.* nombre común de un producto o medicamento no patentado; *a.* genérico-a, rel. al género; ___ **name** / nombre genérico.

genesis *n.* génesis, acto de creación, reproducción y desarrollo.

gene therapy *n.* terapia genética, terapia con el propósito de corregir un defecto genético.

genetic *a.* genético-a, rel. a la génesis y a la genética; ___ **amplification** / amplificación ___; ___ **association** / asociación ___; ___ **code** / código ___; ___ **counseling** / asesoramiento ___; ___ **determinant** / determinante ___; ___ **engineering** / ingeniería ___; ___ **epidemiology** / epidemiología ___; ___ **fitness** / eficacia biológica; ___ **load** / carga ___; ___ **marker** / marcador ___; ___ **substrate** / substrato ___.

genetic counseling *n.* asesoramiento genético, orientación para personas con mayor riesgo de tener un hijo con un trastorno genético específico.

genetics *n.* genética, rama de la biología que estudia la herencia y las leyes que la gobiernan; **medical** ___ / ___ médica.

genicular *a.* genicular, rel. a la rodilla.

geniculate *a.* geniculado-a. 1. doblado-a, como una rodilla; 2. rel. al ganglio del nervio facial; ___ **body** / cuerpo ___-o; ___ **ganglion** / ganglio ___-o; ___ **neuralgia** / neuralgia ___-a.

genital *a.* genital, rel. a los genitales; ___ **ambiguity** / ambigüedad ___; ___ **cord** / cordón ___; ___ **corpuscles** / corpúsculos ___-es; ___ **furrow** / surco ___; ___ **herpes** / herpes ___; ___ **phase** / fase ___; ___ **tract** / tracto ___; ___ **wart** / verruga ___.

genitals, **genitalia** *n.*, *pl.* genitales, órganos de la reproducción.

genitourinary *a.* genitourinario, rel. a los órganos reproductivos y urinarios.

genocide *n.* genocidio, exterminación sistemática de un grupo étnico.

genodermatosis *n.* genodermatosis, una condición de la piel de origen genético.

genom, genome *n.* genoma, totalidad de la información genética de un organismo, contenido en un conjunto de cromosomas haploides.

genomic *a.* genómico-a, rel. a un genoma; ___ **clone** / clon ___-o.

genotype *n.* genotipo, constitución genética de un organismo.

gentian violet *n.* violeta de genciana, colorante para teñir tejidos y microorganismos que permiten el estudio microscópico.

genucubital *a.* genucubital, rel. a los codos, las rodillas y su posición; ___ **position** / posición ___.

genupectoral *a.* genupectoral, rel. a las rodillas y el tórax y su posición; ___ **position** / posición ___.

genus *n.* (*pl.* **genera**) género, categoría perteneciente a una clasificación biológica.

genu valgum, knock knee *n.* genu valgum, curvatura anormal de las rodillas hacia adentro y separación de los tobillos al caminar que comienza en la infancia a causa de una deficiencia ósea.

genu varum, bow-leg *n.* piernas arqueadas, *pop.* zambo-a, curvatura anormal de las rodillas hacia afuera.

geographic *a.* geográfico-a, que muestra señales físicas, natural o superficialmente; ___ **keratitis** / queratitis ___-a; ___ **retinal atrophy** / atrofia retinal ___-a; ___ **skull** / cráneo ___-o.

geographic tongue *n.* lengua geográfica, lengua caracterizada por áreas desnudas rodeadas de epitelio grueso que simulan áreas terrestres.

GERD *abbr.* (*gastroesophageal reflux disease*) ERGE, enfermedad del reflujo gastroesofágico.

geriatrics *n.* geriatría, rama de la medicina que trata de las enfermedades y de los problemas que se manifiestan en la vejez.

germ *n.* germen, microorganismo o bacteria esp. causante de enfermedades; ___ **warfare** / guerra bacteriológica.

German measles *n.* rubeola, rubéola; *pop.* sarampión de tres días, infección viral benigna muy contagiosa en los niños de 3 a 10 años. Puede causar trastornos serios en el desarrollo del feto al contraerla la madre; ___ **vaccination** / vacunación antirubeólica.

germinal *a.* perteneciente o de la naturaleza de un gameto (célula germinal) o estadio primordial de desarrollo; ___ **cell** / célula ___; ___ **disk** / disco ___; ___ **epithelium** / epitelio ___; ___ **localization** / localización ___; ___ **vesicle** / vesícula o núcleo ___.

gestalt *n.* gestalt, teoría que mantiene que la conducta responde a la percepción íntegra de una situación y no es posible analizarla atendiendo sólo a las partes componentes de la misma.

gestation *n.* período de desarrollo del descendiente desde el momento de la fecundación del ovocito (huevo) hasta el nacimiento.

gestational maturity *n.* madurez gestacional fetal.

gesticulate *v.* gesticular, expresar por medio de gestos o señas.

get *v.* obtener, adquirir, conseguir; [*communication*]: **to ___ across** / lograr comunicarse, hacer comprender; **to ___ ahead** / prosperar; **to ___ back something** / recobrar; **to ___ back** / volver; [*steps*] **to ___ down** / bajar; **to ___ into** / meterse; **to ___ it over** / acabar de una vez; **to ___** [*someone, something*] **out of the way** / sacar de, quitar de, apartar de; **to ___ sick** / enfermarse; **to ___ underway** / empezar, comenzar; **to ___ up** / levantarse; **to ___ well** / curarse, sanarse.

giant *a.* gigante, de un tamaño anormalmente grande; ___ **cell** / célula ___; ___ **cell tumor** / tumor de células ___-s.

giardiasis *n.* giardiasis, infección intestinal común causada por la Giardia lamblia que se trasmite por contaminación de alimentos, de agua o por contacto directo.

gibbosity *n.* gibosidad, corcova, condición de joroba.

gigantism *n.* gigantismo, desarrollo en exceso del cuerpo o de una parte de éste; **acromegalic** ___ / ___ acromegálico; **eunuchoid** ___ / ___ eunucoide, gigantismo acompañado de características e insuficiencia sexual propias del eunuco; **normal** ___ / ___ normal, desarrollo normal de los órganos sexuales y proporción normal de los órganos y partes del cuerpo, gen. causado por secreción excesiva de la glándula pituitaria.

gingiva *n.* (*pl.* **gingivae**) gingivia, encía, porción del tejido que rodea el cuello de los dientes.

gingival *a.* gingival, rel. a la gingiva.

gingivectomy *n.* gingivectomía, resección de la encía.

gingivitis *n.* gingivitis, infl. de las encías.

girdle *n.* faja, cinturón; **pelvic** ___ / cinturón pélvico; **scapular or shoulder** ___ / cinturón torácico.

giri *n.* circunvolución, porción elevada de la corteza cerebral; **frontal, superior** ___ / ___ frontal superior; **inferior, lateral occipital** ___ / ___ occipital inferior lateral; **superior occipital** ___ / ___ occipital superior.

give *vi.* dar; ___ **birth** / dar a luz; **to ___ and take** / hacer concesiones mutuas; **to ___ out** / repartir; **to ___ up** / renunciar a, perder la esperanza; darse por vencido.

glad *a.* alegre, contento-a; **to be ___ of** / alegrarse de; **to be ___ to** / tener mucho gusto en; **___-ly** *adv.* / con mucho gusto; con satisfacción; alegremente.

gland *n.* glándula, órgano que secreta sustancias que realizan funciones fisiológicas específicas o que eliminan productos del organism eccrine ___ / ___ ecrina; **endocrine** ___ / ___ endocrina; **swollen** ___ / ___ inflamada.

glans *n.* glande, masa redonda, extremadamente sensible al tacto, situada en la extremidad del pene (glans penis) y del clítoris (glans clitorides).

glare *n.* resplandor, deslumbramiento, relumbró; *v.* mirar con intensidad.

Glasgow coma scale *n.* escala de coma de Glasgow, método para evaluar el grado de un estado de coma.

glasses *n.*, *pl.* lentes, espejuelos, gafas; **bifocal** ___ / ___ bifocales; **trifocal** ___ / ___ trifocales.

glaucoma *n.* glaucoma, enfermedad de los ojos producida por hipertensión del globo ocular, atrofia de la retina y ceguera; **absolutum** ___ / ___ absoluto, etapa final del glaucoma agudo que resulta en ceguera; **chronic** ___ / ___ crónico; **congential** ___ / ___ congénito; **juvenile** ___ / ___ juvenil, se manifiesta en niños mayores y jóvenes sin agrandamiento del globo ocular; **infantile** ___ / ___ infantil, se manifiesta a partir del nacimiento o desde los tres años.

glenohumeral *a.* glenohumeral, rel. al húmero y la cavidad glenoide; ___ **joint** / articulación ___; ___ **ligaments** / ligamentos ___-es.

glenoid *a.* glenoideo, con apariencia de fosa o cuenca; ___ **cavity** / cavidad ___; ___ **fossa** / fosa ___.

glioblastoma *n.* glioblastoma, tipo de tumor cerebral.

glioma *n.* glioma, neoplasma del cerebro o de la médula espinal, compuesto de células gliales.

gliomyoma *n.* gliomioma, combinación de glioma y mioma.

glioneuroma *n.* glioneuroma, glioma combinado con neuroma.

gliosarcoma *n.* gliosarcoma, glioma con abundancia de células fusiformes.

global warming *n.* calentamiento global, aumento de la temperatura media global de la atmósfera y los océanos terrestres, debido al aumento de los niveles de gases tales como el vapor de agua y el dióxido de carbono y que puede afectar muchos sistemas biológicos. Sus impactos en la civilización humana incluyen el aumento de inundaciones en zonas costeras, aumento de la desnutrición, disminución en el suministro de agua y problemas generales de salud.

globulin *n.* globulina, una de las cuatro proteínas más importantes que componen el plasma; **antilymphocyte** ___ / ___ antilinfocítica; **gamma** ___ / gamma ___.

globulinuria *n.* globulinuria, presencia de globulina en la orina.

globus *n.* globo, esfera; ___ **pharyngis** / ___ faríngeo, sensación subjetiva de tener una bola, o un nudo, en la garganta.

glomerular *a.* glomerular, rel. a un glomérulo; en forma de racimo; ___ **cyst** / quiste ___; ___ **filtration rate** / índice de filtración ___; ___ **nephritis** / nefritis ___.

glomerulonephritis *n.* glomerulonefritis, enfermedad de Bright, infl. del glomérulo renal.

glomerulosclerosis *n.* glomeruloesclerosis, proceso degenerativo del glomérulo renal que se asocia con arterioesclerosis y diabetes.

glomerulus *n.* glomérulo, unidad anatómica funcional del riñón.

glomus *n., L.* (*pl.* **glomera**) globo, bola, grupo de arteriolas conectadas directamente a las venas, ricas en inervación.

glossa *n.* glosa, lengua.

glossalgia *n.* glosalgia, dolor en la lengua.

glossectomy *n.* glosectomía, excisión parcial o completa de la lengua.

glossitis *n.* glositis, infl. de la lengua; **acute** ___ / ___ aguda, asociada con estomatitis.

glossodynia *n.* glosodinia, glosalgia.

glossopharyngeal *a.* glosofaríngeo, relativo a la faringe y la lengua.

glossoplasty *n.* glosoplastia, cirugía plástica de la lengua.

glossy skin *n.* liodermia, apariencia brillante de la piel, síntoma de atrofia o traumatismo de los nervios.

glottis *n.* glotis, hendidura en la parte superior de la laringe entre las cuerdas vocales verdaderas; aparato vocal de la laringe.

glucagon *n.* glucagón, una de dos hormonas producidas por los islotes de Langerhans cuya función consiste en aumentar la concentración de glucosa en la sangre y que tiene un efecto antiinflamatorio.

glucagonoma *n.* glucagonoma, tumor que secreta glucagón.

glucocorticoid *n.* glucocorticoide, grupo de hormonas secretadas por la corteza suprarrenal que intervienen en el proceso metabólico del organismo y tienen un efecto antiinflamatorio.

glucogenesis *n.* glucogénesis, proceso de desdoblamiento del glucógeno.

glucose *n.* glucosa, dextrosa, azúcar de fruta, fuente principal de energía en organismos vivos; **blood level of** ___ / nivel de ___ en la sangre; **tolerance test** / prueba de tolerancia a la ___.

glucose-6-phosphate dehydrogenase *n.* glucofosfato de deshidrogenasa, enzima presente en el hígado y los riñones necesaria en la conversión de glicerol a glucosa.

glucoside, glycoside *n.* glucósido, compuesto natural o sintético que al hidrolizarse libera azúcar.

glucosuria, glycosuria *n.* glucosuria, presencia excesiva de glucosa en la orina; **diabetic** ___ / ___ diabética; **pituitary** ___ / ___ pituitaria; **renal** ___ / ___ renal.

glucuronic acid, glycuronic acid *n.* ácido glucurónico, ácido de efecto desintoxicante en el metabolismo humano.

glutamic-oxaloacetic transaminase *n.* transaminasa glutámica oxaloacética, enzima presente en varios tejidos y líquidos del organismo cuya concentración elevada en el suero indica daño cardíaco o hepático.

glutamic-pyruvic transaminase *n.* transaminasa glutámica pirúvica, enzima cuyo aumento en la sangre es indicio de daño cardíaco o hepático.

gluteal *a.* glúteo-a, rel. a las nalgas; ___ **fold** / pliegue ___; ___ **reflex** / reflejo ___.

gluten *n.* gluten, glucoproteína vegetal que se encuentra en la semilla de muchos cereales; ___**-free diet** / dieta libre de ___.

glycemia *n.* glucemia, concentración de glucosa en la sangre.

glycerin *n.* glicerina, glicerol, alcohol que se encuentra en las grasas.

glychoprotein *n.* glucoproteína, compuesto de carbohidrato y proteína.

glycine *n.* glicina, ácido aminoacético, aminoácido no esencial.

glycocholic acid *n.* ácido glicocólico, combinación de glicina y ácido cólico.

glycogen *n.* glucógeno, polisacárido *usu.* almacenado en el hígado que se convierte en glucosa según lo necesite el organismo; ___ **storage disease** / glucogenosis, grupo de enfermedades metabólicas caracterizadas por un trastorno del metabolismo del glucógeno.

glycogenesis *n.* glucogénesis, formación y almacenamiento de glucógeno.

glycolic *a.* glucolítico-a, que descompone o digiere los azúcares.

glycolysis *n.* glicólisis, subdivisión de azúcar en compuestos más simples.

glycophilia *n.* glucofilia, estado en el cual una cantidad muy pequeña de dextrosa produce hiperglucemia.

glycorrhachia *n.* glucorraquia, presencia de glucosa en el líquido cefalorraquídeo.

gnathoplasty *n.* gnatoplastia, cirugía plástica de la mandíbula.

gnosia *n.* gnosia, facultad de reconocer y distinguir objetos y personas.

go *vi.* irse, ir; **to ___ after** / seguir; **to ___ about** / andar, caminar; [*to accompany*] **to ___ along with** / acompañar; **to ___ against** / ir en contra de; **to ___ ahead** / adelantar; emprender; **to ___ along with a decision** / aceptar, aprobar una decisión; **to ___ bad** / echarse a perder; **to ___ back** / volver, retroceder; **to ___ crazy** / enloque-cer; **to ___ in or into** / entrar; **to ___ deep into** / ahondar; **to ___ down with** / enfermarse, caer enfermo-a; [*distance*] **to ___ far** / ir lejos; [*to succeed*] tener éxito, progresar; **to ___ on** / continuar; **to ___ over** / examinar, estudiar; **to ___ through** / exa-minar o estudiar con cuidado; **to let ___** / soltar, dejar; **to let oneself ___** / soltarse; dejarse; relajarse.

goblet cell *n.* célula caliciforme secretora que se localiza en el epitelio del tubo digestivo y del tubo respiratorio.

godchild *n.* ahijado-a.

godfather *n.* padrino.

godmother *n.* madrina.

goggle-eyed *a.* de ojos saltones.

goiter *n.* bocio, engrosamiento de la glándula tiroides; **congenital ___ / ___** congénito; **endemic, colloid ___ / ___** endémico, coloide; **exophtalmic ___ / ___** exoftálmico; **toxic ___ / ___** tóxico (de síntomas similares a la tirotoxicosis); **wandering ___ / ___** móvil.

gonad *n.* gónada, glándula productora de gametos: los ovarios en la mujer y los testículos en el hombre.

gonadal *a.* gonadal, rel. a una glándula gónada; **___ dysgenesis** / disgenesis, malformación **___**.

gonadectomy *n.* gonadectomía, excisión de una glándula sexual.

gonadotropin *n.* gonadotropina, hormona estimulante de las gónadas; **chorionic ___ / ___** coriónica, presente en la sangre y orina de la mujer durante el embarazo, base de la prueba del embarazo; **___ of the anterior pituitary / ___** hipofisaria.

gonadotropin-releasing hormone *n.* hormona que estimula la secreción de gonadotropina.

gonalgia *n.* gonalgia, dolor en la rodilla.

gonarthritis *n.* gonartritis, infl. de la articulación de la rodilla.

goniopuncture *n.* goniopuntura, tratamiento de glaucoma por punción en la cámara anterior del ojo.

goniotomy *n.* goniotomía, procedimiento para tratar el glaucoma congénito.

gonococcal *a.* gonocócico-a; rel. a los gonococos; **___ arthritis** / artritis **___-a**; **___ conjunctivitis** / conjuntivitis **___-a**.

gonococcemia *n.* gonococcemia, presencia de gonococos en la sangre.

gonococcus *n.* (*pl.* **gonococci**) gonococo, microorganismo de la especie *Neisseria gonorrhoeae*, causante de la gonorrea.

gonorrhea *n.* gonorrea, infección de transmision sexual que puede causar infertilidad y que una madre infectada puede transmitir a su bebe en el parto, causándole ceguera.

gonorrheal *a.* gonorreico-a, rel. a la gonorrea; **___ arthritis** / artritis **___**; **___ ophthalmia** / oftalmia **___-a**.

good *a.* bueno-a; **all in ___ time** / todo a su debido tiempo; **in ___ time** / con suficiente tiempo, puntual; **very good!** / ¡muy bien!; **___ afternoon** / buenas tardes; **___ behavior** / buena conducta, buen comportamiento; **___-bye** / adiós; **___ cause** / causa justificada; **___ luck** / buena suerte; **___ morning** / buenos días, buen día; **___ night** / buenas noches; **in ___ faith** / de ___ fe; **to be ___ at** / tener talento para; **to do someone ___** / hacer bien a alguien; **to put in a good word** / recomendar.

Good Samaritan Law *n.* Ley del buen samaritano, protección legal al facultativo o a otras personas que prestan ayuda médica en casos de emergencia.

gout n. gota, enfermedad hereditaria causada por defecto del metabolismo de ácido úrico.

grade n. grado. 1. medida o evaluación estándar; 2. en la patología del cáncer, indicación de la fase de la enfermedad.

gradient a. gradiente, pendiente, declive; cambio en el valor de una cantidad (p. ej. temperatura) debido al cambio en seguir a una variable dada, esp. por unidad y en una dirección especificada.

Graefe operation n. Graefe, operación de, operación de una catarata en el cristalino por incisión de la esclerótica, laceración de la cápsula e iridectomía.

Graefe's sign n. Graefe, signo de, fallo del párpado superior en seguir el movimiento del globo del ojo hacia abajo.

graft n. injerto, tejido u órgano usado en un trasplante o implante; v. injertar; **accordion** ___ / ___ en acordeón; ___ **allogenic** ___ / ___ alogénico; **autologous, autoplastic** ___ / ___ autólogo; **autoplastic** ___ / ___ autógeno; **bone** ___ / ___ óseo; **choriolantoic** ___ / ___ coriolantoideo; **corneal** ___ / ___ de la córnea; **dermal** ___ / ___ dérmico; **fat** ___ / ___ adiposo; **free** ___ / ___ libre; **heterologous, heteroplastic** ___ / ___ heterólogo; **heterotopic** ___ / ___ heterotópico; **homologous** ___ / ___ homólogo; **isoplastic** ___ / isogénico; **mucosal** ___ / ___ mucoso; **nerve** ___ / ___ de nervio; **orthotopic** ___ / ___ ortotópico; **pedicle** ___ / ___ pedicular; **sieve** ___ / ___ en criba; **skin** ___ / ___ de piel; **tendon** ___ / ___ tendinoso.

gramicidin n. gramicidina, antibiótico producido por Bacillus brevis, localmente activo contra bacterias gram-positivas.

gram-molecule n. molécula gramo, el peso en gramos de una sustancia igual a su peso molecular.

gram-negative n. gram-negativo, resultado de la aplicación del método de Gram de decoloración de una bacteria o tejido por medio de alcohol.

gram-positive n. gram-positivo, retención del color o resistencia a la decoloración en la aplicación del método de Gram.

Gram's method n. método de Gram, proceso de coloración de bacterias para identificarlas en un análisis.

grand mal n. grand mal, epilepsia grave caracterizada por convulsiones marcadas por contracciones musculares y pérdida brusca de conciencia.

granular a. granuloso-a, granulado-a, hecho o formado de gránulos; ___ **cell tumor** / tumor celular ___; ___ **conjunctivitis** / conjuntivitis ___; ___ **corneal dystrophy** / distrofia ___ de la córnea; ___ **cortex** / corteza ___; ___ **endoplasmic reticulum** / retículo endoplásmico ___; ___ **leukocyte** / leucocito ___; ___ **ophthalmia** / oftalmia ___.

granular cast n. cilindro granuloso, cilindro urinario visto en nefropatías degenerativas o de tipo inflamatorio.

granulation n. granulación, masa redonda y carnosa que se forma en la superficie de un tejido, membrana u órgano; ___ **tissue** / tejido de ___.

granule n. gránulo, partícula pequeña formada de gránulos; **acidophil** ___ / ___ acidófilo, que acepta colorantes ácidos; **basophil** ___ / ___ basófilo, que acepta colorantes básicos.

granulocyte n. granulocito, leucocito que contiene gránulos.

granulocytopenia n. granulocitopenia, deficiencia de granulocitos en la sangre.

granuloma n. granuloma, tumor o neoplasma de tejido granular; **foreign body** ___ / ___ de cuerpo extraño; **infectious** ___ / ___ infeccioso; **inguinal** ___ / ___ inguinal; **venereum** ___ / ___ ulcerativo de los genitales.

granulomatous a. granulomatoso-a, que tiene las características de un granuloma; ___ **colitis** / colitis ___; ___ **encephalomyelitis** / encefalomielitis ___; ___ **enteritis** / enteritis ___; ___ **inflammation** / inflamación ___.

granulosa n. granulosa, membrana ovárica de células epiteliales que rodea el folículo ovárico.

granulosa cell tumor n. tumor de la granulosa.

granulosa-teca cell tumor n. tumor de células de la granulosa-teca, tumor ovárico de células que provienen del folículo de Graaf.

grave a. grave, serio-a.

Graves' disease n. exophthalmic goiter; enfermedad de Graves, hipertiroidismo.

gravida n. mujer embarazada, encinta, en estado.

gray *n.* color gris; *a.* gris; ___ **cataract** / catarata ___; ___ **columns** / columnas ___-es; ___ **degeneration** / degeneración ___; ___ **fibers** / fibras ___-es; ___ **hepatization** / hepatización ___; ___ **induration** / induración ___; ___ **matter** / sustancia ___.

gray matter *n.* materia o sustancia gris, zonas del sistema nervioso central compuestos por somas neuronales, dendritas sin mielina y células gliales.

green blindness *n.* ceguera al color verde.

grief *n.* pesar, aflicción.

grief reaction *n.* reacción de aflicción.

grief-stricken *a.* desconsolado-a; afligido-a; acongojado-a; lleno-a de pesar.

grinder's disease *n.* enfermedad de los pulmones producida por inhalación de polvo.

grippe *n.* gripe, influenza.

griseofulvin *n.* griseofulvina, antibiótico usado en el tratamiento de algunas enfermedades de la piel.

groan *v.* gemir; quejarse.

groggy *a.* atontado-a, vacilante, tambaleante.

groin *n.* ingle; ___ **pull** / tirón de la ___, una lesión relacionada con los deportes y caracterizada por un dolor intenso en la región de la ingle.

groove *n.* surco, ranura; **bicipital** ___ / ___ bicipital; **costal** ___ / ___ costal.

gross *a.* grueso-a, denso-a; grotesco-a; ___ **negligence** / imprudencia o negligencia seria.

gross anatomy *n.* anatomía macroscópica, estudio de los órganos y partes del cuerpo que se ven a simple vista.

ground substance *n.* sustancia fundamental que llena los espacios intercelulares de los huesos, cartílagos y tejido fibroso.

group *n.* grupo, conglomerado; **support** ___ / ___ de apoyo.

group therapy *n.* terapia de grupo.

grow *vi.* crecer, desarrollar; **to** ___ **old** / envejecer.

growth *n.* desarrollo, crecimiento, multiplicación; proliferación.

growth hormone *n.* hormona del crecimiento, secreción de la glándula pituitaria que estimula el crecimiento.

guaiacol *n.* guayacol, antiséptico y anestésico.

guanethidine *n.* guanetidina, agente usado en el tratamiento de la hipertensión.

guard *v.* [*protect*] guardar, proteger, cuidar; guardarse, cuidarse; **to** ___ **against** / tomar precauciones, cuidarse de, guardarse de.

guarded *a.* de cuidado; guardado-a; vigilado-a; protegido-a; **in** ___ **condition** / de pronóstico reservado.

guardian *n.* guardián-a, custodio-a; tutor-a.

guest *n.* invitado-a, huésped, comensal; parásito.

guidance *n.* guía, consejo, dirección.

guide *n.* guía, cualquier instrumento o mecanismo que dirige a otro para conducirlo a su objetivo; *v.* guiar.

Guillain-Barré syndrome *n.* Guillan-Barré, síndrome de, enfermedad neurológica rara que se evidencia por parálisis ascendente que comienza por las extremidades y puede llegar rápidamente a los músculos respiratorios en dos o tres semanas causando fallo respiratorio.

guinea pig *n.* conejillo de Indias.

gulp down *v.* engullir, tragar apresuradamente.

gum *n.* encía. *V.* **gingiva**; goma; **chewing** ___ / goma de mascar, *pop.* chicle.

gumma *n.* (*pl.* **gummata**) goma, tumor sifilítico.

gunshot wound *n.* herida de bala.

gurney *n.* camilla.

gush *v.* salir a borbotones, derramar, verter.

gustation *n.* gustación, sentido del gusto.

gustatory *a.* gustativo-a, rel. al gusto; ___ **agnosia** / agnosia ___; ___ **aura** / aura ___; ___ **hyperhidrosis** / hiperhidrosis ___; ___ **rhinorrhea** / rinorrea ___.

gut *n.* intestino, *pop.* tripas.

gutta-percha *n.* gutapercha, látex vegetal seco y purificado que se usa en tratamientos dentales y médicos.

guttural *a.* gutural.

gymnastics *n.* gimnasia, calistenia.

gynandroid *n.* andrógino, persona que presenta características de ambos sexos.

gynecologic, gynecological *a.* ginecológico-a, rel. al estudio de enfermedades del tracto reproductivo femenino.

gynecologic operative procedures *n.* procedimientos quirúrgicos ginecológicos.

gynecologist *n.* ginecólogo-a, especialista en ginecología.

gynecology *n.* ginecología, estudio de los trastornos que afectan los órganos reproductivos femeninos.

gynecomastia *n.* ginecomastia, desarrollo excesivo de las glándulas mamarias en el hombre.

gyrus *n.*, *L.* (*pl.* **giri**) circunvolución, porción elevada de la corteza cerebral; **frontal, superior** ___ / ___ frontal superior; **inferior, lateral occipital** ___; ___ occipital inferior lateral; **superior occipital** ___ / ___ occipital superior.

h *abbr.* **height** / altura; **horizontal** / horizontal; **hour** / hora.

habit *n.* hábito, uso, costumbre; adicción al uso de una droga o bebida; **to be in the ___ of** / tener la costumbre de; acostumbrarse; habituarse; *pop.* [*drugs*] **to kick the ___** / dejar la adicción; curarse.

habit-forming *a.* habituación, que induce la formación de una adicción.

habit training *n.* entrenamiento de hábitos, enseñanza impartida a los niños para realizar actividades básicas tales como comer, dormir, vestirse, asearse y usar el servicio sanitario.

hacking cough *n.* tos seca recurrente.

haggard *a.* ojeroso-a; desfigurado-a; desaliñado-a.

hair *n.* pelo, cabello, vello; **axillary ___ / ___** axilar; **curly ___ / ___** rizado; **gray ___** / cana; **pubic ___** / vello púbico; **straight ___ / ___** lacio, liso; **wavy ___ / ___** ondeado.

hairball *n.* bola de pelo, tipo de bezoar.

hair bulb *n.* bulbo piloso.

hair follicle *n.* folículo piloso.

hairline *n.* línea fina; raya del pelo; trazo fino; **___ fracture** / fractura de línea fina.

hair root *n.* raíz del pelo.

hair transplantation *n.* trasplante de pelo, trasplante de epidermis que contiene folículos pilosos de otra parte del cuerpo.

hairy *a.* peludo-a, velludo-a; **___ tongue** / lengua vellosa, cuadro benigno caracterizado por hipertrofia de las papilas filiformes.

half *n.* mitad, medio; **___ and ___** / a mitades, en igual proporción; **___ as much** / la mitad; **___ brother** / hermanastro, medio hermano; **___ -hour** / media hora; **___ sister** / hermanastra, medio hermana; **___ -starved** / muerto de hambre; **in ___** / en dos mitades.

half-life *n.* 1. vida media, tiempo requerido para que la mitad de una sustancia ingerida o inyectada en el organismo se elimine por medios naturales; 2. semidesintegración, tiempo requerido por una sustancia radioactiva para perder la mitad de su radioactividad por desintegración.

halitosis *n.* halitosis, mal aliento.

hallucinate *v.* alucinar, desvariar.

hallucination *n.* alucinación, alucinamiento, sensación subjetiva que no tiene precedencia o estímulo real; **auditory ___, imaginary perception of sounds** / auditiva, percepción imaginaria de sonidos; **gustatory ___, imaginary sensation of taste** / ___ gustativa, sensación imaginaria del gusto; **haptic ___, imaginary perception of pain, temperature, or skin sensations** / ___ táctil, percepción imaginaria de dolor, de temperatura o de sensaciones en la piel; **motor ___, imaginary movement of the body** / ___ de movimiento, percepción imaginaria de movimiento del cuerpo; **olfactory ___, imaginary smells** / ___ olfativa, de olores imaginarios.

hallucinogen *n.* alucinógeno, droga que produce alucinaciones o desvaríos tal como LSD, peyote, mescalina y otras.

hallucinosis *n.* alucinosis, delirio alucinatorio crónico; **acute alcoholic ___ / ___** alcohólica, manifestación de temor patológico acompañado de alucinaciones auditivas.

hallux *n., L. (pl.* **halluces**) dedo gordo del pie; **___ valgus / ___** valgus, desviación del dedo gordo hacia los otros dedos; **___ varus / ___** varus, separación del dedo gordo de los demás dedos.

halo *n.* aureola. 1. área del seno de tono más oscuro que rodea el pezón; 2. círculo de luz.

ham *n.* 1. corva de la pierna, región poplítea detrás de la rodilla; 2. jamón.

hamartoma *n.* hamartoma, nódulo de tejido superfluo semejante a un tumor usualmente benigno.

hammer *n.* martillo. 1. huesecillo del oído medio; 2. instrumento empleado en exámenes físicos; **___ finger or toe** / dedo en garra; **percussion ___ / ___** de percusión; **reflex ___ / ___** de reflejo.

hamstring *n*. 1. tendones de la corva; 2. músculos flexores y aductores de la parte posterior del muslo.

hand *n*. mano; **close at ___** / muy de cerca; **give me a ___** / ayúdeme, ayúdame; **___ acquired deformities** / deformidades adquiridas de la ___; **___ rest** / apoyo de la ___; **in good ___-s** / en buenas manos; **on the other ___** / por otra parte; **to have a free ___** / tener libertad para, tener carta blanca; **to have one's ___-s tied** / tener atadas las manos, sin poder hacer nada; **to keep one's ___-s off** / no meterse; **to shake ___-s** / dar la ___; *v. [followed by* in, out*]* entregar, presentar; **to ___ in a report** / presentar un informe; **to ___ out information** / entregar información; **to ___ out news** / facilitar noticias.

handicap *n*. impedimento; obstáculo, desventaja; **handicapped person** / persona desvalida, inválida, balda, impedida.

hangnail *n*. padrastro.

hangover *n*. resaca, efecto físico desagradable después del excesivo consumo de alcohol u otras drogas.

hang-up *n*. obsesión o problema que irrita.

Hanot's disease *n*. enfermedad de Hanot, cirrosis biliar, cirrosis hipertrófica del hígado acompañada de ictericia.

Hansen's disease *n*. leprosy; enfermedad de Hansen.

hantavirus *n*. hantavirus, un genus de virus que infecta a los roedores y es transmitido a los humanos por partículas aerotransportadas.

haploid *n*. haploide, célula sexual que contiene en el cromosoma la mitad de las características somáticas de la especie.

happy *a*. contento-a, alegre, feliz.

hard *a*. duro-a, endurecido-a, sólido-a; trabajoso-a, difícil; *[bone]* osificado; **___ of hearing** / medio sordo; **to grow ___** / endurecerse; *[parturition]*; **___ labor** / parto laborioso; **___-ly** *adv*. / a duras penas, difícilmente, escasamente.

hard bone *n*. hueso compacto.

hard contact lens *n*. lentes de contacto duros.

hardening *n*. endurecimiento, solidez.

hard palate *n*. paladar óseo.

hard pressed *a*. acosado-a, apremiado-a.

hardship *n*. sufrimiento, privación, penalidad.

harelip *n*. labio leporino, deformidad congénita a nivel del labio superior causada por falta de fusión del proceso nasal interno y el lateral maxilar; **___ suture** / sutura del ___.

harm *n*. daño, mal, perjuicio; *v*. dañar, perjudicar.

harmful *a*. perjudicial, dañino-a.

harmless *a*. inofensivo-a, inocuo-a.

harness *n*. cinturón corrector.

harvest *n*. recolección, obtención o separación de bacterias u otros microorganismos de un cultivo; cosecha.

hashish *n*. hachís, *pop*. yerba, narcótico de efecto eufórico extraído de la marihuana.

haustrum *n., L*. haustrum, cavidad o saco, esp. el del colon.

hay fever *n*. fiebre del heno, asma del heno, catarro del heno, catarro primaveral, alergia causada por un agente irritante externo, gen. polen.

hazard *n*. riesgo, peligro; **a ___ to your health** / un ___ para su salud.

hazardous *a*. arriesgado-a, peligroso-a.

hazmat *n*. materiales peligrosos, un material que pondría en peligro la vida o el medio ambiente.

HCTZ *abbr. (hydrochlorothiazide)* HCTZ, hidroclorotiazida.

HDL *(high-density lipoprotein) n*. LAD (lipoproteína de alta densidad) o HDL (por su abreviatura en inglés), un componente del suero sanguíneo que tiene pocos triglicéridos y colesterol y se asocia con un menor riesgo de desarrollar arterosclerosis; también llamado colesterol bueno.

head *n*. 1. cabeza; 2. parte principal de una estructura; **from ___ to toe** / de la ___ a los pies; **___ birth** / presentación cefálica; **___ drop** / caída de la ___; **___ injury** / traumatismo del cráneo, golpe en la ___; **___ of the family** / ___ de familia; **to nod one's ___** / asentir con la ___.

headache *n*. cefalalgia, dolor de cabeza, jaqueca.

headrest *n*. apoyo para la cabeza, cabezal.

headstrong *a*. voluntarioso-a, testarudo-a.

heal *v*. curar, sanar, recobrar la salud; *[a wound]* cicatrizar; curarse, sanarse; recobrarse.

healing n. 1. curación, recuperación de la salud; ___ **process** / proceso de ___; 2. curanderismo.

health n. salud; [*government*] **behavioral** ___ / salud conductual; **dental** ___ / higiene dental; **Department of** ___ / Ministerio de Salud o Salubridad; ___ **and medical assistance** / asistencia médica y de la ___; ___ **assessment** / evaluación del estado de ___; ___ **authorities** / autoridades de Salud Pública; ___ **care** / atención o cuidado de la ___; ___ **care provider** / profesional de atención de la ___; ___ **care reform** / reforma al sistema de ___; ___ **care system** / sistema sanitario; ___ **center** / centro de ___, centro de higiene sanitaria; ___ **certificate** / certificado de ___; ___ **education** / educación para la ___; ___ **facilities** / instituciones de ___; ___ **food** / alimento sano; ___ **habits** / hábitos sanitarios; ___ **laws** / estatutos sanitarios; ___ **personnel** / profesionales médicos y de asistencia pública; ___ **physicist** / experto en protección radiológica; ___ **planning** / planificación de métodos de ___; ___ **risk assessment** / evaluación de riesgo a la ___; ___ **services** / servicios o atención de la ___; ___ **services for the aged** / servicios de ___ para los ancianos; ___ **statistics** / estadísticas de ___; ___ **status** / estado de ___; **home** ___ **care** / cuidado de ___ en el hogar; **mental** ___ / ___ mental; **occupational** ___ / atención médica laboral; **rural** ___ / ___ rural; **uncertain** ___ / ___ precaria; **urban** ___ / ___ urbana.

healthy a. sano-a, saludable.

hear vi. oír, escuchar.

hearing n. audición, oído; ___ **acuity** / agudeza auditiva; ___ **aid** / audífono, audiófono, auxiliar auditivo; ___ **level** / umbral auditivo; ___ **loss** / pérdida de la ___.

heart n. corazón, órgano muscular cóncavo cuya función es mantener la circulación de la sangre; **congenital** ___ **disease** / anomalías congénitas del ___; **distant** ___ **sounds** / ruidos cardíacos apagados; **enlarged** ___ / cardiomegalia; **fetal** ___ **sounds** / ruidos cardíacos fetales; ___ **atrium** / aurícula cardíaca; ___ **attack** / ataque al ___; ___ **block** / bloqueo del ___; ___ **atrioventricular block** / bloqueo auriculoventricular, interrupción en el nódulo A-V;

___ **bundle-branch block** / bloqueo de rama; ___ **interventricular block** / bloqueo interventricular; ___ **partial block** / bloqueo parcial; **sino-atrial block** / bloqueo senoauricular, interferencia completa o parcial del paso de impulsos del nódulo senoauricular; ___ **catherization** / cateterización o cateterismo cardíaco. ___ **disease** / cardiopatía; **congestive** ___ **failure** / insuficiencia cardíaca (congestiva); **low output** ___ **failure** / rendimiento bajo del ___, deficiencia en mantener un flujo sanguíneo adecuado; **left** ___ **failure** / insuficiencia ventricular izquierda, deficiencia en mantener un gasto normal del ventrículo izquierdo; **right-sided** ___ **failure** / insuficiencia del ventrículo derecho; ___ **-healthy** / de ___ sano; ___ **hypertrophy** / hipertrofia del ___; ___ **murmur** / soplo cardíaco; ___ **output** / gasto cardíaco; ___ **pacemaker** / estimulador cardíaco, marcapasos; ___ **palpitation** / palpitación cardíaca; ___ **rate** / frecuencia cardíaca; ___ **reflex** / reflejo cardíaco; ___ **scan** / escán cardíaco; ___ **shadow** [as in x-ray] / silueta cardíaca; ___ **sound** / ruido del ___; ___ **specialist** / cardiólogo; ___ **transplant** / trasplante del ___; ___ **valve** / válvula del ___; **hypertensive** ___ **disease** / cardiopatía por hipertensión; **low** ___ **output** / gasto bajo cardíaco; **reduplication of** ___ **sounds** / desdoblamiento de ruidos cardíacos.

heartbeat n. latido (del corazón); [*rapid*] palpitación; **ectopic** ___ / ___ ectópico.

heartburn n. acedía, acidez estomacal, pirosis; *pop.* ardor en el estómago, agruras.

heart-lung machine n. máquina corazón-pulmón, máquina cardiopulmonar que se usa para mantener artificialmente las funciones del corazón y de los pulmones.

heat n. calor; **conductive** ___ / ___ de conducción; **dry** ___ / ___ seco; ___ **cramps** / espasmo muscular por ___, debido a trabajos realizados en altas temperaturas; ___ **exhaustion** / colapso por calor; ___ **loss** / pérdida de ___; ___ **prostration** / insolación con colapso; ___ **sensitive** / sensible al ___; ___ **stable** / termoestable; ___ **stroke** / insolación; ___ **unit** / unidad de ___; ___ **therapy** / termoterapia; **to be in** ___ / estar en celo; *v.* calentar, dar calor.

heating pad, electric *n.* almohadilla eléctrica.

heaviness *n.* pesadez, pesantez, peso; [*sleep*] sueño pesado, modorra; [*feelings*] abatimiento, decaimiento.

heavy *a.* pesado-a, grueso-a, fornido-a; ___ **chain disease** / enfermedad de cadenas pesadas; ___ **drinker** / bebedor, que bebe demasiado; ___ **food** / alimento pesado; ___ **liquid** / líquido espeso; ___ **meal** / comida pesada; ___ **period** / hipermenorrea; ___ **sleep** / sueño profundo; ___ **traffic** / tráfico denso.

hectic *a.* hético-a, febril; que fluctúa cada día.

heel *n.* talón, calcañal, parte posterior redondeada del pie.

height *n.* altura, alt. estatura.

Heimlich maneuver *n.* maniobra de Heimlich, técnica que se usa para sacar o forzar la expulsión en un cuerpo extraño que impide el paso del aire de la tráquea o la faringe.

heliotherapy *n.* helioterapia, exposición o baños de sol con propósito terapéutico

helium *n.* helio, elemento gaseoso inerte empleado en tratamientos respiratorios y en cámaras de descompresión para facilitar el aumento o disminución de la presión del aire.

helminth *n.* helminto, gusano que se localiza en el intestino humano.

helminthiasis *n.* helmintiasis, condición parasítica intestinal.

helminthicide *n.* helminticida, vermicida, medicamento que extermina parásitos.

help *n.* ayuda, asistencia, socorro, auxilio; *v.* ayudar, asistir, auxiliar, remediar.

helper *n.* ayudante, asistente, auxiliar.

helpful *a.* útil, provechoso-a.

helpless *a.* desamparado-a, indefenso-a; desvalido-a.

hemagglutination *n.* hemoaglutinación, aglutinación de células rojas sanguíneas.

hemagglutinin *n.* hemoaglutinina, anticuerpo de células rojas o hematíes que causa aglutinación.

hemangioma *n.* hemangioma, tumor benigno formado por vasos capilares en racimo que producen una marca de nacimiento de color rojo púrpura en la piel.

hemangiosarcoma *n.* hemangiosarcoma, tumor maligno del tejido vascular.

hemarthrosis *n.* hemartrosis, derrame de sangre en la cavidad de una articulación.

hematemesis *n.* hematemesis, vómito de sangre.

hematherapy, hemotherapy *n.* hematerapia, hemoterapia, uso terapéutico de la sangre.

hematic *n.* hemático, droga usada en el tratamiento de anemia; *a.* hemático-a, relacionado con la sangre.

hematochezia *n.* hematoquesia, presencia de sangre en el excremento.

hematocolpos *n.* hematocolpos, retención del flujo menstrual en la vagina debido a la falta de perforación del himen.

hematocrit *n.* hematócrito, porcentaje de glóbulos rojos en el volumen total de sangre.

hematocyst *n.* hematoquiste. 1. quiste sanguíneo; 2. hemorragia dentro de un quiste.

hematogenesis *n.* hematogénesis. *V.* **hematopoiesis**.

hematologic, hematological *a.* hematológico-a, rel. a la sangre; ___ **studies** / estudios ___-os; ___ **values** / valores ___-os.

hematologic values = valores hematológicos; **bleeding time** / duración de la hemorragia; **coagulation time** / tiempo de coagulación; **erythrocyte sedimentation** / sedimentación de eritrocitos; **hematocrit** / hematocrito, porcentaje de glóbulos rojos en el volumen total de sangre; **hemoglobin** / hemoglobina; **partial thromboplastin time** / tiempo parcial de tromboplastina; **arterial blood pH** / pH de la sangre arterial; **prothrombin time** / tiempo de protrombina.

hematologist *n.* 1. hematólogo-a, especialista en hematología; 2. especialista en diagnóstico de pruebas sanguíneas y tratamiento de enfermedades de la sangre.

hematology *n.* hematología, ciencia que estudia la sangre y los órganos que intervienen en la formación de ésta.

hematoma *n.* hematoma, hinchazón por sangre reunida fuera de un vaso; *pop.* chichón; **pelvic** ___ / ___ pélvico; **subdural** ___ / derrame subdural.

hematopoiesis, hemopoiesis *n.* hematopoyesis, hemopoyesis, formación de sangre.

hematuria *n.* hematuria, la presencia de sangre en la orina.

hemianalgesia *n.* hemianalgesia, insensibilidad al dolor en un lado del cuerpo.

hemianopia, hemianopsia *n.* hemianopia, hemianopsia, pérdida de la visión en la mitad del campo visual de uno o ambos ojos.

hemiatrophy *n.* hemiatrofia, atrofia de la mitad de un órgano o de la mitad del cuerpo.

hemicolectomy *n.* hemicolectomía, extirpación de una mitad del colon.

hemihypertrophy *n.* hemihipertrofia unilateral con desarrollo excesivo de la mitad del cuerpo.

hemilaminectomy *n.* hemilaminectomía, extirpación de un lado de la lámina vertebral.

hemiparalysis *n.* hemiparálisis, parálisis de un lado del cuerpo.

hemiparesis *n.* hemiparesis, debilidad muscular que afecta un lado del cuerpo.

hemiparetic *a.* hemiparético-a, rel. a la hemiparesis o de la naturaleza de la misma.

hemiplegia *n.* hemiplejía, parálisis gen. ocasionada por una lesión cerebral que afecta la parte del cuerpo opuesta al hemisferio cerebral afectado; **alternating** ___ / ___ alternante; **cerebral** ___ / ___ cerebral; **crossed** ___ / ___ cruzada; **double** ___ / ___ doble; **facial** ___ / ___ facial; **spastic** ___ / ___ espástica.

hemiplegic *a.* hemipléjico-a, que sufre de hemiplejía.

hemisphere *n.* hemisferio, mitad de una estructura u órgano de forma esférica.

hemithyroidectomy *n.* hemitiroidectomía excisión de un lóbulo de la tiroides.

hemobilia *n.* hemobilia, sangramiento en los conductos biliares.

hemochromatosis, iron storage disease *n.* hemocromatosis, trastorno del metabolismo férrico acompañado por exceso de depósitos de hierro en los tejidos que causa anomalías de pigmentación de la piel, cirrosis hepática y diabetes.

hemoclasis, hemoclasia *n.* rotura, desgarro, [*hemolysis*] disolución u otro tipo de destrucción de eritrocitos.

hemoconcentration *n.* hemoconcentración, concentración de hematíes a causa de una disminución del volumen líquido sanguíneo.

hemodialysis *n.* hemodiálisis, proceso de diálisis usado para eliminar sustancias tóxicas de la sangre.

hemodialyzer *n.* hemodializador, riñón artificial, aparato que se usa en el proceso de diálisis.

hemodilution *n.* hemodilución, aumento del plasma sanguíneo en relación al de los glóbulos rojos.

hemodynamics *n.* hemodinamia, el estudio de la dinámica de la circulación de la sangre.

hemoglobin *n.* hemoglobina, la proteína de mayor importancia en la sangre a la que da color y que transporta el oxígeno.

hemoglobinemia *n.* hemoglobinemia, presencia de hemoglobina libre en el plasma sanguíneo.

hemoglobinuria *n.* hemoglobinuria, presencia de hemoglobina en la orina; **epidemic** ___ / ___ epidémica; **intermittent** ___ / ___ intermitente; **malaria!** ___ / ___ en malaria; **paroxysmal cold** ___ / ___ paroxística fria; **paroxysmal nocturnal** ___ / ___ paroxística nocturna; **postparturient** ___ / ___ de la posparturienta; **toxic** ___ / ___ tóxica.

hemogram *n.* hemograma, representación gráfica de un conteo sanguíneo diferencial.

hemolysis *n.* hemólisis, ruptura de eritrocitos con liberación de hemoglobina en el plasma; **immune** ___ / ___ inmune; **venom** ___ / ___ venenosa.

hemolytic *a.* hemolítico-a, rel. a hemólisis o que la produce; ___ **disorder** / trastorno ___.

hemolytic anemia *n.* anemia hemolítica, anemia congénita causada por agentes tóxicos de eritrocitos frágiles de forma esferoidal.

hemolytic disease of the newborn *n.* hemólisis en el recién nacido, trastorno gen. causado por la incompatibilidad del factor Rh.

hemolytic uremic syndrome *n.* síndrome hemolítico urémico, con anemia hemolítica y trombocitopenia, presentando un cuadro con fallo renal agudo; en la infancia se presenta con síntomas de sangrado gastrointestinal, hematuria, oliguria y anemia hemolítica.

hemophilia *n.* hemofilia, condición hereditaria caracterizada por deficiencia de coagulación y tendencia a sangrar.

hemophiliac *a.* hemofílico-a, persona afectada por hemofilia.

hemophobia *n.* hemofobia, temor patológico a la sangre.

hemopneumothorax *n.* hemoneumotórax, acumulación de sangre y de aire en la cavidad pleural.

hemoptysis *n.* hemoptisis, expectoración con sangre de color rojo vivo.

hemorrhage *n.* hemorragia, derrame profuso de sangre; **cerebral** ___ / ___ cerebral, accidente cerebrovascular; **concealed** ___ / ___ oculta; **internal** ___ / ___ interna; **intracranial** ___ / ___ intracraneana; **intraventricular** ___ / ___ intraventricular; **nasal** ___ / ___ nasal; **petechial** ___ / ___ petequial; **postpartum** ___ / ___ puerperal, posterior al parto.

hemorrhagic *a.* hemorrágico-a.

hemorrhoid *n.* hemorroide, *pop.* almorrana, masa de várices, o venas dilatadas, en la pared rectal; **external** ___ / ___-s externas, fuera del esfínter anal; **internal** ___ / ___ interna; **prolapsed** ___ / ___ prolapsada, protrusión de hemorroides.

hemorrhoidectomy *n.* hemorroidectomía, extirpación de hemorroides.

hemosalpinx *n.* hemosálpinx, acumulación de sangre en las trompas de Falopio.

hemosiderin *n.* hemosiderina, compuesto insoluble de hierro derivado de la hemoglobina que se almacena para ser usado en la formación de hemoglobina en el momento necesario.

hemosiderosis *n.* hemosiderosis, depósitos de hemosiderina en el hígado y el vaso.

hemospermia *n.* hemospermia, presencia de sangre en el semen.

hemostasis *n.* hemostasis, hemostasia, detención o contención (artificial o natural) de una hemorragia.

hemostat *n.* hemóstato, instrumento o medicamento que se emplea para contener una hemorragia.

hemothorax *n.* hemotorax, sangre localizada en la cavidad pleural.

HEPA *a.* HEPA (*high-efficiency particulate air* [*filter*]), que es, que usa o que contiene un filtro que elimina el 99.97% de las partículas suspendidas que tienen un diámetro de 0.3 micrometros o más.

heparin *n.* heparina, sustancia que actúa como anticoagulante.

heparinize *n.* heparinizar, evitar la coagulación por medio del uso de heparina.

hepatectomy *n.* hepatectomía, extirpación de una parte o de todo el hígado.

hepatic *a.* hepático-a, rel. al hígado; ___ **coma** / coma ___; ___ **duct** / ducto ___; ___ **lobes** / lóbulos o subdivisiones ___ -as. ___ **veins** / venas ___ -as.

hepatitis *n.* hepatitis, infl. del hígado; **amebic** ___ / ___ amebiana; **active chronic** ___ / ___ crónica activa; **cholestatic** ___ / ___ colestática; **drug-induced** ___ / ___ inducida por drogas; **epidemic** ___ / ___ epidémica; **fulminating** ___ / ___ fulminante; **fulminating chronic** ___ / ___ fulminante crónica; **fulminant acute** ___ / ___ aguda fulminante; ___ **A** / ___ A, viral, afecta primordialmente a los niños; ___ **B** / ___ B, causada por un virus y trasmitida en líquidos del organismo, como la saliva, las lágrimas y el semen; **infectious** ___ / ___ infecciosa o viral; **non-A, non-B** ___ / ___ no A, no B, asociada con transfusiones de sangre; **serum** ___ / ___ sérica; **persistent chronic** ___ / ___ persistente crónica; ___ **C** / ___ C, causada por contacto con sangre infectada.

hepatojugular reflex *n.* reflejo hepatoyugular, ingurgitación de las venas yugulares producida por el hígado en casos de insuficiencia cardíaca derecha.

hepatologist *n.* hepatólogo-a, especialista en trastornos hepáticos.

hepatorenal *a.* hepatorrenal, rel. a los riñones y el hígado.

hepatosplenomegaly *n.* hepatosplenomegalia, agrandamiento del hígado y del bazo.

hepatotoxicity *n.* hepatotoxicidad, la tendencia de un fármaco o producto tóxico a dañar el hígado.

hepatotoxin *n.* hepatotoxina, toxina destructora de células hepáticas.

herb *n.* yerba, hierba, planta clasificada como medicinal o usada como condimento; ___ **tea** / infusión.

hereditary *a.* hereditario-a; que se trasmite por herencia.

heredity *n.* herencia, transmisión de características o rasgos genéticos de padres a hijos.

hermaphrodite *n.* hermafrodita, persona cuyo cuerpo presenta los tejidos ovárico y testicular combinados en un mismo órgano o separadamente.

hermetic *a.* hermético-a, que no deja pasar el aire.

hernia *n.* hernia, protrusión anormal de un órgano o víscera a través de la cavidad que la contiene; **cystic** ___ / ___ cística; **femoral** ___ / femoral, que protrude dentro del canal femoral; **hiatus** ___ / ___ hiatal, a través del hiato esofágico del diafragma; **incarcerated** ___ / ___ incarcerada, hernia del intestino que no puede reducirse mediante manipulación, gen. causada por adherencias; **inguinal** ___ / ___ inguinal, de una víscera con protrusión en la ingle o el escroto; **lumbar** ___ / ___ lumbar, protrusión en la región lumbar; **reducible** ___ / ___ reducible, que puede reducirse por manipulación; **scrotal** ___ / ___ escrotal; **sliding** ___ / ___ por deslizamiento, de una víscera intestinal; **strangulated** ___ / ___ estrangulada, que obstruye los intestinos; **umbilical** ___ / ___ umbilical; **ventral** ___ / ___ ventral, protrusión a través de la pared abdominal.

hernial, herniated *a.* herniado-a, rel. a una hernia o que padece de ella; ___ **disk** / disco herniado; ___ **sac** / saco de la hernia, bolsa peritoneal en la cual desciende la hernia.

herniation *n.* herniación, desarrollo de una hernia; ___ **of nucleus pulposus** ___ / ___ del núcleo pulposo, prolapso o ruptura del disco intervertebral.

hernioplasty *n.* hernioplastia, reparación quirúrgica de una hernia.

herniorrhaphy *n.* herniorrafia, reconstrucción o reparación quirúrgica de una hernia.

heroin, diacetylomorphine *n.* heroína, diacetilomorfina, narcótico adictivo derivado de la morfina; ___ **addict** / heroinómano-a, persona adicta a la heroína.

herpangina *n.* herpangina, enfermedad infecciosa, epidémica que ocurre en el verano y que afecta las membranas mucosas de la garganta.

herpes *n.* herpes, enfermedad inflamatoria viral dolorosa de la piel que se manifiesta con erupción y ampollas;

genital ___ / ___ genital; **ocular** ___ / ___ ocular; ___ **simplex** / ___ simple, de simples vesículas que recurren una y otra vez en la misma área de la piel; ___ **zoster**, *pop.* **shingles** / ___ zóster, erupción dolorosa a lo largo de un nervio, *pop.* culebrilla.

herpetic *a.* herpético-a, rel. al herpes o de naturaleza similar; ___ **gingivostomatitis** / gingivostomatitis ___, infl. de la boca y las encías causada por herpes simple.

heterogeneous *a.* heterogéneo-a, de naturaleza diferente.

heterograft *n.* heteroinjerto, injerto de un donante de especie o tipo diferente al del receptor.

heterologous *a.* heterólogo-a; derivado de un organismo o especie diferente.

heteroplasia *n.* heteroplasia, presencia anormal de tejido en un área diferente a la que le corresponde según su origen.

heteroplastia *n.* heteroplastia, trasplante de tejido obtenido de un donante que pertenece a una especie diferente.

heterosexual *n.* heterosexual, inclinación sexual hacia el sexo opuesto.

heterosexuality *n.* heterosexualidad.

heterotopia *n.* heterotopía, desplazamiento de un órgano o parte de la posición normal.

hiatus *n.* hiatus, abertura, orificio, fisura.

hibernoma *n.* hibernoma, tumor benigno localizado en la cadera o en la espalda.

hiccough, hiccups *n.* hipo, contracción involuntaria del diafragma y la glotis.

hidradenitis *n.* hidradenitis, infl. de las glándulas sudoríparas.

hidrosis *n.* hidrosis, sudor excesivo.

high *a.* alto-a, elevado-a; ___ **blood pressure** / presión alta; ___ **-calorie diet** / dieta rica en calorías; ___ **cholesterol** / ___ nivel de colesterol; ___ **color** / de color subido; ___ **nuclear waste** / desechos nucleares de alta radioactividad; ___ **-residue diet** / dieta ___ -a en residuos (fibras, celulosas); ___ **-risk** / ___ -o peligro o riesgo; ___ **-risk behavior** / conducta o actividades de ___ -o riesgo; ___ **-ly** *adv.* / altamente, sumamente, excesivamente.

high altitude sickness *n.* enfermedad de altura, trastorno por altura excesiva manifestado en dificultades respiratorias por imposibilidad de adaptarse a la disminución de la presión del oxígeno.

high-risk groups *n. pl.* pacientes o personas con alto riesgo de contraer una determinada enfermedad debido a factores genéticos o conductuales; ___ **in HIV** / personas de actividades sexuales múltiples sin adecuada protección; drogadictos que intercambian agujas y jeringuillas; feto in utero o infante lactante de madre drogadicta o infectada por el virus.

hike *n.* caminata; **to go on a** ___ / ir a caminar, ir andando.

hilum, hilus *n., L. (pl. hila)* hilio, depresión o apertura en un órgano que sirve de entrada o salida a nervios, vasos y conductos.

hinge *n.* bisagra; ___ **joint** / coyuntura; ___ **movement** / movimiento de bisagra; ___ **position** / posición de gozne.

hip *n.* cadera, región lateral de la pelvis; ___ **dislocation** / dislocación de la ___; ___ **dislocation, congenital** / dislocación congénita de la ___; ___ **joint** / articulación de la ___; **snapping** ___ / ___ en resorte; **total** ___ **replacement** / restitución total de la ___.

hip-joint disease *n.* trastorno de la articulación de la cadera, coxartropatía.

HIPPA *abbr.* HIPPA (*Health Insurance Portability and Accountability Act*), ley estadounidense de portabilidad y responsabilidad de seguros.

hippocampus *n. (pl. hippocampi)* hipocampo, circunvolución de materia gris que es parte del sistema límbico y es responsable de la memoria espacial, la navegación la formación de la memoria de largo plazo.

hippocratic facies *n.* facies hipocrática, aspecto característico que presentan generalmente las facciones del enfermo próximo a la agonía o a la muerte.

hippocratic oath *n.* juramento hipocrático, juramento ético de la medicina.

hirsute *a.* hirsuto-a, peludo-a.

hirsutism *n.* hirsutismo, desarrollo excesivo de pelo en áreas no comunes, esp. en la mujer.

histamine *n.* histamina, sustancia que produce efecto dilatador en los vasos capilares y estimula la secreción gástrica.

histidine *n.* histidina, aminoácido esencial en el crecimiento y en la restauración de los tejidos.

histocompatibility *n.* histocompatibilidad, estado en el cual los tejidos de un donante son aceptados por el receptor; major ___ **complex** / complejo de ___ mayor.

histology histología estudio de las estructuras de tejidos animales y vegetales.

histoplasmin *n.* histoplasmina, sustancia que se usa en la prueba cutánea de histoplasmosis.

histoplasmosis *n.* histoplasmosis, enfermedad de las vías respiratorias causada por el hongo *Histoplasma capsulatum*.

history *n.* historia, información sobre los antecedentes de salud personales y familiares del paciente en el pasado y en el presente.

HIV *abbr.* (*human immunodeficiency virus*) VIH, virus de inmunodeficiencia humano, retrovirus del SIDA. Se transmite sexualmente o por intercambio de agujas y jeringuillas con una persona infectada. Puede transmitirse también a través de una transfusión de sangre obtenida de donantes infectados. El virus puede ser transmitido igualmente al feto in utero, durante el parto o al recién nacido en la lactancia a través de la leche materna de una madre afectada.

hives *n., pl.* ronchas, erupción alérgica.

HMO *abbr.* (*health-maintenance organization*) HMO (from its abbreviation in English), organización que proporciona atención médica a personas que están de acuerdo con usar los doctores, hospitales, etc. que pertenecen a la organización.

hoarse *a.* ronco-a; áspero-a.

hoarseness *n.* ronquera, manifestación en la voz de una afección de la laringe.

Hodgkin's disease *n.* enfermedad de Hodgkin, presencia de tumores malignos en los nódulos linfáticos y el bazo.

holistic *a.* holístico-a, rel. a un todo o unidad.

holistic medicine *n.* medicina holística, sistema médico que considera al ser humano integrado como una unidad funcional.

hollow *a.* hueco-a, cóncavo-a.

hollow back *n.* lordosis.

holocrine *a.* holocrino-a, rel. a las glándulas secretorias.

holodiastolic *a.* holodiastólico-a, rel. a una diástole completa.

holography *n.* holografía, imagen tridimensional de un objeto por medio del uso de rayos láser.

Holter monitoring *n.* monitoreo de Holter (de funda al hombro), electrocardiografía ambulatoria.

home health aide *n.* trabajador de la salud que proporciona asistencia en el hogar.

homeopathy *n.* homeopatía, curación por medio de medicamentos diluidos en cantidades ínfimas que producen efectos semejantes a los síntomas producidos por la enfermedad.

home remedy *n.* remedio casero, medicina preparada simplemente, a menudo sin efectividad comprobada y administrada sin prescripción.

homogeneous *a.* homogéneo-a, semejante, de la misma naturaleza.

homograft *n.* homoinjerto, transplante tomado de la misma especie o tipo.

homologous *a.* homólogo-a, similar en estructura y origen pero no en funcionamiento.

homophobia *n.* homofobia, temor o repulsión a los homosexuales.

homophobic *a.* homofóbico-a, que tiene repulsión o temor a homosexuales.

homosexual *n.* homosexual, persona homosexual, esp. un hombre; que siente atracción sexual hacia personas del mismo sexo.

homozygote *n.* homocigoto-a, que presenta alelos idénticos en una característica o en varias.

homozygous *a.* homocigótico-a, rel. a un homocigoto.

homunculus *n.* homúnculo-a, enano-a sin deformidades y proporcionado-a en todas las partes del cuerpo.

hookworm *n.* uncinaria, lombriz de gancho, nematodo del intestino; ___ **disease** / enfermedad de la ___.

hope *n.* esperanza; *v.* esperar, tener esperanzas.

horizontal *n. a.* horizontal; ___ **position** / posición horizontal, acostada.

hormonal *a.* hormonal, rel. a una hormona o que actúa como tal.

hormone *n.* hormona, sustancia química natural del cuerpo que produce o estimula la actividad de un órgano; **growth** ___ / ___ del crecimiento; ___ **therapy** / terapia hormonal; ___ **receptor** / receptor hormonal.

hornet *n.* avispa, avispón.

hospice *n.* hospicio.

hospital *n.* hospital.

hospital *n.* hospital, una institución en la cual los enfermos o heridos reciben atención médica o quirúrgica; **teaching** ___ /un hospital afiliado a una escuela de medicina que proporciona los medios para la educación médica.,

hospitalization *n.* hospitalización.

hospitalize *v.* hospitalizar, ingresar a un hospital; dar ingreso a un hospital.

host *n.* [*parasite*] huésped, organismo que sostiene o alberga a otro llamado parásito; ___ **defenses** / defensas del ___.

hostile *a.* hostil.

hot *a.* caliente, de temperatura alta; contaminado-a por material radioactivo; ___ **flashes** / fogaje, sofoco; rubores, bochorno.

hot-water bottle *n.* bolsa de agua caliente, bolsa de goma que tiene un tapón y que se llena con agua caliente para proporcionar calor.

hour *n.* hora; **by the** ___ / por hora; ___**-ly** *adv.* / a cada hora.

house *n.* casa, vivienda, domicilio; ___ **call** / visita médica a domicilio.

housewife *n.* ama de casa, madre de familia.

housework *n.* tareas domésticas, trabajo de la casa.

how *adv.* cómo, cuánto; ___ **are you?** / ¿Cómo está?, ¿Cómo estás? ___ **late?** / ¿Hasta qué hora? ___ **many?** / ¿Cuántos-as? ___ **often?** / ¿Cuántas veces?, ¿Con qué frecuencia?

however *adv.* sin embargo, no obstante.

HPV *abbr.* (*human papillomavirus*) VPH (virus del papiloma humano) o HPV(de su abreviatura en inglés).

HRT *abbr.* (*hormone replacement therapy*) TRH (terapia de reemplazo hormonal) o HRT (de su abreviatura en inglés).

hum *n.* susurro; tarareo; zumbido; *v.* [*música*] tararear; zumbar; susurrar.

human *a.* humano-a, rel. a la humanidad.

human immunodeficiency virus *n.* virus de inmunodeficiencia humana, retrovirus del SIDA.

humeral *a.* humeral, rel. al húmero.

humerus *n.*, *L.* (*pl.* **humeri**) húmero, hueso largo del brazo.

humid *a.* húmedo-a, que contiene humedad.

humidifier *n.* humectante, humedecedor, aparato que controla y mantiene la humedad en el aire de una habitación.

humor *n.* humor. 1. cualquier forma líquida en el cuerpo; **aqueous** ___ / ___ acuoso, líquido claro en las cámaras del ojo; **crystalline** ___ / ___ cristalino, sustancia que forma el cristalino; **vitreus** ___ / ___ vítreo, sustancia transparente semilíquida localizada entre el cristalino y la retina; 2. secreción; 3. disposición de carácter.

hump *n.* joroba, corcova, jiba.

hunchback *n.* corcova, joroba, deformación con curvatura de la espina dorsal.

hunger *n.* hambre.

hunger pangs *n.* sensación, dolor en la región abdominal en las primeras etapas del hambre.

hungry *a.* hambriento-a; **to be** ___ / tener hambre; **to go** ___ / pasar hambre.

Huntington's chorea *n.* corea de Huntington, chorea.

husband *n.* esposo, marido.

hyaline *a.* hialino-a, vítreo-a o casi transparente; ___ **cast** / cilindro ___, que se observa en la orina; ___ **membrane disease** / enfermedad de la membrana ___, trastorno repiratorio que se manifiesta en recién nacidos.

hyalinization *n.* hialinización, conversión a una sustancia semejante al vidrio.

hyalinosis *n.* hialinosis, degeneración hialina.

hyalitis *n.* hialitis, infl. del humor vítreo.

hyaluronic acid *n.* ácido hialurónico, presente en la sustancia del tejido conjuntivo, actúa como lubricante y agente conector.

hybrid *a.* híbrido-a, rel. al producto de un cruzamiento de diferentes especies en animales y plantas.

hybridoma *n.* hibridoma, célula somática híbrida capaz de producir anticuerpos.

hydatid *n.* hidátide, quiste que se manifiesta en los tejidos esp. en el hígado; *a.* hidatídico, rel. a un tumor enquistado; ___ **disease** / equinococcosis; ___ **mole** / quiste ___ en el útero que produce hemorragia.

hydramnion *n.* hidramnios, exceso de líquido amniótico.

hydrarthrosis *n.* hidrartrosis, acumulación de fluido seroso en la cavidad de una articulación indicando inflamación.

hydrate *v.* hidratar, combinar un cuerpo con el agua.

hydrated *a.* hidratado-a, que contiene agua o está húmedo.

hydrocele *n.* hidrocele, acumulación de líquido esp. en la túnica vaginal del testículo.

hydrocelectomy *n.* hidrocelectomía, extirpación de un hidrocele.

hydrocephalus *n.* hidrocéfalo, acumulación de líquido cefalorraquídeo en los ventrículos del cerebro.

hydrochloric acid *n.* ácido clorhídrico o hidroclórico, constituyente del jugo gástrico.

hydrochlorothiazide *n.* hidroclorotiazida, un fármaco diurético y antihipertensivo.

hydrocortisone *n.* hidrocortisona, hormona corticosteroide producida por la corteza suprarrenal.

hydrogen *n.* hidrógeno; ___ **concentration** / concentración de ___.

hydrogen peroxide *n.* peróxido de hidrógeno, agua oxigenada, limpiador y desinfectante.

hydrolysis *n.* hidrólisis, disolución química de un compuesto por acción del agua.

hydromyelia *n.* hidromielia, aumento de líquido cefalorraquídeo en el canal central de la médula espinal.

hydronephrosis *n.* hidronefrosis, distensión en la pelvis renal y cálices a causa de una obstrucción.

hydrophobia *n.* hidrofobia. 1. temor excesivo al agua; 2. *pop.* rabia.

hydropic *a.* hidrópico-a, rel. a la hidropesía.

hydrops, hydropsy *n.* hidropesía, hidropsia o edema.

hydrosalpinx *n.* hidrosálpinx, acumulación de fluído seroso en la trompa de Falopio.

hydrotherapy *n.* hidroterapia, uso terapéutico del agua con aplicaciones externas en el tratamiento de enfermedades.

hydrothorax *n.* hidrotórax, colección de fluido en la cavidad pleural sin producir inflamación.

hydroureter *n.* hidrouréter, distensión por obstrucción del uréter.

hygiene *n.* higiene, estudio de la salud y la conservación de un cuerpo sano; **mental** ___ / ___ mental; **oral** ___ / ___ oral; **public** ___ / ___ pública.

hygienic *a.* higiénico-a, sanitario-a, rel. a la higiene.

hygienist *n.* higienista, especialista en higiene; **dental** ___ / ___ dental, técnico en profiláctica dental.

hygroma *n.* hidroma, saco o bursa que contiene líquido.

hymen *n.* himen, repliegue membranoso que cubre parcialmente la entrada de la vagina.

hymenectomy *n.* himenectomía, excisión del himen.

hymenotomy *n.* himenotomía, incisión del himen.

hyoglossal *a.* hioglosal, rel. al hioides y la lengua.

hyoglossus *n.* hiogloso, músculo de la lengua de acción retractora y lateral.

hyoid *a.* hioideo-a, rel. al hueso hioides.

hyoid bone *n.* hioides, hueso en forma de herradura situado en la base de la lengua.

hypalgesia, hypalgia *n.* hipalgesia, hipalgia, disminución en la sensibilidad del dolor.

hyperacidity *n.* hiperacidez, acidez excesiva.

hyperactive *a.* hiperactivo-a, excesivamente activo-a.

hyperactivity *n.* hiperactividad, actividad excesiva; trastorno caracterizado por actividad excesiva que se manifiesta en niños y adolescentes acompañado de irritabilidad e incapacidad de mantener la atención.

hyperacuity *n.* desarrollo anormal de uno de los sentidos esp. la vista o el olfato.

hyperacute *a.* sobreagudo-a, extremadamente agudo-a.

hyperalbuminosis *n.* hiperalbuminosis, exceso de albúmina en la sangre.

hyperalimentation *n.* hiperalimentación, sobrealimentación por vía intravenosa.

hyperapnea *n.* hiperapnea, aumento de la respiración en rapidez y profundidad.

hyperbilirubinemia *n.* hiperbilirrubinemia, exceso de bilirrubina en la sangre.

hypercalcemia *n.* hipercalcemia, cantidad excesiva de calcio en la sangre.

hypercapnia *n.* hipercapnia, cantidad excesiva de dióxido de carbono en la sangre.

hyperchloremia *n.* hipercloremia, exceso de cloruros en la sangre.

hyperchlorhydria *n.* hipercloridria, secreción excesiva de ácido clorhídrico por células que recubren el estómago.

hyperchromatic *a.* hipercromático-a, con exceso de colorante o pigmentación.

hypercoagulability *n.* hipercoagulabilidad, aumento anormal de la coagulabilidad.

hyperemesis *n.* hiperemesis, vómitos excesivos.

hyperemia *n.* hiperemia, exceso de sangre en un órgano, tejido o parte.

hyperesthesia *n.* hiperestesia, aumento exagerado de la sensibilidad sensorial.

hyperextend *v.* hiperextender, extender (como una parte del cuerpo) mas allá del alcance normal de un movimiento.

hyperglycemia *n.* hiperglucemia, aumento excesivo de azúcar en la sangre.

hyperglycosuria *n.* hiperglucosuria, exceso de azúcar en la orina.

hyperhidrosis *n.* hiperhidrosis, sudor excesivo.

hyperhydration *n.* hiperhidratación, aumento excesivo del contenido de agua en el cuerpo.

hyperinsulinism *n.* hiperinsulinismo, exceso de secreción de insulina en la sangre causando hipoglucemia.

hyperkalemia *n.* hipercalemia, hiperpotasemia, aumento excesivo de potasio en la sangre.

hyperkinesia *n.* hipercinesia, aumento en exceso de actividad muscular.

hyperlipemia *n.* hiperlipemia, cantidad excesiva de grasas en la sangre.

hyperlipidemia *n.* hiperlipidemia, alta concentración de lípidos en la corriente sanguínea.

hypermenorrhea *n.* hipermenorrea, período excesivo en cantidad y duración.

hypermotility *n.* hipermobilidad, movilidad excesiva.

hypernatremia *n.* hipernatremia, concentración excesiva de sodio en la sangre.

hypernephroma *n.* hipernefroma, tumor de Grawitz, neoplasma del parénquima renal.

hyperopia *n.* hiperopia, hipermetropía. *V.* **farsightedness.**

hyperorexia *n.* hiperorexia, apetito excesivo.

hyperosmia *n.* hiperosmia, sensibilidad olfativa exagerada.

hyperostosis *n.* hiperostosis, desarrollo excesivo del tejido óseo.

hyperpituitism *n.* hiperpituitarismo, actividad excesiva de la glándula pituitaria.

hyperplasia *n.* hiperplasia, proliferación excesiva de células normales en un tejido.

hyperpyrexia *n.* hiperpirexia, temperatura del cuerpo excesivamente alta.

hyperreflexia *n.* hiperreflexia, reflejos exagerados.

hypersalivation *n.* hipersalivación, excesiva secreción de las glándulas salivales.

hypersecretion *n.* hipersecreción, secreción excesiva.

hypersensibility *n.* hipersensibilidad, sensibilidad excesiva al efecto de un antígeno o a un estímulo.

hypersensitive *a.* hipersensible, hiperestísico-a.

hypersplenism *n.* hiperesplenismo, funcionamiento exagerado del bazo.

hypertension *n.* hipertensión, presión arterial alta; **benign** ___ / ___ benigna; **essential** ___ / ___ esencial; **malignant** ___ / ___ maligna; **portal** ___ / ___ portal; **primary** ___ / ___ primaria; **renal** ___ / ___ renal.

hypertensive *a.* hipertensivo-a, hipertenso-a. 1. que causa elevación en la presión; 2. rel. a la hipertensión o que padece de ella.

hyperthyroidism *n.* hipertiroidismo, actividad excesiva de la tiroides.

hypertonic *a.* hipertónica-a, rel. a, o caracterizado por aumento de tonicidad o tensión.

hypertrophy *n.* hipertrofia, desarrollo excesivo o agrandamiento anormal de un órgano o parte; **cardiac** ___ / ___ cardíaca, corazón agrandado; **compensatory** ___ / ___ compensatoria, como resultado de un defecto físico.

hypertropia *n.* hipertropia, tipo de estrabismo.

hyperuricemia *n.* hiperuricemia, exceso de ácido úrico en la sangre.

hyperventilation *n.* hiperventilación, respiración excesivamente rápida y profunda con exhalación del aire igualmente rápida.

hypervolimia *n.* hipervolimia, sobreaumento en volumen de la circulación sanguínea.

hyphema *n.* hifema. 1. ojo inyectado; 2. sangrado en la cámara anterior del ojo.

hypnosis *n.* hipnosis, estado sugestivo durante el cual la persona sometida responde a mandatos siempre que éstos no contradigan convicciones arraigadas.

hypnotherapy *n.* hipnoterapia, tratamiento terapéutico con práctica de hipnosis.

hypnotism *n.* hipnotismo, práctica de la hipnosis.

hypnotize *v.* hipnotizar, producir hipnosis.

hypoadrenalism *n.* hipoadrenalismo, desorden causado por deficiencia de la glándula suprarrenal.

hypoalbuminemia *n.* hipoalbuminemia, deficiencia de albúmina en la sangre.

hypocalcemia *n.* hipocalcemia, nivel de calcio en la sangre anormalmente bajo.

hypocapnia *n.* hipocapnia, disminución del dióxido de carbono en la sangre.

hypochlorhydria *n.* hipocloridria, deficiencia en la secreción de ácido clorhídrico en el estómago, condición que puede indicar una fase primaria de cáncer.

hypocholesteremia *n.* hipocolesteremia, disminución de colesterol en la sangre.

hypochondriac *n. a.* hipocondríaco-a, hipocóndrico-a, que cree haber contraído alguna enfermedad cuando goza de salud y se preocupa por ello.

hypochondrium *n.* hipocondrio, parte del abdomen a cada lado del epigastrio.

hypochromia *n.* hipocromía, deficiencia de hemoglobina en la sangre.

hypocyclosis *n.* hipociclosis, deficiencia en la acomodación visual; **lenticular** ___ / ___ por deficiencia muscular o rigidez del cristalino.

hypodermic *a.* hipodérmico-a, que se aplica por debajo de la piel.

hypofibrinogenemia *n.* hipofibrinogenemia, contenido bajo de fibrinógeno en la sangre.

hypofunction *n.* hipofunción, deficiencia en el funcionamiento de un órgano.

hypogammaglobulinemia *n.* hipogammaglobulinemia, nivel anormalmente bajo de gammaglobulina en la sangre; **acquired** ___ / ___ adquirida, que se manifiesta después de la infancia.

hypogastrium *n.* hipogastrio, área inferior media y anterior del abdomen.

hypoglossal *n.* hipoglosal, rel. a una posición debajo de la lengua.

hypoglossal nerve *n.* nervio hipogloso.

hypoglycemia *n.* hipoglucemia, hipoglucemia, disminución anormal del contenido de glucosa en la sangre.

hypoglycemic *a.* hipoglicémico-a, hipoglucémico-a, que produce o tiene relación con la hipoglucemia; ___ **agents** / agentes ___-os; ___ **shock** / choque ___.

hypoinsulism *n.* hipoinsulinismo, deficiencia en la secreción de insulina.

hypokalemia *n.* hipocalemia, deficiencia en el contenido de potasio en la sangre.

hypokinesia *n.* hipocinesia, disminución de la actividad motora.

hyponatremia *n.* hiponatremia, deficiencia en el contenido de sodio en la sangre.

hypopharynx *n.* hipofaringe, parte de la faringe situada bajo el borde superior de la epiglotis.

hypophysectomy *n.* hipofisectomía, extirpación de la glándula pituitaria.

hypophysis *n.* hipófisis, glándula pituitaria, cuerpo epitelial localizado en la base de la silla turca.

hypopituitarism *n.* hipopituitarismo, condición patológica debida a disminución de la secreción de la glándula pituitaria.

hypoplasia *n.* hipoplasia, desarrollo incompleto de un órgano o parte.

hypoplastic *a.* hipoplástico-a, rel. a la hipoplasia.

hypoprothrombinemia *n.* hipoprotrombinemia, deficiencia en la cantidad de protrombina en la sangre.

hyporeflexia *n.* hiporreflexia, reflejos débiles.

hypospadias *n.* hipospadias, anomalía congénita de la uretra masculina que consiste en el cierre incompleto de la cara ventral de la uretra en distintos grados de longitud. (En la mujer la uretra tiene salida a la vagina.)

hypotension *n.* hipotensión, presión arterial baja.

hypothalamus *n.* hipotálamo, parte del diencéfalo.

hypothermia *n.* hipotermia, temperatura baja.

hypothesis *n.* (*pl.* **hypotheses**) hipótesis, suposición asumida en el desarrollo de una teoría.

hypothrombinemia *n.* hipotrombinemia, deficiencia de trombina en la sangre que causa una tendencia a sangrar.

hypothyroid *a.* hipotiroideo-a, rel. al hipotiroidismo.

hypothyroidism *n.* hipotiroidismo, deficiencia en el funcionamiento de la tiroides.

hypotonic *a.* hipotónico-a. 1. rel. a la deficiencia en tonicidad muscular; 2. de presión osmótica más baja en comparación con otros elementos.

hypoventilation *n.* hipoventilación, reducción en la entrada de aire a los pulmones.

hypovolemia *n.* hipovolemia, disminución del volumen de la sangre en el organismo.

hypoxemia *n.* hipoxemia, insuficiencia de oxígeno en la sangre.

hypoxia *n.* hipoxia, déficit de oxígeno en los tejidos del cuerpo.,

hysterectomy *n.* histerectomía, extirpación del útero; **abdominal** ___ / ___ abdominal, a través del abdomen; **total** ___ / ___ total, del útero y del cuello uterino; **vaginal** ___ / ___ vaginal, a través de la vagina.

hysteria *n.* histeria, neurosis extrema.

hysteric, **hysterical** *a.* histérico-a, rel. a la histeria o que padece de ella; **to get** ___ / ponerse ___; ___ **laughter** / risa ___; ___**-ly** *adv.* / histéricamente.

hysteroid *n.* histeroide, semejante a la histeria.

hysteromania *n.* histeromanía, ninfomanía.

hysterosalpingography *n.* histerosalpingografía, radiografía del útero y de los oviductos por medio de material de contraste.

hysterosalpingo-ophorectomy *n.* histero-salpingo ooforectomía, excisión del útero, de los tubos uterinos y de los ovarios.

hysteroscopy *n.* histeroscopía, examen endoscópico de la cavidad uterina.

hysterotomy *n.* histerectomía, incisión del útero.

I *pron.* yo, primera persona del singular.

iatric *a.* iátrico-a, rel. a la medicina, a la profesión médica, o a los que la ejercen.

iatrogenic *a.* yatrógeno-a, iatrogénico-a, rel. a un trastorno o lesión producido por un tratamiento o por una instrucción errónea del facultativo; ___ **pneumothorax** / neumotórax ___; ___ **transmission** / transmisión ___.

ibuprofen *n.* ibuprofeno, agente antiinflamatorio, antipirético y analgésico usado en el tratamiento de artritis reumatoidea.

ice *n.* hielo; ___ **cap,** ___ **bag** / bolsa de ___; ___ **cream** / helado; ___ **water** / agua helada, agua con ___; ___ **treatment** / aplicación de ___; **My hands are like** ___ / Tengo las manos heladas.

ichthyosis *n.* ictiosis, dermatosis congénita caracterizada por sequedad y peladura escamosa esp. de las extremidades.

icing *n.* aplicación de hielo.

icteric *a.* ictérico-a, rel. a la ictericia.

icterogenic *a.* icterogénico-a, causante de ictericia.

icterohepatitis *n.* icterohepatitis, hepatitis asociada con ictericia.

icterus *n.* icterus, ictericia. *V.* **jaundice.**

icterus gravis *n.* atrofia amarilla aguda del hígado.

icterus neonatorum *n.* ictericia del recién nacido.

ictus *n.* ictus, ataque súbito.

ICU *abbr.* (*intensive care unit*) UCI, unidad de cuidados intensivos.

id *n.* id. 1. término en psicoanálisis que con el ego y el superego forma parte del inconsciente freudiano y actúa como reservorio de la energía psíquica y el libido; 2. sufijo que indica ciertas erupciones secundarias de la piel que aparecen distantes de la sede de la infección primaria.

idea *n.* idea, concepto; **fixed** ___ / ___ fija.

identical *a.* idéntico-a, igual, mismo-a.

identical twins *n.*, *pl.* gemelos idénticos formados por la fertilización de un solo óvulo.

identification *n.* identificación; proceso en el cual una persona adopta inconscientemente características semejantes a otra persona o grupo; ___ **papers** / documento oficial de identidad.

identify *v.* identificar; reconocer.

identity *n.* identidad, reconocimiento propio; ___ **crisis** / crisis de ___.

idiocy *n.* idiotez, deficiencia mental.

idiopathic *a.* idiopático-a. 1. rel. a la idiopatía; 2. que tiene origen espontáneo o causa desconocida; ___ **aldosteronism** / aldosteronismo ___; ___ **infants hypercalcemia** / hipercalcemia ___ en los niños; ___ **neuralgia** / neuralgia ___; ___ **pulmonary fibrosis** / fibrosis pulmonar ___; ___ **subglottic stenosis** / estenosis subglótica ___.

idiopathy *n.* idiopatía, enfermedad espontánea o de origen desconocido.

idiosyncrasy *n.* idiosincrasia. 1. características individuales; 2. reacción peculiar de cada persona a una acción, idea, medicamento, tratamiento o alimento.

idiot *a.* idiota, imbécil con un cociente de inteligencia inferior a 20.

idioventricular *a.* idioventricular, rel. a los ventrículos o que afecta exclusivamente a éstos.

idée fixe *n.*, *Fr.* idea fija.

ignorant *a.* ignorante.

ignore *v.* desatender, ignorar, desconocer, no hacer caso.

ileal *a.* ileal, rel. al íleon; ___ **arteries** / arterias ___-es; ___ **orifice** / orificio ___; ___ **ureter** / uréter ___; ___ **veins** / venas ___-es.

ileal bypass *n.* derivación quirúrgica, o bypass, del íleon.

ileectomy *n.* ilectomía, excisión parcial o total del íleon.

ileitis *n.* ileítis, infl. del íleon; **regional** ___ / ___ regional.

ileocecal *a.* ileocecal, rel. al íleon y al ciego; ___ **valve** / válvula ___.

ileocecostomy *n.* ileocecostomía, anastomosis quirúrgica del íleon al ciego.

ileocolitis *n.* ileocolitis, infl. de la mucosa del íleon y el colon.

ileocolostomy *n.* ileocolostomía, anastomosis del íleon y el colon.

ileoproctostomy *n.* ileoproctostomía, anastomosis entre el íleon y el recto.

ileosigmoidostomy *n.* ileosigmoidostomía, anastomosis del íleon al colon sigmoide.

ileostomy *n.* ileostomía, anastomosis del íleon y la pared abdominal anterior estableciendo una fistula.

ileotransversostomy *n.* ileotransversostomía, anastomosis del íleon y el colon transverso.

ileum *n.* (*pl.* **ilea**) íleon, porción distal del intestino delgado que se extiende desde el yeyuno al ciego.

iliac *a.* ilíaco-a, rel. al ilion; ___ **bone** / hueso ___; ___ **colon** / colon ___; ___ **crest** / cresta ___; ___ **muscle** / músculo ___.

iliolumbar *a.* iliolumbar, rel. a las regiones ilíaca y lumbar; ___ **artery** / arteria ___; ___ **vein** / vena ___.

ilium *n.* (*pl.* **ilia**) ilion, porción del ilíaco.

ill *a.* enfermo-a, malo-a; **to be** ___ / estar enfermo-a; **to become** ___ / enfermarse; **to feel** ___ / sentirse indispuesto-a; sentirse mal.

illegible *a.* ilegible, que no puede leerse.

ill health *n.* mala salud; **to be in** ___ / no estar bien de salud.

ill-mannered *a.* descortés.

illness *n.* enfermedad, dolencia, mal.

ill-tempered *a.* de mal carácter, de mal genio.

illusion *n.* ilusión. 1. distorsión de una percepción sensorial; 2. esperanza o anhelo cuyo cumplimiento parece especialmente atractivo.

image *n.* imagen, figura, representación; **body** ___ / ___ del cuerpo propio; **direct** ___ / ___ directa; **double** ___ / ___ doble; **electric** / ___ eléctrica; **inverted** ___ / ___ invertida; **latent** ___ / ___ latente; **mirror** ___ / ___ de espejo, especular; **optic** ___ / ___ óptica; **radiographic** ___ / ___ radiográfica; **real** ___ / ___ real; **virtual** ___ / ___ virtual.

imaginary *a.* imaginario-a, ilusorio-a.

imaging *n.* creación de imágenes.

imbalance *n.* desequilibrio.

imbalanced *a.* desequilibrado.

imbecile *a.* imbécil.

imbricated *a.* imbricado-a, en forma de capas.

imitation *n.* imitación, copia.

immature *a.* inmaturo-a, inmaduro-a; prematuro-a; sin madurez.

immediate *a.* inmediato-a, cercano-a; ___**-ly** *adv.* / inmediatamente, en seguida.

immerse *v.* sumergir, hundir.

immersion *n.* inmersión, sumersión de un cuerpo o materia en un líquido.

immigrant *n.* inmigrante.

imminent *a.* inminente, que amenaza o está a punto de suceder.

immobile *a.* inmóvil, estable, fijo-a; que no se puede mover.

immobility *n.* inmovilidad, sin movimiento.

immobilization *n.* inmovilización.

immobilize *v.* inmovilizar.

immune *a.* inmune, resistente a contraer una enfermedad; ___ **adherence** / adherencia ___; ___ **complex** / complejo ___; ___ **paralysis** / parálisis ___; ___ **reaction** / reacción ___; ___ **response** / respuesta ___.

immune system *n.* sistema inmunitario, inmunológico.

immunity *n.* inmunidad. 1. condición del organismo de resistir a un determinado antígeno por activación de anticuerpos específicos o medios no inmunológicos; 2. resistencia creada por el organismo en contra de una enfermedad específica; **acquired** ___ / ___ adquirida; **active** ___ / ___ activa; **adoptive** ___ / ___ adoptiva; **antiviral** ___ / ___ antivírica; **artificial** ___ / ___ artificial; **bacteriophage** ___ / ___ bacteriófaga; **concomitant** ___ / ___ concomitante; **general** ___ / general ___; **group** ___ / ___ de grupo; **inborn** ___ / ___ natal; **innate** ___ / ___ innata; **maternal** ___ / ___ maternal; **natural** ___ / ___ natural; **passive** ___ / ___ pasiva.

immunization *n.* inmunización, proceso para activar la producción de inmunidad en el organismo en contra de una determinada enfermedad. *V.* cuadro en la página 348.

immunize *v.* inmunizar, hacer inmune.

immunoassay *n.* inmunoanálisis, proceso para determinar la capacidad de una sustancia para actuar como antígeno y anticuerpo en un tejido; **enzyme** ___ / ___ enzimático.

immunochemotherapy *n.* inmuno-quimioterapia, proceso combinado de inmunoterapia y quimioterapia aplicado en el tratamiento de ciertos tumores malignos.

immunocompetency *n.* inmuno-competencia, proceso de alcanzar inmunidad después de la exposición a un antígeno.

immunocompromised *a.* inmuno-comprometido-a, rel. a una persona con un sistema inmunológico deficiente.

immunodeficiency *n.* inmunodeficiencia, reacción inmune celular inadecuada que limita la habilidad de responder a estímulos antigénicos; **severe combined ___ disease** / enfermedad grave de ___ combinada.

immunogen *n.* inmunógeno, sustancia que produce inmunidad; **targeted ___** / ___ específico.

immunoglobuline *n.* inmunoglobulina. 1. proteína de origen animal que pertenece al grupo del sistema de respuesta inmune; 2. uno de los cinco tipos de gammaglobulina capaz de actuar como anticuerpo.

immunologic *a.* inmunitario-a, inmunológico-a, rel. a la inmunología; **___ competence** / competencia ___, inmunocompetencia; **___ deficiency** / deficiencia ___; **___ disease** / enfermedad ___;

___ enhancement / realce ___; **___ mechanism** / mecanismo ___; **___ paralysis** / parálisis ___; **___ pregnancy test** / prueba ___ del embarazo; **___ tolerance** / tolerancia ___.

immunologist *n.* inmunólogo-a, especialista en inmunología.

immunology *n.* inmunología, rama de la medicina que estudia las reacciones del cuerpo a cualquier invasión extraña, tal como la de bacterias, virus o transplantes.

immunoprotein *n.* inmunoproteína, proteína que actúa como anticuerpo.

immunoreaction *n.* inmunoreacción, reacción de inmunidad entre antígenos y anticuerpos.

immunostimulant *n.* inmunoestimulante, agente capaz de inducir o estimular una respuesta inmune.

immunosuppression *n.* inmunosupresión, disminución o prevención de respuesta inmune del organismo a materia foránea.

immunotherapy *n.* inmunoterapia, inmunización pasiva del paciente por medio de anticuerpos preformados (suero o gamma globulina).

immunotransfusion *n.* inmunotransfusión, transfusión de sangre de donantes inmunizados con bacterias procedentes del paciente o de sangre de personas que han padecido esa misma infección.

Immunizations			Inmunizaciones		
Age	Vaccine	Method	Edad	Vacuna	Método
2 months	DTP diphteria tetanus pertussis OPV oral poliovirus	vaccination	2 meses	DTP difteria tetanus pertusis o tos ferina OPV oral de la polio	vacuna por vía oral
4 months	DTP	vaccination	4 meses	DTP	vacuna
6 months	OPV	by mouth	6 meses	VOP	por vía oral
15 months	MMR measles mumps rubella	vaccination	15 meses	SPR sarampión paperas rubéola	vacuna por vía oral
18 months	DTP OPV	vaccination by mouth	18 meses	DTP VOP	vacuna por vía oral
2 years	Hib haemophilus	vaccination	2 años	Hib hemófilo influenza b	vacuna
4-6 years	DTP OPV	vaccination by mouth	4-6 años	DTP VOP	vacuna por vía oral

immunotyping *n.* tipificación inmunológica.

impact *n.* colisión, impacto; efecto; golpe; *v.* impactar, fijar, rellenar, asegurar; incrustar.

impacted tooth *n.* diente impactado.

impaction *n.* impacción. 1. condición de estar alojado o metido con firmeza en un espacio limitado; 2. impedimento de un órgano o parte.

impaired *a.* impedido-a, baldado-a; desmejorado-a, debilitado-a.

impalpable *n.* impalpable.

impartial *a.* imparcial.

impatient *a.* impaciente; **to get, to become** ___ / impacientarse, perder la paciencia.

impediment *n.* impedimento, obstáculo, obstrucción.

imperfection *n.* imperfección, deformidad, defecto.

imperforate *a.* imperforado-a, no perforado; ___ **hymen** / himen ___, no perforado, intacto.

imperil *v.* poner en peligro, arriesgar.

impermeable *a.* impermeable, impenetrable, que no deja pasar líquidos.

impetigo *n.* impétigo, infección bacteriana contagiosa de la piel que se caracteriza por pústulas dolorosas de tamaño diferente que al desecarse forman costras amarillentas; ___ **contagiosa** / ___ contagioso; ___ **neonatorum** / ___ del neonato; ___ **vulgaris** / ___ vulgar.

implant *n.* implante, cualquier material insertado o injertado en el cuerpo; *v.* implantar, injertar, insertar.

implanted *a., pp.* de **to implant**, implantado-a.

implosion *n.* implosión. 1. colapso violento hacia adentro como sucede en la evacuación de un vaso; 2. método de tratamiento para el miedo debido a una fobia.

importance *n.* importancia.

important *a.* importante.

impossible *a.* imposible.

impotence *n.* impotencia. 1. falta de poder para hacer algo; 2. incapacidad de tener o mantener una erección.

impotent *a.* impotente, que sufre de impotencia.

impregnate *n.* impregnar; saturar.

impression *n.* impresión. 1. huella en una superficie; 2. el efecto producido en la mente a través de estímulos externos; 3. copia de la configuración de una parte o del total del arco dental, de dientes individuales, o para uso en una restauración de caries dentales.

improve *v.* mejorar, adelantar; mejorarse, recuperarse; restablecerse.

improved *a.* mejorado-a, recuperado-a.

improvement *n.* mejoría, restablecimiento, recuperación.

impulse *n.* impulso; fuerza súbita impulsiva; **cardiac** ___ / ___ cardíaco; **excitatory** ___ / ___ excitante; **inhibitory** ___ / ___ inhibitorio; **nervous** ___ / ___ nervioso; **to act on** ___ / dejarse llevar por un ___.

in *prep.* [*inside of*] dentro de; [*in time*] con; [*in the night, day, etc.*] durante, por; [*in place*] en; *adv.* dentro; adentro; ___ **the care of** / al cuidado de; ___ **the meantime** / mientras tanto.

inability *n.* inhabilidad, incapacidad.

inactive *a.* inactivo-a, pasivo-a.

inactivity *n.* inactividad; **physical** ___ / ___ física.

inadequate *a.* inadecuado-a, impropio-a.

inanimate *a.* inanimado-a, sin vida, falto de animación.

inanition *n.* inanición; debilidad; desnutrición.

inarticulate *a.* inarticulado-a, incapaz de articular palabras o sílabas.

inborn *a.* innato-a, cualidad congénita.

incapable *a.* incapaz.

incapacitate *v.* incapacitar, imposibilitar, inhabilitar.

incapacitated *a.* incapacitado-a.

incase *v.* encajar, encajonar.

incentive *n.* incentivo, estímulo; *a.* incitante, estimulante.

incest *n.* incesto, relación carnal entre parientes dentro de los grados en que está prohibido el matrimonio.

incidence *n.* incidencia; frecuencia.

incipient *a.* incipiente, principiante, que comienza a existir.

incision *n.* incisión, corte, cortadura.

incisor *n.* diente incisivo.

incisura *n., L.* incisura, corte, raja.

inclination *n.* inclinación.

inclusion *n.* inclusión, acto de contener una cosa dentro de otra; ___ **bodies** / cuerpos de ___, presentes en el citoplasma de ciertas células en casos de infección.

incoherent a. incoherente, que no coordina las ideas.
income n. ingreso, entrada; ___ **tax** / impuestos.
incompatible a. incompatible.
incomplete a. incompleto-a.
incontinence n. incontinencia, emisión involuntaria, inhabilidad de controlar la orina o las heces fecales; **bowel** ___ / ___ intestinal; **fecal** ___ / ___ fecal; **overflow** ___ / ___ por rebozamiento; **reflex** ___ / ___ de reflejo; **urinary** ___ / ___ urinaria; **urinary stress** ___ / ___ urinaria de esfuerzo.
incontinent a. incontinente, rel. a la incontinencia.
incoordination n. falta de coordinación.
incorporate v. incorporar, añadir.
incorrect a. incorrecto-a.
increase v. aumentar, agrandar.
incrustation n. incrustación, formación de una postilla o costra.
incubation n. incubación. 1. período de latencia de una enfermedad antes de manifestarse; 2. mantenimiento de un ambiente especial ajustado a las necesidades de recién nacidos, esp. prematuros; ___ **period** / período de ___.
incubator n. incubadora, receptáculo usado para asegurar las condiciones óptimas en el cuidado de prematuros.
incudectomy n. incudectomía, excisión del incus.
incurable a. incurable, que no tiene cura.
incus n., L. incus, huesecillo del oído medio.
indemnity n. indemnización, resarcimiento; ___ **benefits** / beneficios de ___; ___ **insurance** / seguro de ___.
indentation n. mella; (print) indentación.
indeterminate a. indeterminado-a, desconocido-a.
index n. índice; **abortion** ___ / ___ de aborto/ **body mass** ___ / medida de la grasa corporal; **specific age** ___ / ___ de edad específica; **case fatality** ___ / ___ de fatalidad de casos; **death** ___ / ___ de mortalidad, de mortandad; **birth** ___ / ___ de natalidad; **zero population growth** ___ / ___ de natalidad cero; **gross reproduction** ___ / ___ bruto de reproducción;**average flow** ___ / ___ medio.
indicated a. indicado-a, apropiado-a.

indicator n. indicador, señalador.
indigenous a. autóctono-a, indígena.
indigestion n. indigestión.
indirect a. indirecto-a; ___ **fracture** / fractura ___; ___ **hemagglutination test** / prueba de hemaglutinación ___; ___ **immunofluorescence** / inmunofluorescencia ___; ___ **laryngoscopy** / laringoscopía ___; ___ **nuclear division** / división nuclear ___; ___ **reacting bilirubine** / bilirubina reactiva ___; ___ **transfusion** / transfusión ___; ___ **vision** / visión ___.
indispensable a. indispensable, necesario-a.
indisposed a. maldispuesto-a; indispuesto-a; **to become** ___ / enfermarse.
individual n. individuo; a. individual.
indolent a. indolente. 1. que no se afecta o conmueve; 2. perezoso-a; 3. insensible, que no siente o que no causa dolor; 3. inactivo-a, lento-a en desarrollarse, tal como sucede en ciertas úlceras o tumores.
induce v. inducir, provocar, suscitar, ocasionar.
induction n. inducción, acción o efecto de inducir.
induration n. induración, endurecimiento que puede suceder en tejidos blandos como en el tejido de las membranas mucosas.
in-dwelling catheter n. catéter permanente.
inebriation n. embriaguez, intoxicación.
ineffective a. inefectivo-a; inútil.
inertia n. incercia, falta de actividad.
infancy n. primera infancia, primera edad, período desde el nacimiento hasta los primeros dos años.
infant n. bebé, niño pequeño.
infanticide n. infanticidio.
infantile a. infantil, pueril; ___ **acropustulosis** / acropustulosis ___; ___ **autism** / autismo ___; ___ **eczema** / eczema ___; ___ **hypothyroidism** / hipotiroidismo ___; ___ **osteomalacia** / osteomalacia ___; ___ **paralysis** / parálisis ___; ___ **purulent conjunctivitis** / conjuntivitis purulenta ___; ___ **scurvy** / escorbuto ___; ___ **spinal muscular atrophy** / atrofia muscular ___ de la espina dorsal.
infantilism n. infantilismo, manifestación de características infantiles en la edad adulta.

infarct, infarction *n.* infarto, necrosis de un área de tejido por falta
de irrigación sanguínea (isquemia);
bland ___ / ___ blando; **cardiac** ___
/ ___ cardíaco; **cerebral** ___ /
cerebral; **hermorrhagic** ___ / ___
hemorrágico; **myocardial** ___ / ___
del miocardio; **pulmonary** ___ / ___
pulmonar.
infect *v.* infectar, infectarse.
infected *a.* infectado-a.
infection *n.* infección, invasión del
cuerpo por microorganismos patógenos y la reacción y efecto que éstos
provocan en los tejidos; **acute** ___ /
___ aguda; **airborne** ___ / ___ trans-
portada por el aire; **chronic** ___ /
crónica; **contagious** ___ / ___ contagiosa; **cross** ___ / ___ hospitalaria;
fungus ___ / ___ de hongos parásitos; **hospital acquired** ___ / ___ intrahospitalaria; **initial or primary**
___ / ___ inicial o primaria; **massive**
___ / ___ masiva; **opportunistic**
___ / enfermedad oportunista infecciosa; **pyogenic** ___ / ___ piogénica; **secondary** ___ / ___ secundaria; **subclinical** ___ / ___ subclínica; **systemic** ___ / ___ sistémica;
water-borne ___ / ___ transmitida
por agua.
infectious *a.* 1. infeccioso-a, rel. a
una infección; ___ **agent** / agente
___; ___ **disease** / enfermedad
___; ___ **hepatitis** / hepatitis ___; 2.
causado por una infección.
infer *v.* inferir, deducir.
inferior *a.* inferior.
inferiority complex *n.* complejo de
inferioridad.
infertility *n.* infertilidad, inhabilidad
de concebir o procrear.
infestation *n.* infestación, invasión
del organismo por parásitos.
infiltration *n.* infiltración, acumulación de sustancias extrañas en un
tejido o célula.
infirmary *n.* enfermería, establecimiento de salud local donde se
atiende a personas enfermas o lesio-
nadas.
infirmity *n.* enfermedad.
inflammation *n.* inflamación, reacción de un tejido lesionado.
inflammatory *a.* inflamatorio-a, rel. a
la inflamación; ___ **bowel disease** /
enfermedad ___ de los intestinos.
inflation *n.* inflación, distensión.
inflection *n.* inflexión, torcimiento.
inflow *n.* flujo, afluencia, entrada.

influenza *n.* influenza, infección viral
aguda del tracto respiratorio.
inform *v.* informar, comunicar, avisar.
information *n.* información; informe.
informed consent *n.* consentimiento
informado.
infraclavicular *a.* infraclavicular, localizado debajo de la clavícula.
infracostal *n.* infracostal, el área debajo de la costilla.
infrared rays *n.*, *pl.* rayos infrarrojos;
radiación electromagnética de mayor
longitud de onda que la luz visible
pero menor que las microondas.
infrequent *a.* infrecuente, raro-a.
infundibulum *n.* (*pl.* **infundibula**)
infundíbulo. 1. estructura en forma
de embudo; 2. cada una de las divi-
siones de la pelvis renal; 3. prolongación corta del ventrículo derecho
de donde procede la arteria pulmonar.
infusion *n.* infusión. 1. introducción
lenta, por gravedad, de líquidos en
una vena; 2. sumersión de una hierba en agua hervida para extraer una
solución medicinal; **saline** ___ / ___
salina.
ingest *v.* ingerir.
ingestion *n.* ingestión, proceso de ingerir alimentos.
ingredient *n.* ingrediente, componente.
ingrowing *a.* rel. a una parte que
crece hacia adentro y no hacia afuera,
en forma opuesta a lo normal.
ingrown hair *n.* pelo que crece hacia
adentro o de lado, dentro de la piel.
ingrown nail *n.* uña que crece en ángulo
anormal, incrustándose en la piel.
inguinal *a.* inguinal, rel. a la ingle;
___ **canal** / conducto, canal ___; ___
hernia / hernia ___; ___ **ligament** /
ligamento ___; ___ **ring** / anillo ___.
inhalant *n.* inhalante, medicamento
administrado por inhalación.
inhalation *n.* inhalación, aspiración
de aire o vapor a los pulmones;
smoke ___ / ___ de humo.
inhale *v.* inhalar, aspirar.
inherent *a.* inherente, rel. a una cualidad natural o innata.
inherited *a.* heredado-a, rel. a la herencia.
inhibition *n.* inhibición, interrupción
o restricción de una acción o hábito.
inhibitor *n.* inhibidor, agente que causa una inhibición; **fusion** ___ / ___
de fusión.
initial *a.* inicial, primero-a.
initiate *v.* iniciar, comenzar, empezar.

inject v. inyectar, acto de introducir líquidos en un tejido, vaso o cavidad por medio de un inyector.

injection n. inyección, acción de inyectar una droga o líquido en el cuerpo; **booster shot** / ___ de refuerzo; **depot** ___ / ___ de depósito, con medicamento de liberación lenta; **hypodermic** ___ / ___ hipodérmica; **insulin** ___ / ___ de insulina; **intraarticular** ___ / ___ intrarticular o de punción lumbar; **intradermic** ___ / ___ intradérmica; **intramuscular** ___ / ___ intramuscular; **intrafecal** ___ / ___ intrafecal; **intravenous** ___ / ___ intravenosa; **selective** ___ / ___ selectiva; **sensitizing** ___ / ___ de sensibilización; **test** ___ / ___ de prueba.

injector n. inyector, jeringa, dispositivo que se usa para inyectar.

injured a. lastimado-a, dañado-a; herido-a.

injury n. lesión, lastimadura; herida; **degloving** ___ / herida de avulsión; ___ **-free** / ileso-a.

inlay n. incrustación.

inlet n. entrada, acceso.

innate error on metabolism n. error innato en el metabolismo, anormalidad en el metabolismo que resulta de un defecto heredado tal como sucede en la galactosemia y Ty-Sacs entre otras aflicciones.

innate immunity n. inmunidad innata, resistencia de un organismo que no ha sido sensibilizado por una infección específica.

inner a. interior.

innervation n. inervación. 1. acto de inervar; 2. distribución de nervios o de energía nerviosa en un órgano o área.

innocuous a. inocuo-a, que no daña.

inoculable a. inoculable, que puede ser transmitido por inoculación.

inoculate v. inocular, inmunizar, vacunar.

inoculation n. inoculación, vacunación, inmunización, acción de administrar sueros, vacunas u otras sustancias para producir o incrementar inmunidad a una enfermedad determinada.

inoperable a. inoperable, que no puede tratarse quirúrgicamente.

inorganic a. inorgánico-a; que no pertenece a organismos vivos.

inotropic a. inótropo-a, que afecta la intensidad o energía de las contracciones musculares.

inpatient n. paciente interno, ingresado.

input-output chart n. hoja de balance.

inquest n. encuesta, investigación oficial.

insane a. loco-a, demente.

insanity n. locura, demencia.

insatiable a. insaciable, insatisfecho-a.

insect n. insecto.

insecticide n. insecticida.

insecurity n. inseguridad.

insemination n. inseminación, fertilización de un óvulo.

insensible n. insensible, que carece de sensibilidad.

insertion n. inserción. 1. acto de insertar; 2. punto de unión de un músculo y un hueso.

inside prep. por dentro, hacia adentro; adentro.

insider n. persona bien informada.

insidious a. insidioso-a, rel. a una enfermedad que se desarrolla gradualmente sin producir síntomas obvios.

insignificant a. insignificante, sin importancia.

insipid a. insípido-a, sin sabor; pop. soso-a.

in situ a., L. in situ. 1. en el lugar normal; 2. que no se extiende más allá del sitio en que se origina.

insoluble a. insoluble, que no se disuelve.

insomnia n. insomnio, desvelo.

inspection n. inspección.

inspiratory a. inspiratorio-a, rel. a la inspiración; ___ **capacity** / capacidad ___; ___ **reserve volume** / reserva de volumen ___; ___ **stridor** / estridor ___.

instability n. inestabilidad.

instep n. empeine, parte anterior del pie.

instillation n. instilación, goteo de un líquido en una cavidad o superficie.

instinct n. instinto.

instinctive a. instintivo-a.

institution n. institución; fundación; establecimiento; [mental] ___ / asilo, manicomio; [home for the aged] ___ / asilo de ancianos.

insufficiency n. insuficiencia, falta; **adrenal** ___ / ___ suprarrenal; **cardiac** ___ / ___ cardíaca; **coronary** ___ / ___ coronaria; **hepatic** ___ / ___ hepática; **mitral** ___ / ___ mitral; **pulmonary valvular** ___ / ___ pulmonar-valvular; **renal** ___ / ___ renal; **respiratory** ___ / ___

___ respiratoria; **valvular** ___ / ___
valvular; **venous** ___ / ___ venosa.

insufficient *a.* insuficiente.

insufflate *v.* insuflar, soplar aire, polvo, gas o vapor hacia el interior de una cavidad, parte u órgano; ___.
pump / bomba de ___; ___ **resistant** / resistente a ser insuflado.

insula *n.* ínsula, lóbulo central del hemisferio cerebral.

insulin *n.* insulina, hormona secretada por el páncreas; ___ **dependent** / insulinodependiente.

insulinemia *n.* insulinemia, exceso de insulina en la sangre.

insulin shock *n.* choque insulínico, hipoglucemia severa que se manifiesta en forma de sudor, temblores, ansiedad, vértigo y diplopia, que puede ser seguida por delirio, convulsiones y colapso.

insulinogenesis *n.* insulinogénesis, producción de insulina.

insurance *n.* seguro, **health** ___ / ___ de salud, seguro contra la pérdida por enfermedad de los asegurados.

intake *n.* ingestión.

integration *n.* integración. 1. actividad anabólica; 2. el proceso de combinarse en un ser o entidad total.

intelligence *n.* inteligencia; (IQ) ___ **quotient** / cociente de ___.

intensify *v.* intensificar.

intensive *a.* intensivo-a; ___ **care unit** (ICU) / unidad de cuidado intensivo (UCI).

intention *n.* intención. 1. meta ,o propósito; 2. proceso natural en la curación de heridas.

interaction *n.* interacción; **drug** ___ / ___ de medicamentos.

intercalated *a.* intercalado-a, colocado-a entre dos partes o elementos.

intercostal *a.* intercostal, entre dos costillas; ___ **membranes** / membranas ___-es; ___ **nerves** / nervios ___-es; ___ **space** / espacio ___.

intercourse *n.* [*sexual*] coito, relaciones sexuales; intercambio, comunicación.

intercurrent *a.* intercurrente, que aparece en el curso de una enfermedad y que la modifica.

interdigitation *n.* interdigitación, entrecruzamiento de partes esp. los dedos.

interferon *n.* interferón, proteína natural liberada por células expuestas a la acción de un virus, que inhibe la multiplicación de éstos y que se usa en el tratamiento de infecciones y neoplasmas.

interfibrillar *a.* interfibrilar, localizado entre fibrillas.

interleukin *n.* interleucina, un compuesto que funciona en la regulación del sistema inmunitario.

interlobitis *n.* interlobitis, infl. de la pleura que separa dos lóbulos pulmonares.

interlobular *a.* interlobular, que ocurre entre dos lóbulos de un órgano.

intermediary *a.* intermediario-a, situado entre dos cuerpos.

intermission *n.* intermisión, intervalo, intermedio.

intermittent *a.* intermitente, que no es continuo; ___ **positive-pressure breathing** / ventilación ___ bajo presión positiva; ___ **pulse** / pulso ___.

intern *n.* interno-a; médico-a interno-a.

internal *a.* interno-a, dentro del cuerpo; ___ **bleeding** / hemorragia ___-a.

internalization *n.* internalización, proceso inconsciente por el cual una persona adapta las creencias y valores de otra persona o de la sociedad en que vive.

International Red Cross *n.* Cruz Roja Internacional, organización mundial de asistencia médica.

International unit *n.* unidad internacional, en farmacología, unidad de sustancias biológicas (p. ej. enzimas, hormonas o vitaminas) basada en su actividad biológica o sus efectos medidos y que se establece por acuerdo internacional.

internist *n.* internista, especialista en medicina interna.

interpret *v.* interpretar; explicar o declarar el sentido de algo; traducir esp. cuando es oralmente.

interstices *n.*, *pl.* intersticios, intervalos o pequeños espacios.

interstitial *a.* intersticial, rel. a los espacios dentro de un tejido, órgano o célula; ___ **cell stimulating hormone** / hormona ___ que estimula células; ___ **cystitis** / cistitis ___; ___ **disease** / enfermedad ___; ___ **emphysema** / enfisema ___;

___ **fluid** / fluido ___; ___ **gastritis** / gastritis ___; ___ **growth** / crecimiento ___; ___ **hernia** / hernia ___; ___ **nephritis** / nefritis ___; ___ **pregnancy** / embarazo ___.

intertrigo n. intertrigo, dermatitis irritante que ocurre entre o debajo de los pliegues de la piel.

interval n. intervalo; espacio; período de tiempo.

intervention n. intervención, cualquier acción para mejorar la salud o cambiar el curso de una enfermedad.

interventricular a. interventricular, localizado entre los ventrículos; ___ **optum** / tabique ___ del corazón.

intervertebral disk n. disco intervertebral.

intestinal a. intestinal, rel. a los intestinos; ___ **bypass surgery** / desviación o derivación quirúrgica ___; ___ **flora** / flora ___.

intestine n. intestino, tubo digestivo que se extiende del píloro al ano; **large** ___ / ___ grueso; **small** ___ / ___ delgado.

intima n., L. (pl. **intimae**) íntima, la membrana o túnica más interna de las capas de un órgano tal como en un vaso capilar.

intolerance n. intolerancia, incapacidad de soportar; sensibilización, como a un fármaco; falta de respeto a las ideas, prácticas o creencias de los demás.

intorsion n. intorsión, rotación hacia adentro de una parte del cuerpo, esp. rotación del ojo de manera que la parte superior se mueve hacia la nariz.

intoxicant n. algo que intoxica, esp. una bebida alcohólica.

intoxication n. intoxicación, envenenamiento o estado tóxico producido por una droga o sustancia tóxica.

intra-abdominal a. intra-abdominal, localizado dentro del abdomen.

intra-aortic a. intraórtico-a, rel. a o situado dentro de la aorta.

intra-arterial a. intra-arterial, dentro de una arteria.

intra-articular a. intra-articular, dentro de una articulación.

intracapsular a. intracapsular, dentro de una cápsula.

intracellular a. intracelular, dentro de una célula o células.

intracranial a. intracraneal, dentro del cráneo.

intractable a. intratable, que no se puede manejar o controlar (como por antibióticos o psicoterapia); resistente al alivio o a la curación; obstinado, incorregible (como un niño); inextricable, insoluble.

intrahepatic a. intrahepático-a, dentro del hígado; ___ **cholestasis of pregnancy** / colestasis ___ del embarazo.

intralobular a. intralobular, dentro de un lóbulo.

intraluminal a. intraluminal, dentro de la luz de un tubo, como la de un vaso sanguíneo.

intramuscular a. intramuscular, dentro del músculo.

intraocular a. intraocular, dentro del ojo; ___ **pressure** / presión ___; ___ **implant** / implante ___.

intraoperative a. intraoperatorio-a, que tiene lugar durante un proceso quirúrgico.

intraosseous a. intraóseo-a, dentro de la sustancia ósea.

intrarenal a. intrarrenal, que ocurre dentro del riñón; ___ **failure** / insuficiencia ___.

intrauterine a. intrauterino-a, dentro del útero; ___ **device** / (IUD) dispositivo ___.

intravenous a. intravenoso-a, dentro de una vena; ___ **infusion** / infusión ___; ___ **injection** / inyección ___; **feeding** / alimentación ___.

intravenous pyelogram (IVP) n. pielograma intravenoso, procedimiento de diagnósticos que usa un agente de contraste por medio intravenoso y rayos X para obtener claras imágenes del tracto urinario.

intraventricular a. intraventricular, dentro de un ventrículo.

intrinsic a. intrínseco-a, esencial; inherente.

intrinsic factor n. factor intrínseco, proteína normalmente presente en el jugo gástrico humano.

introducer n. intubador, dispositivo utilizado para intubar.

introitus n., L. introito, abertura o entrada a un canal o cavidad.

introspection n. introspección, análisis propio o de sí mismo-a.

introversion n. introversión, acto de concentración de una persona en sí misma, con disminución del interés por el mundo externo.

intubation n. intubación, inserción de un tubo en un conducto o cavidad del cuerpo.

intumesce v. engrosar, agrandar.

intumescent a. engrosado-a, que se va hinchando.

intussusception n. intususcepción, invaginación tal como la de una porción del intestino que causa una obstrucción intestinal.

in utero adv., a. en útero, en el útero; antes de nacer.

invaginate v. invaginar, replegar una porción de una estructura en otra parte de la misma.

invagination n. invaginación, proceso de inclusión de una parte dentro de otra.

invalid a. inválido-a; debilitado-a; incapacitado-a.

invasive a. invasor-a, invasivo-a; que invade tejidos adyacentes; procedimiento ___ / ___ **procedure**.

inventory n. inventario, un cuestionario sobre intereses individuales o rasgos de la personalidad; una lista de rasgos, actitudes o intereses utilizados en la evaluación de características personales.

inverse, inverted a. inverso-a, invertido-a.

inversion n. inversión, proceso de volverse hacia adentro; ___ **of chromosomes** / ___ de cromosomas; ___ **of the uterus** / ___ del útero; **paracentric** ___ / ___ paracéntrica; **pericentric** ___ / ___ pericéntrica; **visceral** ___ / ___ visceral.

investigation n. investigación, indagación.

investment n. revestimiento, cubierta.

invisible a. invisible, que no puede verse a simple vista.

in vitro a., L. in vitro, dentro de una vasija de vidrio, término aplicado a pruebas de laboratorio.

in vivo a., L. in vivo, en el cuerpo vivo.

involuntary a. involuntario-a.

involution n. involución, cambio retrógrado.

involutional melancholia n. melancolía involucional, trastorno emocional depresivo que se observa en mujeres de 40 a 55 años y en hombres de 50 a 65 años.

iodine n. iodo, yodo. 1. elemento no metálico que pertenece al grupo halógeno usado como componente en medicamentos para contribuir al desarrollo y funcionamiento de la tiroide; 2. tintura de yodo usada como germicida y desinfectante.

iodism n. yodismo, envenenamiento por yodo.

iodize v. yodurar, tratar con yodo.

iododerma n. yododerma, afección cutánea.

iodophilia n. yodofilia, afinidad por el yodo, como se manifiesta en algunos leucocitos.

ion n. ion, átomo o grupo de átomos provistos de carga eléctrica.

ionization n. ionización, disociación de compuestos en los iones que los componen.

ionizing radiation n. radiación ionizante.

ipecac, syrup of n. jarabe de ipecacuana, emético y expectorante.

ipsilateral a. ipsilateral, ipsolateral, que afecta el mismo lado del cuerpo.

IQ abbr. (intelligence quotient) CI, cociente de inteligencia.

iridectomy n. iridectomía, extirpación de una parte del iris.

iridology n. iridología, estudio del iris y de los cambios que éste sufre en el curso de una enfermedad.

iris n. iris, membrana contráctil del humor acuoso del ojo situada entre el cristalino y la córnea, que regula la entrada de la luz.

iritis n. iritis, infl. del iris.

iron n. hierro; **to have an** ___ **constitution** / tener una constitución de ___ .

iron-deficiency anemia n. anemia causada por deficiencia de hierro.

iron lung n. pulmón de hierro, máquina que se usa para producir respiración artificial.

irradiation n. irradiación, uso terapéutico de radiaciones.

irrational n. irracional.

irreducible a. irreducible, que no puede reducirse.

irregular a. irregular.

irrigate v. irrigar, lavar con un chorro de agua.

irrigation n. irrigación, acto o proceso de irrigar.

irritable n. irritable, que reacciona con irritación a un estímulo; ___ **bowel syndrome** / síndrome de irritación intestinal.

irritant a. irritante, que produce irritación.

ischemia n. isquemia, insuficiencia de riego sanguíneo a un tejido o parte; **silent** ___ / ___ silenciosa.

ischemic a. isquémico-a, que padece de isquemia o rel. a la misma.

ischium *n.*, *L.* (*pl.* **ischia**) isquion, parte posterior de la pelvis.

ischuria *n.* iscuria, retención o suspensión de orina.

island *n.* isla, nombre dado a un grupo celular o a un tejido aislado.

isolate *v.* aislar, separar.

isolated *a.* aislado-a, separado-a.

isolation *n.* aislamiento. 1. proceso de aislar o separar; 2. la separación física de organismos infectados de otros con el fin de evitar la contaminación; **behavioral** ___ / ___ conductual; **exclusion** ___ / ___ de exclusión; **infectious** ___ / ___ de infección; ___ **ward** / sala de ___.

isometric *a.* isométrico-a, perteneciente o que presenta isomeria.

isometropia *n.* isometropía, la misma refracción en los dos ojos.

isoniazid *n.* isoniazida, medicamento antibacteriano usado en el tratamiento de tuberculosis.

isopropyl alcohol *n.* alcohol isopropílico, alcohol volátil inflamable que se usa para frotar.

isosthenuria *n.* isostenuria, condición de insuficiencia renal.

isotonic *a.* isotónico-a, que tiene la misma tonicidad que otra dada; ___ **exercise** / ejercicio ___.

isotope *n.* isótopo, elemento químico que pertenece a un grupo de elementos que presentan propiedades casi idénticas, pero que difiere de éstos en el peso atómico.

issue *n.* emisión; ___ **of blood** / pérdida de sangre; **to avoid the** ___ / esquivar la cuestión; *v.* brotar, fluir; emitir.

isthmectomy *n.* istmectomía, extirpación de la parte media de la tiroides.

isthmus *n.* istmo. 1. conducto estrecho que conecta dos cavidades o dos partes mayores; 2. constricción entre dos partes de un órgano o estructura; **aortic** ___ / ___ de la aorta; ___ **of auditory tube** / ___ del tubo auditivo; ___ **of the encephalon** / ___ del encéfalo; ___ **of the eustachian tube** / ___ de la trompa de Eustaquio; ___ **of the fauces** / ___ de las fauces; ___ **of the ureter** / ___ del uréter; **pharyngeal** ___ / ___ de la faringe; **tubaric** ___ / ___ tubárico.

it *pron. neut.* (*pl.* **they**) le, lo, la (usu. omitted); **it is** / eso es; es; **it's** *contr.* de **it** e **is**.

itch *n.* picazón.

itching *n.* sensación de picazón.

IUD *abbr.* (*intrauterine device*) DIU, dispositivo intrauterino.

IV *abbr.* (*intravenous*) IV, intravenoso; un dispositivo utilizado para introducir líquidos en forma intravenosa.

ivy *n.* hiedra.

ixodid *a.* ixodoidea, de o en relación a una familia de garrapatas chupasangre (como la garrapata de venado) que a veces causa reacciones graves en los humanos.

jacket *n.* forro; corsé, soporte del tronco y de la espina dorsal usado para corregir deformidades.

Jacksonian epilepsy *n.* epilepsia jacksoniana, epilepsia parcial sin pérdida del conocimiento.

Jaeger test types *n.*, *pl.* Jaeger, tipos de prueba, líneas de tipos de letras de distintos tamaños para determinar la precisión visual.

jamais vu *n.*, *Fr.* jamais vu, nunca visto, percepción de una experiencia familiar o conocida como si fuera una experiencia nueva.

jaundice *n.* ictericia, derrame biliar por exceso de bilirrubina en la sangre que causa pigmentación amarillo-anaranjada de la piel y otros tejidos y fluidos del cuerpo; **hemolytic** ___ / ___ hemolítica; **hepatocellular** ___ / ___ hepatógena; **neonatal** ___ / ___ neonatal; **obstructive** ___ / ___ obstructiva, obstrucción de la bilis.

jaundiced *a.* ictérico-a, rel. a la ictericia o que padece de ella.

jaw *n.* mandíbula, quijada, maxilar inferior; ___ **reflex** / reflejo mandibular; ___ **winking** / pestañeo mandibular.

jawbone *n.* hueso maxilar de la mandíbula.

jejunal *a.* yeyunal, rel. al yeyuno.

jejunectomy *n.* yeyunectomía, escisión del yeyuno o parte del mismo.

jejunitis *n.* yeyunitis, infl. del yeyuno.

jejunoileal bypass *n.* derivación yeyunoilíaca, cirugía plástica para lograr pérdida de peso en personas excesivamente gruesas.

jejunostomy *n.* yeyunostomía, creación de una abertura permanente en el yeyuno a través de la pared abdominal.

jejunum *n.* yeyuno, porción del intestino delgado que se extiende del duodeno al íleon.

jelly *n.* jalea, sustancia gelatinosa. **contraceptive** ___ / ___ anticonceptiva. **petroleum** ___ / vaselina.

jerk *n.* sacudida, reflejo súbito, contracción muscular brusca; *a.* [*slang*] tonto-a, imbécil; *v.* sacudir, tirar de, mover bruscamente.

jet lag *n.* estado de cansancio que sufren los viajeros aéreos después de jornadas largas a través de diferentes zonas de tiempo.

jitters *n.* [*slang*] nerviosidad.

job *n.* trabajo, empleo; [*task*] tarea.

jogging *n.* acción de correr acompasadamente como medio de ejercicio.

join *v.* unir, juntar; [*as a member*] hacerse miembro, hacerse socio-a; [*meet*] encontrarse.

joint *n.* articulación, coyuntura, punto de unión entre dos huesos; **arthrodial** ___ / -artrodia, que permite un movimiento de deslizamiento; **ball-and-socket** ___ / ___ esferoidea, que permite movimientos en varias direcciones; **hip** ___ / ___ de la cadera; ___ **efussion** / derrame articular; ___ **inflammation** / arthritis; ___ **freely movable** / ___ con facilidad de movimiento, diartrosis; ___ **fluid** / líquido sinovial; ___ **pain** / artralgia; ___ **replacement** / artroplastia; **knee** ___ / ___ de la rodilla; **sacroiliac** ___ / ___ sacroilíaca; **shoulder** ___ / ___ del hombro.

joint capsule *n.* cápsula articular, cubierta en forma de bolsa que envuelve una articulación.

jolt *n.* sacudida, tirón.

jowl *n.* cachete, carrillo.

jugular *a.* yugular, rel. a las venas yugulares; ___ **foramen** / foramen ___; ___ **fossa** / fosa ___; ___ **gland** / glándula ___; ___ **glomus** / glomo ___; ___ **nerve** / nervio ___; ___ **pulse** / pulso ___; ___ **venous arch** / arco venoso ___.

jugular veins *n.* venas yugulares, venas que llevan la sangre de la cabeza y del cuello al corazón.

juice *n.* jugo, zumo, líquido extraído o segregado; **apple** ___ / ___ de manzana; **carrot** ___ / ___ de zanahoria; **gastric** ___ / ___ gástrico. **grape** ___ / ___ de uva; **grapefruit** ___ / ___ de toronja; **intestinal** ___ / ___ intestinal; **pancreatic** ___ / ___ pancreático; pineapple ___ / ___ de piña; **plum** ___ / ___ de ciruela.

jump *n.* salto, brinco. *v.* saltar, brincar.

jumpy *a.* inquieto-a, intranquilo-a.

juncture *n.* juntura; coyuntura.

jurisprudence, medical *n.* jurisprudencia médica, ciencia del derecho judicial que se aplica a la medicina.

Jurkat cells *n.*, *pl.* Jurkat, células de, línea de linfocitos T cuya acción primordial determina el mecanismo diferencial de vulnerabilidad de los tipos de cáncer a drogas y radiación.

juvenile *a.* juvenil, joven; ___ **arthritis** / artritis ___; ___ **cataract** / catarata ___; ___ **delinquency** / delincuencia ___; ___ **myoclonic epilepsy** / epilepsia mioclónica ___; ___ **on-set diabetes** / principio de diabetes ___; ___ **pelvis** / pelvis ___; ___ **periodontitis** / periodontitis ___; ___ **plantar dermatitis** / dermatitis plantar ___.

juvenile absence epilepsy *n.* epilepsia juvenil de ausencia, síndrome generalizado de epilepsia que se presenta durante la adolescencia caracterizada por episodios de convulsiones con pérdida del conocimiento y convulsiones clónicas.

juvenile rheumatoid arthritis n. artritis reumatoidea juvenil.

juxtaglomerular *a.* yuxtaglomerular, junto a un glomérulo.

juxtaglomerular apparatus *n.* aparato yuxtaglomerular, grupo de células localizadas alrededor de arteriolas aferentes del riñón, que intervienen en la producción de renina y en el metabolismo del sodio.

juxtaposition *n.* yuxtaposición, aposición. posición adyacente.

K *abbr.* kalium / potasio.

kala-azar *n.* kala-azar, infestación visceral por un protozoo.

kalemia *n.* potasemia, presencia de potasio en la sangre.

kaliuresis *n.* caliuresis, aumento en la excreción de potasio en la orina.

kallikrein *n.* calicreína, enzima potente de acción vasodilatadora.

Kanner syndrome *n.* Kanner, síndrome de, autismo infantil.

kaolin *n.* caolín, silicato de aluminio hidratado, agente de cualidades absorbentes de uso interno y externo.

Kaposi's sarcoma *n.* sarcoma de Kaposi, neoplasma maligno localizado en las extremidades inferiores de hombres adultos que se desarrolla rápidamente en casos de SIDA.

Karvonen method *n.* Karvonen, método de, método de calcular el espectro máximo del índice cardíaco durante pruebas de ejercicios de tole-rancia.

karyocyte *n.* cariocito, célula nucleada.

karyogamy *n.* cariogamía, conjugación celular con unión de dos núcleos.

karyogenesis *n.* cariogénesis, desarrollo del núcleo de la célula.

karyolysis *n.* cariolisis, disolución del núcleo de una célula.

Katz formula *n.* Katz, fórmula de, fórmula para obtener la velocidad media de sedimentación de los eritrocitos.

Kawasaki disease *n.* Kawasaki, enfermedad de, enfermedad infantil febril aguda. Los síntomas más destacados son conjuntivitis, lesiones bucales, enrojecimiento, infl. y exfoliación de la epidermis en los dedos de las manos y los pies.

keep *vi.* [*a record*] mantener; [*guard*] guardar; **to ___ down** / limitar; **to ___ from** / abstenerse de, guardarse de, evitar; **to ___ off** / alejarse, apartarse; **to ___ on** / continuar; **to ___ quiet** / estarse quieto-a, quedarse callado-a; **to ___ up** / mantener, continuar.

Kegel exercises *n.* Kegel, ejercicios de, ejercicios que consisten en alternar contracciones y relajamiento de los músculos perineales con el fin de controlar la incontinencia, preparar para le parto y aumentar la satisfacción sexual.

Kelly operation *n.* Kelly, operación de. 1. histerectomía abdominal subtotal; 2. operación para corregir la incontinencia urinaria poniendo suturas en la vagina debajo del cuello de la vejiga.

keloid *n.* queloide, cicatriz de tejido grueso rojizo que se forma en la piel después de una incisión quirúrgica o de una herida.

keloidosis *n.* queloidosis, formación de queloides.

kelolysis *n.* destrucción de cuerpos cetónicos.

kelp *n.* cenizas de un tipo de alga marina rica en yodo.

keratectomy *n.* queratectomía, incisión de una parte de la córnea.

keratin *n.* queratina, proteína orgánica insoluble que es un elemento componente de las uñas, la piel y el cabello.

keratinization *n.* queratinización, proceso por el cual las células se vuelven callosas por depósitos de queratina.

keratitis *n.* queratitis, infl. de la córnea; **interstitial ___** / ___ intersticial; **mycotic ___** / ___ micótica, queratomicosis, infección fungal de la córnea; **trophic ___** / ___ trófica, causada por el virus del herpes.

keratocele *n.* queratocele, hernia de la membrana anterior de la córnea.

keratoconjunctivitis *n.* queratoconjuntivitis, infl. de la córnea y la conjuntiva.

keratoderma *n.* queratoderma, queratodermia, hipertrofia del estrato córneo de la piel, esp. en las regiones de las palmas de las manos y las plantas de los pies.

keratohemia *n.* queratohemia, presencia de sangre en la córnea.

keratolysis *n.* queratolisis. 1. exfoliación de la epidermis; 2. anomalía congénita por la cual se muda la piel periódicamente; **___ neonatorum** / ___ neonatal.

keratoma *n.* queratoma, callosidad, tumor córneo.

keratomalacia *n.* queratomalacia, degeneración de la córnea causada por deficiencia de vitamina A.

keratoplasty *n.* queratoplastia, cualquier modificación de la córnea por medio de cirugía plástica.

keratorrhexis *n.* queratorrexis, rotura de la córnea debido a un trauma o a una úlcera perforante.

keratosis *n.* queratosis, condición callosa de la piel tal como callos y verrugas; **actinic** ___ / ___ actínica, lesión solar precancerosa; **blenorrhagic** ___ / ___ blenorrágica, manifestada en la palma de las manos y los pies con erupción escamosa.

keratotomy *n.* queratotomía, incisión a través de la córnea.

kernicterus *n.* kernícterus, forma de ictericia del recién nacido.

ketoacidosis *n.* cetoacidosis, acidosis causada por el aumento de cuerpos cetónicos en la sangre.

ketoaciduria *n.* cetoaciduria, acidosis causada por el aumento de cuerpos cetónicos en la orina.

ketone bodies *n.* cuerpos cetónicos o acetónicos, comúnmente llamados acetonas, productos desintegrados de

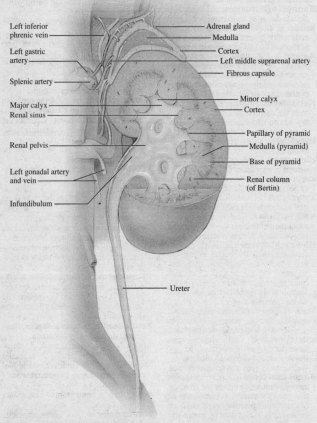

Left inferior phrenic vein

Left gastric artery

Splenic artery

Major calyx

Renal sinus

Renal pelvis

Left gonadal artery and vein

Infundibulum

Adrenal gland

Medulla

Cortex

Left middle suprarenal artery

Fibrous capsule

Minor calyx

Cortex

Papillary of pyramid

Medulla (pyramid)

Base of pyramid

Renal column (of Bertin)

Ureter

Left kidney and adrenal gland

las grasas en el catabolismo celular.

ketonemia *n.* cetonemia, concentración de cuerpos cetónicos en el plasma.

ketonuria *n.* cetonuria, presencia de cuerpos cetónicos en la orina.

ketosis *n.* cetosis, producción excesiva de cuerpos acetónicos como resultado del metabolismo incompleto de ácidos lípidos; acidosis.

key *n.* llave; [*clue, reference*] clave.

kick *n.* patada, puntapié *v.* patear, dar puntapiés; [*addiction*] **to ___ the habit** [*to abstain*] / dejar la droga.

kid *n.* [*child*] niño, niña, chiquillo, chiquilla.

kidney *n.* riñón, órgano par situado a cada lado de la región lumbar y que sirve de filtro al organismo; **artificial ___ / ___ artificial; ___ cancer / cáncer del ___; ___ dialysis / dialysis del ___; ___ disease / enfermedad del ___; ___ failure / fallo renal; ___ stones / piedras o cálculos renales,** *pop.* piedras en los riñones; **polycystic ___ / ___ poliquístico.** *V.* ilustraciones en la página 360 (inglés) y pág. 184 (español).

kill *v.* matar; [*germs*] exterminar; **to ___ time / pasar el tiempo.**

killer cell *n.* linfocito citolítico o linfocito citocida.

kilometer *n.* kilómetro.

kindred *n.* parentesco.

kinesiology *n.* cinesiología, estudio de los músculos y los movimientos musculares.

kinesitherapy *n.* cinesiterapia, tratamiento por medio de movimiento o ejercicios.

kinesthesia *n.* cinestesia, experiencia sensorial, sentido y percepción de un movimiento.

kinetic *n.* cinético-a, rel. al movimiento.

kinship *n.* [*family relationship*] parentesco.

klebsiella *n.* klebsiela, bacilo gramnegativo asociado con infecciones respiratorias y del tracto urinario.

Klebs-Löffler bacillus *n.* bacilo de Klebs-Löffler, bacilo de la difteria.

kleptomania *n.* cleptomanía, deseo incontrolable de robar.

knee *n.* rodilla, articulación del fémur, la tibia y la patela; **___ ankle foot orthosis / ortosis de la ___ y tobillo; ___ dislocation / dislocación de la ___; ___ joint / articulación de la ___; ___ protector / rodillera; ___ reflex / reflejo de la ___; locked ___ / ___ bloqueada.**

kneecap *n.* rótula.

knee jerk *n.* reflejo de la rodilla que se produce con el toque de un martillo de goma en el ligamento de la patela.

knob *n.* protuberancia, bulto.

knot *n.* nudo; **surgical ___ / ___ quirúrgico.**

know *vi.* saber, [*to be acquainted*] conocer; **to ___ how to / saber + inf to ___ of / tener noticias de, estar enterado-a de.**

knowledge *n.* conocimiento; **to the best of my ___ / a mi entender, por lo que sé; to have ___ of / saber.**

knuckle *n.* nudillo.

Koch's bacillus *n.* bacilo de Koch, Mycobacterium tuberculosis, causa de la tuberculosis en los mamíferos.

kolpitis *n.* colpitis, infl. de la mucosa vaginal.

Koplic spots *n.* Koplic, manchas de, pequeños puntos blancuzcos rodeados por un anillo rojo que aparece en la parte interna de las mejillas en la fase temprana del sarampión.

kraurosis *n.* craurosis, atrofia y sequedad de la piel y de las membranas mucosas especialmente de la vulva.

Krukenberg tumor *n.* tumor de Krukenberg, tumor maligno del ovario, gen. bilateral y frecuentemente secundario a un cáncer del tracto gastrointestinal.

Kussmaul breathing *n.* respiración de Kussmaul, respiración jadeante y profunda vista en casos de acidosis diabética.

kwashiorkor *n.* kwashiorkor, deficiencia proteínica o desnutrición durante la infancia que se manifiesta después del destete esp. en áreas tropicales y subtropicales.

kyphosis, hunchback *n.* cifosis, exageración en la curvatura posterior de la espina dorsal que da lugar a una corcova.

kyphotic *a.* cifótico-a; *pop.* corcovado-a, que sufre de una corcova; **___ pelvic / pelvis ___.**

L *abbr.* (liter) L, litro.

label *n.* etiqueta, material escrito o impreso que acompaña a un medicamento para identificarlo y otra información; **off** ___ / fuera de la indicación, medicamento, o relacionado a un medicamento, aprobado y prescrito legalmente o un dispositivo médico utilizado legalmente por un médico con un fin (como el tratamiento de niños o de cierta enfermedad o condición) para el cual no ha sido específicamente aprobado por la FDA (Agencia de Drogas y Alimentos de los Estados Unidos).

labial *a.* labial, rel. a los labios; ___ **branches of mental nerve** / ramas labiales del nervio mentoniano; ___ **glands** / glándulas labiales; ___ **hernia** / hernia ___; ___ **occlusion** / oclusión ___; ___ **splint** / férula ___; ___ **veins** / venas labiales.

labial glands *n.* glándulas labiales, situadas entre la mucosa labial y el músculo orbicular de la boca.

labile *a.* lábil, inestable, frágil, que cambia o se altera fácilmente.

labiochorea *n.* labiocorea, espasmo crónico de los labios y trastornos del lenguaje que se derivan de esa condición.

labium *n.*, *L.* (*pl.* **labia**) labio. 1. borde carnoso; 2. estructura semejante a un labio; **labia majora and labia minora** / ___ mayor y ___ menor.

labor *n.* parto; **active** ___ / ___ activo; **after** ___ / después del ___; **before** ___ / antes del ___; **complicated** ___ / ___ complicado; **contractions during** ___ / contracciones durante el ___; **dry** ___ / ___ seco; **during** ___ / durante el ___; **hard** ___ / ___ laborioso; **induction of** ___ / ___ inducido; ___ **pains** / dolores de ___; ___ **room** / sala de ___; **painless** ___ / ___ sin dolor; **stages of** ___ / etapas del ___; **to be in** ___ / estar de parto; alumbramiento.

laboratory *n.* laboratorio; ___ **findings** / resultados del análisis; ___ **technician** / técnico de ___.

labored *a.* laborioso-a, trabajoso-a; ___ **breathing** / respiración jadeante.

labyrinth *n.* laberinto. 1. red de conductos del oído interno cuya función relaciona la audición con el equilibrio del cuerpo; 2. conductos y cavidades que forman un sistema y se comunican entre sí.

labyrinthine *a.* laberíntico-a, rel. a un laberinto; ___ **artery** / arteria ___; ___ **fistula** / fístula ___; ___ **nystagmus** / nistagmo ___; ___ **veins** / venas ___; ___ **vertigo** / vértigo ___.

labyrinthitis *n.* laberintitis. 1. infl. aguda o crónica del laberinto; 2. otitis interna.

laceration *n.* laceración, desgarro.

lachrymogenous *a.* lacrimógeno-a, que produce lágrimas.

lack *n.* falta, carencia; necesidad; ___ **of food** / ___ de alimentos; ___ **of medication** / falta de o carencia de medicamentos; ___ **of orientation** / ___ de orientación; *v.* carecer de; faltar; **they** ___ **everything** / carecen de todo.

lacrimal *a.* lagrimal, rel. a las lágrimas y a los órganos y partes relacionados con éstas; ___ **apparatus** / aparato ___; ___ **artery** / arteria ___; ___ **bone** / hueso ___; ___ **caniculus** / canículo ___; ___ **duct** / conducto ___; ___ **fossa** / fosa ___; ___ **gland** / glándula ___; ___ **nerve** / nervio ___; ___ **papilla** / papila ___; ___ **punctum** / punto ___ / ___ **sac** / saco ___; ___ **vein** / vena ___.

lacrimotomy *n.* lacrimotomía, incisión del conducto o saco lacrimal.

lactase *n.* lactasa, enzima intestinal que hidroliza la lactosa y produce dextrosa y galactosa.

lactation *n.* lactancia, crianza; secreción de leche.

lacteal *a.* lácteo-a, rel. a la leche.

lactic acid *n.* ácido láctico.

lactiferous *a.* lactífero-a, que segrega y conduce leche; ___ **ducts** / conductos ___; ___ **sinus** / senos ___.

lactogen *n.* lactógeno, agente que estimula la producción o secreción de leche.

lacto-ovovegetarian *a.* lacto-ovovegetariano-a; que sigue una dieta de vegetales, huevos y productos lácteos.

lactose *n.* lactosa, azúcar de leche; ___ **deficiency** / deficiencia de ___; ___ **intolerance** / intolerancia a la

lactosuria *n.* lactosuria, presencia de lactosa en la orina.

lacto-vegetarian *a.* lactovegetariano, que sigue una dieta de vegetales y productos lácteos.

lacuna *n.*, *L.* (*pl.* **lacunae**) lacuna, laguna, depresión pequeña tal como las cavidades del cerebro.

lag *n.* atraso, retraso; [*slow growth*] latencia; ___ **time** / período de latencia.

La Leche League *n.* La Liga de la Leche, organización que promueve la lactancia materna.

Lamaze technique, Lamaze method *n.* método de Lamaze, procedimiento de parto natural con adiestramiento de la madre en técnicas respiratorias que facilitan el proceso del parto.

lamella *n.* laminilla. 1. capa fina; 2. disco que se inserta en el ojo para aplicar un medicamento.

lamina *n.*, *L.* (*pl.* **laminae**) lámina, placa o capa fina; ___ **arcus vertebrae** / ___ del arco vertebral; ___ **basalis choroidae** / ___ basal de la coroide; ___ **limitans anterior corneae** / ___ elástica anterior de la córnea; ___ **limitans posterior corneae** / ___ elástica posterior de la córnea; ___ **multiform of cerebral cortex** / ___ multiforme de la corteza cerebral.

laminectomy *n.* aminectomía, extirpación de una o varias láminas vertebrales.

lamp *n.* lámpara; **infrared** ___ / ___ infrarroja; **lamplight** / luz de una ___; **slit** ___ / ___ de hendidura; **sun** ___ / ___ solar.

lancet, lance *n.* lanceta, instrumento quirúrgico; *v.* abrir con una lanceta.

lancinating *a.* lancinante, rel. a un dolor agudo con sensación de pinchazos.

Landztainer's classification *n.* clasificación de Landztainer, diferenciación de grupos sanguíneos; O-A-B-AB.

language *n.* lenguaje; ___ **skills** / habilidades lingüísticas.

lanolin *n.* lanolina, sustancia purificada que se obtiene de la lana de la oveja y se usa en pomadas.

lanugo *n.* lanugo, vellosidad, pelusilla suave que cubre el cuerpo del feto.

laparocele *n.* laparocele, hernia abdominal.

laparoscope *n.* laparoscopio, instrumento usado para visualizar la cavidad peritoneal.

laparoscopy *n.* laparoscopía, examen de la cavidad peritoneal por medio de un laparoscopio.

laparoscopy surgery *n.* laparoscopia, cirugía con uso de un laparoscopio.

laparotomy *n.* aparotomía, incisión y abertura del abdomen.

large *a.* grande, grueso-a, abultado-a; ___ **intestine** / intestino grueso.

larva *n.*, *L.* (*pl.* **larvae**) larva, primera fase o forma de ciertos organismos tal como los insectos.

larvicide *n.* larvicida, agente que destruye las larvas, esp. las de los insectos.

laryngeal *a.* laríngeo-a; ___ **papillomatosis** / papilomatosis ___; ___ **prominence** / prominencia ___; ___ **reflex** / reflejo ___, tos producida por irritación de la laringe; ___ **stenosis** / estenosis ___; ___ **syncope** / síncope ___; ___ **ventricle** / ventrículo ___; ___ **web** / red ___.

laryngectomy *n.* laringectomía, extirpación de la laringe.

laryngitis *n.* laringitis. 1. infl. de la laringe; 2. afonía, ronquera.

laryngopharyngitis *n.* laringofaringitis, infl. de la laringe y la faringe.

laryngopharynx *n.* laringofaringe, porción inferior de la faringe.

laryngoplasty *n.* laringoplastia, reconstrucción plástica de la laringe.

laryngoscopy *n.* laringoscopía, examen de la laringe; **direct** ___ / ___ directa, por medio de un laringoscopio; **indirect** ___ / ___ indirecta, por medio de un espejo.

laryngospasm *n.* laringoespasmo, espasmo de los músculos de la laringe.

laryngotomy *n.* laringotomía, incisión de la laringe.

larynx *n.* laringe. 1. parte del tracto respiratorio situado en la parte superior de la tráquea; 2. órgano de la voz.

laser *n.* láser. 1. sigla del inglés "Light Amplification by Stimulated Emission of Radiation" (amplificación de la luz por emisión inducida de radiación); 2. bisturí microquirúrgico usado en la cauterización de tumores;

___ **coagulation** / coagulación de tejido con uso de láser; ___ **conization** / extirpación de tejido de forma cónica.

laser skin resurfacing *n.* renovación de la superficie de la piel a través de láser.

LASIK *abbr.* (*laser-assisted in-situ keratomileusis*) LASIK (por sus siglas en inglés), intervención quirúrgica para remodelar la córnea para corregir la miopía, la hipermetropía o el astigmatismo que implica el uso de un láser excimer para extraer varios grados de tejidos de la parte interna de la córnea.

lassitude *n.* lasitud, languidez, agotamiento.

late *a.* tardío-a, último-a; *adv.* tarde; ___ **auditory evoked response** / respuesta auditiva evocada ___-a; ___ **dumping syndrome** / síndrome de vaciamiento ___-o; ___ **luteal phase dysphoria** / fase luteal ___-a de la disforia; **to be** ___ / atrasarse, retrasarse; ___-**ly** *adv.* / últimamente, hace poco.

latency *n.* latencia, acto de permanecer latente; ___ **period** / período de ___

latent *a.* latente, presente pero no activo-a; sin síntomas aparentes; sin manifestación.

later *a., comp.* of late; *adv.* más tarde, luego, después.

lateral *a.* lateral, rel. a un lado o costado.

lateral humeral epicondylitis *n.* epicondilitis humeral lateral, codo de tenista.

lateroflexion *n.* lateroflexión, flexión lateral o de inclinación hacia un costado.

latex *n.* látex, sustancia derivada de ciertas plantas de semillas que contienen un elemento de goma natural; en muchos casos puede causar alergia.

latter *pron.* éste, ésta, éstos; el, la, los más reciente(s); el, los más moderno(s), la(s) más moderna(s).

laudanum láudano una de varias preparaciones de opio usadas en tiempos pasados.

laughter *n.* risa, carcajada; **hysteric** ___ / ___ histérica; **sardonic** ___ / ___ sardónica.

lavage *n.* lavado, irrigación de una cavidad.

lavatory *n.* [*basin*] lavatorio, lavabo, lavamano; [*restroom*] inodoro, servicio, baño, excusado.

laxative *n.* laxante, laxativo, purgante suave.

layer *n.* capa, estrato.

laziness *n.* pereza, holgazanería, haraganería.

lazy eye *n.* ambliopía, ojo perezoso, ojo vago, falta de coordinación en la percepción de la profundidad visual.

LDL *abbr.* (*low-density lipoprotein*) LDL (por sus siglas en inglés), una lipoproteína del plasma sanguíneo con pocos triglicéridos y una alta proporción de colesterol y que se asocia con un mayor riesgo de desarrollar ateroesclerosis—llamado también el colesterol malo.

L-dopa *n.* L-dopa, levodopa, precursor metabólico de la dopamina, producido en los seres humanos a partir del aminoácido L-tirosina. Se puede fabricar artificialmente y se utiliza esp. en el tratamiento de la enfermedad de Parkinson.

lead *n.* 1. plomo; ___ **apron** / delantal de ___, usado como protección contra radiaciones; ___ **poisoning** / envenenamiento por ___; 2. conductor, tal como la guía que se usa en una electrocardiografía; *v.* conducir, llevar de la mano, guiar.

leakage *n.* escape, salida; **aortic** ___ / ___ de la aorta.

learning *n.* aprendizaje; **cognitive** ___ / ___ cognitivo; **incidental** ___ / ___ incidental; **latent** ___ / ___ latente; ___ **disability** / impedimento en el ___; **passive** ___ / ___ pasivo; **state dependent** ___ / ___ dependiente del estado, dependiente del contexto.

Leber disease *n.* enfermedad de Leber, tipo de atrofia hereditaria que causa degeneración del nervio óptico y que afecta a los hombres.

lecithin *n.* lecitina, elemento esencial en el metabolismo de las grasas presente en los tejidos de los animales, esp. el tejido nervioso.

lecture *n.* conferencia, disertación.

ledge *n.* borde.

leech *n.* sanguijuela, gusano anélido acuático chupador de sangre; **artificial** ___ / ventosa.

left *a.* izquierdo-a; ___ **hand** / mano izquierda; ___ **side** / lado ___; **to the** ___ / a la izquierda.

left-handed *a.* zurdo-a.

leg *n.* pierna, extremidad inferior que se extiende de la cadera al tobillo; ___ **injuries** / traumatismos de la ___; **to pull one's** ___ / tomar el pelo.

legal *a.* legal, legítimo-a, de acuerdo con la ley; ___ **blindness** / ceguera ___; ___ **medicine, forensic medicine** / medicina ___; ___ **suit** / litigio, demanda, pleito.

Legionnaire's disease *n.* enfermedad de los legionarios, enfermedad infecciosa grave, a veces letal, que se caracteriza por pulmonía, tos seca, dolor muscular y a veces síntomas gastrointestinales.

legislation, medical *n.* legislación médica.

leiomyoma *n.* leiomioma, tumor benigno compuesto esencialmente de tejido muscular liso.

leiomyosarcoma *n.* leiomiosarcoma, tumor formado por leiomioma y sarcoma.

Lenegre disease *n.* enfermedad de Lenegre, bloqueo cardíaco completo adquirido debido a una degeneración primaria del sistema de conducción.

lens *n.* 1. lente; **achromatic** ___ / ___ acromático; **adherent** ___ / ___ adherente; **biconcave** ___ / ___ bicóncavo; **biconvex** ___ / ___ biconvexo; **bifocal** ___ / ___ bifocal; **contact** ___ / ___ de contacto, lentillas; **dislocation of** ___ / dislocación del ___; ___ **implantation, intraocular** / ___-s intraoculares; **trifocal** ___ / ___-s trifocales; 2. cristalino, lente transparente del ojo.

lentiginosis *n.* lentiginosis, presencia de un gran número de léntigos.

lentigo *n.* léntigo, mácula de la piel; **malignant** ___ / ___ maligno; **múltiple** ___ / ___ múltiple; **senile** ___ / ___ senil.

leper *a.* leproso-a, lazarino-a; que sufre de lepra.

leprechaunism *n.* leprecaunismo, condición hereditaria con características de enanismo acompañadas por retardo físico y mental, trastornos endocrinos y susceptibilidad a infecciones.

leprosy *n.* lepra, enfermedad infecciosa conocida también como enfermedad de Hansen causada por el bacilo Mycobacterium leprae caracterizada por lesiones cutáneas de pústulas y escamas.

leptomeningitis *n.* leptomeningitis, infl. de las leptomeninges.

lesbian *n.* lesbiana, mujer homosexual.

lesion *n.* lesión, herida, contusión; **degenerative** ___ / ___ degenerativa; **depressive** ___ / ___ depresiva; **diffuse** ___ / ___ difusa; **functional** ___ / ___ funcional; **gross** ___ / ___ grosera; **peripheral** ___ / ___ periférica; **precancerous** ___ / ___ precancerosa; **systemic** ___ / ___ sistemática; **toxic** ___ / ___ tóxica; **traumatic** ___ / ___ traumática; **vascular** ___ / ___ vascular; **whiplash** ___ / ___ de latigazo.

lesson *n.* lección, enseñanza, instrucción.

let *vi.* permitir, dejar, conceder; ___ **us go** / vámonos; ___ **us + *inf.*** / vamos a + *inf.*; **to** ___ **be** / dejar tranquilo-a; **to** ___ **blood** / hacer sangrar; **to** ___ **down** / dejar bajar; dejar caer; desilusionar, abandonar; **to** ___ **go** / soltar; **to** ___ **in** / dejar entrar, admitir; **to** ___ **out** / dejar salir.

lethal *a.* letal, mortal; ___ **dose** / dosis ___; ___ **factor** / factor ___; ___ **gene** / gene ___; ___ **mutation** / mutación ___.

lethargic *a.* letárgico-a, aletargado-a.

lethargy *n.* letargo, estupor.

leucine *n.* leucina, aminoácido esencial en el crecimiento y metabolismo.

leucinuria *n.* leucinaria, presencia de leucina en la orina.

leucocoria *n.* leucocoria, pupila de aspecto blanco producto de una catarata.

leukapheresis *n.* leucaferesis, separación de leucocitos de la sangre de un paciente con subsecuente retransfusión al mismo paciente.

leukemia *n.* leucemia, cáncer de la sangre; **acute lymphocytic** ___ / ___ linfoncítica aguda; **aleukemic** ___ / ___ aleucémica; **chronic granulocytic** ___ / ___ granulocítica crónica; **chronic** ___ / ___ crónica; **chronic myeloid** ___ / ___ mieloide crónica; **eosinophilic** ___ / ___ eosinofílica; **lymphocytic** ___ / ___ linfocítica; **monocytic** ___ / ___ monocítica.

leukemoid *n.* leucemoide, semejante a la leucemia.

leukoblast *n.* leucoblasto, leucocito inmaduro.

leukocitosis *n.* leucocitosis, aumento temporal de leucocitos en la sangre que ocurre gen. durante el acto de digerir y durante el embarazo; **absolute** ___ / ___ absoluta;

mononuclear ___ / ___ mononuclear; **polynuclear** ___ / ___ polinuclear; **relative** ___ / ___ relativa.

leukocyte n. leucocito, glóbulo blanco, célula importante en la defensa y reparación del organismo; **acidophil** ___ / ___ acidófilo, que cambia de color con ácidos colorantes; **basophil** ___ / ___ basófilo, que cambia de color con colorantes básicos; **lymphoid** ___ / ___ linfoide, sin gránulos; **neutrophil** ___ / ___ neutrófilo, de afinidad con colorantes neutros; **polymorphonuclear** ___ / ___ polimorfonucleado, con núcleos de más de un lóbulo.

leukoencephalopathy n. leucoencefalopatía, cambios progresivos en la materia blanca del cerebro encontrados en niños que padecen de leucemia y que se asocian a lesiones producidas por radiación y quimioterapia.

leukopathia n. leucopatía, albinismo, falta de pigmentación.

leukopenia n. leucopenia, número anormalmente bajo de glóbulos blancos.

leukoplakia n. leucoplasia, áreas de color opaco en la membrana mucosa de la lengua gen. de carácter precanceroso.

leukorrhea n. leucorrea, flujo vaginal blancuzco.

leukosis n. leucosis, formación anormal de leucocitos.

leukotrichia n. leucotriquia, blancura del cabello.

levator n. 1. elevador, músculo que eleva o levanta una parte; 2. instrumento quirúrgico para levantar una depresión en una fractura del cráneo.

level n. nivel, plano; ___ **of consciousness** / ___ de conciencia; v. nivelar, ajustar; ___ **of health** / estado de salud.

levodopa n. levodopa. V. **L-dopa**.

levulose n. levulosa. V. **fructose**.

lewd a. lujurioso-a, deshonesto-a, libidinoso-a, obsceno-a.

Lewy body n. cuerpo de Lewy, un cuerpo que se encuentra en las neuronas de la corteza cerebral y del tronco encefálico en la enfermedad de Parkinson y en algunas formas de demencia.

liberation n. liberación.

libidinous a. libidinoso-a, rel. a la libido.

libido n. libido. 1. impulso sexual, consciente o inconsciente; 2. en psicoanálisis, la fuerza o energía que determina la conducta del ser humano.

Libman-Sacks endocarditis, Libman Sacks syndrome n. síndrome de Libman-Sacks, endocartitis verrugosa no bacteriana que se asocia con lupus eritematoso diseminado.

lice n., pl. piojos.

lichen n. liquen, lesiones o erupciones de la piel no contagiosas de forma papular; **atrophic sclerotic** ___ / ___ esclerotico atrófico; ___ **scrofulosorum** / ___ escrofularia; ___ **planus** / ___ plano.; ___ **urticatus** / ___ de urticaria; **ulcerative** ___ / ___ ulcerativo.

lidocaine n. lidocaína, un anestésico local que se aplica en forma tópica o por inyección.

lienal artery n. arteria esplénica.

lientery n. lientería, diarrea que muestra partículas de alimento no digerido.

life n. vida, modo de vivir, existencia; la cualidad que distingue una planta o animal vital y funcional de un cuerpo muerto; ___ **support** /soporte vital, que presta el apoyo necesario para mantener la vida; ___ **expectancy** / expectativa de ___, promedio de ___; ___ **insurance** / seguro de ___; ___ **preservers**, ___ **support devices** / aparatos para prolongar la ___; ___ **-saving measure** / medida para prolongar o salvar la ___; ___ **span** / longevidad; ___ **-threatening** / que puede causar la muerte.

lifetime n. toda la vida, curso de la vida; a. vitalicio-a.

lift v. levantar, alzar, elevar; ___ **your hand** / levante, levanta la mano; **to give one a** ___ / ayudar, animar, alentar.

lifting n. acto de levantar, levantamiento.

ligament n. ligamento. 1. banda de fibras de tejido conjuntivo que protege las articulaciones y evita que sufran torceduras o luxaciones; 2. banda protectora de fascias y músculos que conectan o sostienen víscera; **acromioclavicular** ___ / ___ acromioclavicular; **alveolo-dental** ___ / ___ alveolodentario; **anococcygeal** ___ / ___ anococcígeo;

anterior cruciate ___ / ___ anterior cruzado, ligamento de la rodilla que conecta la tibia con el fémur; **brachiocubital ___ / ___** braquiocubital; **capsular ___ / ___** capsular; **gastrocholic ___ / ___** gastrocólico; **glossoepiglottic ___ / ___** glosoepiglótico; **hepatoduodenal ___ / ___** hepatoduodenal; **iliofemoral ___ / ___** iliofemoral; **___ tear /** desgarre del ___; **long plantar ___ / ___** largo del plantar; **palmar ___ / ___** palmar; **radiocubital ___ / ___** radiocubital; **sternoclavicular ___ / ___** esternoclavicular; **trapezoid ___ / ___** trapezoide.

ligate v. ligar, aplicar una ligadura.

ligature, ligation n. ligadura; acción o proceso de ligar.

light n. luz; lumbre; **___ absorption /** absorción de la ___; **___ adaptation /** adaptación a la ___; **___ perception /** percepción de ___; **___ reflex /** reflejo de ___; **___ therapy /** fototerapia; a. ligero-a, liviano-a, claro-a, pálido-a; **___-headed /** [dizzy] mareado-a; **___-ly** adv. / ligeramente, levemente.

lightening n. [childbirth] aligeramiento, descenso del útero en la cavidad pélvica, gen. en la etapa final del embarazo.

like a. parecido-a, igual, semejante; [to look alike] **The boy looks ___ the father /** El niño se parece al padre; **to look ___ /** parecerse a; v. gustar; **I ___ this medicine /** Me gusta esta medicina; **to ___ someone, something /** gustar, agradar; prep. como; adv. como si, del mismo modo.

limb n. 1. extremidad, miembro del cuerpo; 2. porción terminal o distal de una estructura; **___ amputation /** amputación de una ___; **___ rigidity /** rigidez de la ___ o del miembro.

limber a. flojo-a, flexible.

limbic system n. sistema límbico, grupo de estructuras cerebrales relacionadas con las emociones, el hambre y la sexualidad.

limbus n. limbo, filo o borde de una parte; **___ corneae / ___** de la córnea.

limit n. límite, frontera; **assimilation ___ / ___** de asimilación; **___ of perception /** umbral perceptivo; **saturation ___ / ___** de saturación.

limitation n. limitación, restricción; **___ of motion / ___** de movimiento.

limited a. limitado-a, restricto-a; **___ activity /** actividad ___; **___ autopsy /** autopsia parcial.

limp n. cojera; v. cojear, renquear, renguear.

line n. línea; rasgo; arruga; límite o guía.

linen n. lienzo, lino; **bed ___ /** ropa de cama.

lingering n. prolongación, tardanza, morosidad; a. prolongado-a, retardado-a, moroso-a.

lingua n., L. (pl. **linguae**) lengua o estructura semejante a la lengua.

lingual a. lingual, rel. a la lengua.

liniment n. linimento, untura de uso externo.

lining n. capa, forro, cubierta, revestimiento.

link n. eslabón, vínculo.

linkage n. vínculo, unión, asociación de genes.

lint n. 1. fibra de algodón; 2. partículas desprendidas de la ropa.

lip n. labio, parte externa de la boca.

lipectomy n. lipectomía, excisión de tejido graso; **submental ___ / ___** submentoniano, debajo del mentón.

lipemia n. lipemia, presencia anormal de grasa en la sangre.

lipid, lipide n. lípido, sustancia orgánica que no se disuelve en el agua pero que es soluble en alcohol, éter o cloroformo.

lipoarthritis n. lipoartritis, infl. de tejidos adiposos de la rodilla.

lipodystrophy n. lipodistrofia, trastorno del metabolismo de las grasas; **cephalothoracic ___ / ___** cefalotorácica; **insulin ___ / ___** insulínica; **intestinal ___ / ___** intestinal.

lipofuscinosis n. lipofuscinosis, almacenamiento anormal de cualquiera de los pigmentos adiposos.

lipogenesis n. lipogénesis, producción de grasa.

lipoid n. lipoide, sustancia que se asemeja a la grasa.

lipolysis n. lipólisis, descomposición de las grasas.

lipoma n. lipoma, tumor de tejido adiposo.

lipomatosis n. lipomatosis. 1. condición causada por depósito excesivo de grasa; 2. lipomas múltiples.

lipoproteins n., pl. lipoproteínas, proteínas combinadas con lípidos que contienen una concentración alta de colesterol.

liposarcoma *n.* liposarcoma, tumor maligno que contiene elementos grasos.

liposis *n.* obesidad, acumulación excesiva de grasa en el cuerpo.

liposoluble *a.* liposoluble, que se disuelve en sustancias grasas.

liposuction *n.* liposucción, proceso de extraer grasa por medio de alta presión al vacío.

lip reading *n.* lectura labial, interpretación del movimiento de los labios.

lipuria *n.* lipuria, presencia de lípidos en la orina.

liquid *n.* líquido, fluido; **heavy ___ / ___ espeso; ___ balance /** balance de **___; ___ retention /** retención de **___.**

liquor *n.* 1. licor, líquido acuoso que contiene sustancias medicinales; 2. término general aplicado a algunos líquidos del cuerpo.

lisinopril *n.* lisinopril, un fármaco antihipertensivo que es un inhibidor de la ECA.

lisping *n.* sustitución de sonidos debido a un defecto en la articulación de las palabras, esp. la pronunciación de las sibilantes s y z como th en inglés.

list *n.* lista; **casualty ___ / ___** de accidentados, **___** de víctimas.

listeriosis *n.* listeriosis, una enfermedad caracterizada por fiebre, dolores musculares y síntomas gastrointestinales, contraída esp. de alimentos contaminados, y que afecta principalmente a ancianos, mujeres embarazadas, recién nacidos y personas con sistemas inmunológicos debilitados.

listless *a.* apático-a, lánguido-a, sin ánimo; indiferente.

lithiasis *n.* litiasis, formación de cálculos, esp. biliares o del tracto urinario.

lithium *n.* litio, elemento metálico usado como tranquilizante para tratar casos graves de psicosis.

lithotomy *n.* litotomía, incisión en un órgano o conducto para extraer cálculos.

lithotripsy *n.* litotripsia, trituración de cálculos en el riñón, el uréter, la vejiga y la vesícula biliar.

lithotriptor *n.* litotriturador, aparato o mecanismo para triturar cálculos; **extracorporal shock wave ___ / ___** extracorporal con ondas de choque.

lithuresis *n.* lituresis, arenilla en la orina.

live *v.* vivir, existir; **___ birth /** nacimiento con vida.

livedo *n.* livedo, mancha en la piel, frecuentemente azulada o morada, similar a un moretón.

lively *a.* vivo-a; vivaracho-a, animado-a.

liver *n.* hígado, glándula mayor del cuerpo que secreta bilis y sirve de estabilizador y productor de azúcar, enzimas, proteínas y colesterol además de eliminar las sustancias tóxicas del organismo; **enlarged ___ / ___** agrandado; **infantile biliary ___ cirrhosis /** cirrosis hepática biliar infantil; **___ circulation /** circulación hepática; **___ cirrhosis /** cirrosis hepática; **___ damage /** lesión hepática; **___ failure /** insuficiencia hepática; **___ function tests /** pruebas funcionales hepáticas; **___ spots /** manchas hepáticas.

lividity *n.* lividez, descoloración que resulta por el efecto de la gravitación sobre la sangre; **post mortem ___ / ___** cadavérica.

living *n.* vida; con vida; modo de vivir; **cost of ___ /** costo de **___; ___ expenses /** gastos de mantenimiento; **___ under stress / ___** agitada, **___** con estrés.

living will *n.* testamento vital, testamento de una persona en el que expresa anticipadamente por escrito su voluntad con respecto a su salud o a su muerte en el momento de no poder expresarse personalmente.

loading *n.* carga por administración de una sustancia en una prueba metabólica; **___ test /** prueba de carga.

loan *n.* préstamo; *v.* prestar.

lobar *a.* lobar, lobular, rel. a un lóbulo; **___ pneumonia /** pulmonía **___.**

lobby *n.* salón de entrada, sala de espera, vestíbulo.

lobe *n.* lóbulo, porción redondeada y más o menos delimitada de un órgano; **middle ___ syndrome /** síndrome del **___** medio del pulmón.

lobectomy *n.* lobectomía, excisión de un lóbulo; **complete ___ / ___** completa; **left lower ___ / ___** izquierda anterior; **partial ___ / ___** parcial.

lobotomy *n.* lobotomía, incisión de un lóbulo cerebral con el fin de aliviar ciertos trastornos mentales.

lobular *a.* lobular, rel. a un lóbulo; **___ neoplasia /** neoplasia **___.**

lobule *n.* lobulillo, lóbulo pequeño.

local *a.* local, rel. a una parte aislada; ___ **anesthesia** / anestesia ___; ___ **application** / aplicación ___; ___ **recurrence** / reaparición ___.

localization *n.* localización. 1. rel. al punto de origen de una sensación; 2. determinación de la procedencia de una infección o lesión.

lochia *n.* loquios, flujo serosanguíneo del útero en las primeras semanas después del parto.

locomotion *n.* locomoción.

loculated, locular *a.* locular, rel. a un lóculo.

locus *n.* (pl. **loci**) 1. lugar, sitio; 2. localización de un gen en el cromosoma.

logagraphia *n.* logagrafía, incapacidad de reconocer palabras escritas o habladas.

logamnesia *n.* logamnesia, afasia sensorial.

logical *a.* lógico-a, preciso-a, exacto-a.

logoplegia *n.* logoplejía, parálisis de los órganos del lenguaje.

loin *n.* flanco, ijar, ijada, parte inferior de la espalda y de los costados entre las costillas y la pelvis.

longevity *n.* longevidad, duración larga de la vida.

longitudinal *a.* longitudinal. 1. en relación con o que ocurre en la dimensión longitudinal; 2. que involucra la observación repetida de una o más variables en un grupo fijo de sujetos a través del tiempo.

look *n.* [*appearance*] aspecto, apariencia, cara; mirada, ojeada; *v.* mirar; revisar; **to ___ bad** / tener mal aspecto; **to ___ for** / buscar; **to ___ through** / examinar con cuidado; **to take a ___ at** / mirar, echar una mirada.

loose *a.* suelto-a, desatado-a, libre; ___ **bowels** / deposiciones blandas o aguadas; *v.* desatar, desprender, aflojar.

loose associations *n.* disociación de ideas.

lordosis *n.* lordosis, curva exagerada; aumento exagerado hacia adelante de la concavidad de la columna lumbar.

lose *vi.* perder.

loss *n.* pérdida; **at a ___** / confundido-a; ___ **of balance** / ___ del equilibrio; ___ **of blood** / ___ de sangre; ___ **of consciousness** / ___ del conocimiento;

___ **of contact with reality** / ___ del contacto con la rea-lidad; ___ **of grip** / ___ de la retención; ___ **of hearing** / ___ de la audición; ___ **of memory** / ___ de la memoria; ___ **of motion** / ___ del movimiento; ___ **of muscle tone** / ___ de la tonalidad muscular; ___ **of vision** / ___ de la visión.

lotion *n.* loción, ablución.

Lou Gehrig disease *n.* enfermedad de Lou Gehrig, atrofia muscular progresiva.

louse *n.* (pl. **lice**) piojo, insecto parásito que se aloja en el pelo, trasmisor de enfermedades infecciosas tales como el tifus.

love *n.* amor, cariño, afecto; *v.* amar, querer; **to fall in ___** / enamorarse; **to fall in ___ with** / enamorarse de.

low *a.* bajo-a; [*in spirits*] abatido-a; ___ **opinion** / mala opinión.

lower *a. comp.* of low, inferior; bajo-a; *v.* bajar, poner más baja; [*in quantity, price*] reducir, disminuir; ___ **esophageal sphincter** / esfínter esofágico ___; ___ **extremity** / extremidad ___; **to ___ the arm** / ___ el brazo.

lozenge *n.* pastilla que se disuelve en la boca.

lubricant *n.* lubricante, agente oleaginoso que al lubricar disminuye la fricción entre dos superficies; **oil-based ___** / oleaginoso; **water-based ___** / ___ acuífero.

lucidity *n.* claridad, esp. mental.

lukewarm *a.* tibio-a, templado-a; [*feelings*] indiferente.

lumbago *n.* lumbago, dolor en la parte inferior de la espalda.

lumbar *a.* lumbar, región de la espalda entre el tórax y la pelvis; ___ **nerve** / nervio ___; ___ **plexus** / plexo ___; ___ **puncture** / punción ___; ___ **vertebrae** / vértebras ___-es.

lumen *n.* lumen. 1. unidad de flujo luminoso; 2. espacio en una cavidad, canal, conducto u órgano.

lump *n.* bulto, protuberancia, chichón; [*in the throat*] nudo en la garganta; [*of sugar*] terrón de azúcar.

lumpectomy *n.* tumorectomía, extirpación de un tumor gen. de la mama.

lunatic *a.* lunático-a, demente, loco-a.

lung *n.* pulmón, órgano par de la respiración contenido dentro de la cavidad pleural del tórax que se conecta con la faringe a través de la tráquea y la laringe; **air containing** ___ / ___ aireado; ___ **abscess** / absceso pulmonar; ___ **cancer** / cáncer del ___; ___ **capacities** / volumen pulmonar;___ **collapse** / colapso del ___; ___ **diseases** / neumopatías; ___ **elasticity** / elasticidad pulmonar; ___ **hemorrhage** / hemorragia pulmonar; **quiet** ___ / ___ silencioso.

lungworm *n.* gusano nematodo que infesta los pulmones.

lupus *n.* lupus, enfermedad crónica de la piel de origen desconocido que causa lesiones degenerativas locales **anticoagulant** ___ / ___ anticoagulante; ___ **vulgaris** / ___ vulgar; **marginal** ___ / ___ marginal.

lupus erythematosus, discoid *n.* lupus eritematoso discoide, condición caracterizada por placas escamosas de bordes enrojecidos que causa irritación de la piel.

lupus erythematosus, systemic *n.* lupus eritematoso sistémico, enfermedad autoinmune crónica que afecta al tejido conjuntivo y se caracteriza por inflamación y daño de tejidos.

luteal *a.* lúteo, rel. al cuerpo lúteo.

lutein *n.* luteína, pigmento amarillo que se deriva del cuerpo lúteo, de la yema del huevo y de las células adiposas.

luteinizing hormone *n.* hormona luteinizante, hormona producida por la pituitaria anterior que estimula la secreción de hormonas sexuales por los testículos (testosterona) y el ovario (progesterona) e intervienen en la formación de esperma y en la ovulación.

luteoma *n.* luteoma, tumor del cuerpo lúteo.

luxation *n.* luxación, dislocación.

LVN *abbr.* (*licensed vocational nurse*) LVN (por sus siglas en inglés), enfermera vocacional licensiada.

lycopene *n.* licopina, pigmento vegetal muy abundante en tomates y zanahorias.

lye *n.* lejía; ___ **poisoning** / envenenamiento por ___.

lying *a.* acostado-a; recostado-a; extendido-a.

Lyme disease *n.* enfermedad de Lyme, trastorno inflamatorio que afecta a múltiples sistemas del cuerpo y que es transmitido por una garrapata. Ocurre mayormente en el este de los Estados Unidos durante la primavera y el verano.

lymph *n.* linfa, líquido claro que se encuentra en los vasos linfáticos; ___ **nodes** / ganglios linfáticos.

lymphadenectomy *n.* linfadenectomía, extirpación de vasos linfáticos y ganglios.

lymphadenitis *n.* linfadenitis, infl. de los ganglios linfáticos.

lymphadenopathy *n.* linfadenopatía, enfermedad que afecta los nódulos linfáticos; **axillary** ___ / ___ axilar; **cervical** ___ / ___ cervical; **generalized** ___ / ___ generalizada; **mediastinal** ___ / ___ mediastínica; **supraclavicular** ___ / ___ supraclavicular.

lymphangiectasis *n.* linfagiectasis, dilatación de los vasos linfáticos.

lymphangioma *n.* linfangioma, tumor simple compuesto de vasos linfáticos; **cavernous** ___ / ___ cavernoso.

lymphangitis *n.* linfangitis, infl. de vasos linfáticos.

lymphatic *a.* linfático-a, rel. a la linfa; ___ **spaces** / espacios ___-os; **system** / sistema ___-o.

lymphedema *n.* linfedema, edema causado por una obstrucción en los vasos linfáticos.

lymphemia *n.* linfemia, presencia en la sangre circulante de un número elevado de linfocitos extremadamente grandes o de sus precursores, o de ambos.

lymphoblast *n.* linfoblasto, forma primitiva del linfocito.

lymphoblastoma *n.* linfoblastoma, linfoma maligno formado por linfoblastos.

lymphocyte *n.* linfocito, célula linfática; ___ **B cell** / ___ B, importante en la producción de anticuerpos.

lymphocyte T *n.* linfocitos T, linfocitos diferenciados en el timo que dirigen la respuesta inmunológica y alertan a las células B a responder a los antígenos; **cytotoxic** ___ / ___ citotóxicos, linfocitos que ayudan a exterminar células extrañas así como en el rechazo de órganos transplantados;

___ **T helper** / ___ T cooperadores, inductores, aquellos que aumentan la producción de anticuerpos de las células B. **supressor** ___ / ___ supresores, los que detienen la producción de anticuerpos de las células B.

lymphocytosis *n.* linfocitosis, cantidad excesiva de linfocitos en la sangre periférica.

lymphogranulomatosis, Hodgkin's disease *n.* linfogranulomatosis, enfermedad de Hodgkin, granuloma infeccioso del sistema linfático.

lymphogranuloma venereum *n.* linfogranuloma venéreo, enfermedad viral transmitida sexualmente que puede producir elefantiasis de los genitales y estrechez rectal.

lymphoma *n.* linfoma, cáncer del tejido linfático; **non-Hodgkins** ___ / ___ no Hodgkin's, no Hodgkiniano, cualquiera de varios linfomas malignos (como el linfoma de Burkitt) que no se clasifican como una enfermedad Hodgkin,

tienen células malig-nas derivadas de las células B, células T o células asesinas naturales y se catacterizan esp. por ganglios linfáticos agrandados, fiebre, sudores nocturnos, fatiga y pérdida de peso.

lymphopenia, lymphocytopenia *n.* linfopenia, linfocitopenia, disminución en el número de linfocitos en la sangre.

lymphosarcoma *n.* linfosarcoma, neoplasma maligno del tejido linfoide.

lysergic acid diethylamide *n.* dietilamida del ácido lisérgico.

lysin *n.* lisina, anticuerpo que disuelve o destruye células y bacterias.

lysinogen *n.* lisinógeno, agente que tiene la propiedad de producir lisinas.

lysis *n.* lisis. 1. proceso de destrucción o disolución de glóbulos rojos, bacterias o cualquier antígeno por medio de una lisina; 2. desaparición gradual de los síntomas de una enfermedad.

macerate v. macerar; suavizar una materia por medio de inmersión en un líquido.

macrocephalia n. macrocefalia, cabeza anormalmente grande.

macrocyte n. macrocito, eritrocito agrandado.

macrocytic anemia n. anemia macrocítica, tipo de anemia presentando un gran número de macrocitos.

macroglossia n. macroglosia, agrandamiento excesivo de la lengua.

macromolecule n. macromolécula, molécula de tamaño grande tal como la de una proteína.

macronutrient n. macronutrientes, una sustancia (como la proteína) necesaria en cantidades relativamente grandes en la nutrición.

macrophage, macrophagus n. macrófago, célula mononuclear fagocítica; ___ **migration** / migración de ___-s.

macroscopic a. macroscópico-a, que se ve a simple vista, antónimo de microscópico.

macula lutea, yellow spot n. mácula lútea, pequeña zona amarillenta situada en el centro de la retina.

macular degeneration n. pérdida progresiva de la visión debida a degeneración macular.

maculopapular a. maculopapular, rel. a máculas y pápulas.

mad a. [insane] loco-a, demente, perturbado-a; [moody] enojado-a, furioso-a; **to become** ___ / enloquecer; enloquecerse, enfurecerse; volverse loco-a; enojarse.

mad cow disease n. una enfermedad mortal del ganado que afecta al sistema nervioso y es trasmitida probablemente por tejidos infectados en el alimento—también se le llama **bovine spongiform encephalopathy** / encefalopatía espongiforme bovina.

magnesium n. magnesia; elemento químico cuyas sales son esenciales en la nutrición, y es necesario a la actuación de varias enzimas.

magnetic a. magnético-a; ___ **field** / campo ___.

magnetic resonance angiography (MRA) n. angiografía de resonancia magnética, evaluación no invasiva de los vasos sanguíneos usando el flujo de sangre.

magnetic resonance imaging (MRI) n. imágenes por resonancia magnética (nuclear), técnica no invasiva que utiliza el fenómeno de la resonancia magnética para obtener información sobre la estructura y composición de un cuerpo.

magnification n. magnificación, ampliación de un objeto.

magnifying glass n. lente de aumento; lupa.

maim v. mutilar; estropear; lisiar.

maintenance n. mantenimiento; [feeding] alimentación; sostén, apoyo; [of a building] conservación, mantenimiento; ___ **dose** / dosis de ___.

major depressive disorder n. trastorno mayor depresivo.

make vi. hacer; [money] ganar; [earn] **How much do you** ___ **?** / ¿Cuánto gana usted?, ¿cuánto ganas tú? **to** ___ **a prescription** / llenar, preparar una receta; **to** ___ **believe** / fingir; **to** ___ **fun of** / burlarse de; **to** ___ **known** / declarar; **to** ___ **mistakes** / cometer errores, equivocarse; **to** ___ **no difference** / no tener importancia; **to** ___ **sense** / tener sentido; **to** ___ **sure** / asegurarse; **to** ___ **up** [time] / recobrar el tiempo perdido; **to** ___ **up one's mind** / decidirse.

mal n. enfermedad, trastorno, dolencia.

malabsorption syndrome n. síndrome de malabsorción, condición gastrointestinal con trastornos múltiples causada por absorción inadecuada de alimentos.

malacia n. malacia, reblandecimiento o pérdida de consistencia en órganos o tejidos.

malacoplakia n. malacoplaquia, formación de áreas blandas en la membrana mucosa de un órgano hueco.

maladjusted a. inadaptado-a, incapaz de adaptarse al medio social y de soportar tensiones.

malady n. enfermedad, trastorno, dolencia, mal.

malaise *n.* malestar, indisposición, molestia.

malar *a.* malar, rel. a la mejilla o a los pómulos.

malar bone *n.* pómulo, hueso en ambos lados de la cara.

malaria *n.* malaria, infección febril aguda a veces crónica causada por protozoos del género *Plasmodium* y transmitida por el mosquito Anófeles.

malariacidal *a.* malaricida, que destruye parásitos de malaria.

malassimilation *n.* malasimilación, asimilación deficiente.

maldigestion *n.* indigestión.

male *n.* varón; hombre; macho; ___ **nurse** / enfermero.

malformation *n.* deformación, anomalía o enfermedad esp. congénita.

malignancy *n.* 1. calidad de malignidad; 2. tumor canceroso.

malignant *a.* maligno-a, pernicioso-a, de efecto destructivo.

malignant hyperthermia *n.* hipertermia maligna, brote de fiebre extremadamente alta llegando a alcanzar 106°F o 41°C.

malignant melanoma *n.* melanoma maligno, neoplasma maligno pigmentoso que puede originarse en cualquier parte de la piel y raramente en las mucosas. El melanoma maligno tiene la capacidad de metastatizar a otras partes de la piel y la linfa, los pulmones, el hígado y el cerebro.

malingerer *n.* simulador-a, persona que finge o exagera los síntomas de una enfermedad.

malleolus *n.* (*pl.* **malleoli**) maléolo, protuberancia en forma de martillo tal como la que se ve a ambos lados de los tobillos.

mallet finger *n.* dedo de la mano en martillo.

mallet toe *n.* dedo del pie en martillo.

malleus *n.* (*pl.* **mallei**) martillo, uno de los huesecillos del oído medio.

malnourished *a.* desnutrido-a, malnutrido-a.

malnutrition *n.* malnutrición; mala alimentación; deficiencia nutricional.

malocclusion *n.* maloclusión, mordida defectuosa.

malposition *n.* posición inadecuada.

malpractice *n.* negligencia profesional.

malpresentation *n.* presentación anormal del feto durante el parto.

malunion *n.* mala unión, fijación imperfecta de una fractura.

mamma *n.* mama, glándula secretora de leche en la mujer localizada en la parte anterior del tórax.

mammal *n.* animal mamífero.

mammalgia *n.* mamalgia, dolor en la mama.

mammaplasty, mammoplasty *n.* mamaplastia, mamoplastia, cirugía plástica de los senos; **augmentation** ___ / ___ de aumento; **reconstructive** ___ / ___ de reconstrucción; **reduction** ___ / ___ de reducción.

mammary *a.* mamario-a, rel. a los pechos o senos; ___ **glands** / glándulas ___ -as.

mammectomy *n.* mamectomía. *V.* **mastectomy**.

mammilliplasty *n.* mamiliplastia, operación plástica del pezón.

mammillitis *n.* mamilitis, infl. del pezón.

mammitis, mastitis *n.* mastitis, infl. de la mama.

mammogram *n.* mamograma, rayos X de la mama.

mammography *n.* mamografía, rayos X de la glándula mamaria.

mammoplasty *n.* mamoplastia, operación plástica de la mama.

man *n.* (*pl.* **men**) hombre.

manageable *a.* manejable; dócil.

mandible *n.* mandíbula, hueso de la quijada en forma de herradura.

mandibular *a.* mandibular, rel. a la mandíbula.

maneuver *n.* maniobra, movimiento preciso hecho con la mano.

manhandle *v.* maltratar.

manhood *n.* virilidad, edad viril.

mania *n.* manía, fase del trastorno bipolar caracterizada por expansividad, euforia, agitación, hiperexcitabilidad, hiperactividad y aumento en la rapidez del pensamiento y del habla.

maniac *a.* maníaco-a, persona afectada de manía.

manic-depressive psychosis (MDP) *n.* psicosis maníaco-depresiva cíclica, nombre antiguo del trastorno bipolar, condición caracterizada por estados de depresión seguidos por estados de manía.

manifest *v.* manifestar; expresar; revelar; manifestarse, revelarse.

manifestation *n.* manifestación; revelación.

manipulate *v.* manipular, manejar.

manipulation *n.* manipulación, tratamiento por medio del uso diestro de las manos.

manliness *n.* masculinidad, virilidad.

manly *a.* varonil.

mannerism *n.* manerismo, expresión peculiar en la manera de hablar, de vestir o de actuar.

mantle *n.* manto, capa.

many *a.*, *pron.* muchos-as; tantos, tantas; **a great ___** / muchos, muchas; **as ___ as** / tantos-as como, igual número de.

marasmus *n.* marasmo, emaciación debida a malnutrición, esp. en la infancia.

march *n.* marcha, progreso; *v.* marchar, poner en marcha.

marginal *a.* marginal; **a ___ case** / un caso ___.

margination *n.* marginación, acumulación y adherencia de leucocitos a las paredes de los vasos capilares en un proceso inflamatorio.

marijuana, **marihuana** *n.* mariguana; *Cannabis sativa*.

mark *n.* marca, seña, señal, signo; *v.* marcar; señalar.

marker *n.* marcador, indicador.

married *a.* casado-a; **___ couple** / matrimonio; **___ life** / vida conyugal, vida matrimonial.

marrow *n.* médula, tejido esponjoso que ocupa las cavidades medulares de los huesos; *pop.* tuétano; **___ aspiration** / aspiración de la ___; **___ cellularity** / celularidad medular; **___ failure** / insuficiencia medular; **___ infiltration** / infiltración medular; **___ injury** / lesión medular; **___ puncture** / punción de la ___ ósea; **___ transplant** / transplante de la ___.

marsupialization *n.* marsupialización, conversión de una cavidad cerrada a una forma de bolsa abierta.

masculation *n.* masculación, desarrollo de características masculinas.

masculine *a.* masculino-a, viril.

masculinization *n.* masculinización; virilización.

mask *n.* máscara. 1. cubierta de la cara; 2. aspecto de la cara, esp. como manifestación patológica; **death ___** / mascarilla, máscara mortuoria; **pregnancy ___** / manchas en la cara durante el embarazo; **surgical ___** / cubreboca.

masked *a.* enmascarado-a; oculto-a.

masochism *n.* masoquismo, condición anormal de placer sexual por abuso infligido a otros o a sí mismo-a.

mass. *n.* masa, cuerpo formado de partículas coherentes.

massage *n.* masaje, proceso de manipulación del cuerpo por medio de fricciones; **cardiac ___** / **___ cardíaco** de resucitación; *v.* dar masaje, sobar.

masseter *n.* músculo masetero, músculo principal de la masticación.

massive *a.* maciso-a, abultado-a.

mass spectrometry *n.* espectrometría de masas, un método para identificar la constitución química de una sustancia.,

mastadenitis *n.* mastitis mastadenitis, infl. de una glándula mamaria.

mastadenoma *n.* mastadenoma, tumor de la mama, tumor del seno.

mast cell tumor *n.* mastocitoma, tumor compuesto de mastocitos.

mastectomy, **mammectomy** *n.* mastectomía, excisión de la mama o de una porción de la glándula mamaria.

masticate *v.* masticar, mascar.

mastication, **chewing** *n.* masticación.

mastitis *n.* mastitis **chronic cystic ___** / **___** cística crónica; **glandular ___** / **___** glandular; **granulomatous ___** / **___** granulomatosa; **lacteal ___** / **___** lacteal; **neonatorum ___** / **___** del neonato; **puerperal ___** / **___** puerperal; **suppurative ___** / **___** supurativa.

mastitis, **cystic** *n.* mastitis cística, enfermedad fibroquística de la mama.

mastocytoma *n.* mastocitoma, acumulación de mastocitos con apariencia de un neoplasma.

mastocytosis *n.* mastocitosis, mastocitos neoplásicos que aparecen en varios tejidos como urticaria pigmentosa.

mastoid *n.* mastoides, apófisis del hueso temporal; *a.* 1. mastoideo-a, rel. a la mastoides o que ocurre en la región del proceso mastoideo; 2. semejante a una mama.

mastoid antrum *n.* antro mastoideo, cavidad que sirve de comunicación entre el hueso temporal, el oído medio y las células mastoideas.

mastoid cells *n., pl.* células mastoideas, bolsas de aire en la prominencia mastoidea del hueso temporal.

mastoiditis *n.* mastoiditis, infl. de las células mastoideas.

mastopexy *n.* mastopexia, corrección plástica del seno pendular.

masturbation *n.* masturbación, autoestimulación y manipulación de los genitales para obtener placer sexual.

matching *n., a.* semejante, igual; ___ **pair** / compañero-a, pareja.

material *n.* materia; asunto; *a.* material; esencial.

maternal *a.* maternal, materno-a, rel. a la madre; ___ **fetal exchange** / intercambio maternofetal; ___ **welfare** / bienestar materno.

maternity *n.* maternidad; ___ **hospital** / hospital de ___.

mating *n.* emparejamiento de sexos opuestos esp. para la reproducción.

matrilineal *a.* de línea materna, descendiente de la madre.

matter *n.* materia, sustancia; asunto; **as a ___ of fact** / en realidad; **gray ___ / ___** gris; **Let's take care of this ___** / Hagámonos cargo de este asunto; **What is the ___ ?** / ¿Qué pasa?, ¿Qué ocurre?

maturity *n.* madurez; etapa de desarrollo completo.

maxilla *n.* maxila, hueso del maxilar superior.

may *v. aux.* poder, [*possibility*], **it ___ be** / puede ser; [*permission*] ___ **I see you?** / ¿Puedo verlo-a?, ¿Puedo verte?; ___ **I come in?** / ¿Puedo entrar?

maze *n.* laberinto.

ME *abbr.* (*medical examiner*) médico forense.

mean *n.* media, índice, término medio; ___ **corpuscular hemoglobin** / índice corpuscular de hemoglobina; *a.* malo-a, desconsiderado-a, de mal humor.

meaning *n.* significado.

measles *n.* sarampión; *pop. Mex.* tapetillo de los niños, enfermedad sumamente contagiosa, esp. en niños de edad escolar, causada por el virus de la rubéola.

measles immune serum globulin *n.* suero de globulina preventivo contra el sarampión, se inyecta en uno de los cinco días siguientes a la exposición al contagio.

measles virus vaccine, live *n.* vacuna antisarampión de virus vivo, de uso en la inmunización contra el sarampión.

measure *n.* medida, dimensión, capacidad de algo; *v.* medir.

meatal *a.* meatal, concerniente al meato.

meatus *n.* meato, pasaje, abertura, apertura.

mechanical *a.* mecánico-a.

mechanism *n.* mecanismo. 1. respuesta involuntaria a un estímulo; **defense ___ / ___** de defensa; **implementation ___ / ___** de ejecución; **pain ___ / ___** del dolor; **escape ___ / ___** de escape; 2. estructura semejante a una máquina.

meconium *n.* meconio, primera fecalización del recién nacido.

medial *a.* medial, localizado-a hacia la línea media.

median *n.* mediano; ___ **plane** / planomedio.

mediastinal *a.* mediastínico-a, rel. al mediastino.

mediastinitis *n.* mediastinitis, infl. del tejido del mediastino.

mediastinoscopy *n.* mediastinoscopía, examen del mediastino por medio de un endoscopio.

mediastinum *n.* mediastino. 1. cavidad entre dos órganos; 2. masa de tejidos y órganos que separa los pulmones.

mediator *a.* mediador-a; intercesor-a.

medic *n.* técnico-a entrenado para dar primeros auxilios.

Medicaid *n.* Asistencia Médica, programa del gobierno de los Estados Unidos que provee asistencia médica a las personas de recursos limitados.

medical *n.* médico-a; medicinal, curativo-a; ___ **assistance** / asistencia ___; ___ **examiner** / médico forense; ___ **history** / historia clínica; ___ **records** / registros ___-os; [*patient's record*] expediente del paciente; ___ **staff** / cuerpo médico; ___ **student** / estudiante de medicina.

medical examiner *n.* médico forense.

medical record *n.* expediente médico.

medical record linkage *n.* conexión del expediente médico. 1. cualquier información que conecte al paciente con su expediente médico; 2. colección de datos de la historia clínica de un paciente proporcionada por varias fuentes; 3. cualquier dato referente a un paciente participante en un estudio clínico que pueda revelar su identidad como sujeto participante.

medical waste *n.* deshechos de efectos médicos.

Medicare *n.* Programa de asistencia médica del gobierno de los Estados Unidos a personas desde los 65 años de edad o a adultos incapacitados para trabajar.

medicate *v.* recetar, medicinar.

medication *n.* medicina, medicamento; *pop.* remedio.

medicinal *a.* medicinal, rel. a la medicina, o con propiedades curativas.

medicine *n.* medicina. 1. ciencia que se dedica al mantenimiento de la salud por medio de tratamientos de curación y prevención de enfermedades; **alternative** ___ / ___ alternativa; **aerospace** ___ / ___ del espacio; **Chinese herbal** ___ / fitoterapia de medicina china; **clinical** ___ / ___ clínica; **community** ___ / ___ comunal, al servicio de la comunidad; **environmental** ___ / ___ ecológica; **forensic** ___ / ___ forense; **holistic** ___ / ___ holística; **integrative** ___ / ___ integrativa; **internal** ___ / ___ internal, una rama de la medicina relacionada con el diagnóstico y tratamiento de enfermedades que no requieren cirugía; **legal** ___ / ___ legal; ___ **chest** / botiquín; **nuclear** ___ / ___ nuclear; **preventive** ___ / ___ preventiva; **socialized** ___ / ___ socializada; **sports** ___ / ___ deportiva; **tropical** ___ / ___ tropical; **veterinary** ___ / ___ veterinaria; 2. una droga o medicamento.

medicine man *n.* curandero.

medicolegal *a.* médicolegal, rel. a la medicina en relación con las leyes.

medigap *n.* brecha médica, seguro de salud complementario que cubre los costos no cubiertos por Medicare.

mediolateral *a.* mediolateral, rel. a la parte media y a un lado del cuerpo.

medium *n.* (*pl.* **media**) medio. 1. intermediario-a, elemento mediante el cual se obtiene un resultado; 2. sustancia que transmite un impulso; 3. sustancia que se usa en un cultivo de bacterias.

medulla *n.* médula, *pop.* tuétano, parte interna o central de un órgano; ___ **oblongata** / ___ oblongata, bulbo raquídeo, porción de la médula localizada en la base del cráneo; ___ **ossium, bone marrow** / ___ ósea; **bone marrow failure** / fallo de la ___ ósea.

medullar, medullary *a.* medular, rel. a la médula.

medulloblastoma *n.* meduloblastoma, neoplasma cerebeloso maligno localizado *usu.* en el techo del cuarto ventrículo o junto a él.

meet *n.* reunión; concurso; *vi.* encontrar; reunirse con; **I am glad to** ___ **you** / Mucho gusto en conocerlo-a.

meeting *n.* reunión, junta. 1. partes que se unen, tales como las partes de un hueso a los márgenes de una herida; 2. reunión de un grupo de personas.

megabladder, megalocystis *n.* megalocisto, vejiga distendida.

megacephalic *a.* megacefálico-a. *V.* **macrocephalia**.

megacolon *n.* megacolon, colon anormalmente agrandado.

megadose *n.* megadosis, una dosis de una sustancia nutritiva que supera exageradamente la cantidad diaria recomendada.

megaesophagus *n.* megaesófago, dilatación anormal de la parte inferior del esófago.

megalomania *n.* megalomanía, delirio de grandeza.

megalophobia *n.* megalofobia, miedo a los objetos grandes.

megavitamin *n.* megavitamina, dosis de vitamina en exceso de la cantidad normal requerida diariamente.

megavitamin therapy *n.* terapia de megavitaminas, teoría que propulsa la toma de gran dosis de vitaminas como prevención de múltiples trastornos de la salud.

meibomian **cyst** *n.* quiste meibomiano, quiste del párpado.

meiosis *n.* meiosis, proceso de subdivisión celular que resulta en la formación de gametos.

melancholia *n.* melancolía, en psiquiatría, forma grave de depresión mayor.

melanin *n.* melanina, pigmento oscuro de la piel, el pelo y partes del ojo.

melanocyte *n.* melanocito, célula que produce melanina.

melanoma *n.* melanoma, tumor maligno compuesto de melanocitos que puede originarse en diferentes partes de la piel y tiende a hacer metástasis rapidamente en la linfa, pulmón y cerebro.

melanosis *a.* melanosis, condición que se caracteriza por la pigmentación oscura presente en varios tejidos y órganos.

melanuria *n.* melanuria, presencia de pigmentación oscura en la orina.

melatonin *n.* melatonina, una hormona que se deriva de la serotonina y que ha sido relacionada con la regulación de los ritmos circadianos.

melena *n.* melena, la expulsión de heces alquitranadas oscuras teñidas con pigmentos sanguíneos o sangre alterada y que usualmente indica una hemorragia en la parte superior del tracto digestivo.

member *n.* miembro. 1. órgano o parte del cuerpo; 2. socio-a de una organización.

membrane *n.* membrana, capa fina que sirve de cubierta o protección a una cavidad, estructura u órgano; **elastic** ___ / ___ elástica; **mucous** ___ / ___ mucosa; **nuclear** ___ / ___ nuclear; **permeable** ___ / ___ permeable; **placental** ___ / ___ de la placenta; **semipermeable** / ___ semipermeable; **synovial** ___ / ___ sinovial; **tympanic** ___ / ___ timpánica.

memorize *v.* memorizar, aprender de memoria.

memory *n.* memoria, retentiva, facultad de la mente para registrar y recordar experiencias; **bad** ___ / mala ___; **good** ___ / buena ___; **short-term** ___ / ___ inmediata; **visual** ___ / ___ visual; **Do you have a good** ___ ? / ¿Tiene, tienes buena ___ ? **to have memories from** / tener recuerdos de; ___ **loss** / pérdida de la ___.

menace *n.* amenaza; *v.* amenazar, atemorizar.

menarche *n.* menarca, inicio de la menstruación.

mendelism *n.* mendelismo, principios que explican la trasmisión genética de ciertos rasgos.

Ménière's disease *n.* un trastorno del oído interno que se caracteriza por ataques recurrentes de vértigos, tinnitus y sordera.

meningeal *a.* meníngeo-a, rel. a las meninges.

meninges *n.*, *pl.* meninges, las tres capas de tejido conjuntivo que rodean al cerebro y a la médula espinal.

meningism *n.* meningismo, irritación congestiva de las meninges gen. de naturaleza tóxica con síntomas similares a los de la meningitis pero sin inflamación.

meningitis *n.* meningitis, infl. de las meninges cerebrales o espinales; **cryptococcal** ___ / ___ criptocócica; **viral** ___ / ___ viral.

meningocele *n.* meningocele, protrusión de las meninges a través del cráneo o de la espina dorsal.

meningococcus *n.* meningococo, uno de los microorganismos causantes de la meningitis cerebral epidémica.

meningoencephalitis *n.* meningoencefalitis, cerebromeningitis, infl. del encéfalo y de las meninges.

meniscectomy *n.* meniscectomía, extirpación de un menisco.

meniscus *n.* (*pl.* **menisci**) menisco, estructura cartilaginosa de forma lunar.

menometrorrhagia *n.* menometrorragia, sangrado anormal entre menstruaciones.

menopause *n.* menopausia, cambio de vida en la mujer adulta, terminación de la etapa de reproducción y disminución de la producción hormonal.

menorrhagia *n.* menorragia, períodos o reglas muy abundantes.

menorrhalgia *n.* menorralgia, menstruación dolorosa.

menorrhea *n.* menorrea, flujo menstrual normal.

menses *n.* menses, menstruo, menstruación, período, regla.

menstrual *a.* menstrual, rel. a la menstruación; ___ **cycle** / ciclo ___; ___ **disorder** / trastorno ___.

menstruation *n.* menstruación, flujo sanguíneo periódico de la mujer.

mental *a.* mental, rel. a la mente; ___ **age** / edad ___; ___ **disorder** / trastorno ___; ___ **deficiency** / retraso ___; ___ **handicap** / minusvalía ___; ___ **health** / salud ___; ___ **hygiene** / higiene ___; ___ **illness** / enfermedad ___; ___ **retardation** / retraso ___; ___ **test** / examen de capacidad ___.

mentality *n.* mentalidad, capacidad mental.

menthol *n.* mentol, sustancia que se obtiene del alcanfor de menta y que tiene efecto sedante.

mentum *n.* mentón, barbilla, prominencia de la barba.

meralgia *n.* meralgia, dolor en el pie que puede extenderse hasta el muslo; ___ **paresthetic** / ___ parestética.

mercurial *a.* mercurial, perteneciente o rel. al mercurio.

mercurochrome *n.* mercurocromo, nombre registrado de la merbromina.

mercury *n.* mercurio, metal líquido volátil; ___ **poisoning** / envenenamiento por ___.

mercy *n.* misericordia, compasión; ___ **killing** / eutanasia.

meridian *n.* meridiano, línea imaginaria que conecta los extremos opuestos del axis en la superficie de un cuerpo esférico.

mescaline *n.* mescalina, alcaloide alucinogénico, *pop.* peyote.

mesectoderm *n.* mesectodermo, masa de células que componen las meninges.

mesencephalon *n.* mesencéfalo, el cerebro medio en la etapa embrionaria.

mesenchyme *n.* mesénquima, red de células embrionarias que forman el tejido conjuntivo y los vasos sanguíneos y linfáticos en el adulto.

mesentery *n.* mesenterio, repliegue del peritoneo que fija el intestino a la pared abdominal posterior.

mesmerism *n.* mesmerismo, uso del hipnotismo como método terapéutico.

mesocardia *n.* mesocardia, desplazamiento anormal del corazón hacia el centro del tórax.

mesocolon *n.* mesocolon, mesenterio que fija el colon a la pared abdominal posterior.

mesoderm *n.* mesodermo, capa media germinativa del embrión situada entre el ectodermo y endodermo de la cual provienen el tejido óseo, el muscular, los vasos sanguíneos y linfáticos, y las membranas del corazón y abdomen.

mesothelium *n.* mesotelio, capa celular del mesodermo embrionario que forma el epitelio que cubre las membranas serosas en el adulto.

metabolic *a.* metabólico-a, rel. al metabolismo; ___ **rate** / índice ___.

metabolism *n.* metabolismo, suma de los cambios fisicoquímicos que tienen efecto a continuación del proceso digestivo; **constructive** ___ / anabolismo, asimilación; **destructive** ___ / ___ destructivo, catabolismo; **basal** ___ / ___ basal, el nivel más bajo del gasto de energía; **protein** ___ / de proteínas, digestión de proteínas y conversión de éstas en aminoácidos.

metabolite *n.* metabolito, sustancia producida durante el proceso metabólico.

metacarpal *a.* metacarpiano-a, rel. al metacarpio.

metacarpus *n.* metacarpo, la parte formada por los cinco huesecillos metacarpianos de la mano.

metachronous *a.* metacrono, que tiene efecto en tiempos diferentes.

metal *n.* metal ___; **fume fever** / fiebre por aspiración de vapores metálicos.

metamorphosis *n.* metamorfosis. 1. cambio de forma o estructura; 2. cambio degenerativo patológico.

metanephrine *n.* metanefrina, catabolito de epinefrina que se encuentra en la orina.

metaphase *n.* metafase, una de las etapas de la división celular.

metaphysis *n.* metafisis, zona de crecimiento del hueso.

metastasis *n.* metástasis, extensión de un proceso patológico de un foco primario a otra parte del cuerpo a través de los vasos sanguíneos o linfáticos como se observa en algunos tipos de cáncer.

metastasize *v.* metastatizar, esparcirse por metástasis.

metatarsal *n.* metatarsiano-a, rel. al metatarso.

metatarsophalangeal joints *n.* articulación o coyuntura del metatarso y los dedos de los pies.

metatarsus *n.* metatarso, la parte formada por los cinco huesecillos del pie situados entre el tarso y los dedos.

meteorism *n.* meteorismo, abdomen distendido causado por acumulación de gas en el estómago o los intestinos.

methadone *n.* metadona, droga sintética potente de acción narcótica menos intensa que la morfina.

methamphetamine *n.* metanfetamina.

methanol, wood alcohol *n.* metanol, alcohol de madera.

method *n.* método, procedimiento; proceso; tratamiento.

methylene blue *n.* azul de metileno.

methylmercury *n.* mercurio de metileno, sustancia orgánica de mercurio abundante en algunos peces de efecto tóxico en mujeres embarazadas y sobre todo en los niños.

metric *a.* métrico-a; ___ **system** / sistema ___.

metritis *n.* metritis, infl. de la pared uterina.

metroflebitis *n.* metroflebitis, infl. de las venas uterinas.

MI *abbr.* 1. (*mitral insufficency*) insuficiencia mitral; 2. (*myocardial infarction*) infarto del miocardio.

micrencephaly *n.* micrencefalia, cerebro anormalmente pequeño.

microabscess *n.* microabsceso, absceso diminuto.

microanalysis *n.* microanálisis, análisis químico de partículas ínfimas.

microanatomy *n.* microanatomía, histología.

microbe *n.* microbio, microorganismo, organismo diminuto.

microbial, **microbian** *a.* microbiano-a, rel. a los microbios.

microbiology *n.* microbiología, ciencia que estudia los microorganismos.

microcephaly *n.* microcefalia, cabeza anormalmente pequeña de origen congénito.

microcheiria *n.* microquiria, trastorno en el cual las manos son de un tamaño más pequeño que lo normal.

microcosmus *n.* microcosmo. 1. universo en miniatura; 2. cualquier entidad o estructura considerada en sí misma un pequeño universo.

microdrip *n.* microgotero, instrumento para administrar una cantidad precisa pequeña de una sustancia por medio intravenoso.

microfilm *n.* microfilm, microfilme, película que contiene información reducida a un tamaño mínimo.

microgenitalia *n.* microgenitalia, escaso desarrollo de los genitales externos.

microglia cells *n.* células de microglia, pequeñas células intersticiales migratorias que pertenecen al sistema nervioso.

micrognathia *n.* micrognatia, mandíbula inferior anormalmente pequeña.

microinvasion *n.* microinvasión, invasión de tejido celular adyacente a un carcinoma localizado que no puede verse a simple vista.

microlithiasis *n.* microlitiasis, pequeñas concreciones excretadas en ciertos órganos.

micromelia *n.* micromelia, extremidades anormalmente pequeñas.

micromelic *a.* micromélico-a, rel. a la micromelia.

micrometer *n.* micrómetro, instrumento para medir distancias cortas.

microorganism *n.* microorganismo, organismo que no puede verse a simple vista.

microphallus *n.* microfalo, pene anormalmente pequeño.

microscope *n.* microscopio, instrumento óptico con lentes que amplifican objetos que no pueden verse a simple vista; **electron** ___ / ___ electrónico; **light** ___ / ___ con luz o lumínico.

microscopic *a.* microscópico-a, rel. al microscopio.

microscopy *n.* microscopía, examen que se realiza con un microscopio.

microsomia *n.* microsomía, cuerpo anormalmente pequeño de proporciones normales.

microsurgery *n.* microcirugía, operación efectuada con el uso de microscopios quirúrgicos e instrumentos minúsculos de precisión.

microtome *n.* micrótomo, instrumento de precisión que se usa en la preparación de secciones finas de tejido para ser examinadas bajo el microscopio.

microtomy *n.* microtomía, corte de secciones finas de tejido.

miction *n.* micción, emisión de orina.

middle *n.* medio, centro; **in the** ___ **of** / en el ___ de.

middle age *n.* mediana edad, madurez.

middle ear *n.* oído medio, parte del oído situada más allá del tímpano.

middle finger *n.* el dedo cordial; dedo medio.

middle lobe syndrome *n.* síndrome del lóbulo medio del pulmón.

midget *n.* enano-a.

midgut *n.* intestino medio del embrión.

midline *n.* línea media del cuerpo.

midnight *n.* medianoche.

midplane *n.* plano medio.

midsection *n.* sección media.

midstream specimen *n.* especimen de orina que se toma después de comenzar la emisión y poco antes de terminarse.

midwife *n.* comadrona, partera, mujer que se especializa en el cuidado y atención de la salud de las mujeres durante el embarazo, el parto y el postpartum.

midyear *n.* mediados de año.

migraine *n.* migraña, jaqueca, ataques severos de dolor de cabeza que gen. se manifiestan en un solo lado acompañadas de visión alterada y en algunos casos de náuseas y vómitos.

migrans thrombophlebitis *n.* tromboflebitis migratoria, tromboflebitis de progreso lento de una vena a otra.

migration *n.* migración, movimiento de las células de un lugar a otro.

migratory cell *n.* célula migratoria, célula que tiene locomoción.

migratory pneumonia *n.* neumonía migratoria, tipo de neumonía que aparece en diferentes partes del pulmón.

mild *a.* [*pain*] leve, tolerabl. moderado-a, indulgente.

mildew *n.* moho.

milia neonatorum *n.* milia neonatorum, pequeños quistes no patógenos vistos a veces en los recién nacidos.

miliary *a.* miliar, caracterizado-a por pequeños tumores o nódulos.

miliary tuberculosis *n.* tuberculosis miliar, enfermedad que invade el organismo a través de la sangre y se caracteriza por la formación de tubérculos diminutos en los órganos afectados.

milieu *n.* medio ambiente.

milk *n.* leche; **boiled ___ / ___** hervida; **clotted ___ / ___** cuajada; **condensed ___ / ___** condensada; **dry ___ / ___** en polvo; **evaporated ___ / ___** evaporada; **___ albumina / ___** lactoalbúmina; **___ ascites / ___** ascites seudoquilosa; **___ of magnesia / ___** de magnesia; **mother's ___ /** leche materna; **skim ___ / ___** desnatada. **sterilized ___ / ___** esterilizada.

milk leg *n.* flegmasia cerúlea dolorosa, trombosis de una de las venas de la pierna (gen. femoral) que manifiesta dolor agudo, infl., sianosis y edema, que puede producir un problema circulatorio severo.

mimetic, mimic *a.* mimético-a, que imita.

mind *n.* mente, entendimiento; **___ -body medicine /** medicina de cuerpo y ___; *v.* atender, tener en cuenta; **to bear in ___ /** tener presente; **to be out of one's ___ /** volverse loco-a; **to make up one's ___ /** decidirse; **to speak one's ___ /** dar una opinión; dar su parecer.

mineral *n.* mineral, elemento inorgánico; *a.* mineral; **___ water** (carbonated) / agua ___ efervescente.

mineralization *n.* mineralización, depósitos de minerales en los tejidos.

mineralocorticoid *n.* mineralocorticoide, tipo de hormona liberada por la glándula suprarrenal que participa en la regulación del volumen de la sangre.

minilaparotomy *n.* minilaparotomía, un tipo de intervención pélvica para uso de diagnóstico o con el propósito de esterilización por medio de ligación de las trompas.

minimal *a. comp.* mínimo-a, más pequeño-a.

minimal dose *n.* dosis mínima, la menor dosis necesaria para producir un efecto determinado.

minimal lethal dose *n.* dosis letal mínima, la menor dosis de una sustancia que puede ocasionar la muerte.

minimize *v.* aliviar, atenuar, mitigar; reducir al mínimo; **This pill is to ___ the pain /** Esta pastilla es para ___ el dolor.

minor *n.* [*in age*] menor de edad; *a.* [*smaller, youngest*] menor, más pequeño; **a ___ problem /** un problema sin importancia; **___ burn /** quemadura leve; **___ surgery /** cirugía menor.

minority *n.* minoría, minoridad.

minute *n.* [*time*] minuto, momento; *a.* menudo-a, mínimo-a, diminuto-a.

miosis *n.* miosis, contracción excesiva de la pupila.

miraculous *a.* milagroso-a, prodigioso-a.

misbehavior *n.* mala conducta, mal comportamiento.

miscalculate *v.* cometer un error o falta; equivocarse.

miscarriage *n.* aborto, malparto, expulsión del feto por vía natural.

miscegenation *n.* mestizaje, cruzamiento de razas o de culturas.

miscible *a.* capaz de mezclarse o disolverse.

misdiagnosis *n.* diagnóstico equivocado o erróneo.

misery *n.* sufrimiento, pena; desesperación, miseria.

misguide *v.* dirigir mal, aconsejar mal.

misguided *a.* mal aconsejado-a, mal dirigido-a.

misogamy *n.* misogamia, aversión al matrimonio.

misogyny *n.* misoginia, aversión a las mujeres.

miss *n.* señorita, jovencita; *v. [to fail, to overlook]* perder; **to ___ an appointment** / perder el turno; [*sentiment*] **to ___ one's family** / echar de menos a la familia; [*to skip*] **to ___ a period** / faltar la regla, faltar el período.

misshaped, misshapen *a.* deforme, desfigurado-a.

missing *a.* desaparecido-a; extraviado-a.

mission *n.* misión; destino.

mistake *n.* error, equivocación, desacierto, falta; *vi.* equivocar, entender mal, confundir; *vr.* equivocarse, confundirse.

mistyping of blood *n.* error de emparejamiento de sangre; **blood transfusion ___** / error de emparejamiento en una transfusión sanguínea; *pop.* error de tipo de sangre.

mitigated *a.* mitigado-a, aliviado-a, calmado-a; disminuido-a.

mitochondria *n.* mitocondria, filamentos microscópicos del citoplasma que constituyen la fuente principal de energía de la célula.

mitogen *n.* mitógeno, sustancia que induce mitosis celular.

mitogenesis, mitogenia *n.* mitogénesis, causa de la mitosis celular.

mitosis *n.* mitosis, división celular que da lugar a nuevas células y reemplaza tejidos lesionados.

mitral *a.* mitral, rel. a la válvula mitral o bicúspide **___ disease** / enfermedad de la válvula ___ del corazón; **___ incompetence** / insuficiencia ___; **___ murmur** / soplo; **___ orifice** / orificio ___; **___ valve insufficiency** / insuficiencia de la válvula ___; **___ valve prolapse** / prolapso de la válvula ___, cierre defectuoso de la válvula ___.

mitral regurgitation *n.* regurgitación mitral, flujo sanguíneo retrógrado del ventrículo izquierdo a la aurícula izquierda causado por lesión de la válvula mitral.

mitral stenosis *n.* estenosis mitral, estrechez del orificio izquierdo aurículo-ventricular.

mitral valve *n.* válvula mitral, válvula aurículoventricular izquierda del corazón.

mittelschmerz *n.* dolor en el vientre relacionado con la ovulación que ocurre gen. a mitad del ciclo menstrual.

mix *v.* mezclar, juntar, asociar.

mixture *n.* mezcla, mixtura; poción.

mnemonics *n.* mnemónica, adiestramiento de la memoria por medio de asociación de ideas y otros recursos.

moan *n.* quejido, gemido, queja, lamento; *vr.* quejarse, lamentarse.

mobility *n.* movilidad.

mobilization *n.* movilización.

modality *n.* modalidad, cualquier método de aplicación terapéutica.

mode *n.* 1. moda, manera, valor repetido con mayor frecuencia en una serie; 2. modo.

model *n.* modelo, patrón, molde.

moderated *a.* moderado-a, mesurado-a; [*price*] módico, [*weather*] templado; **___ temperature** / temperatura ___.

moderation *n.* moderación, sobriedad.

modern *a.* moderno-a, reciente.

modest *a.* modesto-a, recatado-a.

modification *n.* modificación, cambio.

modulation *n.* modulación, acto de ajustar o adaptar tal como ocurre en la inflexión de la voz.

molar *n.* diente molar, muela.

molding *n.* amoldamiento de la cabeza del feto para adaptarla a la forma y tamaño del canal del parto.

mole *n.* mancha, lunar.

molecular *a.* molecular, rel. a una molécula; **___ biology** / biología ___.

molecule *n.* molécula, unidad mínima de una sustancia.

molest *v.* abusar sexualmente; dañar físicamente, vejar; humillar; asaltar.

mollusk, mollusc *n.* molusco.

momentum *n.*, *L.* momentum; ímpetu; fuerza de movimiento.

monarticular *a.* monarticular, que concierne o afecta a una sola articulación.

Mongolian spot mancha mongólica una área de pigmentación azulada cerca de la base de la columna que está presente al nacer.

mongoloid *a.* (ofensivo) mongólico, rel. al mongolismo, o síndrome de Down, o que sufre del mismo.

monitor *n.* monitor. 1. instrumento electrónico usado para monitorear una función; 2. persona que supervisa una función o actividad; *v.* monitorear, chequear sistemáticamente con un instrumento electrónico una función orgánica, tal como los latidos del corazón.

monitoring *n.* monitoreo, acción de monitorear, controlar; **blood pressure** ___ / ___ de la presión arterial; **cardiac** ___ / ___ cardíaco; **fetal** ___ / ___ del corazón fetal.

monochromatic *a.* monocromático-a, de un solo color.

monoclonal *a.* monoclonal, rel. a un solo grupo de células; ___ **antibodies** / anticuerpos ___ -es.

monocular *a.* monocular, rel. a un solo ojo.

monocyte *n.* monocito, glóbulo blanco mononuclear granuloso.

monogamy *n.* monogamia, unión matrimonial legal con una sola persona.

monomania *n.* monomania, trastorno mental de preocupación por una sola idea fija.

mononuclear *a.* mononuclear, que tiene un solo núcleo; ___ **cell** / célula ___.

mononucleosis *n.* mononucleosis, presencia de un número anormalmente elevado de leucocitos mononucleares en la sangre; **infectious** ___ / ___ infecciosa, infección viral aguda.

monosaccharide *n.* monosacárido, azúcar simple.

monozygotic twins *n.*, *pl.* gemelos monocigóticos con características genéticas idénticas.

monster *n.* monstruo.

mood *n.* humor, disposición, estado de ánimo; **changeable** ___ **-s** / cambios de humor, cambios de disposición; ___ **disorders** / cambios de estado de ánimo; **to be in a sad** ___ / sentirse triste; **to be in the** ___ **for** / tener ganas de.

moon *n.* luna; **moonlight** / luz de la ___.

moonface *n.* cara de luna, cara llena redonda característica de pacientes sometidos a un tratamiento prolongado de un esteroide.

moonlighter *n.* persona que tiene más de un empleo.

morality *n.* ética, rectitud, moral.

morbid *a.* mórbido, insano-a, morboso-a, rel. a una enfermedad.

morbidity *n.* morbidez, morbosidad, enfermedad; ___ **rate** / taza de ___, número de casos de cierta enfermedad.

mordacious *a.* mordaz, satírico-a.

more *a.* más; *adv.* más **more and more** / cada vez ___; **once** ___ / una vez ___; [*before numeral*] ___ **than a hundred** / ___ de cien.

morgue *n.* morgue, necrocomio, depósito temporal de cadáveres.

moribund *a.* moribundo-a, cercano-a a la muerte, agonizante.

morning *n.* mañana, madrugada; **early in the** ___ / muy de ___; **Good** ___ / buenos días, buen día; **in the** ___ / por la ___, en la ___; ___ **stiffness** / rigidez matutina muscular y de las articulaciones; **tomorrow** ___ / ___ por la ___.

morning sickness *n.* trastorno matutino de náuseas y vómitos que sufren algunas mujeres en la primera etapa del embarazo.

moron *n.* morón, morona, persona con retraso mental de un cociente intelectual de 50 a 70.

morphine *n.* morfina, alcaloide que se obtiene del opio y se usa como analgésico y sedante.

morphinism *n.* morfinismo, condición morbosa ocasionada por la adicción a la morfina.

morphology *n.* morfología, la forma y estructura de un organismo o cualquiera de sus partes.

mortal *a.* mortal, mortífero-a, fatal, letal.

mortality *n.* mortalidad, mortandad. 1. estado de ser mortal; 2. índice de mortalidad.

mórula *n.* mórula, masa esférica y sólida de células que resulta de la división celular del óvulo fecundado.

mosaic *n.* mosaico, la presencia en una persona de distintos tejidos adyacentes derivados de la misma célula como resultado de mutaciones.

mosaicism *n.* mosaicismo, mosaico genético, alteración genética en la que en un mismo individuo se encuentran dos o más poblaciones celulares con genotipos distintos.

mosquito *n.* mosquito.

mother *n.* madre, mamá.

motherhood *n.* maternidad.

mother-in-law *n.* suegra.

motility *n.* movilidad.

motion *n.* movimiento; [*sign*] seña, indicación; moción; ___ **sickness** / mareo producido por movimiento.

motionless *a.* sin movimiento, inmóvil.

motivation *n.* motivación, estimulación externa.

motor *n.* motor, agente que produce o induce movimiento *a.* motor-a, que causa movimiento.

motor development *n.* desarrollo motor.

motor neuron *n.* neurona motora, células nerviosas que conducen impulsos que inician las contracciones musculares.

mouth *n.* boca. 1. cavidad bucal; 2. abertura de cualquier cavidad; **by ___ / por vía bucal.**

mouth breathing *n.* respiración a través de la boca en lugar de la nariz.

move *n.* movimiento; paso; *v.* mover; mudar; ___ **your fingers** / Mueva, mueve los dedos; ___ **your hand** / Mueva, mueve la mano; **to ___ about, to ___ around** / caminar, andar, ir; **to ___ down** / bajar.

movement *n.* movimiento, moción, acción, maniobra; [*of the intestines*] evacuación, defecación.

MRI *abbr.* (*magnetic resonance imaging*) IRM, imágenes por resonancia magnética.

MRSA *abbr.* (*methicillin-resistant Staphyllococcus aureus*) SARM, *Staphylococcus aureus* resistente a la meticilina, una cepa bacteriana resistente a antibióticos que puede causar infecciones graves en personas con sistemas inmunológicos débiles.

much *a.* mucho-a; abundante; *adv.* excesivamente, demasiado, en gran cantidad; **as ___ as** / tanto como; **How ___ ? / ¿Cuánto?; not as ___ as before** / no tanto como antes; **How ___ does it hurt?** / ¿Cuánto le duele?; **too ___ / en exceso, demasiado.**

mucin *n.* mucina, glucoproteína, ingrediente esencial del mucus.

mucocele *n.* mucocele, dilatación de una cavidad ósea debida a una acumulación de secreción mucosa.

mucoid *n.* mucoide, glucoproteína similar a la mucina; *a.* de consistencia mucosa.

mucomembranous *a.* mucomembranoso-a, rel. a la membrana mucosa.

mucosa *n.* mucosa, membrana mucosa; **alveolar ___ / ___ alveolar; bronchial ___ / ___ bronquial; esophageal ___ / ___ esofágica; gastric ___ / ___ gástrica; laryngeal ___ / ___ laríngea; lingual ___ / ___ lingual; ___ of colon / ___ del colon; ___ of mouth / ___ de la boca, o bucal;**

___ **of nose / ___ nasal o de la nariz; ___ of pharynx / ___ de la nariz; ___ of renal pelvis / ___ de la pelvis renal; ___ of small intestine / ___ del intestino delgado; ___ of stomach / ___ del estómago or estomacal; ___ of (urinary) bladder / ___ de la vejiga urinaria; nasal ___ / ___ nasal; olfactory ___ / ___ olfatoria; pharyngeal ___ / ___ faríngea; vaginal ___ / ___ de la vagina.**

mucosal *a.* mucosal, rel. a cualquier membrana mucosa.

mucosity *n.* mucosidad.

mucous membrane *n.* membrana mucosa, láminas finas de tejido celular que cubren aberturas o canales que comunican con el exterior.

mucus *n.* moco, mucosidad, sustancia viscosa segregada por las membranas y glándulas mucosas.

multicellular *a.* multicelular, que consiste de muchas células.

multifocal *a.* multifocal, rel. a más de un foco.

multiparity *n.* multiparidad. 1. condición de una mujer que ha tenido más de un parto logrado; 2. parto múltiple.

multiparous *n.* multípara, mujer que ha parido más de una vez.

multiple *a.* múltiple, más de uno; ___ **family therapy** / terapia familiar ___; ___ **organ failure** / fallo ___ de órganos; ___ **personality disorder** / trastorno de personalidad ___.

multiple sclerosis *n.* esclerosis múltiple, enfermedad progresiva lenta del sistema nervioso central causada por pérdida de la capa de mielina que cubre las fibras nerviosas del cerebro y de la médula espinal.

multivitamin *n.* multivitamina, que contiene varias vitaminas esp. conocidas como esenciales para la salud.

mummification *n.* momificación, conversión a un estado similar al de una momia tal como en la gangrena seca o en el estado de un feto que muere y permanece en la matriz.

mumps *n.* paperas, parotiditis, enfermedad febril aguda de alta contagiosidad que se caracteriza por la infl. de las glándulas parótidas y otras glándulas salivales.

mural *a.* mural, rel. a las paredes de un órgano o parte.

murmur *n.* soplo, ruido, murmullo; sonido breve raspante, esp. un sonido anormal del corazón; **aortic regurgitation** ___ / ___ regurgitación aórtica; **bronchial** ___ / ___ bronquial; **cardiac** ___ / ___ cardíaco; **continuous** ___ / ___ continuo; **crescendo** ___ / ___ crescendo; **diastolic** ___ / ___ diastólico; **endocardial** ___ / ___ endocardial; **exocardial** ___ / ___ exocardial; **functional** ___ / ___ funcional; **mitral** ___ / ___ mitral; **pansystolic** ___ / ___ pansistólico; **systolic** ___ / ___ sistólico.

muscle *n.* músculo, tipo de tejido fibroso capaz de contraerse y que permite el movimiento de las partes y los órganos del cuerpo; **cardiac** ___ / ___ cardíaco; **flexor** ___ / ___ flexor; **involuntary, visceral** ___ / ___ involuntario, visceral; **loss of tone** / pérdida de tono muscular; ___ **building** / desarrollo muscular; ___ **relaxants** / relajadores musculares, medicamentos para aliviar espasmos musculares; ___ **strain** / distensión muscular; ___ **toning** / tono muscular; striated, **voluntary** ___ / ___ estriado, voluntario.

muscular *a.* muscular, musculoso-a, rel. al músculo; ___ **atrophy** / atrofia ___; ___ **contractions** / contracciones ___-es; ___ **dystrophy** / distrofia ___; ___ **rigidity** / rigidez ___.

muscularis *n.* muscularis, capa muscular de un órgano.

musculature *n.* musculatura; aparato muscular del cuerpo.

musculoskeletal *a.* musculoesquelético-a, rel. a los músculos y el esqueleto.

musculotendinous *a.* musculotendinoso-a, que está formado por músculo y tendón.

mushroom *n.* hongo, seta, champiñón; ___ **poisoning** / envenenamiento por ___-s.

mutagen *n.* mutágeno, sustancia o agente que causa mutación.

mutant *a.* mutante, rel. a un organismo que ha pasado por mutaciones.

mutation *n.* mutación, alteración, cambios espontáneos o inducidos en la estructura genética.

mute *n.* mudo-a.

mutilation *n.* mutilación.

mutism *n.* mutismo, mudez.

myalgia *n.* mialgia, dolor muscular.

myasis *n.* miasis, cualquier infección causada por la larva de insectos dípteros que infecta una cavidad cualquiera del organismo.

myasthenia *n.* miastenia, debilidad muscular; ___ **gravis** / ___ grave.

myatonia *n.* miatonía, deficiencia o pérdida del tono muscular.

mycetoma *n.* micetoma, infección causada por hongos parásitos que afectan a la piel, al tejido conjuntivo y a los huesos.

mycobacterium *n.*, *L. Mycobacterium*, especie de bacterias gram-positivas en forma de bastoncillo que incluyen las causantes de la lepra y la tuberculosis.

mycology *n.* micología, estudio de hongos y de las enfermedades que ellos producen.

mycoplasma *n.* mycoplasma, género de bacterias que carecen de pared celular.

mycosis *n.* micosis, cualquier enfermedad causada por hongos; ___ **fungoide** / ___ fungosa.

mycotoxicosis *n.* micotoxicosis, condición sistémica tóxica causada por toxinas creadas por hongos.

mydriasis *n.* midriasis, dilatación prolongada de la pupila del ojo.

mydriatic *a.* midriático-a, que causa dilatación de la pupila del ojo.

myectomy *n.* miectomía, extirpación de una porción de un músculo.

myelatelia *n.* mielatelia, defecto en el desarrollo de la espina dorsal.

myelauxe *n.* mielauxa, hipertrofia de la espina dorsal.

myelin *n.* mielina, sustancia de tipo grasoso que cubre las fibras nerviosas.

myelination, myelinization *n.* mielinización, crecimiento de mielina alrededor de una fibra nerviosa.

myelinolysis *n.* mielinólisis, enfermedad que destruye la mielina alrededor de ciertas fibras nerviosa; **acute** ___ / ___ aguda; ___ **transverse** / ___ transversa.

myelitis *n.* mielitis, infl. de la espina dorsal.

myeloblast *n.* mieloblasto, una célula no madura en la serie granulocítica, generalmente presente en la médula ósea.

myeloblastemia *n.* mieloblastemia, la presencia de mieloblastos en la sangre.

myelocele *n.* mielocele, hernia de la médula espinal a través de la columna vertebral.

myelocyst *n.* mieloquiste, un quiste compuesto de células nerviosas que se desarrolla en un canal del sistema nervioso central.

myelocyte *n.* mielocito, leucocito granular de la médula ósea presente en la sangre en ciertas enfermedades.

myelocytoma *n.* mielocitoma, una acumulación de mielocitos en ciertos tejidos, presente en ciertas enfermedades.

myelodysplasia *n.* mielodisplasia, desarrollo anormal de la columna vertebral.

myelofibrosis *n.* mielofibrosis, fibrosis de la médula ósea.

myelogenic, myelogenous *a.* mielógeno-a, que se produce en la médula.

myelogenic sarcoma *n.* sarcoma que se origina en la médula ósea.

myelogram *n.* mielograma, radiografía de la médula usando un medio de contraste.

myelography *n.* mielografía, radiografía de la columna vertebral con inyección de medio de contraste en la región subaracnoidea.

myeloid *n.* mieloide; *a.* rel. a la médula espinal o similar a la médula espinal o a la médula ósea; ___ **tissue** / médula roja.

myeloleukemia *n.* mieloleucemia, una forma de leucemia en la cual las células anormales provienen de tejido mielopoyético.

myeloma *n.* mieloma. 1. cualquier tumor de la médula espinal u ósea; 2. tumor formado por el tipo de células que se encuentran en la médula ósea; **multiple** ___ / ___ múltiple.

myelomeningocele *n.* mielomeningocele, hernia de la médula espinal y de las meninges con protrusión a través de un defecto en el canal vertebral.

myelopathy *n.* mielopatía, cualquier condición patológica de la médula espinal o de la médula ósea.

myeloproliferative *a.* mieloproliferativo-a, que se caracteriza por una proliferación de la médula ósea dentro o fuera de la médula ósea.

myeloschisis *n.* mielosquisis, un defecto del cierre del tubo neural posterior, que se presenta sin vértebras ni cobertura dérmica. La mayoría se presentan como mortinatos.

myelosuppression *n.* mielosupresión, producción reducida de eritrocitos y de plaquetas en la médula ósea.

myesthesia *n.* miestesia, sensaciones en un músculo de cualquier tipo.

myocardial, myocardiac *a.* miocárdico-a, rel. al miocardio; ___ **contraction** / contracción del miocardio; ___ **diseases** / miocardiopatías.

myocardial infarction *n.* infarto cardíaco, necrosis de células del músculo cardíaco debido a un bloqueo del abastecimiento de sangre que lo irriga, condición *usu.* conocida como "ataque al corazón".

myocardial ischemia *n.* isquemia miocardial, deficiencia de abastecimiento de sangre al corazón debida a un bloqueo de una o más de una de las arterias coronarias.

myocardiography *n.* miocardiografía, trazado de los movimientos del músculo cardíaco.

myocarditis *n.* miocarditis, infl. del miocardio.

myocardium *n.* miocardio, capa media de la pared cardíaca.

myoclonus *n.* mioclonus, contracción o espasmo muscular tal como se manifiesta en la epilepsia.

myocyte *n.* miocito, célula del tejido muscular.

myodystrophy *n.* miodistrofia, distrofia muscular.

myofibril *n.* miofibrilla, fibrilla diminuta delgada del tejido muscular.

myofibroma *n.* miofibroma, tumor compuesto de elementos musculares.

myofilament *n.* miofilamento, filamentos microscópicos que constituyen las fibrillas musculares.

myogenic *a.* miogénico-a, que se origina en un músculo.

myoglobin *n.* mioglobina, pigmento del tejido muscular que participa en la distribución de oxígeno.

myography *n.* miografía, gráfico que registra la actividad muscular.

myolysis *n.* miolisis, destrucción de tejido muscular.

myoma *n.* mioma, tumor benigno compuesto de tejido muscular; ___ **previum** / ___ previo.

myomectomy *n.* miomectomía. 1. excisión de una porción de un músculo o de tejido muscular; 2. extirpación de un tumor miomatoso localizado gen. en el útero.

myometrium *n.* miometrio, pared muscular del útero.

myonecrosis *n.* mionecrosis, necrosis del tejido muscular.

myoneural *a.* mioneural, rel. a una terminación nerviosa en un músculo; ___ **junction** / unión ___.

myopathy *n.* miopatía, cualquier enfermedad muscular; **ocular** ___ / ___ ocular.

myope *n.* miope, persona que tiene miopía.

myopia *n.* miopía, defecto del globo ocular por el cual los rayos de luz hacen foco enfrente de la retina, lo que causa dificultad para ver objetos a distancia.

myopic *a.* miope. 1. que padece de miopía; 2. rel. a la miopía.

myorrhexia *n.* miorexia, desgarro en cualquier músculo.

myosarcoma *n.* miosarcoma, tumor maligno derivado de tejido muscular.

myosin *n.* miosina, la proteína más abundante del tejido muscular.

myositis *n.* miositis, infl. de uno o de más músculos.

myotherapy *n.* mioterapia, método de terapia con ejercicios musculares ejerciendo presión sobre nudos dolorosos y articulaciones para aliviar el dolor.

myotomy *n.* miotomía, sección o disección de un músculo.

myotonia *n.* miotonía, condición muscular con aumento en rigidez y contractibilidad muscular y disminución de relajamiento.

myringectomy, myringodectomy *n.* miringectomía, extirpación de la membrana timpánica o de una parte de ésta.

myringitis *n.* miringitis, infl. del tímpano.

myringoplasty *n.* miringoplastia, cirugía plástica de la membrana del tímpano.

myxedema *n.* mixedema, condición causada por deficiencia funcional de la tiroides.

myxoma *n.* mixoma, tumor compuesto de tejido conjuntivo.

Nabothian cysts *n.*, *pl.* quistes de Naboth, quistes pequeños gen. benignos formados por la obstrucción de las glándulas secretoras de mucus del cuello uterino.

nail *n.* uña. 1. **toe** ___ / ___ de los dedos del pie; **finger** ___ / ___ de los dedos de la mano; **ingrown** ___ / uñero, ___ uña encarnada; ___ **scratch** / arañazo; ___ **biting** / comerse las ___-s; 2. clavo.

nailbed *n.* matriz de la uña, porción de epidermis que cubre la uña.

naked *a.* desnudo-a, descubierto-a; *pop.* en cueros, en pelotas; **with the ___ eye** / a simple vista; **to strip ___** *vt., vi.* / desnudar, desnudarse.

naltrexone *n.* naltrexona, fármaco utilizado para ayudar a los pacientes a mantener un estado libre de drogas o alcohol.

name *n.* nombre; [*first name and surname*] / nombre completo, nombre y apellido; **What is your ___?** / ¿Cómo se llama usted?, ¿Cómo te llamas?, ¿Cuál es su, tu nombre?

nanocephaly *n.* nanocefalia, desarrollo anormal de la cabeza caracterizada por su pequeñez.

nape *n.* nuca, cerviz, parte posterior del cuello; *pop.* pescuezo, cogote.

naproxen *n.* naproxeno, medicamento que reduce la inflamación, dolor y fiebre y se utiliza esp. para tratar la artritis.

narcissism *n.* narcisismo; 1. amor excesivo a sí mismo-a; 2. placer sexual derivado de la contemplación del propio cuerpo.

narcissistic *a.* narcisista.

narcoanalysis *n.* narcoanálisis, tratamiento de psicoterapia usado originalmente en casos de psicosis de guerra y también en el tratamiento de trauma infantil.

narcohypnosis *n.* narcohipnosis, hipnosis inducida por el uso de narcóticos.

narcolepsy *n.* narcolepsia, padecimiento crónico de accesos de sueño.

narcoleptic *a.* narcoléptico-a, rel. a la narcolepsia o que padece de ella.

narcosis *n.* narcosis; 1. letargo y alivio de dolor por el efecto de narcóticos; 2. dro-gadicción.

narcotherapy *n.* narcoterapia, psicoterapia que se lleva a cabo bajo el efecto de un sedativo o narcótico.

narcotic *a.* narcótico-a, estupefaciente de efecto analgésico que puede producir adicción; ___ **blockade** / bloqueo ___; ___ **reversal** / reversión ___-a.

narcotism *n.* narcotismo. *V.* **narcosis**.

naris *n. pl.* nares narinas, orificios externos de la nariz.

narrowing *n.* estenosis, pinzamiento; **aortic ___** / estenosis de la aorta; **mitral ___** / ___ o ___ de la válvula mitral.

nasal *a*; nasal, rel. a la nariz; ___ **cavity** / cavidad ___; ___ **congestion** / congestión ___; ___ **discharge** / secreción ___; ___ **drip** / goteo ___; ___ **hemorrhage** / epistaxis, hemorragia ___; ___ **instillation** / instilación ___, administración de un líquido gota a gota; ___ **meatus** / meato ___; ___ **passages** / fosas nasales; ___ **polyp** / pólipo ___; ___ **septum** / tabique ___.

nascent *a.* 1. naciente, incipient; 2. liberado de un compuesto químico.

nasogastric *a.* nasogástrico-a, rel. a la nariz y el estómago; ___ **tube** / sonda ___-a.

nasolabial *a.* nasolabial, rel. a la nariz y al labio.

nasolacrimal duct *n.* conducto nasolagrimal.

nasopharynx *n.* nasofaringe, parte de la faringe localizada sobre el velo del paladar. *V.* ilustraciones en la página 388 (inglés) y pág. 142 (español).

nasty *a.* malo, malicioso; sucio; obsceno; desagradable; ___ **illness** / enfermedad grave, seria; ___ **weather** / mal tiempo.

natality *a.* natalidad, índice de nacimientos en una comunidad.

natimortality *n.* natimortalidad, tasa de mortalidad fetal.

native *n.* nativo-a, indigenous indígena; *a.* nativo-a, autóctono-a; ___ **born** / nacido-a en, oriundo-a de; ___ **tongue** / lengua materna.

natremia *n.* natremia, presencia de sales de sodio en la sangre.

natriuretic *n.* natriurético-a. 1. rel. a la natriuresis, excreción de sodio en la orina; 2. un agente natriurético.

natural *a.* natural, innato-a; ___ **childbirth** / parto ___; ___-ly *adv.* / ___-mente; ___ **family planning** / planificación familiar ___, método de control de la natalidad que consiste en la abstención de relaciones sexuales durante el período de ovulación; ___ **food** / alimento ___, alimento que ha recibido un procesamiento mínimo y no contiene conservantes ni aditivos artificiales; ___ **parents** / padres ___-es, madre y padre biológicos.

nature *n.* naturaleza.

naturopath *n.* naturópata, persona que practica la naturopatía.

naturopathy *n.* naturopatía, tratamiento terapéutico por medio de recursos naturales.

nausea *n.* náusea, asco, ganas de vomitar.

nauseate *v.* dar o causar náuseas, dar asco; **to be ___-d** / tener náuseas.

nauseous *a.* 1. mareado, propenso a tener náuseas; 2. nauseabundo, que produce náuseas o asco.

navel *n.* ombligo, umbilicus.

navicular *n.* navicular, hueso escafoides; *a.* en forma de nave; ___ **abdomen** / abdomen ___; ___ **bone** / hueso ___; ___ **fossa of urethra** / fosa ___ de la uretra.

near *a.* cercano-a, próximo-a, a corta distancia; **a ___ relative** / pariente ___; [*almost*] casi; prep. cerca de, junto a; [*at hand*] a la mano; [*toward*] ___ **the right** / hacia la derecha, cerca de la derecha; ___-ly; *adv.* / casi, por poco; **he, she ___ died** / él, ella por poco se muere.

nearsighted *a.* miope, corto-a de vista.

nearsightedness *n.* miopía.

nebula *n.* nébula, opacidad ligera de la córnea, que sólo puede verse cuando se ilumina oblicuamente y generalmente no interfiere con la visión.

nebulization *n.* nebulización, atomización, conversión de un líquido a una nube de vapor.

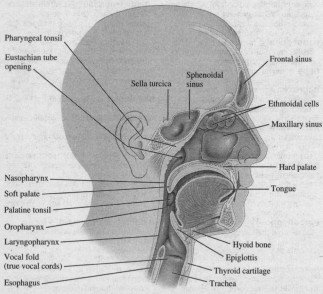

Nasopharyngeal structures: sagittal section

Pharyngeal tonsil
Eustachian tube opening
Sella turcica
Sphenoidal sinus
Frontal sinus
Ethmoidal cells
Maxillary sinus
Hard palate
Tongue
Nasopharynx
Soft palate
Palatine tonsil
Oropharynx
Laryngopharynx
Vocal fold (true vocal cords)
Esophagus
Hyoid bone
Epiglottis
Thyroid cartilage
Trachea

nebulizer *n.* nebulizador, atomizador de líquidos.

nebulous *a.* nebuloso-a.

necessary *n.* necesidad; *a.* necesario-a, indispensable; **it is** ___ / es necesario; **what is** ___ / lo necesario; **whatever is** ___ / lo que sea necesario.

neck *n.* cuello, pescuezo; 1. parte del cuerpo que une la cabeza al tronco; 2. región de un diente entre la corona y la raíz.

neck of uterus *n.* cuello uterino.

necrobiosis *n.* necrobiosis, degeneración gradual de células y tejidos como resultado de cambios debidos al desarrollo, al envejecimiento y al uso.

necrology *n.* necrología, estudio de estadísticas referentes a la mortalidad.

necrophilia *n.* necrofilia; 1. atracción mórbida por la muerte o por algunos de sus aspectos; 2. perversión sexual de quien trata de obtener placer erótico con cadáveres.

necrophobia *n.* necrofobia, temor anormal a la muerte y a los cadáveres.

necropsy *n.* necropsia, autopsia.

necrosis *n.* necrosis, muerte parcial o total de las células que forman un tejido tal como ocurre en la gangrena; **acute massive liver** ___ / ___ hepática masiva aguda; **acute retinal** ___ / ___ aguda de la retina; **aseptic** ___ / ___ aséptica; **caseous** ___ / ___ caseosa; **central** ___ / ___ central; **coagulation** ___ / ___ de coagulación; **cystic medial** ___ / ___ cística media; **fat** ___ / ___ grasa; **focal** ___ / ___ focal; **ischemic** ___ / ___ isquémica; **laminar cortical** ___ / ___ laminar cortical; ___ **of epiphysis** / ___ epifisaria; **progressive emphysematous** ___ / ___ progresiva enfisematosa; **progressive outer retinal** ___ / ___ externa progresiva de la retina; **renal papillary** ___ / ___ renal papilar; **simple** ___ / ___ simple; **subcutaneous fat** ___ **of newborn** / ___ de tejidos grasos subcutáneos del neonato; **suppurative** ___ / ___ supurativa; **total** ___ / ___ total.

necrotize *v.* necrosar, causar la muerte, producir necrosis.

needle *n.* aguja; **hypodermic** ___ / ___ hipodérmica.

needle stick puncture *n.* pinchazo accidental, que puede ocasionar la transmisión de fluidos infecciosos y por lo tanto contagiar enfermedades tales como hepatitis B, C u otras.

needy *n., pl.* necesitados-as; **the** ___ / los ___-os; *a.* necesitado-a; pobre.

negative *a.* negativo-a; ___ **culture** / cultivo ___; ___ **-ly** *adv.* / negativamente.

negative predictive value *n.* valor predictivo negativo, proporción de sujetos que tienen un resultado negativo en la prueba para una enfermedad y que efectivamente no tienen la enfermedad.

negative transference *n.* transferencia negativa, en psicoterapia, tendencia inconsciente de asignar al terapeuta sentimientos y actitudes hostiles presentes en el paciente.

negativism *n.* negativismo, conducta caracterizada por una actuación opuesta a la sugerida.

neglect *n.* negligencia, descuido; [*in a state of neglect*] abandonado, descuidado.

negligence *n.* negligencia, descuido.

negligent *a.* negligente, descuidado-a.

neighbor *n.* vecino-a.

nemathelminth *n.* nematelminto, gusano intestinal de forma redondeada que pertenece al filum de los *Nemathelmintes.*

Nematoda *n. L. Nematoda,* clase de gusanos del filum de los *Nemathelmintes.*

nematode *n.* nematodo, gusano parásito que vive en los animales, plantas, suelo o agua.

nematodiasis *n.* nematodiasis, infección por parásitos nematodos.

neoarthrosis, nearthrosis *n.* neoartrosis, neartrosis, articulación artificial o falsa.

neologism *n.* neologismo. 1. en psiquiatría, palabra cuyo significado es conocido sólo por la persona que lo utiliza y que puede estar relacionada con sus conflictos; 2. vocablo al cual se le atribuye un nuevo giro o acepción, o un vocablo nuevo.

neomycin *n.* neomicina, antibiótico de amplio espectro.

neonatal *a.* neonatal, rel. a las primeras seis semanas después del nacimiento.

neonate *n.* neonato-a, recién nacido-a, de seis semanas o menos de nacido-a.

neonatology *n.* neonatología, estudio y cuidado de los recién nacidos.

neoplasia n. neoplasia, formación de neoplasmas.

neoplasm n. neoplasma, crecimiento anor-mal de tejido nuevo tal como un tumor.

neoplastic a. neoplásico-a, rel. a un neoplasma.

neoplastic growth n. neoplasia o tumor.

neovascularization n. neovascularización, proliferación anormal de nuevos vasos sanguíneos como reacción a la isquemia.

nephew n. sobrino.

nephralgia n. nefralgia, dolor en el riñón.

nephrectomy n. nefrectomía, extirpación de un riñón.

nephritic n. nefrítico-a, rel. a la nefritis o afectado por ella.

nephritis n. nefritis, infl. del riñón; **acute** ___ / ___ aguda; **analgesic** ___ / ___ analgésica; **chronic** ___ / ___ crónica; **focal** ___ / ___ focal; **glomerular** ___ / ___ glomerular; **hemorrhagic** ___ / ___ hemorrágica; **hereditary** ___ / ___ hereditaria; **immune complex** ___ / ___ de complejo inmune; **interstitial** ___ / ___ intersticial; **lupus** ___ / ___ por lupus, ___ lúpica; **suppurative** ___ / ___ supurativa; **syphilitic** ___ / ___ sifilítica.

nephrogram n. nefrograma, renograma, registro gráfico del funcionamiento renal mediante la vigilancia externa del nivel de radiactividad en la vejiga al entrar un radiofármaco desde el riñón por los uréteres.

nephrolithiasis n. nefrolitiasis, presencia de cálculos renales.

nephrolithotomy n. nefrolitotomía, incisión en el riñón para extraer cálculos renales.

nephrology n. nefrología, estudio del riñón y de las enfermedades que lo afectan.

nephroma n. nefroma, tumor del riñón.

nephromegaly n. nefromegalia, extrema hipertrofia de los riñones.

nephropexy n. nefropexia, fijación de un riñón flotante.

nephrosclerosis n. nefroesclerosis, endurecimiento del sistema arterial y del tejido intersticial del riñón.

nephrosis n. nefrosis, afección renal degenerativa asociada con gran cantidad de proteína en la orina, niveles bajos de albúmina en la sangre y edema pronunciado.

nephrostomy n. nefrostomía, formación de una fístula en el riñón o en la pelvis renal.

nephrotic syndrome n. síndrome nefrótico, afección del riñón caracterizada por un exceso de pérdida de proteínas.

nephrotomy n. nefrotomía, incisión en el riñón.

nephrotoxic a. nefrotóxico, que destruye células renales.

nephrotoxin n. nefrotoxina, toxina que destruye células renales.

nerve n. nervio, cada una de las fibras libres o fibras en haz que conectan al cerebro y la médula espinal con otras partes y órganos del cuerpo; ___ **block** / bloqueo del ___; ___ **cells** / neuronas; ___ **degeneration** / degeneración nerviosa; ___ **ending** / terminación nerviosa; ___ **fiber** / fibra nerviosa; ___ **tissue** / tejido nervioso; **pinched** ___ / ___ pellizcado.

nervous a. nervioso-a, ansioso-a, excitable; ___ **breakdown** / colapso ___-o; ___ **crisis** / crisis ___-a; ___ **debility** / fatiga ___-a; ___ **disorder** / trastorno ___-o; ___ **impulse** / impulso ___-o; ___ **system** / sistema ___-o.

nervousness n. nerviosismo, nerviosidad.

nervus n., L. (pl. **nervi**) nervio.

nest n. nido, nido de células, masa de células en forma de nido de pájaro.

network n. red, cadena, arreglo de fibras en forma de malla.

neural a. neural, rel. al sistema nervioso; ___ **arch** / arco ___; ___ **crest** / cresta ___; ___ **cyst** / quiste ___; ___ **folds** / pliegues neurales; ___ **plate** / placa ___.

neuralgia n. neuralgia, dolor intenso a lo largo de un nervio; **atypical facial** ___ / ___ facial atípica; **atypical trigeminal** ___ / ___ trigeminal atípica; **facial** ___ / ___ facial; **glossopharyngeal** ___ / ___ glosofaríngea; **hallucinatory** ___ / ___ alucinatoria, sin estímulo periférico verdadero.

neuralgic a. neurálgico-a, rel. a la neuralgia.

neural hearing loss n. pérdida neural de la audición debida a una lesión del octavo nervio craneal.

neurapraxia n. neuropraxia, parálisis temporal de un nervio sin causar degeneración.

neurasthenia *n.* neurastenia, término asociado con un estado general de irritabilidad y agotamiento nervioso; **angiopathic** ___ / ___ angiopática; **gravis** ___ / ___ grave; **praecox** ___ / ___ precoz; **primary** ___ / ___ primaria; **pulsating** ___ / ___ pulsátil.

neurectomy *n.* neurectomía, corte de un segmento del nervio.

neurilemma *n.* neurilema, membrana fina que cubre una fibra nerviosa.

neurinoma *n.* neurinoma, neoplasma benigno de las capas que rodean un nervio.

neuritis *n.* neuritis, infl. de un nervio.

neuroblast *n.* neuroblasto, célula nerviosa primitiva.

neuroblastoma *n.* neuroblastoma, tumor maligno del sistema nervioso formado en gran parte por neuroblastos.

neurocyte *n.* neurocito. *V.* **neuron**.

neurocytoma *n.* neurocitoma, neoplasma, gen. intraventricular.

neurodermatitis *n.* neurodermatitis, trastorno de lesiones cutáneas blanquecinas que gen. se observan en personas nerviosas, y que suelen ser crónicas, diseminadas o localizadas.

neurofibroma *n.* neurofibroma, tumor del tejido fibroso que cubre un nervio periférico.

neurofibromatosis *n.* neurofibromatosis, trastorno que se caracteriza por la manifestación de múltiples neurofibromas a lo largo de los nervios periféricos.

neurogenic *a.* neurógeno-a. 1. que forma tejido nervioso; 2. que se desarrolla en el sistema nervioso o a partir de una lesión del sistema nervioso; ___ **atrophy** / atrofia ___.

neuroglia *n.* neuroglia, células que sirven de sostén y constituyen el tejido intersticial del sistema nervioso.

neurohypophysis *n.* neurohipófisis, porción nerviosa posterior de la glándula pituitaria.

neuroimaging *n.* neuroimagen, producción de imágenes del sistema nervioso central por técnicas no invasivas (como la tomografía computarizada).

neurolepsis *n.* neurolepsia, estado alterado de la conciencia producido por drogas antipsicóticas, en el cual el paciente muestra síntomas de ansiedad e indiferencia.

neuroleptic *n.* neuroléptico, agente tranquilizante, pertenece a la clase de fármacos psicotrópicos usados en el tratamiento de psicosis, esp. esquizofrenia; **anesthesia** ___ / anestesia con el uso de un ___.

neuroleptic malignant syndrome *n.* síndrome neuroléptico maligno, que se manifiesta por síntomas de hipertermia, pérdida del conocimiento y otras reacciones graves relacionadas con el sistema nervioso central y que pueden ocasionar la muerte.

neurologist *n.* neurólogo-a, médico especialista del sistema nervioso.

neurology *n.* neurología, rama de la medicina que estudia el sistema nervioso.

neurolysin *n.* neurolisina, citolisina que posee un efecto destructivo específico sobre las células nerviosas.

neurolysis *n.* neurólisis. 1. proceso de liberar un nervio de adherencias o bridas inflamatorias; 2. destrucción de tejido nervioso.

neuroma *n.* neuroma, tumor constituido principalmente por fibras y células nerviosa; **acoustic** ___ / ___ acústico.

neuromagnetic field *n.* campo neuromagnético.

neuromalacia *n.* neuromalacia, reblandecimiento patológico de un tejido nervioso.

neuromatosis *n.* neuromatosis, presencia de neuromas múltiples.

neuromeningeal *a.* neuromeníngeo, rel. al tejido nervioso y las meninges.

neuromuscular *a.* neuromuscular, rel. a nervios y músculos; ___ **blocking agents** / agentes bloqueadores ___-es; ___ **relaxant** / relajador ___; ___ **system** / sistema ___.

neuromyelitis *n.* neuromielitis, infl. de los nervios y de la médula espinal.

neuron *n.* neurona, célula que constituye la unidad básica funcional del sistema nervioso.

neuro-ophthalmology *n.* neurooftalmología, rama de la oftalmología que se especializa en la parte del sistema nervioso relacionada con la visión.

neuropacemaker *n.* neuromarcapasos, instrumento para estimular eléctricamente la médula espinal.

neuropathology *n.* neuropatología, ciencia que estudia las enfermedades nerviosas.

neuropathy *n.* neuropatía, trastorno o cambio patológico en los nervios periféricos; **autonomic** ___ / ___ autónoma; **motor** ___ / ___ motora.

neuropharmacology *n.* neurofarmacología, estudio farmacológico del efecto de fármacos en el sistema nervioso.

neuropil *n.* neurópilo, red de fibras nerviosas (dendritas y axones) y de las células de neuroglia en la materia gris del sistema nerviosos central.

neuroprotective *a.* neuroprotectora, que sirve para proteger a las neuronas de una lesión o degeneración.

neuropsychopharmacology *n.* neuropsicofarmacología, estudio de los medicamentos empleados en el tratamiento de trastornos mentales y de su efecto en ellos.

neurosarcocleisis *n.* neurosarcocleisis, cirugía para tratar la neuralgia en la cual un nervio que atraviesa el tabique de un canal óseo se transplanta a un tejido blando.

neurosis *n.* neurosis, trastorno que se manifiesta principalmente por ansiedad y por el uso de mecanismos de defensa; **accidental** ___ / ___ accidental; **anxiety** ___ / ___ de ansiedad; **cardiac** ___ / ___ cardíaca; **character** ___ / ___ del carácter; **combat** ___ / ___ de guerra; **compensation** ___ / ___ de compensación; **compulsive** ___ / ___ compulsiva; **depressive** ___ / ___ depresiva; **hypochondriacal** ___ / ___ hipocondríaca; **hysterical** ___ / ___ histérica; **obsessional** ___ / ___ obsesiva; **obsessive-compulsive** ___ / ___ obsesiva compulsiva; **occupational** ___ / ___ ocupacional; **post-traumatic** ___ / ___ postraumática.

neurosurgeon *n.* neurocirujano-a, especialista en neurocirugía.

neurosurgery *n.* neurocirugía, cirugía del sistema nervioso.

neurosyphilis *n.* neurosífilis, sífilis que afecta el sistema nervioso central; **tabetic** ___ / ___ tabética.

neurotic *a.* neurótico-a, que sufre de neurosis.

neurotomy *n.* neurotomía, disección o división de un nervio.

neurotoxic *a.* neurotóxico-a, que ejerce un efecto tóxico sobre el sistema nervioso; ___ **agent** / agente ___-o.

neurotoxin *n.* neurotoxina, toxina venenosa o destructiva para el tejido nervioso, esp. las exotoxinas secretadas por algunas bacterias.

neurotransmitter *n.* neurotransmisor, neurorregulador, sustancia química que modifica la transmisión de impulsos a través de una sinapsis entre nervios o entre un nervio y un músculo; **adrenergic** ___ / ___ adrenérgico; **cholinergic** ___ / ___ colinérgico.

neurotropic atrophy *n.* atrofia neurotrópica, atrofia neurogénica, anomalía de la piel, tejidos subcutáneos y huesos debida a lesiones de nervios periféricos.

neurovascular *a.* neurovascular, rel. a los sistemas nervioso y vascular.

neutral *a.* neutro.

neutralization *n.* neutralización, proceso de anular o contrarrestar la acción de un agente.

neutralize *v.* neutralizar, contrarrestar.

neutrophilia *n.* neutrofilia, aumento de neutrófilos en la sangre.

neutrotaxis *n.* neutrotaxis, estimulación de neutrófilos con una sustancia que los atrae o repele.

never *adv.* nunca, jamás; ___ **fear** / pierda cuidado; ___ **mind** / no importa, no te preocupes.

nevertheless *adv.* sin embargo, no obstante.

nevus *n.*, (*pl.* **nevi**) nevo, lunar, marca de nacimiento; **comedonicus** ___ / ___ comedónico; **compound** ___ / ___ compuesto; **dysplastic** ___ / ___ de displasia, con algunas células malignas; **faun tail** ___ / ___ de cola de fauno; **flammeus** ___ / ___ flamígero; **junction, junctional** ___ / ___ de la unión neuroepidérmica; **melanocytic** ___ / ___ melanocítico; **sebaceous** ___ / ___ sebáceo.

new *a.* nuevo-a; **What is** ___? / ¿Qué hay de ___?

newborn *n.* neonato-a. 1. nacido recientemente; 2. lactante recién nacido.

next *a.* próximo-a, siguiente; ___ **door** / al lado; ___ **of kin** / el pariente más cercano; ___ **to nothing** / casi nada; **The table is** ___ **to the bed** / La mesa está al lado de la cama; **Who is** ___ ? / ¿Quién es el, la ___ ?, ¿Quién sigue?

nexus *n.*, (*pl.* **nexus**) nexo, conexión, unión.

niacin *n.* ácido nicotínico.

nice *a.* delicado-a, fino-a, bueno-a;
___-**ly** *adv.* / finamente, delicada-
mente; ___-**ly done** / bien hecho.

niche *n.* nicho, depresión o defecto
pequeño esp. en la pared de un órgano hueco.

nicotine *n.* nicotina, alcaloide tóxico,
ingrediente del tabaco que es el principal responsable de su poder adictivo y que también hace que la cocaína
sea más adictiva.

nictitation *n.* parpadeo, guiño.

nidation *n.* nidación, fijación del óvulo fecundado en la mucosa uterina.

nidus *n.*, *L.* (*pl.* **nidi**) nido.

niece *n.* sobrina.

night *n.* noche; **by** ___ / de noche, por
la noche; **Good** ___ / Buenas noches;
last ___ / anoche; ___ **before last** /
anteanoche.

night-blindness *n.* ceguera nocturna. *V.* **nyctalopia.**

nightfall *n.* atardecer, anochecer.

nightmare *n.* pesadilla.

night sweats *n.* sudor excesivo durante el sueño, gen. un signo semejante al de enfermedades tales como
la tuberculosis, o por síndrome de inmunodeficiencia.

night vision *n.* visión nocturna. *V.*
scotopia.

NIH *abbr.* (*National Institutes of
Health*) INS, Institutos nacionales de
la salud.

nihilism *n.* nihilismo. 1. actitud de escepticismo sobre, o rechazo de, los
valores y las creencias tradicionales;
2. en psiquiatría, ilusión de inexisten-
cia de una parte o de la totalidad del
propio ser o del mundo.

nipple *n.* pezón; [*of male*] tetilla;
[*nursing bottle*] mamadera, tetera,
mamila; **cracked** ___ / ___ agrietado; **engorged** ___ / ___ enlechado;
retracted ___ / ___ retraído.

nitric acid *n.* ácido nítrico.

nitrogen *n.* nitrógeno, elemento no
metálico que en su forma libre es
normalmente un gas inerte, incoloro,
inodoro y sin sabor que comprende el
78 por ciento de la atmósfera; **blood
urea** ___ / ___ ureico en la sangre;
___ **monoxide** / monóxido de ___;
___ **narcosis** / narcosis por ___, euforia y confusión que se experimenta
cuando el nitrógeno del aire penetra
el torrente sanguíneo y actúa como
narcótico.

nitroglycerine *n.* nitroglicerina, nitrato de glicerina usado como vasodilatador, esp. en la angina de pecho.

nitrous oxide *n.* óxido nitroso, gas
que produce pérdida de sensibilidad
al dolor o anestesia al inhalarlo.

nocardiosis *n.* nocardiosis, infección generalmente pulmonar causada
por Nocardia que puede expandirse a
varias partes del cuerpo.

no code *n.* sin código, orden de no revivir o mantener a un paciente que
experimenta un evento que amenaza
la vida (como un paro cardíaco).

nocturia, nycturia *n.* nocturia, nicturia, frecuencia aumentada de emisión
de orina esp. durante la noche.

nocturnal *a.* nocturno-a, nocturnal,
de noche; ___ **emission, emiction** /
micciones ___-as, orinarse en la cama; emisión ___-a involuntaria de
semen.

node *n.* nudo, nódulo, ganglio; lymphatic ___ / ___ linfático; **milker's**
___ / ___ de los ordeñadores; **singer's** ___ / ___ vocal o de los cantantes; **syphilis** ___ / ___ sifilítico;
vermis ___ / ___ del vermis.

nodose *a.* nudoso-a, formado por
nódulos o protuberancias.

nodule *n.* nódulo o nodo pequeño;
solitary ___ / ___ solitario; **subcutaneous** ___ / ___ subcutáneo.

noise *n.* ruido; **to make** ___ / hacer
___ .

noiseless *a.* callado-a, tranquilo-a.

noise pollution *n.* contaminación
acústica.

noisy *a.* ruidoso-a, turbulento-a, bu-
llicioso-a.

noma *n.* noma, úlcera, estomatitis
gangrenosa en la cara interna de la
mejilla.

nomenclature *n.* nomenclatura, terminología.

nominal *a.* nominal; ___ **aphasia** / afasia ___ .

non compos mentis *a.*, *L.* non compos mentis, mentalmente incompetente.

non-Hodgkin's lymphoma *n.* linfoma no hodgkiniano, cualquiera de
los diferentes linfomas malignos (como el linfoma de Burkitt) que no se
clasifica como una enfermedad de
Hodgkin, tienen células malignas derivadas de las células B, células T o
células asesinas naturales y se caracterizan esp. con ganglios linfáticos
agrandados, fiebre, sudores nocturnos, fatiga y pérdida de peso.

noninvasive *a.* no invasor, que no se
propaga; que no invade, esp. en una
técnica de diagnóstico.

nonparous *a.* nulípara. V. **nullipa-rous**.

nonsense *n.* tontería, bobería, disparate.

nonspecific *a.* sin especificación, no específico.

nonviable *n.* que no puede sobrevivir.

norepinephrine *n.* norepinefrina, hormona que causa que los vasos sanguíneos se contraigan y ayuda a transmitir impulsos nerviosos.

norm *n.* norma, regla.

normal *a.* normal, natural, regular.

normalization *n.* normalización, regreso al estado normal.

normoblast *n.* normoblasto, eritroblasto, célula nucleada precursora de los eritrocitos, o glóbulos rojos, en los humanos.

normocalcemia *n.* normocalcemia, nivel normal de calcio en la sangre.

normoglycemia *n.* normoglucemia, concentración normal de azúcar en la sangre.

normokalemia *n.* normopotasemia, nivel normal de potasio en la sangre.

normotensive *a.* normotenso-a, de presión arterial normal.

normothermia *n.* normotermia, temperatura normal.

normotonic *a.* normotónico-a, de tono muscular normal.

normovolemia *n.* normovolemia, volumen normal de la sangre.

nose *n.* nariz; **bridge of the ___ /** tabique nasal, puente de la nariz; **running ___ /** flujo nasal, coriza, romadizo.

nosebleed *n.* hemorragia nasal.

nosocomial *a.* nosocomial, rel. a un hospital o clínica; **___ infection /** infección ___, enfermedad adquirida en un hospital.

nostalgia *n.* nostalgia, tristeza, añoranza.

nostril *n.* narina, fosa nasal, ventana o ala de la nariz.

notalgia *n.* notalgia, dolor en la parte alta de la espalda.

notice *n.* aviso, informe, notificación, observación; *v.* notar, hacer caso, observar.

notification *n.* notificación, aviso, información.

notochord *n.* notocordio, sostén fibrocelular del embrión que se convierte más tarde en la columna vertebral.

noun *n.* nombre, sustantivo.

nourish *v.* alimentar, nutrir, sustentar.

nourishing *a.* alimenticio-a, nutritivo-a.

nourishment *n.* alimento, nutrición, sustento.

novocaine *n.* novocaína, anestésico.

now *adv.* ahora, ahorita, en este momento, actualmente; **from ___ on /** de ___ en adelante; **just ___ / ___** mismo, hace un momento; **___ and then /** de vez en cuando.

nowadays *adv.* hoy en día, en el presente.

no way *adv.* de ningún modo, de ninguna manera.

nowhere *adv.* en ninguna parte; **___ else /** en ninguna otra parte.

noxious *a.* nocivo(a), físicamente dañino o destructivo para los seres vivientes,

NSAID *abbr.* (*non-steroidal anti-inflammatory drug*) AINE, antiinflamatorio no esteroideo (como el ibuprofeno).

nucha *n.* nuca, parte posterior del cuello.

nuclear *a.* nuclear. 1. rel. al núcleo de la célula. 2. rel. a la fuerza nuclear.

nuclear magnetic resonance *n.* resonancia magnética nuclear.

nuclear medicine *n.* medicina nuclear, rama de la medicina que utiliza radionúclidos para diagnosticar y tratar enfermedades.

nucleic acid *n.* ácido nucleico.

nucleopetal *a.* nucleópeto-a, que se mueve en dirección al núcleo.

nucleotide *n.* nucleótido, unidad estructural de los ácidos nucleicos.

nucleus *n.* (*pl.* **nuclei, nucleuses**) núcleo, parte esencial de una célula; **___ pulposus / ___** pulposo, masa gelatinosa contenida dentro de un disco intervertebral.

null *a.* nulo-a, sin valor, inútil.

nulligravida *n.* nuligrávida, mujer que nunca ha concebido.

nulliparous *n.* nulípara, mujer que nunca ha dado a luz un feto con vida.

numb *a.* [*extremity*] entumecido-a, adormecido-; aturdido-; **my fingers are ___ /** mis dedos están ___-os; **I feel ___ /** Me siento entumecido-a, aturdido-a.

numb chin syndrome *n.* síndrome del mentón entumecido, pérdida de sensación y parestesia con calambre en un lado del mentón y el labio inferior como resultado de un trastorno de infiltración neoplásica del nervio mental ipsilateral obstruido por un mieloma o un carcinoma de la mama o de la próstata.

number *n.* número, cifra, dato.

numbness *n.* [*in a part*] entumecimiento, adormecimiento; [*confusion*] aturdimiento, entorpecimiento.

numerous *a.* numeroso-a.

nurse *n.* nurse enfermero-a, profesional con licencia que practica independientemente o es supervisado-a por un médico, cirujano o dentista y que es experto-a en la promoción y el mantenimiento de la salud; **charge** ___ / enfermera a cargo de una unidad de atención a la salud; **chief** ___, **head** ___ / jefe-a de ___-s; **community health** ___ / ___ de salud pública; **licensed practical** ___ / ___ práctica licenciada, persona que ha recibido entrenamiento y obtenido una licencia (del estado o del gobierno) para proporcionar cuidado rutinario a los enfermos; **licensed vocational** ___ / ___ práctica autorizada por su licencia a ejercer en los estados de California o Texas, también llamada LVN, por sus siglas en inglés; ___ **aid** / asistente de ___; ___ **anesthetist** / ___ anestesista; ___ **practitioner** / practicante de ___; **registered** ___ / ___ registrado-a, enfermero-a graduado-a capacitado-a que ha sido autorizado-a por una autoridad estatal y tiene más entrenamiento que un-a enfermero-a práctico-a (auxiliar de enfermería); **surgical** ___ / ___ de cirugía; [*care*] **to nurse** *v.* / cuidar a una persona enferma; [breast-feeding] *v.* amamantar, dar el pecho, dar de mamar.

nursery *n.* guardería; [*in a hospital*] sala de niños recién nacidos, cunero.

nursing *n.* 1. cuidado de enfermos; 2. lactancia.

nursing home *n.* establecimiento para el mantenimiento y cuidado personal o de ancianos y enfermos crónicos.

nutrient *n.* alimento, nutriente, sustancia nutritiva.

nutrition *n.* nutrición, mantenimiento, alimentación.

nutritious *a.* nutritivo-a, alimenticio-a, que nutre.

nutritive *a.* nutritivo-a, sustancioso-a, alimenticio-a.

nyctalopia *n.* nictalopía, visión imperfecta bajo iluminación baja.

nympha *n.* ninfa, labios menores, o ninfas, de la vulva.

nymphectomy *n.* ninfectomía, excisión parcial o total de los labios menores.

nymphomania *n.* ninfomanía, fuego uterino, hipersexualidad en la mujer.

nystagmus *n.* nistagmo, espasmo involuntario del globo ocular; **palatal** ___ / ___ palatal.

oat cell carcinoma *n.* carcinoma maligno, anaplásico microcelular indeferenciado, que se manifiesta en el pulmón.

oath *n.* juramento, promesa; **Hippocratic** ___ / ___ hipocrático; **under** ___ / bajo ___; **to take an** ___ / jurar, prestar ___.

OB *abbr. (obstetrician, obstetric, obstetrics)* OB, obstetra, obstétrico, obstetricia.

obedient *a.* obediente.

obese *a.* obeso-a, excesivamente grueso-a, gordo-a.

obesity *n.* obesidad, grasa excesiva en el cuerpo; **alimentary** ___ / ___ alimentaria; **endogenous** ___ / ___ endógena; **exogenous** ___ / ___ exógena.

obfuscation *n.* ofuscación, confusión mental.

OB/GYN *abbr. (obstetrics and gynecology)* obstetricia y ginecología.

object *n.* objeto, cosa; *v.* objetar, oponerse, tener objeciones.

objective *n.* objetivo, propósito; *a.* objetivo-a, rel. a la percepción de fenómenos y sucesos tal como se manifiestan en la vida real; ___ **sign** / signo ___-o; ___ **symptoms** / síntomas ___-os; ___-**ly** *adv.* / objetivamente.

obligation *n.* obligación, deber, compromiso.

oblique *n.* oblicuo, cualquiera de los músculos situados en un ángulo y que tienen un extremo no adherido a un hueso.

obliteration *n.* obliteración, destrucción; oclusión por degeneración o por cirugía.

obscure *a.* oscuro-a; oculto-a; escondido-a.

observation *n.* observación, examen, estudio.

obsession *n.* obsesión, preocupación excesiva con una idea o emoción fija.

obsessional *a.* obsesivo-a, rel. a una obsesión o causante de ésta.

obsessive-compulsive *n.* obsesivo compulsivo, trastorno psiquiátrico con repetición morbosa de acciones, cuyo propósito es el desahogo de tensiones y ansiedades.

obstacle *n.* obstáculo, *pop.* traba.

obstetric *a.* obstétrico-a, rel. a la obstetricia.

obstetrician *n.* obstetra, partero-a, tocólogo-a, especialista en obstetricia.

obstetrics *n.* obstetricia, rama de la medicina que se refiere al cuidado de la mujer durante el embarazo y el parto.

obstinate *a.* obstinado-a, terco-a, *pop.* cabeza dura, cabeciduro-a.

obstipation *n.* estreñimiento rebelde.

obstruct *v.* obstruir, impedir.

obstructed *a.* obstruido-a, bloqueado-a.

obstruction *n.* obstrucción, bloqueo, obstáculo, impedimento; **intestinal** ___ / ___ intestinal.

obstructive lung disease, chronic (OLD) *n.* obstrucción crónica del pulmón, que impide la entrada libre del aire a causa de un estrechamiento físico o funcional del árbol bronquial.

obtain *v.* obtener, adquirir, conseguir.

obturation *n.* obturación, obstrucción o bloqueo de un conducto o abertura.

obturator *a.* obturador-a, bloqueador-a, que obstruye una abertura.

obtuse *a.* obtuso-a. 1. que le falta agudeza mental, torpe; 2. romo-a, mellado-a.

occasional *a.* infrecuente, casual, accidental; ___-**ly** *adv.* / a veces, de vez en cuando, ocasionalmente.

occipital *a.* occipital, rel. a la parte posterior de la cabeza; ___ **bone** / hueso ___; ___ **condyle** / cóndilo ___; ___ **crest** /cualquiera de las dos crestas en el hueso occipital; ___ **lobe** / el lóbulo posterior de cada hemisferio cerebral en el que se encuentran las áreas visuales.

occipitofrontal *a.* occipitofrontal. rel. al occipucio y la frente.

occipitoparietal *a.* occipitoparietal, rel. a los huesos y lóbulos occipital y parietal.

occipitotemporal *a.* occipitotemporal, rel. a los huesos occipital y temporal.

occiput *n.* occipucio, porción postero-inferior del cráneo.

occlusion *n.* oclusión, cierre, obstrucción; **coronary** ___ / ___ coronaria; **pupillar** ___ / ___ de la pupila.

occult *a.* oculto-a, desconocido-a; escondido-a.

occult blood *n.* sangre oculta, presencia de sangre en cantidad tan insignificante que no puede verse a simple vista.

occupation *n.* ocupación, trabajo, profesión, oficio; ___ **neurosis** / neurosis del trabajo, de la profesión.

occupational *a.* ocupacional, rel. a una ocupación; ___ **health** / salud ___; ___ **injuries** / lesiones laborales; ___ **therapist** / terapeuta ___; ___ **therapy** / terapia ___.

occurrence *n.* ocurrencia, suceso, acontecimiento; **of frequent** ___ / que sucede con frecuencia.

OCD *abbr.* (*obsessive-compulsive disorder*) TOC, trastorno obsesivo-compulsivo.

octogenarian *n.* octogenario-a, persona de ochenta años de edad o más; *a.* octogenario-a.

ocular *a.* ocular, visual, rel. a los ojos o a la vista; ___ **foreign body** / cuerpo extraño en el ojo; ___ **movements** / movimientos ___-es; ___ **ataxia** / ataxia ___; ___ **cone** / cono ___; ___ **vertigo** / vértigo ___.

oculist *n.* oculista. *V.* **ophthalmologist**.

oculomotor *a.* oculomotor, rel. al movimiento del globo ocular.

oculus *L.* oculus, ojo, órgano de la visión.

OD *abbr.* (*overdose*), sobredosis de un medicamento o de una droga, que puede causar intoxicación, pérdida de la conciencia e incluso la muerte.

odd *abbr.* extraño-a, irregular, raro-a, inexacto-a; ___ **case** / un caso ___-o; ___ **or even** / nones (impares) o pares; **thirty** ___ **pills** / treinta píldoras más o menos, treinta y tantas píldoras; **at** ___ **times** / en momentos imprevistos, a horas imprevistas.

Oddi's sphincter *n.* esfínter de Oddi, músculo circular contráctil localizado al nivel de la incisura angular del estómago y de los conductos pancreáticos.

odontectomy *n.* odontectomía, extracción de una pieza dental.

odontologist *n.* odontólogo-a, dentista o cirujano-a dental.

odontology *n.* odontología, estudio de los dientes y del tratamiento de las enfermedades dentales.

odontoplasty *n.* odontoplastia, procedimiento quirúrgico de remodelación de la corona dental con el objeto de mejorar el acceso para remover la placa bacteriana y cuidar las encías.

odor *n.* olor, cualidad de algo que estimula el sentido del olfato.

odoriferous *a.* oloroso, que despide un olor.

odorless *a.* sin olor, inodoro-a.

odynophobia *n.* odinofobia, temor excesivo al dolor.

Oedipus complex *n.* complejo de Edipo, amor patológico del hijo a la madre acompañado de celos y antipatía al padre.

of *prep.* de; [*possession*] ___ **the** / del, de la; [*telling time*] / menos: **call at a quarter** ___ **six** / Llame, llama a las seis ___ cuarto, un cuarto para las seis.

off *adv.* fuera de aquí, lejos; ___ **and on** / a veces, a intervalos; ___ **the record** / en forma confidencial; [*work*] **to be** ___ / ausente, [*without work*] sin trabajo; **the operation is** ___ / se ha suspendido la operación; **to put** ___ / aplazar, posponer, diferir; **to turn** ___ / cerrar, apagar; *int.* ¡fuera!, ¡salga!, ¡sal!

office *n.* oficina; **doctor's** ___ / consulta, consultorio; [*business*] ___; **hours** / horas de ___; horas de consulta.

official *a.* oficial.

off-label *a.* fuera de indicación, fuera de la etiqueta, uso de un medicamento o un instrumento médico de una forma o con un propósito distintos de los que han sido aprobados por la FDA (la agencia de alimentos y medicamentos de los Estados Unidos).

offspring *n.* descendencia, sucesión, hijos.

often *adv.* con frecuencia, frecuentemente, a menudo; **How** ___ **?** / ¿Cuántas veces? **as** ___ **as needed** / tantas veces como sea necesario; **not** ___ / pocas veces; **too** ___ / demasiadas veces.

oil *n.* aceite; **castor** ___ / ___ de ricino; **cod liver** ___ / ___ de hígado de bacalao; **mineral** ___ / ___ mineral; **olive** ___ / ___ de oliva; **salad** ___ / ___ para ensaladas; *v.* aceitar, lubricar, engrasar, untar con aceite.

oily *a.* grasoso-a, grasiento-a, oleaginoso-a, lubricante.

ointment *n.* ungüento, pomada, unto, untura; medicamento oleaginoso semisólido de uso externo.

old *a.* viejo-a, anciano-a; antiguo-a; **an ___ man** / anciano, hombre ___-o; **an ___ method** / un método antiguo; **How ___ are you?** / ¿Cuántos años tiene, tienes? **I am fifty years ___** / Tengo cincuenta años; **___ wives' tale** / cuento de ___-as.

olfaction *n.* olfato. 1. el acto de oler; 2. el sentido del olor.

olfactory *a.* olfativo-a, rel. al sentido del olfato.

oligodactylia *n.* oligodactilia, falta de uno o más dedos en las manos o los pies.

oligodontia *n.* oligodoncia, trastorno hereditario por el que se desarrolla un número menor de dientes que el normal.

oligomenorrhea *n.* oligomenorrea, deficiencia en la menstruación.

oligospermia *n.* oligospermia, disminución del número de espermatozoides en el semen.

oliguria *n.* oliguria, disminución en la formación de orina.

olive *n.* aceituna, oliva. 1. materia gris localizada detrás de la médula oblongada; 2. color aceitunado, verde olivo; 3. árbol del olivo; 4. aceituna.

omalgia *n.* omalgia, dolor en el hombro.

omega 3 fatty acids *n.* ácidos grasos omega 3, que se encuentran en algunos peces como el salmón o el atún y con propiedades antioxidantes que disminuyen el colesterol en el torrente sanguíneo.

omental *a.* epiploico, rel. al epiplón, membrana intestinal, o formado por él.

omentectomy *n.* epiplectomía, extirpación total o parcial del epiplón.

omission *n.* omisión; exclusión.

omit *v.* omitir, suprimir, excluir.

omnivorous *a.* omnívoro-a, que come alimentos de origen vegetal y animal.

omphalitis *n.* onfalitis, infl. del ombligo.

omphalocele *n.* onfalocele, hernia congénita del ombligo.

on *prep.* sobre, encima, en, hacia; [*before inf.*] después de; al; **___ an average** / por término medio; **___ the contrary** / al contrario; **___ the left foot** / en el pie izquierdo; **___ the right eye** / en el ojo derecho; **___ the table** / sobre la mesa, encima de la mesa; **___ account of** / a causa de; **___ all sides** / por todos lados; **to be ___ call** / estar disponible; **caught ___** / atrapado-a en; **later ___** / más tarde; **off and ___** / a intervalos, de vez en cuando; **___ and ___** / continuamente, sin cesar, sin parar; **___ purpose** / a propósito; [*function*] funcionando; **The machine is on** / El aparato está funcionando; *a.* [*clothing*] puesto-a; [*after a verb*] **Go ___!** / ¡Siga, sigue! ¡Continúe, continúa!

once *n.* una vez; *adv.* **all at ___** / al mismo tiempo, de pronto; **at ___** / en seguida, ahora mismo; **___ in a while** / algunas veces, de vez en cuando.

oncogenesis *n.* oncogénesis, formación y desarrollo de un tumor.

oncologist *n.* oncólogo-a, especialista en oncología.

oncology *n.* oncología, rama de la medicina que estudia los neoplasmas.

oncolysis *n.* oncólisis, destrucción de las células de un tumor.

oncotic *a.* oncótico-a, rel. a una tumefacción (hinchazón) o la causa de ésta.

oncotomy *n.* oncotomía, incisión en un tumor, absceso o quiste.

oncovirus *n.* oncovirus, cualquiera de los diversos retrovirus que forman tumores.

one *n.* [*number*] uno; *a.* un, uno-a, solo, único-a; **just ___** / solamente uno; **only ___ form** / una sola forma; **from ___ day to another** / de un día a otro; **he is ___ good patient** / él es un buen paciente; *pron.* **the only ___** / el único, la única; **the ___ I have** / el que tengo; **this ___** / éste; **and all** / todos; **___ of them** / de ellos.

one-eyed *n.* tuerto-a.

oneiric *a.* onírico-a, rel. a los sueños.

oneirism *n.* onirismo, estado de ensoñación; soñar despierto.

onicopathy *n.* onicopatía, cualquier enfermedad de la uña.

oniomania *n.* oniomanía, trastorno psicológico de comprar compulsivamente.

onion *n.* cebolla.

onlay *n.* injerto, esp. en la reparación de defectos óseos.

only *a.* único-a, solo-a; *adv.* sólo, solamente.

onomatomania *n.* onomatomanía, repetición obsesiva de palabras.

onychectomy *n.* oniquectomía, extirpación de una uña.

onychia *n.* oniquia, infl. de la matriz de una uña.

onychomalacia *n.* onicomalacia, reblandecimiento de las uñas.

onychophagia *n.* onicofagia, mal hábito de morderse las uñas.

onychosis *n.* onicosis, enfermedad o deformidad de las uñas.

oocyte *n.* oocito, ovocito, célula germinal femenina antes de convertise en un óvulo maduro.

oogenesis *n.* oogénesis, formación y desarrollo del óvulo.

oophorectomy *n.* ooforectomía, excisión parcial o total de un ovario.

oophoritis *n.* ooforitis, infl. de un ovario.

oophoropexy *n.* ooforopexia, fijación o suspensión de un ovario desplazado.

oosperm *n.* oospermo, óvulo fecundado.

ootid *n.* oótide, óvulo maduro después de la penetración del espermatozoide y de ocurrir la segunda division meiótica.

oozing *n.* exudado; supuración.

opacification *n.* opacificación, proceso de opacar.

opacity *n.* opacidad, falta de transparencia.

opaque *a.* opaco-a, sin brillo, que no deja pasar la luz.

open *a.* abierto-a, descubierto-a, destapado-a, libre de paso; ___ **heart surgery** / operación a corazón ___-o; *v.* abrir, descubrir, destapar, abrir paso; cortar, rajar.

opening *n.* abertura, orificio de entrada o salida.

open reduction *n.* reducción abierta, [*en fracturas*] técnica para reducir fracturas expuestas o dislocación de articulaciones.

operate *v.* operar, intervenir, proceder.

operating room *n.* sala de operaciones, quirófano.

operation *n.* operación, intervención quirúrgica, procedimiento quirúrgico.

operon *n.* operon, sistema de genes combinados en el cual el gen operador regula los demás genes estructurales.

ophthalmic *a.* oftálmico-a, visual, rel. al ojo; ___ **nerve** / nervio ___; ___ **solutions** / soluciones ___-as.

ophthalmologist *n.* oftalmólogo-a, médico oculista especializado en trastornos y enfermedades de la vista.

ophthalmology *n.* oftalmología, rama de la medicina que trata del estudio del ojo y trastornos de la vista.

ophthalmopathy *n.* oftalmopatía, enfermedad de los ojos.

ophthalmoplasty *n.* oftalmoplastia, cirugía plástica del ojo.

ophthalmoplegia *n.* oftalmoplegia, parálisis de un músculo ocular.

ophthalmoscope *n.* oftalmoscopio, instrumento usado para visualizar el inte-rior del ojo.

ophthalmoscopy *n.* oftalmoscopía, examen del ojo con un oftalmoscopio.

opiate *n.* opiáceo, opiato, cualquier droga derivada del opio; ___ **abstinence syndrome** / síndrome provocado por la abstinencia del opio o sus derivados.

opinion *n.* opinión, juicio, parecer; **to have an** ___ / opinar, hacer juicio, dar el parecer; **to be of the same** ___ / estar de acuerdo, acordar.

opioids *n. pl.* drogas que no son derivadas del opio pero pueden producir efectos similares a éste.

opisthotonos *n.* opistótonos, ortotono, espasmo tetánico de los músculos de la espalda por el cual los talones se viran hacia atrás y el tronco se proyecta hacia adelante.

opium *n.* opio, *Papaver somniferum*, narcótico, analgésico, estimulante venenoso y alucinógeno cuya adicción produce deterioro físico y mental.

opportune *a.* oportuno-a, conveniente.

opportunistic *a.* oportunista.

opportunistic infectious disease *n.* enfermedad infecciosa cportunista, infección parasitaria oportunista, producida por un microorganismo gen. no dañino, que no causa una enfermedad grave o prolongada pero se convierte en patógeno cuando la inmunidad del organismo ha sido ya quebrantada.

opportunity *n.* oportunidad, ocasión.

opposable *a.* oponible, capaz de ser colocado contra uno o más de los dedos restantes de una mano o pie.

oppose *v.* oponer, resistir; oponerse, resistirse.

opposition *n.* oposición, objeción.

oppression *n.* opresión, pesadez; **an ___ in the chest** / una ___, una sofocación en el pecho.

opsoclonus *n.* opsoclono, movimiento irregular del ojo, esp. relacionado con algunos casos de trastorno cerebral.

opsonin *n.* opsonina, anticuerpo que al combinarse con un antígeno propicia que sea más suceptible a los fagocitos.

optic, optical *a.* óptico-a, rel. a la visión; **___ disk** / disco ___-o, punto ciego de la retina; **___ illusion** / ilusión ___-a; **___ nerve** / nervio ___-o.

optics *n.* óptica, ciencia que estudia la luz y la relación de ésta con la visión.

optimist *a.* optimista.

option *n.* opción, alternativa.

optometrist *n.* optometrista, optómetra, profesional que practica la optometría.

optometry *n.* optometría, práctica de examinar los ojos para determinar su agudeza visual y para la prescripción de lentes correctivos y otros auxilios visuales.

OR *abbr.* (*operating room*) sala de operaciones.

oral *a.* oral, bucal, rel. a la boca; verbal, hablado; **___ contraceptive** / píldora anticonceptiva; **___ diagnosis** / diagnóstico bucal; **___ hygiene** / higiene bucal.

orbicular *a.* orbicular, circular; **___ ciliaris** / ___ de los párpados; **___ muscle** / músculo ___, músculo que rodea una pequeña abertura tal como la de la boca; **___ oris** / ___ de los labios.

orbit *n.* órbita, cavidad ósea de la cara que contiene los ojos.

orbital *a.* orbital; rel. a la órbita; **___ fractures** / fracturas ___-es.

orchidectomy *n.* orquidectomía, orquectomía, extirpación de un testículo.

orchiditis, orchitis *n.* orquiditis, orquitis, infl. de los testículos.

orchioncus *n.* tumor localizado en un testículo.

orchiotomy *n.* orquiotomía, incisión en un testículo.

order *n.* orden, reglamento, disposición; **in ___ that** / para que, a fin de que; **in ___ to** / para; *v.* ordenar, disponer, mandar; [*arrange*] arreglar; **to be in good ___** / estar en buen estado; **to get out of ___** / descomponerse.

orderly *n.* asistente de enfermero-a.

ordinary *a.* ordinario-a, corriente, común.

organ *n.* órgano, parte del cuerpo que realiza una función específica; **end ___ / ___ terminal; ___ displacement** / desplazamiento de un ___; **___ failure** / fallo de un ___; **___ transplant** / trasplante de un ___.

organelle *n.* organelo, organito, órgano diminuto de los organismos unicelulares.

organic *a.* orgánico-a. 1. rel. a un órgano; 2. rel. a organismos de origen vegetal o animal; **___ disease** / enfermedad ___-a.

organism *n.* organismo, ser vivo.

organization *n.* organización; asociación.

organogenesis *n.* organogénesis, desarrollo y crecimiento de un órgano.

organomegaly *n.* organomegalia, agrandamiento de los órganos viscerales.

orgasm *n.* orgasmo, clímax sexual.

orient *n.* oriente, el punto cardinal Este.

orientation *n.* orientación, dirección.

orifice *n.* orificio, salida, boquete, abertura.

origin *n.* origen, principio.

original *n.* original, prototipo; *a.* original; primitivo-a.

ornithine *n.* ornitina, aminoácido que aunque no está presente en las proteínas desempeña un papel importante en el ciclo de la urea.

orofacial *a.* orofacial, rel. a la boca y a la cara.

oropharynx *n.* orofaringe, parte central de la faringe.

orphanage *n.* orfanato, hospicio, asilo de huérfanos.

orthocephalic *a.* ortocefálico-a, que posee un cráneo normal proporcionado al cuerpo, con un índice cefálico vertical entre 70 y 75.

orthochromatic *a.* ortocromático-a, de color normal o que acepta coloración sin dificultad.

orthodontia *n.* ortodoncia, rama de la odontología que trata las irregularidades dentales por medio de procedimientos correctivos.

orthomyxovirus *n.* ortomixovirus, familia de virus a la cual pertenecen los tres grupos de virus de la influenza.

orthopedia, orthopedics *n.* ortopedia, rama de la medicina que trata de la prevención y corrección de trastornos en los huesos, articulaciones, músculos, ligamentos y cartílagos.

orthopedic *a.* ortopédico-a, rel. a la ortopedia; ___ **shoes** / calzado ___-o; ___ **surgery** / cirugía ___-a.

orthopedist *n.* ortopedista, especialista en ortopedia; ortopédico-a.

orthopnea *n.* ortopnea, dificultad para respirar excepto en posición erecta.

orthopsychiatry *n.* ortopsiquiatría, rama de la psiquiatría que comprende psiquiatría infantil, pediatría e higiene mental y se dedica a la prevención y tratamiento de trastornos psicológicos en niños y adolescentes.

orthoptics *n.* ortóptica, estudio y corrección de trastornos de la visión binocular y los movimientos oculares.

orthoscopic *a.* ortoscópico, rel. a los instrumentos que se usan para corregir distorsiones ópticas.

orthosis *n.* ortosis, corrección de una deformidad o impedimento.

orthotic *n.* ortopédico, apoyo o refuerzo para articulaciones o músculos débiles o ineficientes.

orthotonos, orthotonus *n.* ortotono, opistótonos, espasmo como el del tétanos que se caracteriza por una rigidez en línea recta de la nuca, las extremidades y el cuerpo.

orthotopic *a.* ortótopico-a, que ocurre en una posición normal o correcta.

oscillation *n.* oscilación, movimiento de vaivén, tal como el de un péndulo.

oscillopsia *n.* oscilopsia, visión oscilante durante el progreso de la esclerosis múltiple.

osmolar *a.* osmolar, de naturaleza o propiedad osmótica.

osmology *n.* osmología, estudio de los olores.

osmoreceptor *n.* osmorreceptor. 1. grupo de células cerebrales que reciben estímulos olfatorios; 2. grupo de células en el hipotálamo que responden a cambios en la presión osmótica de la sangre.

osmosis *n.* ósmosis, difusión de un disolvente a través de una membrana semipermeable interpuesta entre soluciones con diferentes concentraciones.

osmotic *a.* osmótico-a, rel. a la osmosis.

osseous *a.* óseo-a, rel. a los huesos; ___ **tissue** / tejido ___-o.

ossicle *n.* huesillo, osículo.

ossification, ostosis *n.* osificación; 1. conversión de una sustancia en hueso; 2. desarrollo del hueso.

ossify *v.* osificar, transformarse en hueso.

osteitis *n.* osteítis, ostitis, infl. de un hueso; ___ **fibrosa cystica** / ___ fibrosa quística, aquella con degeneración fibrosa y manifestación de quistes y nódulos en el hueso.

osteoaneurysm *n.* osteoaneurisma, aneurisma que ocurre en un hueso.

osteoarthritis *n.* osteoartritis, hipertrofia degenerativa del hueso y de las articulaciones esp. en la vejez.

osteoarthropathy *n.* osteoartropatía, enfermedad gen. dolorosa que afecta las articulaciones y los huesos.

osteoblast *n.* osteoblasto, célula desarrollada aisladamente en una laguna osteocitaria de la sustancia ósea.

osteoblastoma *n.* osteoblastoma. *V.* **osteoma**.

osteocarcinoma *n.* osteocarcinoma, cáncer del hueso.

osteocartillaginous *a.* osteocartilaginoso-a, rel. a la formación de huesos y cartílagos.

osteochondritis *n.* osteocondritis, infl. del hueso y del cartílago.

osteochondroma *n.* osteocondroma, tumor compuesto de elementos óseos y cartilaginosos.

osteoclasia *n.* osteoclasia, destrucción de tejido óseo.

osteodystrophy *n.* osteodistrofia, hipertrofia ósea múltiple degenerativa.

osteoid *a.* osteoide, rel. o semejante a un hueso.

osteology *n.* osteología, rama de la medicina que estudia la estructura y funcionamiento de los huesos.

osteoma *n.* osteoma, tumor formado por tejido óseo.

osteomalacia *n.* osteomalacia, reblandecimiento de los huesos debido a la pérdida de calcio en la matriz del hueso.

osteomyelitis *n.* osteomielitis, infección del hueso y de la médula ósea.

osteonecrosis *n.* osteonecrosis, destrucción y muerte del tejido óseo.

osteopath *n.* osteópata, especialista en osteopatía.

osteopathy *n.* osteopatía. 1. sistema terapéutico médico con énfasis en la relación entre los órganos y el sistema muscular esquelético que hace uso de la manipulación como medio de corrección; 2. cualquier enfermedad de los huesos.

osteopenia *n.* osteopenia, disminución de la calcificación ósea.

osteophyte *n.* osteófito, prominencia ósea.

osteoplastic *a.* 1. osteoplástico-a, perteneciente o rel. a la cirugía plástica de un hueso; 2. osteoplásico-a, osteógeno, perteneciente o rel. a la formación de un hueso.

osteoporosis *n.* osteoporosis, pérdida en la densidad del hueso, lo que propicia continuas fracturas.

osteosarcoma *n.* osteosarcoma, sarcoma óseo, neoplasia maligna del hueso.

osteosynthesis *n.* osteosíntesis, fijación quirúrgica de un hueso mediante el uso de un medio mecánico como una placa o un clavo.

osteotomy *n.* osteotomía, cirugía que consiste en cortar o serruchar un hueso.

ostium *n.*, *L.* (*pl.* **ostia**) ostium, pequeña abertura; ___ **primum** / primum, abertura que comunica las dos aurículas del corazón fetal y que se empequeñece gradualmente.

ostomy *n.* ostomía, creación de una abertura entre un órgano y la piel como medio de salida exterior, tal como se efectúa en colostomías e ileostomías.

otalgia, otodynia, otoneuralgia *n.* otalgia, otodinia, otoneuralgia, dolor de oídos.

Ota's nevus *n.* Ota, nevo de, nevo que puede convertirse en melanoma.

otectomy *n.* otectomía, extirpación del contenido estructural del oído medio.

other *a.* otro-a, diferente, nuevo-a; **every** ___ **day** / un día sí y otro no, día por medio; *pron.* **the** ___ **one** / el otro, la otra; **the** ___ **ones** / los otros, las otras.

otherwise *adv.* de otra manera, de otro modo, por otra parte.

oticodinia *n.* oticodinia, vértigo causado por una enfermedad del oído.

otitis *n.* otitis, infl. del oído externo, medio o interno.

otolaryngologist *n.* otolaringólogo-a, otorrinolaringólogo, especialista en otolaringología u otorrinolaringología.

otolaryngology *n.* otolaringología, otorrinolaringología, estudio de oídos, nariz y garganta.

otologist *n.* otólogo-a, especialista en enfermedades del oído.

otology *n.* otología, rama de la medicina que estudia el oído, su función y las enfermedades que lo afectan.

otoneurology *n.* otoneurología, estudio del oído interno en su relación con el sistema nervioso.

otoplasty *n.* otoplastia, cirugía plástica del oído.

otorrhagia *n.* otorragia, hemorragia por el oído.

otosclerosis *n.* otosclerosis, sordera progresiva debida a la formación de tejido esponjoso en el laberinto del oído.

otoscopy *n.* otoscopia, uso del otoscopio en un examen del oído.

ototomy *n.* ototomía, incisión en el oído.

out *adv.* afuera, fuera; [*light, appliance*] apagado-a; [*unconscious*] inconsciente, sin conocimiento; ___ **of** / ___ **de**; **three** ___ **of ten cases** / tres de diez casos; ___ **of work** / sin trabajo, sin empleo, desempleado-a; **to be** ___ / estar ausente; **to go** ___ / salir; **get** ___! / ¡salga!, ¡sal!

outbreak *n.* erupción; [*of an epidemic*] brote epidémico.

outburst *n.* erupción; estallido; arranque; manifestación abrupta, brote.

outcome *n.* resultado, consecuencia; [*good*] éxito.

outdated *a.* anticuado-a; [*medication*] de fecha vencida, caducada.

outflow *n.* derrame, salida, flujo.

outgrow *vi.* sobrepasar, crecer más.

outgrowth *n.* excrecencia, bulto.

outlive *v.* sobrevivir, vivir más que; durar más.

outlook *n.* punto de vista, expectativa, opinión.

outpatient *n.* paciente externo, paciente de consulta externa, paciente no hospitalizado.

output *n.* rendimiento; producción; salida; ___ **failure** / fallo en el ___.

outroot *v.* sacar de raíz, desarraigar, extirpar.

outside *n.* exterior, apariencia; *prep.* / fuera de, más allá de.

outspoken *a.* franco-a, que habla sin rodeos.

outstretch *v.* extender, alargar, expandir.

outweigh *v.* pesar más que; exceder.

oval *a.* ovalado; rel. al óvalo.

oval window *n.* ventana oval; abertura del oído medio.

ovarian *a.* ovárico-a, rel. a los ovarios.

ovariectomy *n.* ovariectomía. *V.* **oophorectomy.**

ovary *n.* ovario, órgano reproductor femenino que produce el óvulo.

over *a.* acabado-a, terminado-a; *prep.* / sobre, encima, por; a través de; *adv.* por encima, de un lado a otro; al otro lado; al revés; ___ **again** / otra vez; ___ **and** ___ **again** / muchas veces; [*years*] **to be** ___ / tener más de; **it is** ___ / ya pasó, ya terminó; **turn** ___ / vuélvase, vuélvete.

overactive bladder *n.* vejiga hiperactiva, superactiva.

overanxious *a.* demasiado inquieto-a, excitado-a, muy ansioso-a.

overbite *n.* sobremordida.

overclosure *n.* sobrecierre, cierre de la mandíbula antes de que los dientes superiores e inferiores se junten.

overcome *vi.* vencer; sobreponerse; **you must** ___ **this** / debe sobreponerse, debes sobreponerte a esto; **you must** ___ **this sickness** / debe, debes ___ a esta enfermedad.

overcompensation *n.* sobrecompensación, intento exagerado de ocultar sentimientos de inferioridad o de culpa.

overdose *n.* dosis excesiva; dosis tóxica; sobredosis.

overdue *a.* retrasado-a, tardío-a.

overeat *vi.* comer con exceso; hartarse.

overexposure *n.* superexposición; exposición excesiva.

overfeed *vi.* sobrealimentar, alimentar en exceso.

overflow *n.* rebosamiento; derramamiento; *pop.* desparramo.

overgrown *a.* demasiado crecido-a, muy grande o agrandado-a.

overgrowth *n.* proliferación excesiva.

overhear *v.* oír por casualidad; alcanzar a oír.

overnight *n.* velada, la noche completa; *adv.* durante la noche.

overpowering *a.* abrumador-a; irresistible.

overreact *v.* reaccionar en exceso.

overresponse *n.* reacción excesiva a un estímulo.

oversight *n.* descuido, equivocación, inadvertencia.

over-the-counter *a.* venta libre; venta de mostrador; venta legal sin receta o prescripción.

overtime *n.* tiempo suplementario; horas extras de trabajo.

overweight *a.* excesivamente gordo; excesivamente pesado.

overwork *n.* trabajo excesivo, trabajo en exceso.

ovicular, ovoid *a.* ovicular, en forma de huevo.

oviduct *n.* oviducto, conducto uterino; trompas de Falopio.

ovo-lacto vegetarian *n.* vegetariano-a ovolácteo-a, vegetariano-a que además incluye huevos y productos lácteos en su dieta.

ovotestis *n.* ovotestis, glándula hermafrodita que contiene tejido ovárico y testicular.

ovulation *n.* ovulación, liberación periódica del óvulo, o gameto, por el ovario.

ovulatory *a.* ovulatorio-a, rel. al proceso de ovulación.

ovum *n.* (*pl.* **ova**) óvulo, gameto femenino.

oxalic acid *n.* ácido oxálico.

oxidant *a.* oxidante, que causa oxidación o rel. a ésta.

oxidation *n.* oxidación, combinación de una sustancia con oxígeno.

oxidize *v.* oxidar, combinar con oxígeno.

oximeter *n.* oxímetro, instrumento para medir la cantidad de oxígeno en la sangre.

oxygen *n.* oxígeno, elemento o gas incoloro e inodoro no metálico que circula libremente en la atmósfera; ___ **chamber** / cámara de ___; ___ **tent** / tienda de ___; ___ **deficiency** / falta de ___; ___ **distribution** / distribución de ___; ___ **treatment** / tratamiento de ___; mascarilla de ___, dispositivo que se coloca sobre la nariz y boca a través del cual se administra oxígeno de un tanque de almacenamiento / ___ **mask.**

oxygenation *n.* oxigenación, saturación de oxígeno.

oxygenator *n.* oxigenador, instrumento para oxigenar la sangre gen. usado durante cirugía.

oxygenotherapy *n.* oxigenoterapia, uso terapéutico del oxígeno.

oxygen therapy *n.* terapia de oxígeno, tratamiento de oxígeno por el cual se distribuye una concentración de oxígeno para aliviar la respiración del paciente por medio de un catéter nasal, tienda, cámara o mascarilla.

oxyhemoglobin *n.* oxihemoglobina, sustancia de color rojo brillante que se forma cuando los glóbulos rojos se combinan temporalmente con el oxígeno.

oxytocin *n.* oxitocina, ocitocina, hormona pituitaria que estimula las contracciones del útero.

oyster *n.* ostra, ostión.

ozone *n.* ozono, O_3, agente oxidante, forma alotrópica tóxica del oxígeno.

P *abbr.* **pressure** / presión; **pulse** / pulso.

pace *n.* marcha, paso, el andar; *v.* andar, marchar.

pacemaker, pacer *n.* marcapasos, estabilizador del ritmo cardíaco **internal** ___ / ___ interno; **temporary** ___ / ___ temporal.

pacify *v.* apaciguar, tranquilizar.

pack *n.* 1. cubierta fría o caliente en la cual se envuelve el cuerpo; 2. compresa; *v.* [*to wrap*] envolver.

packed cells *n. pl.* eritrocitos separados del plasma.

paclitaxel *n.* paclitaxel, un fármaco utilizado para el tratamiento de cáncer del ovario, mama y pulmón, así como del sarcoma de Kaposi.

pad *n.* cojín, almohadilla; *v.* [*to fill*] rellenar.

pain *n.* [*ache*] dolor; [*suffering*] sufrimiento, pena; [*colicky*] cólico; **constant** ___ / ___ constante; **strong** ___ / ___ intenso; **pressing** ___ / ___ oprimente; **mild** ___ / ___ leve; **localized** ___ / ___ localizado; **oppressive** ___ / ___ opresivo; **piercing** ___ / ___ penetrante; **deep** ___ / ___ profundo; **burning** ___ / ___ quemante; **referred** ___ / ___ referido; **dull** ___ / ___ sordo; **subjective** ___ / ___ subjetivo.

painful *a.* doloroso-a, penoso-a, aflictivo-a; ___ **menstrual period** / menstruación ___; ___ **intercourse** / dispareunia, relaciones sexuales ___-as; ___ **urination** / dolor al orinar.

painkiller *n.* calmante, sedante, remedio, pastilla para el dolor.

painless *a.* sin dolor; [*easy*] fácil.

pair *n.* par, pareja.

palatal myoclonus *n.* mioclono palatino, contracciones rítmicas del paladar, los músculos faciales y el diafragma debido a lesiones cerebrales.

palatal reflex *n.* reflejo palatino, deglución estimulada por el paladar.

palate *n.* paladar; velo del paladar; *pop.* cielo de la boca; **bony** ___ óseo; **hard** ___ / ___ duro; **soft** ___ / ___ blando.

palatine *a.* palatino, rel. al paladar.

pale *a.* pálido-a, descolorido-a.

paleface *n.* rostro pálido, carapálida.

palindromic *a.* palindrómico-a, recurrente.

palliative *a.* paliativo-a, lenitivo-a, que alivia.

pallor *n.* palidez.

palm *n.* palma, parte inferior de la mano; ___ **oil** / aceite de ___.

palmar *a.* palmar; rel. a la palma de la mano.

palpable *a.* palpable.

palpate *v.* palpar, acto de palpación.

palpation *n.* palpación, acto de tocar y examinar con las manos un área del cuerpo.

palpitate *v.* palpitar, latir.

palpitation *n.* palpitación, latido; pulsación; aleteo rápido.

palsy *n.* perlesía, parálisis, pérdida temporal o permanente de la sensación, de la función o control de movimiento de una parte del cuerpo; **cerebral** ___ / ___ cerebral, parálisis parcial y falta de coordinación muscular debida a una lesión cerebral congénita.

paludism *n.* paludismo, enfermedad infecciosa febril gen. crónica, transmitida por la picadura de un mosquito *Anófeles* infectado por un protozoario Plasmodion.

pamphlet *n.* folleto.

panacea *n.* panacea, remedio para todas las enfermedades.

panarthritis *n.* panartritis. 1. infl. de varias articulaciones del cuerpo; 2. infl. de los tejidos de una articulación.

pancreas *n.* pancreas, glándula del sistema digestivo que secreta externamente el jugo pancreático e interiormente la insulina y el glucagón; ___ **transplant** / transplante del ___.

pancreatalgia *n.* pancreatalgia, dolor en el páncreas.

pancreatectomy *n.* pancreatectomía, extracción parcial o total del páncreas.

pancreatic *a.* pancreático-a, rel. al páncreas; ___ **cyst** / quiste ___; ___ **duct** / conducto ___; ___ **juice** / jugo ___; ___ **neoplasms** / neoplasmas ___-s.

pancreatic function test *n.* prueba del funcionamiento del páncreas.

pancreatin *n.* pancreatina, enzima digestiva del páncreas.

pancreatitis *n.* pancreatitis, infl. del páncreas **acute** ___ / ___ aguda; **hemorrhagic**, **acute** ___ / ___ hemorrágica aguda.

pancreatolithiasis *n.* pancreatolitiasis, presencia de cálculos en los conductos del pancreas.

pancytopenia *n.* pancitopenia, disminución anormal del número de células sanguíneas.

pandemic *a.* pandémico-a, de contagio epidémico en un área geográfica extensa.

panendoscope *n.* panendoscopio, instrumento óptico usado para examinar la vejiga.

pang *n.* dolor agudo penetrante.

panglossia *n.* panglosia, verborrea.

panhidrosis *n.* panhidrosis, transpiración generalizada.

panhypopituitarism *n.* panhipopituitarismo, deficiencia de la pituitaria anterior.

panhysterectomy *n.* panhisterectomía, excisión total del útero.

panic *n.* pánico, temor excesivo; ___ **attacks** / ataques de ___; *v.* tener un miedo excesivo; sobrecogerse de pánico.

panicked *a.*, *pp.* de **to panic**, sobrecogido-a de pánico; *pop.* muerto-a de miedo.

panniculitis *n.* paniculitis, infl. del panículo grasoso.

panniculus *n.* panículo, capa de tejido adiposo; ___ **adiposus** / ___ adiposo; ___ **carnosus** / ___ carnoso.

pannus *n.*, *L.* pannus, paño, membrana de tejido granulado que cubre una superficie normal.

pansinusitis *n.* pansinusitis, infl. de los senos paranasales de un lado o de ambos.

pant *v.* jadear, resollar.

panting *n.* jadeo, respiración rápida.

Papanicolaou test, **Pap smear** *n.* prueba de Papanicolaou (frotis, unto), recolección de mucosa de la vagina y del cuello uterino para detectar un cáncer incipiente.

papilla *n.* (*pl.* **papillae**) papila, protuberancia esp. en la lengua; **acoustic** ___ / ___ acústica; **dermal** ___ / ___ dérmica; **duodenal** ___ / ___ duodenal; **filiform** ___ / ___ filiforme; **lacrimal** ___ / ___ lagrimal; **lingual** ___ / ___ lingual.

papillary *a.* papilar, rel. a una papila.

papillary carcinoma *n.* carcinoma papilar, tumor de la tiroides caracterizado por tener varias tumoraciones en forma de dedos.

papilledema *n.* papiledema, edema del disco óptico.

papillitis *n.* papilitis, infl. del disco óptico.

papilloma *n.* papiloma, tumor epitelial benigno.

papillomatosis *n.* 1. desarrollo de numerosos papiloma; 2. proyecciones de papilares.

papillomavirus *n.* virus del papiloma, un virus que puede causar verrugas en los humanos.

papovavirus *n.* papovavirus, miembro de un grupo de virus de gran importancia en el estudio del cáncer.

papular *a.* papular, rel. a una pápula.

papule *n.* pápula, protuberancia en la piel compuesta de materia sólida.

papulosquamous *a.* papuloescamoso-a, rel. a pápulas y escamas; ___ **skin diseases** / enfermedades cutáneas ___ -as.

para-aminobenzoic acid *n.* paraamino ácido benzóico, un factor en el complejo de vitamina B requerido en la síntesis de ácido fólico.

paracentesis *n.* paracentesis, punción para obtener o eliminar líquido de una cavidad.

paradoxical *a.* paradójico-a, que no es del tipo o clase normal o usual.

paraffin *n.* parafina.

parainfluenza viruses *n.*, *pl.* virus de parainfluenza, virus asociados con infecciones respiratorias, esp. en los niños.

parallax *n.* paralaje, posición de desplazamiento aparente de un objeto de acuerdo con la posición del observador.

paralysis *n.* parálisis, pérdida parcial o total de movimiento o de función de una parte del cuerpo; **accomodation** ___ / ___ de acomodación; **alcoholic** ___ / ___ alcohólica; **amyotrofic** ___ / ___ amiotrófica; **ascending** ___ / ___ ascendente; **central** ___ / ___ central; **cold induced** ___ / ___ por enfriamiento; **diver's** ___, *pop.* **bends** / ___ de los buzos; **hysterical** ___ / ___ histérica; **motor** ___ / ___ motor; **peripheral fascial** ___ / ___ periférica facial; **rapidly progressive** ___ / ___ galopante.

paralytic *a.* paralítico-a, inválido-a; impedido-a, rel. a o que sufre de parálisis; ___ **ileus** / parálisis del intestino.

paralyzer *a.* paralizador, que causa parálisis.

paramedic *n.* paramédico-a, profesional con entrenamiento para ofrecer asistencia médica esp. de emergencia.

parametrium *n.* parametrio, tejido celular suelto alrededor del útero.

paramyotonia *n.* paramiotonía, miotonía atópica caracterizada por espasmos musculares y tonicidad anormal de los músculos; **ataxic** ___ / ___ atáxica; **congenital** ___ / ___ congénita; ___ **disorder** / trastorno de ___; **symptomatic** ___ / ___ sintomática.

paranasal *a.* paranasal, adyacente a la cavidad nasal.

paranasal sinuses *n.*, *pl.* senos paranasales, cualquiera de las cavidades aéreas en los huesos adyacentes a la cavidad nasal.

paranoia *n.* paranoia, trastorno mental caracterizado por delirio de persecución o de grandeza.

paranoid *a.* paranoico-a, persona afectada por paranoia.

paranormal *a.* paranormal, no comprensible en términos de las leyes científicas y fenómenos conocidos.

paraphasia *n.* parafasia, tipo de afasia que se caracteriza por el uso incoherente de palabras.

paraphimosis *n.* parafimosis. 1. constricción del prepucio detrás del glande del pene; 2. retracción del párpado por detrás del globo ocular.

paraplegia *n.* paraplejía, parálisis de la parte inferior del tronco y de las piernas; **cerebral infantile** ___ / ___ cerebral infantil; **familiar**, **spasmodic** ___ / ___ espasmódica, familiar; **spasmodic**, **spastic** ___ / ___ espasmódica, espástica.

paraplegic *a.* parapléjico-a, rel. a, o afectado por paraplejía.

parapsychology *n.* parapsicología, estudio de fenómenos psíquicos tales como la telepatía y la percepción extrasensorial.

parasite *n.* parásito, organismo que vive a expensas de otro.

parasitology *n.* parasitología, estudio de los parásitos.

parasomnia *n.* parasomnia, término que se refiere a cualquier trastorno sufrido durante el sueño, enuresis, pesadillas, sonambulismo, etc.

parasympathetic *a.* parasimpático, rel. a una de las dos ramas del sistema nervioso autónomo; ___ **nervous system** / sistema nervioso autónomo.

parasympatholytic *a.* parasimpatolítico, que destruye o bloquea las fibras nerviosas del sistema nervioso parasimpático.

parasystole *n.* parasístole, irregularidad en el ritmo cardíaco.

parathormone *n.* hormona paratiroidea, hormona reguladora del calcio.

parathyroid *n.* paratiroides, grupo de glándulas endocrinas pequeñas situadas junto a la tiroide; ___ **hormone** / hormona ___, reguladora de calcio; *a.* paratiroideo-a, localizado-a cerca de la tiroides.

parathyroidectomy *n.* paratiroidectomía, extirpación de una o más de las glándulas paratiroideas.

paratyphoid *n.* paratífica, fiebre similar a la tifoidea.

paregoric *n.* paregórico, narcótico, calmante derivado del opio.

parenchyma *n.* parénquima, partes funcionales de un órgano.

parent *n.* padre o madre; ___ **-s** *pl.* / padres.

parenteral *a.* parenteral, rel. a la introducción de medicamentos o sustancias en el organismo por otra vía que no sea la del canal alimenticio; ___ **hyperalimentation** / sobrealimentación intravenosa.

parenthood *n.* paternidad o maternidad.

paresis *n.* paresia, parálisis parcial o leve.

paresthesia *n.* parestesia, sensación de hormigueo o de calambre que se asocia a una lesión de un nervio periférico.

parietal bone *n.* hueso parietal, uno de los dos huesos situados en la parte superior y lateral del cráneo.

parietal lobe *n.* parietal, división central de cada hemisferio cerebral que contiene un área relacionada a las sensaciones corporales.

parity *n.* paridad, el estado de haber parido hijos.

Parkinson's disease *n.* enfermedad de Parkinson, atrofia o degeneración de los nervios cerebrales que se manifiesta con temblores, debilidad muscular progresiva, cambios en el habla, la manera de andar y la postura.

parodynia *n.* parodinia, parto difícil.

paronychia *n.* paroniquia, infl. del área adyacente a la uña.

parotid *n.* parótida, glándula secretora de saliva localizada cerca del oído.

parotiditis *n.* parotiditis, parotitis. *V.* **mumps**.

paroxysm *n.* paroxismo, ataque. 1. espasmo o convulsión; 2. síntomas que se repiten y se intensifican.

paroxysmal nocturnal dyspnea *n.* disnea paroxística nocturna, que gen. despierta al paciente inesperadamente y es causada por congestión pulmonar.

paroxysmal tachycardia *n.* taquicardia paroxística, episodios de palpitaciones que comienzan y terminan abruptamente, pero también pueden durar horas y a veces varios días y pueden ser recurrentes.

part *n.* parte, porción; [*component of an instrument*] pieza; ___**-ly** *adv.* / parcialmente, en parte.

parthenogenesis *n.* partenogénesis, reproducción en la cual el óvulo se desarrolla sin ser fecundado por un espermatozoo; **artificial** ___ / ___ artificial.

partial *a.* parcial; ___**-ly** *adv.* / parcialmente.

partial lung colapse *n.* colapso parcial del pulmón.

particle *n.* partícula, porción ínfima de una materia.

parturient *a.* parturienta, mujer que acaba de dar a luz o está en el acto de dar a luz.

parturifacient *n.* parturifaciente, droga que induce el parto.

parturition *n.* parto, alumbramiento.

parvovirus *n.* parvovirus, grupo de virus patógenos que originan enfermedades en animales aunque no en personas.

pass *v.* pasar, aprobar; **to ___ away** / morir, fallecer; **to ___ on** / contagiar, pegar; **to ___ out** / desmayarse; **to ___ over** / pasar por, atravesar.

passage *n.* pasaje. 1. conducto o meato; 2. evacuación del intestino.

passing *a.* [*fleeting*] pasajero; **a ___ pain** / un dolor ___; [*of person*] fallecimiento.

passive *a.* pasivo-a; sumiso-a; inactivo-a, que no es espontáneo o activo; ___ **exercise** / ejercicio ___.

passive movement *n.* movimiento pasivo, movimiento creado por una persona asistente que ayuda al paciente a realizar movimientos sin que el paciente tenga que hacer esfuerzo muscular alguno.

passive smoker *n.* fumador-a pasivo-a, persona que inhala el humo producido por un fumador-a próximo-a; **he smokes and his wife is a ___** / él fuma y su esposa es una ___.

pasteurization *n.* pasteurización, proceso de destrucción de microorganismos nocivos por medio de la aplicación de calor regulado.

patch *n.* placa, mancha. 1. pequeña porción de tejido que se caracteriza por pigmentación diferente a la del área que lo rodea; 2. parche, adhesivo aplicado para proteger heridas; ___ **test** / prueba alérgica.

patella *n.*, *L.* patella, rótula.

patellectomy *n.* patelectomía, excisión de la patella.

patent *n.* patente, producto de marca autorizada o derecho exclusivo; ___ **medicine** / medicina de ___; *a.* patente; accesible; abierto-a.

paternal *a.* paterno, rel. al padre.

paternity *n.* paternidad.

paternity test *n.* prueba de la paternidad, comparación del tipo sanguíneo de un niño o niña con el de un hombre para comprobar si éste puede ser el padre.

path *n.* vía, curso.

pathetic *a.* patético-a.

pathogen *n.* patógeno, agente capaz de producir una enfermedad.

pathogenesis *n.* patogénesis, origen y desarrollo de una enfermedad.

pathogenic *a.* patógeno-a, que causa una enfermedad.

pathognomonic *a.* patognomónico-a, rel. a un signo o síntoma característico de una enfermedad.

pathologic, pathological *a.* patológico-a, rel. a o producido por enfermedades.

pathology *n.* patología, ciencia que estudia la naturaleza y causa de las enfermedades.

pathophysiology *n.* patofisiología, estudio de los efectos de una enfermedad en los procesos fisiológicos.

patience *n.* paciencia.

patient *n.* paciente, enfermo-a, ___
  discharge / alta, egreso del ___; ___
  's care / cuidado del ___; private
  ___ / ___ privado-a; self-paying ___
  / ___ solvente; ___-ly *adv.* / con paciencia, pacientemente.
patrilineal *a.* de descendencia pater-
  na; rel. a rasgos heredados del padre.
pattern *n.* patrón, modelo, tipo.
pause *n.* pausa, interrupción; paro;
  compensatory ___ / ___ compensa-
  torio; to give ___ / dar que pensar.
PCB *abbr.* (*polychlorinated biphenyl*)
  BPC, bifenilo policlorado, PCB (de
  su abreviatura en inglés)
peace *n.* paz; ___ of mind / tranquilidad de espíritu; to be at ___ / estar en
  paz, estar tranquilo; to keep, to hold
  one's ___ / quedarse tranquilo-a.
peak *n.* [*sickness*] crisis, [*diagram*]
  cresta; cima, punta.
peau d'orange *n., Fr.* piel de naranja, condición cutánea que se asemeja la
  cáscara de naranja y que es señal importante en el cáncer de la mama.
pectin *n.* pectina, carbohidrato que se
  obtiene de la cáscara de frutas cítri-
  cas y de manzana.
pectoral *a.* pectoral, rel. al pecho.
pectus *n., L.* pecho, tórax.
pederasty *n.* pederastia, relación homosexual anal esp. entre un hombre
  adulto y un muchacho.
pediatric *a.* pediátrico-a, rel. a la pediatría.
pediatrician *n.* pediatra, médico-a especialista en enfermedades de la infancia.
pediatrics *n.* pediatría, rama de la
  medicina relacionada con el cuidado
  y desarrollo de los niños y el tratamiento de las enfermedades que los
  afectan.
pedicle *n.* pedículo, porción estrecha
  que conecta un tumor o colgajo con
  su base.
pediculosis *n.* pediculosis, infestación de piojos.
pedophilia *n.* pedofilia, atracción
  mórbida sexual de un adulto hacia
  los niños.
peel *n.* [*fruits*] cáscara, hollejo, corteza; *v.* pelar; [*to shed skin*] despellejarse, pelarse.
peeling *n.* peladura; chemical ___ /
  ___ química; exfoliation.
pellagra *n.* pelagra, enfermedad
  causada por deficiencia de niacina y
  caracterizada por dermatitis, trastornos gastrointestinales y finalmente
  mentales.

pelvic *a.* pélvico-a, pelviano-a, rel. a
  la pelvis.
pelvic inflammatory disease *n.*
  enfermedad inflamatoria de la pelvis.
pelvis *n.* pelvis. 1. cavidad en la parte inferior del tórax formada por los
  huesos de la cadera, el sacro y el cóccix; 2. cavidad en forma de vasija o
  copa.
pemphigus *n., L.* pénfigo, término usado para definir una variedad
  de dermatosis, cuya característica
  común consiste en la manifestación
  de ampollas que se infectan y revien-
  tan.
pendulous *a.* pendular, que oscila o
  cuelga.
peneal, penial *a.* peneano-a, rel. al
  pene.
penetrate *v.* penetrar, pasar, atravesar.
penetrating *a.* [*as a pain*] penetrante, agudo-a.
penetration *n.* penetración. 1. acción
  de penetrar; 2. paso de radiación a
  través de una sustancia.
penicillin *n.* penicilina, antibiótico
  que se obtiene directa o indirecta-
  mente de un grupo de cultivos del
  hongo de la especie Penicillium.
penis *n.* pene, parte exterior del aparato reproductor masculino que contiene la uretra y a través de la cual
  pasan el semen y la orina.
penumbra *n.* penumbra, un área bo-
  rrosa en una radiografía al borde de
  una estructura anatómica.
people *n.* [*of a nation*] pueblo; [*population*] población, personas, habitantes; gente.
peppermint *n.* hierbabuena, yerbabuena.
pepsin *n.* pepsina, enzima principal
  del jugo gástrico.
peptic ulcer *n.* úlcera péptica, ulceración de las membranas mucosas
  del esófago, estómago o duodeno
  causada por acidez excesiva en el jugo gástrico y producida por tensión
  aguda o crónica; ___ perforation /
  perforación de la ___.
per *prep.* por; ___ rectum / ___ el recto, ___ vía rectal.
perceive *v.* darse cuenta de, percibir,
  advertir.
perception *n.* percepción, acción de
  reconocer conscientemente un estímulo sensorial; extrasensory ___
  / ___ extrasensorial.

percussion *n.* percusión, procedimiento de palpación de toque firme en la superficie del cuerpo para producir sensaciones vibratorias que indiquen el estado de una parte interior determinada; auscultatory ___ / ___ auscultatoria.

percutaneous *a.* percutáneo-a, aplicado-a a través de la piel.

percutaneous transluminal angioplasty *n.* angioplastia transluminal percutánea, proceso de dilatación de una arteria por medio de un balón inflado a presión.

perennial *a.* perenne, que perdura más de un año.

perfect *a.* perfecto-a, completo-a, acabado-a; ___-ly *adv.* / perfectamente, completamente.

perfectionism *n.* perfeccionismo, tendencia al fervor exagerado en la ejecución de actividades sin distinción de importancia entre las mismas.

perfectionist *a.* perfeccionista.

perforate *v.* perforar, abrir un agujero.

perforation *n.* perforación, agujero.

perform *v.* llevar a cabo, realizar, hacer; **to ___ an operation** / operar, intervenir quirúrgicamente.

perfusion *n.* perfusión, pasaje de un líquido o sustancia a través de un conducto.

perianal *a.* perianal, situado alrededor del ano.

pericardial, pericardiac *a.* pericárdico-a, pericardial, rel. al pericardio; ___ **effusion** / derrame ___; **window** / resección ___, creación de una apertura en el pericardio.

pericardiectomy *n.* pericardiectomía, excisión parcial o total del pericardio.

pericarditis *n.* pericarditis, infl. del pericardio; **constrictive** ___ / ___ constrictiva; **fibrinous** ___ / ___ fibrinosa.

pericardium *n.* pericardio, membrana delicada de capa doble en forma de saco que envuelve el corazón y el inicio de los grandes vasos.

perimetrium *n.* perimetrio, membrana exterior del útero.

perinatal *n.* perinatal, rel. a o que ocurre antes, durante o inmediatamente después del nacimiento.

perinatology *n.* perinatología, estudio del feto y del recién nacido durante el período perinatal.

perineum *n.* perineo, suelo pelviano delimitado anteriormente por la raíz del escroto en el hombre y la vulva en la mujer y posteriormente por el ano.

period *n.* período. 1. intervalo de tiempo; época; **incubation** ___ / ___ de incubación; **latency** ___ / ___ de latencia; 2. período, menstruación, menses, regla; 3. *gr.* punto.

periodic *a.* periódico-a.

periodontal *a.* periodontal, localizado alrededor de un diente.

periodontics *n.* periodoncia, rama de la odontología que estudia las enfermedades que atacan las áreas que envuelven los dientes.

periosteum *n.* periosteo, membrana fibrosa gruesa que cubre la superficie de los huesos excepto la superficie articular.

peripheral *a.* periférico-a, rel. a la periferia.

peripheral nervous system *n.* sistema nervioso periférico, nervios situados fuera del sistema nervioso central.

periphery *n.* periferia, parte de un cuerpo fuera del centro.

perishable *a.* perecedero-a, de fácil descomposición debido al contenido orgánico.

peristalsis *n.* peristalsis, contracciones ondulantes de estructuras tubulares tal como el canal alimenticio, cuyo movimiento fuerza el contenido almacenado hacia abajo.

peritoneal *a.* peritoneal, rel. al peritoneo; ___ **cavity** / cavidad ___.

peritoneal fluid *n.* fluido peritoneal, fluido excretado por las células del peritoneo.

peritoneum *n.* peritoneo, membrana que cubre la pared abdominal y las vísceras.

peritonitis *n.* peritonitis, infl. del peritoneo.

peritonsillar *a.* periamigdalino-a, que rodea o está cerca de una amígdala.

periurethral *a.* periuretral, alrededor de la uretra.

perlèche *n.*, *Fr.* perlèche, *pop.* boquera, infección en la comisura de los labios y manifestaciones de infl. y fisuras, gen. causada por desnutrición.

permanent *a.* permanente; ___-ly *adv.* / permanentemente.

permeability *n.* permeabilidad, cualidad de ser permeable; **capillary** ___ / ___ capilar.

permeable *a.* permeable, que permite el paso de sustancias a través de una membrana u otras estructuras.

permit *n.* permiso, consentimiento; *v.* permitir, autorizar.

pernicious *a.* pernicioso-a, nocivo-a, destructivo-a.

peroxide, hydrogen *n.* peróxido de hidrógeno, agua oxigenada.

perpendicular *a.* perpendicular.

persecution *n.* persecución, acosamiento.

perseveration *n.* perseveración, tipo de trastorno mental que se manifiesta con repetición anormal de palabras y acciones.

persist *v.* persistir, perseverar, insistir.

person *n.* persona.

persona *n.* persona, personalidad adoptada que encubre la verdadera.

personal *a.* personal, privado-a.

personality *n.* personalidad, rasgos, características y conducta individual que distinguen a una persona de otra; **anal** ___ / ___ anal; **antisocial** ___ / ___ antisocial; **compulsive** ___ / ___ compulsiva; **extroverted** ___ / ___ extrovertida; **introverted** ___ / ___ introvertida; **neurotic** ___ / ___ neurótica; **paranoid** ___ / ___ paranoica; **psychopathic** ___ / ___ psicopática; **split** ___ / ___ desdoblada; **schizoid** ___ / ___ esquizoide.

personality disorder *n.* trastorno de la personalidad, término general para un grupo de trastornos de conducta caracterizados por alteración de los patrones de percepción y cognición; **attention deficit disorder** / ___ de falta de atención; **depression disorder** / ___ de depresión; **addictive disorder** / ___ de adicción; **adjustment disorder** / ___ de ajuste; **cyclothymic disorder** / ___ ciclotímico; **eating disorder** / ___ de deglución; **mood disorder** / ___ de cambios emocionales; **panic disorder** / ___ de pánico; **phobic disorder** / ___ de fobias. *V.* cuadro en la página 207.

personnel *n.* personal; **medical** ___ / equipo médico, cuerpo facultativo.

perspective *n.* perspectiva.

perspiration *n.* sudor, transpiración.

perspire *v.* sudar, transpirar.

persuasion *n.* persuasión, técnica terapéutica que consiste en un acercamiento racional al paciente para orientarle en sus actuaciones.

pertaining *a.* perteneciente; referente *a.*

perturbation *n.* perturbación. 1. sentimiento de inquietud; 2. variación anormal de un estado regular a otro.

pertussis, whooping cough *n.* pertusis, tosferina, enfermedad infantil infecciosa que se inicia con un estado catarral seguido de una tos seca persistente.

perversion *n.* perversión, desviación depravada, gen. de índole sexual.

pervert *n.* pervertido-a, persona que manifiesta alguna forma de perversión.

pessary *n.* pesario, dispositivo de goma en forma de copa que se inserta en la vagina y se usa como soporte del útero.

pessimism *n.* pesimismo, propensión a juzgar situaciones negativamente.

pessimist *n.* pesimista, persona que muestra pesimismo.

pest *n.* 1. insecto nocivo; 2. peste. *V.* plague.

pesticide *n.* pesticida, exterminador de insectos y roedores.

pet *n.* 1. animal doméstico favorito; 2. niño-a mimado-a.

petechia *n.* (*pl.* **petechiae**) petequia, mancha hemorrágica pequeña que se manifiesta en la piel y las mucosas en casos de estado febril esp. en la tifoidea.

petit mal *n.*, *Fr.* petit mal, ataque epiléptico benigno con pérdida del conocimiento pero sin convulsiones.

petroleum jelly *n.* vaselina, una sustancia grasosa, inodora y sin gusto derivada del petróleo que se usa esp. en ungüentos y vendajes.

peyote *n.* peyote, planta de la que se extrae la mescalina, droga alucinatoria.

pH *n.* pH, índice que expresa el grado de acidez o alcalinidad de una disolución; **cutaneous** ___ / ___ cutáneo; **blood** ___ / ___ sanguíneo; una disolución con un pH menor a 7 es ácida y una con un pH mayor a 7 es alcalina.

phagocyte *n.* fagocito, célula que ingiere y destruye otras células, sustancias y partículas extrañas.

phagocytosis *n.* fagocitosis, proceso de ingestión y digestión realizado por fagocitos.

phalanx *n.* (*pl.* **phalanxes, phalanges**) falange, uno de los huesos largos de los dedos de los pies o las manos.

phallic *a.* fálico, rel. al pene.

phantom *n.* fantasma. 1. imagen mental; 2. patrón transparente del cuerpo y sus partes.

pharmaceutics *n.* preparaciones farmacéuticas.

pharmacist *n.* farmacéutico-a, boticario-a.

pharmacokinetics *n.* farmacocinética, estudio in vivo del metabolismo y acción de las drogas.

pharmacology *n.* farmacología, estudio de drogas, medicamentos, su naturaleza, origen, efectos y usos.

pharmacopeia *n.* farmacopea, compendio de drogas, agentes químicos y medicamentos regidos por una autoridad oficial que sirve de estándar en la preparación y dispensación de productos farmacéuticos.

pharmacy *n.* farmacia, botica.

pharyngitis *n.* faringitis, infl. de la faringe.

pharynx *n.* faringe, pasaje del aire de las fosas nasales a la laringe y de la boca al esófago en el tracto alimenticio.

phase *n.* fase, estado de desarrollo, estado transitorio.

phasic *a.* fásico-a, rel. a una fase.

phenobarbital *n.* fenobarbital, hipnótico, sedante, nombre comercial Luminal.

phenomenon *n.* (*pl.* **phenomena**) fenómeno. 1. evento o manifestación de cualquier índole; 2. síntoma objetivo de una enfermedad.

phenotype *n.* fenotipo, características visibles de un organismo como resultado de interacción entre el ambiente y los factores hereditarios.

phimosis *n.* fimosis, estrechamiento del orificio del prepucio que impide que éste pueda extenderse hacia atrás sobre el glande.

phlebitis *n.* flebitis, infl. de una vena, trastorno común esp. en las extremidades.

phlebolith *n.* flebolito, depósito calcáreo en una vena.

phlebotomy *n.* flebotomía, venotomía, incisión en una vena para sacar sangre.

phlegm *n.* flema. 1. mucus; 2. uno de los cuatro humores del cuerpo.

phlegmon *n.* flemón, infl. del tejido celular.

phobia *n.* fobia, temor exagerado e irracional.

phonation *n.* fonación, emisión de la voz.

phone *n.* teléfono; ___ **call** / llamada telefónica.

phonetic *a.* fonético-a, rel. a la voz y a los sonidos articulados.

phonetics *n.* fonética, ciencia que estudia la articulación de los sonidos y su pronunciación.

phonogram *n.* fonograma, representación gráfica de la intensidad de un sonido.

phonoscope *n.* fonoscopio, instrumento para registrar los sonidos del corazón.

phosphorus *n.* fósforo, elemento no metálico que se encuentra en alcaloides.

photochemotherapy *n.* fotoquimioterapia, tratamiento con drogas que producen una reacción a la luz de rayos ultravioleta o rayos solares.

photocoagulation *n.* fotocoagulación, proceso usado en cirugía óptica por el cual un rayo intenso de luz controlada (laser) produce una coagulación localizada.

photodermatitis *n.* fotodermatitis, reacción anormal a la exposición a los rayos solares.

phototherapy *n.* fototerapia, exposición a los rayos del sol o a una luz artificial con propósito terapéutico.

phrenetic *a.* frenético-a, maníaco-a.

physic *n.* medicamento, esp. un catártico o purgante.

physical *a.* físico-a, rel. al cuerpo y su condición; ___ **examination** / examen ___; ___ **fitness** / acondicionamiento ___; ___ **therapist** / terapeuta ___; ___ **therapy** / terapia ___.

physician *n.* médico-a; **attending** ___ / ___ de cabecera; **consulting** ___ / ___ consultante, consultor; **family** ___ / ___ de familia; ___ **on call** / ___ de guardia; **primary** ___ / ___ de asistencia primaria; **referring** ___ / ___ recomendante.

physician-assisted suicide *n.* suicidio asistido por médico, suicidio facilitado por medio, o por información, de un médico.,

physician's assistant *n.* asistente, persona entrenada especialmente que está certificada para prestar servicios médicos.

physiology *n.* fisiología, ciencia que estudia las funciones de los organismos vivos y los procesos químicos o físicos que los caracterizan.

physiotherapy *n.* fisioterapia, tratamiento por medio de agentes físicos como agua, calor o luz.

physique *n.* físico, presencia, figura.

phytobezoar *n.* fitobezoar, concreción formada por fibra vegetal que se deposita en el estómago o el intestino y no se digiere.

pia mater *n.*, *L.* piamáter, piamadre, membrana vascular fina, la más interna de las meninges.

pica *n.* pica, deseo insaciable de ingerir sustancias que no son comestibles.

Pick's disease *n.* Pick, enfermedad de, tipo de demencia senil.

picture *n.* fotografía; lámina; retrato.

piece *n.* pedazo, parte.

piercing *a.* penetrante, agudo-a.

pigeon-toed *a.* patizambo-a.

pigment *n.* pigmento, colorante.

pigmentation *n.* pigmentación, coloración.

piles *n.*, *pl.* almorranas, hemorroides.

piliation *n.* piliación, formación y desarrollo de pelo.

pill *n.* pastilla, píldora; **birth control ___** / la píldora, píldora de control del embarazo; **morning-after ___** / ___ del día siguiente, un medicamento oral que contiene altas dosis de estrógeno para inhibir el embarazo y que se toma después de relaciones sexuales sin protección; **pain ___** / calmante, sedativo, ___ para el dolor; **sleeping ___** / sedativo, ___ para dormir.

pillow *n.* almohada; [*inflatable*] almohadilla, cojín.

pimple *n.* barrillo, [*blackhead*] espinilla, grano de la cara.

pin *n.* clavo ortopédico, pieza de metal o hueso que se usa para unir partes de un hueso fracturado.

pinch *n.* pellizco; *v.* pellizcar; comprimir, apretar.

pinched nerve *n.* nervio pellizcado.

pineal gland *n.* glándula o cuerpo pineal.

pinkeye *n.* conjuntivitis catarral, oftalmia purulenta.

pinna *n.*, *L.* pinna, pabellón de la oreja.

pipet, **pipette** *n.* pipeta, probeta, tubo de ensayo.

pitch *n.* tono, diapasón, cualidad de un sonido de acuerdo con la frecuencia de las ondas que lo producen.

pituitary gland *n.* glándula pituitaria; hipófisis.

pity *n.* lástima, compasión; **what a ___ !** / ¡qué ___ !

place *n.* lugar, sitio; **in ___ of** / en ___ de; *v.* colocar; **to put in ___** / colocar en su ___.

placebo *n.* placebo, sustancia anodina sin valor medicinal gen. usada en experimentos por comparación; **___ controlled trial** / prueba controlada por ___.

placenta *n.* placenta, órgano vascular que se desarrolla en la pared del útero a través del cual el feto se nutre de la madre por medio del cordón umbilical; **early, previa ___** / ___ previa, anterior al feto en relación con la apertura externa del cuello uterino, lo que puede causar una hemorragia grave.

placental *a.* placentario-a, de la placenta, rel. a la placenta; **___ insufficiency** / insuficiencia ___.

plague *n.* peste. 1. peste bubónica, infección epidémica transmitida por la picadura de pulgas de ratas; 2. enfermedad epidémica que causa alta mortalidad.

plain *a.* común, ordinario-a.

plan *n.* plan, planificación; intento; *v.* planear.

plane *n.* plano. 1. superficie lisa y plana; 2. superficie relativamente lisa formada por un corte imaginario o un corte real a través de una parte del cuerpo; **axial ___** / ___ axial; **coronal ___** / ___ coronal, frontal; **sagital ___** / ___ sagital.

planning *n.* planeamiento, planificación; organización; **family ___** / ___ familiar.

plant *a.* planta; **medicinal ___** / ___, yerba medicinal.

plantar *a.* plantar, rel. con, o típico de la planta del pie; **___ fascitis** / inflamación que afecta el tejido conectivo en el talón y que causa dolor al caminar y correr; **___ reflex** / reflejo ___, reflejo de Babinski.

plaque, placque *n.* placa; plaqueta. 1. cualquier superficie de la piel o membrana mucosa; 2. plaqueta sanguínea.

plasma *n.* plasma, componente líquido de la sangre y linfa que se compone en su mayor parte (91%) de agua; **___ proteins** / proteínas sanguíneas.

plaster *n.* yeso, emplaste, molde; **___ cast** / vendaje enyesado, tablilla de

plastic *n.* plástico; *a.* plástico-a.

plasticity *n.* plasticidad, capacidad para moldearse.

plastic surgery *n.* cirugía plástica, proceso quirúrgico para reparar o reconstruir estructuras del cuerpo.

plate *n.* placa. 1. estructura lisa tal como una lámina ósea; 2. pieza de metal que se usa como soporte de una estructura.

platelet *n.* plaqueta, elemento celular esencial en la coagulación de la sangre.

play therapy *n.* terapia infantil aplicada en un ambiente de juguetes y juegos infantiles por medio de los cuales se estimula a los niños a revelar conflictos interiores.

please *int.* por favor; **come in** ___ ! / ¡entre, entra por favor! *v.* gustar, agradar, satisface; tener placer, tener gusto en.

pleasing *a.* agradable, placentero-a, gustoso-a.

pleasure principle *n.* principio del placer, conducta dirigida a satisfacer deseos propios y evadir el dolor.

plethora *n.* plétora, exceso de cualquiera de los líquidos del organismo.

plethysmography *n.* pletismografía, registro de las variaciones de volumen que ocurren en una parte u órgano en relación con la cantidad de sangre que pasa sobre los mismos.

pleura *n.* pleura, membrana doble que cubre los pulmones y la cavidad torácica; **parietal** ___ / ___ parietal; **visceral** ___ / ___ visceral.

pleural *a.* pleural, rel. a la pleura; ___ **cavity** / cavidad ___; ___ **effusion** / derrame ___.

pleuralgia *n.* pleuralgia, dolor en la pleura o en un costado.

pleurisy *n.* pleuresía, infl. de la pleura.

pleuroscopy *n.* pleuroscopía, examen de la cavidad pleural a través de una incisión en el tórax.

plug *n.* tapón.

plumbism *n.* plumbismo, envenenamiento crónico con plomo.

PMS *abbr.* (*premenstrual syndrome*) SPM, síndrome premenstrual.

pneumatization *n.* neumatización, formación de cavidades llenas de aire en un hueso esp. en el hueso temporal.

pneumatocele *n.* neumatocele. 1. hernia de tejido pulmonar; 2. saco o tumor que contiene gas.

pneumococcal *a.* neumocócico-a, rel. a la neumonía o que la causa.

pneumococcus *n.* L. (*pl.* **pneumococci**) neumococo, microorganismo o tipo de bacteria gram-positiva que causa neumonía aguda y otras infecciones del tracto respiratorio superior.

pneumocystis carinii pneumonia *n.* neumonía neumocística carinii, tipo de pulmonía aguda intersticial causada por el bacilo **Pneumocysti carinii**, considerada una de las infecciones oportunistas comunes del SIDA.

pneumoencephalography *n.* neumoencefalografía, rayos X del cerebro por medio de aire o gas inyectado para permitir distinguir visualmente la corteza y los ventrículos cerebrales.

pneumomediastinum *n., L.* neumomediastinum, presencia de gas o de aire en los tejidos del mediastino.

pneumonia *n.* pulmonía, neumonía, enfermedad infecciosa causada por bacterias o virus presentes en el tracto respiratorio superior; **double** ___ / ___ doble; ___ **lobar** / ___ lobar; **staphylococcal** ___ / ___ estafilocócica.

pneumonic *a.* neumónico-a, rel. a los pulmones o a la neumonía.

pneumonic plague *n.* peste neumónica, forma de peste con síntomas de esputos sanguíneos, escalofríos y fiebre (calentura) alta que puede ser letal.

pneumothorax *n.* neumotórax, acumulación de aire o gas en la cavidad pleural que resulta en colapso del pulmón afectado; **spontaneous** ___ / ___ espontáneo; **tension** ___ / ___ por tensión.

pocket *n.* saco, bolsa; [*clothing*] bolsillo.

pockmark *n.* marca, señal o cicatriz. 1. marca de una pústula; 2. señal que deja la viruela.

podiatrist *n.* podiatra, especialista en podiatría.

podiatry *n.* podiatría, diagnóstico y tratamiento de afecciones de los pies.

poison *n.* veneno; [*insect, reptile bite*] ponzoña; substancia tóxica; ___ **ivy** / hiedra venenosa.

poisoning *n.* envenenamiento.

poisonous *a.* venenoso-a; tóxico-a.

polarity *n.* polaridad. 1. cualidad de poseer polos; 2. presentación de efectos opuestos en dos extremos o polos.

polarization *n.* polarización.

pole *n.* polo. 1. cada uno de los extremos opuestos de un cuerpo u órgano o de una parte esférica u oval.

policy *n.* póliza; reglamento; **insurance ___ / ___ de seguros.

polio, poliomyelitis *n.* polio, poliomielitis, parálisis infantil, enfermedad contagiosa que ataca el sistema nervioso central y causa parálisis en los músculos esp. de las piernas.

poliovirus *n.* poliovirus, agente causante de la poliomielitis.

pollen *n.* polen.

pollute *v.* contaminar, corromper.

pollution *n.* polución, contaminación; **air ___ / ___ del aire; **water ___ / ___ del agua.

polyarthritis *n.* poliartritis, infl. de varias articulaciones.

polyarticular *a.* poliarticular, que afecta varias articulaciones.

polyclinic *n.* policlínica, hospital general.

polycystic *a.* poliquístico-a, que está formado-a por varios quistes; **kidney disease** / enfermedad ___ del riñón; **___ ovarian syndrome** / síndrome ___ ovárico.

polycythemia *n.* policitemia, aumento excesivo de glóbulos rojos; **___ rubra** / ___ vera secundaria, ___ vera; **primary ___ / ___ primaria.

polydactyly *n.* polidactilia, condición anormal de poseer más de cinco dedos en la mano o el pie.

polydipsia *n.* polidipsia, sed insaciable.

polygraph *n.* polígrafo, instrumento para obtener diversas pulsaciones arteriales y venosas simultáneamente.

polymorphonuclear *a.* polimorfonucleado-a, que tiene un núcleo lobular complejo.

polymorphonuclear leukocyte *n.* leucocito polimorfonucleado, granulocito con núcleo de lóbulos múltiples.

polymyalgia *n.* polimialgia, condición caracterizada por dolor en distintos músculos; **___ rheumatica** / ___ reumática.

polymyopathy *n.* polimiopatía, cualquier enfermedad que afecta varios músculos simultáneamente.

polyneuropathy *n.* polineuropatía, enfermedad que afecta varios nervios a la vez.

polyp *n.* pólipo, cualquier protuberancia o bulto que se desarrolla de una membrana mucosa.

polypectomy *n.* polipectomía, excisión de un pólipo.

polyposis *n.* poliposis, formación numerosa de pólipos.

polysaccharide *n.* polisacárido, carbohidrato que puede disolverse en agua.

polyunsaturated *a.* poli-nosaturado, que denota un ácido graso.

polyuria *n.* poliuria, excesiva secreción y eliminación de orina así como en diabetes.

pomade *n.* pomada, sustancia medicinal semisólida para uso externo.

pons *n., L.* pons, formación de tejido que sirve de puente entre dos partes.

Pontiac fever *n.* fiebre de Pontiac, enfermedad seudogripal.

poor *a.* pobre, necesitado-a; deficiente; **in ___ condition** / en mala condición, en mal estado.

popliteal *a.* poplíteo-a, área posterior de la rodilla.

popper *n., pop.* nombre atribuído a algunas drogas adictivas.

population *n.* población, habitantes de un área.

porcine *n.* porcino-a, rel. al cerdo.

pore, porus *n.* poro, abertura diminuta tal como la de una glándula sudorípara.

porosis *n.* porosis, formación de una cavidad.

porous *a.* poroso-a, permeable.

porphyria *n.* porfiria, defecto metabólico congénito que se caracteriza por exceso de porfirina en la sangre, en la orina y en las heces fecales, causando numerosos trastornos físicos y psiquiátricos.

porta *n., L.* porta, entrada, esp. la parte de un órgano por donde penetran vasos sanguíneos y nervios.

portacaval *a.* portacava, rel. a la vena porta y la vena cava inferior.

portal *a.* portal, rel. al sistema portal.

portal circulation *n.* circulación portal, curso por el cual la sangre entra al hígado por la vena porta y sale por la vena hepática.

portal hypertension *n.* hipertensión portal, aumento de la presión en la vena porta debido a una obstrucción.

portal vein *n.* vena porta, vena formada por varias ramas de venas que provienen de órganos abdominales.

portion *n.* porción.

position *n.* posición. 1. actitud; 2. postura del cuerpo; **anatomic** ___ / ___ anatómica; **central** ___ / ___ central; **decubitus** ___ / ___ decúbito; **deep** ___ / ___ dentro de, profunda; **distal** ___ / ___ distal; **fetal** ___ / ___ fetal, una posición en la cual el cuerpo se encuentra acurrucado en un lado; **genupectoral** ___ / ___ genupectoral; **inferior** ___ / ___ inferior; **lateral** ___ / ___ lateral, de un lado; **lithotomy** ___ / ___ de litotomía; **lying down** ___ / ___ yacente, acostada; **medial** ___ / ___ media; **posterior** ___ / ___ posterior, detrás de; **prone** ___ / ___ prona, boca abajo; **superficial** ___ / ___ superficial; **superior** ___ / ___ superior, encima de; **supine** ___ / ___ supina, boca arriba; **upright** ___ / ___ erecto; 3. posición y presentación del feto.

positive *a.* positivo-a, afirmativo-a.

positivity *n.* positividad, manifestación de una reacción positiva.

possessed *a.* poseído-a, dominado-a por una idea o pasión.

possession *n.* posesión.

posterior *a.* posterior. 1. rel. a la parte dorsal o trasera de una estructura; 2. que continúa.

posthumous *a.* póstumo, que ocurre después de la muerte.

posthypnotic *a.* posthipnótico-a, que sigue al estado hipnótico.

postictal *a.* post ictal, después de un ataque o convulsión.

post mature *a.* postmaduro-a, rel. a un recién nacido después de un embarazo prolongado.

postmortem *n.*, *L.* post mortem, después de la muerte; autopsia.

postnasal *a.* postnasal, detrás de la nariz.

postnasal drip *n.* goteo postnasal.

post-op *a.* post-op, postoperatorio.

postoperative *a.* postoperatorio-a, que ocurre después de la operación; ___ **care** / cuidado ___; ___ **complication** / complicación ___.

postpartum *n.*, *L.* postpartum, después del parto; ___ **blues** / estado de depresión que sigue al parto; ___ **pituitary insufficiency** / insuficiencia pituitaria del ___.

postpartum period, puerperium *n.* puerperio, período de aproximadamente seis semanas después del parto durante el cual los órganos de la madre vuelven a su estado normal.

postpartum psychosis *n.* psicosis del postpartum.

post-polio syndrome *n.* síndrome post-polio, una condición que afecta a ex pacientes de poliomielitis mucho después de la recuperación y que se caracteriza por debilidad muscular, dolor de las articulaciones y de los músculos y fatiga.

postpone *v.* posponer, demorar, aplazar.

postsurgical pain treatment *n.* tratamiento de dolor postoperatorio.

postural *a.* postural, rel. a la postura del cuerpo; ___ **hypotension** / hipotensión ___, descenso de la presión arterial en posición erecta.

posture *n.* postura, posición del cuerpo.

potable *a.* potable, salubre, que puede beberse.

potassium *n.* potasio, mineral que se encuentra en el cuerpo combinado con otros, esencial en la conducción de impulsos nerviosos y actividad muscular.

potbelly *n.* panza, barriga.

potency *n.* fuerza, potencia.

potent *a.* potente, fuerte; eficaz.

potential *a.* potencial, que existe en forma de cierta capacidad o disposición.

potion *n.* poción, dosis de líquido medicinal.

pouch *n.* bolsa, saco, cavidad.

poultice *n.* cataplasma, una sustancia suave sobre un paño que se aplica a úlceras u otras lesiones.

pour *v.* verter, vaciar, derramar.

poverty *n.* pobreza, carencia.

powder *n.* polvo; **powdered** *a.* en polvo.

power *n.* poder, fuerza.

pox *n.* enfermedad eruptiva de la piel caracterizada por manifestación de vesículas que se convierten en pústulas.

PPO *abbr.* (*preferred provider organization*), organización que proporciona cuidado de la salud y que ofrece incentivos para que el paciente se atienda con ciertos médicos, laboratorios y hospitales los que están de acuerdo con ser supervisados y con cobrar tasas reducidas.

practical *a.* práctico-a.

practical nurse *n.* enfermera(o) práctica, una enfermera(o) que cuida de los enfermos profesionalmente sin tener la formación ni la experiencia requerida de una enfermera registrada.

practice n. práctica; costumbre; **private** ___ / ___ privada; v. practicar.

pramipexole n. pramipexole, un agonista de la dopamina administrado para tratar los síntomas de la enfermedad de Parkinson.

prandial a. prandial, rel. a las comidas.

preagonal a. preagónico-a; moribundo-a, al borde de la muerte.

preanesthetic n. preanestésico, agente preliminar que se administra con anticipación a la anestesia general.

precancerous a. precanceroso-a, susceptible a o que puede convertirse en un cáncer.

precarious a. precario-a.

precaution n. precaución.

precede v. preceder, anteceder.

precipitate n. precipitado, depósito de partes sólidas que se asientan en una solución; a. precipitado-a, que sucede con rapidez.

precision n. precisión, exactitud.

precocious a. precoz, de un desarrollo más avanzado que el normal para la edad; ___ **child** / niño-a ___.

precocity n. precocidad, desarrollo de rasgos físicos o facultades mentales más avanzados que lo normal en comparación con la edad cronológica.

precursor n. precursor-a, predecesor-a, manifestación tal como la aparición de un síntoma o señal antes de desarrollarse una enfermedad; a. precursor-a, predecesor-a; preliminar.

predict v. predecir.

predisposed a. predispuesto-a, que tiene susceptibilidad o tendencia a contraer una enfermedad.

predisposition n. predisposición, inclinación a desarrollar una condición o enfermedad debido a factores genéticos, ambientales o psicológicos.

prednisone n. prednisona, un corticosteroide que se utiliza como un agente antiinflamatorio, como un agente antincenceroso y como un inmunosupresor.

predominant a. predominante.

preeclampsia n. preeclampsia, condición tóxica que se ve en la última etapa del embarazo y que se manifiesta con hipertensión, albuminuria y edema.

prefer v. preferir, seleccionar.

preferable a. preferible, favorito-a.

pregnancy n. embarazo, gravidez, estado de gestación; **ectopic** ___ / ___ ectópico; **extrauterine** ___ / ___ extrauterino; **incomplete** ___ / ___ incompleto; **interstitial** ___ / ___ intersticial; **false** ___ / ___ falso; **multiple** ___ / ___ múltiple; **prolonged** ___ / ___ prolongado; **surrogate** ___ / ___ subrogado; **tubal** ___ / ___ tubárico.

pregnant a. embarazada, encinta, en estado de gestación; grávida.

prejudice n. prejuicio.

preliminary a. preliminar.

premature a. [newborn] prematuro-a, nacido antes de llegar a término.

premedication n. premedicación.

premenstrual n. premenstrual, antes de la menstruación; ___ **tension** / tensión ___.

premenstrual syndrome n. síndrome premenstrual, síndrome que se manifiesta días anteriores a la menstruación y que se caracteriza por irritabilidad, retención de líquidos y tensión emocional.

prenatal a. prenatal, anterior al nacimiento; ___ **care** / cuidado ___.

preoccupation n. preocupación.

preoccupy v. preocupar; preocuparse.

preoperative care n. cuidado preoperatorio, cuidado preliminar a la operación.

prep n. proceso preoperatorio.

preparation n. preparación. 1. acción de preparar algo; 2. un medicamento que se prepara para ser administrado.

prepare v. preparar.

prepubescent a. prepubescente, anterior a la pubertad.

prepuce n. prepucio, pliegue de piel sobre el glande del pene.

prerenal a. prerrenal. 1. situado frente al riñón; 2. que tiene lugar en la circulación antes de llegar al riñón.

presbiopia n. presbiopía, presbicia, condición de la visión que ocurre en la vejez a causa de una deficiencia en la elasticidad del cristalino.

prescribe v. prescribir, recetar.

prescribed a., pp. de **to prescribe**, [medicine] recetado-a, ordenado-a, prescrito-a.

prescription n. receta; ___ **tablet**, **pad** / formulario.

presence n. [looks] presencia, aspecto; [attendance] asistencia.

present *n.* [*presence*] presencia; **to be ___** / asistir, estar presente física y psicológicamente asistiendo a un paciente cuando lo necesite.

presentation *n.* presentación. 1. reporte oral; 2. posición del feto en el útero según se detecta en un examen, o posición de salida en relación al canal del parto en el momento del nacimiento; **breech ___** / **___** de nalgas; **brow ___** / **___** de cejas o frente; **cephalic ___** / **___** de cabeza; **face ___** / **___** de cara; **footling ___** / **___** de pies; **shoulder ___** / **___** de hombro; **transverse ___** / **___** transversa.

preservation *n.* preservación, conservación.

preservative *n.* preservativo, conservador. 1. agente que se añade a un alimento o medicamento para impedir el desarrollo de bacteria; 2. profiláctico.

preserve *v.* preservar, conservar.

pressor *a.* presor, que tiende a aumentar la presión sanguínea.

pressure *n.* presión, tensión, compresión; **arterial ___** / **___** arterial, presión o tensión de la sangre sobre las paredes de los vasos capilares; **atmospheric ___** / **___** atmosférica, la que ejerce la masa de aire alrededor de la tierra; **central venous ___** / **___** central venosa, presión de la sangre en la aurícula derecha del corazón; **continuous positive airway ___** / mantenimiento de la presión de aire en los pulmones y conductos de aire para ayudar a la respiración; **diastolic ___** / **___** diastólica, presión arterial durante la diástole; **intracranial ___** / **___** intracraneana o intracraneal, presión ejercida dentro de la cavidad craneana; **intrathoracic ___** / **___** intratorácica, presión dentro del tórax; **osmotic ___** / **___** osmótica; **osmosis partial ___** / **___** parcial, la que ejerce uno de los gases de una composición mixta; **pulse ___** / **___** de pulso; **systolic ___** / **___** sistólica, presión arterial durante la contracción de los ventrículos; **venous ___** / **___** venosa, la de la sangre en las venas; *v.* hacer presión, presionar.

pressure point *n.* punto de presión, área donde puede sentirse el pulso o hacer presión para contener un sangrado.

pressure sore *n.* úlcera de decúbito.

pretend *v.* pretender, fingir, aparentar.

preterm *n.* pretérmino, lo que concierne a sucesos anteriores a completar el término de treinta y siete semanas en un embarazo.

prevalence *n.* prevalencia, número de casos en una población afectados por la misma enfermedad en un tiempo determinado.

prevent *v.* prevenir, precaver, evitar.

preventive *a.* preventivo-a; **___ health services** / servicios **___**-os de salud.

previous *a.* previo-a, anterior.

priapism *n.* priapismo, erección prolongada y dolorosa del pene a consecuencia de una enfermedad.

price *n.* precio, valor, costo.

prick *n.* pinchazo; punzada; picadura, aguijón; *v.* picar, punzar, aguijonear, pinchar.

prickly heat *n.* salpullido, sarpullido.

primarily *adv.* primeramente; principalmente, primordialmente.

primary *a.* inicial, primario-a, rel. al contacto o atención de un caso en su principio; **___ physician** / médico de cabecera, facultativo que atiende al paciente inicialmente, esp. un pediatra o médico de familia.

primary care *n.* atención inicial del paciente.

prime *a.* primero-a, principal; **to be in one's ___** / estar en la flor de la vida.

primitive *a.* primitivo-a; embriónico-a.

principal *a.* principal, más importante.

principle *n.* principio. 1. ingrediente esencial de un compuesto químico; 2. regla; orden.

prior *n.* antecesor, predecesor; *a.* previo-a; **___ to** / anterior a, antes de.

priority *n.* prioridad, preferencia, precedencia.

privacy *n.* vida privad. aislamiento.

private *a.* privado-a, particular, exclusivo-a; **___ hospital** / clínica; **___ practice** / consulta particular; **___ room** / cuarto **___**; **___-ly** *adv.* / privadamente.

private practice *n.* práctica privada, práctica de una profesión (como la medicina) en forma independiente y no como un empleado.

privation *n.* privación, necesidad.

privilege *n.* privilegio, derecho.

privileged *a.* confidencial, privilegiado-a; reservado-a; **___ information** / información **___** o reservada.

probability *n.* probabilidad.

probable *a.* probable, casi posible; **-ly** *adv.* probablemente.

probe *n.* sonda, instrumento ·flexible que se usa para explorar cavidades o conductos y para medir la penetración de una herida; **hollow ___ / ___** acanalada.

problem *n.* problema; cuestión; trastorno; **___ solving** / solución de **___-s.**

procedure *n.* procedimiento; **clinical ___ /** ___ clínico; **invasive ___ /** ___ invasivo; **noninvasive ___ /** ___ no invasivo; **surgical ___ /** ___ quirúrgico; **therapeutic ___ /** ___ terapéutico.

proceed *v.* proceder, continuar, seguir adelante, avanzar.

process *n.* proceso, método, sistema.

procreate *v.* engendrar, procrear, reproducir.

procreation blank *n.* procreación, reproducción.

proctalgia *n.* proctalgia, dolor en el recto y el ano.

proctitis *n.* proctitis, infl. de la mucosa del recto y del ano.

proctologist *n.* proctólogo-a, especialista en proctología.

proctoscope *n.* proctoscopio, espéculo rectal, tipo de endoscopio usado para examinar el recto.

prodromal *a.* prodrómico-a, rel. a la fase inicial de una enfermedad.

product *n.* producto; resultado; efecto.

productive *a.* productivo-a, fecundo-a.

profession *n.* profesión, carrera, oficio.

professional *n.* profesional, facultivo-a; **___ care** / cuidado **___; ___ help** / asistencia **___;** *a.* profesiona; facultativo-a.

profile *n.* perfil, bosquejo, esbozo; **biochemical ___ /** ___ bioquímico; **physical ___ /** ___ físico.

profit *n.* beneficio, ganancia; ventaja.

profunda *a.*, L (*pl.* **profunda**) muy interior, en referencia esp. a algunas arterias.

profuse *a.* profuso-a; abundante; **___-ly** *adv.* / profusamente, abundantemente.

progeny *n.* descendencia, prole.

progesterone *n.* progesterona, hormona esteroide segregada por los ovarios.

prognose *v.* pronosticar o predecir el desarrollo de una enfermedad.

prognosis *n.* pronóstico, evaluación del curso probable de una enfermedad.

prognosticate *v.* pronosticar.

progress *n.* progreso; *v.* progresar; **to make ___** / progresar, mejorar.

progressive *a.* progresivo-a, que avanza.

projection *n.* proyección. 1. protuberancia; 2. mecanismo por el cual el (la) paciente atribuye inconscientemente a otras personas u objetos las cualidades y sentimientos propios que rechaza.

prolapse *n.* prolapso, caída de un órgano o parte.

proliferation *n.* proliferación, multiplicación en número por reproducción esp. de células similares.

proliferous, **prolific** *a.* prolífero-a, que se reproduce fácilmente.

prolong *v.* prolongar, extiende. retardar.

prominence *n.* prominencia, proyección; *pop.* bulto.

promise *n.* promesa; *v.* prometer, dar la palabra.

prompt *a.* puntual, a tiempo.

pronate *v.* pronar, poner el cuerpo o parte del mismo en posición prona.

prone *a.* acostado-a, postrado-a. 1. en posición acostada boca abajo; 2. con la mano virada, apoyada en el dorso; 3. propenso, susceptible a contraer una enfermedad.

pronounce *v.* pronunciar, articular sonidos de letras.

proof *n.* prueba, comprobación; *v.* probar, demostrar.

propagation *n.* propagación, reproducción.

property *n.* propiedad, cualidad, característica, atributo. *V.* cuadro en la página 169.

prophylactic *n.* profiláctico. 1. agente o método para evitar infecciones; 2. contraceptivo.

prophylaxis *n.* profilaxis, medidas para prevenir enfermedades o su propagación.

propranolol *n.* propranolol, un betabloqueador utilizado en su forma de clorohidrato, esp. en el tratamiento de hipertensión, arritmia cardíaca y angina pectoris y en la prevención de la migraña.

proprietary medicine *n.* medicamento de patente.

proprioceptive *a.* propioceptivo-a, que recibe estímulos.

proprioceptor *n.* propioceptor, terminación nerviosa receptora que responde a estímulos y transmite información de los movimientos y posiciones del cuerpo.

proptosis *n.* proptosis, desplazamiento de un órgano hacia adelante tal como el globo ocular.

prosencephalon *n.* prosencéfalo, porción anterior de la vesícula cerebral de la que se desarrollan el diencéfalo y el telencéfalo.

prostate *n.* próstata, glándula masculina que rodea el cuello de la vejiga y la uretra. *V.* ilustraciones en esta página (inglés) y pág. 170 (español).

prostatectomy *n.* prostatectomía, excisión parcial o total de la próstata; **laser** ___ / ___ de láser; **perineal** ___ / ___ perineal; **radical** ___ / ___ radical; **transvesical** ___ / ___ transvesical.

prostatic *a.* prostático-a, rel. a la próstata; ___ **hypertrophy** / hipertrofia ___ -a, agrandamiento benigno de la próstata debido a la vejez; **prostate-specific antigen** / antígeno prostático específico, sustancia proteica producida por la próstata, cuya concentración excesiva en la sangre indica hiperplasia benigna o cáncer de la próstata.

prostatism *n.* prostatismo, trastorno debido a una obstrucción del cuello de la vejiga por agrandamiento de la próstata.

prostatitis *n.* prostatitis, infl. de la próstata.

prosthesis *n.* prótesis, reemplazo de una parte del cuerpo con un sustituto artificial.

prosthetics *n.* prostética, rama de la cirugía que se dedica al reemplazo de partes del cuerpo.

prostrate *a.* postrado-a. 1. en posición prona o supina; 2. débil, abatido-a; *v.* postrar; abatir; *vr.* postrarse; abatirse, debilitarse.

prostration *n.* postración, debilidad, abatimiento.

protean *n.* protéico, que se manifiesta en distintas formas.

protection *n.* protección, cuidado.

protective isolation *n.* aislamiento protector, estado que se recomienda en casos de pacientes de baja resistencia o inmunidad.

protein *n.* proteína, complejo compuesto nitrogenado esencial en el desarrollo y preservación de los tejidos del cuerpo; ___ **balance** / balance de las ___ -s; ___ **concentration** / ___ concentración de ___ .

proteinemia *n.* proteinemia, proteínas en la sangre.

proteinosis *n.* proteinosis, acumulación en exceso de proteínas en los tejidos.

proteinuria *n.* proteinuria, presencia de proteínas en la orina.

prothrombin *n.* protrombina, una de las cuatro proteínas principales del plasma junto a la albúmina, la globulina y el fibrinógeno.

protocol *n.* protocolo, notas oficiales de un procedimiento.

protoplasm *n.* protoplasma, parte esencial de la célula que incluye el citoplasma y el núcleo.

prototype *n.* prototipo, modelo, ejemplo.

protozoon *n.* (*pl.* **protozoa**) protozoo, organismo unicelular.

protraction *n.* protracción, tracción hacia afuera, como en la mandíbula.

protruding *a.* saliente.

protrusion *n.* protrusión, posición saliente o impulsado hacia adelante de un estado o trastorno.

protuberance *n.* protuberancia, prominencia.

provide *v.* proveer, dar, abastecer.

providence *n.* providencia.

provisional *a.* provisional, interino; ___ **-ly** *adv.* / provisionalmente, por lo pronto.

proximal *a.* próximo, cerca del punto de referencia.

prurigo *n.* prurigo, condición cutánea crónica inflamatoria que se caracteriza por pápulas pequeñas y picazón intensa.

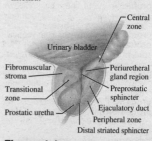

Central zone

Urinary bladder

Fibromuscular stroma

Periurethral gland region

Transitional zone

Preprostatic sphincter

Prostatic uretha

Ejaculatory duct

Peripheral zone

Distal striated sphincter

The prostate

pruritus *n.* prurito, comezón, picazón.

PSA *abbr.* (*prostate-specific antigen*) antígeno prostático específico.

pseudoaneurysm *n.* pseudoaneurisma, condición semejante a la dilatación de un aneurisma.

pseudocyst *n.* pseudoquiste, formación semejante a la de un quiste.

pseudo-ephedrine *n.* pseudoefedrina, un fármaco utilizado para aliviar la congestión nasal.

pseudogout *n.* seudogota, condición artrítica recurrente con síntomas similares a los de la gota.

pseudopregnancy *n.* embarazo falso o imaginario.

psoriasis *n.* psoriasis, dermatitis crónica que se manifiesta con manchas rojas cubiertas de escamas blancas.

psyche *n.* psique, proceso mental consciente o inconsciente.

psychedelic *a.* psicodélico-a, rel. a substancias o drogas que pueden inducir alteraciones perceptuales tales como alucinaciones y delirios.

psychiatric *a.* psiquiátrico-a, siquiátrico-a.

psychiatrist *n.* psiquiatra, siquiatra, especialista en psiquiatría.

psychiatry *n.* psiquiatría, rama de la medicina que estudia los trastornos mentales.

psychic *a.* psíquico-a, rel. a la mente o psique.

psychoanalysis *n.* psicoanálisis, método de análisis psicológico creado por Sigmund Freud que se vale de la interpretación de los sueños y de la libre asociación de ideas para hacer al paciente consciente de conflictos reprimidos y tratar de ajustar su conducta emocional.

psychoanalyst *n.* psicoanalista, analista.

psychodrama *n.* psicodrama, método de terapia psíquica en el cual se dramatizan situaciones conflictivas de la vida del paciente con la participación de éste.

psychologist *n.* psicólogo-a, profesional que practica la psicología.

psychology *n.* psicología, sicología, ciencia que estudia los procesos mentales y la conducta de un individuo; **mental development** ___ / ___ del desarrollo mental.

psychomotor *a.* psicomotor-a, rel. a acciones motoras como resultado de actividades mentales.

psychopath *n.* psicópata, persona que padece de trastornos mentales.

psychopathology *n.* psicopatología, rama de la medicina que trata de las causas y naturaleza de las enfermedades mentales.

psychopharmacology *n.* psicofarmacología, estudio del efecto de drogas y medicamentos en la mente y la conducta.

psychophysiological *a.* psicofisiológico-a, rel. a la influencia mental sobre procesos físicos tal como se manifiesta en algunos desórdenes y enfermedades.

psychosis *n.* psicosis, trastorno mental severo de origen orgánico o emocional en el cual el paciente pierde contacto con la realidad y sufre de alucinaciones o aberraciones mentales; **alcoholic** ___ / ___ alcohólica; **depressive** ___ / ___ depresiva; **drug** ___ / ___ por drogas; **manic-depressive** ___ / ___ maníaco depresiva; **organic** ___ / ___ orgánica; **senile** ___ / ___ senil; **situational** ___ / ___ situacional; **toxic** ___ / ___ tóxica; **traumatic** ___ / ___ traumática.

psychosocial *a.* psicosocial, rel. a factores psicológicos y sociales.

psychosomatic *a.* psicosomático-a, rel. al cuerpo y a la mente; ___ **symptom** / síntoma ___.

psychotherapy *n.* psicoterapia, tratamiento de trastornos mentales o emocionales por medios psicológicos tales como el psicoanálisis.

psychotic *a.* psicótico-a, rel. a o que sufre de una psicosis.

psychotropic drugs *n.* drogas psicotrópicas, compuestos químicos que afectan la estabilidad mental.

PT *abbr.* 1. (*physiotherapy*) fisioterapia, terapia física; 2. (*physical therapist*) fisioterapeuta.

PTSD *abbr.* (*post-traumatic stress disorder*) TEPT, trastorno de estrés postraumático, condición mental que afecta a una persona que ha tenido una experiencia estresante (como el combate) y que generalmente se caracteriza por depresión, ansiedad y pesadillas.

ptomaine poisoning *n.* envenenamiento por ptomaínas, intoxicación alimentaria causada por bacterias o productos bacterianos.

ptosis *n.*, *Gr.* ptosis, prolapso de un órgano o parte, esp. visto en el párpado superior.

puberty *n.* pubertad, adolescencia, desarrollo de las características sexuales secundarias y comienzo de la capacidad reproductiva.

pubescense *n.* pubescencia. 1. principio de la pubertad; 2. aparición de la vellosidad.

pubic *a.* púbico-a, rel. al pubis; ___ **hair** / vello ___.

pubis *n.* (*pl.* **pubes**) pubis, región púbica, estructura ósea frontal de la pelvis.

public health *n.* salubridad pública, rama de la medicina que se dedica a la atención social, física y mental de los miembros de una comunidad.

pudendum *n.* (*pl.* **pudenda**) pudendum, órganos genitales externos, esp. los femeninos.

puerile *a.* pueril, infantil.

puerperal *a.* puerperal, concerniente al puerperio.

pull *n.* tirón; *v.* tirar, halar, arrancar, sacar; **to ___ in** / tirar hacia adentro; **to ___ oneself together** / calmarse; **to ___ through** [*as in a sickness*] / recuperarse; **to ___ up one's knees** / levantar las rodillas.

pulmonary, pulmonic *a.* pulmonar, pulmónico-a, rel. al pulmón o a la arteria pulmonar; ___ **alveolar proteinosis** / proteinosis alveolar ___; ___ **artery wedge pressure** / presión diferencial de la arteria ___; ___ **edema** / edema ___; ___ **embolism** / embolia ___; ___ **emphysema** / enfisema ___; ___ **insufficiency** / insuficiencia ___; ___ **stenosis** / estenosis ___; ___ **valve** / válvula ___; ___ **vein** / vena ___.

pulp *n.* pulpa. 1. parte blanda de un órgano; 2. quimo; 3. pulpa dental, parte central blanda de un diente.

pulsatile *a.* pulsátil, de pulsación rítmica.

pulsation *n.* pulsación, latido rítmico tal como el del corazón.

pulse *n.* pulso, dilatación arterial rítmica que gen. coincide con los latidos cardíacos; **alternating** ___ / ___ alternante; **bigeminal** ___ / ___ bigeminado; **bounding** ___ / ___ saltón; **dorsalis pedis** ___ / ___ de la arteria dorsal del pie; **femoral** ___ / ___ femoral; **filiform** ___ / ___

filiforme; **full** ___ / ___ lleno; **irregular** ___ / ___ irregular; **peripheral** ___ / ___ periférico; ___ **pressure** / presión del pulso, diferencia entre la presión sistólica y la diastólica; **radial** ___ / ___ radial; **rapid** ___ / ___ rápido; **regular** ___ / ___ regular; **water hammer** / ___ en martillo de agua. *V.* cuadro en la página 172.

pump *n.* bomba; **intravenous** ___ / ___ intravenosa; **oxigenator** ___ / ___ oxigenadora; **stomach** ___ / ___ gástric; *v.* bombear; **to ___ out** / ___ hacia afuera, sacar por bomba.

pumping *n.* bombeo; **heart** ___ / ___ del corazón; **stomach** ___ / ___ estomacal.

punch *n.* sacabocados, instrumento quirúrgico que se usa para perforar o cortar un disco o un segmento de tejido.

punctuate *n.* puntuar, acto de perforar un tejido con un instrumento afilado.

puncture *n.* punción, perforación; *v.* punzar, pinchar; agujerear.

puncture wound *n.* herida por perforación con un instrumento afilado.

pupil *n.* pupila, abertura contráctil del iris que da entrada a la luz.

pupillary *a.* pupilar, rel. a la pupila.

pure *a.* puro-a, sin contaminación.

purgative *n.* purgante, catártico, agente que causa evacuación intestinal; ___ **enema** / enema, lavativa, lavabo; ___ **saline** / ___ salino.

purge *n.* purga, medicamento o catártico; *v.* 1. purgar o limpiar; 2. forzar la evacuación de los intestinos por medio de un purgante.

purified *a.* depurado-a, purificado-a; ___ **water** / agua ___.

purpose *n.* propósito, intención.

purpura *n.* púrpura, condición caracterizada por manchas rojizas o de color púrpura en la piel, debidas al escape de sangre a los tejidos; **thrombocytopenic** ___ / ___ trombocitopénica.

purulence *n.* purulencia, pus.

purulent *a.* purulento-a, que está supurando.

pus *n.* pus, excreción, fluido amarillento espeso que se forma por supuración; ___ **discharge** / supuración; ___ **-like** / purulento-a.

push *n.* empujón; pujo; ___ **button** / botón de llamada; *v.* [*as to bear down*] pujar.

pustule *n.* pústula, costra, elevación pequeña de la piel que contiene pus; *pop.* postilla.

put *vi.* poner; **to ___ in** / poner dentro de, echar en, meter; **to ___ off** / aplazar, cancelar; **to ___ on** [*clothes*] / ponerse la ropa, vestirse; **to ___ out** [*light, fire*] / apagar; **to ___ together** / unir, juntar; **to ___ up with** / aguantar, soportar, tolerar.

putrefaction *n.* putrefacción, condición de ser pútrido-a, corrompido-a.

pyelitis *n.* pielitis, infl. de la pelvis renal, con posible manifestación de orina purulenta y con sangre.

pyelogram *n.* pielograma, radiografía de la pelvis renal y uréter usando un medio de contraste.

pyelolithotomy *n.* pielolitotomía, incisión para extraer un cálculo de la pelvis renal.

pyelonephritis *n.* pielonefritis, infl. del riñón y de la pelvis renal.

pyeloplastia *n.* pieloplastia, operación de reparación plástica de la pelvis renal.

pyelotomy *n.* pielotomía, incisión de la pelvis renal.

pyloric *a.* pilórico, rel. al píloro.

pyloroplasty *n.* piloroplastia, reparación del píloro.

pylorus *n.* píloro, abertura u orificio circular entre el estómago y el duodeno.

pyoderma *n.* pioderma, cualquier enfermedad de la piel que presenta supuración.

pyogenic *a.* piógeno-a, purulento-a.

pyorrhea *n.* piorrea, periodontitis.

pyramid *n.* pirámide, estructura semejante a un cono, tal como la médula oblongata.

pyrectic, pyretic *a.* pirético-a, rel. a la fiebre.

pyretolysis *n.* piretolisis. 1. reducción de fiebre; 2. proceso de curación que se acelera con la fiebre.

pyrexia *n.* pirexia, condición febril.

pyrogen *n.* pirógeno, sustancia que produce fiebre.

pyuria *n.* piuria, presencia de pus en la orina.

q *abbr.* **quantity** / cantidad; **quaque** / cada.

Q fever *n.* fiebre Q, enfermedad de temperatura febril aguda causada por la rickettsia *Coxiella burnetii*. La enfermedad se contrae por medio de contacto con animales infectados.

quack *n.* charlatán, persona que pretende tener cualidades o conocimientos para curar enfermedades.

quadrant *n.* cuadrante, cuarta parte de un círculo.

quadrate *a.* cuadrado, o aproximadamente un cuadrado, que tiene cuatro lados iguales y todos sus ángulos son rectos; ___ **lobe** / lóbulo cuadrado; ___ **lobule** / lobulillo cuadrado.

quadriceps *n.* cuádriceps, músculo de cuatro cabezas, extensor de la pierna.

quadriplegia *n.* cuadriplegia, parálisis de las cuatro extremidades.

quadriplegic *a.* cuadriplégico, que sufre de parálisis en las cuatro extremidades.

quadruplet *a.* cuádruple, cada uno de los cuatro hijos nacidos en un parto múltiple.

qualified *a.* competente, capaz.

qualitative *a.* cualitativo-a, rel. a cualidad o clase.

qualitative test *n.* prueba cualitativa.

quality *n.* cualidad, propiedad.

quantitative test *n.* prueba cuantitativa.

quantity *n.* cantidad.

quarantine *n.* cuarentena, período de aislamiento preventivo durante los cuales se restringen las actividades de personas o animales para prevenir la propagación de una enfermedad contagiosa.

queasy *a.* nauseabundo-a; ___ **stomach** / náuseas, asco.

Queckensted sign *n.* signo de Queckensted, falta de aumento en la presión del líquido cerebroespinal cuando hay compresión de las venas del cuello; en personas saludables, la presión aumenta rápidamente cuando ocurre la compresión.

quench *v.* extinguir, apagar; [*thirst*] saciar.

question *n.* pregunta; cuestión, problema; *v.* interrogar, preguntar.

questionnaire *n.* cuestionario.

quick *a.* rápido-a, ligero-a, [*alert*] listo-a; ___**-frozen** / congelado-a al instante; ___**-ly** *adv.* / pronto, rápidamente, al instante.

quicken *v.* acelerar, animar, avivar, estimular.

quickening *n.* 1. animación; 2. percepción por la madre del primer movimiento del feto en el útero.

quiet *a.* quieto-a, sosegado-a, tranquilo-a; *v.* calmar, tranquilizar.

quinidine *n.* quinidina, alcaloide derivado de una *Cinchona* que se usa en irregularidades cardíacas.

quinine *n.* quinina, alcaloide que se obtiene de la corteza de una *Cinchona* usado como antiséptico y antipirético esp. en el tratamiento de paludismo, tifoidea y malaria.

quintuplet *a.* quíntuple, cada uno de los cinco hijos nacidos en un parto múltiple.

quit *v.* desistir, dejar, parar.

quota *n.* cuota.

quotidian *a.* cotidiano-a, de todos los días; ___ **malaria** / malaria ___-a.

quotient *n.* cuociente, cociente, cifra que resulta de una división; **achievement** ___ / ___ de realización; **blood** ___ / ___ sanguíneo; **growth** ___ / ___ de crecimiento; **intelligence** ___ / ___ de inteligencia.

rabid *a.* rabioso-a, rel. a la rabia o afectado por ella.

rabies *n.* rabia. *V.* **hydrophobia**.

race *n.* raza, grupo étnico diferenciado por características comunes heredadas.

racemose *a.* racimoso-a, racimado-a, similar a un racimo de uvas.

rachis *n.* raquis, la columna vertebral.

rachitic *a.* raquítico-a, rel. al raquitismo; débil, endeble.

rachitism, rhachitis, rachitis *n.* raquitismo, enfermedad por deficiencia que afecta el desarrollo óseo en los adolescentes, causada por falta de calcio, fósforo y vitamina D.

racial *a.* racial, étnico-a, de la raza; ___ **prejudice** / prejuicio ___; ___ **immunity** / inmunidad ___; tipo de inmunidad natural de los miembros de una raza.

rad *n.* rad. 1. dosis de radiación absorbida; 2. rad, *abbr.* of radix, raíz.

radial *a.* radial. 1. rel. al radio (hueso del antebrazo); 2. que se expande en todas direcciones a partir de un centro.

radiate *v.* irradiar, expandirse.

radiation *n.* radiación. 1. emisión de materiales o partículas radioactivas; 2. propagación de energía; 3. emisión de rayos desde un centro común; ___ **dosage** / dosis de ___; ___ **hazards** / riesgos y peligros causados por una ___; ___ **therapy** / radioterapia; **electromagnetic** ___ / ___ electromagnética; **infrared** ___ / ___ de rayos infrarrojos; **ionizing** ___ / ___ ionizante; **ultraviolet** ___ / ___ de rayos ultravioleta.

radiation oncology *n.* uso de radiación en el tratamiento de neoplasmas.

radiation sickness *n.* enfermedad por radiación causada por exposición a rayos X o a materiales radioactivos.

radiation therapy *n.* terapia de radiación, tratamiento de un tumor o enfermedad por medio de radiaciones de radio o radón.

radical *a.* radical, rel. a erradicar drásticamente la raíz de una enfermedad o de todo tejido enfermo; ___ **surgery** / cirugía ___; ___ **treatment** / tratamiento ___.

radicular *a.* radical, rel. a la raíz u origen.

radiculitis *n.* radiculitis, infl. de la raíz de un nervio.

radiculoneuritis, Guillain-Barré syndrome *n.* radiculoneuritis, síndrome de Guillain-Barré, infl. de las raíces de los nervios espinales.

radiculopathy *n.* radiculopatía, cualquier enfermedad de las raíces de los nervios espinales.

radioactive iodine excretion test *n.* prueba radiactiva del yodo, evaluación de la función de la tiroides por medio del uso de yodo radiactivo.

radioactivity *n.* radiactividad, propiedad de ciertos elementos de producir radiaciones.

radiocardiography *n.* radiocardiografía, registro gráfico de una sustancia radioactiva durante su paso a través del corazón.

radiocontrast media *m.* medio de contraste de sustancia radioactiva usado en el proceso de efectuar varios tipos de pruebas para diagnóstico.

radiodensity *n.* radiodensidad, la habilidad de una sustancia de absorber rayos X.

radiodiagnosis *n.* radiodiagnosis, diagnosis por medio de rayos X.

radiography *n.* radiografía, uso de rayos X para producir imágenes en placas o en una pantalla fluorescente.

radioimmunity *n.* radioinmunidad, disminución de la sensibilidad a las radiaciones.

radioimmunoassay (RIA) *n.* radioinmunoensayo, radioimnuno análisis, método para determinar o evaluar la concentración de un antígeno o proteína en el suero.

radioisotope *n.* radioisótopo, isótopo radioactivo utilizado como medio de diagnóstico o de terapia.

radiologist *n.* radiólogo-a, especialista en radiología.

radiology *n.* radiología, ciencia que trata de los rayos X o rayos que provienen de sustancias radioactivas, esp. para uso médico.

radiolucent *a.* radiolúcido-a, que permite el paso de la mayor parte de rayos X.

radionecrosis *n.* radionecrosis, desintegración de tejidos por radiación.

radiopaque *a.* radioopaco-a, que no deja pasar rayos X u otra forma de radiación; ___ **dye** / colorante ___.

radiopharmaceutical agents *n.* radiofármacos, drogas radioactivas usadas en el tratamiento y diagnóstico de enfermedades.

radioreceptor *n.* radiorreceptor, receptor que recibe energía radiante como la de los rayos X, de la luz o del calor.

radioresistant *a.* radiorresistente, que tiene la propiedad de resistir efectos radioactivos.

radiosensitive *a.* radiosensitivo-a, que es afectado por o que responde a un tratamiento de radiación.

radiosurgery *n.* radiocirugía, procedimiento quirúrgico de destrucción de tejido con uso de radiación ionizante.

radiotherapy *n.* radioterapia, tratamiento de una enfermedad por medio de rayos X o por otras sustancias radioactivas.

radium *L.* radium, radio, elemento metálico radioactivo y fluorescente usado en algunas de sus variaciones en el tratamiento de tumores malignos; ___ **needle** / aguja de radio, dispositivo en forma de aguja que contiene radio y es usado en radioterapia.

radium therapy *n.* radioterapia, terapia con el uso de radio.

radius *n.* radio. 1. hueso largo del antebrazo; 2. línea recta que une al centro y cualquier punto de una circunferencia.

radon *n.* radón, elemento radioactivo gaseoso.

raise *v.* levantar; [*increase*] aumentar, subir.

rale *n.* estertor, sonido anormal originado en el pulmón que se percibe durante la auscultación; **coarse** ___ / ___ áspero; **crackling** ___ / ___ crujiente; **crepitant** ___ / ___ crepitante; **dry** ___ / ___ seco; **moist** ___ / ___ húmedo.

ramification *n.* ramificación, el proceso de ramificación, específicamente el modo o la disposición de las ramas.

range *n.* escala de diferenciación, amplitud, margen; ___ **of motion** / amplitud de movimiento; ___ **of colors** / gama de colores; ___ **of vision** / campo visual.

ranula *n.* ránula, quiste situado debajo de la lengua causado por la obstrucción de un canal glandular.

rape *n.* violación; *v.* violar, abusar sexualmente.

rapid *a.* rápido-a, veloz; ___ **eye movement** / movimiento ocular ___-o; ___-**ly** *adv.* / rápidamente.

rapidly progressive sickness *n.* enfermedad rápidamente progresiva.

rapid respiration *n.* taquipnea, respiración excesivamente rápida.

rapport *n.* relación armoniosa y entendimiento, congenio amistoso entre dos personas.

raptus *L.* raptus, arrebato, ataque súbito violento.

rash *n.*, erupción; **diaper** ___ / eritema de los pañales; **heat** ___ / eritema por calor; **hemorrhagic** ___ / ___ hemorrágica; **maculopapular** ___ / ___ maculopapular; **papular** ___ / ___ papular; **squamous** ___ / ___ escamosa.

rating *n.* evaluación; clasificación, determinación.

ratio *n.* relación, proporción, razón, expresión de la cantidad de una sustancia en relación con otra.

ration *n.* ración, porción alimenticia.

rationalization *n.* racionalización, mecanismo de defensa por el cual se justifica la conducta o actividades propias con explicaciones que aunque razonables no se ajustan a la realidad.

rattlesnake *n.* serpiente de cascabel; ___ **poison** / veneno de la ___.

Rauwolfia serpentina *n.* Rauwolfia serpentina, planta tropical de la cual se obtiene la reserpina, extracto que se usa en el tratamiento de hipertensión y en algunos casos de trastornos mentales.

ray *n.* rayo.

Raynaud's disease *n.* síndrome de Raynaud. *V.* acrocyanosis.

Raynaud's phenomenon *n.* fenómeno de Raynaud, síntomas asociados con el síndrome de Raynaud.

razor *n.* navaja, cuchilla.

RBC *abbr.* (*red blood cells*) 1. glóbulos rojos 2. conteo de glóbulos rojos.

RDA *abbr.* (*recommended daily allowance*) CDR, cantidad diaria recomendada.

reaction *n.* reacción, respuesta; **allergic** ___ / ___ alérgica; **anaphylactic** ___ / ___ anafiláctica; **anxiety** ___ / ___ de ansiedad; **chain** ___ / ___ en cadena; **conversion** ___ / ___ de conversión; **immune** ___ / ___ inmune; **runaway** ___ / ___ de escape; **time** ___ / ___ de tiempo; **formulation** ___ / ___ de formulación.

reactive *a.* reactivo-a, que tiene la propiedad de reaccionar o de causar una reacción.

reading *n.* lectura; ___ **glasses** / anteojos, espejuelos, gafas para leer; ___ **disorders** / trastornos o impedimentos en la ___.

ready *a.* listo-a, preparado-a; **to get** ___ / prepararse, arreglarse.

reagent *n.* reactivo, agente que produce una reacción.

reagin *n.* reagina, anticuerpo usado en el tratamiento de alergias que estimula la producción de histamina.

real *a.* real, verdadero-a, cierto-a; ___ **-ly** *adv.* / realmente, verdaderamente, ciertamente.

realistic *a.* verdadero-a, realista.

reality *n.* realidad.

reality principle *n.* principio de realidad, método de orientación del paciente hacia el mundo externo para provocar el reconocimiento de objetos y actividades olvidadas, esp. dirigido a personas muy desorientadas.

reality therapy *n.* terapéutica por realidad, método por el que se enfrenta al paciente con la realidad ayudándolo a aceptarla.

realize *v.* darse cuenta de.

rear *a.* posterior, trasero-a.

reason *n.* razón; justificación; *v.* razonar; justificar; ___ **for admission** / razón de ingreso.

reasonable *a.* razonable; justificado-a; sensato-a; ___ **care** / cuidado justificado; ___ **charge** / honorarios ___-s; ___ **cost** / costo ___.

reattachment *n.* acción de volver a unir, re-unión; acción de repegar; ___ **of amputated fingers** / re-unión de dedos amputados.

rebound *n.* rebote, regreso a una condición previa después que el estímulo inicial se suprime; *v.* rebotar, repercutir.

rebound phenomenon *n.* fenómeno de rebote, movimiento intensificado de una parte hacia adelante cuando se elimina la fuerza inicial contra la cual ésta hacía resistencia.

recall *v.* recordar; reclamar; hacer volver; acordarse de.

recede *v.* disminuir, [*water*] bajar, retroceder.

recent *a.* reciente, moderno, nuevo-a; ___ **-ly** *adv.* / recientemente, hace poco tiempo.

receptor *n.* receptor, terminación nerviosa que recibe un estímulo y lo transmite a otros nervios; **auditory** ___ / ___ auditivo; **contact** ___ / ___ de contacto; **mechanoreceptor** / mecanorreceptor; **chemoreceptor** / quimiorreceptor; **proprioceptive** ___ / ___ propioceptivo; **sensory** ___ / ___ sensorial; **taste** ___ / ___ gustativo; **temperature** ___ / ___ de temperatura.

recessive *a.* recesivo-a. 1. que tiende a retraerse; 2. en genética, rel. al gen que permanece latente; ___ **characteristics** / características ___-as.

recidivism *n.* recidiva, reincidencia, tendencia a recaer en una condición, enfermedad o síntoma previo.

recipient *n.* 1. receptor; vasija; recipiente; 2. persona que recibe una transfusión, un implante de tejido o un órgano de un donante; 3. [*as in organ receiver*] receptor, [*mail*] destinatario-a.

reclined position *n.* posición decúbito.

reclining *a.* recostado-a, inclinado-a.

recognition *n.* reconocimiento, estado de ser reconocido.

recollection *n.* recuerdo, memoria.

recommend *v.* recomendar, aconsejar.

recommendation *n.* recomendación.

recompense *n.* recompensa, compensación, reparación.

reconciliation *n.* reconciliación, conformidad.

reconstitution *n.* reconstitución, restitución de un tejido a la forma inicial.

reconstruction *v.* reconstrucción.

record *n.* registro, [*medical history*] historia clínica, expediente; informe; **off the** ___ / confidencialmente; **patient** ___ / ___ del paciente; **to go on** ___ / expresar públicamente; *v.* registrar, inscribir.

recording *n.* registro, [*tape*] grabación.

recoup *v.* recuperar; recobrar; recuperarse, recobrarse, restablecerse.

recourse *n.* recurso, auxilio.

recover v. recobrar, recuperar, restablecer; restablecerse, recobrarse, reponerse.

recovery n. recuperación, restablecimiento, recobro, mejoría; **past ___** / sin remedio, sin cura; **___ room** / sala de ___.

recovery room n. sala de recuperación.

recrudescence n. recrudescencia, relapso, reaparición de síntomas.

rectal a. rectal, del recto, rel. al recto; **___ abscess** / absceso ___; **___ biopsy** / biopsia ___; **___ inflammation** / inflamación ___; **___ lump** / protuberancia, bulto ___; **___ prolapse** / prolapso ___.

rectify v. rectificar, corregir, enmendar.

rectocele n. rectocele, hernia del recto con protrusión en la vagina.

rectosigmoidectomy n. rectosigmogdoscopia, excisión del recto y del colon pelviano.

rectovaginal a. rectovaginal, rel. a la vagina y el recto.

rectovesical a. rectovesical, rel. al recto y la vejiga.

rectum n. recto, la porción distal del intestino grueso que se extiende de la flexura sigmoidea al ano.

rectus L. (pl. **recti**) músculo recto, grupo de músculos rectos tales como los situados alrededor del ojo y en la pared abdominal.

recumbent a. yacente, acostado-a, recostado-a, reclinado-a, recumbente; acostado-a de espalda; **___ position** / posición ___.

recuperation n. recuperación, restablecimiento.

recur v. repetir, recurrir, volver a ocurrir; recaer, repetirse.

recurrence n. recidiva. 1. reaparición de síntomas después de una remisión; 2. relapso, recaída.

recurrent a. recurrente, que reaparece temporalmente; repetido-a, constante; **___ cystitis** / cistitis ___; **___ pain** / dolor constante; **___ disease** / enfermedad ___.

red n., a. rojo-a; **___ cell** / glóbulo rojo, hematíe, eritrocito; **Congo ___** / ___ Congo; **scarlet ___** / ___ escarlata.

redress v. volver a vendar; poner un nuevo vendaje; remediar.

reduce v. reducir, rebajar; disminuir. 1. restaurar a la situación normal, tal como un hueso fracturado o dislocado; 2. hacer que un compuesto gane electrones, al dar hidrógeno o quitarle oxígeno; 3. bajar de peso.

reducing diet n. régimen para bajar de peso.

reducing exercises n., pl. ejercicios para adelgazar, ejercicios para bajar de peso.

reducing factor n. factor que afecta el proceso de peso.

reduction n. reducción, baja, disminución; rebaja.

reduction mammaplasty n. cirugía plástica de reducción del seno, con mejoramiento de la posición y apariencia.

reference n. referencia; **___ values** / valores de ___.

referral n. recomendación; remisión; **___ and consultation** / ___ y consulta.

refill n. repuesta; repetición; relleno; repetición de una receta; v. reponer; repetir; rellenar.

reflection n. reflexión. 1. acomodamiento o vuelta hacia atrás tal como una membrana que después de llegar a la superficie de un órgano se repliega sobre sí misma; 2. rechazo de la luz u otra forma de energía radiante de una superficie; 3. introspección.

reflex n. reflejo, respuesta motora involuntaria a un estímulo; **Achilles tendon ___** / ___ del tendón de Aquiles; **___ action** / acto ___, acción refleja; **___ arch** / arco ___; **behavior ___** / ___ conductual; **chain ___** / ___ en cadena; **conditioned ___** / ___ condicionado; **instinctive ___** / ___ instintivo; **patellar ___** / ___ patelar o rotuliano; **radial ___** / ___ radial; **rectal ___** / ___ rectal; **stretch ___** / ___ de estiramiento; **unconditioned ___** / ___ no condicionado; **vagal ___** / ___ vagal.

reflux n. reflujo, flujo retrógrado; **abdominojugular ___** / ___ abdominoyugular; **esophageal ___** / ___ esofágico; **hepatojugular ___** / ___ hepatoyugular; **intrarenal ___** / ___ intrarenal; **ureterorenal ___** / ___ ureterorenal.

refraction n. refracción, acto de refractar; **ocular ___** / ___ ocular.

refractive surgery n. cirugía refractiva, corrección del cristalino del ojo.

refractory *a.* refractario-a. 1. resistente a un tratamiento; 2. que no responde a un estímulo.

refrigerant *a.* refrigerante; antipirético-a.

refuge *n.* refugio; asilo; **to take ___** / refugiarse.

refusal *n.* rechazo, negación.

refuse *n.* desecho, basura; desperdicios *v.* rehusar, rechazar, denegar; **___ the hospital food /** ___ la comida del hospital; **___ to take the medication /** ___ tomar la medicina.

regain *v.* recuperar, recobrar; **to ___ consciousness /** recobrar el conocimiento.

regarding *prep.* respecto a.

regeneration *n.* regeneración, restauración, renovación.

regime *n.* régimen, regla, plan, esp. en referencia a una dieta o ejercicio físico.

region *n.* región, parte del cuerpo más o menos delimitada.

regression *n.* regresión, retrogresión. 1. vuelta a una condición anterior; 2. apaciguamiento de síntomas o de un proceso patológico.

regular *a.* regular, común; **___-ly** *adv.* / regularmente, con regularidad.

regurgitant *a.* regurgitante, rel. a la regurgitación.

regurgitation *n.* regurgitación. 1. acto de devolver o expulsar la comida de la boca; 2. flujo retrógrado de la sangre a través de una válvula defectuosa del corazón; **aortic ___ /** ___ aórtica; **mitral ___ /** ___ de la válvula mitral; **valvular ___ /** ___ valvular.

rehabilitate *v.* rehabilitar, ayudar a recobrar funciones normales por medio de métodos terapéuticos.

rehabilitation, rehab *n.* rehabilitación, un programa para rehabilitar esp. a abusadores de drogas o alcohol.

rehydration *n.* rehidratación, restablecimiento del balance hídrico del cuerpo.

reimplantation *n.* reimplantación. 1. reinserción de un tejido o parte; 2. restitución de un óvulo al útero después de extraerlo y fecundarlo in vitro.

reinfection *n.* reinfección, infección subsecuente por el mismo microorganismo.

reinfusion *n.* reinfusión, reinyección de suero sanguíneo o líquido cefalorraquídeo.

reject *n.* rechazar, rehusar.

rejection *n.* rechazo, reacción inmunológica de incompatibilidad a células de tejidos transplantados; **acute ___ / ___** agudo; **chronic ___ / ___** crónico; **hyperacute ___ / ___** hiperagudo.

relapse *n.* recidiva, recaída, reincidencia; *v.* recaer, volver a sufrir una enfermedad o los síntomas de ésta después de cierta mejoría.

relapsing fever *n.* fiebre recurrente.

related *a.* relacionado-a; emparentado-a.

relationship *n.* relación; parentesco, lazo familiar.

relative *n.* pariente, familiar; *a.* relativo-a; *gr.* pronombre relativo.

relaxant *n.* relajante, tranquilizante; agente que reduce la tensión; **muscle ___ /** ___ muscular.

relaxation *n.* relajación, acto de relajar o de relajarse; reposo, descanso.

release *n.* liberación; *v.* soltar, librar, desprender; [*to inform*] informar, dar a conocer.

releasing hormone *n.* hormona estimulante.

reliable *a.* [*person*] formal, responsable, seguro-a.

relief *n.* alivio, mejoría; ayuda, auxilio; **what a ___ ! /** ¡ay, qué ___! **to be on ___ /** recibir asistencia social.

relieve *v.* [*pain*] aliviar, mejorar.

reluctant *a.* renuente; resistente; contrario-a.

rely *v.* depender, contar con, confiar en.

REM *abbr.* (*rapid eye movement*) MOR, movimiento ocular rápido.

remain *v.* permanecer; **to ___ in bed /** guardar cama.

remains *n.*, *pl.* restos.

remark *n.* observación, nota, advertencia; *v.* observar, indicar, advertir.

remedy *n.* remedio, cura, medicamento; *v.* remediar, curar.

remember *v.* recordar, acordarse; **___ correctly /** ¡Acuérdese, acuérdese bien! **Don't you ___ ? /** ¿No se acuerda?, ¿No te acuerdas?, ¿No se recuerda?, ¿No te recuerdas?

remineralization *n.* remineralización, reemplazo de minerales perdidos en el cuerpo.

reminiscense *n.* memoria, recordatorio, reminiscencia.

remission *n.* remisión. 1. disminución o cesación de los síntomas de una enfermedad; 2. período de tiempo durante el cual los síntomas de una enfermedad disminuyen.

remittent *a.* remitente, que se repite a intervalos.

removal *n.* extirpación, remoción.

remove *v.* sacar; quitar, extraer, extirpar.

renal *a.* renal, rel. a o semejante al riñón; ___ **cell carcinoma** / carcinoma de células ___-es; ___ **clearance** / aclaración ___, aclaramiento ___; ___ **clearance test** / prueba de aclaramiento o depuración ___; ___ **colic** / cólico nefrítico, cólico ___; ___ **failure** / insuficiencia ___; ___ **failure, acute** / insuficiencia ___ aguda; ___ **function test** / prueba funcional ___; ___ **gammagraphy** / gamagrafía, barrido ___; ___ **hypertension** ___ / hipertensión de origen ___; ___ **insufficiency** / insuficiencia ___; ___ **involvement** / [participation] intervención ___; ___ **papillary necrosis** / necrosis papilar ___; ___ **pelvis** / pelvis ___; ___ **replacement therapy** ___ / diálisis, terapia de reemplazo; ___ **scanning** / gammagrafía renal, barrido renal; ___ **transplantation** / transplante ___.

renal ballottement *n.* peloteo renal, maniobra para mover por presión el riñón y determinar la forma, tamaño y mobilidad del riñón.

renin *n.* renina, enzima segregada por el riñón que interviene en la regulación de la presión arterial.

renogram *n.* renograma, proceso de monitoreo del índice de eliminación sanguínea a través del riñón usando una sustancia radioactiva inyectada previamente.

repair *n.* reparación, restauración; *v.* reparar, restaurar.

repeat *n.* repetir, reiterar.

repellent *a.* repelente.

replace *v.* reemplazar, reponer, substituir.

replacement *n.* reemplazo, substitución, repuesto.

replete *a.* repleto-a, lleno-a en exceso.

replication *n.* reproducción, duplicación.

repolarization *n.* repolarización, restablecimiento de la polarización de una célula o de una fibra nerviosa o muscular después de su depolarización.

report *n.* informe, reporte; *v.* informar, reportar.

repression *n.* represión. 1. inhibición de una acción; 2. mecanismo de defensa por el que se eliminan del campo de la conciencia deseos e impulsos en conflicto.

reproduce *v.* reproducir; reproducirse.

reproducer *n.* reproductor.

reproduction *n.* reproducción; **sexual** / ___ sexual.

reproductive *a.* reproductivo-a, rel. a la reproducción; ___ **system** / sistema ___-o.

repudiate *v.* repudiar, repeler.

reputed *a.* reputado-a, distinguido-a, de buena fama.

request *n.* petición, encargo; solicitud; *v.* pedir, hacer una petición, [*of supplies*] encargar.

requirement *n.* requerimiento.

rescind *v.* rescindir, anular; terminar.

rescue *n.* salvar, rescatar; librar; ___ **method** / método de ___, de salvamento.

research *n.* investigación, indagación, pesquisa; *v.* investigar, indagar, hacer investigaciones.

resection *n.* resección, extirpación de una porción de órgano o tejido; **block** ___ / ___ en bloque; **gastric** ___ / ___ gástrica; **transurethral** ___ / ___ transuretral; **wedge** ___ / ___ en cuña.

resectoscope *n.* resectoscopio, instrumento quirúrgico provisto de un electrodo cortante como el que se usa para la resección de la próstata a través de la uretra.

resectoscopy *n.* resectoscopía, resección de la próstata con un resectoscopio.

resemble *v.* tener semejanza; parecerse *a.*

resentment *n.* resentimiento, rencor.

reserpine *n.* reserpina, derivado de la Rauwolfia serpentina que se usa principalmente en el tratamiento de la hipertensión y de trastornos emocionales.

resident *n.* médico-a residente, que cursa una residencia.

residual *a.* residual, restante, remanente; ___ **function** / función ___; ___ **urine** / orina ___.

residue *n.* residuo; **high** ___ **diet** / dieta alta en ___-s; **low** ___ **diet** / dieta baja en ___-s.

resilient *a.* resistente, fuerte; elástico-a.

resin _a._ resina, sustancia vegetal insoluble en el agua pero soluble en alcohol y éter que tiene una variedad de usos medicinales y dentales.

resist _v._ resistir; rechazar.

resistance _n._ resistencia, oposición; capacidad de un organismo para resistir efectos dañinos; **initial ___ / ___ inicial; acquired ___ / ___ adquirida; peripheral ___ / ___ periférica; to offer ___ / oponerse;** hacer resistencia.

resistant _a._ resistente; **fast ___ / ___** a un colorante; **bacterial ___ / ___** a las bacterias; **insulin ___ / ___ a** la insulina.

resolution _n._ resolución. 1. terminación de un proceso inflamatorio; 2. habilidad de distinguir detalles pequeños y sutiles tal como se hace a través de un microscopio; 3. descomposición sin supuración.

resolve _v._ resolver. 1. encontrar una solución; 2. decidir.

resonance _n._ resonancia, capacidad de aumentar la intensidad de un sonido; **normal ___ / ___ normal; vesicular ___ / ___ vesicular; vocal ___ / ___ vocal.**

resorcinol _n._ resorcinol, agente usado en el tratamiento de acné y otras dermatosis.

resorption _n._ resorción, pérdida total o parcial de un proceso, tejido o exudado por resultado de reacciones bioquímicas tales como lisis y absorción.

respiration _n._ respiración, proceso respiratorio; **abdominal ___ / ___ abdominal; aerobic ___ / ___** aeróbica; **accelerated ___ / ___** acelerada; **anaerobic ___ / ___** anaeróbica; **diaphragmatic ___ / ___** diafragmática; **air hunger, gasping ___ / ___** jadeante; **labored ___ / ___** laboriosa.

respirator _n._ respirador, aparato para purificar el aire que se inhala o para producir respiración artificial; **chest ___ / ___** torácico.

respiratory _a._ respiratorio-a, rel. a la respiración; **___ airway /** conducto, pasaje **___-o; ___ alkalosis /** alkalosis **___-a; ___ arrest /** paro **___-o; ___ arrhythmia /** arritmia **___-a; ___ ataxia /** ataxia **___-a; bronchioles /** bronquíolos **___-os; ___ capacity /** capacidad **___-a; ___ care unit /** unidad de cuidado **___-o; ___ distress syndrome /** síndrome de dificultad **___-a; ___ enzyme /** enzima **___-a; ___ failure, acute /** insuficiencia **___-a** aguda; **___ failure, chronic /** insuficiencia **___-a** crónica; **___ function tests /** pruebas de función **___-a; ___ inhibitor /** inhibidor **___-o; ___ lobule /** lóbulo **___-o; ___ metabolism /** metabolismo **___-o; ___ mucosa /** mucosa **___-a; ___ quotient /** cociente **___-o; ___ rate /** tasa **___-a; ___ sounds /** ruidos **___-os; ___ system /** sistema **___-o; ___ tract infections and diseases /** infecciones y enfermedades de las vías **___-as.**

respiratory acidosis _n._ acidosis respiratoria, causada por retención de dioxido de carbono debido a hipoventilación.

respiratory center _n._ centro respiratorio, área en la médula oblongata que regula los movimientos respiratorios.

response _n._ respuesta. 1. reacción o cambio de un órgano o parte a un estímulo; **immune ___ / ___** inmune; 2. reacción de un paciente a un tratamiento.

responsible _a._ responsable.

rest _n._ descanso, reposo; residuo, resto; **___ cure /** cura de reposo; _v._ decansar, reposar.

restenosis _n._ reestenosis, recurrencia de estenosis después de cirugía correctiva.

restful _a._ tranquilo-a, quieto-a.

resting _a._ inactivo-a, en reposo, en estado de descanso.

restore _v._ restituir, restablecer.

restraint _n._ restricción; confinamiento; **___ in bed / ___** en cama; **mechanical ___ / ___** mecánica; **medicinal ___ / ___** con uso de medicamentos.

restrict _v._ restringir, confinar.

restricted _a._ limitado-a, confinada; **___ area / ___ área ___.**

restroom _n._ servicio, _Lat. Am._ cuarto de baño, baño.

result _n._ resultado, conclusión.

resuscitate _v._ resucitar; reanimar.

resuscitation _n._ resucitación. 1. devolver la vida; reanimar el corazón; 2. respiración artificial.

resuscitator _n._ resucitador, aparato automático de asistencia respiratoria.

retain _v._ retener, guardar; quedarse con.

retainer _n._ [_dentistry_] aro, freno de retención.

retardate *a.*, *usu.* ofensivo retardado-a, retrasado-a, atrasado-a.

retardation *n.* retraso, atraso, retardo anormal de una función motora o mental; **psychomotor** ___ / ___ psicomotora; *V.* **developmental disability**.

retch *n.* arcada, basca, contracciones abdominales espasmódicas que preceden al vómito.

retention *n.* retención, conservación; **fluid** ___ / ___ de líquido; **gastric** ___ / ___ gástrica; ___ **enema** / enema de ___; **urinary** ___ / ___ urinaria.

reticular *a.* reticular, retiforme, en forma de red.

reticulation *n.* reticulación, disposición reticular.

reticulocyte *n.* reticulocito, célula roja inmadura, eritrocito en red o gránulos que aparece durante la regeneración de la sangre; ___ **count** / recuento de ___-s.

reticulocytopenia, reticulosis *n.* reticulocitopenia, reticulosis, disminución anormal del número de reticulocitos en la sangre.

reticulocytosis *n.* reticulocitosis, aumento exesivo de nuevos reticulocitos circulantes en la corriente sanguínea como regeneración activa de la sangre, estimulantes de la médula ósea después del tratamiento de anemia hemolítica genética o por adaptación ambiental.

reticuloendothelial system *n.* sistema reticuloendotelial, red de células fagocíticas (excepto leucocitos circulantes) esparcidas por todo el cuerpo, que intervienen en procesos tales como la formación de células sanguíneas, destrucción de grasas, eliminación de células gastadas y restauración de tejidos participantes en el proceso inmunológico del organismo.

reticuloendothelioma *n.* reticuloendotelioma, tumor del sistema reticuloendotelial.

reticuloendotheliosis *n.* reticuloendoteliosis, crecimiento y proliferación anormal de las células del sistema reticuloendotelial.

retina *n.* retina, la capa más interna del ojo que recibe imágenes y transmite impulsos visuales al cerebro; **detachment of the** ___ / desprendimiento de la ___.

retinal *a.* retiniano-a, de la retina; rel. a la retina; ___ **degeneration** / deterioro ___-o, deterioración ___-a; ___ **perforation** / perforación ___-a.

retinitis *n.* retinitis, infl. de la retina.

retinoblastoma *n.* retinoblastoma, tumor maligno de la retina gen. hereditario.

retinol *n.* retinol, vitamina A$_1$.

retinopathy *n.* retinopatía, cualquier condición anormal de la retina.

retinoscopy *n.* retinoscopía, determinación y evaluación de errores visuales de refracción.

retiree *n.* jubilado-a, retirado-a.

retract *v.* retraer, retractar; retraerse, volverse hacia atrás.

retraction *n.* retracción, encogimiento, contracción; acto de echarse hacia atrás; **clot** ___ / ___ del coágulo; **uterine** ___ / ___ uterina.

retractor *n.* retractor. 1. instrumento para separar los bordes de una herida; 2. tipo de músculo que retrae una parte u órgano.

retroauricular *a.* retroauricular, rel. a o situado detrás de la oreja o aurícula.

retrocecal *a.* retrocecal, rel. a o situado detrás del ciego.

retroflexion *n.* retroflexión, flexión de un órgano hacia atrás.

retrograde *a.* retrógrado-a, que se mueve hacia atrás o retorna al pasado; ___ **amnesia** / amnesia ___-a; ___ **aortography** / aortografía ___-a; ___ **pyelography** / pielografía ___-a.

retrogression *n.* retrogresión, regreso a un estado más primitivo de desarrollo.

retrolental *a.* retrolental, situado detrás del cristalino; ___ **fibroplasia** / fibroplasia ___.

retroperitoneal *a.* retroperitoneano-a, rel. a o situado detrás del peritoneo.

retroversion *n.* retroversión, inclinación o vuelta hacia atrás; ___ **of the uterus** / desplazamiento del útero hacia atrás.

retrovirus *n.* retrovirus, virus que pertenece al grupo ácido ARN, algunos de los cuales son oncogénicos; **human endogenous** ___ / ___ endógeno humano.

reunion *n.* reunión, unión de partes o tejidos esp. en un hueso fracturado o en partes de una herida al cicatrizar.

revascularization *n.* revascularización, proceso de restauración de la sangre a una parte del cuerpo después de una lesión o una derivación quirúrgica.

reversal *n.* reversión, restitución a un estado anterior.

review *n.* revisión, análisis, repaso; **admission** ___ / revisión de ingresos; **case** ___ / ___ del caso; **of systems** / ___ de sistema; [*literary*] reseña; *v.* repasar, volver a ver.

revise *v.* revisar, repasar, mirar con detenimiento.

revision *n.* revisión.

revitalize *n.* revitalizar, vivificar, volver a dar fuerzas.

revive *v.* revivir.

revulsion *n.* revulsión.

Reye's syndrome *n.* síndrome de Reye, enfermedad aguda que se manifiesta en niños y adolescentes con edema agudo en órganos importantes esp. en el cerebro y el hígado.

rhabdomyosarcoma *n.* rabdomiosarcoma, tumor maligno de fibras musculares estriadas que afecta gen. los músculos esqueléticos.

Rh blood group *n.* grupo sanguíneo Rh.

rheumatic *a.* reumático-a, rel. a o afectado por reumatismo.

rheumatic fever *n.* fiebre reumática, fiebre o condición acompañada de dolores en las articulaciones que puede dejar como secuela trastornos cardíacos y renales.

rheumatism *n.* reumatismo, enfermedad aguda crónica caracterizada por infl. y dolor en las articulaciones.

rheumatoid *a.* reumatoide, de naturaleza semejante al reumatismo.

rheum, rheuma *n.* 1. reuma, secreción catarral o acuosa por la nariz; 2. reumatismo.

Rh genes *n.*, *pl.* genes Rh, determinantes de los distintos tipos sanguíneos Rh.

rhinal *a.* rinal, rel. a la nariz.

rhinitis *n.* rinitis, infl. de la mucosa nasal.

rhinolaryngitis *n.* rinolaringitis, infl. simultánea de las mucosas nasales y laríngeas.

rhinopharyngitis *n.* rinofaringitis, infl. de la nasofaringe.

rhinophyma *n.* rinofima, acné rosácea aguda en el área de la nariz.

rhinoplasty *n.* rinoplastia, cirugía plástica de la nariz.

rhinorrhea *n.* rinorrea, secreción mucoso-líquida por la nariz.

rhinoscopy *n.* rinoscopía, examen de los pasajes nasales a través de la nasofaringe o de los orificios nasales.

rhizotomy *n.* rizotomía, división o transección de la raíz de un nervio.

rhodopsin *n.* rodopsina, pigmento de color rojo púrpura que se encuentra en los bastoncillos de la retina y que facilita la visión en luz tenue.

rhythm *n.* ritmo, regularidad en la acción o función de un órgano u órganos del cuerpo tal como el corazón.

rhytidectomy *n.* ritidectomía, estiramiento de la piel de la cara por medio de cirugía plástica.

rib *n.* costilla, uno de los huesos de una serie de doce pares que forman la pared torácica.

riboflavin *n.* riboflavina, vitamina B_2, componente del complejo vitamínico B esencial en la nutrición.

ribonucleoprotein *n.* ribonucleoproteína, sustancia que contiene proteína y ácido ribonucleico.

ridge *n.* borde, reborde, elevación prolongada.

rifampicin *n.* rifampicina, sustancia semisintética, antibacteriana que se usa en el tratamiento de la tuberculosis pulmonar.

right *n.* justicia; derecho; *a.* derecho-a, rel. a la parte derecha del cuerpo; recto-a, correcto-a; ___-handed / diestro-a, que usa con preferencia la mano derecha; **on the** ___ **side** / al costado o lado derecho; [*health*] sano-a; **the** ___ **medication** / la medicina necesaria; **the** ___ **treatment** / el tratamiento adecuado; [*in a problem*]; **taking the** ___ **direction** / la solución indicada; **everything is all** ___ / todo está bien; ___ **or wrong** / con o sin razón; *adv.* bien, correctamente; **It is going all** ___ / todo sigue bien; ___ **here** / aquí mismo.

rights of the patient *n.*, *pl.* derechos del paciente.

right to refuse treatment *n.* derecho a rehusar tratamiento, el derecho que tiene el (la) paciente de negarse a recibir tratamiento en contra de su vo-luntad.

right to treatment *n.* derecho a recibir tratamiento, el derecho que tiene el (la) paciente de recibir atención médica de una institución de salud que ha asumido la responsabilidad de tratar al paciente.

rigid *a.* rígido-a, tieso, inmóvil.

rigidity *n.* rigidez, tesura, inmovilidad, inflexibilidad; **cadaveric** ___ / ___ cadavérica, rigor mortis.

rigor *n.* rigor. 1. escalofrío repentino con fiebre alta; 2. tesura, inflexibilidad muscular.

rigor mortis *L.* rigidez muscular inmediata sequida a la muerte.

Ringer's solution *n.* solución de Ringer, una solución acuosa de sales que se usa esp. para reponer los líquidos y electrólitos por infusión intravenosa o para irrigar los tejidos mediante la aplicación tópica.

ringing *a.* resonante, retumbante; ___ **ears** / tintineo, zumbido, ruido en los oídos.

ringworm *n.* tiña.

ripe *a.* [*fruit*] maduro-a; [*boil, cataract*] madurado-a.

ripening *n.* reblandecimiento, dilatación tal como la del cuello uterino durante el parto.

ripping *n.* laceración, rasgadura; descosedura.

risk *n.* riesgo, peligro; ___ **of contamination** / riesgo o peligro de contaminación; ___ **factors** / factores de ___; **high-** ___ **groups** / grupos de alto ___; **potential** ___ / ___ posible; ___ **of infection** / ___ de infección; ___ **of injury** / ___ de una lesión; ___ **of violence** / ___ de violencia; *v.* poner en peligro; arriesgarse.

risky *a.* arriesgado-a, peligroso-a.

risorious *n.* risorio, músculo que se inserta en la comisura de la boca.

RNA *abbr.* (*ribonucleic acid*) ARN, ácido ribonucleico, un ácido nucleico asociado con el control de las actividades celulares.

roach *n.* cucaracha.

robust *a.* robusto-a, vigoroso-a.

rod *n.* bastoncillo; varilla.

rodent *n.* roedor; *a.* roedor-a; ___ **ulcer** / úlcera ___-a, que destruye poco a poco.

roentgen *a.* roentgen, unidad internacional para medir la radiación de los rayos X o de la radiación gama.

role model *n.* prototipo, modelo.

roll *n.* panecillo; *v.* rodar.

Romberg's sign *n.* signo de Romberg, oscilación del cuerpo que indica inhabilidad de mantener el equilibrio en posición erecta, con los pies juntos y los ojos cerrados.

room *n.* cuarto, sala; **bath** ___ / ___ de baño; **delivery** ___ / sala de partos; **operating** ___ / sala de operaciones, quirófano; **the patient's** ___ / ___ del paciente; **recovery** ___ / sala de recuperación; ___ **temperature** / temperatura ambiente en el ___; **waiting** ___ / sala de espera.

root *n.* raíz; radical.

root canal *n.* canal de la raíz, la parte de la cavidad pulpar que yace en la raíz de un diente.

Rorschach test *n.* prueba de Rorschach, prueba psicológica por la cual se revelan rasgos de la personalidad a través de la interpretación de una serie de borrones de tinta.

rosacea *n.* rosácea, un trastorno inflamatorio crónico que afecta esp. la piel de la nariz, la frente y las mejillas.

roseola *n.* roséola, condición de la piel caracterizada por manchas rosáceas de varios tamaños.

rosette *n.* rosette, células en formación semejante a una rosa.

rostral *a.* rostral, rel. o semejante a un rostro.

rot *v.* podrirse, pudrirse, echarse a perder.

rotation *n.* rotación; **fetal** ___ / ___ de la cabeza del feto.

rotator cuff *n.* manguito de los rotadores, una estructura de apoyo y fortalecimiento de la articulación del hombro.

rotten *a.* podrido-a, putrefacto-a, corrompido-a; [*tooth*] cariado-a.

rough *a.* [*surface, skin*] áspero-a, escabroso-a; [*character*] rudo-a; grosero-a; **to have a** ___ **time** / pasarla mal.

roughage *n.* forraje, fibra,

round *a.* redondo-a, circular; ___ **-shouldered** / cargado de espaldas; **all year** ___ / todo el año.

rounds *n.* rondas, una serie de visitas profesionales a los pacientes de hospitales por un doctor o enfermera.

routine *n.* rutina, hábito, costumbre; *a.* rutinario-a.

RU-486 *n.* anticonceptivo de emergencia; RU-486.

rub *n.* 1. fricción, frote, frotación, masaje; 2. sonido producido por el roce de dos superficies secas que se detecta en auscultación; *v.* frotar, hacer penetrar un ungüento o pomada en la piel; **friccionar to** ___ **off** / limpiar frotando; borrar; **to** ___ **down** / dar un masaje.

rubber *n.* goma; ___ **bulb** / perilla de ___; ___ **gloves** / guantes de ___.

rubbing *n.* masaje.

rubbing alcohol *n.* alcohol para fricciones.

rubella *n.* rubéola, sarampión alemán; *pop.* Mex. pelusa, enfermedad infecciosa viral que se manifiesta con dolor de garganta, fiebre y una erupción rosácea y que puede ocasionar serios trastornos fetales si la madre la contrae durante los primeros tres meses del embarazo.

rubella virus vaccine, live *n.* vacuna de virus vivo contra la rubéola.

rubor *n.* rubor, enrojecimiento de la piel.

rudiment *n.* rudimento. 1. órgano parcialmente desarrollado; 2. órgano o parte que ha perdido total o parcialmente su función anterior.

rugose *a.* arrugado-a, lleno-a de arrugas.

rule *n.* régimen, regla, precepto; ___ **s and regulations** / según el reglamento; **as a** ___ / por lo general; *v.* gobernar, administrar; **to** ___ **out** / prohibir, desechar; to be ruled by one's emotions / dejarse llevar por las emociones.

run *n.* carrera; *vi.* correr, hacer correo; **to** ___ **a fever** / tener calentura, tener fiebre.

rupture *n.* [*hernia*] ruptura; [*bone*] rotura, fractura; [*boil*] reventazón; *v.* reventar, romper, fracturar; abrirse, reventarse, romperse, fracturarse.

rusty *a.* oxidado-a; inepto y lento por falta de práctica o edad avanzada.

S *abbr.* **sacral** / S, sacral.

s *abbr.* **second** / s, segundo.

Sabin vaccine *n.* vacuna de Sabin, vacuna oral contra la poliomielitis.

sac *n.* saco, bolsa; estructura u órgano en forma de saco o bolsa.

saccharide *n.* sacárido, compuesto químico que pertenece a una serie de carbohidratos que incluye los azúcares.

saccharine *n.* sacarina, sustancia sumamente dulce, agente dulcificante artificial, *a.* sacarino-a, azucarado-a.

saccule *n.* sáculo, saco o bolsa pequeña.

sacral *a.* sacral, rel. al sacro o situado cerca de éste; **plexus** ___ / plexo ___; ___ **nerves** ___-es.

sacralization *n.* sacralización, fusión de la quinta vértebra lumbar con el sacro.

sacroiliac *a.* sacroilíaco, de, relacionado con, que afecta o que es de la región de la articulación entre el hueso sacro y el ilion del hueso coxal.

sacroilitis *n.* sacroilitis, infl. de la articulación sacroilíaca.

sacrolumbar *a.* sacrolumbar, rel. a las regiones sacral y lumbar.

sacrum *n.* sacro, hueso triangular formado por cinco vértebras fusionadas en la base de la espina dorsal y entre los dos huesos de la cadera.

SAD *abbr.* (*seasonal affective disorder*) TAE, trastorno afectivo estacional.

sad a. triste, desconsolado-a.

saddle back *n.* espalda caída, lordosis.

sadism *n.* sadismo, perversión por la cual se obtiene placer sexual infligiendo dolor físico o psicológico a otros.

sadist *n.* sadista, persona que practica sadismo.

sadness *n.* tristeza, melancolía.

sadomasochism *n.* sadomasoquismo, derivación de placer sexual infligiendo dolor físico a sí mismo o a otros.

sadomasochist *n.* sadomasoquista, persona que practica sadomasoquismo.

safe *a.* seguro-a, sin peligro; sin riesgo; ___ **sex** / sexo sin riesgo; ___**-ly** *adv.* / en forma segura, sin peligro.

safe period *n.* período seguro, una porción del ciclo menstrual de la hembra humana durante el cual la concepción es menos probable.

safety *n.* seguridad, protección; ___ **pin** / imperdible.

sag *v.* perder elasticidad, perder la forma; combarse; pandearse; [*to weaken*] debilitarse.

sage *n.* salvia.

sagittal *a.* sagital, semejante a una saeta; ___ **plane** / plano ___, paralelo al eje longitudinal del cuerpo.

said *a., pp.* de **to say**, dicho-a, citado-a, antes mencionado-a.

salicylate *n.* salicilato, cualquier sal de ácido salicílico; ___ **poisoning** / envenenamiento por aspirina.

salicylic acid *n.* ácido salicílico, ácido cristalino blanco derivado del fenol.

salient *a.* saliente, pronunciado-a.

saline *a.* salino-a; ___ **cathartic** / purgante ___-o; ___ **solution** / solución ___-a, agua destilada con sal.

saliva *n.* saliva, secreción de las glándulas salivales que envuelve y humedece el bolo alimenticio en la boca y facilita la deglución.

salivant *a.* salivoso-a, rel. a la saliva.

salivary glands *n., pl.* glándulas salivales o salivares.

salivation *n.* salivación. 1. acto de secreción de saliva; 2. secreción excesiva de saliva.

Salk vaccine *n.* vacuna de Salk, vacuna contra la poliomielitis.

salmonella *n.* Salmonela, género de bacterias gram-negativas de la familia *Enterobacteriaceae* que causan fiebres entéricas, otras infecciones gastrointestinales y septicemia.

salmonellosis *n.* salmonelosis, infección causada por ingestión de comida contaminada por bacterias del género *Salmonella*.

salpingectomy *n.* salpingectomía, extirpación de una o de ambas trompas de Falopio.

salpingitis *n.* salpingitis, infl. de las trompas de Falopio.

salpingo-oophorectomy *n.* salpin-go-ooforectomía, extirpación de un ovario y una tuba uterina (trompa de Falopio).

salpingoplasty *n.* reparación plástica de las trompas de Falopio.

salpinx *n.*, *Gr.* (*pl.* **salpinges**) la trompa de Eustaquio o la trompa de Falopio.

salt *n.* sal, cloruro de sodio; **iodized** ___ / ___ yodada; **low-___ diet** / dieta hiposódica; **noniodized** ___ / ___ corriente; ___-**free diet** / dieta libre de ___ o sin ___; ___ **shaker** / salero; **smelling** ___-**s** / ___-es aromáticas; *v.* salar, echar sal; [*to season with*] condimentar con sal, sazonar.

salty *a.* salado-a, salobre, salino-a.

salubrious *a.* salubre, saludable.

salve *n.* ungento, pomada.

same *a.* mismo-a, idéntico-a, igual.

sample *n.* espécimen, muestra; *v.* probar; sacar o tomar una muestra.

sampling *n.* muestreo; hacer muestras; selección partitiva; **random** ___ / ___ al azar.

sanatorium *n.* sanatorio, institución de rehabilitación física o mental.

sanction *n.* sanción, pena.

sand *n.* arena.

sandy *a.* arenoso-a.

sane *a.* sano-a; [*mentally*] cuerdo-a.

sanguine *a.* sanguíneo-a. 1. rel. a la sangre; 2. de complexión rosácea, con disposición alegre.

sanguineous *a.* sanguíneo-a, rel. a la sangre o de abundante sangre.

sanguinolent *a.* sangriento-a, que contiene sangre.

sanitarian *n.* sanitario-a, persona entrenada en problemas de salubridad.

sanitarium *n.* sanatorio, institución de salud de rehabilitación física o mental.

sanitary *a.* higiénico-a; ___ **napkin** / servilleta ___ absorbente, toalla ___- a, paño ___-o.

sanitation *n.* saneamiento, sanidad.

sanity *n.* cordura, sensatez, bienestar mental.

sap *n.* savia, jugo natural de algunas plantas.

saphenous *a.* safeno-a, rel. a las venas safenas.

saphenous veins *n.*, *pl.* venas safenas, dos venas superficiales de la pierna.

saprophyte *n.* saprófito, organismo vegetal que vive en materia orgánica pútrida.

sarcoidosis *n.* sarcoidosis. *V.* **Schaumann's disease.**

sarcoma *n.* sarcoma, neoplasma maligno formado por tejido conectivo; **chondroblastic** ___ / ___ condro-blástico; **fibroblastic** ___ / ___ fibro-blástico; **gastric** ___ / ___ gástrico; **lymphatic** ___ / ___ linfático; **medullary** ___ / ___ medular; **myelogenic** ___ / ___ mielógeno; **osteogenic** ___ / ___ osteógeno; **prostatic** ___ / ___ prostático-a; **pulmonary** ___ / ___ pulmonar; **renal** ___ / ___ renal; **soft tissue** ___ / ___ de tejido blando.

sardonic laugh *n.* risa sardónica, contracción espasmódica de los músculos risorios en forma de una sonrisa.

SARS *abbr.* (*severe acute respiratory syndrome*) SRAS, síndrome respiratorio agudo severo (grave).

satisfactory *a.* satisfactorio-a.

satisfied *a.* satisfecho-a, contento-a.

saturated *a.* saturado-a, empapado-a, incapaz de absorber o recibir una sustancia más allá de un límite; ___ **fat** / grasa ___; ___ **solution** / solución ___.

saturation *n.* saturación, acto de saturar; ___ **index** / índice de ___; ___ **time** / tiempo de ___.

save *v.* salvar; [*energy, money*] ahorrar; [*time*] aprovechar el tiempo.

scab *n.* costra, escara.

scabies *n.* sarna, infección cutánea parasitaria muy contagiosa que causa picazón.

scald *n.* escaldadura, quemadura de la piel causada por vapor o por un líquido caliente; *v.* lavar en agua hirviendo, quemar con un líquido caliente.

scale *n.* 1. escala, balanza; 2. escama, costra, lámina que se desprende de la piel seca.

scalp *n.* cuero cabelludo; ___ **dermatoses** / dermatosis del ___.

scalpel *n.* escalpelo, bisturí, instrumento quirúrgico en forma de cuchillo pequeño.

scaly *a.* escamoso-a.

scan *n.* tomografía, escán; registro de las imágenes corporales internas de un plano predeterminado mediante un tomógrafo; **bone** ___ / ___ de los huesos; **brain** ___ / ___ del cerebro; **heart** ___ / ___ cardíaco; **lung** ___ / ___ pulmonar; **thyroid** ___ / ___ de la tiroide.

scanner *n.* escáner.

scanning *n.* exploración, barrido, escrutinio y registro por medio de un instrumento de detección de la emisión de ondas radiactivas de una sustancia específica que ha sido inyectada y que se concentra en partes o tejidos en observación.

scant *a.* escaso-a, parco-a, insuficiente.

scanty *a.* escaso-a, limitado-a, no abundante.

scaphoid *a.* escafoide, en forma de bote esp. en referencia al hueso del carpo y al del tarso.

scapula *n.* escápula, hueso del hombro.

scar *n.* cicatriz, marca en la piel; *v.* dejar una cicatriz en.

scare *v.* asustar, atemorizar.

scarification *n.* escarificación, acto de hacer punturas o raspaduras en la piel.

scarlet fever, scarlatina *n.* escarlatina, enfermedad contagiosa aguda caracterizada por fiebre y erupción con enrojecimiento de la piel y la lengua.

scatology *n.* escatología. 1. estudio de las heces fecales; 2. obsesión con el excremento y las inmundicias.

scattered *a.* esparcido-a, diseminado-a; desparramado-a, regado-a.

scene *n.* escena, escenario.

scent *n.* olor; aroma, perfume.

Schaumann's disease *n.* enfermedad de Schaumann, enfermedad crónica manifestada con pequeños tubérculos esp. en los pulmones, los nódulos linfáticos, los huesos y la piel.

schedule *n.* horario; *v.* hacer un horario; programar.

Schilling test *n.* prueba de Schilling, uso de vitamina B_{12} radioactiva en el diagnóstico de anemia perniciosa primaria.

schistosomiasis *n.* esquistosomiasis, enfermedad parasitaria producida por gusanos platelmintos de la clase trematodos del género esquistosoma.

schizoid *a.* esquizoide, semejante a la esquizofrenia.

schizophrenia *n.* esquizofrenia, desintegración mental que transforma la personalidad con varias manifestaciones psicóticas tales como alucinaciones, retraimiento y distorsión de la realidad.

schizophrenic *a.* esquizofrénico-a, rel. a la esquizofrenia o que padece de ella.

sciatica *n.* ciática, neuralgia que se irradia a lo largo del nervio ciático.

sciatic nerve *n.* nervio ciático, nervio que se extiende desde la base de la columna vertebral a lo largo del muslo y se ramifica en la pierna y el pie.

scintigraphy *n.* escintigrafía, técnica de diagnóstico que emplea radioisótopos para obtener una imagen bidimensional de la distribución de un radiofármaco en un área designada del cuerpo.

scintillation *n.* escintilación, centelleo, sensación visual de destellos de luz.

scirrhous *a.* escirroso-a, duro-a, rel. a un escirro.

scirrhus *n.* escirro, tumor canceroso duro.

sclera, sclerotica *n.* esclerótica, parte blanca del ojo compuesta de tejido fibroso.

scleritis *n.* escleritis, infl. de la esclerótica.

scleroderma *n.* escleroderma, esclerodermia, induración y casi total atrofia de la epidermis.

scleroma *n.* escleroma, área endurecida y circunscrita de tejido granuloso en la piel o en la membrana mucosa.

sclerosis *n.* esclerosis, endurecimiento progresivo de los tejidos y órganos; **Alzheimer's** ___ / ___ de Alzheimer; **amyotrophic lateral** ___ / ___ lateral amiotrófica; **arterial** / ___ arterial; **multiple** ___ / ___ múltiple.

sclerotherapy *n.* escleroterapia, tratamiento con una solución química que se inyecta en las várices para producir esclerosis.

sclerotic *a.* esclerótico-a, rel. a la esclerosis o afectado por ella.

scoliosis *n.* escoliosis, desviación lateral pronunciada de la columna vertebral.

scorpion *n.* escorpión, alacrán; ___ **sting** / picadura de ___.

scotoma *n.*, *Gr.* (*pl.* **scotomata**) escotoma, área del campo visual en la cual existe pérdida parcial o total de la visión.

scotopia *n.* escotopia, visión nocturna, adaptación visual a la oscuridad.

scotopic *a.* escotópico-a, rel. a la escotopia; ___ **vision** / visión ___-a.

scrape *n.* raspadura, rasponazo, raspado; *v.* raspar, rasguñar.

scratch *n.* rasguño, arañazo *v.* raspar, rascar, rascarse; ___ **test** / prueba del rasguño, gen. para uso en pruebas de alergia.

screen *n.* pantalla; *v.* examinar sistemáticamente un grupo de casos; escrutar; **toxicology** ___ / protocolo toxicológico.

screening *n.* escrutinio, averiguación, selección; **biochemical** ___ / serie selectiva bioquímica; **multiphasic** ___ / ___ múltiple; **prescriptive** ___ / ___ prescrito.

scribble *n.* garabato.

scrofula *n.* escrófula, tuberculosis de la glándula linfática.

scrofuloderma *n.* escrofuloderma, *pop.* lamparón, tipo de escrófula cutánea.

scrotal *a.* escrotal, rel. al escroto.

scrotum *n.* escroto, saco o bolsa que envuelve o contiene los testículos.

scrub *v.* limpiar, fregar, restregar; ___ **nurse** / enfermera de cirugía.

scrubbing *n.* limpieza rigurosa de las manos y brazos antes de la cirugía.

scrutiny *n.* escrutinio.

scum *n.* espuma; escoria.

scurvy *n.* escorbuto, enfermedad causada por deficiencia de vitamina C que se manifiesta con anemia, encías sangrantes y un estado general de laxitud.

seam *n.* costura, línea de costura.

search *n.* búsqueda, investigación; registro; *v.* buscar, registrar; investigar.

seasickness *n.* mareo; mareo por movimiento.

season *n.* estación; temporada; *v.* [*cooking*] sazonar.

seasonal affective disorder *n.* trastorno afectivo estacional.

seasoned *a.* sazonado-a; ___ **foods** / alimentos ___-os.

sebaceous *a.* sebáceo-a, seboso-a, rel. al sebo o de la naturaleza de éste; ___ **cyst** / quiste ___-o; ___ **gland** / glándula ___-a.

seborrhea *n.* seborrea, trastorno de las glándulas sebáceas, caracterizado por una secreción excesiva de sebo.

seborrheic *a.* seborréico-a, rel. a la seborrea; ___ **blepharitis** / blefaritis ___-a; ___ **dermatitis** / dermatitis ___-a; ___ **keratosis** / queratosis ___-a.

sebum *n.* sebo, secreción espesa que segregan las glándulas sebáceas.

second *n.* segundo; *a.* segundo-a.

secondary *a.* secundario-a.

secondary sex characteristics *n.* características sexuales secundarias, una característica física que aparece en miembros de un sexo en la pubertad y no está directamente conectada con la reproducción.

secondhand smoke *n.* humo de segunda mano, humo de tabaco exhalado por un fumador o emitido por la quema de tabaco.

secretagogue, secretogogue *n.* secretogogo, agente que estimula la secreción glandular.

secrete *v.* secretar, segregar.

secretion *n.* secreción. 1. producción de un tejido o sustancia como resultado de una actividad glandular; **purulent** ___ / ___ purulenta; 2. sustancia producida por secreción.

secretory *a.* secretor-a, que tiene la propiedad de secretar; ___ **capillaries** / capilares secretores; ___ **carcinoma** / carcinoma ___; ___ **fiber** / fibra ___-a; ___ **nerve** / nervio ___.

section *n.* sección, porción, parte; *v.* cortar; seccionar.

sectioning *n.* el acto de seccionar, dividir, cortar.

secure *a.* seguro-a; *v.* asegurar.

security *n.* seguridad; ___ **measures** / medidas de ___.

sedation *n.* sedación, acción o efecto de calmar o sedar; **to put under** ___ / dar un sedante, calmante o soporífero.

sedative *n.* calmante, sedante, agente con efectos tranquilizantes.

sedentary *a.* sedentario-a. 1. de poca actividad física; 2. rel. a la posición sentada.

sediment *n.* sedimento, materia que se deposita en el fondo de un líquido.

sedimentation *n.* sedimentación, acción o proceso de depositar sedimentos; ___ **rate** / índice de ___.

see *vi.* ver; **I see!** / ¡Ya veo! **Let's** ___ / Vamos a ver; **to** ___ **to it** / atender, ver que, hacer que.

seeing *n.* vista, visión.

segment *n.* segmento, porción, sección.

segmentation *n.* segmentación, acto de dividir en partes.

Seguin's signal symptom *n.* síntoma de Seguin, contracción involuntaria de los músculos antes de un ataque epiléptico.

seizure *n.* ataque repentino, acceso; ___ **activity** / actividad convulsiva;

partial ___ / convulsión parcial, una convulsión que se origina en una parte localizada del cerebro y consiste en síntomas motores, sensoriales, autonómicos o psíquicos.

seldom *adv.* rara vez, con rareza, raramente.

selection *n.* selección, elección.

self *n.* el yo; *pron.* uno-a mismo-a; *a.* sí mismo-a; mismo-a; propio-a; **___-assurance** / confianza en ___; **___-centered** / egoísta, egocéntrico-a; **___-conscious** / concentrado-a en ___, cohibido-a; **___-contained** / autónomo-a; [*personality*] reservado-a; **___-contamination** / autocontaminación; **___-control** / dominio de ___; **___-defense** / defensa propia; **___-delusion**, deception / engaño a ___; **___-denial** / abnegación; **___-determination** / autodeterminación; **___-distrust** / falta de confianza en ___; **___-esteem** / amor propio, reconocimiento de valores propios; **___-identity** / conciencia de la identidad del yo; **___-induced** / auto-inducido-a; **___-medication** / automedicación; **___-pity** / compasión por ___; **to be ___-sufficient** / valerse por ___.

sella turcica *n.* silla turca, depresión en la superficie superior del esfenoide que contiene la hipófisis.

semen *n.* semen, esperma, secreción espesa blanca segregada por los órganos reproductivos masculinos.

semicoma *n.* semicoma, estado comatoso leve.

seminal *a.* seminal, rel. a una semilla o que consiste de una semilla.

seminiferous *a.* seminífero-a, que produce semen; **___ tubular** / conductor ___.

seminoma *n.* seminoma, tumor del testículo.

seminuria *n.* seminuria, presencia de semen en la orina.

semiotic *a.* semiótico-a, rel. a los síntomas o señales de una enfermedad.

semiotics *n.* semiótica, rama de la medicina que trata de las señales y síntomas de una enfermedad.

senescence *n.* senescencia, senectud, proceso de envejecimiento.

senile *a.* senil, rel. a la vejez esp. en lo que afecta a las funciones mentales y físicas.

senility *n.* senilidad, cualidad de ser senil.

senior citizen *n.* persona mayor; jubilado-a.

sensation *n.* sensación, percepción de una estimulación por un órgano sensorial.

sense *n.* sentido, facultad de percibir por medio de los órganos sensoriales; **common ___** / ___ común; **___ of hearing** / ___ del oído; **___ of humor** / ___ del humor; **___ of sight** / ___ de la vista; **___ of smell** / ___ del olfato; **___ of taste** / ___ del gusto; **___ of touch** / ___ del tacto; *v.* sentir.

sensibility *n.* sensibilidad, capacidad de recibir sensaciones.

sensiferous *a.* sensífero-a, que causa, transmite o conduce sensaciones.

sensitive *a.* sensitivo-a, sensible.

sensitivity *n.* sensibilidad, susceptibilidad.

sensitivity training *n.* entrenamiento de la sensibilidad o capacidad sensorial.

sensitization *n.* sensibilización, acto de hacer sensible o sensorial.

sensorial *a.* sensorial, sensitivo-a; que se percibe por los sentidos.

sensorimotor *a.* sensitivomotor, rel. a las actividades motoras y sensitivas del cuerpo.

sensory *a.* sensorial, sensorio-a, rel. a las sensaciones o los sentidos; **acuity level** / nivel de agudeza ___; **___ aphasia** / afasia ___; **___ depravation** / corrupción ___; **___ epilepsy** / epilepsia ___; **___ ganglion** / ganglio ___; **___ image** / imagen ___; **___ integration** / integración ___; **___ overload** / sobrecarga ___; **___ processing** / procesamiento ___.

sensory nervous system *n.* sistema nervioso sensorial.

sensory threshold *n.* umbral sensorial.

sensual *a.* sensual, carnal.

sensuous *a.* sensual.

sentiment *n.* sentimiento.

sepsis *n.*, *L.* sepsis, condición tóxica producida por una contaminación bacteriana.

septal *a.* septal, rel. a un septum; **___ deviation** / desviación ___.

septate *a.* septado-a, rel. a una estructura dividida por un septum.

septectomy *n.* septectomía, escisión parcial o total del tabique nasal.

septic *n.* séptico-a, rel. a la sepsis; **___ shock** / choque ___-o.

septicemia, blood poisoning *n.* septicemia, envenenamiento de la sangre, invasión de la sangre por microorganismos virulentos.

septum *n.*, *L.* (*pl.* **septa**) septum, tabique o membrana que divide dos cavidades o espacios; **deviated** ___ / tabique desviado, desviación del tabique nasal de su posición normal; **ventricular** ___ / ___ ventricular.

sequela *n.* (*pl.* **sequelae**) secuela, condición que resulta de una enfermedad, lesión o tratamiento.

sequestration *n.* secuestro, aislamiento. 1. acto de aislar; 2. formación de un sequestrum.

sequestrum *n.* sequestrum, secuestro, fragmento de un hueso necrosado que se separa de un hueso sano adyacente.

series *n.* serie, grupo de especímenes en una secuencia.

serious *a.* serio-a; complicado-a; ___-ly *adv.* / seriamente.

seroconversion *n.* seroconversión, desarrollo de anticuerpos como respuesta a una infección o a la administración de una vacuna.

serologic, serological *a.* serológico-a, rel. a un suero; ___ **test** / prueba ___-a.

seroma *n.* seroma, acumulación gen. subcutánea de suero sanguíneo que produce una hinchazón que se asemeja a un tumor.

seronegative *a.* seronegativo-a, que presenta una reacción negativa a pruebas serológicas.

seropositive *a.* seropositivo-a, que presenta una reacción positiva a pruebas serológicas.

serosa *n.* membrana serosa.

serosanguineous *a.* serosanguíneo-a, de naturaleza serosa y sanguínea.

serositis *n.* serositis, infl. de una membrana serosa, signo importante en enfermedades del tejido conjuntivo tal como el lupus sistémico eritematoso.

serotonin serotonina un neurotrasmisor cuyas funciones incluyen la regulación del humor, apetito, sexualidad y sueño.

serotype *n.* serotipo, tipo de microorganismo que se determina por las clases y combinaciones de antígenos presentes en la célula.

serotyping *n.* determinación del serotipo.

serous *a.* seroso-a. 1. de la naturaleza del suero; 2. que produce o contiene suero.

serum *n.* suero, líquido seroso. 1. elemento del plasma que permanece líquido y claro después de la coagulación; 2. cualquier líquido seroso; 3. suero inmune de animales o personas que se inocula para producir inmunizaciones pasivas o temporales.

services *n.* servicios; **emergency** ___ / ___ de emergencia; **extended care facility** ___ / ___ de cuidado o atención extendida; **preventive health** ___ / ___ de salud preventiva.

sesamoid *a.* sesamoideo, semejante a una pequeña masa o semilla incrustada en una articulación o cartílago.

sessile *a.* sésil, insertado o fijo en una base ancha que carece de pedúnculo.

session *n.* sesión.

set *n.* conjunto, equipo; grupo; instrumentos y accesorios; [*surgical*] instrumental quirúrgico; **it is all** ___ / todo está arreglado; *vi.* poner, colocar; [*a broken bone*] encasar, fijar, ajustar; ___ **a fracture** / componer una fractura.

setback *n.* recaída; retraso, contrariedad.

sever *v.* cortar, romper; separar.

several *a.* varios-as, muchos-as, algunos-as.

severe *a.* grave, severo-a; ___ **acute respiratory syndrome** / síndrome respiratorio agudo ___.

severe combined immunodeficiency disease *n.* enfermedad grave de inmunodeficiencia combinada, una de las enfermedades genéticas raras que se caracteriza por el desarrollo defectuoso de las células que generan anticuerpos.

sex *n.* sexo; ___ **determination** / determinación del ___; ___ **disorders** / trastornos o anomalías sexuales; ___ **distribution** / distribución según el ___.

sex-linked *a.* 1. relacionado con el sexo; 2. que se refiere a cromosomas sexuales o es transmitido por ellos.

sexual *a.* sexual, rel. al sexo; ___ **assault** / agresión ___; ___ **behavior** / conducta ___; ___ **characteristics** / características ___-es; ___ **development** / desarrollo ___; ___ **health** / salud ___; ___ **intercourse** / relaciones ___-es, coito; ___ **life** / vida ___; ___ **maturity** / madurez ___; ___ **-ly** *adv.* / sexualmente; ___ **transmitted disease**; / enfermedad transmitida ___. *V.* cuadro en la siguiente página.

sexuality *n.* sexualidad, características de cada sexo.

shadow *n.* sombra; opacidad.

shake *vi.* agitar; [*hands*] dar la mano; [*from cold*] temblar, tiritar de frío; ___ **well before using** / agítese bien antes de usarse.

shakes *n. pl.* temblores, *pop* tembladera; escalofríos; fiebre intermitente.

shaking palsy *n.* parálisis agitante; Parkinson's disease.

shaman *n.* curandero.

shameful *a.* vergonzoso-a, penoso-a.

shank *n.* canilla de la pierna.

shape *n.* forma, aspecto; condición [*health*] **in bad** ___ / enfermo-a; destruido-a; **out of** ___ / deformado-a, imperfecto [*physically*] desajuste físico; *v.* formar, moldear.

sharp *a.* [*pain*] agudo-a; [*instrument*] afilado-a.

shave *v.* afeitar; afeitarse.

sheath *n.* cubierta, capa o membrana protectora.

shed *vi.* [*blood, tears*] derramar; [*light*] dar, esparcir; difundir; [*skin, hair*] mudar; pelar; soltar; descamar.

sheet *n.* lámina, hoja de metal; [*bedclothes*] sábana.

shiatsu *n.* técnica oriental de aplicación de terapia de puntos de presión con los dedos, codos, rodillas y pies con suavidad para aliviar la tensión y corregir desequilibrios del cuerpo.

shift *n.* cambio de posición, desviación; [*work period*] turno; *v.* cambiar, desviar.

shigellosis *n.* shigelosis, disentería bacilar.

shinbone *n.* espinilla, borde anterior de la tibia.

shingles *n. pop.* culebrilla, herpes zóster, erupción inflamatoria de la piel con vesículas o ampollas gen. localizadas en el tronco.

shiver *n.* estremecimiento, escalofrío, temblor; *v.* tener escalofríos; tiritar de frío; estremecerse.

shock *n.*, shock, choque, estado anormal generado por una insuficiencia circulatoria sanguínea que puede causar descenso en la presión arterial, pulso rápido, palidez, temperatura anormalmente baja y debilidad; **anaphylactic** ___ / ___ anafiláctico; **endotoxic** ___ / ___ endotóxico; **septic** ___ / ___ séptico; **electric** ___ **therapy** / terapia electroconvulsiva.

shoe *n.* zapato, calzado; **cast** ___ / ___ en escayola; **orthopedic** ___ **-s** / calzado ortopédico.

short *a.* corto-a; [*time*] breve; [*height*] bajo-a; **in a** ___ **time** / en breve, dentro de poco; **on** ___ **notice** / en corto plazo; ___ **of breath** / falto-a de respiración, falto-a de aliento.

shortage *n.* carencia, falta, déficit.

shortsightedness, nearsightedness *n.* miopía.

shot *n.* (*injection*) inyección; tiro, (*bullet wound*) balazo; tiro, disparo.

shoulder *n.* hombro, unión de la clavícula, la escápula y el húmero.

shout *n.* grito, alarido; *v.* gritar.

show *vi.* mostrar, enseñar, manifestar; revelar.

shower *n.* ducha; *v.* ducharse, darse una ducha.

shrink *n. pop.* psiquiatra, psicólogo, alienista; *vi.* encoger; encogerse.

shunt *n.* desviación, derivación, shunt; **low-flow** ___ / derivación de flujo lento; *v.* desviar, derivar.

shy *a.* tímido-a, temeroso-a; cauteloso-a.

Shy-Drager syndrome *n.* Shy-Drager, síndrome de, enfermedad neurodegenerativa vista en personas de edad media y mayores de edad, que afecta el sistema nervioso autónomo y se caracteriza por hipotensión crónica ortostática, con pérdida del conocimiento, impotencia, incontinencia y arritmia cardíaca.

sialadenitis, sialoadenitis *n.* sialoadenitis, infl. de una glándula salival.

sialoadenectomy *n.* sialoadenectomía, incisión y drenaje de una glándula salival.

Sexual Disorders	Trastornos Sexuales
erotomania	erotomania
exhibitionism	exhibicionismo
fetishism	fetichismo
frotteurism	froterismo
masochism	masoquismo
nymphomania	ninfomanía
paraphilia	parafilia
pedophilia	pedofilia
sadism	sadismo
satyromania	satiromanía
transvestic fetishism	fetichismo trasvestido
voyeurism	voyeurismo, mironismo

sialogram *n.* sialograma, radiografía de los conductos salivales mediante la inyección de sustancias opacas a la radiación X.

sibling *n.* hermanos-as, con un padre o madre en común.

sick *n. a.* enfermo-a; ___ **leave** / licencia por enfermedad.

sickle-cell anemia *n.* anemia de células falsiformes, una anemia crónica que afecta mayormente a personas de ascendencia africana, mediterránea o asiática.

sickly *a.* enfermizo-a, achacoso-a, endeble.

sickness *n.* enfermedad, dolencia, mal; **acute African sleeping** ___ / ___ africana del sueño, tripanosomiasis africana; **altitude** ___ / mal de altura; **beriberi** ___ / ___ de Ceylon; **bleeding** ___ / hemofilia; **car** ___ / cinetosis, mareo; **decompression** ___ / ___ de los buzos; **gall** ___ / anaplasmosis; **green** ___ / clorosis, cloroanemia; **milk** ___ / brucelosis; **morning** ___ / hiperémesis gravídica, náuseas y vómitos perniciosos del embarazo; **motion** ___ / ___ de los viajeros; **mountain** ___ / puna, mal de altura sobre 3,000 metros (10,000 pies) debido a la insuficiencia de oxígeno en el aire; **radiation** ___ / ___ por radiación.

side *n.* lado, costado; **by the** ___ **of** / al ___ de; **right** ___ / ___ derecho; **left** ___ / ___ izquierdo; ___ **effect** / efecto secundario, reacción gen. adversa a un medicamento, tratamiento o droga.

SIDS *abbr.* (*sudden infant death syndrome*), síndrome de muerte infantil súbita.

sight *n.* vista; **at first** ___ / a primera ___.

sigmoid *a.* sigmoide, sigmoideo. 1. que tiene forma de sigmoide; 2. rel. al colon sigmoide.

sigmoidoscopy *n.* sigmoidoscopía, uso de un sigmoidoscopio para examinar la flexura sigmoide.

sign *n.* señal, signo, indicación, manifestación objetiva de una enfermedad; **vital** ___**-s** / signos vitales.

signature *n.* 1. firma; 2. parte de una receta médica que contiene las instrucciones.

significance *a.* significado; **of no** ___ / sin importancia.

significant *a.* importante, significativo-a.

sign language *n.* lenguaje mímico por señales. *V.* **dactylology**.

sildenafil *n.* sildenafil, un fármaco que se utiliza para tratar la disfunción eréctil.

silent *a.* silencioso-a.

silicosis *n.* silicosis, inhalación de partículas de polvo.

silver *n.* plata; ___ **nitrate** / nitrato de ___.

similar *a.* similar, semejante, parecido-a.

simple *a.* simple, sencillo-a; **simply** *adv.* / simplemente, meramente.

simplify *v.* simplificar.

simulation *n.* simulación, fingir, *p. ej.* un síntoma o enfermedad.

since *adv.* desde; ___ **then, ever** ___ / ___ entonces; ___ **when?** / ¿ ___ cuándo?.

sinew *n.* tendón.

single *a.* sencillo-a, simple, solo-a; [*unmarried*] soltero-a.

sinoatrial *a.* sinoatrial, rel. a la región del seno auricular.

sinoatrial, sinoauricular node *n.* nódulo sinusal o senoauricular, localizado en la unión de la vena cava y la aurícula derecha, y que se considera el punto de origen de los impulsos que estimulan los latidos del corazón.

sinus *n.*, *L.* sinus, seno, cavidad de abertura estrecha; ___ **rhythm** / ritmo sinusal.

sinusal *a.* sinusal, rel. a un seno.

sinusitis *n.* sinusitis, infl. de la mucosa de un seno o cavidad, esp. los senos paranasales.

sinusoid *n.* sinusoide, semejante a un seno; conducto diminuto que lleva sangre a los tejidos de un órgano; *a.* rel. a un sinus o seno.

sip *n.* sorbo, trago; *v.* sorber.

sister *n.* hermana; ___**-in-law** / cuñada.

situated *a.* situado-a, localizado-a.

situation *n.* situación, localización.

situs *n.*, *L.* situs, posición, sitio.

size *n.* tamaño; [*garments*] talla.

Sjogrens' Syndrome *n.* síndrome de Sjogren, trastorno autoinmune que resulta en escasa secreción salivar y lacrimal causando sequedad en la boca y los ojos.

skeleton *n.* esqueleto, armazón ósea del cuerpo.

skill *n.* destreza, habilidad.

skin *n.* piel, epidermis, cutis; *pop.* pellejo; **sagging facial** ___ / cutis colgante, piel floja; ___ **cancer** / cáncer de la ___; ___ **chafing** / fricción de la ___; ___ **diseases** / enfermedades de la ___, dermatosis; ___ **graft** / injerto de la ___; ___ **rash** / erupción cutánea, urticaria; ___ **rejuvenation** / rejuvenecimiento de la ___; ___ **tests** / pruebas cutáneas; ___ **ulcer** / úlcera cutánea. *V.* ilustraciones en esta página (inglés) y pág. 163 (español).

skinny *a.* flaco-a, delgado-a, descarnado-a.

skip *v.* omitir, pasar por alto; [*jump*] saltar.

skull *n.* cráneo, calavera, estructura ósea de la cabeza; **base of the** ___ / base del ___; ___ **fractures** / fracturas del ___.

slant *n.* inclinación, plano inclinado; *vt.* inclinar; *vi.* inclinarse, ladearse; [*words*] distorsionar.

slanted *a.* oblicuo-a, inclinado-a; sesgado-a.

sleep *n.* sueño; **balmy** ___ / reparador; ___ **apnea** / síndrome de apnea-hipopnea durante el ___ (SAHS); ___ **cycles** / ciclos del ___; ___ **disorders** / trastornos del ___; ___ **stages** / fases del ___;

twilight ___ / ___ crepuscular; *vi.* dormir; dormirse; **to** ___ **soundly** / ___ profundamente.

sleepiness *n.* somnolencia, adormecimiento.

sleeping pill *n.* soporífero, somnífero, pastilla para dormir.

sleeping sickness *n.* tripanosomiasis africana, o enfermedad africana del sueño, dolencia aguda endémica de Africa que se manifiesta con fiebre, letargo, escalofríos, pérdida de peso y debilidad general, causada por un protozoo transmitido por la picadura de la mosca tsetse.

sleepwalking *n.* sonambulismo.

sleeve *n.* manga; **Pull up your** ___ / Súbase, súbete la manga.

slender *a.* esbelto-a; delgado-a.

slide *n.* diapositiva, laminilla; [*specimen holder*] portaobjeto; *v.* deslizarse.

slight *a.* ligero-a, leve; ___ *fever* / fiebrecita, fiebre ___.

slim *a.* delgado-a; esbelto-a; insuficiente; **a** ___ **chance** / pequeña posibilidad, pequeña probabilidad.

sling *n.* cabestrillo, soporte de vendaje.

slip *v.* resbalarse.

slippery *a.* resbaladizo-a, resbaloso-a.

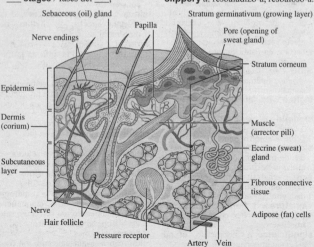

Sebaceous (oil) gland
Papilla
Stratum germinativum (growing layer)
Nerve endings
Pore (opening of sweat gland)
Stratum corneum
Epidermis
Dermis (corium)
Muscle (arrector pili)
Eccrine (sweat) gland
Subcutaneous layer
Fibrous connective tissue
Adipose (fat) cells
Nerve
Hair follicle
Pressure receptor
Artery   Vein

Cross section of the skin

slit *n.* incisión, hendidura, rajadura; **to make a ___** / hacer una incisión, hacer una hendidura; rajar, cortar en tiras.

slow *a.* lento-a, pausado-a, despacio; [*clock*] atrasado, retrasado; **to ___ down** *v.* / ir más despacio; tener más calma; **___-ly** *adv.* / lentamente, pausadamente.

sluggish *a.* flojo-a, inactivo-a, de movimiento lento.

small *a.* pequeño-a; **smaller** / *comp*; más pequeño-a; **smallest** / *sup*; el (la) menor, el (la) más pequeño-a.

smallpox *n.* viruela, enfermedad infecciosa viral que se manifiesta con un cuadro febril agudo y erupción de ampollas y pústulas diseminadas por todo el cuerpo.

smart *a.* inteligente, listo-a.

smear *n.* frotis, unto; *v.* untar, embarrar.

smegma *n.* esmegma, secreción producida por las glándulas sebáceas vista esp. en los órganos genitales exteriores.

smell *n.* 1. olor, aroma; **penetrating ___** / penetrante; 2. sentido del olfato; *v.* oler, percibir un olor.

smile *n.* sonrisa; *v.* sonreír.

smog *n.* mezcla de niebla y humo.

smoke *n.* humo; **___ inhalation** / inhalación de ___; **___ screen** / cortina de ___; *v.* fumar; **Do not ___ here** / No fumar, no fume, no fumes aquí.

smooth *a.* liso-a; [*cutis*] suave, terso-a, delicado-a.

snake *n.* serpiente, culebra; **___-bite** / mordedura de ___; **___ venom** / ponzoña, o veneno, de ___; **poisonous ___** / venenosa.

snap *n.* chasquido, ruido cardíaco relacionado con la apertura de una válvula del corazón, gen. la válvula mitral; **opening ___** / **___ de apertura**.

sneeze *n.* estornudo; *v.* estornudar.

Snellan's eye test *n.* test de Snellan, cuadro de letras negras que gradualmente disminuyen en tamaño, usado para evaluar la agudeza visual.

sniff *v.* olfatear, oler; absorber por la nariz; resoplar.

sniffle *n.* catarro nasal; *v.* sorber repetidamente por la nariz.

snore *n.* ronquido; *v.* roncar.

snort *v.* 1. resoplar; 2. aspirar (*p. ej.* un polvo) a través de la nariz.

snow *n.* nieve; *v.* nevar.

snuff *v.* inhalar; sorber por la nariz; **to ___ up** / tomar por la nariz.

so *adv.* así, de este modo, de esta manera; **it is not ___** / no es ___; **not ___ much** / no tanto; so-so / más o menos, regular; **___ that** / de manera que.

soap *n.* jabón; *v.* enjabonar; **to ___ oneself** / enjabonarse.

sober *a.* sobrio-a, serio; **to get ___** / dejar de beber, dejar de tomar bebidas alcohólicas.

social *a.* social, sociable; **___ behavior** / conducta o comportamiento ___; **___ security** / seguro ___; **___ work** / asistencia ___; **___ worker** / trabajador-a ___.

socialization *n.* socialización, adaptación social.

socialized *a.* socializado-a; **___ medicine** / medicina ___-a.

society *n.* sociedad; organización social.

sociopath *n.* sociópata, persona caracterizada por una conducta antisocial.

socket *n.* hueco; [*of a bone*] fosa; [*electric*] enchufe.

soda *n.* soda, carbonato de sodio; *baking ___* / bicarbonato de sodio.

sodium *n.* sodio, elemento metálico alcalino que se encuentra en los líquidos del cuerpo.

sodomite *n.* sodomita, persona que comete sodomía.

sodomy *n.* sodomía, práctica del coito anal.

soft *a.* blando-a, suave, delicado-a; [*metals*] flexible, maleable; **___ diet** / dieta ___-a; **___ drinks** / refrescos, bebidas no alcohólicas; **___-ly** *adv.* / suavemente, blandamente.

soften *v.* ablandar, suavizar.

softening *n.* reblandecimiento, ablandamiento; suavidad.

soil *n.* tierra, terreno; [*dirt*] suciedad.

solar *a.* solar, rel. al sol; **___ energy** / energía ___.

solar plexus *n.* plexo solar, densa red nerviosa en la región anterior del tronco, que es especialmente vulnerable a los efectos de un golpe.

sole *n.* suela, planta del pie.

solid *a.* sólido-a, macizo-a; [*person*] serio-a, fiable.

soluble *a.* soluble.

solution *n.* solución.

solvent *n.* solvente, líquido que disuelve o es capaz de producir una solución.

somatic *a.* somático-a, rel. al cuerpo.

somatization *n.* somatización; proceso de conversión de experiencias mentales a manifestaciones corporales.

some *a.* alguno-a; algún, algo de, un poco de; unos, unos cuantos, unas, unas cuantas, algunos-as.

somebody *n.* alguien; ___ **else** / otra persona.

somehow *adv.* de algún modo, de alguna manera.

something *n.* alguna cosa, algo; ___ **else** / otra cosa.

somnambulance, somnambulism *n.* sonambulismo.

somnambule *n.* sonámbulo-a, persona que anda mientras está dormida.

somniferous *a.* soporífero.

somniloquism *n.* somniloquia, el acto de hablar dormido-a.

somnolence *n.* somnolencia.

son *n.* hijo; ___-**in-law** / yerno; **sonny** / hijito.

sonogram *n.* sonograma, registro de una imagen producida por ultrasonido.

sonography *n.* sonografía. *V.* **ultra-sonography**.

sonorous *a.* sonoro-a, resonante, con un sonido vibrante.

soon *adv.* pronto, dentro de poco, en poco tiempo.

soothe *v.* calmar, aliviar, mitigar; suavizar.

sophistication *n.* sofisticación, adulteración de una sustancia (como una comida o un medicamento).

soporific *n.* soporífico, agente que produce el sueño.

soporose, soporous *a.* soporoso-a, en estado de sopor.

sore *n.* llaga, úlcera, herida; *a.* [*feeling*] adolorido-a, doloroso-a, con dolor; ___ **all over** / malestar general, dolor en todo el cuerpo; ___ **eyes** / malestar en los ojos, ojos adoloridos; ___ **throat** / dolor de garganta; **to be** ___ / estar adolorido-a.

sorrow *n.* pena, aflicción, pesar, dolor.

sorry *a.* apesadumbrado-a; arrepentido-a; **I am** ___ / Lo siento; **to be** ___ / arrepentirse de; **to be** ___ **for** [*someone*] / tener lástima de (alguien).

sort *n.* clase, especie, género; **all** ___**-s of** / una variedad de; **out of** ___**-s** / un poco malhumorado-a y deprimido-a; *v.* separar, clasificar, distribuir.

soul *n.* alma, espíritu.

sound *n.* sonido, ruido; ruido de soplo percibido por auscultación; *v.* sonar.

source *n.* origen; foco; fuente.

space *n.* área, espacio, segmento, lugar.

span *n.* lapso, instante, momento; tiempo limitado; intervalo; distancia.

Spanish *n.* [*language*] español, castellano; [*native*] español-a *a.* español-a; **Spanish-American** / hispano-americano-a.

spasm *n.* espasmo, convulsión, contracción muscular involuntaria.

spasmodic *a.* espasmódico-a.

spastic *a.* espástico-a, convulsivo-a, espasmódico-a. 1. de naturaleza espasmódica; ___ **colon** / colon espasmódico o espástico; 2. que sufre espasmos.

spasticity *n.* espasticidad, aumento en la tensión normal de un músculo que causa movimientos rígidos y dificultosos.

speak *vi.* hablar; ___ **louder** / hable, habla más alto; ___ **slowly** / hable, habla despacio.

special *a.* especial, único-a; extraordinario-a; ___-**ly** *adv.* / especialmente.

specialist *n.* especialista.

specialty *n.* especialidad. *V.* cuadro en la página 75.

species *n.* especie, clasificación de organismos vivos pertenecientes a una categoría biológica.

specific *a.* específico-a; determinado-a; ___ **gravity**/ / gravedad ___.

specimen *n.* espécimen, muestra.

speck *n.* mácula, mancha.

spectacles *n.*, *pl.* lentes, anteojos, espejuelos, gafas.

spectrum *n.* (*pl.* **spectra**) espectro, amplitud en la actividad de un antibiótico contra variedades de microorganismos; **broad-** ___ **antibiotic** / antibiótico de amplio ___; **electro-magnetic** ___ / ___ electromagnético, distribución energética del conjunto de las ondas electromagnéticas.

speculum *n.* espéculo, instrumento para dilatar un conducto o cavidad.

speech *n.* habla, lenguaje; **garbled** ___ / ___ enredada; ___ **defect** / defecto del ___; ___ **disorder** / trastorno del ___; ___ **therapy** / terapia del

spell *n.* ataque súbito; **to have a** ___ / tener un ataque o acceso de; deletrear; **to** ___ **a word** / deletrear una palabra.

spend *vi.* [*energy*] gastar, [*time*] pasar, [*money*] gastar, consumir.

sperm *n.* esperma, semen; **decreased
___ count** / conteo disminuido de
___; ___ **count** / conteo espermáti-
co; **semen donor** / donante de ___.

spermatic *a.* espermático, rel. al
esperma; ___ **cord** / cordón ___.

spermaticidal, spermaticide *n.*
espermaticida, que destruye o causa
la muerte de espermatozoos.

spermatocele *n.* espermatocele,
quiste del epidídimo que contiene
espermatozoos.

spermatogenesis *n.* espermatogénesis, proceso de formación y desarrollo de espermatozoos.

spermatozoid, spermatozoon *n.*,
Gr. (*pl.* **spermatozoa**) espermatozoide, célula germinal masculina,
que es capaz de fertilizar al óvulo.

spermaturia *n.* espermaturia, semen
en la orina.

spermicide *n.* espermicida, preparación o sustancia que se usa para
matar los espermatozoides.

spermiogram *n.* espermiograma,
evaluación de los espermatozoides
en el proceso de determinación de la
esterilidad.

sphenoid *n.* esfenoide, hueso situado
en la base del cráneo.

sphere *n.* esfera. 1. estructura en forma de globo; 2. ambiente sociológi-
co.

spherocyte *n.* esferocito, eritrocito
de forma esférica.

spherocytosis *n.* esferocitosis, presencia de esferocitos en la sangre.

sphincter *n.* esfínter, músculo circular que abre y cierra un orificio.

sphincteroplasty *n.* esfinteroplastia,
operación plástica de un esfínter.

sphincterotomy *n.* esfinterotomía,
corte de un esfínter.

sphygmomanometer *n.* esfigmomanómetro, instrumento para determinar la presión arterial.

spica *n.* espica, tipo de vendaje.

spicule *n.* espícula, cuerpo en forma
de aguja.

spider *n.* araña; **black ___** / ___ negra; **black widow** / viuda negra.

spike *n.* espiga, [*in a graphic*] cresta o
elevación brusca.

spina *n.* spina, espina. 1. protuberancia en forma de espina; 2. la espina
dorsal o columna vertebral.

spina bifida *n.* espina bífida, malformación congénita en el cierre de un
conducto de la estructura ósea de la
espina vertebral, con o sin protrusión
de las meninges medulares, gen. a
nivel lumbar; **occult ___** / ___ oculta, sin protrusión.

spinal *a.* espinal, raquídeo-a, rel. a la
médula espinal o a la espina o columna vertebral; ___ **anesthesia** /
anestesia raquídea; ___ **canal** / canal raquídeo; ___ **cord** / médula ___;
___ **fluid** / líquido cefalorraquídeo;
___ **fusion** / fusión ___; ___ **muscular atrophy** / atrofia muscular ___;
___ **puncture** / punción ___; ___
shock / choque ___; ___ **stenosis** /
estenosis ___.

spinal column *n.* columna o espina
vertebral, estructura ósea formada
por treinta y tres vértebras que rodean y contienen la médula espinal.

spinal cord *n.* médula espinal, columna de tejido nervioso que se extiende desde el bulbo raquídeo hasta la segunda vértebra lumbar y de
la cual parten todos los nervios que
van al tronco y a las extremidades;
___ **compression** / compresión de
la ___.

spine *n.* columna o espina vertebral;
pop. espinazo.

spine-shaped *a.* espinoso-a, acan-
toso-a.

spiral *a.* espiral, línea curva generada
por un punto que se va alejando pro-
gresivamente de un centro a la vez
que gira alrededor de él.

spirit *n.* 1. espíritu, alma; 2. solución
alcohólica de una sustancia volátil.

spiritual healing *n.* cura mental, cura
espiritual.

spirochetal *a.* espiroquetósico-a, rel.
a espiroquetas.

spirochete *n.* espiroqueta, microorganismo espiral de la especie *Spirochaetales* que incluye el microorganismo causante de la sífilis.

spirometer *n.* espirómetro, instrumento que se usa para medir la cantidad de aire que se inhala y la que se
expele del pulmón.

spirometry *n.* espirometría, medida
de la capacidad respiratoria tomada
por medio de un espirómetro.

spit *n.* saliva; *vi.* escupir.

spittle *n.* saliva.

splanchnic *a.* esplácnico-a, rel. a
las vísceras o que llega a éstas; ___
nerves / nervios ___-s.

spleen *n*. bazo, órgano vascular linfático, situado en la cavidad abdominal; **accesory** ___ / ___ **accesorio**.

splenectomy *n*. esplenectomía, excisión del bazo.

splenic *a*. esplénico-a, rel. al bazo; ___ **infart** / infarto ___.

splenitis *n*. esplenitis, infl. del bazo.

splenoportography *n*. esplenoportografía, radiografía de las venas esplénica y cava usando un medio de contraste radioopaco inyectado en el bazo.

splenorenal *a*. esplenorrenal, rel. al bazo y al riñón.

splenorenal shunt *n*. derivación esplenorrenal, anastomosis de la vena o arteria esplénica a la vena renal esp. en el tratamiento de la hipertensión portal.

splint *n*. férula, tablilla, soporte de madera, metal, plástico, fibra de vidrio o yeso usado para dar apoyo, inmovilizar un hueso fracturado o proteger una parte del cuerpo.

splinter *n*. espina; esquirla; astilla.

split *n*. división, desunión; abertura; *vt*. dividir, desunir, separar; *vi*. dividirse, separarse.

spoken language *n*. lenguaje hablado.

spondylitis *n*. espondilitis, infl. de una o más vértebras; **ankylosing** ___ / ___ anquilosante, reumatoide.

spondylolisthesis *n*. espondilolistesis, desplazamiento anterior de una vértebra sobre otra, gen. la cuarta lumbar sobre la quinta o ésta sobre el sacro.

spondylolysis *n*. espondilólisis, disolución o destrucción de una vértebra.

spondylopathy *n*. espondilopatía, cualquier enfermedad que afecta las vértebras.

spondylosis *n*. espondilosis. 1. anquilosis vertebral; 2. toda lesión degenerativa de la columna vertebral.

sponge *n*. esponja; *v*. esponjar, remojar con una esponja.

spontaneous *a*. espontáneo-a.

sporadic *a*. esporádico-a, infrecuente.

spore *n*. espora, célula reproductiva unicelular.

sporicide *n*. esporicida, agente que destruye esporas.

sport *n*. deporte; ___-s **medicine** / medicina del ___.

spot *n*. mancha, marca, pápula; **blind** ___ / punto ciego; **liver** ___ / ___ hepática; *v*. [*stain*] manchar; [*notice*] notar.

spotting *n*. manchas de flujo vaginal con manchas de sangre.

spouse *n*. esposo-a.

sprain *n*. torcedura, esguince, torsión de una articulación con distensión y laceración parcial de los ligamentos; *v*. torcer; torcerse; **to** ___ **one's ankle** / ___ el tobillo.

spray *n*. atomizador de líquido para rociar; *v*. rociar con un líquido.

spread *n*. extensión, diseminación, esparcimiento; *a*. extendido-a, esparcido-a; diseminado-a; *vt*. diseminar; esparcir, extender; *vi*. diseminarse, esparcirse, extenderse.

sprue *n*. esprue, enfermedad digestiva crónica caracterizada por la inhabilidad de absorber alimentos que contienen gluten.

spur *n*. espolón, protuberancia esp. de un hueso; **calcaneal** ___ / ___ calcáneo.

sputum *n*. esputo, flema; **bloody** ___ / ___ sanguinolento.

squamous *a*. escamoso-a; ___ **cell** / célula ___-a.

squat *vi*. agacharse; sentarse en cuclillas; acuclillarse.

squeal *n*. chillido, alarido; *v*. chillar.

squeeze *v*. apretar, comprimir; [*cloth, fruit*] exprimir.

squint *n*. estrabismo; acción de encoger los ojos como protección contra una luz intensa, o para tratar de ver mejor. *V*. **strabismus**.

SSRI *abbr*. (*selective serotonin reuptake inhibitor*) SSRI, inhibidor selectivo de la recaptación de serotonina; un antidepresivo que inhibe la desactivación de la serotonina mediante el bloqueo de su recaptación.

stab *n*. puñalada; *vt*. apuñalar, acuchillar.

stability *n*. estabilidad, permanencia, seguridad.

stabilize *v*. estabilizar, evitar cambios o fluctuaciones.

stable *a*. estable, que no fluctúa.

staff *n*. personal de una institución.

stage *n*. [*sickness*] estadio, etapa o período de transición durante el desarrollo de una enfermedad; fase; **in a recuperating** ___ / en una fase de recuperación.

stagger *v*. escalonar, saltear, distribuir con una secuencia; vacilar; tambalear; tambalearse.

staging *n*. estadificación, clasificación de la extensión y gravedad durante el proceso de una enfermedad.

stagnation *n.* estancación, estancamiento, falta de circulación en los líquidos.

stain *n.* 1. colorante, tinta; 2. mancha, mácula.

staining *n.* coloración, tintura.

stammer *n.* tartamudeo, balbuceo; *v.* tartamudear, balbucear.

stand *n.* sitio, puesto, situación; *vi.* ponerse o estar de pie; sostenerse; ___ **on your toes** / pararse en la punta de los pies; **to** ___ **back** / retroceder; **to** ___ **still** / no moverse, estarse quieto-a.

standard *n.* estándar, norma, criterio, pauta a seguir; lo normal, lo usual o común; ___ **deviation** / desviación ___; ___ **error** / error ___; ___ **of care** / atención o cuidado ___; ___ **procedure** / procedimiento ___, procedimiento usual establecido.

standardization *n.* estandarización, uniformidad; normalización.

standing *n.* [*position*] de pie; [*pending*] vigente; ___ **orders** / órdenes o reglamento vigente.

standstill *n.* paro, cese de actividad.

stapedectomy *n.* estapedectomía; excisión del estribo para mejorar la audición.

stapes *n.* estribo, el más interno de los huesecillos del oído.

staph *n.* estafilococos.

staphylococcal *a.* estafilocócico-a, rel. a o causado por estafilococos; ___ **food poisoning** / intoxicación alimenticia por estafilococos; ___ **infections** / infecciones ___-as.

staphylococcemia *n.* estafilococemia, presencia de estafilococos en la sangre.

Staphylococcus *n.*, *Gr.* estafilococo. 1. especie de bacteria grampositiva que puede causar diferentes clases de infecciones; incluye parásitos que se alojan en la piel y las mucosas; 2. término aplicado a cualquier micrococo patológico.

staphylotoxin *n.* estafilotoxina, toxina producida por estafilococos.

starch *n.* almidón, fécula, elemento principal de los carbohidratos. *v.* almidonar.

starchy *a.* feculento-a; almidonado-a; ___ **foods** / alimentos ___-s, almidones que contienen carbohidratos.

start *n.* comienzo, principio, inicio; *v.* empezar, comenzar, iniciar; hacer andar o funcionar un aparato; [*motor*] arrancar, poner en marcha.

starvation *n.* inanición, hambre, privación de alimentos.

starve *v.* pasar hambre, privar de alimentos.

stasis *n.* estasis, estancamiento de la circulación de un líquido tal como la sangre y la orina en una parte del cuerpo.

state *n.* estado, condición; **nutritional** ___ / ___ nutricional.

statin *n.* estatina, cualquiera de un grupo de fármacos hipolipemiantes que controlan la síntesis del colesterol.

station *n.* estación; **nursing** ___ / puesto de enfermeras.

stationary *a.* estacionario-a, estacionado-a, que permanece en una posición fija.

stature *n.* estatura, altura.

status *n.*, *L.* status, estado o condición; ___ **asthmaticus** / ___ asmaticus, condición de un ataque de asma agudo; ___ **epilepticus** / ___ epiléptico, serie de ataques sucesivos con pérdida del conocimiento.

stay *n.* estancia; **short** ___ / ___ breve; *v.* permanecer; quedarse; **to** ___ **awake** / ___ despierto; **to** ___ **in bed** / ___ en cama, guardar cama.

STD *abbr.* (*sexually transmitted disease*) ETS, enfermedad, o infección, de transmisión sexual.

steam *n.* vapor.

steatorrhea *n.* esteatorrea, exceso de grasa en las heces fecales.

stem *n.* tallo, pedúnculo, estructura semejante al tallo de una planta; **brain** ___ / ___ encefálico; ___ **cell** / célula madre.

stenosed *a.* estenosado-a, rel. a una estenosis.

stenosis *n.* estenosis, estrechamiento o contracción anormal de un pasaje; **aortic** ___ / ___ aórtica; **pyloric** ___ / ___ pilórica.

stent *n.* endoprotesis, dispositivo instalado en el organismo para sostener estructuras tubulares que se unen.

steppage *n.* estepaje, alteración en la marcha que resulta de la caída pendular del pie obligando a levantar la rodilla y flexionar el muslo sobre la pelvis.

stereotaxis *n.* estereotaxia, técnica de localización de áreas cerebrales usada en procedimientos neurológicos.

stereotype *n.* estereotipo; cliché.

sterile *a.* estéril. 1. que no es fértil; 2. aséptico-a; que no contiene ni produce microorganismos.

sterility *n.* esterilidad, incapacidad de concebir o procrear.

sterilization *n.* esterilización. 1. procedimiento que impide la reproducción; 2. destrucción completa de microorganismos; **dry heat** ___ / ___ por calor seco; **gas** ___ / ___ por gas; **vapor** ___ / ___ por vapor.

sterilize *v.* esterilizar.

sternal *a.* esternal, rel. al esternón; ___ **puncture** / punción ___.

sternocostal *a.* esternocostal, rel. al esternón y las costillas.

sternum *n.* esternón, hueso frontal en el medio del tórax.

steroid *n.* esteroide, compuesto orgánico complejo del cual se derivan varias hormonas como el estrógeno, la testosterona y la cortisona.

stersialgia *n.* estersialgia, dolor en el esternón.

stertor *n.* estertor, respiración forzada característica de la agonía y del coma.

stethoscope *n.* estetoscopio, instrumento médico usado en la auscultación.

sticky *a.* pegajoso-a.

stiff *a.* tieso-a, rígido-a; ___ **neck** / cuello ___-o.

stigma *n.* estigma, huella. 1. señal específica de una enfermedad; 2. marca o señal en el cuerpo.

still *a.* inmóvil, quieto-a, tranquilo-a.

stillbirth *n.* nacimiento sin vida.

stillborn *a.* mortinato-a, muerto-a al nacer.

Still's disease *n.* enfermedad de Still, artritis reumatoidea juvenil.

stimulant *n.* estimulante, agente que produce una reacción.

stimulate *v.* estimular; motivar; excitar.

stimulation *n.* estimulación; motivación.

stimulus *n.* (*pl.* **stimuli**) estímulo, cualquier agente o factor que produce una reacción; **conditioned** ___ / ___ condicionado; **subliminal** ___ / ___ subliminal.

sting *n.* picadura; **bee-** ___ / ___ de abeja; **wasp** ___ / ___ de avispa.

stink *n.* olor desagradable, mal olor.

stippling *n.* punteado, condición de apariencia con manchas.

stir *n.* movimiento; excitación; *v.* revolver, agitar.

stirrup bone *n.* estribo, huesecillo del oído medio.

stitch *n.* punto de sutura; *v.* dar, poner puntos.

stocking *n.* media; **elastic** ___ / calceta, media elástica.

stoma *n.* estoma, abertura hecha por cirugía, esp. en la pared del abdomen.

stomach *n.* estómago, órgano en forma de saco que forma parte del tubo digestivo; **on an empty** ___ / en ayunas; ___ **-ache** / dolor de ___; ___ **pump** / bomba estomacal; ___ **pumping** / lavado de ___; ___ **ulcer** / úlcera gástrica; *v. pop.* soportar, tolerar.

stomachal *a.* estomacal, rel. al estómago; ___ **tonic** / tónico ___.

stomatitis *n.* estomatitis, infl. de la mucosa de la boca; **aphthous** ___ / ___ aftosa.

stone *n.* piedra, cálculo.

stool *n.* heces fecales, excremento; ___ **fat** / grasa fecal; ___ **softener** / copro-emoliente.

stop *n.* parada, alto, interrupción; *v.* detener, parar, interrumpir; **to make a** ___ / hacer alto, hacer una parada; detenerse, pararse.

stoppage *n.* bloqueo; obstrucción; taponamiento.

storm *n.* tormenta; intensificación repentina de síntomas de una enfermedad.

strabismus *n.* estrabismo, alineamiento anormal de los ojos debido a una deficiencia muscular; *pop.* bizquera.

straight *a.* derecho-a, recto-a; estirado-a, erguido-a.

straightjacket *n.* camisa de fuerza.

strain *n.* esfuerzo, torcedura; [*inherited trait*] rasgo, cepa; *v.* forzar; **to** ___ **a muscle** / torcer un músculo; [*filter*] colar, pasar; esforzarse demasiado; **to** ___ **the eyes** / forzar la vista.

strange *a.* extraño-a, raro-a; extranjero-a; no relacionado-a con un organismo o situado-a fuera del mismo.

strangulated *a.* estrangulado-a; constreñido-a; ___ **hernia** / hernia ___.

strangulation *n.* estrangulación. 1. asfixia o sofocación gen. causada por obstrucción de las vías aéreas; 2. constricción de un órgano o estructura debida a compresión.

strap *n.* faja, banda, correa, tira; *v.* poner una faja; amarrar, atar.

stratification *n.* estratificación, formación en capas.

stratified *a.* estratificado-a, colocado-a en capas; ___ **epithelium** / epitelio ___.

stratum *n.* estrata; capa.

strawberry *n.* fresa; ___ **mark** / marca en forma de ___.

stream *n.* chorro, flujo, corriente.

strength *n.* fuerza, vigor, resistencia.

strep throat *n.* infección y dolor de garganta causados por un estreptococo.

streptococcal *a.* estreptocócico-a, rel. a estreptococos; ___ **infections** / infecciones ___-as.

streptococcemia *n.* estreptococemia, infección de la sangre debida a la presencia de estreptococos.

streptococcus *n.* estreptococo, microorganismo del género *Streptococceae*, bacterias gram-positivas que se agrupan en pares o cadenas y que causan enfermedades serias.

streptomycin *n.* estreptomicina, antibiótico que se usa contra infecciones bacterianas.

stress *n.* estrés, tensión emocional. 1. factor químico, físico o emocional que provoca un cambio como respuesta inmediata o demorada en las funciones del cuerpo o en sus partes; ___ **test** / prueba de esfuerzo; 2. *gr.* énfasis, acento tónico.

stretch *n.* tirón, estirón, esfuerzo; *v.* extender, alargar, estirar; **to ___ forth, to ___ out** / estirarse, extenderse, alargarse; ___ **receptor** / receptor de estiramiento.

stretcher *n.* camilla, andas; dilatador, extendedor.

stretching *n.* dilatación, estiramiento.

stria *n.* lista, fibra.

striated *a.* estriado-a, enlistado-a; ___ **muscle** / músculo ___-o.

stricken *a.* afectado-a súbitamente; afligido-a.

strict *a.* estricto-a; exacto-a.

stricture *n.* estrechez, estrechamiento, constricción.

stridor *n.* estridor, ruido sordo respiratorio.

strike *n.* golpe, ataque repentino *vi.* golpear, atacar súbitamente.

stroke *n.* 1. embolia cerebral, apoplejía; ataque súbito; 2. choque, golpe.

stroking *n.* acto de frotar suavemente.

stroma *n.* estroma, armazón de tejido que sirve de soporte a un órgano.

strong *a.* fuerte, fornido-a, robusto-a; ___-**minded** / determinado-a, decidido-a.

structure *n.* estructura; orden.

struggle *n.* lucha, pelea; *v.* luchar, esforzarse.

struma *n.*, *L.* estruma, engrosamiento de la tiroides; *pop.* bocio.

strychnine *n.* estricnina, alcaloide cristalino muy venenoso.

stubborn *a.* obstinado-a, testarudo-a, caprichoso-a; **to be ___** / obstinarse, encapricharse.

student *n.* estudiante; **medical ___** / ___ de medicina.

study *n.* estudio; **double-blind ___-ies** / ___-s con método de doble ciego; *v.* estudiar.

stump *n.* muñón, parte que queda de una extremidad amputada.

stupid *n.* estúpido-a, imbécil.

stupidity *n.* estupidez.

stupor *n.* estupor, letargo.

sturdy *a.* fuerte, vigoroso-a.

stuttering *n.* tartamudeo.

sty *n.* orzuelo, condición inflamatoria de las glándulas sebáceas del párpado.

subacromial *a.* subacromial, rel. al acromión o localizado debajo de éste.

subarachnoid *a.* subaracnoidea-a, que ocurre debajo de la membrana aracnoidea o de posición inferior a ésta; ___ **hemorrhage** / hemorragia ___; ___ **space** / espacio ___.

subclavian, subclavicular *a.* subclavicular, localizado debajo de la clavícula; ___ **artery** / arteria ___; ___ **steal syndrome** / síndrome del secuestro ___; ___ **vein** / vena ___.

subclinical *a.* subclínico-a, sin manifestación clínica.

subconscious *n.* subconsciente, subconsciencia, estado durante el cual los procesos mentales que afectan el pensamiento, los sentimientos y la conducta ocurren sin que la persona esté consciente de ello; *a.* rel. a la zona mental en la que la persona no se encuentra totalmente consciente.

subcostal *a.* subcostal, debajo de las costillas.

subculture *n.* subcultivo, cultivo de bacterias que se deriva de otro.

subcutaneous *a.* subcutáneo-a, debajo de la piel.

subdural *a.* subdural, situado debajo de la dura madre; ___ **hematoma** / hematoma ___; ___ **hemorrhage** / hemorragia ___; ___ **space** / espacio ___.

subinvolution *n.* subinvolución, involución incompleta; ___ **of uterus** / ___ del útero.

subject *n.* sujeto. 1. término usado en referencia al paciente; 2. tópico; 3. *gr.* sujeto del verbo.

subjective *a.* subjectivo-a; ___ **symptoms** / síntomas ___-os.

sublethal dose *a.* dosis subletal, cantidad insuficiente de una sustancia para causar la muerte.

sublimation *n.* sublimación. 1. cambio de un estado sólido a vapor; 2. término freudiano que se refiere al proceso de transferir un impulso o deseo instintivo a una conducta aceptada socialmente.

sublingual *a.* sublingual, situado-a debajo de la lengua; ___ **gland** / glándula ___.

subluxation *a.* subluxación, dislocación incompleta.

submandibular *a.* submandibular, debajo de la mandíbula.

submental *a.* submentoniano, debajo del mentón.

submerge *v.* sumergir, colocar debajo de un líquido.

submit *v.* someter, someterse.

submucosa *n.* submucosa, capa de tejido celular situado debajo de una mucosa.

subphrenic *a.* subfrénico-a, situado-a debajo del diafragma; ___ **abscess** / absceso ___.

subscription *n.* suscripción, parte de la receta médica que da instrucciones para la preparación de un medicamento.

subside *v.* menguar, apaciguar, bajar, cesar.

substance *n.* sustancia, líquido; droga; **ground** ___ / ___ fundamental; ___ **abuse** / abuso de drogas; ___ **dependence** / dependencia de drogas; ___ **withdrawal syndrome** / síndrome de abstinencia de drogas.

substantive *n. gr.* substantivo, sustantivo, nombre.

substitute *n.* sustituto-a; reemplazo; *v.* sustituir, reemplazar.

substitution *n.* substitución; ___ **therapy** / terapia por ___.

subungual *a.* subungual, debajo de una uña.

succeed *v.* tener éxito, salir bien; lograr.

success *n.* éxito, acierto, triunfo.

successful *a.* afortunado-a, de excelente resultado.

successive *a.* sucesivo-a, consecutivo-a.

such *a.* tal, semejante; **in** ___ **manner** / en ___ forma.

suck *v.* chupar, [*mother's milk*] mamar; **to** ___ **out** / chupar sacando; vaciar, extraer.

sucrose *n.* sucrosa, sacarosa que se obtiene de la caña de azúcar o la remolacha.

suction *n.* succión, aspiración; ___ **device** / dispositivo de ___.

sudamen *n.* sudamina, erupción cutánea no inflamatoria que presenta vesículas blanquecinas llenas de líquido acuoso y que se manifiesta después de una sudación copiosa o una enfermedad febril.

sudden *a.* súbito-a, imprevisto-a, repentino-a; ___ **death** / muerte ___-a.

sudden infant death syndrome (SIDS) *n.* síndrome de muerte infantil súbita, muerte súbita e inxplicable de un bebé menor de un año de edad.

sudorific *a.* sudorífico-a, que promueve el sudor.

sudoriparous *a.* sudoríparo-a, que secreta sudor; ___ **gland** / glándula ___-a.

suffer *v.* sufrir, padecer; **to** ___ **from** / padecer de.

suffering *n.* sufrimiento, padecimiento.

sufficient *a.* suficiente; ___-**ly** *adv.* / suficientemente.

suffocate *v.* sofocar, asfixiar; faltar la respiración.

suffocation *n.* asfixia, paro de la respiración.

suffusion *n.* sufusión, infiltración de un líquido del cuerpo en los tejidos circundantes.

sugar *n.* azúcar, carbohidrato que consiste esencialmente de sucrosa; **beet** ___, **cane** ___ / sucrosa; **fruit** ___ / fructosa; **grape** ___ / glucosa; **milk** ___ / lactosa.

suggestion *n.* sugerencia, consejo, indicación, sugestión.

suggestive *a.* sugestivo-a, rel. a la sugestión o que sugiere.

suicidal *a.* suicida, rel. al suicidio o con tendencia al mismo.

suicide *n.* suicidio; *vi.* suicidarse; **attempted** ___ / tentativa o intento de

sulfacetamide *n.* sulfacetamida, sulfonamida antibacteriana.

sulfa drugs *n.* sulfa, medicamentos del grupo sulfonamida, antibacterianos.

sulfate *n.* sulfato, sal de ácido sulfúrico.

sulfonamides *n.*, *pl.* sulfonamidas, grupo de compuestos orgánicos sulfuro-bacteriostáticos.

sulfur *n.* azufre, sulfuro.

sulfuric *a.* sulfúrico-a, rel. al sulfuro.

sumatriptan sumatriptán un fármaco administrado como un aerosol nasal, tableta o inyección para tratar los ataques de migraña.

summary *n.* sumario, resumen, historia clínica del paciente; ___ **of hospital records** / sumario del expediente.

sun *n.* sol; ___**-bathing** / baño de ___; ___**-burn** / quemadura de ___, eritema solar; ___**-burnt** / quemado-a, tostado-a por el sol; ___ **exposure** / estar expuesto-a al ___; **to** ___**-bathe** / tomar el ___.

sunscreen *n.* bloqueador de sol, sustancia que bloquea los rayos solares.

sunspot *n.* mancha de sol.

sunstroke *n.* insolación.

super ego *n.*, *L.* el yo, término freudiano que se refiere a la parte de la psique que concierne a los valores sociales, morales y éticos.

superfecundation *n.* superfecundación, fertilización sucesiva de dos óvulos que pertenecen al mismo ciclo menstrual en dos actos sexuales distintos.

superfetation *n.* superfetación, fecundación de dos óvulos en el mismo útero en un intervalo de tiempo corto aunque correspondientes a dos períodos menstruales diferentes.

superficial *a.* superficial, rel. a la superficie; ___**-ly** *adv.* / superficialmente.

superinfection *n.* superinfección, infección subsecuente producida gen. por un microorganismo diferente que ocurre durante el curso de una infección presente.

superior *n.* superior, más alto; [*position*] hacia arriba; al exterior.

superiority complex *n.* complejo de superioridad.

supernumerary *a.* supernumerario-a, en número mayor que el normal.

superolateral *a.* superolateral, en posición superior y lateral.

supersaturate *v.* supersaturar, saturar excesivamente, añadir una sustancia en una cantidad mayor de la que puede ser disuelta normalmente por un líquido.

supersaturated *a.* supersaturado-a.

supine *a.* supino-a, de posición acostada de espalda, boca arriba y con las palmas de las manos hacia arriba.

supplement *n.* suplemento; *v.* suplementar.

support *n.* soporte, sostén.

suppose *v.* suponer.

suppository *n.* supositorio, medicamento semisólido que se inserta en una cavidad natural del cuerpo (vagina, recto).

suppression *n.* supresión. 1. fallo súbito del cuerpo en la producción de una excreción o secreción normal; 2. en psicoanálisis, la inhibición de una idea o deseo.

suppuration *n.* supuración, formación o salida de pus.

suprapubic *a.* suprapúbico-a, localizado-a encima del pubis; ___ **catheter** / catéter ___-o; ___ **cystostomy** / cistostomía ___-a.

sure *a.* seguro-a.

surface *n.* superficie, porción o límite exterior de una estructura; ___ **tension** / tensión superficial.

surfactant *n.* surfactante, agente tensoactivo que modifica la tensión superficial de un líquido.

surgeon *n.* cirujano-a.

surgery *n.* cirugía, rama de la medicina que comprende procesos operatorios de reparación, diagnosis de enfermedades y corrección de estructuras del cuerpo. *V.* cuadro en la siguiente página.

surgical *a.* quirúrgico-a; ___ **dressing** / vendaje ___-o protector; ___ **equipment** / equipo ___-o; ___ **flaps** / colgajos ___-os; ___ **incision** / incisión ___-a; ___ **instruments** / ins-trumentos ___-os; ___ **mesh** / malla ___-a; ___ **resident** / residente de cirugía.

surname *n.* apellido, nombre de familia.

surplus *n.*, *a.* sobrante, excedente.

surrogate *a.* subrogado-a, que sustituye algo o a alguien; *v.* subrogar, sustituir.

survey *n.* encuesta; cuestionario.

survival *n.* supervivencia.

survive *v.* sobrevivir.

survivor *n.* sobreviviente.

susceptible *a.* susceptible.

suspect *a.* [*questionable*] 1. sospechoso-a; [*distrustful*] 2. suspicaz.

suspend *v.* suspender, cancelar.

suspensory *a.* suspensorio-a, que sostiene y da soporte; **ligament ___** / **ligamento ___-o.**

sustain *v.* sostener, mantener; [*a wound*] sufrir una herida.

sustained release *a.* diseñado para ser liberado en el cuerpo durante un período largo.

sustenance *n.* sustentación, sustento.

suture *n.* sutura; puntada; línea de unión; **absorbable surgical ___** / **___ quirúrgica absorbible; bolster ___** / **___ compuesta; catgut ___** / **___ de catgut; near and far ___** / **___** de aposición o aproximación; **purse-string ___** / **___** en bolsa de tabaco; **uninterrupted continuous ___** / **___** continua, de peletero; **vertical mattress ___** / **___** de colchonero.

swallow *n.* trago; deglución; *v.* tragar, deglutir.

swallowing *n.* deglución.

Swan-Ganz catheter *n.* catéter de Swan-Ganz, sonda flexible que contiene un balón cerca de la punta y que se emplea para medir la presión sanguínea en la arteria pulmonar.

sweat *n.* sudor, secreción de las glándulas sudoríparas; **cold ___** / **___-es** fríos; **night ___-s** / **___-es** nocturnos; *v.* sudar.

sweat glands *n.*, *pl.* glándulas sudoríparas.

sweating *n.* sudor, perspiración, transpiración.

sweaty *a.* sudado-a, sudoroso-a.

sweet *a.* dulce, azucarado-a; [*tempered*] dulce, agradable, gentil.

sweeten *v.* endulzar, azucarar.

sweetener *n.* dulcificante, edulcorante.

sweets *n.*, *pl.* golosinas, dulces.

swelling *n.* hinchazón; tumefacción; *pop.* bulto, chichón.

swift *a.* ligero-a; fácil, sin complicación; **a ___ operation** / una operación fácil, sin complicaciones.

swim *vi.* nadar.

swimmer *n.* nadador-a; **___ 's ear** / otitis del **___**.

switch *n.* [*instrumento*] cambio; conector eléctrico; *v.* cambiar; **to ___ off** / desconectar; cambiar; **to ___ on** / conectar.

swollen *a.*, *pp.* de **to swell**, hinchado-a.

Sydenham's chorea *n.* corea de Sydenham; tipo de corea menor o reumática, gen. vista en la infancia causada por una infección estreptocócica, y que en su comienzo se manifiesta con contracciones musculares de la cara y brazos.

Sylvian aqueduct *n.* acueducto de Silvius, conducto estrecho que conecta los ventrículos cerebrales tercero y cuarto.

symbiosis *n.* simbiosis, unión estrecha de dos organismos que pertenecen a especies diferentes.

symbol *n.* símbolo, representación o señal que sustituye o representa en la práctica otra cosa o idea.

symbolism *n.* simbolismo. 1. uso de símbolos en la práctica para dar una representación a las cosas; 2. anormalidad mental por la cual el paciente percibe todos los sucesos y cosas como reflejos de sus propios pensamientos.

symmetrical *a.* simétrico-a.

symmetry *n.* simetría, correspondencia perfecta entre partes de un cuerpo colocadas en posición opuesta a un centro, un eje o un plano.

sympathectomy *n.* simpatectomía, resección (corte) de cualquier parte de las vías del sistema nervioso simpático.

Surgery	Cirugía
ambulatory	ambulatoria
arthroscopic	artroscópica
cardiothoracic	cardiotorácica
cosmetic	cosmética
cytoreductive	citorreductiva
conservative	conservadora
corrective	correctiva
endoscopic	endoscópica
excisional	de excisión
exploratory	exploratoria
major	mayor
minor	menor
orthopedic	ortopédica
oral	oral
plastic	plástica
radical	radical
reconstructive	reconstructiva
sustenance	de sustentación, sustento

sympathetic *a.* simpático-a, rel. al sistema nervioso simpático.

sympathetic nervous system *n.* sistema nervioso simpático, abastecedor de los músculos involuntarios, formado por nervios motores y sensoriales.

sympatholytic *a.* simpaticolítico-a, que ofrece resistencia a la actividad producida por la estimulación del sistema nervioso simpático.

sympathomimetic *a.* simpaticomimético-a, que puede causar cambios fisiológicos similares a los causados por el sistema nervioso simpático.

sympathy *n.* simpatía, asociación, relación. 1. afinidad; 2. relación entre dos órganos afines por la cual una anomalía en uno afecta al otro; 3. afinidad entre la mente y el cuerpo que causa que se afecten entre sí.

symphysis *n.* sínfisis, articulación en la cual las superficies óseas adyacentes se unen por un fibrocartílago; **pubic** ___ / ___ púbica.

symptom *n.* síntoma, manifestación o indicio de una enfermedad según la percibe el paciente; **constitutional** ___ / ___ constitucional; **delayed** ___ / ___ demorado; **objective** ___ / ___ objetivo; **pathognomic** ___ / ___ patognómico; **presenting** ___ / ___ presente; **prodromal** ___ / ___ prodrómico; **withdrawal** ___ / ___ de supresión.

symptomatic *a.* sintomático-a, de la naturaleza de un síntoma o rel. a éste.

symptomatology *n.* sintomatología, conjunto de síntomas que se refieren a una enfermedad o a un caso determinado.

symptom complex *n.* complejo de síntomas concurrentes que caracterizan una enfermedad.

synapse *n.* sinapsis, punto de contacto entre dos neuronas donde el impulso que pasa por la primera neurona origina un impulso en la segunda.

synapsis *n.* sinapsis, aparejamiento de cromosomas homólogos al comienzo de la meiosis.

synarthrosis *n.* sinartrosis, articulación inmóvil en la cual los elementos óseos están fusionados.

synchondrosis *n.* sincondrosis, articulación inmóvil de superficies unidas por tejido cartilaginoso.

synchysis *n.* sinquisis, estado de fluidez del humor vítreo; ___ **scintillans** / ___ centelleante.

synclonus *n.* sinclono, espasmo o temblor de varios músculos a la vez.

syncopal *a.* sincopal, rel. a un síncope.

syncope *n.* síncope, desmayo o pérdida temporal del conocimiento; **anginal** ___ / ___ anginoso; **deglutition** ___ / ___ deglutorio; **cardiac** ___ / ___ cardíaco; **convulsive** ___ / ___ convulsivo; **hysterical** ___ / ___ histérico; **laryngeal** ___ / ___ laríngeo.

syndactylism *n.* sindactilia, anomalía congénita que consiste en la fusión de dos o más dedos de la mano o los pies.

syndrome *n.* síndrome, un grupo de signos y síntomas que ocurren juntos y que son característicos de una anormalidad en particular; **acquired immune deficiency** ___ / ___ de inmunodeficiencia adquirida; **adipose** ___ / ___ adiposo; **adrenogenital** ___ / ___ adrenogenital; **battered children** ___ / ___ de niños maltratados; **chronic fatigue** ___ / ___ de fatiga crónica, un trastorno de causa incierta que se caracteriza por una fatiga profunda persistente ajena a cualquier condición médica preexistente y que normalmente comienza alrededor de los 30 años de edad; **congenital rubella** ___ / ___ congénito de rubéola; **dumping** ___ / ___ de vaciamiento gástrico rápido; **hepatorenal** ___ / ___ hepatorrenal; **irritable bowel** ___ / ___ de intestino irritado, irritable; **malabsorption** ___ / ___ de malabsorción gastrointestinal; **metabolic** ___ / ___ metabólico, un síndrome caracterizado por la presencia de *usu.* tres o más de un grupo de factores (como alta presión arterial, obesidad abdominal, niveles altos de triglicéridos, bajos niveles de HDL y altos niveles de azúcar en ayunas) que están vinculados a un mayor riesgo de enfermedad cardiovascular y diabetes tipo 2; **middle lobe** ___ / ___ del lóbulo medio del pulmón; **nephrotic** ___ / ___ nefrótico; **respiratory stress** ___ / ___ de dificultad respiratoria; **restless leg** ___ / ___ de las piernas inquietas, un trastorno neurológico caracterizado por sensaciones de dolor, ardor u hormigueo en las piernas no muy común esp. de noche, generalmente al acostarse; **scalded skin** ___ / ___ de escaldadura, quemadura de la epidermis; **shaken baby** ___ /

___ de niño sacudido, síntomas que le ocurren a un bebé o a un niño que ha sido sacudido con violencia; **sick building** ___ / ___ del edificio enfermo; un grupo de síntomas (como dolores de cabeza, irritación de los ojos y respiración) que se cree son causados por polutantes interiores; **sick sinus** ___ / ___ del seno carotídeo; **subclavian steal** ___ / ___ del secuestro subclavicular; **sudden death** ___ / ___ de muerte súbita; **multiple transfusion** ___ / ___ de transfusión múltiple; **premenstrual** ___ / ___ premenstrual; **toxic shock** ___ / ___ de choque tóxico, envenenamiento de la sangre causado por estafilococos; **withdrawal** ___ / ___ de privación.

synechia *n.* sinequia, unión o adherencia anormal de tejidos u órganos esp. referente al iris, al cristalino y a la córnea.

synergic *n.* sinérgico-a, que posee la propiedad de actuar en cooperación.

synergism *n.* sinergismo, correlación o unión armoniosa entre dos o más estructuras o sustancias.

synostosis *n.* sinostosis, unión ósea entre dos huesos adyacentes; **senile** ___ / ___ senil; **tribacillary** ___ / ___ tribacilar.

synovia *n.* sinovia, líquido que lubrica las articulaciones y los tendones.

synovial *a.* sinovial, rel. a la membrana sinovial; ___ **bursa** / bursa ___; ___ **cyst** / quiste ___.

synovial fluid *n.* líquido sinovial, líquido viscoso transparente.

synovioma *n.* sinovioma, tumor que se origina en una membrana sinovial.

synovitis *n.* sinovitis, infl. de la membrana sinovial; **dry** ___ / ___ seca; **purulent** ___ / ___ purulenta; **serous** ___ / ___ serosa.

synthesis *n.* síntesis, composición de un todo por la unión de las partes.

synthesize *v.* sintetizar, producir síntesis.

synthetic *a.* sintético-a, rel. a una síntesis o producido por ésta.

syntonic *a.* sintónico-a, rel. a un tipo de personalidad estable que se adapta normalmente al ambiente.

syphilis *n.* sífilis, enfermedad venérea contagiosa que se manifiesta en lesiones cutáneas, *usu.* transmitida sexualmente por contacto directo.

syphilitic *n. a.* sifilítico-a, rel. a la sífilis o causado por ella; ___ **macula** / mácula ___.

syphiloma *n.* tumor sifilítico.

syringe *n.* jeringa, jeringuilla; **disposable** ___ / ___ desechable; **glass cylinder** ___ / ___ con tubo de cristal; **hypodermic** ___ / ___ hipodérmica.

syringocele *n.* siringocele. 1. conducto central de la médula espinal; 2. meningomielocele que contiene una cavidad en la médula espinal ectópica.

syringomyelia *n.* siringomielia, enfermedad crónica progresiva de la columna vertebral caracterizada por cavidades llenas de líquido en la región cervical y que a veces se extiende a la médula oblongata.

systaltic *a.* sistáltico-a, que alterna contracciones y dilataciones.

system *n.* sistema, grupo de partes u órganos combinados que constituyen un conjunto que desempeña una o más funciones vitales en el organismo; **cardiovascular** ___ / ___ cardiovascular; **digestive** ___ / ___ digestivo; **endocrine** ___ / ___ endocrino; **genitourinary** ___ / ___ genitourinario; **hematopoietic** ___ / ___ hematopoyético; **integumentary** ___ / ___ integumentario; **immune** ___ / ___ inmunitario; **lymphatic** ___ / ___ linfático; **muscular** ___ / ___ muscular; **nervous** ___ / ___ nervioso; **osseous** ___ / ___ óseo; **portal** ___ / ___ portal; **reproductive** ___ / ___ reproductivo; **respiratory** ___ / ___ respiratorio; **reticuloendothelial** ___ / ___ reticuloendotelial.

systematic *a.* sistemático-a, que sigue o se ajusta a un régimen o sistema.

systemic *a.* sistémico-a; que afecta el cuerpo en general; ___ **circulation** / circulación ___; ___ **disease** / enfermedad diseminada.

systole *n.* sístole, contracción del corazón esp. de los ventrículos; **atrial** ___ / ___ auricular; **premature** ___ / ___ prematura; **ventricular** ___ / ___ ventricular.

systolic *a.* sistólico-a, rel. a la sístole; ___ **murmur** / soplo ___; ___ **pressure** / presión ___.

T8-suppressor cell *n.* célula T8 supresora, grupo de células cuya función es de inhibir la respuesta inmune.

tabardillo *n. pop.* nombre dado al tifus y la fiebre tifoidea en México y otros países de América Latina.

tabes *n.* tabes, deterioro progresivo del organismo o de una parte del mismo debido a una enfermedad crónica.

table *n.* tabla; 1. capa o lámina ósea; 2. mesa; **examination** ___ / ___ de reconocimiento; **operating** ___ / ___ de operaciones; 3. tabla, colección de datos o de referencia con una variante determinada.

tablet *n.* tableta, comprimido, dosis en un compuesto sólido; **enteric-coated** ___ / ___ de capa entérica.

tabular *a.* tabular, dispuesto en forma de tabla o cuadro.

tachyarrhythmia *n.* taquiarritmia, forma de arritmia acompañada de pulso rápido.

tachycardia *n.* taquicardia, aceleración de la actividad cardíaca, gen. a una frecuencia de más de 100 por minuto en una persona adulta; **atrial** ___ / ___ auricular; **ectopic** ___ / ___ ectópica; **en salves** ___ en salves; **exophthalmic** ___ / ___ exoftálmica; **fetal** ___ / ___ fetal; **paroxysmal atrial** ___ / ___ auricular paroxística; **reflex** ___ / ___ refleja; **sinus** ___ / ___ sinusal; **supraventricular** ___ / ___ supraventricular; **ventricular** ___ / ___ ventricular.

tachyphagia *n.* taquifagia, hábito de comer muy rápido.

tachypnea *n.* taquipnea, respiración rápida.

tact *n.* tacto; diplomacia, discreción.

tactile *a.* táctil, palpable; rel. al sentido del tacto; ___ **discrimination** / discriminación ___; ___ **system** / sistema ___.

taenia, tenia *n.* tenia, parásito de la clase *Cestoda* que en la etapa adulta vive en el intestino de los vertebrados.

taint *n.* [*stain*] mancha, mácula; *v.* manchar, podrirse o causar putrefacción; corromperse.

take *vi.* [*to get*] tomar; [*to seize*] coger, agarrar; [*to carry something, to take someone*] llevar; [*to remove*] quitar; **to be taken ill** / enfermarse; **to ___ notes** / anotar; **to ___ a trip** / viajar; **to ___ a walk** / dar un paseo.

talipes *n.* talipes, pie fijo, deformidad congénita del pie.

talon *n.* parte posterior de un diente molar.

talotibial *a.* talotibial, rel. al talón y la tibia.

talus *n.* (*pl.* **tali**) astrágalo, tobillo.

tambour *n.* tambor. 1. tímpano del oído medio; 2. instrumento de precisión que se usa para registrar y transmitir movimientos ligeros tales como las contracciones peristálticas.

tamoxifen *n.* tamoxifeno, un fármaco utilizado para tratar el cáncer de mama o para reducir el riesgo de su desarrollo o recurrencia.

tampon *n.* tapón, gasa o algodón prensado que se aplica o inserta en la vagina u otra cavidad para absorber secreciones.

tamponade *n., Fr.* taponamiento, aplicación de tapones a una herida o cavidad para detener una hemorragia o absorber secreciones; **balloon** ___ / ___ por balón insuflable; **cardiac** ___ / ___ cardíaco, compresión aguda del corazón causada por un exceso de sangre acumulada en el pericardio.

tangle *n.* enredo, confusión; *v.* enredarse; confundirse.

tangy *a.* [*smell*] fuerte, penetrante.

tap *n.* punción, perforación; acto de perforar un tejido con un instrumento afilado; **bloody** ___ / ___ lumbar hemática; **spinal** ___ / ___ lumbar; *v.* tocar ligeramente; punzar, perforar, hacer una punción; ___ **water** / agua corriente.

tapeworm *n.* tenia, solitaria. taenia, tenia.

tapping *n.* 1. percusión; 2. extracción de fluido.

tarantula *n.* tarántula, araña negra venenosa.

target *n.* 1. [*area*] blanco; 2. objetivo de una investigación; 3. célula "en diana" u órgano afectado por un agente definido (droga u hormona).

tarsal *a.* tarsal, tarsiano-a. 1. rel. al tarso; 2. rel. al tejido conectivo que soporta el párpado del ojo.

tarsal bones *n., pl.* huesos del tarso.

tarsometatarsal *a.* tarsometatarsiano-a, rel. al tarso y al metatarso.

tarsus *n.* tarso, parte posterior del pie situada entre los huesos de la pierna y los huesos metatarsianos.

taste *n.* gusto; **in good** ___ / de buen ___; ___ **buds** / papilas gustativas; *v.* probar, saborear.

taxis 1., *L.* / taxis. 1. manipulación o reducción de una parte u órgano para llevarlo a la posición normal; 2. reflejo direccional del movimiento de un organismo en respuesta a un estímulo.

taxonomy *n.* taxonomía, el estudio de los principios generales de la clasificación científica.

TB *abbr.* (*tubersulosis*) tuberculosis.

T cell regulator *n.* linfocitos T reguladores (o supresores), subpoblación especializada de linfocitos T que suprime la activación del sistema inmune para mantener su homeostasis.

T cells *n., pl.* linfocitos T, linfocitos diferenciados en el timo que dirigen la respuesta inmunológica y que asisten a los linfocitos B a responder a antígeno; **helper** ___ / ___ inductores, ayudantes, estimulantes de la producción de anticuerpos formados por células que se derivan del linfocito B; **cytotoxic** ___ / ___ citotóxicos, destructores de células extrañas al cuerpo (como en el caso de órganos transplantados); **suppressor** ___ / ___ supresores de la producción de anticuerpos formados por células que se derivan del linfocito B.

teamwork *n.* esfuerzo coordinado; trabajo en coordinación.

tear *n.* lágrima; desgarramiento, desgarro; ___ **gas** / gas lacrimógeno; *v.* rasgar, desgarrar, romper; **to shed** ___**-s** / lagrimear, llorar; **to** ___ **off** / arrancar.

tear duct *n.* conducto lacrimal.

tearful *a.* lagrimoso-a.

tearing *n.* lagrimeo.

teat *n.* tetilla. 1. glándula mamaria; 2. pezón.

technetium 99m *n.* tecnecio 99m, radioisótopo que emite rayos gamma, de uso frecuente en medicina nuclear.

technician *n.* técnico-a, persona entrenada en la administración de tratamientos o pruebas de laboratorio y que gen. actúa bajo la supervisión de un facultativo; **dental** ___ / ___ dental; **electrocardiographic** ___ / ___ electrocardiógrafo-a; **emergency medical** ___ / ___ de emergencia; **medical laboratory** ___ / laboratorista; **radiologic** ___ / ___ radiólogo-a; **respiratory therapy** ___ / ___ de terapia respiratoria.

technique *n.* técnica, método o procedimiento.

technologist *n.* tecnólogo-a, persona experta en tecnología.

technology *n.* tecnología, ciencia que trata de la aplicación de procedimientos técnicos.

tectorium *L.* tectorium, membrana que cubre el órgano de Corti.

teenage *a.*, adolescente.

teenager *n.* jovencito-a de trece a diecinueve años de edad.

teeth *n., pl.* dientes; **deciduous** ___ / ___ de leche o primera dentición; **permanent** ___ / ___ permanentes; **secondary** ___ / ___ secundarios; **wisdom** ___ / ___ cordale; *pop.* muelas del juicio.

teething *n.* dentición.

tegument *n.* tegumento, la piel.

telangiectasia *n.* telangiectasia, telangiectasis, condición causada por dilatación de los vasos capilares y arteriolas que puede formar un angioma.

telecardiophone *n.* telecardiófono, instrumento que permite escuchar los latidos del corazón.

telediagnosis *n.* telediagnóstico, diagnóstico o pronóstico dado por medios electrónicos de transmisión remota entre instituciones médicas.

telemedicine *n.* telemedicina, uso de la televisión como medio de asistencia en el cuidado de la salud.

telemetry *n.* telemetría, información transmitida electrónicamente a distancia.

telencephalon *n.* telencéfalo, porción anterior del encéfalo.

teleopsy *n.* teleopsia, desorden visual por el cual los objetos parecen estar más lejos de lo que están en realidad.

telepathy *n.* telepatía, comunicación aparente de pensamientos de una persona a otra por medios extrasensoriales.

teleradiography *n.* teleradiografía, rayos X tomados a dos o más metros de distancia del objetivo para disminuir distorsiones.

temper *n.* carácter, disposición; temple, humor; genio; **to have a bad ___** / tener mal ___; **to have a good ___** / tener buen ___.

temperament *n.* temperamento, combinación de la constitución física, mental y emocional de una persona que la distingue de otras.

temperate *a.* moderado-a, sobrio-a, abstemio-a.

temperature *n.* temperatura. 1. grado de calor o frío según se mide en una escala específica; 2. calor natural de un cuerpo vivo; 3. fiebre o calentura; **absolute ___** / ___ absoluta; **ambient ___** / ___ ambiental; **axillary ___** / ___ axilar; **body ___** / ___ del cuerpo; **critical ___** / ___ crítica; **maximum ___** / ___ máxima; **minimum ___** / ___ mínima; **normal ___** / ___ normal; **oral ___** / ___ oral; **rectal ___** / ___ rectal; **subnormal ___** / ___ subnormal.

template *n.* patrón, molde.

temple *n.* sien, superficie lisa a cada lado de la parte lateral de la cabeza.

temporal *a.* temporal. 1. rel. a la sien; ___ **bone** / hueso ___; ___ **lobe** / lóbulo ___; 2. rel. al tiempo.

temporary *a.* temporal; pasajero-a; [*transition period*] interino-a; transitorio-a.

temporomandibular joint *n.* articulación temporomaxilar, rel. a la articulación entre la mandíbula y el hueso temporal.

tender *a.* sensitivo-a al tacto o la palpación; ___ **points** / puntos neurálgicos; [*soft*] blando-a, tierno-a.

tenderness *n.* blandura; delicadeza. 1. sensibilidad, condición sensible al tacto o palpación; 2. ternura.

tendinitis,   **tendonitis** *n.* tendinitis, tendonitis, infl. de un tendón.

tendinous *a.* tendinoso-a, rel. a o semejante a un tendón.

tendon *n.* tendón, tejido fibroso que sirve de unión a los músculos y los huesos y a otras partes; **deep ___ reflexes** / reflejos profundos de los ___-es; ___ **jerk** / tirón tendinoso; ___ **reflex** / reflejo tendinoso.

tenesmus *n.* tenesmo, condición dolorosa e ineficaz al orinar o defecar.

tennis elbow *n.* codo de tenista.

tenosynovitis *n.* tenosinovitis, infl. de la vaina que cubre un tendón.

tense *a.* tenso-a, rígido-a, tirante, en estado de tensión.

tension *n.* tensión. 1. acto o efecto de estirarse o ser extendido; 2. grado de estiramiento; 3. sobreesfuerzo mental, emocional o físico; **premenstrual ___** / ___ premenstrual; 4. expansión de un gas o vapor; **surface ___** / ___ superficial.

tension headache *n.* dolor de cabeza causado por una tensión nerviosa mental.

tensor *n.* tensor, músculo que estira o hace tensión.

tent *n.* tienda; cámara esp. para cubrir un espacio en el cual se incluye al paciente; **oxygen ___** / ___ o cámara de oxígeno.

teratogen *n.* teratógeno, agente que causa teratogénesis.

teratogenesis *a.* teratogénesis, producción de anomalías severas en el feto.

teratoid *a.* teratoide. 1. semejante a un monstruo; 2. que proviene de un embrión malformado; ___ **tumor** / tumor ___.

teratology *n.* teratología, estudio de malformaciones en el feto.

teratoma *n.* teratoma, neoplasma que deriva de más de una capa embrionaria y por lo tanto se compone de tejidos de distintas clases.

teres *n., L.* teres, término empleado para describir ciertos tipos de músculos o ligamentos alargados y cilíndricos.

term *n.* término. 1. período de tiempo de duración efectiva o limitada tal como un período en el embarazo; 2. vocablo.

terminal *a.* terminal, final.

terminal illness *n.* enfermedad maligna que causa la muerte.

terminology *n.* terminología, nomenclatura.

ternary *a.* ternario-a, que se compone de tres elementos.

tertian *a.* terciano-a, que se repite cada tercer día; ___ **fever** / fiebre ___.

tertiary syphilis *n.* sífilis terciaria, el estado más avanzado de la sífilis.

test *n.* prueba; examen; análisis; **antinuclear antibody ___** / ___ antinuclear de anticuerpos; **creatinine clearance ___** / ___ de aclaramiento de creatinina; **endurance ___** / ___ de resistencia; **fat stool ___** / ___ de grasa fecal; **follow-up ___** / ___ subsecuente;

glucose tolerance ___ / ___ de tolerancia a la glucosa; **liver function** ___ / ___ de función hepática; **outcome of** ___ / resultado de la ___; **pregnancy** ___ / ___ del embarazo; **random** ___ / ___ de control sin método; **respiratory function** ___ / ___ de función respiratoria; **skin** ___ / ___ cutánea; **scratch** ___ / ___ de rasguño, ___ de alergia; **screening** ___ / ___ eliminatoria. **single-blind** ___ / ___ de ciego simple; **stress** ___ / ___ de esfuerzo; ___ **double-blind** / ___ de doble incógnita; **tube** / tubo de ensayo; ___**type** / ___ de tipo, prueba visual de letras; **thyroid function** ___ / ___ de función tiroidea; **timed** ___ / ___ de tiempo limitado o medido; **treadmill** ___ / ___ de esfuerzo; **visual** ___ / ___ visual; **visual field** ___ / ___ visual de campimetría.

testicle n. testículo, una de las dos glándulas reproductivas masculinas que produce espermatozoos y la hormona testosteron. **ectopic** ___ / ___ ectópico. **undescended** ___ / ___ no descendido.

testicular a. testicular, rel. al testículo ___ **examination** / examen ___; ___ **tumors** / tumores ___ -es.

testosterone n. testosterona, hormona producida en el testis, estimulante del desarrollo de algunas características masculinas secundarias tales como el vello facial y la voz grave; ___ **implant** / implante de ___.

test-tube baby n. fertilización in vitro, embarazo en probeta que resulta de un óvulo fecundado fuera de la madre en el laboratorio y reimplantado en el útero.

tetanic a. tetánico-a, rel. al tétano ___ **antitoxin** / antitoxina ___; ___ **convulsion** / convulsión ___; ___ **toxoid** / toxoide ___.

tetanus, lockjaw n. tétano, enfermedad infecciosa aguda causada por el bacilo del tétano gen. introducido a través de una lesión y que se manifiesta con espasmos musculares y rigidez gradual de la mandíbula, el cuello y el abdomen.

tetany n. tetania, afección neuromuscular que se manifiesta con espasmos intermitentes de los músculos voluntarios asociada con deficiencia paratiroidea y disminución del balance de calcio.

tetracycline n. tetraciclina, antibiótico de espectro amplio usado para combatir microorganismos gram-positivos y gram-negativos, ricketsia y cierta variedad de virus.

tetrahydrocannabinol n. tetrahidrocannabinol, cualquiera de los dos compuestos de la resina de la planta del cáñamo, esp. uno que es la sustancia intoxicante principal de la marihuana.

tetraplegia n. tetraplejía, parálisis de las cuatro extremidades.

tetraploid n. tetraploide, que posee cuatro grupos de cromosomas.

tetravalent n. tetravalente, que posee una valencia química igual a cuatro.

texture n. textura, composición de la estructura de un tejido.

thalamic a. talámico-a, rel. al tálamo.

thalamus n. tálamo, una de las dos estructuras formadas por masas de materia gris que se encuentran en la base del cerebro y que constituyen el centro principal por donde los impulsos sensoriales pasan a la corteza cerebral.

thalassemia n. talasemia, grupo de diferentes tipos de anemia hemolítica hereditaria encontrada en poblaciones de la región mediterránea y sureste de Asia; **major** ___ / ___ mayor; **minor** ___ / ___ menor.

thalassophobia n. talasofobia, miedo mórbido al mar.

thalassotherapy n. talasoterapia, tratamiento de una enfermedad por medio de baños de mar o exposición al aire marino.

thalidomide n. talidomida, sedativo e hipnótico, causante probado de malformaciones en niños de madres que tomaron la droga durante el embarazo.

thallitoxicosis n. talitoxicosis, envenenamiento incidental de ingestión de sulfato de talio usado en pesticidas.

thanatology n. tanatología, rama de la medicina que trata de la muerte en todos sus aspectos.

thanatomania n. tanatomanía, manía suicida o de asesinato.

thanatometer n. tanatómetro, instrumento usado para determinar cuando una muerte ocurrió midiendo la temperatura interna del cuerpo.

theca n. teca, envoltura o capa que actúa esp. como protectora de un órgano.

thecoma *n.* tecoma, tumor ovárico gen. benigno.

thenar *a.* tenar, rel. a la palma de la mano; ___ **eminence** / eminencia ___; ___ **muscles** / músculos ___ -es.

theory *n.* teoría. 1. conocimientos relacionados con un tema sin verificación práctica de los mismos; 2. especulación u opinión que no ha sido probada científicamente.

therapeutic *a.* terapéutico-a. 1. que tiene propiedades curativas; 2. rel. a la terapéutica; ___ **indications** / indicaciones ___ -s. ___ **plasma exchange** / intercambio ___ de plasma.

therapeutics *n.* rama de la medicina que estudia tratamientos y curaciones.

therapist *n.* terapeuta, persona experta en una o más áreas de aplicación de tratamientos en el campo de la salud; **physical** ___ / ___ físico; **speech** ___ / finiatra, logopeda.

therapy *n.* terapia, terapéutica, tratamiento de una enfermedad; **adjuvant** ___ / ___ adjunta; **anticoagulant** ___ / ___ anticoagulante; **behavioral** ___ / ___ de conducta; **biological** ___ / ___ biológica; ___ **by substitution** / ___ substitutiva; **diathermic** ___ / ___ diatérmica; **electroshock** ___ / electrochoque; **group** ___ / ___ de grupo; **inhalation** ___ / ___ por inhalación; **immune suppressive** ___ / ___ inmunosupresiva; **nonspecific** ___ / ___ inespecífica; **occupational** ___ / ___ ocupacional; **oxygen** ___ / ___ de oxígeno; **radiation** ___ / ___ por radiación; **replacement** ___ / ___ de reemplazo, terapia que implica la sustitución de algo (como hormonas o sangre) que falta o se ha perdido en un sistema; **respiratory** ___ / ___ respiratoria; **supportive** ___ / ___ de apoyo; **systemic** ___ / ___ sistémica.

thermal, thermic *a.* termal, térmico-a, rel. al calor o producido por éste.

thermocautery *n.* termocauterización, uso de corriente eléctrica o de otro medio de calor para destruir un tejido.

thermocoagulation *n.* termocoagulación, coagulación de tejidos por medio de corrientes de alta frecuencia.

thermodynamics *n.* termodinámica, ciencia que trata de la relación entre el calor y otras formas de energía.

thermograph *n.* termógrafo, detector infrarrojo que registra variaciones de la temperatura corporal según reacciona a los cambios de la circulación sanguínea.

thermography *n.* termografía, registro obtenido con un termógrafo.

thermometer *n.* termómetro, instrumento usado para medir el grado de calor o frío; **Celsius** ___ / ___ Celsius o centígrado; **clinical** ___ / ___ clínico; **Fahrenheit** ___ / ___ Fahrenheit; **rectal** ___ / ___ rectal; **self-recording** ___ / ___ de registro automático.

thermoregulation *n.* termorregulación, regulación del calor o de la temperatura; termotaxis.

thermosterilization *n.* termoesterilización, esterilización por medio del calor.

thermotaxis *n.* termotaxis. 1. mantenimiento de la temperatura del cuerpo; 2. reacción de un organismo al estímulo del calor.

thermotheraphy *n.* termoterapia, uso terapéutico del calor.

thicken *v.* engrosar, espesar; condensar.

thigh *n.* muslo, porción de la extremidad inferior entre la cadera y la rodilla; ___ **bone** / fémur.

think *vi.* pensar; [*believe*] creer; **to ___ it over** / pensarlo bien; **to ___ nothing of** / tener en poco; **to ___ through** / considerar; **to ___ well of** / tener buena opinión de.

thinner *n.* solvente, diluyente; líquido que es capaz de disolverse o puede producir una solución.

third degree burn *n.* quemadura de tercer grado.

thirst *n.* sed.

thirsty *a.* sediento-a; **to be ___** / tener sed.

thoracentesis *n.* toracentesis, punción y drenaje quirúrgicos de la cavidad torácica.

thoracic *a.* torácico-a, rel. al tórax; ___ **cage** / caja o pared ___; ___ **cavity** / cavidad ___ -a; ___ **duct** / conducto ___ -o; ___ **injuries** / traumatismos ___ -os; ___ **neoplasms** / neoplasmas ___ -os.

thoracicoabdominal *a.* toracicoabdominal, rel. al tórax y al abdomen.

thoracolumbar *a.* toracolumbar, rel. a las vértebras torácicas y lumbares.

thoracoplasty *n.* toracoplastia, cirugía plástica del tórax por medio de excisión de costillas para provocar la caída de un pulmón afectado.

thoracostomy *n.* toracostomía, incisión en la pared del tórax usando la abertura como drenaje.

thoracotomy *n.* toracotomía, incisión de la pared torácica.

thorax *n.* tórax, el pecho.

thorough *a.* completo-a, minucioso-a, acabado-a; ___-ly *adv.* / completamente, minuciosamente, a fondo.

thought *n.* pensamiento, concepto, idea; *a., pp.* de **to think**, pensado.

thoughtful *n.* atento, solícito-a, esmerado-a.

thread *n.* hilo; fibra, filamento; línea fina; 1. material de sutura; 2. cualquier filamento fino semejante a un hilo; *v.* enhebrar, ensartar; ___-like / hiliforme, fibroso-a, filamentoso-a.

threatened abortion *n.* amenaza de aborto.

threshold *n.* umbral. 1. grado mínimo necesario de un estímulo para producir un efecto; 2. dosis mínima que puede producir un efecto; **absolute** ___ / ___ absoluto; **auditory** ___ / ___ auditivo; **renal** ___ / ___ renal; **sensory** ___ / ___ sensorial; ___ **dose** / dosis mínima; ___ **of consciousness** / ___ de la consciencia.

thrill *n.* temblor, estremecimiento, vibración o ruido especial que se siente por palpación; **aneurysmal** ___ / ___ aneurismal; **aortic** ___ / ___ aórtico; **arterial** ___ / ___ arterial; **diastolic** ___ / ___ diastólico; **presystolic** ___ / ___ presistólico; **systolic** ___ / ___ sistólico; *vt.* emocionar, excitar *vi.* emocionarse, excitarse.

throat *n.* garganta, área que incluye la faringe y la laringe; ___ **swab** / muestra faríngea.

throat culture *n.* muestra de cultivo del mucus extraído de la garganta y detección en el laboratorio de la presencia o no de agentes infecciosos en el mismo.

throb *n.* latido, pulsación; *v.* latir, palpitar, pulsar.

throbbing *a.* pulsátil, palpitante.

thrombectomy *n.* trombectomía, extracción de un trombo.

thrombin *n.* trombina, enzima que no es parte de la sangre, pero que se forma como parte de la coagulación sanguínea y que cataliza la conversión de fibrinógeno en fibrina.

thrombin time *n.* tiempo de trombina, tiempo necesario para que se forme un coágulo de fibrina después de añadirle trombina al plasma citratado.

thromboangiitis *n.* tromboangiitis, infl. de un vaso sanguíneo con trombosis; trombosis de un vaso sanguíneo.

thrombocyte *n.* trombocito, plaqueta.

thrombocytopenia *n.* trombocitopenia, disminución anormal del número de las plaquetas sanguíneas.

thrombocytosis *n.* trombocitosis, aumento excesivo de plaquetas en la sangre.

thromboembolism *n.* tromboembolia, obstrucción de un vaso sanguíneo por un coágulo desprendido del lugar de origen.

thrombogenesis *n.* trombogénesis, formación de coágulos o trombos.

thrombolysis *n.* trombólisis, lisis o disolución de un coágulo.

thrombophlebitis *n.* tromboflebitis, dilatación de la pared de una vena asociada con trombosis.

thrombophlebitis migrans *n.* tromboflebitis migratoria, tromboflebitis de progreso lento de una vena a otra.

thrombosed *a.* trombosado-a, rel. a un vaso sanguíneo que contiene un trombo.

thrombosis *n.* trombosis, formación, desarrollo y presencia de un trombo; **biliary** ___ / ___ biliar; **cardiac** ___ / ___ cardíaca; **coronary** ___ / ___ coronaria; **deep vein** ___ / ___ venosa profunda, coágulo de sangre en una vena profunda, que es potencialmente mortal si se desaloja y bloquea el flujo sanguíneo en los pulmones; **embolic** ___ / ___ embólica; **traumatic** ___ / ___ traumática; **venous** ___ / ___ venosa.

thrombus *n.* (*pl.* **thrombi**) trombo, coágulo que causa una obstrucción vascular parcial o total.

throw up *v.* vomitar.

thrush *n.* muguet, infección por Candida de la mucosa bucal que se manifiesta con placas blancas en la cavidad bucal y la garganta.

thumb *n.* dedo pulgar; ___ **sucking** / chuparse el dedo gordo.

thumbnail *n.* uña del pulgar.

thymectomy *n.* timectomía, extirpación del timo.

thymoma *n.* timoma, tumor que se origina en el timo.

thymus *n.* timo, glándula situada en la parte inferior del cuello y anterosuperior de la cavidad torácica que desempeña un papel de importancia en la función inmunitaria.

thyroglobulin *n.* tiroglobulina. 1. iodina que contiene glucoproteína secretada por la tiroides; 2. sustancia que se obtiene de tiroides porcinas y se administra como suplemento en el tratamiento de hipertiroidismo.

thyroglossal *a.* tirogloso-a, rel. a la tiroides y a la lengua.

thyroid *n.* glándula tiroidea, o tiroides, una de las glándulas endocrinas situadas delante de la tráquea y constituída por dos lóbulos laterales conectados en el centro; ___ **function tests** / pruebas del funcionamiento de la ___; *a.* tiroideo-a, rel. a la tiroides; ___ **cartilage** / cartílago ___-o; ___ **hormones** / hormonas ___-as; ___ **storm** / tormenta ___-a, crisis ___.

thyroidectomy *n.* tiroidectomía, extirpación de la tiroides.

thyroidism *n.* tiroidismo, condición por exceso de secreción tiroidea.

thyroiditis *n.* tiroiditis, infl. de la tiroides.

thyroid-stimulating hormone *n.* hormona estimulante de la tiroides. *V.* **thyrotropin**.

thyromegaly *n.* tiromegalia, agrandamiento de la tiroides.

thyroparathyroidectomy *n.* tiroparatiroidectomía, excisión de la tiroides y la paratiroides.

thyrotoxicosis *n.* tirotoxicosis, trastorno causado por hipertiroidismo que se manifiesta en agrandamiento de la tiroides, aumento en el metabolismo, taquicardia, pulso rápido e hipertensión.

thyrotropin *n.* tirotropina, hormona estimulante de la tiroides secretada por el lóbulo anterior de la adenohipófisis; ___ **releasing factor** / factor liberador de la ___; ___ **releasing hormone** / hormona estimulante de ___.

thyroxine *n.* tiroxina, hormona producida por la tiroides que contiene yodo; se obtiene sintéticamente de la tiroides de animales y se usa en el tratamiento de hipotiroidismo.

TIA *abbr.* (*transient ischemic attack*) TIA (por sus siglas en inglés), ataque isquémico transitorio, accidente cerebrovascular debido a la falta transitoria de suministro sanguíneo a una parte del cerebro.

tibia *n.*, tibia, hueso triangular anterior e interno de la pierna, situado entre la rodilla y el tobillo.

tic *n.* tic, espasmo súbito o involuntario de un músculo que ocurre esp. en la cara; **convulsive** ___ / ___ convulsivo; **coordinated** ___ / ___ coordinado; **douloureux** ___ / ___ doloroso; **facial** ___ / ___ facial.

tick *n.* garrapata, ácaro chupador de sangre transmisor de enfermedades; ___ **bite** / picadura de ___.

tickling *n.* cosquilleo.

tidal volume *n.* rel. al volumen de inspiración y expiración.

tight *a.* [*fitted*] apretado-a, ajustado-a; [*airtight*] hermético-a; tirante; **a** ___ **situation** / una situación grave; ___ **squeeze** / bastante apretados; **to hold on** ___ / agarrarse bien.

tighten *v.* apretar, ajustar.

time *n.* tiempo, medida de duración; **a limited** ___ / ___ limitado; **at the same** ___ / a la vez, al mismo ___; **at** ___ **s** / a veces; **At what** ___ ? / ¿A qué hora? **behind** ___ / atrasado-a; **bleeding** ___ / ___ de sangrado; **coagulation** ___ / ___ de coagulación; **for some** ___ / por algún ___; **for the** ___ **being** / por el momento, por ahora; **from** ___ **to** ___ / de vez en cuando; **in due** ___ / a su debido ___; **on** ___ / a tiempo; **perception** ___ / ___ de percepción; **prothrombin** ___ / ___ de protrombina; ___ **exposure** / ___ de exposición; ___ **frame** / período de ___, transcurso; ___ **lag** / desfase; **What** ___ **is it?** / ¿Qué hora es? *v.* marcar, medir el tiempo; **to set the** ___ / regular el tiempo.

tinea *n.*, *L.* tinea, tiña, infección cutánea fúngica; ___ **capitis** / ___ capitis; ___ **cruris** / ___ cruris, una infección por hongos, que implica esp. a la ingle y el perineo; ___ **pedis** / ___ pedis; *pop.* pie de atleta; ___ **versicolor** / ___ versicolor.

tingle *n.* hormigueo, comezón, sensación de picazón.

tinnitus *n.* zumbido, chasquido, sonido que se siente en el oído.

tint *n.* tinte, colorante; *v.* teñir, colorar, dar color.

tireless *a.* incansable, infatigable.

tiresome *a.* pesado-a, tedioso-a.

tiring *a.* agotador-a, que cansa o fatiga.

tissue *n.* tejido, grupo de células similares de función determinada unidas por una sustancia intercelular que actúan conjuntamente; **adipose** ___ / ___ adiposo; **bone, bony** ___ / ___ óseo; **cartilaginous** ___ / ___ cartilaginoso; **connective** ___ / ___ conectivo; **endothelial** ___ / ___ endotelial; **epithelial** ___ / ___ epitelial; **erectile** ___ / ___ eréctil; **fibrous** ___ / ___ fibroso; **glandular** ___ / ___ glandular; **lymphatic** ___ / ___ linfático; **mesenchymal** ___ / ___ mesenquimatoso; **muscular** ___ / ___ muscular; **scar** ___ / ___ cicatricial; **subcutaneous** ___ / ___ subcutáneo.

tissue typing *n.* tipificación, clasificación por tipo; tipificación de tejido.

titer, titre *n.* título, la cantidad de una sustancia que se requiere para producir una reacción con un volumen determinado de otra sustancia.

TMJ *abbr.* (*temporomandibular articulation*) ATM, articulación temporomandibular.

tobacco *n.* tabaco, planta americana de la *Nicotiana tabacum* cuyas hojas preparadas contienen nicotina, sustancia tóxica perjudicial para la salud; ___ **smoke pollution** / contaminación por humo de ___.

tocograph *n.* tocógrafo, instrumento para estimar la fuerza de las contracciones uterinas.

toddler *n.* niño-a que comienza a caminar.

toe *n.* dedo del pie.

toe nail *n.* uña de un dedo del pie.

toilet *n.* 1. escusado, inodoro; 2. limpieza relacionada con un procedimiento médico o quirúrgico; ___ **paper** / papel higiénico.

toilet training *n.* entrenamiento de los niños para controlar el acto de orinar y de defecar.

tolerance *n.* tolerancia, capacidad de soportar una sustancia o un ejercicio físico sin sufrir efectos dañinos, tal como el uso de una droga o una actividad física prolongada.

tomograph *n.* tomógrafo, máquina radiográfica que se usa para hacer una tomografía.

tomography *n.* tomografía, técnica de diagnóstico por la cual se hacen radiografías de un órgano por secciones del mismo a profundidades distintas; **computed** ___ / ___ computarizada; **computerized axial** ___ (CAT) / ___ axial computarizada (TAC); **conventional** ___ / ___ convencional; **dynamic computed** ___ / ___ dinámica computada; **electron beam** ___ / ___ con rayos de electrón; **high-resolution computed** ___ / ___ computarizada de alta resolución; **nuclear magnetic resonance** ___ / ___ de resonancia magnética nuclear; **positron emission** ___ / ___ por emisión de positrones.

tone *n.* tono. 1. grado normal de vigor y tensión en el funcionamiento de los órganos y músculos de un cuerpo sano; **muscular** ___ / ___ muscular; 2. cualidad definida de un sonido o voz.

tongue *n.* lengua; **black hairy** ___ / ___ negra velluda, lengua infectada de hongos parásitos; **dry** ___ / ___ seca; **geographic** ___ / ___ geográfica; **red** ___ / ___ roja o enrojecida; **sticky** ___ / ___ pegajosa; ___ **depressor** / depresor de ___.

tonic *n.* tónico, reconstituyente que restaura la vitalidad del organismo *a.* tónico-a. 1. que restaura el tono normal; 2. caracterizado-a por una tensión continua.

tonicity *a.* tonicidad, cualidad normal de tono o tensión.

tonometer *n.* tonómetro, instrumento usado para medir la tensión o presión esp. intraocular.

tonometry *n.* tonometría, medida de la presión o tensión.

tonsil *n.* amígdala, tonsila; **cerebellar** ___ / ___ cerebelosa; **lingual** ___ / ___ lingual; **palatine** ___ / ___ palatina; **pharyngeal** ___ / ___ faríngea.

tonsillar *a.* tonsilar, rel. a una tonsila; ___ **crypt** / cripta ___ o amigdalina; ___ **fossa** / fosa amigdalina.

tonsillectomy *n.* amigdalectomía, extirpación de las amígdalas.

tonsillitis *n.* amigdalitis, infl. de las amígdalas.

tonsilloadenoidectomy *n.* tonsiloadenoidectomía, extirpación de las adenoides y las amígdalas.

tooth *n.* (*pl.* **teeth**) diente; **impacted** ___ / ___ impactado; ___ **unerupted** / ___ no erupcionado.

toothache *n.* dolor de muelas.

tophus *n.* tofo. 1. depósito de sal de ácido úrico en los tejidos, gen. visto en casos de gota; 2. cálculo dental.

topical *a.* tópico-a, rel. a un área localizada.

topographic anatomy *n.* anatomía topográfica, descripción de las partes del cuerpo humano.

torpid *a.* tórpido-a, torpe en los movimientos.

torpor *n.* embotamiento, estancamiento, inactividad física.

torsion *n.* torsión, rotación de una parte sobre su propio eje longitudinal; **ovarian** ___ / ___ ovárica; **testicular** ___ / ___ testicular.

torso *n.* torso, el tronco humano.

torticollis *n.* tortícolis, espasmo tonicoclónico de los músculos del cuello que causa torsión cervical e inmovilidad de la cabeza.

total *a.* total; completo-a.

totipotency *n.* totipotencia, habilidad de una célula de regenerarse o desarrollarse en otro tipo de célula.

touch *n.* 1. sentido del tacto, percepción a través de la piel o de las membranas mucosas; 2. [*act of touching*] toque; *v.* tocar, palpar.

Tourette's syndrome *n.* síndrome de Tourette, un trastorno neurológico caracterizado por tics involuntarios repetitivos (como parpadeos o muecas) y vocalizaciones.

tourniquet *n.* torniquete, dispositivo usado para aplicar presión sobre una arteria y contener la salida de la sangre.

toxemia *n.* toxemia, presencia de toxinas en la sangre.

toxic *a.* tóxico-a, venenoso-a, rel. a un veneno o de naturaleza venenosa.

toxicity *n.* toxicidad, cualidad de ser venenoso.

toxicologist *n.* toxicólogo-a, especialista en toxicología.

toxicology *n.* toxicología, estudio de los venenos o sustancias tóxicas, los efectos que causan en el organismo y su tratamiento; ___ **screen** / protocolo toxicológico.

toxicosis *n.* toxicosis, estado morboso debido a un veneno.

toxin *n.* toxina, veneno, sustancia nociva de origen animal o vegetal; **bacterial** ___ / ___ bacteriana.

toxin-antitoxin *n.* toxina antitoxina, mezcla casi neutra de toxina diftérica y antitoxina que se usa en inmunizaciones contra la difteria.

toxoid *n.* toxoide, toxina desprovista de toxicidad que al introducirse en el organismo causa la formación de anticuerpos; *a.* toxoide, de naturaleza tóxica o venenosa; **diphtheria** ___ / ___ diftérico; **tetanus** ___ / ___ tetánico.

toxoplasmosis *n.* toxoplasmosis, infección causada por un microorganismo de la familia Toxoplasma que invade los tejidos, con síntomas leves de malestar o posible infl. de las glándulas linfáticas; puede ocasionar daños a la vista y al sistema nervioso central.

tracer *n.* trazador, radioisótopo que al introducirse en el cuerpo crea un rastro que puede detectarse.

trachea *n.* tráquea, conducto respiratorio entre la parte extrema inferior de la laringe y el comienzo de los bronquios.

tracheitis *n.* traqueítis, infl. de la tráquea.

tracheoesophageal *a.* traqueoesofágico-a, rel. a la tráquea y al esófago; ___ **fistula** / fístula ___-a.

tracheomalasia *n.* traqueomalasia, reblandecimiento de los cartílagos traqueales.

tracheostenosis *n.* traqueostenosis, estrechez de la tráquea.

tracheostomy *n.* traqueostomía, incisión quirúrgica en la tráquea a través del cuello esp. para obtener una abertura y permitir el paso de aire en caso de obstrucción; también: la abertura misma.

tracheotomy *n.* traqueotomía, procedimiento quirúrgico mediante el cual se hace una incisión en la tráquea, esp. a través de la piel.

trachoma *n.* tracoma, infección viral contagiosa de la conjuntiva y la córnea que se manifiesta con fotofobia, dolor, lagrimeo y, en casos severos, ceguera total.

tracing *n.* trazo, gráfica descriptiva que hace un instrumento al registrar un movimiento.

tract *n.* tracto, tubo, vía, vías, sistema alargado compuesto de tejidos y órganos que actúan coordinadamente para desempeñar una función; **alimentary** ___ / ___ alimentario; **ascending** ___ / ___ ascendente; **biliary** ___ / ___ biliar;

digestive ___ / ___ digestivo; **genitourinary** ___ / ___ genitourinario; **olfactory** ___ / vía olfatoria; **pyramidal** ___ / ___ piramidal; **respiratory** ___ / ___ o vía respiratoria.

traction *n.* tracción. 1. acto de tirar o halar; 2. fuerza que tira con tensión; **cervical** ___ / ___ cervical; **lumbar** ___ / ___ lumbar.

tragus *n.* (*pl.* **tragi**) trago, protuberancia triangular en la parte externa del oído.

training *n.* entrenamiento; capacitación; adiestramiento.

trait *n.* rasgo o característica; **acquired** ___ / ___ adquirido; **inherited** ___ / ___ heredado.

trance *n.* trance, condición semejante a un estado hipnótico que se caracteriza por la disminución de la actividad motora.

tranquil *a.* apacible, tranquilo-a, calmado-a.

tranquility *n.* tranquilidad, descanso.

tranquilizer *n.* tranquilizante, calmante.

transabdominal *a.* transabdominal, a través del abdomen o de la pared abdominal.

transcutaneous *a.* transcutáneo-a, a través de la piel; ___ **electrical nerve stimulation** / estimulación eléctrica ___ de un nervio.

transection *n.* corte transversal a través del eje largo de un órgano.

transference, *n.* transferencia. 1. reorientación que hace el paciente de sentimientos negativos o positivos (esp. reprimidos inconscientemente) hacia otra persona, esp. el psicoanalista; 2. transmisión de síntomas o fluidos de una parte a otra del cuerpo.

transferrin *n.* transferrina, globulina beta en el plasma de la sangre que fija y transporta el hierro.

transfixion *n.* transfixión, acto de atravesar y cortar al mismo tiempo los tejidos blandos de dentro hacia afuera como en la extirpación de tumores o en amputaciones.

transformation *n.* transformación, cambio de forma o apariencia.

transfusion *n.* transfusión, acto de transferir un fluido a una vena o arteria; **blood** ___ / ___ de sangre; **direct** ___ / ___ directa; **exchange** ___ / exsanguinotransfusión; **indirect** ___ / ___ indirecta; ___ **reaction** / reacción a la ___.

transitional *a.* transitorio-a, rel. a transición o cambio.

transitional cell carcinoma *n.* carcinoma de células de transición, localizado gen. en la vejiga, uréter o en la pelvis renal.

transitory *a.* transitorio-a, pasajero-a.

translocation *n.* translocación, desplazamiento de un cromosoma o parte del mismo hacia otro cromosoma.

transmigration *n.* transmigración, paso de un lugar a otro tal como las células sanguíneas en diapédesis.

transmissible *a.* transmisible, trasmisible, que puede transmitirse.

transmission *n.* transmisión, acto de transmitir o transferir tal como una enfermedad contagiosa o hereditaria; **droplet** ___ / ___ por instilación; **pathogen** ___ / ___ de un patógeno; **placental** ___ / ___ placentaria; ___ **by contact** / ___ por contacto.

transmission electron microscope. *n.* microscopio electrónico de transmisión, instrumento usado para visualizar las células. Pueden aumentar un objeto hasta un millón de veces.

transmit *v.* transmitir, el acto de transferir una condición hereditaria, enfermedad genética o infección de una persona a otra.

transmutation *n.* transmutación. 1. transformación, cambio evolutivo; 2. cambio de una sustancia en otra.

transocular *a.* transocular, que pasa a través de la órbita ocular.

transonance *n.* transonancia, resonancia transmitida.

transparency *n.* transparencia; [*slide*] diapositiva.

transparent *a.* transparente, rel. a la cualidad de claridad de un objeto que permite el paso de la luz mostrando imágenes situadas en el lado opuesto.

transpiration *n.* transpiración, perspiración.

transplacental *a.* transplacental, a través de la placenta.

transplant *n.* trasplante. 1. acto de transferir un órgano o tejido de un donante a un recipiente, o de una parte del cuerpo a otra para sustituir una parte enferma o restituir un órgano a su función normal; 2. parte artificial o natural que se usa como reemplazo; *v.* trasplantar.

transplantation *n.* transplantación, trasplantación, acto de hacer un trasplante; **autoplastic** ___ / ___ autoplásica; **heteroplastic** ___ / ___ heteroplásica; **heterotopic** ___ / ___ heterotópica; **homotopic** ___ / ___ homotópica.

transposition *n.* transposición. 1. desplazamiento de un órgano o parte a una posición opuesta; 2. cambio genético de un cromosoma a otro que resulta a veces en defectos genéticos.

transposition of great vessels *n.* transposición de los grandes vasos, anomalía congénita en la cual la aorta sale del ventrículo derecho mientras que el tronco pulmonar sale del ventrículo izquierdo.

transrectal ultrasound *n.* ultrasonido transrectal, procedimiento que se usa para examinar la próstata por medio de ultrasonido. Se introduce un instrumento por el recto para captar distintas imágenes de la próstata que se proyectan por medio de ondas sonoras emitidas por ecos reproducidos por una computadora (ordenador).

transsexual *a.* transexual. 1. persona que tiene una urgencia psicológica de pertenecer al sexo opuesto; 2. persona que ha cambiado de sexo sometiéndose a una operación quirúrgica.

transudate *n.* transudado, fluido que ha pasado a través de una membrana o ha sido expulsado como resultado de una inflamación.

transurethral *a.* transuretral, que ocurre o se administra a través de la uretra; ___ **resection prostate** / resección ___ de la próstata.

transvaginal *a.* transvaginal, a través de la vagina.

transversal *a.* transversal; ___ **plane** / plano ___.

transverse *a.* transversal, atravesado-a; ___ **colon** / colon ___; ___ **plain** / plano ___.

transvestism *n.* trasvestismo, adopción de modales del sexo opuesto, esp. la manera de vestir.

transvestite *n.* travesti, persona que practica el transvestismo.

trapezius *n.* trapecio, músculo triangular plano esencial en la rotación de la escápula.

trauma *n.* 1. trauma, estado psicológico; 2. traumatismo, si se refiere a una condición física.

traumatism *n.* traumatismo.

traumatized *a.* traumatizado.

traumatology *n.* traumatología, rama de la cirugía que trata del cuidado de lesiones y heridas.

treadmill *n.* [*physical fitness*] rueda de andar, cinta de correr, tapiz rodante.

treatment *n.* tratamiento, método o procedimiento que se usa en la cura de enfermedades, lesiones y deformaciones; **preventive** ___ / ___ preventivo; **symptomatic** ___ / ___ sintomático; ___ **plan** / plan o método de ___.

tree *n.* 1. árbol; 2. estructura anatómica semejante a un árbol.

trematode *n.* trematodo, gusano parásito de la clase *Trematoda*.

tremble *n.* temblor, estremecimiento, movimiento involuntario oscilatorio; *v.* temblar; estremecerse.

tremor *n.* temblor, estremecimiento; **alcoholic** ___ / ___ alcohólico; **coarse** ___ / ___ lento y acentuado; **continuous** ___ / ___ continuo; **essential** ___ / ___ esencial; **fine** ___ / ___ de variaciones rápidas; **flapping** ___ / ___ de aleteo; **intention** ___ / ___ intencional; **intermittent** ___ / ___ intermitente; **muscular** ___ / ___ muscular; **physiological** ___ / ___ fisiológico; **resting** ___ / ___ de reposo.

tremulous *a.* trémulo-a, afectado-a por un estremecimiento o que posee las características de un temblor.

trench *n.* trinchera, zanja, fosa; ___ **back** / rigidez y dolor de espalda; ___ **fever** / fiebre de ___-s, fiebre remitente transmitida por piojos; ___ **foot** / pie de ___-s, infección en los pies por exposición al frío; ___ -**mouth** / infección con ulceración de las mucosas de la boca y la faringe.

trepan *n.* trépano, instrumento usado en la trepanación; *v.* trepanar, perforar el cráneo con un trépano.

trepanation *n.* trepanación, perforación del cráneo con un instrumento especial para reducir el aumento de la presión intracraneal causada por fractura, acumulación de sangre o pus.

trephination *n.* trefinación, acto de cortar un tejido o un hueso dando un corte circular o de disco, operación gen. efectuada en el cráneo.

treponema *n.* treponema, parásito de la orden *Spirochaetales* que invade a humanos y animales; ___ **pallidum** / ___ pallidum, parásito causante de la sífilis.

treponemiasis *n.* treponemiasis, infección causada por espiroquetas del género *Treponema*.

triage *n., Fr.* triage, triada, clasificación y evaluación de víctimas en acontecimientos catastróficos para establecer prioridades según la urgencia del tratamiento y aumentar el número de sobrevivientes.

trial *n.* prueba, ensayo.

triceps *n., L.* tríceps, músculo de tres porciones o cabezas; ___ **reflex** / reflejo del ___.

trichinosis *n.* triquinosis, enfermedad adquirida por la ingestión de carne cruda o mal cocinada, esp. de cerdo, que contiene larvas enquistadas de *Trichinella spiralis*.

trichitis *n.* triquitis, infl. de los bulbos pilosos.

trichobezoar *n.* tricobezoar, concreción o bezoar formado de pelo que se aloja en el intestino o el estómago.

trichomoniasis *n.* tricomoniasis, infestación por *Trichomonas*.

trichomycosis *n.* tricomicosis, enfermedad del cabello causada por hongos.

tricuspid *a.* tricúspide. 1. que posee tres puntas o cúspides; 2. rel. a la válvula tricúspide del corazón; ___ **atresia** / atresia ___; ___ **murmur** / soplo ___.

trifocal *a.* trifocal; ___ **lenses** / lentes ___-es.

trigeminal *a.* trigeminal, rel. al nervio trigémino; ___ **cough** / tos ___; ___ **neuralgia** / neuralgia ___; ___ **pulse** / pulso ___.

trigeminal nerve *n.* nervio trigémino.

trigger *n.* 1. gatillo; ___ **finger** / dedo en ___; ___ **points** / puntos ___; *v.* desencadenar, iniciar, causar, provocar.

trigger zone *n.* área gatillo, área sensitiva que al recibir un estímulo ocasiona una reacción en otra parte del cuerpo.

triglycerides *n., pl.* triglicéridos, combinación que resulta de una molécula de glicerol con tres moléculas de ácidos grasos diferentes; la presencia elevada de triglicéridos es un factor importante en el desarrollo de enfermedades cardiovasculares.

trigonitis *n.* trigonitis, infl. del trígono de la vejiga urinaria.

trimester *n.* trimestre, tres meses, período de tres etapas consecutivas en que se divide el embarazo hasta terminar en el parto.

triplet *n.* triplete, combinación de un conjunto o grupo de tres.

triplopia *n.* triplopia, trastorno visual por el cual se producen tres imágenes del mismo objeto.

trismus *n., Gr.* trismus, espasmo de los músculos de la masticación debido a una condición patológica.

trisomy *n.* trisomía, trastorno genético por el cual una persona posee un cromosoma extra de un tipo en una célula (la que contiene dos cromosomas por lo general, *i.e.*, es diploide), lo cual causa deformaciones fetales serias.

trochanter *n.* trocánter, una de las dos prominencias exteriores localizadas bajo el cuello del fémur; **greater** ___ / ___ mayor; **lesser** ___ / ___ menor.

trochlea *n.* tróclea, estructura que sirve de polea.

trochlear nerve *n.* nervio troclear. *V.* **cranial nerves**.

tropical *a.* tropical; ___ **diseases** / enfermedades ___-es; ___ **medicine** / medicina ___.

tropism *n.* tropismo, tendencia de una célula u organismo a reaccionar de una forma definida (positiva o negativa) en respuesta a estímulos externos.

trouble *n.* aflicción, calamidad, problema; **What is the trouble?** / ¿Qué sucede? ¿Qué pasa? **to be in** ___ / estar en un apuro; **to be worth the** ___ / valer la pena.

true pelvis *n.* pelvis verdadera o menor, parte inferior contráctil de la pelvis.

truncal *a.* troncal, truncado-a, rel. al tronco.

trunk *n.* tronco, torso, la parte anatómica excluyendo la cabeza y las extremidades.

truss *n.* braguero, faja para mantener una hernia reducida en su lugar *v.* ligar, amarrar.

truthful *a.* veraz, verdadero-a; ___-**ly** *adv.* / verdaderamente, realmente.

try *n.* prueba, ensayo; *v.* probar, ensayar, hacer una prueba; intentar; **to** ___ **out** / probar, someter a prueba; **to** ___ **on** / probarse.

trypanosomiasis *n.* tripanosomiasis, cualquier infección causada por un parásito flagelado del género *Tripanosoma*.

trypsin *n.* tripsina, enzima formada por el tripsinógeno presente en el jugo pancreático.

trypsinogen *n.* tripsinógeno, sustancia inactiva segregada por el páncreas en el duodeno para formar tripsina.

tryptophan *n.* triptófano, aminoácido cristalino presente en las proteínas, esencial para la vida animal.

tsetse fly *n.* mosca tsetsé, insecto del sur de Africa, transmisor de la tripanosomiasis humana africana (enfermedad del sueño).

tubal *a.* tubárico-a; ___ **pregnancy** / embarazo ectópico en una trompa de Falopio; ___ **ligation** / ligadura o ligazón de las trompas.

tube *n.* tubo, conducto, trompa; **drainage** ___ / ___ de drenaje; **endotracheal** ___ / ___ endotraqueal; **inhalation** ___ / ___ de inhalación; **intestinal decompression** ___ / sonda intestinal; **nasogastric** ___ / ___ nasogástrico; **tracheotomy** ___ / ___ de traqueotomía; **thoracostomy** ___ / ___ de toracostomía.

tubercle *n.* tubérculo. 1. nódulo pequeño; 2. pequeña prominencia de un hueso; 3. lesión producida por el bacilo de la tuberculosis.

tubercular *a.* tubercular, perteneciente o rel. a los tubérculos o que los remeda.

tuberculin *n.* tuberculina, compuesto preparado del bacilo de la tuberculosis usado en las pruebas de diagnóstico de infecciones de la tuberculosis.

tuberculin test *n.* prueba de la tuberculina.

tuberculocidal *a.* tuberculocida, que destruye a la *Mycobacterium tuberculosis*.

tuberculosis *n.* tuberculosis, infección bacteriana aguda o crónica causada por la especie *Mycobacterium tuberculosis* que gen. afecta a los pulmones pero que también puede afectar a otros órganos; **meningeal** ___ / ___ meníngea; **pulmonary** ___ / ___ pulmonar; **spinal** ___ / ___ espinal; ___ **in childhood** / ___ infantil; **urogenital** ___ / ___ urogenital.

tuberosity *n.* tuberosidad, elevación o protuberancia.

tuberous sclerosis *n.* esclerosis tuberosa, enfermedad familiar marcada por ataques convulsivos, deficiencia mental progresiva y formación de múltiples tumores cerebrales cutáneos.

tuboabdominal pregnancy *n.* embarazo tuboabdominal.

tubo-ovarian *a.* tuboovárico-a, rel. a la trompa de Falopio y el ovario; ___ **abscess** / absceso ___.

tubo-ovaritis *n.* tubo-ovaritis, infl. del ovario y la trompa de Falopio.

tuboplasty *n.* tuboplastia, reparación plástica de un conducto esp. de una trompa de Falopio.

tubule *n.* túbulo, conducto o canal pequeño; **collecting** ___ / ___ colector; **renal** ___ / ___ renal; **seminiferous** ___ / ___ conduto seminífero.

tularemia *n.* tularemia, fiebre de conejo, infección transmitida a las personas por la picadura de un insecto vector o contraída en la manipulación de carne infectada.

tumefaction *n.* tumefacción, tumescencia, proceso de hinchazón.

tumor *n.* tumor. 1. bulto o hinchazón; 2. crecimiento espontáneo de tejido nuevo en masa sin propósito fisiológico alguno; **diffuse** ___ / ___ difuso; **inflammatory** ___ / ___ inflamatorio; **medullary** ___ / ___ medular; **necrotic** ___ / ___ necrótico; **nonsolid** ___ / ___ no sólido; **radioresistant** ___ / ___ radiorresistente; **radiosensitive** ___ / ___ radiosensitivo; **undifferentiated** ___ / ___ no diferenciado.

tumoricidal *a.* tumoricida, que destruye células tumorales.

tumorigenesis *n.* tumorigénesis, formación de tumores.

tumor makers, serum *n.*, *pl.* sustancias en el plasma sanguíneo indicativas de la posible presencia de un tumor maligno.

tumor virus *n.* virus tumoroso, capaz de producir cáncer.

tunic *n.* túnica, membrana protectora; ___ **adventitia** / ___ adventicia; ___ **albuginea** / cápsula albugínea; ___ **externa** / ___ externa; ___ **interna** / ___ interna; ___ **media** / ___ media; ___ **mucosa** / ___ mucosa; ___ **muscularis** / ___ muscular; ___ **serosa** / ___ serosa; ___ **vaginalis** / ___ vaginal.

tunnel *n.* túnel, canal o conducto estrecho; **carpal** ___ / ___ del carpo; **flexor** ___ / ___ flexor; **tarsal** ___ / ___ tarsiano.

tunnel vision *n.* visión en túnel, trastorno frecuente en casos de glaucoma avanzado que produce en el paciente una disminución visual considerable tal como si mirara a través de un túnel.

turbid *a.* turbio-a, túrbido-a, nebuloso-a.

turgid *a.* túrgido-a; hinchado-a, distendido-a.

turgor *n.* turgor. 1. distensión; 2. tensión celular normal.

turn *n.* vuelta, giro; turno; *v.* voltear, virar, dar vuelta, torcer; **to ___ back** / volver, regresar, retroceder; **to ___ down** / desaprobar, rechazar; [*when referring to one's body*] volverse, darse vuelta, virarse; **to ___ into** / volverse, convertirse en, transformarse; **to ___ out** / resultar; **to ___ pale** / palidecer; **to ___ red** / enrojecer.

Turner's syndrome *n.* síndrome de Turner, trastorno endocrino congénito que se manifiesta en deficiencia ovárica, amenorrea, estatura baja y la presencia de cromosomas X solamente.

turning *n.* 1. versión, término obstétrico referente a la manipulación del feto en el útero para facilitar el parto; 2. vuelta; *a.* giratorio-a; **the ___ point** / la crisis, el momento decisivo.

turnover *n.* cambio; *a.* cambiado-a de posición; *v.* voltear, cambiar de posición; transferir.

T wave *n.* onda T, parte del electrocardiograma que representa la repolarización de los ventrículos.

twilight *n.* crepúsculo; **___ sleep** / sueño crepuscular; **___ state** / estado de somnolencia.

twinge *n.* punzada, dolor agudo.

twins *n.*, *pl.* gemelos, mellizos, los hijos nacidos de un mismo embarazo; **conjoined ___** / gemelos unidos físicamente; **dizygotic ___** / dicigóticos; **identical ___** / idénticos; **monozygotic ___** / monocigóticos; **Siamese ___** / **___** siameses; **true ___** / **___** verdaderos.

twist *n.* torsión, torcedura; sacudida, contorsión; peculiaridad; *v.* [*an ankle*] torcer, virar, doblar.

twitch *n.* tic nervioso espasmódico; sacudida.

tympanectomy *n.* timpanectomía, excisión de la membrana timpánica.

tympanic *a.* timpánico-a, que se refiere a una estructura con cualidad de resonancia cuando es tocada, o que resuena en percusión transmitiendo vibraciones de sonido tal como en el oído medio o sonido de tambor en otra parte del cuerpo; **___ membrane** / membrana **___**-a; **___ nerve** / nervío **___**-o; **resonance** / resonancia **___**-a.

tympanites *n.* timpanismo, distensión del abdomen causada por acumulación de gas en los intestinos.

tympanoplasty *n.* timpanoplastia, reconstrucción del oído medio.

tympanotomy *n.* timpanotomía, incisión de la membrana timpánica.

tympanum *n.* tímpano, oído medio.

type *n.* tipo, género, clase, modelo o ejemplar distintivo.

typhlitis *n.* tiflitis, infl. del ciego.

typhoid *a.* tifoideo-a, rel. al tifus o semejante a éste.

typhoid fever *n.* fiebre tifoidea, infección abdominal aguda que es causada por una bacteria de la clase *Salmonella* y que se manifiesta con infl. abdominal, postración, fiebre alta y dolor de cabeza.

typhus *n.* tifus, infección aguda causada por una Rickettsia que se manifiesta con fiebre alta, intensos dolores de cabeza y delirio.

typhus vaccine *n.* vacuna tífica.

typical *a.* típico-a, conforme a un tipo.

typing *n.* tipificación de tejidos, determinación por tipos; **blood ___** / determinación del grupo sanguíneo.

U *abbr.* **unit** / unidad; **urology** / urología.

ulcer *n.* úlcera, llaga o lesión en la piel o en la membrana mucosa con desintegración gradual de los tejidos. *V.* cuadro en la siguiente página.

ulcerated *a.* ulcerado-a, de la naturaleza de una úlcera o afectado por ella.

ulceration *n.* ulceración; proceso de formación de una úlcera.

ulcerative *a.* ulcerativo-a, rel. a una úlcera o caracterizado-a por una condición ulcerosa; ___ **colitis** / colitis ulcerosa.

ulerythema *n.* uleritema, dermatitis eritematosa caracterizada por la formación de cicatrices y atrofia; ___ **ophryogenes** / ___ ofriógeno; ___ **sycosiforme** / ___ sicosiforme.

ulnar *n.* ulnar, rel. al cúbito (o ulna) o a los nervios y arterias relacionados con éste; ___ **nerve dysfunction** / disfunción del nervio ___.

ulocarcinoma *n.* ulocarcinoma, cáncer de las encías.

ultracentrifuge *n.* ultracentrífuga, aparato de fuerza centrífuga que separa y sedimenta las moléculas de una sustancia.

ultrafiltration *n.* ultrafiltración, proceso de filtración que deja pasar pequeñas moléculas pero impide el paso de moléculas mayores.

ultramicroscope *n.* ultramicroscopio, microscopio de campo oscuro para el examen de partículas de tamaño coloidal.

ultrasonic *a.* ultrasónico-a, supersónico-a; ___ **diagnosis** / diagnóstico por ultrasonido.

ultrasonogram *n.* ultrasonograma, imagen producida por medio de ultrasonografía.

ultrasonography *n.* ultrasonografía, técnica de diagnóstico que emplea ultrasonido para producir imágenes de una estructura o de tejidos del cuerpo.

ultrasound *n.* ultrasonido, ondas de frecuencia superior a las del oído humano que se usan en ultrasonografía en procedimientos terapéuticos y de diagnóstico; **abdominal** ___ / ___ abdominal; **breast** ___ / ___ de la mama; **pregnancy** ___ / ___ del embarazo; **thyroid** ___ / ___ de la tiroides.

ultrasound imaging *n.* imágenes por ultrasonido, captación de imágenes de órganos o tejidos del cuerpo por medio de ultrasonido empleando técnicas de reflejo (ecograma).

ultraviolet *a.* ultravioleta, que se extiende más allá de la zona violeta del espectro; ___ **rays** / rayos ___; ___ **therapy** / terapia de radiación ___.

umbilical *a.* umbilical, rel. al ombligo; ___ **notch** / ligamento ___; ___ **hernia** / hernia ___.

umbilical cord *n.* cordón umbilical, estructura que sirve de conexión entre el feto y la placenta durante la gestación.

umbilicus, navel *n.* ombligo, cicatriz en el centro del abdomen que marca el punto de inserción del cordón umbilical en el feto.

unacceptable *a.* inaceptable, no aprobado-a.

unaccustomed *a.* no usual, no acostumbrado-a, desacostumbrado-a.

unadulterated *a.* natural, puro-a, sin mezcla, no adulterado-a.

unaffected *a.* no afectado-a.

unanswered *a.* por contestar, no contestado-a.

unassisted *a.* sin ayuda, sin auxilio, desamparado-a.

unattached *a.* suelto-a, sin conexión.

unattended *a.* desatendido-a.

unaware *a.* sin conocimiento de causa; que ignora.

unbearable *a.* insoportable, intolerable, insufrible, imposible de soportar.

unbiased *a.* imparcial, objetivo, sin prejuicios.

uncomfortable *a.* incómodo-a, molesto-a, desagradable.

uncommon *a.* poco común, raro-a, extraño-a.

unconditioned reflex *n.* reflejo no condicionado o natural.

unconditioned response *n.* respuesta no condicionada o reacción no restringida.

unconscious *a.* inconsciente. 1. que ha perdido el conocimiento; 2. que no responde a estímulos sensoriales.

unconsciousness *n.* inconsciencia, pérdida del conocimiento.

unction *n.* unción, aplicación de un ungüento o aceite.

undecided *a.* indeciso-a, indeterminado-a.

under *adv.* debajo, menos, menos que; bajo;___ **observation** / bajo observación; ___ **treatment** / bajo tratamiento.

underage *a.* menor de edad.

underdeveloped *a.* subdesarrollado-a; en desarrollo.

underdevelopment *n.* subdesarrollo.

underestimate *v.* subestimar; menospreciar.

undergo *vi.* someterse a; sufrir, padecer, soportar; **to ___ surgery** / someterse a una operación.

undernourished *a.* desnutrido-a; malnutrido-a.

understand *vi.* comprender, entender.

underway *n.* en camino; bajo estudio.

underweight *n.* falta de peso, peso deficiente; bajo de peso; de peso insuficiente.

undetected *a.* no detectado-a, no descubierto-a, inadvertido-a.

Ulcer	Úlcera
chancroidal	chancroide
chronic	crónica
chronic leg varicose	varicosa crónica de la pierna
decubitus	por decúbito
duodenal	duodenal
gastric	gástrica
hemorrhagic	homorrágica
indolent	indolente
marginal	marginal
mycotic	micótica
peptic	péptica
perforating	perforante
phagedenic	fagedénica
rodent	roedora
syphilitic	sifilítica
vesical	vesical

undeveloped *a.* no desarrollado-a, sin manifestación.

undifferentiation *n.* indiferenciación. *V.* **anaplasia**.

undiluted *a.* no diluido-a, sin diluirse, concentrado-a.

undisclosed *a.* no revelado-a, no dado-a a conocer.

undo *vi.* deshacer, desatar; desabrochar.

undress *v.* desvestirse; quitarse la ropa.

undulated *a.* ondulado-a, de borde ondulado o irregular.

uneasy *a.* inquieto-a.

unequal *a.* desigual; desproporcionado-a.

unexpected *a.* inesperado-a, imprevisto-a.

unfinished *a.* incompleto-a, sin terminar.

unfit *a.* inepto-a, inhábil, incapaz.

unforeseen *a.* inesperado-a, imprevisto-a.

unfortunate *a.* infeliz, desafortunado-a, desgraciado-a.

unfriendly *a.* poco amistoso-a, poco amigable.

ungual *a.* ungueal, rel. a una uña.

unguent *n.* ungüento, medicamento preparado para uso externo.

unhappy *a.* [*sad*] infeliz, triste, descontento; [*unfortunate*] desafortundo; [*inopportune*] inoportuno, poco feliz.

unharmed, **unhurt** *a.* ileso-a; *pop.* sano-a y salvo-a.

unhealthy *a.* [*environment*] insalubre, malsano-a; [*person*] enfermizo-a, achacoso-a.

uniarticular *a.* uniarticular, rel. a una sola articulación.

unicellular *a.* unicelular, de una sola célula.

uniform *a.* uniforme, homogéneo, invariable.

unigravida *a.* unigrávida, mujer embarazada por primera vez.

union *n.* unión; 1. acción de unir dos cosas en una; 2. juntura de partes cortadas (amputadas) de un hueso o de los bordes de una herida.

uniparous *a.* unípara, mujer que tiene un parto simple.

unipolar *a.* unipolar, de un solo polo, tal como las células nerviosas.

unique *a.* único-a; solo-a; que se distingue de otros.

unit *n.* unidad. 1. estándar de medida; **international ___** / ___ internacional;

2. unidad fisiológica, la mínima división de un órgano capaz de realizar una función; **motor** ___ / ___ motora.

united *a.* unido-a.

universal *a.* universal, general; ___ **antidote** / antídoto ___.

universal donor *n.* donante universal, persona que pertenece al grupo de sangre tipo O, de factor RH negativo, cuya sangre puede ser dada a personas con sangre tipo ABO con poco riesgo de complicaciones.

universal recipient *n.* recipiente universal, persona que pertenece al grupo de sangre tipo AB.

unlicensed *a.* no acreditado-a, sin licencia o sin permiso.

unlucky *a.* desafortunado-a.

Unna's paste boot *n.* bota de pasta de Unna, compresión que se usa en el tratamiento de úlceras varicosas en la pierna, con vendajes en espiral aplicados y cubiertos con la pasta medicinal de Unna.

unnecessary *a.* innecesario-a.

unobstructed *a.* abierto-a, suelto-a; libre; no obstruido.

unorganized *a.* desorganizado-a; no estructurado-a; sin orden.

unreasonable *a.* irrazonable, intransigente.

unrest *n.* desasosiego, inquietud; intranquilidad.

unsalted *a.* sin sal, que le falta sal.

unsanitary *a.* insalubre, malsano.

unsaturated *a.* no saturado-a, insaturado-a.

unstable *a.* inestable; ___ **angina** / angina ___; ___ **bladder** / vejiga ___.

untreated *a.* no tratado-a.

unwanted *a.* no deseado-a.

update *v.* [*to improve*] modernizar; [*documents*] poner al día; arreglar.

upgrade *v.* elevar de categoría. 1. asignar a una enfermedad un estado menos serio; 2. reclasificar (como un cáncer o una contusión) a un grado de mayor seriedad cuando los grados están enumerados del menos al más serio.

upgrowth *n.* crecimiento, desarrollo, maduración.

upper *a.* superior, más alto-a.

upper airway obstruction *n.* obstrucción en el conducto aéreo superior.

upper GI *n.* parte superior del tracto gastrointestinal, i.e., esófago, estómago y duodeno.

upper jaw *n.* mandíbula superior.

upper respiratory infection *n.* infección del tracto respiratorio superior.

upper respiratory tract *n.* aparato respiratorio superior, compuesto por la nariz, los conductos nasales y la nasofaringe.

upset *v.* trastornar; enfadar.

uptake *n.* absorción, fijación o incorporación de alguna sustancia a un organismo vivo; ___ **and storage** / toma y almacenamiento.

uranium *n.* uranio, elemento metálico pesado.

urate *n.* urato, sal de ácido úrico.

urea *n.* urea, producto del metabolismo de las proteínas, forma en la cual el nitrógeno se excreta por la orina; hereditary ___ **cycle abnormality** / ciclo ureico hereditario anormal.

urelcosis *n.* urelcosis, ulceración de las vías urinarias.

uremia *n.* uremia, condición tóxica causada por insuficiencia renal que produce retención en la sangre de sustancias nitrogenadas, fosfatos y sulfatos, que normalmente son eliminados por los riñones.

ureter *n.* uréter, uno de los conductos que llevan la orina del riñón a la vejiga.

ureteral *a.* ureteral, uretérico-a, rel. o concerniente al uréter; ___ **injury** / lesión ___; ___ **reflex** / reflejo ___.

ureterectasis *n.* ureterectasis, dilatación anormal del uréter.

ureterectomy *n.* ureterectomía, extirpación parcial o total del uréter.

ureteritis *n.* ureteritis, infl. del uréter.

ureterocele *n.* ureterocele, dilatación quística de la porción distal intravesical del uréter debida a una estenosis del orificio ureteral.

ureterocystostomy *n.* ureterocistostomía, trasplantación de un uréter a otra parte de la vejiga.

ureterography *n.* ureterografía, radiografía del uréter usando un medio radioopaco.

ureteroheminephrectomy *n.* ureteroheminefrectomía, resección de la porción de un riñón y el uréter en ciertos casos de duplicación del tracto urinario superior.

ureterohydronephrosis *n.* ureterohidronefrosis, distensión del uréter y del riñón debida a una obstrucción.

ureterolithiasis *n.* ureterolitiasis, desarrollo de un cálculo ureteral.

ureterolithotomy *n.* ureterolitotomía, incisión del uréter para extraer un cálculo.

ureteroneocystostomy *n.* ureteroneocistostomía. *V.* **ureterocystostomy.**

ureteronephrectomy *n.* ureteronefrectomía, excisión del riñón y su uréter.

ureteropelvic *a.* ureteropélvico-a, rel. al uréter y a la pelvis; ___ **junction obstruction** / obstrucción de la unión ___-a.

ureteroplasty *n.* ureteroplastia, cirugía plástica del uréter.

ureteropyeloplasty *n.* ureteropieloplastia, cirugía plástica del uréter y la pelvis renal.

ureterosigmoidostomy *n.* ureterosigmoidostomía, implantación del uréter en el colon sigmoideo.

ureterostomy *n.* ureterostomía, formación de una fístula permanente para drenar un uréter.

ureterotomy *n.* ureterotomía, incisión de un uréter.

ureteroureterostomy *n.* ureteroureterostomía, anastomosis de dos uréteres o de dos extremos del mismo uréter.

urethra *n.* uretra, canal o conducto urinario.

urethral *a.* uretral, rel. a la uretra; ___ **catheter** / catéter ___; ___ **obstruction** / obstrucción ___; ___ **procedure** / procedimiento ___; ___ **stricture** / estrechez ___; ___ **suspension** / suspensión ___; ___ **syndrome** / síndrome ___.

urethralgia *n.* uretralgia, dolor en la uretra.

urethrectomy *n.* uretrectomía, excisión parcial o total de la uretra.

urethritis *n.* uretritis, infl. aguda o crónica de la uretra.

urethrography *n.* uretrografía, rayos X de la uretra usando una sustancia radioopaca inyectada.

urethroscope *n.* uretroscopio, instrumento para visualizar el interior de la uretra.

urethrotome *n.* uretrótomo, instrumento quirúrgico empleado en una uretrotomía.

urethrotomy *n.* uretrotomía, incisión efectuada para aliviar una estrechez uretral.

urgent *a.* urgente; ___ **care** / cuidado de urgencia.

uric acid *n.* ácido úrico, producto del metabolismo de las proteínas presente en la sangre y excretado en la orina.

uricemia *n.* uricemia, exceso de ácido úrico en la sangre.

uricosuria *n.* uricosuria, presencia excesiva de ácido úrico en la orina.

urinal *n.* orinal, vasija en que se recoge la orina; *pop.* taza, pato.

urinalysis *n.* urinálisis, examen de orina.

urinary *a.* urinario-a, rel. o concerniente a la orina; ___ **calculi** / cálculos ___-os; ___ **infection** / infección renal o ___-a; ___ **sediments** / sedimentos ___-os.

urinary bladder *n.* vejiga urinaria, órgano muscular en forma de saco que recoge la orina que secretan los riñones.

urinary system *n.* sistema urinario, órganos y conductos que participan en la producción y excreción de la orina.

urinary tract *n.* vías urinarias; ___ **infections** / infecciones de las ___.

urinate *vi.* orinar, miccionar, [*piss, leak*] vulg. mear.

urination *n.* orina, acto de emisión de la orina; **frequent** ___ / orinar con frecuencia, micción frecuente; *Mex. a. pop.* meadera; **difficult** ___ / orinar con dificultad, micción difícil; **painful** ___ / orinar con dolor, micción dolorosa.

urine *pop.* aguas menores, líquido ambarino secretado por los riñones que se almacena en la vejiga y se elimina en la uretra. *V.* cuadro en la siguiente página.

uriniferous *a.* urinífero-a, que contiene o conduce orina.

urinogenital *n.* urinogenital. *V.* **urogenital.**

urinoma *n.* urinoma, tumor o quiste que contiene orina.

urobilinogen *n.* urobilinógeno, pigmento derivado de la reducción de bilirrubina por acción de bacterias intestinales.

urodynamics *n.* urodinámica, dinámica de la propulsión y el flujo de la orina en el aparato urinario.

urodynia *n.* urodinia, micción dolorosa.

urogenital *a.* urogenital, genitourinario, rel. a la vía urinaria o al sistema, o tracto, urogenital; ___ **diaphragm** / diafragma ___.

Urine, anomalies	Orina, anomalías
acute retention (inability to urinate)	retención aguda (incapacidad de orinar)
abnormal color	color anormal
abnormal odor	olor anormal
blood in urine	sangre en la orina
midstream changes	cambios a mitad de chorro
frequent urination	micción frecuente
involuntary urine leak	escape o goteo involuntario de orina
little or no urination	escasa o ninguna cantidad de orina
painful urination	micción dolorosa
urge incontinence	micción imperiosa

urogram *n.* urograma, rayos X hechos por urografía.

urography *n.* urografía, rayos X de una parte de las vías urinarias con el uso de una sustancia radiopaca inyectada; **excretory or descending** ___ / ___ excretora o descendiente; **retrograde** ___ / ___ retrógrada.

urohematonephrosis *n.* urohematonefrosis, condición patológica del riñón en la cual la pelvis se distiende con sangre y orina.

urokinase *n.* urocinasa, enzima presente en la orina que se emplea en la disolución de coágulos.

urolithiasis *n.* urolitiasis, formación de cálculos urinarios y trastornos asociados con su presencia.

urologist *n.* urólogo-a, especialista en urología.

urology *n.* urología, estudio y tratamiento de las enfermedades del aparato genitourinario en el hombre y del tracto urinario en la mujer.

uropathy *n.* uropatía, enfermedades de las vías urinarias.

uropyourether *n.* uropiouréter, acumulación de orina y pus en la pelvis renal.

uroschesis *n.* urosquesis, supresión o retención de orina.

urticaria *n.* urticaria, erupción cutánea gen. alérgica que se manifiesta con ronchas rosáceas, se acompaña de picazón intensa y puede producirse por un factor interno o externo; ___ **pigment** / ___ pigmentosa.

usage *n.* uso, costumbre.

use *v.* usar, emplear; **off-label** ___ / uso distinto del uso aprobado por la FDA (Food and Drug Administration) de los Estados Unidos.

useful *a.* útil, provechoso-a, práctico-a.

USP *abbr.* (*United States Pharmacopeia*) farmacopea de los Estados Unidos.

usual *a.* [*normal*] usual, normal; [*customary*] acostumbrado, habitual; [*ordinary*] ordinario, típico.

uterine *a.* uterino-a, rel. al útero o matriz; ___ **bleeding** / sangrado ___-o, sangrado no relacionado con la menstruación; ___ **cancer** / cáncer del útero o de la matriz; ___ **prolapse** / prolapso ___-o; ___ **rupture** / rotura ___-a.

uterosalpingography *n.* uterosalpingografía, examen de rayos X de la matriz y las trompas de Falopio usando una sustancia radiopaca inyectada.

uterovaginal *a.* uterovaginal, rel. al útero y a la vagina.

uterovesical *a.* uterovesical, rel. al útero y la vejiga urinaria.

uterus *n.* útero, matriz, órgano muscular femenino del aparato reproductivo que contiene y nutre al embrión y feto durante la gestación; **didelphys** ___ / ___ didelfo.

UTI *abbr.* (*urinary tract infection*) infección urinaria (o del tracto urinario).

utriculus *n.*, *L.* (*pl.* **utriculi**) utriculus, pequeña bolsa; ___ **of vestibular organ** / ___ del oído o del vestíbulo; ___ **prostaticus** / ___ prostático o uretral.

uvea *n.* úvea, túnica vascular del ojo formada por el iris, el cuerpo ciliar y la coroide.

uveitis *n.* uveítis, infl. de la úvea.

uvula *n.* úvula, *pop.* campanilla, estructura colgante en el centro posterior del paladar blando.

uvulitis *n.* uvulitis, infl. de la úvula.

uvulotomy *n.* uvulotomía, extirpación quirúrgica total o parcial de la úvula.

U wave *n.* onda U, onda positiva que sigue a la onda T en el electrocardiograma.

vaccinate *v.* vacunar, inocular.
vaccination *n.* vacunación, inoculación de una vacuna.
vaccine *n.* vacuna, preparación de microorganismos atenuados o muertos que se introduce en el cuerpo para establecer una inmunidad en contra de la enfermedad específica causada por dichos microorganismos; **BCG** ___ / ___ del bacilo Calmette-Guérin, contra la tuberculosis; **chickenpox** ___ / ___ contra la varicela; **DTP** (diptheria, tetanus, pertussis) ___ / ___ triple contra la difteria, tétano y tos ferina (pertusis); **hepatitis A** ___ / ___ contra la hepatitis A; **hepatitis B** ___ / ___ contra la hepatitis B; **influenza** ___ / ___ contra la influenza; **measles virus, inactivated** ___ / ___ antisarampión, inactivada; **measles virus, live attenuated** ___ / ___ antisarampión de virus vivos atenuados; **pneumococcal polyvalent** ___ / ___ antineumocócica polivalente; **pneumovax** ___ / ___ neumocócica polisacárida; **poliovirus, live oral trivalent** ___ / ___ antipolio trivalente o de Sabin; **rabies** ___ / ___ antirrábica; **Salk's antipoliomyelitis** ___ / ___ antipoliomielítica de Salk; **smallpox** ___ / ___ antivariolosa, antivariólica; **tetanus** ___ / ___ antitetánica; **typhus** ___ / ___ antitífica; **typhoid** ___ / ___ contra la tifoidea; ___ **reaction** / reacción a la ___.
vaccinia virus *n.* virus vaccinia, virus causante de la viruela bovina del cual se obtiene la vacuna contra la viruela.
vacillating *a.* vacilante, oscilante, fluctuante.
vacuole *n.* vacuola, pequeña cavidad o espacio en el protoplasma celular que contiene líquido o aire.
vacuum *n.*, *L.* vacuum, vacío, espacio desprovisto de materia, incluido el aire; *v.* extraer el polvo con una aspiradora; ___ **packed** / envasado-a al vacío.
vagal *a.* vagal, rel. al nervio vago o neumogástrico.
vagina *n.* vagina; 1. conducto en la mujer que se extiende del útero a la vulva; 2. estructura semejante a una vaina.

vaginal *a.* vaginal; 1. que posee forma de vaina; 2. rel. a la vagina; ___ **bleeding** / sangrado ___, hemorragia ___; ___ **candidiasis** / candidiasis ___; ___ **culture** / cultivo ___; ___ **cysts** / quistes ___-es. ___ **discharge** / flujo ___; ___ **drying treatment** / tratamiento de secamiento ___; ___ **itching** / picazón, prurito ___; ___ **wall repair** / reparación de la pared ___; ___ **smear** / frotis ___; ___ **suppository** / supositorio, u óvulo, ___; ___ **tumor** / tumor ___.
vaginismus *L.* vaginismo, contracción espasmódica dolorosa de la vagina.
vaginitis *n.* vaginitis, infl. de la vagina; **bacterial** ___ / ___ bacteriana.
vaginoplasty *n.* vaginoplastia, cirugía plástica de la vagina.
vaginosis *n.* vaginosis, infección de la vagina; **bacterial** ___ / ___ bacteriana.
vagolysis *n.* destrucción quirúrgica del nervio vago.
vagotomy *n.* vagotomía, interrupción del nervio vago.
vagus *n.* vago, nervio neumogástrico.
valacyclovir *n.* valaciclovir, fármaco que se administra por vía oral para el tratamiento de herpes zóster, herpes genital y herpes labial.
valgus *n.*, *L.* valgus, valgo, postura doblada o torcida de una extremidad hacia afuera.
validity *n.* validez.
vallecula *n.* valécula, depresión, surco o fisura esp. en referencia a estructuras anatómicas.
valley fever *n.* fiebre del valle. *V.* **coccidioidomicosis**.
Valsalva's maneuver *n.* maniobra de Valsalva, procedimiento para demostrar la permeabilidad de la trompa de Eustaquio o para ajustar la presión del oído medio mediante una exhalación forzada con la boca y la nariz tapadas.

valve *n.* válvula, valva, estructura membranosa en un canal u orificio que al cerrarse temporalmente impide el reflujo del contenido que pasa a través de ella; **aortic** ___ / ___ aórtica; **aortic-semilunar** ___ / ___ aórtica semilunar; **atrioventricular left** ___ / ___ auriculoventricular izquierda; **atrioventricular right** ___ / ___auriculoventricular derecha; **tricuspid** ___ / ___ tricúspide; **bicuspid or mitral** ___ / ___ bicúspide o mitral; **ileocecal** ___ / ___ ileocecal; **pulmonary** ___ / ___ pulmonar; **pyloric** ___ / ___ pilórica.

valvotomy *n.* valvotomía; 1. incisión de una válvula; 2. cirugía de una válvula cardíaca para tratar una obstrucción.

valvulae conniventes *n., pl.* válvulas conniventes, pliegues circulares membranosos localizados en el intestino delgado que retardan el paso del contenido alimenticio por el intestino.

valvular *a.* valvular, rel. a una válvula o de su naturaleza; ___ **pulmonary stenosis** / estenosis pulmonar ___.

valvulitis *n.* valvulitis, infl. de una válvula, esp. una válvula cardíaca.

valvuloplasty *n.* valvuloplastia, operación plástica de una válvula.

valvulotome *n.* valvulótomo, instrumento quirúrgico que se usa para seccionar una válvula.

vapor *n.* vapor, gas.

vaporization *n.* vaporización; 1. acción o efecto de vaporizar; 2. uso terapéutico de vapores.

vaporizer *n.* vaporizador, dispositivo para convertir una sustancia en vapor y aplicarla a usos terapéuticos.

variable *n.* variable, cantidad que puede variar; *a.* que puede cambiar.

variant *n.* variante, objeto esencialmente igual a otro pero que difiere en su forma; *a.* variable, inconstante, que cambia o varía.

varicella *n.* varicela. *V.* **chickenpox**.

varicella zoster *n.* varicela zóster, herpesvirus que causa la varicela y el herpes zóster.

varicocele *n.* varicocele, trastorno varicoso de las venas del cordón espermático que produce una masa blanda en el escroto.

varicocelectomy *n.* varicocelectomía, operación para corregir un varicocele.

varicose *a.* varicoso-a, rel. a las várices o que se les asemeja; ___ **veins** / venas ___-as.

varicotomy *n.* varicotomía, excisión de una vena varicosa.

variolic, variolous *a.* variólico-a, rel. a la viruela.

varix *n.* (*pl.* **varices**) várice: vena, arteria o vaso linfático aumentado o dilatado.

vascular *a.* vascular, rel. a vasos sanguíneos; ___ **ectasia of the colon** / ectasia ___ del colon; ___ **purpura** / púrpura ___; ___ **skin changes** / cambios cutáneos ___-es; ___ **spasm** / espasmo ___; ___ **system** / sistema ___, todos los vasos del cuerpo esp. los sanguíneos; ___ **tunic** / túnica ___.

vascular dementia *n.* demencia vascular, demencia multiinfarto, deterioro de las facultades intelectuales causada por infartos cerebrales. Es la segunda causa de demencia en adultos.

vascularization *n.* vascularización, formación de vasos sanguíneos nuevos.

vasculopathy *n.* vasculopatía, cualquier enfermedad de los vasos sanguíneos.

vas deferens *n., L.* vas deferens, conducto excretor de espermatozoides.

vasectomy *n.* vasectomía, excisión parcial y ligadura de los conductos deferentes para impedir la salida de espermatozoides en el semen; procedimiento gen. usado como control de la natalidad.

Vaseline *trademark* usado para describir un ungüento preparado a base de parafina y aceites densos del petróleo.

vasoactive *a.* vasoactivo, que afecta los vasos sanguíneos.

vasoconstrictive *a.* vasoconstrictivo-a, que causa constricción en los vasos sanguíneos.

vasodepression *n.* vasodepresión, disminución de la resistencia vascular con hipotensión.

vasodilation *n.* vasodilatación, aumento del calibre de los vasos sanguíneos.

vasodilator *n.* vasodilatador, agente que causa vasodilatación; *a.* vasodilatador-a, que causa vasodilatación.

vasomotor n. vasomotor, agente que regula las contracciones y la dilatación de los vasos sanguíneos; a. vasomotor-a, que causa dilatación o contracción en los vasos sanguíneo; ___ **angina** / angina ___-a; ___ **rhinitis** / rinitis ___-a.

vasopressin n. vasopresina, hormona liberada por la pituitaria posterior que aumenta la reabsorción de agua en el riñón, elevando la presión arterial.

vasopressor n. vasopresor, agente que produce constricción en los vasos sanguíneos; a. que tiene efecto vasoconstrictivo.

vasospasm n. vasoespasmo; **coronary** ___ / ___ coronario. V. **angiospasm**.

vasotonic a. vasotónico, rel. al tono de un vaso.

vasovagal syncope n. síncope vasovagal, desmayo breve debido a un trastorno vasomotor y vagal.

Vater's ampulla n. ámpula de Vater, punto de entrada en el duodeno de los conductos excretores biliar y pancreático.

VD abbr. (venereal disease) ETS, enfermedad de transmisión sexual, ITS, infección de transmisión sexual, EV, enfermedad venérea.

vector n. vector, portador, organismo capaz de portar y transmitir un agente infeccioso.

vegan n. vegetariano-a, que omite en la dieta toda clase de alimentos de contenido animal, incluso lácteos.

vegetable n. vegetal, verdura.

vegetarian n. vegetariano-a, persona cuya dieta consiste principalmente en productos vegetales; a. rel. a los vegetales.

vegetarianism n. vegetarianismo, método de alimentación que consiste mayormente en una dieta de verduras y frutas.

vegetation n. vegetación, cualquier neoplasia o crecimiento fungoide de aspecto vegetal.

vegetative a. vegetativo-a; 1. rel. a funciones de crecimiento y nutrición; 2. rel. a funciones corporales involuntarias o inconscientes.

vehicle n. vehículo; 1. sustancia sin acción terapéutica que acompaña a un agente activo en una preparación medicinal; 2. agente de transmisión.

veil n. velo; 1. membrana o cubierta fina que cubre una parte del cuerpo; 2. parte de la membrana amniótica que cubre la cara del feto; 3. alteración ligera de la voz.

vein n. vena, vaso fibromuscular que lleva la sangre de los capilares al corazón; **spider** ___ -s / ___ varicosas.

vena cava n. vena cava, una de las dos venas mayores, la vena cava inferior y la vena cava superior, que devuelven la sangre desoxigenada a la aurícula derecha del corazón.

venereal a. venéreo-a, que se produce a consecuencia del acto sexual; ___ **disease** / enfermedad ___-a, infección de transmisión sexual; ___ **wart** / verruga ___-a.

venin n. veneno, sustancia tóxica producida p. ej. por algunas serpientes.

venipuncture n. venipuntura, punción de una vena.

venoconstriction n. venoconstricción, reducción de las paredes venosas.

venogram n. venograma, radiografía de las venas usando un medio de contraste; **renal** ___ / ___ renal.

venography n. venografía, flebografía, registro gráfico del pulso venoso.

venom n. veneno, sustancia tóxica.

veno-occlusive a. venoclusivo-a, rel. a una obstrucción venosa.

venous a. venoso-a, rel. a las venas; ___ **blood** / sangre ___-a; ___ **congestion** / congestión ___-a; ___ **insufficiency** / insuficiencia ___-a; ___ **return** / retorno ___-o; ___ **sinus** / seno ___-o; ___ **thrombo-embolism** / tromboembolismo ___-o; ___ **thrombosis** / trombosis ___-a.

ventilation n. ventilación; 1. circulación de aire fresco en una habitación; 2. oxigenación de la sangre; pulmonary ___ / ___ pulmonar; 3. expresión franca de conflictos emocionales internos.

ventilator n. ventilador, respirador artificial.

ventral a. ventral, abdominal, rel. al vientre o a la parte anterior del cuerpo humano.

ventricle n. ventrículo, cavidad pequeña esp. una estructura del corazón, el cerebro o la laringe; **fourth** ___ **of the brain** / cuarto ___ cerebral;

larynx ___ / ___ de la laringe; **lateral** ___ **of the brain** / ___ lateral del cerebro; **left** ___ **of the heart** / ___ izquierdo del corazón; **right** ___ **of the heart** / ___ derecho del corazón; **third** ___ **of the brain** / tercer ___ del cerebro.

ventricular *a.* ventricular, rel. a un ventrículo; ___ **fibrillation** / fibrilación ___; ___ **puncture** / punción ___; ___ **septal defect** / defecto septal ___; ___ **tachycardia** / taquicardia ___.

ventricular septal defect *n.* defecto del tabique ventricular.

ventriculitis *n.* ventriculitis, infl. de un ventrículo.

ventriculotomy *n.* ventriculotomía, incisión de un ventrículo.

venule *n.* vénula, vena diminuta que conecta los vasos capilares con venas mayores.

vermicide *n.* vermicida, vermífugo, agente destructor de gusanos (vermes).

vermiform appendix *n.* apéndice vermiforme.

vermilion border *n.* borde bermellón, porción expuesta de color rojizo de los labios superior e inferior.

vermis *n.*, *L.* vermis. 1. gusano parásito; 2. estructura semejante a un gusano tal como el lóbulo medio del cerebelo.

vernal conjunctivitis *n.* conjuntivitis vernal o primaveral, conjuntivitis bilateral acompañada por prurito intenso y fotofobia o intolerancia a la luz.

vernix *n.*, *L.* verni; ___ **caseosa** / unto sebáceo, secreción que protege la piel del feto.

verruca *n.* (*pl.* **verrucae**) verruga; **plantaris** (plantar wart) ___ / ___ plantar; **seborrheic** ___ / ___ seborreica; ___ **filiformis** / ___ filiforme; ___ **planae juveniles** / ___-s planas juveniles; ___ **simples** / ___ simple; **vulgaris** ___ / ___ vulgar.

verrucous *a.* verrugoso, de aspecto aspero o con forma de verruga; que tiene verrugas.

version *n.* versión; 1. cambio de dirección de un órgano tal como el útero; 2. cambio de posición del feto en el útero que facilita el parto; **bimanual** ___ / ___ bimanual; **bipolar** ___ / ___ bipolar; **cephalic** ___ / ___ cefálica; **combined** ___ / ___ combinada; **external** ___ / ___ externa; **spontaneous** ___ / ___ espontánea.

vertebra *n.* (*pl.* **vertebrae**) vértebra, cada uno de los treinta y tres huesos que forman la columna vertebral; **cervical** ___ / ___ cervical; **coccygeal** ___ / ___ coccígea; **lumbar** ___ / ___ lumbar; **sacral** ___ / ___ sacra; **thoracic** ___ / ___ torácica.

vertebral *a.* vertebral, rel. a las vértebras; ___ **artery** / arteria ___; ___ **canal** / conducto ___; ___ **ribs** / costillas ___-es.

vertebral-basilar *n.* vertebrobasilar: unión de dos arterias localizadas en la base del cráneo que forman la arteria basilar.

vertebrate *n.* vertebrado, que posee columna vertebral o una estructura semejante.

vertebrobasilar *a.* vertebrobasilar, rel. a las arterias vertebral y basilar; ___ **circulatory disorders** / trastornos ___-es de la circulación; ___ **insufficiency** / insuficiencia ___; ___ **system** / sistema ___.

vertex *n.* (*pl.* **vertices**) vértice. 1. cúspide de una estructura, tal como el punto extremo de la cabeza; 2. punto en que concurren los lados de un ángulo.

vertical *a.* 1. vertical, de posición erecta; 2. rel. al vértice; ___-**ly** *adv.* / verticalmente.

vertigo *n.* vértigo, sensación de rotación en la que se siente que uno gira alrededor del mundo exterior o que éste gira alrededor de uno; **labyrinthine** ___ / ___ laberíntico.

verumontanitis *f.* verumontanitis, infl. del veru montanum.

verumontanum *n.*, *L.* veru montanum, elevación en la uretra en el punto de entrada de los conductos seminales.

vesical *a.* vesical, rel. a una vejiga o semejante a ella.

vesication *n.* vesicación. 1. proceso de formación de ampollas; 2. área con ampollas.

vesicle *n.* vesícula. 1. pequeña ampolla; 2. bolsa pequeña de la capa exterior de la piel que contiene líquido seroso.

vesicovaginal *a.* vesicovaginal, rel. a la vejiga urinaria y la vagina.

vesicular *a.* vesicular, rel. a las vesículas.

vesiculation *n.* vesiculación, presencia o formación de vesículas.

vesiculitis *n.* vesiculitis, infl. de una vesícula.

vessel *n.* vaso, conducto o canal portador de un fluido tal como la sangre y la linfa; **blood ___ / ___** sanguíneo; **collateral ___ / ___** colateral; **great ___-s / grandes ___-s; lymphatic ___ / ___** linfático.

vestibular *a.* vestibular, rel. a un vestíbulo; **___ bulb / bulbo ___; ___ nerve / nervio ___.**

vestibule *n.* vestíbulo, cavidad que da acceso a un conducto.

veterinarian *n.* veterinario-a, persona especializada en veterinaria; *a.* veterinario-a, rel. a la veterinaria.

veterinary medicine *n.* veterinaria, ciencia que trata de la prevención y cura de enfermedades y lesiones de animales, esp. domésticos.

V-fib *abbr.* (*ventricular fibrillation*) V-fib, fibrilación ventricular, falta de coordinación de los músculos cardíacos en los ventrículos del corazón, que se transforma en pocos segundos en pérdida total de la contracción cardíaca y, por lo tanto, la muerte del paciente.

via *n.*, *L.* vía, tracto, conducto.

viable *a.* viable, capaz de sobrevivir, término que se usa gen. en referencia al feto o al recién nacido.

vibrative, vibratory *a.* vibratorio-a, que produce vibración o que oscila; **___ sense / sentido ___-o.**

vicious *a.* [*ridden by vice*] vicioso-a, depravado-a; **___-ly** *adv.* / viciosamente, malvadamente.

victim *n.* víctima.

video *n.* video; **___tape / videocinta.**

vigil *n.* vigilia; 1. estado de respuesta consciente a un estímulo; 2. insomnio.

vigilance *n.* vigilancia, estado alerta o de atención.

vigor *n.* vigor, fortaleza.

vigorous *a.* vigoroso-a; fuerte; **___-ly** *adv.* / vigorosamente.

villus *n.* (*pl.* **villi**) vellosidad, vello, proyección filiforme que crece en una superficie membranosa; **aracnoid ___ / ___** aracnoidea; **chorionic ___ / ___-es** coriónicas; **intestinal ___ / ___** intestinal.

violet *n.* color violeta; *a.* violeta.

viper *n.* víbora.

viral *a.* viral, rel. a un virus; **___ arthritis / artritis ___; ___ croup / crup ___; ___ gastroenteritis / gastroenteritis ___; ___ hemorrhagic fever / fiebre hemorrágica ___; ___ hepatitis / hepatitis ___; ___ pneumonia / neumonía ___; ___ replication / replicación ___; ___ upper respiratory infection / infección ___ del sistema respiratorio superior.**

viremia *n.* viremia, presencia de un virus en la sangre.

virgin *n.* virgen; 1. sustancia sin contaminación; 2. persona que no ha tenido relaciones sexuales.

virile *a.* viril, varonil.

virility *n.* virilidad. 1. potencia sexual; 2. estado de poseer características masculinas.

virilization *n.* virilización, masculinización, proceso por el cual se desarrollan en la mujer características masculinas gen. debido a un trastorno hormonal o al suplemento artificial de hormonas masculinas.

virion *n.* virión, partícula viral madura que constituye la forma extracelular infecciosa de un virus.

virology *n.* virología, ciencia que estudia los virus.

virtual *a.* virtual, de existencia aparente, no real.

virulence *n.* virulencia; 1. poder de un organismo de causar determinadas enfermedades en el huésped; 2. cualidad o estado de ser virulento.

virulent *a.* virulento-a, nocivo-a, extremamente tóxico.

virus *n.* virus, microorganismo ultramicroscópico capaz de causar enfermedades infecciosas; **attenuated ___ / ___** atenuado; **Cocsackie ___ / ___** de Cocsackie; **cytomegalic ___ / ___** citomegálico; **ECHO ___ / ___** ECHO; **enteric ___ / ___** entérico; **herpes ___ / ___** herpético; **pox ___ / ___** variólico o de Pox; **respiratory syncytial ___ / ___** respiratorio sincicial; **tumor ___ / ___** oncogénico.

viscera *n.*, *pl.* vísceras, órganos internos del cuerpo, esp. del abdomen.

visceroptosis *a.* descenso visceral de una posición normal.

viscosity *n.* viscosidad, cualidad de ser viscoso, esp. la propiedad de los líquidos de no fluir libremente debido a la fricción interna entre sus moléculas.

viscous *a.* viscoso-a, gelatinoso-a, pegajoso-a.

visible *a.* visible, aparente, evidente; **visibly** *adv.* / visiblemente, evidentemente; aparentemente.

vision *n.* visión. 1. sentido de la vista; 2. capacidad de percibir los objetos por la acción de la luz a través de los órganos visuales y los centros cerebrales con los que se relacionan. *V.* cuadro en esta página.

visiting hours *n.* horas de visita.

visual *a.* visual, rel. a la visión; ___ **acuity** / agudeza ___; ___ **field** / campo ___; ___ **memory** / memoria ___.

visualization *n.* visualización, proceso de crear imágenes como ayuda al tratamiento de curación.

visualize *v.* visualizar. 1. crear una imagen visual de algo; 2. hacer visible, tal como copiar la imagen de un órgano en una radiografía.

vital *a.* vital, rel. a la vida o esencial en el mantenimiento de la misma; ___ **capacity** / capacidad ___; ___ **signs** / signos ___-es; ___ **statistics** / estadística demográfica.

vitality *n.* vitalidad. 1. cualidad de vivir; 2. vigor mental o físico.

vitalize *v.* vitalizar, dar vida; reanimar.

vitamin *n.* vitamina, compuesto orgánico que se encuentra en pequeñas cantidades en los alimentos y que es esencial en el desarrollo y funcionamiento del organismo.

vitiligo *n.* vitiligo, trastorno epidérmico benigno que se manifiesta con manchas blancas en partes expuestas del cuerpo.

vitrectomy *n.* vitrectomía, extirpación de todo o parte del humor vítreo del ojo. Se recomienda a veces en casos avanzados de retinopatía proliferativa diabética.

vitreous *n.* humor vítreo, fluido de consistencia gelatinosa que llena el interior del ojo. *a.* 1. vítreo-a, vidrioso-a, casi transparente, hialino; 2. vítreo-a, rel. o perteneciente al humor vítreo; ___ **body** / cuerpo ___-o; ___ **humor** / humor ___-o; ___ **chamber** / cámara ___.

vivisection *n.* vivisección, corte o disección realizados en animales con fines investigativos.

vocal *a.* vocal, oral, rel. a la voz o producido por ella.

vocal cords *n.*, *pl.* cuerdas vocales; órgano esencial de la voz; **false** ___ / ___ superiores o falsas; **true** ___ / ___ inferiores o verdaderas.

vocalization *n.* vocalización.

voice *n.* voz.

volatile *a.* volátil, que se evapora fácilmente, a baja temperatura.

volition *n.* volición, voluntad, poder de determinación.

Volkman's contracture *n.* contractura de Volkmann, contractura isquémica como resultado de una necrosis irreversible del tejido muscular, vista gen. en el antebrazo y la mano.

volume *n.* volumen. 1. espacio ocupado por una sustancia o un cuerpo; 2. cantidad, intensidad; **blood** ___ / ___ sanguíneo; **expiratory air reserve** ___ / ___ de reserva espiratoria o aire de reserva; **heart** ___ / ___ cardíaco; **residual** ___ / ___ residual; **stroke** ___ / ___ sistólico; **tidal** ___ / ___ corriente, o ventilación pulmonar.

voluntary *a.* voluntario-a; ___ **muscle** / músculo ___-o.

volvulus *a.* vólvulo, obstrucción intestinal causada por torsión o anudamiento del intestino en torno al mesenterio.

vomer *n.* vómer, hueso impar que forma parte del tabique medio de las fosas nasales.

vomiting *n.* manifestación de vómitos.

Von Gierke disease *n.* enfermedad de Von Gierke, almacenamiento anormal de glucógeno.

Von Willebrand's disease *n.* enfermedad de Von Willebrand, trastorno hereditario de la sangre caracterizado por episodios hemorrágicos gen. de las membranas mucosas.

voracious *a.* voraz, que es insaciable al comer.

Vision	Visión
achromatic	acromática
binocular	binocular
blurred	nublada
central	central
chromatic	cromática
distance	a distancia
double // diplopia	doble // diplopia
in tunnel	en túnel
monocular	monocular
night	nocturna
photopic	fotopsia
stocopic	estocópica

vortex *n.* (*pl.* **vortices**) vórtice, estructura de forma espiral, remolino o torbellino.

voyeurism *n.* voyeurismo, el impulso o la excitación sexual recurrente al mirar o imaginar que se está mirando a personas desnudas, que se están desnudando o que están realizando actividades sexuales, sin sospechar que están siendo observadas.

V-tach *abbr.* (*ventricular tachycardia*) taquicardia ventricular.

vulnerable *a.* vulnerable, propenso a accidentes o enfermedades.

vulva *n.*, *L.* vulva, conjunto de los órganos femeninos externos del aparato genital.

vulvectomy *n.* vulvectomía, excisión de la vulva.

vulvitis *n.* vulvitis, infl. de la vulva.

vulvovaginal *a.* vulvovaginal, rel. a la vulva y la vagina.

vulvovaginitis *n.* vulvovaginitis, infl. de la vulva y la vagina.

waddle *n.* marcha tambaleante, andar como un pato.

wail *v.* lamentarse; gemir.

waist *n.* cintura; talle.

waistline *n.* talle de la cintura.

waiting *n.* espera; demora; ___ **room** / sala de ___.

wakefulness *n.* dificultad para dormir, insomnio.

Waldenstrom's macroglobulinemia *n.* macroglobulinemia de Waldenstrom, síndrome hemorrágico con manifestaciones de anemia y adenomegalia.

walk *n.* paseo; caminata; *v.* caminar, andar; **to ___ up and down** / caminar de un lado a otro.

walker *n.* andador, andaderas, aparato que se usa para ayudar a caminar.

walking *n.* el acto de caminar; ___ **pneumonia** / neumonía errante; ___ **cast** / molde para andar.

wall *n.* pared; tabique; **cell ___** / tabique cellular; **chest ___** / tabique del tórax; ___ **tooth** / pieza dental molar.

walled-off *a.* encapsulado-a.

walleye *n.* 1. estrabismo divergente, exotropía; 2. leucoma corneal.

wandering *n.* errante, errático-a; desviado-a; ___ **cell** / célula ___; ___ **goiter** / bocio móvil; ___ **pain** / dolor ___; ___ **tooth** / diente desviado.

ward *n.* sala de hospital; **isolation ___** / sala de aislamiento; ___ **diet** / dieta hospitalaria; ___ **of the state** / bajo custodia, o tutela, del estado.

warfarin *n.* warfarina, nombre genérico de Coumadin, anticoagulante usado en la prevención de infartos y trombosis.

warm *a.* caluroso-a; caliente; [*lukewarm*] tibio-a. [*character*] afectuoso-a, expresivo-a; **to be ___** / tener calor, [*not very hot but feverish*] tener destemplanza; [*weather*] hacer calor; **to ___ up to** / simpatizar con; **to ___ up** / calentar; ___**-ly.** *adv.* / afectuosamente, con entusiasmo.

warm-up *n.* [*physical fitness*] calentamiento.

warning *n.* advertencia; aviso; [*hard lesson*] escarmiento; ___ **signal** / advertencia; señal premonitoria; ___ **symptoms** / síntomas premonitorios.

wart *n.* verruga. *V.* **verruca**.

warty *a.* verrugoso-a, rel. a las verrugas.

wash *n.* lavado, baño; **mouth- ___** / enjuague bucal; *v.* lavar; **to ___ away** / quitar con un lavado; [*oneself*] lavarse.

wasp *n.* avispa; ___ **sting** / picadura de ___.

Wasserman test *n.* prueba de Wasserman, análisis serológico de la sífilis.

waste *n.* desperdicio, residuo, gasto inútil; merma, pérdida; ___ **of time** / pérdida de tiempo; *v.* desperdiciar, desgastar, malgastar; **to ___ away** / demacrarse, consumirse.

wastebasket *n.* cesto de basura.

wasted *a.* desgastado-a, malgastado-a; [*person*] demacrado-a; consumido-a.

wasting *n.* agotamiento, consunción, pérdida de funciones vitales.

water *n.* agua, líquidos del cuerpo; infusión; ___ **bag** / bolsa de ___; ___ **bəd** / cama de, colchón de ___; ___ **blister** / ampolla acuosa; ___ **-cooled** / enfriado-a por ___; ___ **faucet** / grifo, pila, llave de ___; ___ **intake** / ingestión o toma de ___; ___ **level** / nivel del ___; ___ **pill** / diurético; ___ **pollution** / contaminación del ___; ___ **purification** / purificación del ___; ___**-tight** / hermético, impermeable; ___ **-soluble** / soluble en ___, que se disuelve en ___; ___ **supply** / abastecimiento de ___; **to be in deep ___** / tener dificultades; **to give ___** / dar ___; **to wash with ___** / lavar con ___.

water balance *n.* balance hídrico, medida del equilibrio entre los líquidos tomados y la cantidad excretada.

water-electrolyte balance *n.* equilibrio hidroelectrolítico.

Waterhouse-Friderichsen syndrome *n.* síndrome Waterhouse-Friderichsen de hemorragia aguda en las glándulas suprarrenales asociada con un choque bacteriogénico agudo repentino.

water intoxication *n.* intoxicación acuosa, retención excesiva de agua.

watery *a.* acuoso-a, aguado-a, húmedo-a; ___ **eyes** / ojos llorosos.

wave *n.* onda, ondulación; ademán de la mano. 1. movimiento o vibración ondulante que tiene una dirección fija y prosigue en una curva de ondulación; 2. representación gráfica de una actividad como la obtenida en un encefalograma; **brain ___-s** / ___-s cerebrales; **electromagnetic ___-s** / ___-s electromagnéticas; **excitation ___** / ___ de excitación; **high-frequency ___** / ___ de alta frecuencia; **short ___** / ___ corta; **ultrasonic ___-s** / ___-s ultrasónicas; **___ length** / longitud de ___; *v.* hacer señales o ademanes con la mano.

wax *n.* cera; 1. cera producida por abejas; 2. secreción cerosa; **ear ___** / cerumen del oído; 3. cerumen, sustancia de origen animal, vegetal o mineral que se emplea en preparaciones de pomadas; **depilatory ___** / ___ depilatoria.

way *n.* vía, camino; pasaje; **by the ___** / a propósito; **in no ___** / de ningún modo; **out of the ___** / fuera de curso, desviado-a; lejano-a; **that ___** / por allí; **the other ___ around** / por el contrario; **___ of life** / manera de vivir; costumbres; **___ out** / salida; **to make ___ for** / abrir paso.

WBC *abbr.* (*white blood cells*) glóbulos blancos, leucocitos.

weak *a.* débil, flojo-a, endeble, enclenque; poco fuerte.

weakness *n.* debilidad, debilitamiento, flojera, flaqueza.

weaning *n.* destete, terminación de la lactancia.

weanling *n.* el, la recién destetado-a, desmamado-a.

wear *n.* uso, gasto, deterioro, deteriorización; *vr.* usar, llevar puesto; desgastar; **to ___ out** / gastar; gastarse; desgastarse.

weary *a.* cansado-a, fatigado-a.

weather *n.* [*climate*] tiempo; **___ forecasting** / pronóstico del ___.

web *n.* red, membrana; **pulmonary arterial ___** / ___-es de membranas arteriopulmonares.

webbed *n.* unido-a por una telilla o membrana.

wedge *n.* cuña.

weep *v.* supurar, exudar (un líquido) poco a poco.

weight *n.* peso; **birth ___** / ___ al nacer; **___ gain** / aumento de ___; **___ loss** / pérdida de ___.

welfare *n.* bien, bienestar; salud; asistencia; **___ benefits** / beneficios de asistencia social;

___ work / trabajo de asistencia social; **___ worker** / trabajador-a social.

well *a.* bueno-a; con buena salud; **well-being** / bienestar; *adv.* bien, favorablemente, felizmente; **all is ___** / todo va bien.

welt *n.* verdugón, roncha.

wens *n.* quiste.

Wertheim operation *n.* histerectomía, extirpación del útero, los ovarios, las trompas de Falopio y los tejidos adyacentes.

Western Blot, immunoblot *n.* Western Blot, prueba subsecuente para confirmar la infección por el virus VIH, en pacientes con evidencia de exposición, indicada por un ensayo enzimático inmunoabsorbente (ELISA).

West Nile Virus *n.* Virus del Nilo Occidental, transmitido a humanos y animales por mosquitos que se infectan al picar pájaros infectados. Las personas con un sistema inmune normal si son infectadas manifiestan síntomas similares a los de la gripe, o influenza, benigna. Las víctimas con un sistema inmune deficiente corren el riesgo de contraer encefalitis y sufrir otros daños graves.

wet *a.* mojado-a, humedecido-a; *v.* mojar, humedecer.

wet brain *n.* hidrocefalia.

wet dream *n.* emisión seminal nocturna.

Wharton's duct *n.* conducto de Wharton, conducto excretorio de la glándula submaxilar.

wheal *n.* roncha.

wheelchair *n.* silla de ruedas.

wheezing *n.* respiración sibilante, o silbante.

whenever *adv.* cuando quiera; siempre que; **___ is needed** / siempre que se necesite; **___ you wish** / siempre que lo desee.

while *adv.* mientras, un rato, algún tiempo; **for a ___** / temporalmente; **not for a ___** / por ahora no.

whimper *n.* quejido, lloriqueo; *v.* sollozar, lloriquear.

whiplash injury *n.* lesión de latigazo.

Whipple procedure *n.* procedimiento de Whipple, procedimiento quirúrgico que implica extirpar partes del páncreas y del duodeno para tratar el cáncer pancreático.

Whipple's disease *n.* enfermedad de Whipple, trastorno causado por la acumulación de depósitos lípidos en los tejidos linfáticos e intestinales.

whisper *n.* susurro, cuchicheo; *v.* susurrar, cuchichear.

white count *n.* conteo de leucocitos, cuenta o el número total de glóbulos blancos en la sangre generalmente expresado como el número en un milímetro cúbico.

white matter *n.* sustancia blanca, tejido nervioso formado en su mayor parte por fibras mielínicas y que constituye el elemento conductor del cerebro y de la médula espinal.

WHO *abbr.* (*World Health Organization*) OMS, Organización Mundial de la Salud.

whoop *n.* estridencia, sonido que caracteriza la respiración después de un ataque de tos ferina.

whooping cough *n.* tos ferina. *V.* **pertussis.**

wide *a.* ancho-a; **three feet ___** / tres pies de ancho; amplio-a; extenso-a; **___ open** / muy abierto; **___-ly;** *adv.* / ampliamente, extensamente.

widespread *a.* extendido-a; muy difundido-a; general.

widow *n.* viuda.

widower *n.* viudo.

width *n.* anchura, ancho.

wife *n.* esposa.

wig *n.* peluca.

will *n.* voluntad, determinación, deseo; testamento; *v.* querer, ordenar, mandar.

Wilms' tumor *n.* tumor de Wilms, neoplasma del riñón que se desarrolla rápidamente y *usu.* se manifiesta en la infancia.

Wilson's disease *n.* enfermedad de Wilson, trastorno genético raro, enfermedad del cobre, originando acumulación del metal en el hígado, el cual lo libera a otros órganos, tal como el cerebro, produciendo eventualmente demencia y cirrosis.

wind *n.* viento, aire; flato, ventosidad.

windburn *n.* quemadura por el viento.

windpipe *n.* tráquea; *pop.* gaznate.

wink *n.* pestañeo; *v.* pestañear.

wisdom teeth *n.* cordales, muelas del juicio.

wise *n.* sabio, prudente, sensato.

withdrawal *n.* supresión, retracción; introversión; privación.

withdrawal syndrome *n.* síndrome de privación, de una droga adictiva como resultado de la supresión de su consumo.

withdrawal treatment *n.* tratamiento de desintoxicación.

within *prep.* dentro de, en el interior de; a distancia de; al alcance de; cerca de; **___ an hour** / ___ una hora.

without *prep.* sin, falto de, fuera de; *adv.* fuera, afuera.

withstand *vi.* resistir, soportar, sufrir.

woman *n.* (*pl.* **women**) mujer.

womb *n.* matriz, útero. *V.* **uterus.**

wool sorter's disease *n.* enfermedad de los cargadores de lana; ántrax.

work *n.* trabajo, empleo, ocupación; *v.* trabajar.

workshop *n.* laboratorio o taller de trabajo.

workup *n.* 1. preparación del paciente para la aplicación de un tratamiento; 2. obtención de los datos pertinentes a un caso.

worm *n.* lombriz, gusano.

wormlike *a.* vermicular, vermiforme.

worsen *v.* agravarse.

wound *n.* herida, lesión; **contused ___** / ___ contusa, lesión subcutánea; **gunshot ___** / ___ de bala; **penetrating ___** / ___ penetrante; **puncture ___** / ___ de punción, con un instrumento afilado; **___ debridement** / desbridamiento de ___.

wrinkle *n.* arruga; *v.* arrugarse.

wrist *n.* carpo, muñeca; carpus; **___ drop** / muñeca caída.

wrong *n.* error, falsedad; *a.* erróneo-a; incorrecto-a; **___ treatment** / el tratamiento equivocado **___; the ___ side** / el lado incorrecto; **to be ___** / no tener razón; estar equivocado-a; **to go ___** / [*to fail to understand*] interpretar mal; equivocarse; **___-ly;** *adv.* / mal; incorrectamente, equivocadamente.

xanthelasma *n.* xantelasma, manchas o placas amarillentas que aparecen gen. alrededor de los párpados.

xanthic *a.* amarillento-a, rel. a la xantina.

xanthine *n.* xantina, grupo de substancias tales como la cafeína estimulantes del sistema nervioso central y del corazón.

xanthochromia *n.* xantocromía, color amarillento visto en placas de la piel o en el líquido cefalorraquídeo.

xanthoderma *n.* xantoderma, color amarillento de la piel.

xanthoma *n.* xantoma, formación tumoral de placas o nódulos en la piel; **diabetic** ___ / ___ diabético; **disseminated** ___ / ___ diseminado; **eruptive** ___ / ___ eruptivo; **planar** ___ / ___ plano; ___ **tendinosum** / ___ tendinoso; ___ **tuberosum** / ___ tuberoso.

xanthophyll *a.* xantofila, cualquiera de varios pigmentos neutrales carotenoides del amarillo al naranja que son derivados del oxígeno de carotenos,

xanthosis *n.* xantosis, descoloración amarillenta de la piel debida a la ingestión excesiva de alimentos tales como la zanahoria y la calabaza.

x chromosome *n.* cromosoma x, cromosoma sexual diferencial que determina las características del sexo femenino.

xenograft *n.* xenoinjerto; ___ **rejection** / rechazo de ___.

xenon *n.* xenón, elemento gaseoso, radioisótopo que se encuentra en pequeñas cantidades en el aire atmosférico.

xenon-133 *n.* xenón 133, radioisótopo de xenón usado en la fotoescanción del pulmón.

xenophobia *n.* xenofobia, temor excesivo o aversión a algo o a alguien extraño o extranjero.

xenotransplant *n.* xenotransplante, proceso de trasplantar un órgano o parte de una especie a otra.

xeroderma *n.* xeroderma, piel excesivamente seca.

xeromammography *n.* xeromamografía, xerorradiografía de la mama.

xerophthalmia *n.* xeroftalmia, sequedad excesiva de la conjuntiva causada por deficiencia de vitamina A.

xeroradiography *n.* xerorradiografía, registro de imágenes electrostáticas por medio de un proceso en seco usando placas cubiertas con un elemento metálico tal como el selenio.

xerosis *n.* xerosis, sequedad anormal presente en la piel, ojos y membranas mucosas.

xerostomia *n.* xerostomía, excesiva sequedad en la boca debida a una deficiencia de secreción salival.

xiphoid *a.* xifoide, en forma de espada, similar al apéndice xifoide o ensiforme.

xiphoid process *n.* apéndice xifoide, formación cartilaginosa que se une al cuerpo del esternón.

x-linked *a.* rel. a caracteres genéticos que se relacionan con el cromosoma x.

x-rays *n.* rayos X (equis), radiografía. 1. ondas electromagnéticas de alta energía de radiación que se usan para penetrar tejidos y órganos del cuerpo y registrar densidades en una placa o pantalla; 2. placa fotográfica o fluorescente que obtiene la imagen de estructuras internas del organismo.

yaw *n.* lesión primaria de la frambesia.

yawn *n.* bostezo; *v.* bostezar.

yaws *n.* See **frambesia**.

y chromosome *n.* cromosoma y, cromosoma sexual diferencial que determina las características sexuales del sexo masculino.

year *n.* año; **at the beginning of the ___** / a principios de ___; **at the end of the ___** / al final del ___; **every ___** / todos los ___-s. **last ___** / el ___ pasado; **New Year** / Año Nuevo; **once a ___** / una vez al ___; **___-ly** *adv.* / anualmente.

years of potential life lost *n.* años perdidos de vida potencial. Medida potencial del impacto en un individuo de enfermedades y fuerzas letales sociales. Se tienen en cuenta los años que la persona pudo haber vivido si una muerte prematura debido a heridas mortales, cáncer, enfermedades del corazón, etc. no hubiera ocurrido.

yeast *n.* levadura, hongo diminuto capaz de provocar fermentación que se usa en la nutrición como fuente de vitaminas y proteínas; **___ infection** / infección de ___, infección de la vagina con un crecimiento excesivo de un hongo parecido a la levadura, caracterizada por una secreción vaginal e inflamación de la vagina y la vulva.

yell *n.* grito, alarido; *v.* gritar.

yellow *n.* color amarillo; *a.* amarillo-a.

yellow atrophy of the liver *n.* atrofia amarilla del hígado.

yellow bile *n.* bilis amarilla, uno de los cuatro humores del cuerpo que, según la antiguedad, produce irritabilidad.

yellow body *n.* cuerpo amarillo. *V.* **corpus luteum**.

yellow fever *n.* fiebre amarilla, enfermedad endémica de regiones tropicales debida a un virus que es transmitido por la picadura del mosquito hembra *Aedes Aegypti* y que se manifiesta con fiebre, ictericia y albuminuria.

yellow fibers *n.* [*elastic fibers*] fibras amarillas.

yellow hepatization *n.* hepatización de etapa final, en la cual las exudaciones se han convertido virulentas.

yellowish *a.* amarillento-a.

yellow jack *n. pop.* fiebre amarilla.

yellow spot *n.* mácula lútea.

yersinia *n.* yersinia; gen. del tipo de la especie *Yersinia pestis*, bacteria parasítica en humanos, que no forma esporas y contiene bastoncillos de células ovoides, gramma negativas.

yet *conj.* todavía; no obstante, sin embargo.

yield *n.* rendimiento; producción; *v.* producir, rendir.

ying-yang *n.* concepto de la filosofía china manteniendo el balance entre filosofía y medicina, comparado con el ying y yang, dos entidades opuestas que se complementan. La meta consiste en obtener el balance biológico de ambas entidades.

Y ligament *n.* ligamento iliofemoral.

yoga *n.* yoga, práctica de meditación y autodominio a través del cual se trata de alcanzar un estado de unión entre el yo y el universo.

yolk *n.* 1. yema del huevo; 2. conjunto de sustancias que nutren al embrión.

young *a.* joven; juvenil.

youngster *n.* jovencito-a, muchacho-a.

youth *n.* juventud, mocedad, período entre la niñez y madurez.

youthful *a.* juvenil, joven; **to look ___** / verse joven.

zero balancing n. equilibrio cero, método para producir un estado de equilibrio en el organismo alineando la energía con el uso de manipulación de selectas partes del cuerpo.

zero population growth n. crecimiento cero de población, condición demográfica que existe en un período de tiempo determinado en el cual la población permanece estable, sin aumentar ni disminuir.

zinc n. zinc, elemento metálico cristalino de propiedad astringente; ___ **oxide** / óxido de ___; ___ **peroxide** / peróxido de ___; ___ **sulfate** / sulfato de ___.

zinc ointment n. pomada de zinc.

Zollinger-Ellison syndrome n. síndrome de Zollinger-Ellison, condición manifestada por hipersecreción gástrica, hiperacidez y ulceración péptica del estómago e intestino delgado.

zona n. zona. 1. área o capa específica; 2. herpes zóster.

zone n. zona, estructura anatómica en forma de banda; **comfort** ___ / ___ de bienestar; **equivalence** ___ / ___ de equivalencia; **gliding** ___ / ___ de deslizamiento; **respiratory** ___ / ___ respiratoria; **transition** ___ / ___ de transición; ___ **radiata** / ___ radiada.

zoogenous a. zoógeno-a, que se adquiere o deriva de animales.

zoografting n. zooinjerto, injerto que proviene de tejido animal.

zoophobia n. zoofobia, ansiedad y miedo irracional hacia los animales.

zootoxin n. zootoxina, sustancia venenosa que procede de un animal como el veneno de la serpiente.

zoster n. zóster. V. **herpes zoster, shingles**.

zoster ophthalmicus n. zóster oftálmico, infección herpética del ojo, que afecta esp. el nervio óptico.

zygoma n. cigoma, zigoma, prominencia ósea que forma un arco en la unión del hueso malar y el temporal.

zygomatic a. cigomático-a, rel. el cigoto; ___ **arch** / arco ___; ___ **bone** / hueso ___; ___ **egg** / óvulo ___; ___ **process** proceso ___, de, relacionado con, constituyente o situado en la región del hueso cigomático y del arco cigomático; **proceso** ___ / n. cualquiera de las partes óseas que se unen al hueso cigomático.

zygote n. cigoto, óvulo fertilizado, célula fecundada por la unión de dos gametos.

Appendix A
Questioning the Patient
Specialties
Medical Phrases
Signs and Symptoms
Diagnoses, Tests, Studies, and Medications
Vocabulary of Diabetes and Breast Cancer
Positions and Movements

Apéndice A
Preguntas al paciente
Especialidades
Frases médicas
Signos y síntomas
Diagnósticos, pruebas, estudios y
medicamentos
El vocabulario de la diabetes y el
cáncer de seno
Posiciones y movimientos

Questioning the Patient / Preguntas al paciente

Interrogative Words / Palabras interrogativas

ENGLISH	SPANISH
how	¿cómo?
how many?	¿cuántos? [*masc.*], ¿cuántas? [*fem.*]
how much?	¿cuánto?
what?	¿qué?
when?	¿cuándo?
where?	¿dónde?
where from?	¿de dónde?
where to?	¿adónde?
which (one)?	¿cuál? [*sing.*], ¿cuáles? [*pl.*]
whom?	¿a quién? [*sing.*], ¿a quiénes? [*pl.*]
who?	¿quién? [*sing.*], ¿quiénes? [*pl.*]
whose?	¿de quién? [*sing.*], ¿de quiénes? [*pl.*]
why?	¿por qué?

Personal Data

Datos personales

ENGLISH	SPANISH

The questions are followed by one or more possible answers, other than ___ Yes / ___ No, and the patient is to choose the one more appropriate or the one corresponding to him or her.

Las siguientes preguntas están seguidas de dos o más posibles respuestas distintas de ___ Si / ___ No y el/la paciente debe escoger la más apropiada o la que mejor le corresponda.

Personal Data

Name _____

Age _____

Address _____

Family Members _____

Datos personales

nombre _____

edad _____

dirección _____

familiares inmediatos _____

---

1. Are you the patient?

1. ¿Es usted el/la paciente?

---

2. Who is the patient?

___ I am.

___ She is.

___ My mother is the patient.

2. ¿Quién es el/la paciente?

___ Soy yo.

___ Es ella.

___ Mi madre es la paciente.

---

3. What is your name?

My name is ___ John, ___ Linda.

3. ¿Cómo se llama usted?

Me llamo ___ Juan, ___ Linda.

---

4. How old are you?

I am ___ twenty, ___ thirty, ___ seventy-five years old.

4. ¿Cuántos años tiene? ¿Qué edad tiene?

Tengo ___ veinte, ___ treinta, ___ setenta y cinco años.

---

5. How old is the patient?

He/she is ___ forty, ___ fifty, ___ seventy years of age.

5. ¿Cuántos años tiene el/la paciente?

Él/ella tiene ___ cuarenta, ___ cincuenta, ___ setenta años.

---

6. What is your telephone number?

It is 323-4197 (three, two, three, four, one, nine, seven).

6. ¿Cuál es su número de teléfono?

Es 323-4197 (tres, dos, tres, cuatro, uno, nueve, siete).

---

7. What is your address?

My address is 43 N. (forty-three North) Elm.

7. ¿Cuál es su dirección?

Mi dirección es 43 N. (cuarenta y tres Norte) Elm.

---

8. Is this your permanent address?

8. ¿Es ésta su dirección permanente?

---

9. What is your present address?

It is 789 S. (seven, eight, nine, South) Paseo del Monte.

9. ¿Cuál es su dirección actual?

Es 789 S. (siete, ocho, nueve, Sur) Paseo del Monte.

Personal Data	Datos personales
ENGLISH	**SPANISH**

10. How long have you lived at the present address? ___ three months ___ one year ___ five years	10. ¿Hace cuánto tiempo vive en su dirección actual? ___ tres meses ___ un año ___ cinco años
11. Are your parents living? ___ My mother is living. ___ My father is deceased.	11. ¿Sus padres viven? ___ Mi madre vive. ___ Mi padre murió.
12. What is your father's name? Peter Smith.	12. ¿Cómo se llama su padre? Pedro Smith.
13. What is your mother's name? ___ Her name is Rose. ___ My mother's name is Rose.	13. ¿Cómo se llama su madre? ___ Su nombre es Rosa. ___ Mi madre se llama Rosa.
14. Are you ___ single? ___ married? ___ divorced? ___ separated? ___ living with partner? ___ a widow? ___ a widower?	14. ¿Es usted ___ soltero-a? ___ casado-a? ___ divorciado-a? ___ está separado-a? ___ convive con alguien? ___ viudo-a?
15. What is your spouse's name? ___ His name is Henry Pritchard. ___ Her name is Sylvia Pritchard.	15. ¿Cómo se llama su esposo-a? ___ Su nombre es Enrique Pastor. ___ Ella se llama Silvia Pastor.
16. Do you have children? How many? I have ___ one child, ___ three children.	16. ¿Tiene hijos? ¿Cuántos? Tengo ___ un hijo, ___ tres hijos.
17. Do they live with you?	17. ¿Viven con usted?
18. Do you live alone?	18. ¿Vive solo-a?
19. Can you give us the name, address, and telephone of a person that can be notified in case of an emergency?	19. ¿Nos puede dar el nombre, dirección y teléfono de alguien a quien podamos notificar en caso de emergencia?

Financial Facts

medical insurance
occupation
paying the bill

Finanzas y pagos

seguro médico
ocupación
pago de la cuenta

ENGLISH	SPANISH
1. What is your occupation? ___ teacher ___ mechanic ___ dentist ___ painter ___ doctor	1. ¿Cuál es su trabajo o profesión? ___ maestro-a ___ mecánico-a ___ dentista ___ pintor-a ___ doctor-a
2. Where do you work? ___ at home ___ in a garage ___ in a warehouse ___ in an office	2. ¿Dónde trabaja? ___ en mi casa ___ en un garaje ___ en un almacén ___ en una oficina
3. What is the name and address of your employer? ___ His name is Mark Smith and his address is 3967 E. (three, nine, six, seven East) Swan.	3. ¿Cuál es el nombre y dirección de la persona para quien trabaja? ___ Es el señor Marcos Smith y su dirección es 3967 E. (tres, nueve, seis, siete Este) Swan.
4. What is your Social Security number? ___ It is 457-55-5462 (four, five, seven, five, five, five, four, six, two).	4. ¿Cuál su número de Seguro Social? ___ Es 457-55-5462 (cuatro, cinco, siete cinco, cinco, cinco, cuatro, seis, dos).
5. Do you receive any workman's compensation?	5. ¿Recibe alguna compensación laboral?
6. Are you self-supporting?	6. ¿Se mantiene con sus propios recursos?
7. Do you have medical insurance?	7. ¿Tiene seguro médico?
8. Do you have Medicare?	8. ¿Tiene Medicare?
9. Do you have supplementary insurance?	9. ¿Tiene seguro suplementario?
10. May I have your insurance cards in order to copy them? ___ I don't have them with me.	10. ¿Me permite sus tarjetas de seguro médico para copiarlas? ___ No las tengo conmigo.
11. How would you like to pay your bill? ___ by cash ___ by check ___ with a credit card	11. ¿Cómo quiere pagar su cuenta? ___ en efectivo ___ con cheque ___ con tarjeta de crédito
12. Will you pay for this bill in a lump sum or would you like to make other arrangements? ___ I would like to pay the full amount. ___ I need to make other arrangements.	12. ¿Va a pagar esta cuenta en su totalidad o quiere hacer otros arreglos? ___ La voy a pagar en su totalidad. ___ Tengo que hacer otros arreglos.

An Appointment with the Doctor / Una consulta con el médico

ENGLISH	SPANISH
1. Please indicate if you have seen the doctor before.	1. Por favor indique si ha visto al doctor antes.
2. Please fill out this form.	2. Por favor, llene esta planilla.
3. Please sit down, and we will call you shortly.	3. Siéntese, por favor, y le llamaremos dentro de poco.
4. Follow me, please.	4. Sígame, por favor.
5. Please get on the scale.	5. Por favor, súbase a la balanza.
6. Now I am going to take your blood pressure.	6. Ahora le voy a tomar la presión arterial.
7. Please undress and put on this gown.	7. Por favor, desvístase y póngase esta bata.
8. Would you like to use the bathroom?	8. ¿Quiere usar el baño?
9. The doctor will be here shortly.	9. El doctor vendrá dentro de poco.
10. Breathe ___ normally ___ deeply ___ hold your breath	10. Respire ___ normalmente ___ profundamente ___ aguante la respiración
11. Cough lightly.	11. Tosa ligeramente.
12. Does it hurt here when I touch you?	12. ¿Le duele aquí cuando lo/la toco?
13. Show me where it hurts.	13. Indíqueme dónde le duele.
14. You may get dressed now.	14. Ya se puede vestir.
15. The doctor would like to see you in ___ a week ___ a month ___ 6 months ___ a year	15. El doctor lo/la quiere ver dentro de: ___ una semana ___ un mes ___ 6 meses ___ un año
16. You can make an appointment now.	16. Puede hacer una cita ahora.
17. You may take care of your bill now.	17. Puede pagar su cuenta ahora.

Chief Complaint / Queja principal

Present Illness	Enfermedad actual
Date and Time of Onset of Illness	Comienzo de la enfermedad
Characteristics of Illness	Características de la enfermedad
Frequency of Illness	Frecuencia de la enfermedad

ENGLISH	SPANISH
1. What brings you here?	1. ¿Cuál es la causa de su visita?
___ My yearly check-up.	___ Mi chequeo anual.
___ I have not been feeling well.	___ No me he estado sintiendo bien.
___ This is a follow-up appointment.	___ Esta es una visita de seguimiento.
2. How do you feel right now?	2. ¿Cómo se siente en este momento?
___ not well	___ no me siento bien
___ not too good	___ no muy bien
3. When did this problem begin?	3. ¿Cuando comenzó este problema?
___ It began about a month ago.	___ Empezó hace como un mes.
___ It has been going on for quite a while.	___ Empezó hace bastante tiempo.
4. Have you lost any weight recently?	4. ¿Ha bajado de peso recientemente?
___ some	___ algo
5. Is this problem preventing you from working?	5. ¿Este trastorno (problema o condición) le impide trabajar?
___ sometimes	___ algunas veces
___ once in a while	___ de vez en cuando
6. Is this problem affecting your regular activities?	6. ¿Este problema afecta sus actividades diarias?
___ up to a point	___ hasta cierto punto
7. Are you able to do housework?	7. ¿Puede hacer los quehaceres de la casa?
___ only light chores	___ solamente los más simples
8. Have you had this problem (symptom or discomfort) before?	8. ¿Ha tenido este malestar, (síntoma, trastorno) antes?
9. Did it start suddenly or gradually?	9. ¿Le empezó de pronto o gradualmente?
___ suddenly, ___ gradually	___ de pronto, ___ gradualmente

ENGLISH	SPANISH
10. Do you have this problem constantly?	10. ¿Tiene este trastorno continuamente?
___ when I get up in the morning	___ cuando me levanto en la mañana
___ after meals	___ después de las comidas
11. Every day?	11. ¿Todos los días?
___ almost every day	___ casi todos los días
___ not every day, but very frequently	___ no todos los días, pero muy frecuentemente
12. How many times a day?	12. ¿Cuántas veces al día?
___ once a day	___ una vez al día
___ a few times a day	___ varias veces al día
___ when I get up	___ cuando me levanto
___ in the afternoons	___ por las tardes
13. When do you feel worse?	13. ¿Cuándo se siente peor?
___ in the evenings	___ al anocher
14. Does it make you feel	14. ¿Le hace sentirse
___ weak?	___ débil?
___ tired?	___ cansado-a?
15. Do you have a fever?	15. ¿Tiene fiebre?
16. Are you in pain now?	16. ¿Tiene dolor ahora?
___ Not at this time.	___ No en este momento.
___ I am in a lot of pain.	___ Tengo mucho dolor.
17. Have you seen a doctor since you became ill?	17. ¿Ha visto a algún doctor desde que se enfermó?
18. Is your family aware of this problem?	18. ¿Está su familia al tanto de su problema?
19. Are you taking medication now?	19. ¿Está tomando algún medicamento ahora?
___ only pain killers	___ solamente pastillas para el dolor
20. Have you taken or done anything that seems to help you?	20. ¿Ha hecho o tomado algo que lo/la me mejore?
___ I take aspirin.	___ Tomo aspirina.
21. Have you ever been hospitalized on account of this problem?	21. ¿Ha tenido que ingresar alguna vez al hospital debido a este problema?

Medical History / Historia Clínica

General Questions

ENGLISH

1. Have you gained weight recently?
___ a little bit, some

2. Have you lost weight recently?

3. Do you have any pain?

4. How long have you had this pain?
___ for about two months
___ for about a week
___ since my last period

5. Where does it hurt?
___ here
___ in the neck
___ in the chest

6. Is the pain
___ sharp?
___ severe?
___ mild?
___ dull?

7. Do you tire easily?
___ sometimes

8. Do you feel dizzy?

9. Do you generally sleep well?
___ pretty well

10. How many hours do you sleep?
I sleep about ___ three, ___ five,
___ seven hours.

11. Do you sleep during the day?
___ once in a while

12. Do you take any pills to help you to
sleep?

Preguntas generales

SPANISH

1. ¿Ha aumentado de peso últimamente?
___ un poco

2. ¿Ha bajado de peso recientemente?

3. ¿Tiene dolor?

4. ¿Cuánto tiempo hace que tiene el dolor?
___ hace como dos meses
___ hace como una semana
___ desde mi última menstruación

5. ¿Dónde le duele?
___ aquí
___ en el cuello
___ en el pecho

6. ¿Es el dolor
___ agudo?
___ fuerte?
___ leve?
___ sordo?

7. ¿Se cansa fácilmente?
___ algunas veces

8. ¿Se siente mareado-a?

9. ¿Duerme bien generalmente?
___ bastante bien

10. ¿Cuántas horas duerme?
Duermo como ___ tres, ___ cinco,
___ siete horas.

11. ¿Duerme durante el día?
___ a veces

12. ¿Toma alguna pastilla para dormir?

Family History;
Past Medical History

Historia familiar;
historia clínica previa

ENGLISH	SPANISH
1. Do you have any children?	1. ¿Tiene hijos?
2. How old were you when you had your first child? I was ___ twenty-one, ___ thirty-three, ___ forty years old.	2. ¿Cuántos años tenía cuando nació su primer-a hijo-a? Yo tenía ___ veintiún, ___ treinta y tres, ___ cuarenta años.
3. Do your children live with you?	3. ¿Viven sus hijos con usted?
4. Are your parents living?	4. ¿Sus padres están vivos?
5. Are they in good health? ___ fair	5. ¿Tienen buena salud? ___ regular
6. Is your father living?	6. ¿Su padre está vivo?
[*if the answer is Yes*] 7. What is his health like? ___ good ___ fair	[*si la respuesta es Sí*] 7. ¿Cómo está de salud? ___ bien ___ regular
[*if the answer is No*] 8. What did he die from? ___ from a stroke ___ from surgery complications	[*si la respuesta es No*] 8. ¿De qué murió? ___ de una embolia cerebral ___ de complicaciones de una cirugía
9. How old was he when he died? He was ___ sixty-two, ___ seventy, ___ eighty-two years old.	9. ¿Qué edad tenía cuando murió? Tenía ___ sesenta y dos, ___ setenta, ___ ochenta y dos años.
10. Is your mother living?	10. ¿Su madre está viva?
11. What is her health like? ___ fair ___ bad	11. ¿Cómo está de salud? ___ regular, más o menos ___ mal
12. What did she die of? ___ from breast cancer	12. ¿De qué murió ella? ___ de cáncer del seno

Family History;
Past Medical History

Historia familiar;
historia clínica previa

ENGLISH	SPANISH

13. Have you ever been hospitalized?	13. ¿Ha estado hospitalizado-a alguna vez?
14. What for?	14. ¿Debido a qué?
___ for surgery	___ para operarme
___ to deliver a baby	___ por estar de parto
___ for acute respiratory problems	___ por un problema respiratorio agudo
15. For how long?	15. ¿Por cuánto tiempo?
___ a week	___ una semana
___ fourteen days	___ catorce días
___ a month	___ un mes
16. How many times?	16. ¿Cuántas veces?
___ one	___ una
___ two	___ dos
___ three times	___ tres veces
17. Have you or your parents, grandparents, or close relatives ever had any of the following illnesses?	17. ¿Han padecido sus padres, abuelos o familiares inmediatos algunas de las enfermedades siguientes?
___ amebic dysentery	___ disentería amebiana
___ allergies	___ alergias
___ anemia	___ anemia
___ appendicitis	___ apendicitis
___ arthritis	___ artritis
___ asthma	___ asma
___ cancer	___ cáncer
___ chicken pox	___ varicela
___ chorea	___ corea
___ chronic laryngitis	___ laringitis crónica
___ chronic tonsilitis	___ amigadalitis crónica
___ cirrhosis	___ cirrosis
___ conjunctivitis	___ conjunctivitis
___ cystitis	___ cistitis
___ diabetes	___ diabetes
___ diphteria	___ difteria
___ ear infections	___ infecciones de los oídos
___ emphysema	___ enfisema
___ epilepsy	___ epilepsia
___ gallbladder attack	___ ataque vesicular
___ gallstones	___ cálculos en la vesícula

Family History; Past Medical History

Historia familiar; historia clínica previa

ENGLISH	SPANISH
___ goiter	___ bocio
___ gonorrhea	___ gonorrea
___ hay fever	___ fiebre del heno
___ heart disease	___ enfermedad del corazón
___ hepatitis	___ hepatitis
___ high blood pressure	___ presión arterial alta
___ jaundice	___ ictericia
___ measles, German measles, rubella	___ sarampión, sarampión alemán, rubéola
___ mononucleosis	___ mononucleosis
___ mumps	___ paperas
___ scarlet fever	___ fiebre escarlatina
___ syphilis	___ sífilis
___ tuberculosis	___ tuberculosis
___ typhoid fever	___ fiebre tifoidea

18. Have you or any of your immediate relatives been addicted to	18. ¿Usted o algún familiar cercano ha sido adicto
___ alcohol?	___ al alcohol?
___ tobacco?	___ al tabaco?
___ drugs?	___ a las drogas?

19. Has anyone in your family died of a heart attack?	19. ¿Ha muerto algún familiar cercano de un ataque al corazón?

20. Have any of your siblings died?	20. ¿Ha muerto alguno de sus hermanos o hermanas?

21. How old was he/she? He/she was	21. ¿Qué edad tenía? Él/ella tenía
___ twenty-three,	___ veintitrés,
___ thirty-five,	___ treinta y cinco,
___ forty years old.	___ cuarenta años.

22. Where have you lived most of your life?	22. ¿Dónde ha vivido la mayor parte de su vida?
___ here in the United States	___ aquí en los Estados Unidos
___ abroad	___ fuera del país
___ in my native country	___ en mi país natal

Specialties / Especialidades

Eyes, Ears, Nose, and Throat

Ojos, oídos, nariz y garganta

ENGLISH	SPANISH
1. Have you noticed any bleeding from your gums or mouth?	1. ¿Ha notado si las encías o la boca le sangran?
2. Does your tongue feel sore? Is any part of your mouth sore?	2. ¿Siente la lengua adolorida? ¿Le duele otra parte de la boca?
3. Do you have swelling or lumps in the mouth?	3. ¿Tiene alguna hinchazón o protuberancia en la boca?
4. Do you have difficulty swallowing?	4. ¿Tiene dificultad al tragar?
5. Do you suffer from sore throats? How frequently? ___ about once a month ___ several times a year	5. ¿Padece de dolor de garganta? ¿Con qué frecuencia? ___ como una vez al mes ___ varias veces al año
6. Do you have any dripping or drainage in the back of the throat?	6. ¿Tiene algún goteo o drenaje en la parte posterior de la garganta?
7. Are you often hoarse?	7. ¿Tiene ronquera frecuentemente?
8. Have you noticed any swelling in your neck?	8. ¿Ha notado alguna hinchazón en su cuello?
9. Have you ever had nosebleeds?	9. ¿Le ha sangrado la nariz alguna vez?
10. Do you have any difficulty hearing?	10. ¿Tiene alguna dificultad para oír?
11. Do you have ringing in your ears? ___ right ear ___ left ear ___ both	11. ¿Tiene zumbido o tintineo en los oídos? ___ en el derecho ___ en el izquierdo ___ en ambos
12. Have you noticed any secretion from your ears?	12. ¿Ha notado alguna secreción por los oídos?
13. Do you have earaches?	13. ¿Padece de dolor de oído?
14. Have you noticed any change in your vision?	14. ¿Ha notado algún cambio en la vista?

Eyes, Ears, Nose, and Throat

Ojos, oídos, nariz y garganta

ENGLISH	SPANISH
15. Do you wear glasses or contact lenses? ___ for close-up ___ for distance ___ for reading ___ all the time	15. ¿Usa anteojos o lentes de contacto? ___ para ver de cerca ___ para ver de lejos ___ para leer ___ siempre
16. Have you noticed any redness or swelling in your eyes?	16. ¿Ha notado que sus ojos estén enrojecidos o hinchados?
17. Do you have double vision?	17. ¿Tiene visión doble?
18. Do you see spots or flashes of light?	18. ¿Ve manchas o destellos de luz?
19. Have you had pain in your eyes?	19. ¿Ha tenido dolor en los ojos?
20. Do you have any discharge from your eyes?	20. ¿Tiene secreciones en los ojos?
21. Have your eyes ever been affected by any sickness or accident?	21. ¿Ha sido su vista afectada por alguna enfermedad o accidente?
22. Do you have blurred vision?	22. ¿Se le nubla la vista?
23. Do you have a burning feeling in your eyes?	23. ¿Le arden los ojos?
24. Do you have to strain your eyes to see better?	24. ¿Tiene que forzar la vista para ver mejor?
25. When was your last vision test? ___ it has been a year ___ two years ago ___ since I was a child	25. ¿Cuándo fue su último examen de la vista? ___ hace un año ___ dos años atrás ___ desde que era niño-a

Cardiopulmonary

Cardiopulmonar

ENGLISH	SPANISH

1. Have you ever had an electrocardiogram?

1. ¿Se le ha hecho alguna vez un electrocardiograma?

2. Have you ever noticed rapid heartbeats?

2. ¿Ha notado alguna vez si tiene latidos rápidos del corazón?

3. Have you ever had chest pain?

3. ¿Ha tenido alguna vez dolor en el pecho?

4. How long did it last?
  ____ a couple of hours
  ____ all day yesterday
  ____ almost a week

4. ¿Cuánto tiempo le duró?
  ____ un par de horas
  ____ todo el día de ayer
  ____ casi una semana

5. In what part of the chest?
  ____ the upper chest
  ____ the lower chest

5. ¿En qué parte del pecho?
  ____ en la parte superior del pecho
  ____ en la parte inferior del pecho

6. Does it radiate to any part of your body?
  ____ arm
  ____ shoulder
  ____ neck
  ____ back

6. ¿Se le corre a alguna parte del cuerpo?
  ____ al brazo
  ____ al hombro
  ____ al cuello
  ____ a la espalda

7. Do you cough?
  ____ a little
  ____ a lot
  ____ a dry cough

7. ¿Tiene tos?
  ____ poca tos
  ____ mucha tos
  ____ una tos seca

8. Does your chest hurt when you cough?

8. ¿Le duele el pecho cuando tose?

9. Do you have any swelling in your legs or ankles?

9. ¿Tiene hinchazón en las piernas o los tobillos?

10. Do you have high blood pressure?

10. ¿Tiene la presión arterial alta?

11. Do you bleed easily?

11. ¿Tiene tendencia a sangrar?

12. Do you smoke? For how long have you smoked?
  ____ for one year
  ____ for a long time

12. ¿Fuma? ¿Cuánto tiempo hace que fuma?
  ____ un año
  ____ hace mucho tiempo

Cardiopulmonary	Cardiopulmonar
ENGLISH	**SPANISH**
13. How many cigarettes per day?	13. ¿Cuántos cigarrillos al día?
___ five	___ cinco
___ ten	___ diez
___ a pack a day	___ un paquete al día
14. Have you tried to stop?	14. ¿Ha tratado de dejar de fumar?
15. Have you ever had lung disease?	15. ¿Ha tenido alguna enfermedad de los pulmones?
16. Do you have frequent colds?	16. ¿Tiene catarros, o resfríos, frecuentes?
17. Do you cough up any phlegm?	17. ¿Tose con flema?
18. What does it look like?	18. ¿Cómo es la flema?
___ viscous	___ viscosa
___ bloody	___ con sangre
___ watery	___ aguada
19. What color is it?	19. ¿De qué color es la flema?
___ clear	___ clara
___ white	___ blanca
___ yellow	___ amarilla
___ green	___ verde
___ dark	___ oscura
___ brown	___ marrón
20. Have you ever coughed up blood?	20. ¿Alguna vez ha tenido sangre al toser?
21. Have you had any trouble breathing?	21. ¿Ha tenido dificultad para respirar?
22. Are you short of breath	22. ¿Le falta la respiración
___ at night?	___ por la noche?
___ when you walk?	___ cuando camina?
___ even when resting?	___ aún cuando descansa?
23. Have you noticed any particular sound in your breathing?	23. ¿Ha notado algún sonido diferente al respirar?
24. Is there any position that makes your breathing	24. ¿Hay alguna posición en la que respira
___ easier?	___ mejor?
___ worse?	___ peor?

Gastrointestinal	Gastrointestinal
ENGLISH	**SPANISH**

ENGLISH	SPANISH
1. Is there any food that disagrees with you? ___ fried foods ___ acid fruits ___ dairy foods	1. ¿Le cae mal algún alimento? ___ comidas fritas ___ frutas ácidas ___ productos lácteos
2. Do you have heartburn?	2. ¿Tiene reflujo estomacal (pirosis)?
3. Do you suffer from stomachaches? ___ before eating ___ while eating ___ after eating	3. ¿Padece de dolores del estómago? ___ antes de comer ___ mientras come ___ después de comer
4. Do you suffer from indigestion?	4. ¿Padece de indigestión?
5. Do you drink or eat between meals?	5. ¿Come o toma líquidos entre las comidas?
6. Do you drink coffee? How many cups a day? ___ one ___ two ___ three ___ four cups	6. ¿Toma café? ¿Cuántas tazas al día? ___ una ___ dos ___ tres ___ cuatro tazas
7. Do you eat fried or fatty foods?	7. ¿Come comidas fritas o grasosas?
8. Do you burp a lot?	8. ¿Eructa mucho?
9. How much milk do you drink? What kind? ___ 2% ___ skim ___ whole milk	9. ¿Cuánta leche toma? ¿De qué clase? ___ 2% ___ desnatada ___ completa
10. At what time do you eat breakfast?	10. ¿A qué hora desayuna?
11. At what time do you eat your last meal of the day?	11. ¿A qué hora come su última comida del día?
12. Do you try to eat a balanced meal every day?	12. ¿Trata de comer una comida balanceada todos los días?

Gastrointestinal	Gastrointestinal
ENGLISH	**SPANISH**
13. What kind of food do you generally eat more of?	13. ¿Qué clase de alimentos generalmente come más?
___ meats	___ carnes
___ vegetables	___ vegetales
___ bread and cereals	___ panes y cereales
___ fruits	___ frutas
14. Do you eat a good breakfast every day?	14. ¿Toma un buen desayuno todos los días?
15. Are you constipated?	15. ¿Padece de estreñimiento?
16. Do you have a bowel movement every day?	16. ¿Evacúa los intestinos todos los días?
17. Are your stools normal?	17. ¿Son normales sus heces?
18. What color and consistency are they?	18. ¿Qué color y consistencia tienen?
___ normal	___ normal
___ hard and dark	___ oscuras y duras
___ bloody	___ con sangre
___ greasy	___ grasientas
___ dark and viscous	___ oscuras y viscosas
19. Do you have diarrhea?	19. ¿Tiene diarrea?
20. Have you noticed any blood or mucous in the stools?	20. ¿Ha notado sangre o mucosidad en las heces fecales?

Musculoskeletal

ENGLISH

1. Do you have pain in your joints?
2. Do you have pain in the neck or back?
3. Do your muscles hurt?
4. Do you feel general muscle weakness?
5. Have you noticed any swelling on a bone?
6. Do your bones ache?
7. Have you ever had a fracture or a sprain?
8. How long ago?   ___ last year   ___ five years ago   ___ a long time ago
9. What bone or part was affected?   ___ I fractured my wrist.   ___ I broke the femur.   ___ I had a hip fracture.

Musculoesquelética

SPANISH

1. ¿Le duelen las articulaciones?
2. ¿Tiene dolor en el cuello o la espalda?
3. ¿Le duelen los músculos?
4. ¿Siente debilidad muscular general?
5. ¿Ha notado hinchazón en algún hueso?
6. ¿Siente dolor en los huesos?
7. ¿Ha tenido alguna vez una fractura o luxación?
8. ¿Cuánto tiempo hace?   ___ el año pasado   ___ hace cinco años   ___ hace mucho tiempo
9. ¿Qué hueso o parte fue afectado-a?   ___ Me fracturé la muñeca   ___ Me partí el fémur   ___ Me fracturé la cadera.

Neurological	Neurológica
ENGLISH	**SPANISH**

1. Do you have any feeling of tingling or numbness?	1. ¿Tiene alguna sensación de hormigueo o entumecimiento?
2. Do you forget things easily?	2. ¿Olvida las cosas con facilidad?
3. Is your memory worse than before?	3. ¿Ha empeorado su memoria?
4. Do you have good balance?	4. ¿Tiene buen equilibrio?
5. Do you have any difficulty walking?	5. ¿Tiene alguna dificultad para caminar?
6. Do you have difficulty moving ___ towards the right? ___ towards the left?	6. ¿Tiene dificultad al moverse ___ hacia la derecha? ___ hacia la izquierda?
7. Have you ever lost consciousness?	7. ¿Ha perdido el conocimiento alguna vez?
8. More than once?	8. ¿Más de una vez?
9. Do you walk without difficulty?	9. ¿Camina sin dificultad?
10. Do you need any walking device to maintain your balance? ___ cane ___ walker	10. ¿Necesita alguna ayuda para mantener el equilibrio? ___ bastón ___ caminador
11. Do you feel sometimes like you are going to fall?	11. ¿Siente algunas veces como si fuera a caerse?
12. Have you had any seizures or convulsions?	12. ¿Ha tenido ataques o convulsiones de algún tipo?
13. Is your memory ___ good? ___ bad? ___ not as good as it used to be?	13. ¿Cómo es su memoria? ___ buena ___ mala ___ no tan buena como antes
14. Can you feel this?	14. ¿Puede sentir esto?
15. Can you smell this?	15. ¿Puede oler esto?
16. Does any particular food taste different to you?	16. ¿Hay algún alimento en particular cuyo sabor le parece distinto?

Skin   # Piel

ENGLISH	SPANISH
1. Do you have any sores or blisters?	1. ¿Tiene algunas llagas o ampollas?
2. Do you have any mole that is red or itchy?	2. ¿Tiene algún lunar enrojecido o que le pica?
3. Do you have a skin rash?	3. ¿Tiene alguna erupción en la piel?
4. Since when have you had this eruption?	4. ¿Desde cuándo ha tenido esta erupción?
5. Have you noticed any change?	5. ¿Ha notado algún cambio?
6. Have you noticed any unusual spots in your skin?	6. ¿Ha notado alguna mancha peculiar en la piel?
7. Do you use any cosmetics that cause redness or swelling to your skin?	7. ¿Usa cosméticos que le causen enrojecimiento o hinchazón en la piel?
8. Have you had any severe burns?	8. ¿Ha tenido alguna vez una quemadura grave?
9. Does anything make you itchy?	9. ¿Hay algo que le da picazón?
10. Is your skin very sensitive to the sun's rays?	10. ¿Es su piel muy sensitiva a los rayos del sol?
11. Do you use any sunblockers (creme or lotion) if you are going to be exposed to the sun?	11. ¿Usa algún bloqueador de sol (crema o loción) si va a estar expuesto-a a los rayos del sol?
12. Have you noticed any discoloration on your skin?	12. ¿Ha notado alguna descoloración en la piel?

Genitourinary

Genitourinaria

ENGLISH

SPANISH

(TO FEMALE PATIENTS)

(PARA PACIENTES FEMENINAS)

1. How old were you when you had your
   first period?
   I was
   ___ ten
   ___ thirteen
   ___ fourteen years old.

1. ¿Qué edad tenía cuando tuvo la
   primera regla (período)?
   Yo tenía
   ___ diez
   ___ trece
   ___ catorce años de edad.

2. When was your last period?
   ___ one week ago
   ___ three weeks ago
   ___ two months ago
   ___ six months ago

2. ¿Cuándo tuvo la última regla?
   ___ hace una semana
   ___ hace tres semanas
   ___ hace dos meses
   ___ hace seis meses

3. Are your periods difficult?

3. ¿Son sus períodos (o reglas) difíciles?

4. How long does your period last?
   ___ three to four days
   ___ a week
   ___ eight to nine days

4. ¿Cuántos días le dura el período?
   ___ tres o cuatro días
   ___ una semana
   ___ ocho a nueve días

5. Do you ever bleed between periods?

5. ¿Tiene algún sangrado entre reglas?

6. Do you have any discharge from
   the vagina?

6. ¿Tiene algún flujo o secreción
   vaginal?

7. What does it look like?
   ___ viscous
   ___ yellowish
   ___ bloody

7. ¿Cómo es?
   ___ viscosa
   ___ amarillenta
   ___ con sangre

8. Do you have any itching or burning
   in the genital area?

8. ¿Tiene alguna picazón o ardor en
   el área genital?

9. Have you ever had a venereal disease?

9. ¿Ha tenido alguna enfermedad venérea?

10. Are you pregnant?

10. ¿Está embarazada (en estado, encinta)?

11. Have you ever been pregnant?
    How many times?
    ___ two
    ___ four
    ___ seven times

11. ¿Ha estado embarazada alguna vez?
    ¿Cuántas veces?
    ___ dos
    ___ cuatro
    ___ siete veces

Genitourinary

Genitourinaria

ENGLISH	SPANISH
(TO FEMALE PATIENTS)	(PARA PACIENTES FEMENINAS)

12. Have you ever had a miscarriage? How many times?
___ one
___ two
___ three times

12. ¿Ha tenido alguna vez un malparto, o aborto? ¿Cuántas veces?
___ una
___ dos
___ tres veces

---

13. Have you ever had an induced abortion? How many times?
___ once
___ twice

13. ¿Ha tenido alguna vez un aborto inducido? ¿Cuántas veces?
___ una vez
___ dos veces

---

14. Do you have any problem during intercourse?

14. ¿Tiene algún problema o dificultad durante las relaciones sexuales?

---

15. Do you have any pain during intercourse?

15. ¿Tiene dolor durante las relaciones sexuales?

---

16. Do you use any type of birth control?

16. ¿Usa algún tipo de anticonceptivo?

---

17. How many live births have you had?

17. ¿Cuántas veces ha dado a luz?

---

18. Have you had any stillbirths?

18. ¿Ha tenido algún mortinato (feto nacido muerto)?

(TO MALE PATIENTS)	(PARA PACIENTES MASCULINOS)

1. Do you have any discharge from the penis?

1. ¿Tiene alguna secreción por el pene?

---

2. Do you have pain in the testicles?

2. ¿Tiene dolor en los testículos?

---

3. Do you have pain or swelling in the scrotum?

3. ¿Tiene dolor o hinchazón en el escroto?

---

4. Are you unable to have an erection?

4. ¿Se le dificulta tener una erección?

---

5. Do you have a satisfactory sex life?

5. ¿Está satisfecho con su vida sexual?

---

6. Have you had any venereal disease?

6. ¿Ha tenido alguna enfermedad venérea?

---

7. Have you fathered any children?

7. ¿Ha tenido hijos?

Urinary

Urinaria

ENGLISH	SPANISH
1. Do you have any trouble urinating?	1. ¿Tiene dificultad cuando orina?
2. Do you have to get up to urinate during the night? How many times? ___ two ___ three times	2. ¿Tiene que levantarse por la noche a orinar? ¿Cuántas veces? ___ dos ___ tres veces
3. Do you have pain or burning when urinating?	3. ¿Tiene dolor o ardor cuando orina?
4. Is the color of the urine ___ yellow, ___ murky ___ milky, ___ pale, ___ reddish?	4. ¿Es la orina ___ amarilla, ___ turbia ___ lechosa, ___ sin color, ___ rojiza?
5. Do you have blood in the urine?	5. ¿Tiene sangre en la orina?
6. Are you unable to control your urination?	6. ¿No puede controlar la salida de orina?
7. Do you urinate too often?	7. ¿Orina con demasiada frecuencia?
8. Do you pass a little or a lot of urine regularly?	8. ¿Orina mucho o poco regularmente?
9. Do you have difficulty starting to urinate?	9. ¿Tiene dificultad para comenzar a orinar?
10. Do you have difficulty maintaining a continuous flow of urine?	10. ¿Tiene dificultad en mantener el chorro?
11. Do you have any urine leakage?	11. ¿Tiene pérdida de orina?
12. When does it usually occur? ___ when I change positions while I am sitting down ___ when I cough	12. ¿Cuándo ocurre generalmente? ___ cuando cambio de posición mientras estoy sentado-a ___ cuando toso
13. Do you have back or flank pain?	13. ¿Tiene algún dolor en la espalda o en el costado?
14. Have you ever had any kidney problem?	14. ¿Ha padecido de los riñones?
15. Have you ever passed stones?	15. ¿Ha expulsado cálculos?
16. Have you had a vasectomy?	16. ¿Se ha hecho una vasectomía?
17. Do you examine your testicles regularly?	17. ¿Se examina los testículos regularmente?
18. Have you had a PSA test? When? ___ about six months ago ___ I have never had the test.	18. ¿Se ha hecho la prueba del PSA (antígeno prostático específico)? ¿Cuándo? ___ hace como seis meses ___ nunca me he hecho la prueba.

Ambulance and Emergency Room /
Ambulancia y Sala de Emergencia

Questions Addressed Directly to the Patient	Preguntas directas al paciente
ENGLISH	**SPANISH**
1. What is your name?	1. ¿Cómo se llama usted?
2. Where do you live?	2. ¿Dónde vive?
3. Where are you calling from?	3. ¿De dónde está llamando?
4. Are you the person having the problem?	4. ¿Es usted la persona que tiene el problema?
5. Can you describe as best as possible what is the problem?	5. ¿Puede usted describir lo mejor posible cuál es el problema?
6. To what hospital do you wish to go?	6. ¿A qué hospital quiere que lo/la lleven?
7. Do you understand what I am saying?	7. ¿Entiende lo que le digo?
8. What is your name?	8. ¿Cómo se llama?
9. What day of the week is it?	9. ¿Qué día de la semana es hoy?
10. Who is your doctor?	10. ¿Quién es su médico?
11. Has someone notified your doctor?	11. ¿Alguien le ha notificado a su médico?
12. Are you in pain?	12. ¿Tiene dolor?
13. Are you having any problem breathing?	13. ¿Tiene alguna dificultad para respirar?
14. Have you fainted or lost consciousness at any time?	14. ¿Se ha desmayado o ha perdido el conocimiento alguna vez?
15. Are you taking any medication?	15. ¿Está tomando alguna medicina?
16. How many pills did you take?	16. ¿Cuántas pastillas tomó?
17. Are you allergic to any medications?	17. ¿Es alérgico-a a alguna medicina?
18. When did the accident occur?	18. ¿Cuándo ocurrió el accidente?
19. Where did it happen?	19. ¿Dónde ocurrió?
20. Have you had a tetanus shot?	20. ¿Se ha puesto la inyección contra el tétano?
21. When was the last time?	21. ¿Cuándo fue la última vez?
22. Have you been hospitalized before? When?	22. ¿Ha estado hospitalizado-a alguna vez? ¿Cuándo?
23. For what reason?	23. ¿Por qué razón?
24. Was it here or somewhere else?	24. ¿Fue aquí o en alguna otra parte?
(to a female patient) 25. Do you know if you are pregnant?	*(a pacientes femeninas)* 25. ¿Sabe usted si está embarazada?

Hospitalization / Hospitalización

ENGLISH	SPANISH
1. Do you have the written doctor's orders with you?	1. ¿Tiene las indicaciones del doctor consigo?
2. It is necessary to complete some paper work before you are admitted.	2. Necesitamos obtener cierta información antes de ingresarlo-a.
3. Sit in this wheelchair, please.	3. Siéntese en esta silla de ruedas, por favor.
4. We are taking you to your room.	4. Lo/la vamos a llevar a su cuarto.
5. We suggest you don't keep any valuables in your room because the hospital is not responsible for lost items.	5. Le aconsejamos que no deje objetos de valor en el cuarto ya que el hospital no se hace responsable por pérdida de objetos.
6. We need a signed consent for your surgery.	6. Necesitamos una autorización firmada para su operación.
7. Push this button for assistance.	7. Apriete este botón si necesita algo.
8. Call if you need ___ to use the bedpan ___ a sleeping pill ___ something for the pain ___ something to drink ___ an extra pillow or blanket	8. Llame si necesita ___ usar el bacín ___ una pastilla para dormir ___ algo para aliviar el dolor ___ algo para tomar ___ una almohada o una frazada (cobija) adicional
9. You can get out of bed.	9. Puede bajarse de la cama.
10. You must stay in bed.	10. Debe quedarse en la cama.
11. I am the nurse.	11. Soy el/la enfermero-a.
12. I need to take your ___ pulse ___ temperature ___ blood pressure	12. Tengo que tomarle ___ el pulso ___ la temperatura ___ la presión arterial
13. I am going to take a sample of blood.	13. Voy a tomarle una muestra de sangre.
14. I need to give you a shot.	14. Tengo que ponerle una inyección.
15. I am going to give you an intravenous feeding.	15. Voy a ponerle un suero en la vena.
16. This will not hurt.	16. No le va a doler.
17. Someone will come to take you to ___ the x-ray room ___ the laboratory ___ the rehabilitation room	17. Alguien va a venir a llevarlo-a ___ a la sala de rayos X ___ al laboratorio ___ a la sala de rehabilitación

Surgery | Cirugía

ENGLISH	SPANISH
1. I am going to prepare you for surgery.	1. Voy a prepararlo-a para la operación.
2. I am going to give you an enema.	2. Voy a ponerle un lavado intestinal.
3. I am going to shave you.	3. Lo/la voy a rasurar.
4. Your surgery is scheduled for ___ later ___ this afternoon ___ tomorrow morning ___ tomorrow afternoon	4. La cirugía va a ser ___ más tarde ___ esta tarde ___ mañana por la mañana ___ mañana por la tarde
5. The anesthetist will be here to talk to you and ask you some questions ___ later ___ before surgery	5. El/la anestesista vendrá a hablar con usted y a hacerle algunas preguntas ___ más tarde ___ antes de la operacion
6. We will give you a sedative before taking you to the operating room.	6. Le vamos a dar un calmante antes de llevarlo-a a la sala de operaciones.
7. After the operation you will be taken to the recovery room.	7. Después de la operación lo/la llevarán a la sala de recuperación.
8. When you wake up you may have ___ a tube in your throat to help you breathe ___ a tube in the bladder to help you urinate ___ a tube in the stomach so you will not vomit	8. Al despertarse tal vez tenga ___ un tubo en la garganta para ayudarlo-a a respirar ___ un tubo en la vejiga para que pueda orinar ___ un tubo en el estómago para que no vomite
9. An IV will be inserted before and throughout surgery until you start eating and drinking again.	9. Le van a poner un suero intravenoso antes de la cirugía y lo tendrá hasta que empiece a alimentarse y tomar líquidos.
10. Your doctor will be here ___ later ___ tomorrow	10. Su médico vendrá a verle ___ más tarde ___ mañana
11. You will be discharged ___ later ___ tomorrow ___ in a week	11. Le van a dar de alta ___ más tarde ___ mañana ___ en una semana
12. Call your doctor's office and make an appointment ___ in a week ___ in ten days	12. Llame al consultorio de su médico y pida turno para dentro de ___ una semana ___ diez días
13. Call us if you need help, but if it is an emergency, call 911 (nine one one).	13. Llame aquí si necesita asistencia, pero si se trata de una emergencia, llame al 911 (nueve uno uno).

Anesthesia

Anestesia

ENGLISH	SPANISH
1. I am the anesthetist.	1. Soy el/la anestesista.
2. I need to ask you some questions.	2. Tengo que hacerle algunas preguntas.
3. Are you allergic to anything? To what?	3. ¿Es alérgico-a a algo? ¿A qué?
4. Are you allergic to any medication? Which?	4. ¿Es usted alérgico-a a alguna medicina? ¿A cuál?
5. Are you taking any medication? Which?	5. ¿Está tomando alguna medicina? ¿Cuál?
6. How long have you been taking it?	6. ¿Cuánto tiempo lleva tomándola?
7. Have you been taking aspirin for any reason?	7. ¿Ha estado tomando aspirina por algún motivo?
8. Are you taking any diuretic?	8. ¿Toma algún diurético?
9. Have you had surgery before?	9. ¿Ha tenido alguna operación anteriormente?
10. What kind of an operation was it?	10. ¿Qué tipo de operación fue?
11. Do you remember what kind of anesthesia you had?	11. ¿Recuerda usted que clase de anestesia le dieron?
12. Did you have any trouble with the anethesia?	12. ¿Tuvo alguna dificultad con la anestesia?
13. What kind of trouble?	13. ¿Qué tipo de dificultad?
14. Today we are going to give you the following anesthesia.	14. Hoy le vamos a dar la siguiente anestesia.
15. Try to relax.	15. Trate de relajarse.

Trauma and Emergency Problems / Trauma y Problemas de Emergencia

ENGLISH		SPANISH	
Foreign Bodies Penetrating the Body		**Cuerpos extraños que penetran el cuerpo**	

ORGAN OR PART	CAUSE CONSEQUENCES	ÓRGANO O PARTE	CAUSA CONSECUENCIAS
abdomen	splinter	abdomen	astilla, espina
chest	abrasions	tórax	abrasiones
eye, ear	knives	ojo, oído	cuchillos
throat	hemorrhage	garganta	hemorragia
extremities	sharp instruments	extremidades	instrumentos afilados
skull	infections	cráneo	infecciones
	bullet		heridas de bala
	projectile wounds		laceraciones por proyectil
	scratches		rasguños

Airway Foreign Bodies		**Cuerpos extraños en el conducto respiratorio**	

VIA	SYMPTOMS	VIA	SÍNTOMAS
penetrating through puncture wounds, by swallowing	cough, chest pain, dyspnea, gasping for air, unable to speak, unable to swallow normally	penetran a través de heridas de perforación o al tragar	tos, dolor en el pecho, disnea, estridor, jadeo, dificultad al hablar o al tragar

ENGLISH	SPANISH
Substances Causing Toxic Effects by Inhalation, Ingestion, or by Direct Contact	**Sustancias que causan efectos tóxicos por aspiración, ingestión o por contacto directo**

SUBSTANCE	SUSTANCIA
alcohols (ethanol, methanol)	alcoholes (etanol, metanol)
alkalis (ammonia)	alcalíes (amoníaco)
arsenic	arsénico
boric acid	ácido bórico
carbon monoxide	monóxido de carbono
cleaners (toilet, ovens, pools)	limpiadores (de baños, hornos, piscinas)
contaminated fish, ciguatera	pescado contaminado, ciguatera
cyanide	cianuro
herbicides	herbicidas
metals (iron, lead)	metales (hierro, plomo)
muriatic acid	ácido muriático
mushrooms	setas (hongos)
overdose of medications (salicylates, neuroleptics, antidepressants, opiates, etc.)	sobredosis de medicamentos (salicilatos, neurolépticos, tranquilizantes, opiáceos, etc.)
paint thinners, antifreeze, etc.	aguarrás, trementina, anticongelante, etc.
plants (hemlock, morning glory, daffodil, hyacinth, ivy, oleander)	plantas (cicuta, gloria de la mañana, narciso trompón, jacinto, hiedra venenosa, adelfa)
contaminated shellfish	mariscos contaminados
strong acids	ácidos fuertes

ENGLISH	SPANISH
Intoxication— poisoning	**Intoxicación— envenenamiento**
alkali poisoning – ingestion of an alkali or ammoniac	**ingestión de una sustancia alcalí** – amoníaco, lejía
caffeinism – excessive ingestion of products containing caffeine	**cafeinismo** – envenenamiento por ingestión excesiva de productos con cafeína
carbon monoxide – absorbing carbon monoxide causes a toxic condition that can be lethal	**monóxido de carbono** – envenenamiento por absorción e inhalación de monóxido carbono, que puede ser letal
cyanide poisoning – can occur by inhaling smoke or ingesting cyanide industrial chemicals	**envenenamiento de cianuro** – puede ocurrir por inhalaciones de humo o ingestión de sustancias químicas industriales
ergotism – ingesting ergot-infected grain products that cause diarrhea, vomiting and even alteration of the heart rhythm	**ergotismo** – consumo de productos de grano infectado por el hongo ergot, que pueden causar diarrea, vómitos y hasta causar alteración del ritmo cardíaco
alcohol intoxication – excessive ingestion of alcohol can be habit-forming and cause serious physical and psychological problems	**intoxicación alcohólica** – la ingestión excesiva de alcohol puede ser adictiva y causar serios problemas físicos y psicológicos
lead poisoning – by ingestion or inhalation of paints that contain lead, or containers of water such as water pipes and water tanks	**envenenamiento por plomo** – por ingestión o absorción de pinturas que contienen plomo, o por contenedores de agua tal como tuberías y tanques
mercury poisoning – poisoning by ingesting mercury could cause acute kidney damage, vomiting, and diarrhea that could be lethal	**envenenamiento por mercurio** – puede causar daño grave a los riñones, vómito y diarrea, y puede ser letal
nicotine poisoning – inhalation and ingestion of great amounts of nicotine	**envenenamiento por nicotina** – inhalación e ingestión de una gran cantidad de nicotina
overdose of drugs – salicylates, neuroleptics, antidepressants, and opiates prescribed or obtained illegally	**sobredosis de medicamentos** – salicilatos neurolépticos, antidepresivos y opiáceos prescritos u obtenidos ilegalmente
contaminated shellfish	**mariscos contaminados**
ophidism – poisoning by snakes, bees, ants, spiders, producing an injected venom	**ofidismo** – envenenamiento causado por la ponzoña de una abeja, hormiga, o araña, o el veneno de una serpiente
strong cleaning substances – mixed with strong acids	**sustancias limpiadoras** – mezcladas con ácidos fuertes

ENGLISH	SPANISH

Burns / Quemaduras

acid burns	quemaduras por ácido
fire burns	quemaduras por fuego
frostbite	quemadura de frío
radiation burns	quemaduras por radiación
sunburns	quemadura de sol

Chest Pain / Dolor en el pecho

POSSIBLE CAUSES	SYMPTOMS	CAUSAS POSIBLES	SÍNTOMAS
myocardial infarction, heart attack	chest pain in the center of the chest behind the sternum; sweating, possible nausea and vomiting	infarto del miocardio, ataque al corazón	dolor en el centro del pecho, detrás del esternón, que puede correrse al cuello, al maxilar y al brazo; sudor y posibles náuseas y vómitos
angina pectoris	chest pain with a sensation of pressure, sweaty brow, pain radiates to the left shoulder, and sometimes to the arm	angina de pecho	dolor en el pecho con sensación de presión, sudores en la frente; el dolor se irradia al hombro izquierdo y a veces al brazo
pericarditis	chest pain, dull or sharp, rapid breathing, cough	pericarditis	dolor sordo o agudo en el pecho, respiración rápida, tos

Loss of Consciousness / Pérdida del conocimiento

CAUSED BY SEIZURES	DEBIDO A CONVULSIONES
alcohol or other drug withdrawal	abstinencia de alcohol o de otra droga
drug abuse	adicción a las drogas
epilepsy	epilepsia
febrile convulsions	convulsiones febriles
head trauma	contusión cerebral
metabolic problems	problemas metabólicos

CAUSED BY COMA	DEBIDO A COMA
diabetic	diabético
traumatic: head, massive hemothorax	traumático: cerebral, hemotórax masivo
hyperglycemic	hiperglucémico
hypoglycemic	hipoglucémico
drug overdose	sobredosis

ENGLISH	SPANISH

Eye Emergencies

SYMPTOM

Emergencias de la vista

SÍNTOMA

abrasion, scrape	abrasión o raspadura
perforating injury	herida con perforación
swelling and pain	hinchazón y dolor
chemical penetration	penetración de una sustancia química
foreign body piercing	penetración de cuerpo extraño
eye discharge with pus and redness	enrojecimiento y secreción del ojo con pus
severe constant pain	dolor constante y fuerte
sudden red or pink colored vision	visión súbita de color rojo o rosada
sudden blindness or double vision	ceguera súbita o visión doble

Other Emergencies

Otras emergencias

cardiopulmonary resuscitation	reanimación cardiopulmonar
overdose	sobredosis
emergency delivery	parto de emergencia
vaginal bleeding	sangramiento vaginal
hypertension	hipertensión
child abuse	niños maltratados
sexual assault	violación sexual
drowning	ahogo
suicide	suicidio

Medical Phrases / Frases médicas

ENGLISH	SPANISH
acquired immunity	inmunidad adquirida
admitting diagnosis	diagnóstico de ingreso
ambulatory care	cuidado ambulatorio
attending physician	médico de cabecera
blind study	estudio ciego, estudio a ciegas
blood bank	banco de sangre
blood clot	coágulo de sangre
blood count	hemograma
blood culture	hemocultivo
blood donor	donante de sangre
blood transfusion	tranfusión de sangre
care unit	unidad de cuidado
casualty	víctima de un accidente
chemotherapeutic agents	antineoplásicos
chronic illness	enfermedad crónica
collapse of the lung	colapso pulmonar
congestive heart failure	insuficiencia cardíaca congestiva
current medications	medicamentos actuales
day of admission	día de ingreso
decreased sperm count	bajo conteo espermático
differential blood count	fórmula leucocítica
discharged and sent home	dado de alta y enviado a su casa
disease-free area	zona libre de enfermedades
distended bladder	distensión vesical
doctor on call	médico de guardia
dosage interval	intervalo de administración de la dosis
electroshock therapy	terapia electroconvulsiva
electrolyte balance	equilibrio hidroelectrolítico
emergency center	centro de emergencia
epileptic seizure	ataque epiléptico
essential hypertension	hipertensión (arterial) idiopática
estrogen replacement therapy	terapia de reemplazo de estrógeno
evaluation of a disorder	evaluación de un trastorno

ENGLISH	SPANISH
expected date of delivery	fecha prevista del parto
feeding tube	tubo de alimentación
fetal movement (quickening)	movimiento fetal (animación)
fever blisters	herpes labial
fluid balance chart	hoja de balance hídrico
fluid depletion	deshidratación
follow-up appointment	consulta de seguimiento
food additives	aditivos alimenticios
full blood count	hemograma completo
gastrointestinal bleeding	hemorragia gastrointestinal
gastrointestinal disorders	trastornos digestivos
general condition	estado general
genital area	zona genital
gestational psychosis	psicosis gravídica
gross exam	examen macroscópico
gross findings	resultados del examen macroscópico
gross pathology	anatomía patológica macroscópica
guarded condition	estado de gravedad
health certificate	certificado de salud
health care	atención a la salud
health food	comida saludable
health services	servicios de salud
health services for the aged	cuidado de la salud de los ancianos
heart rate	frecuencia cardíaca
heavy smoker	fumador empedernido
high calorie diet	dieta hipercalórica
high risk	alto riesgo
home health care	cuidado de la salud en el hogar
homologous insemination	inseminación artificial con semen del marido
immune response	respuesta o reacción inmune
impaired lung function	función pulmonar disminuida
impaired short memory	memoria inmediata impedida
impaired thought processes	proceso cognitivo dañado
impaired vision	vista defectuosa
in urgent need of treatment	urgente necesidad de recibir tratamiento

ENGLISH	SPANISH
infirmities of old age	achaques de la vejez
initial bleeding	hemorragia inicial
inpatient discharge	alta del paciente hospitalizado
intestinal malabsorption	hipoabsorción intestinal
intracranial pressure monitoring	monitoreo de presión intracraneal
invasive devices	dispositivos invasivos
isolation ward	sala de aislamiento
joint motion	movilidad articular
joint pain	dolor en las coyunturas
kidney stone	cálculo renal
labyrinthine concussion	conmoción laberíntica
laboratory findings	resultados del laboratorio
language skills	habilidad lingüística
legal rights	derechos legales
length of stay in hospital	tiempo de hospitalización
life expentancy	expectativa de vida
life threatening	que puede ser mortal
light wound	herida leve
living relative donor transplantation	trasplante de órgano de un pariente vivo
long term care facility	institución de atención médica prolongada
long term memory	memoria de largo plazo
low blood pressure	hipotensión arterial
low-grade lymphoma	linfoma de grado bajo
low-grade tumor	tumor bien diferenciado
lymphatic spread	diseminación por vía linfática
memory assessment	evaluación de la memoria
mental disorders	trastornos psíquicos
mental impediment	impedimento mental
metabolic defect	trastorno o alteración metabólica
metabolic disturbances	trastornos metabólicos
minor illness	enfermedad leve
mottled skin	piel veteada
narrowing of joint space	reducción del espacio articular
noninvasive diagnostic tool	instrumento diagnóstico no invasivo
normal disease progression	enfermedad de progresión normal

ENGLISH	SPANISH
nurse in charge	enfermero-a jefe, jefe de sala
onset of labor	comienzo del parto
operating surgeon	cirujano a cargo de la operación
outpatient	paciente externo
outpatient clinic	clínica para pacientes externos
over the counter medication	medicamento de venta sin receta
overt hyperglycemia	hiperglucemia franca
oxygen tent	cámara de oxígeno
packed cells	concentrado de eritrocitos
patient in need of urgent care	paciente con necesidad de atención urgente
patient's care	atención o cuidado del/de la paciente
patient's discharge	alta del/de la paciente
patient's record	expediente del/de la paciente
patient's rights	derechos del/de la paciente
physical assessment	evaluación física
physical changes	cambios físicos
primary diagnosis	diagnosis principal
primary lesion	lesión principal
prolapsed disc	hernia de disco, hernia discal
protein requirements	necesidades proteínicas
public health	salud pública
public health facilities	instituciones de salud pública
recovery room	sala de recuperación
rehabilitation center	centro de rehabilitación
right to receive treatment	derecho a recibir tratamiento
root curettage	raspado radicular
rough murmur	soplo rudo áspero
sexual arousal	excitación sexual
short of breath	sin aliento
short term memory impairment	memoria inmediata impedida
shoulder or thoracic girdle	faja o cintura escapular
signs and symptoms	signos y síntomas
silent bleeding	hemorragia oculta
single all-purpose vaccine	vacuna única polivalente
sore throat	dolor de garganta

ENGLISH	SPANISH
speech defect	defecto en el habla
state of mind	estado de ánimo
stuffy nose	nariz congestionada, tupida (*Mex.* tapada)
support group	grupo de apoyo
surgical procedure	procedimiento quirúrgico
temperature range	variación de la temperatura
therapeutic services	servicios terapéuticos
tightness of the chest	opresión en el pecho
to leave against medical advice	salir sin consentimiento médico
to pass a stone	eliminar un cálculo
to pass out	desmayarse, desvanecerse
to refuse treatment	rehusar tratamiento
to remain in bed	guardar cama, permanecer en cama
traffic accident	accidente de tráfico (o trásito)
treatment and monitoring	tratamiento y monitoreo
triggering point	punto de desencadenamiento
undescended testicle	testículo no descendido
unpredictable behaviour	conducta incierta
unsatisfactory treatment	tratamiento insatisfactorio
urgent care	tratamiento urgente
uterine curettage	raspado del útero, raspado de la matriz
vaginal examination	examen vaginal
verbal ability	capacidad verbal
visiting hours	horas de visita
voluntary admission	ingreso voluntario
water pollution	contaminación del agua
water bag	bolsa de agua
white matter	sustancia blanca
withdrawal symptoms	síntomas de abstinencia
X-ray film	película radiográfica

Phrases Related to Health Insurance Policy Claims / Frases relativas a reclamos de pólizas de seguro de salud

ENGLISH	SPANISH
accumulation period	días deducibles de beneficio
allocated benefits	beneficios asignados
benefits coordination	coordinación de beneficios
cancellation of insurance	cancelacion de la póliza
claim	reclamación de beneficios
copayment of not covered expenses	pago de la porción no cubierta de servicios
credit for prior coverage	crédito por gastos deducibles
deductible amount	cantidad deducible
disability insurance	seguro por incapacidad
exclusion of coverage	exclusión de cobertura
explanation of benefits	explicación de beneficios
grace period	período de gracia
group insurance	seguro de grupo
health care provider	proveedor de salud
hospital insurance	seguro de hospitalización
ID card/identification card	tarjeta de identificación
indemnity insurance plans	planes de seguros de indemnización
indemnity policy	póliza de indemnización
insurance cancellation	cancelación de la póliza
insurance effective date	fecha de comienzo de la póliza
lapsed policy	póliza vencida
lifetime maximum benefit	beneficio máximo de por vida
long-term care	cuidado de salud de largo plazo
managed care	coordinación de servicios de salud
personal injury	lesión corporal
policy limit	límite de la póliza
potential benefits	beneficios potenciales
pre-certification	pre-aprobación requerida de servicios
pre-existing condition	condición anterior existente del asegurado
premium	prima de la póliza
short-term medical	cobertura temporal de servicios médicos
to pay by medical insurance	pago con seguro médico
work-related accident	accidente de trabajo

The Newborn / El recién nacido

Characteristics / Características

ENGLISH	SPANISH
full-term	nacido-a a término
premature	prematuro
body weight at birth	peso al nacer
body length	estatura (talla)
body temperature at birth	temperatura al nacer
normal breathing	respiración normal
normal vital signs	signos vitales normales
facial features	rasgos faciales
breastfed	lactante, que toma el pecho de la madre
bottle-fed	toma el biberón
normal patterns of sleep	patrones normales de sueño
normal cry	llanto normal
nurses well	toma el pecho bien
crying when hungry or wet	llora cuando tiene hambre o está mojado-a
normal weight gain	aumento normal de peso
normal growth and development	crecimiento y desarrollo normales
weight loss	pérdida de peso
time sleeping	tiempo durmiendo
time awake	tiempo despierto
movements	movimientos
alertness	expresión viva
lifts his/her head	levanta la cabeza
umbilical cord drop	caída del cordón umbilical
taking vitamins with formula	toma vitaminas en la fórmula
suckling well from breast or bottle	toma bien el pecho o chupa bien el biberón

Anomalies	Anomalías
abdominal swelling	inflamación abdominal
blood in the stools	sangre en las deposiciones
cyanosis	cianosis
colic	cólico
constipation	estreñimiento
convulsions	convulsiones
cradle cap	costra láctea
diaper rash	dermatitis del pañal
diarrhea sudden and explosive	diarrea explosiva y súbita
Down syndrome	síndrome de Down
dry scales	escama seca
excessive crying	llanto excesivo
feeding problems	problemas de alimentación
inadequate gaining	aumento inadecuado de peso
increasing fussiness	mayor intranquilidad infantil
spasms	espasmos infantiles
infections	infecciones
intolerance to lactose	intolerancia a la lactosa
jaundice	ictericia
Marfan's syndrome	síndrome de Marfán
milk allergy	alergia a la leche
nasal congestion	congestión nasal
seborrheic eczema	eczema seborreico
skin irritation	irritaciones en la piel
sudden jerk	contracción brusca
vaginal bleeding	sangrado vaginal
weight loss	pérdida de peso

Signs and Symptoms / Señales y síntomas

Signs and Symptoms in Most Common Disorders and Diseases / Señales y síntomas de trastornos y enfermedades más comunes

ENGLISH	SPANISH
abscess in brain breast kidney throat (tonsilar)	**absceso** cerebral de la mama del riñón amigdalino (garganta)
abnormal color in feces, stools black pale red white	**color anormal en las heces fecales o excremento** ennegrecido pálido rojizo blanquecino
abnormal color in urine coffee pale pink, reddish yellow-orange	**cambios anormales en el color de la orina** café casi sin color rosado, rojo amarillo-anaranjado
abnormal odor in urine aromatic foul	**olor anormal en la orina** aromático fétido
accumulation of fluids in abdomen joints tissues	**acumulación de líquido en** el abdomen las articulaciones los tejidos
absent periods	**falta de menstruación**
aging, premature	**envejecimiento prematuro**
anxiety	**ansiedad**
apathy	**apatía**
atrophy of muscles	**atrofia muscular**
asphyxiating episodes	**ataques de afixia**
attention span, limited	**capacidad de atención limitada**
backache low	**dolor de espalda** en la parte inferior
bad breath, halitosis	**mal aliento, halitosis**
baldness	**calvicie**
behavior belligerent excited	**conducta** agresiva, violenta excitada
belching	**eructos, eructación (erutación)**
black-and-blue-marks	**morados, moretones**

Signs and Symptoms / Señales y síntomas
in Most Common Disorders and Diseases / de trastornos y enfermedades más comunes

ENGLISH	SPANISH
bleeding from	**sangrado de**
the ear	el oído
the gums	las encías
the mouth	la boca
the nose	la nariz
the vagina	la vagina
under the skin	debajo de la piel (sangrado subcutáneo)
a wound	una herida
blemishes	**manchas**
blindness	**ceguera**
blind spots	**puntos ciegos**
blisters	**ampollas**
blood clot	**coágulo**
blood in	**sangre en**
feces	las heces fecales
urine, spotty	la orina, con manchas
bloodshot eye	**ojo inyectado**
bluish skin	**piel amoratada**
blurring	**vista nublada**
body odor	**olor fuerte a sudor**
boil	**grano, comedón**
bones	**huesos**
calcium loss	pérdida de calcio
deformity	deformidad
fractures	fracturas
spontaneous fractures	fracturas espontáneas
breathing	**respiración**
abnormal breathing	respiración anormal
choking sensation	sensación de ahogo
difficulty in exhaling	dificultad al exhalar
difficulty in inhaling	dificultad al aspirar
bruised body	**moretones en el cuerpo**
bulbous red nose	**nariz roja y bulbosa**
burning feeling	**ardor; sensación quemante**
cardiac arrhythmia	**arritmia cardíaca**
change in bowel habits	**cambio en el hábito de defecar**
chapped lips	**labios resecos**
chest pain	**dolor en el pecho**
chills	**escalofríos**
cleft lip	**labio leporino**
clotting of blood	**coagulación de la sangre**
clubbed fingers	**dedos en maza**

ENGLISH	SPANISH
coated tongue	lengua pastosa
coldness in extremities	frialdad de manos y pies
collapse	colapso
common cold	catarro, resfriado

constipation
    extended, chronic
	estreñimiento
	    prolongado, crónico

constriction of the penis	constricción del pene
contractions	contracciones
convulsions	convulsiones

cough
    dry
    excessive
    coughing up blood
    coughing up bloody phlegm
	tos
	    seca
	    excesiva
	    expectoración de sangre
	    expectoración de flema ensangrentada

crack in the corner of the mouth	grieta en la comisura del labio
cracked lips	labios agrietados
cramps	calambre
cyanosis	cianosis
cyst	quiste
deafness	sordera
dehydration	deshidratación
delirium	delirio
depression	depresión
diaper rash	eritema de los pañales
diarrhea	diarrea

difficulty in
    breathing
    defecating
    urinating
    swallowing
	dificultad al
	    respirar
	    defecar
	    orinar
	    tragar

dilated pupil	pupila dilatada

discharge from
    the ear
    the eye
    the nipples
    the penis
    the vagina
	secreción por
	    el oído
	    el ojo
	    los pezones
	    el pene
	    la vagina

discomfort in passing water	dificultad, molestia al orinar
distended abdomen	abdomen, vientre distendido

distortion of (visual)
    color
    size
    shape
	distorsión visual de
	    color
	    tamaño
	    forma

dizziness	mareo

ENGLISH	SPANISH
double vision	visión doble
drowsiness	amodorramiento
dry mouth	boca seca
dyspepsia	dispepsia
earache	dolor de oído
edema	edema
emaciation	emaciación, enflaquecimiento

enlarged
   abdomen
   eyeball
   feet
   heart
   lymph nodes
	agrandamiento, engrosamiento
	   del abdomen
	   del globo del ojo
	   de los pies
	   del corazón
	   de los nódulos linfáticos

exhaustion	agotamiento

eyeball
   rolled upward
   palsied
   protruding
	globo ocular
	   virado hacia arriba
	   paralizado
	   protuberante

failure to gain weight	no poder aumentar de peso
failure to lose weight	no poder adelgazar
fainting	desmayo
false labor pains	dolores falsos de parto
fatigue	cansancio excesivo

fever
   erratic high
   intermittent
   persistent
   recurrent
	fiebre, calentura
	   errática alta
	   intermitente
	   persistente
	   recurrente

fissured tongue	lengua fisurada
fixed pupil	pupila fija
flabby skin	piel flácida
flushing	rubor
foul breath	aliento fétido
foul taste	sabor (muy) desagradable
fragility of bones	fragilidad de los huesos
frigidity	frigidez
frostbite	quemadura de frío, congelación
furred tongue	lengua saburral
growing pains	dolores del crecimiento

ENGLISH	SPANISH
hard nodules in the face in the head	**nódulos endurecidos** en la cara en la cabeza
hardening of the skin	**endurecimiento de la piel**
harelip	**labio leporino**
headache	**dolor de cabeza**
hearing loss	**pérdida de la audición**
heart attack	**ataque al corazón**
heartbeat extra, repeated irregular skipped slow	**latido del corazón** extra, repetido irregular intermitente lento
heartburn	**acidez estomacal, pirosis**
heart palpitations	**palpitaciónes cardiacas**
heavy breasts	**senos pesados**
height loss	**disminución en la estatura**
hemorrhage after menopause	**hemorragia después de la menopausia**
hiccups	**hipo**
hissing in the ear, ringing	**zumbido en los oídos**
hoarseness	**ronquera**
hot flashes	**sofocos**
incontinence of feces of urine	**incontinencia** de heces fecales de la orina
indigestion	**indigestión**
inflammation	**inflamación**
insensibility	**insensibilidad**
insensitivity to heat or cold	**insensibilidad térmica, al frío o al calor**
insomnia	**insomnio**
intercourse, painful	**coito doloroso**
irregular periods	**menstruación irregular**
lack of appetite	**falta de apetito**
large head limbs tongue	**agrandamiento** de la cabeza de las extremidades de la lengua
lesion	**lesión**
lethargy	**letargo**
listlessness	**falta de ánimo, apatía**
locked jaw	**mandíbula bloqueada**

ENGLISH	SPANISH
locked knee	**rodilla bloqueada**
loss of	**pérdida**
appetite	del apetito
balance	del equilibrio
bladder control	del control de la vejiga
consciousness	del conocimiento
control of muscle tonicity	del control del tono muscular
muscular coordination	de la coordinación muscular
feeling	del sentido del tacto
libido	de la libido
luster in hair	del brillo del pelo
luster in nails	del brillo de las uñas
peripheral vision	de la visión periférica
smell	del olfato
voice	de la voz
lumps in	**bultos, masa en**
breast	el seno, la mama
joints	las articulaciones
neck	el cuello
pubic area	el pubis
magenta tongue	**lengua magenta**
malocclusion	**maloclusión**
memory loss	**pérdida de la memoria**
menstruation problems	**problemas de la menstruación**
mental ability impairment	**deterioro de la habilidad mental**
moles	**lunares**
mouth breathing	**respiración por la boca**
muscular incoordination	**falta de coordinación muscular**
nasal speech	**habla nasal**
night blindness	**ceguera nocturna**
night urination	**micción nocturna**
numbness	**entumecimiento**
oozing	**excreción**
pain	**dolor**
dull	sordo
fulminant	fulminante
gripping	opresivo, con sensación de agarrotamiento
lancinating	lancinante
intense	intenso, agudo
irradiating	que se irradia, que se corre
mild	leve
persistent	persistente
severe	severo
painful gums	**encías dolorosas**

ENGLISH	SPANISH
painful swelling	hinchazón dolorosa
paleness	palidez
pallor	palidez
palpitations	palpitaciones
palsy	parálisis
paralysis	parálisis
peeling of the skin	peladura, descamación de la piel
pins and needles sensation	cosquilleo, hormigueo
polyps	pólipos
postnasal drip	goteo postnasal
premature aging	envejecimiento prematuro
premature beat	latido prematuro
premature ejaculation	eyaculación precoz
premature menopause	menopausia prematura
premenstrual tension	tensión premenstrual
profuse sweating	sudor excesivo
prostration	postración
protrusion from vagina	protrusión desde la vagina
puffiness	hinchazón, intumescencia, abotagamiento
of the face	de la cara
of the legs	de las piernas
pulmonary	pulmonar
abscess	absceso
edema	edema
embolism	embolia
infarction	infarto
tuberculosis	tuberculosis
rapid heartbeat	latidos cardíacos rápidos
rapid loss of vision	pérdida precipitada de la visión
rapid loss of weight	rápida pérdida de peso
rapid pulse	pulso rápido
rash	erupción, ronchas
red spots (tiny)	pequeñas manchas rojas
red and swollen joints	articulaciones inflamadas y enrojecidas
restlessness	intranquilidad
retraction of the nipple	retracción del pezón
rigidity	rigidez
ringing in the ears	zumbido en los oídos
salivation, excessive	salivación excesiva
salivation and difficulty in swallowing	salivación y dificultad al tragar
scaled ulcer	llaga con costra

ENGLISH	SPANISH
scanty urine	escasez de orina
seizures	ataques, episodios
shock	shock, choque
shortness of breath	falta de respiración
skin	piel
clammy	pegajosa
cold	fría
moist	húmeda
skin discoloration	descoloración de la piel
ashen	cenicienta
brownish	tinte marrón
darkening	oscurecida
pale	pálida
pallor (face)	palidez (en la cara)
reddening	enrojecimiento
reddening (flushing)	rubor
yellow-white	blanco-amarillenta
slow clotting blood	coagulación lenta
slow growth	crecimiento retardado
slow loss of vision	pérdida gradual de la visión
slow pulse	pulso lento
slow speech	habla lenta
sneezing	estornudar
snoring	ronquido
softening of	reblandecimiento de
the bones	los huesos
the nails	las uñas
soft ulcerating tumor	tumor ulceroso blando
sore	llaga
sore, hard crusted	llaga de costra dura
sore throat	dolor de garganta
spasm	espasmo
spastic gait	marcha espástica
spasticity	espasticidad
speech difficulties	trastornos del habla
split nails	uñas partidas
stiff neck	cuello rígido

ENGLISH	SPANISH
stools	**heces fecales**
hard and dark	oscuras y duras
clay-colored	de color arcilloso
bulky and greasy	abundante y grasienta
black and tarry	oscuras y viscosas
pencil shaped	largas y finas
persistently bloody	con persistente presencia de sangre
subnormal temperature	**temperatura subnormal**
swallowing difficulty	**dificultad al tragar**
swelling	**hinchazón**
tachycardia	**taquicardia**
thirst, excessive	**sed excesiva**
tingling	**cosquilleo**
total lack of urination	**ausencia total de orina**
tremor	**temblor**
tumor	**tumor**
twitch	**sacudida nerviosa, "tic nervioso"**
ulcer	**úlcera, llaga**
unconsciousness	**pérdida del conocimiento**
urination, frequent	**orina frecuente**
vaginal bleeding	**sangrado vaginal**
vaginal discharge	**flujo vaginal**
varicose veins	**venas varicosas**
vertigo	**vértigo, vahído**
vomiting	**vómitos**
warts	**verrugas**
weak muscles	**debilidad en los músculos**
weakness	**debilidad**
weight,	**peso,**
loss	pérdida de
gain	aumento de
wheezing	**respiración sibilante**
worms	**gusanos, lombrices, parásitos**
in intestine	**en el intestino**
in stool	**en el excremento**
wrist fracture	**fractura de la muñeca**
yawning	**bostezo**

Symptoms Related to Drug Abuse ENGLISH	Síntomas relacionados con la adicción a las drogas SPANISH
anxiety	ansiedad
blisters	ampollas
blood vessel constriction	constricción de los vasos sanguineos
chemical odor on breath	aliento con olor a sustancia quimica
chronic cough	tos crónica
damage in the brain	daño cerebral
depression	depresión
dilatd pupils	pupilas dilatadas
disorientaiton	desorientación
elevated blood pressure	presión arterial alta
excitement	excitación
goose bumps	carne de gallina
heightened sexual sensations	sensaciones sexuales exaltadas
hyperactivity	hiperactividad
in the kidneys	en los riñones
in the liver	en el higado
in the lungs	en los pulmones
in the nerves	en los nervios
increased heart rate	aumento de la frecuencia cardíaca
increased sensory perception	aumento en la percepción sensorial
increased heart beat	taquicardia
increased sweating	aumento sudorífico
liver failure	insuficiencia hepática
rash around the mouth	erupción alrededor de la boca
rash around the nose	erupción alrededor de la nariz
reduced anxiety	ansiead disminuida
reduced inhibition	inhibición disminuida
restlessness	inquietud
seizures	convulsiones
tremors	temblores

Medical Tests / Pruebas médicas

Diagnostic Tests / Pruebas de diagnóstico

ENGLISH	SPANISH
Abdominal computerized tomography	Tomografía computarizada abdominal
abdominal ultrasound	Ultrasonido abdominal
acid-fast stain	Tinción fijada en ácido
AIDS serology	Serología de SIDA
Alpha-fetoprotein test	Prueba de alfa fetoproteína
Amniocentesis	Amniocentesis
ANA titer	Anticuerpos antinucleares, test para
Angiography	Angiografía
Antiglobulin test	Análisis de antiglobulina
Arterial blood flow leg studies	Estudio del flujo de sangre arterial en las venas
Arterial blood gases	Tensión de gases en sangre arterial
Barium X-ray examinations	Serie de rayos X con uso de sulfato de bario
Biochemical profile	Pruebas selectivas bioquímicas
Biochemical screening	Análisis bioquímico selectivo
Biopsy of the lung	Biopsia pulmonar
Biopsy of the lymph nodes	Biopsia de los ganglios linfáticos
Biopsy of the skin	Biopsia de la piel
Blood smears	Espécimen sanguíneo
Bone densitometry	Densitometría ósea
Bone marrow aspiration	Aspiración de la médula ósea
Bone scan	Escán óseo
Bone marrow biopsy	Biopsia de la médula ósea
BRCA1, BRCA2 genetic tests	Pruebas genéticas BRCA1, BRCA2
Bronchography	Broncografía
Bronchoscopy	Broncoscopía
CA 125 marker test	Prueba para el marcador CA 125
CBC complete blood count	CBC conteo sanguíneo completo
Cervical smear test	Prueba cervical de espécimen
Colonoscopy	Colonoscopía
CT scan	Tomografía axial computarizada (escán)
Cholecistography	Colecistografía

ENGLISH	SPANISH
Cholescintigraphy, gallbladder scanning	Colescintigrafía, escán de la vesícula biliar
Chorionic Villus Sampling	Muestra de vellocidad coriónica
Chromosome analysis	Análisis de los cromosomas
Electrocardiogram	Electrocardiograma
Electrolyte panel tests	Pruebas en panel de electrólitos
Electrophysiological (EP) heart testing	Prueba cardíaca electrofisiológica (EF)
Endoscopic Cholangiopancreotography	Colangiopancreotografía endoscópica
Enzyme tests	Pruebas enzimáticas
Enzyme-linked immunosorbent assay (ELISA)	Análisis inmunosorbente enzimático (ELISA, por sus siglas en inglés)
Epstein-Barr antibody	Anticuerpos de Epstein-Barr
ESR erythrocyte sedimentation rate	Índice de eritrosedimentación
Kidneys excretory function	Función excretora de los riñones
Febrile agglutinins	Aglutinantes febriles
Gammagraphy lung	Gammagrafía pulmonar
Gram stain	Tinción de Gram
Gastric aspirate	Aspiración gástrica
Gastroscopy	Gastroscopía
Histoplasmin	Histoplasmina
Holter monitoring	Monitoreo de Holter
Hysterosalpingography	Histersalpingografía
Intravenous pyelography	Pielografía intravenosa
Liver/spleen scanning, nuclear	Escán (nuclear) del hígado / bazo
Lung Scan	Escán del pulmón
Lymphangiography to detect lymphomas	Linfografía para detectar linfomas
Mammography	Mamografía
Measure of clotting ability	Medida de la habilidad de coagulación
Mediastinoscopy	Mediastinoscopía
Mono test	Prueba de aglutinación heterófila
MRA, Magnetic resonance angiography	ARM, Angiografía de resonancia magnética
MRI, Magnetic resonance imaging	IRM, Imagen de resonancia magnética
Needle aspiration biopsy	Biopsia de aspiración con aguja
Needle biopsy of the liver	Biopsia por aguja del hígado

ENGLISH	SPANISH
Occult blood (fecal)	Sangre oculta (fecal)
Occult blood of the amniotic fluid	Sangre oculta del líquido amniótico
PSA, Prostate-specific antigen	AEP, Antigeno específico de la prostata
Protein electrophoresis	Electroforesis proteínica
Prothrombin time (PT)	PT, Tiempo de protrombina
Pleural fluid sampling	Muestra de líquido pleural
Pulmonary function tests	Análisis de la función pulmonar
Respiratory function tests	Análisis de la función respiratoria
Rheumatoid factor	Factor reumatoide
Scan of the liver and the spleen	Visualización del hígado y el bazo
Sedimentation rate	Velocidad de sedimentación
Serosal biopsy	Biopsia sérica
Serum creatinine or BUN	Creatinina sérica o BUN
Serum electrolytes	Electrólitos séricos
Serum potassium	Potasio sérico
Serum protein	Proteína sérica
Skin testing	Pruebas cutáneas
Sonogram	Sonograma
Sputum culture	Cultivo de esputo
Stools for ova, parasites	Defecación para huevos, parásitos
Thyroid function tests	Análisis de la función tiroidea
Thyroid sonogram	Sonograma de la tiroides
Tuberculin test	Análisis de la tuberculina
Ultrasonography	Ultrasonografía
Urynalisis	Análisis de orina
Ventilation-perfusion (or V-Q scan)	Perfusión por ventilación (o escán V-Q)
Venuous ultrasound of the legs	Ultrasonido venoso de las piernas
Wasserman test	Análisis serológico de sífilis
Wright stain	Tinción de Wright

Radiologic Studies

Estudios Radiológicos

INDICATIONS FOR LABORATORY AND X-RAY EXAMINATION

INDICACIONES PARA PRUEBAS DE LABORATORIO Y RADIOGRAFÍAS

ENGLISH

SPANISH

1. You cannot drink or eat anything before the test.

1. Tiene que estar en ayunas (sin beber ni comer nada) antes de la prueba.

2. You can brush your teeth, but do not drink water.

2. Se puede lavar los dientes, pero no tome agua.

3. Before the test you should not
___ eat
___ drink water or any other liquid
___ smoke
___ chew gum
___ take any medicine
___ suck any pills or candy

3. Antes del examen no debe
___ comer
___ tomar agua ni ningún otro líquido
___ fumar
___ masticar chicle
___ tomar nunguna medicina
___ chupar ninguna pastilla o caramelo

4. You should eat at least two hours before taking a cathartic.

4. Debe comer por lo menos dos horas antes de tomar un purgante.

5. You should eat a light supper the night before the test (operation).

5. Debe comer una comida ligera la noche antes de la prueba (operación).

6. You should not eat any greasy food the day before the test.

6. No debe comer comidas grasosas el día antes del examen.

7. You must take these tablets which are especially for this test.

7. Debe tomarse estas pastillas que son especialmente para esta prueba.

8. The tablets contain a substance that we can trace during the test and that will help make a diagnosis.

8. Las tabletas contienen una sustancia que se puede rastrear durante la prueba y que ayudará a hacer el diagnóstico.

9. You must follow these directions exactly as you are told.

9. Debe seguir estas instrucciones al pie de la letra.

WHEN YOU ARRIVE FOR YOUR TEST, YOU MAY BE REQUESTED:

CUANDO USTED LLEGUE PARA HACERSE LA PRUEBA, LE PUEDEN PEDIR:

1. ___ to indicate what type of test you are there for

1. ___ que indique qué clase de prueba (análisis) se vino a hacer

2. ___ to give them the written orders of the doctor

2. ___ que les dé la orden escrita del médico

3. ___ to indicate if you have had anything to eat or drink that morning

3. ___ que indique si ha comido o bebido algo esa mañana

4. ___ to indicate if you ate or drank any thing after midnight

4. ___ que indique si ha comido o bebido algo después de la medianoche

5. ___ to indicate if you ever had an x-ray examination that required
___ an injection
___ swallowing any pills
___ special medication
___ catheterization before the x-ray was taken

5. ___ que indique si le han hecho alguna vez una radiografía que haya requerido
___ una inyección
___ tomar alguna pastilla
___ un medicamento especial
___ cateterización antes de hacerse la radiografía

6. ___ to tell them if you are allergic to any medication

6. ___ que les diga si es alérgico a algún medicamento

ENGLISH	SPANISH

7. ___ to tell them if you are presently taking any medication

7. ___ que les diga si está tomando actualmente algún medicamento

8. ___ to let them know if you suffer from or have ever suffered from asthma

8. ___ que les avise si padece o ha padecido alguna vez de asma

9. ___ to let them know if you suffer from any allergies

9. ___ que les avise si padece de alguna alergia

POSSIBLE INDICATIONS DURING THE EXAM

POSIBLES INDICACIONES DURANTE LA PRUEBA

1. You may use this room to remove your clothes and put on the gown that is on the chair.
    ___ Tie the gown
    ___ in the front,
    ___ in the back.

1. Puede usar este cuarto para desvertirse y ponerse la bata que está en la silla.
    ___ Amárrese la bata
    ___ en el frente,
    ___ por atrás.

2. I have to take an x-ray.

2. Tengo que hacerle una radiografía.

3. Breathe deeply.

3. Respire profundamente.

4. Breathe deeply and hold your breath.

4. Respire profundamente y aguante la respiración.

5. You can breathe normally.

5. Puede respirar normalmente.

6. I have to take one more x-ray.

6. Tengo que sacarle una radiografía más.

7. Please wait but do not put on your clothes yet to make sure I don't need to take another x-ray.

7. Por favor, espere un momento y no se vista todavía hasta que sepa si tengo que tomarle otra radiografía.

8. We are going to take a series of x-rays.

8. Le vamos a sacar una serie de radiografías.

9. After the first x-rays, we will give you a liquid to drink.

9. Después de las primeras radiografías le daremos un líquido para tomar.

10. Drink this liquid, please.

10. Tómese este líquido, por favor.

11. After the test, you can have something to eat.

11. Después de la prueba puede comer algo.

12. We are going to give you a barium enema.

12. Le vamos a poner un enema de bario.

13. We are going to turn off the light.

13. Vamos a apagar la luz.

14. This is not going to hurt you, but it may be unpleasant.

14. Esto no le va a causar dolor, pero puede causar cierta molestia.

15. This light is ued to examine your intestine.

15. Esta luz es para examinarle el intestino.

16. You can use the bathroom here.

16. Puede usar el baño aquí.

17. I am going to inject this into your vein.

17. Voy a inyectarle esta sustancia en la vena.

18. In this test I am going to take fluid from your spine.

18. En esta prueba le voy a sacar líquido de la columna.

19. This is a cold solution.

19. Esta es una solución fría.

20. This machine is to take mucus from your lungs.

20. Esta máquina es para extraer mucosidad de sus pulmones.

POSSIBLE INDICATIONS DURING THE EXAM	*POSIBLES INDICACIONES DURANTE LA PRUEBA*

21. I am going to insert this tube to
   ___ take out the phlegm that is
       bothering you
   ___ help you void
	21. Voy a ponerle esta sonda
	   ___ para sacarle la flema que le
	       molesta
	   ___ para ayudarle a eliminar estos
	       desechos

22. We are going to draw some blood
    from
   ___ the vein
   ___ the finger
   ___ the ear
	22. Le vamos a extraer sangre
	
	   ___ de la vena
	   ___ del dedo
	   ___ de la oreja

23. Leave the cotton (the Band-aid) in place for a few minutes.	23. Dejese el algodón (la curita o tirita) puesto-a por unos minutos.
24. Call tomorrow to find out the results of the test.	24. Llame mañana para saber el resultado de la prueba.
25. We will call to notify you.	25. Le llamaremos para notificarle.

CT Scan

1. You cannot eat or drink anything 4 to 8 hours before the test.

2. Change into a hospital gown.

3. You will be secured on the table by a strap.

4. You will receive a contrast medium by mouth or by injection.

5. Sometimes you may receive the contrast medium before your test.

6. You will be moved into the scanner; it will scan your body in about 15 minutes.

7. You must remain still to prevent the images from blurring.

8. During the scan you may be asked to hold your breath for a few seconds.

9. You may hear some noises made by the x-ray machine.

10. Remain still. They may need more images to complete the exam.

11. During the test you can usually talk to the technician over an intercom if necessary.

12. If you get nervous and cannot continue the test, you can press a button and let them know and the test will stop.

Tomografía computarizada

1. No puede comer o beber líquidos de 4 a 8 horas antes del examen.

2. Póngase esta bata.

3. Le ayudarán a sujetarse a la mesa con una correa.

4. Le administrarán un medio de contraste oralmente o por inyección.

5. A veces se administra el medio de contraste antes de la prueba.

6. Pasará al interior del escáner, el cual explorará su cuerpo en unos 15 minutos.

7. No se mueva para evitar que las imágenes salgan borrosas.

8. Durante el escán es posible que le indiquen que aguante la respiración por unos segundos.

9. Es posible que oiga los ruidos que hace la máquina de rayos X.

10. No se mueva. Es posible que necesiten tomar más imágenes para completar el examen.

11. Durante la prueba generalmente puede hablar con el/la técnico-a por el intercomunicador.

12. Si se pone muy nervioso-a y no puede continuar el examen, puede apretar un botón y el examen se descontinuará.

MRI

IRM

ENGLISH	SPANISH

The MRI (Magnetic Resonance Image) test is an imaging technique used to produce clear images of the inside of the human body. This test may require signing a consent form.

La IRM (Imagen de Resonancia Magnética) es una prueba para reproducir visualmente imágenes de alta calidad del interior del cuerpo humano. Esta prueba puede requerir que el paciente firme un formulario de consentimiento.

The MRI personnel has your doctor's orders and will ask you some questions to determine if you can be safely imaged.

El personal del equipo de IRM tiene las indicaciones de su médico y le hará algunas preguntas para determinar si usted puede hacerse la prueba de IRM de manera segura.

The test may require a medication or contrast agent depending on the part of the body that is going to be examined.

Es posible que la prueba requiera que le administren algún medicamento o agente de contraste dependiendo de la parte del cuerpo que va a ser examinada.

When the test begins you will be placed on a table that will slide into the tube-cylinder

Cuando comience la prueba, lo/la colocarán en una mesa que se desliza dentro del tubo cilíndrico.

Your position in the tube-cylinder will depend on the part of the body that will be imaged.

Su posición en el tubo cilíndrico depende de la parte del cuerpo que necesita ser reproducida en la imagen.

If your shoulder, chest, or head is imaged, your feet will not be inside the magnet.

Si su hombro, tórax o cabeza van a ser reproducidos en imagen, sus pies no estarán dentro del imán.

If your feet and knees are imaged, your head will be outside the magnet.

Si sus pies y rodillas van a ser reproducidas en la imagen, su cabeza quedará fuera del imán.

At all times you will be able to press a button located next to your hand to indicate that you want to communicate with the technician.

En cualquier momento podrá presionar un botón colocado al lado de su mano para indicar que desea comunicarse con el técnico.

Diagnoses / Diagnósticos

Cardiology Diagnoses

Diagnósticos cardiológicos

ENGLISH	SPANISH
acute aortic dissection	disección aórtica aguda
acute myocardial infarct	infarto agudo del miocardio
acute pericarditis	pericarditis aguda
aneurismal murmur	soplo aneurismático
angina pectoris	angina del pecho
aortic compression	coartación, compresión aórtica
aortic fluid output obstruction	obstrucción de salida del flujo aórtico
aortic leakage	escape aórtico
arrythmogenic right ventricular dysplasia	displasia arritmogénica ventricular derecha
arterial embolism and thrombosis	trombosis y embolismo arteriales
atrial fibrillation	fibrilación auricular
atrial flutter	aleteo auricular
atrial myxoma	mixoma auricular
atrial septal defect	comunicación interauricular defectuosa
atrioventricular nodal reentrant tachycardia	taquicardia reentrante nodal auriculoventricular
cardiac arrhythmias	arritmias cardíacas
cardiac hypertrophy	hipertrofía cardíaca
cardiac tamponade	taponamiento cardíaco
chronic alveolar hypoventilation	hipoventilación alveolar crónica
chronic atrial fibrillation	fibrilación auricular crónica
congenital cardiopathy	cardiopatía congénita
congestive heart failure	insuficiencia cardíaca
constrictive pericarditis	pericarditis constrictiva
coronary artery disease	artereopatía coronaria
coronary atherosclerosis	aterosclerosis coronaria
coronary thrombosis	trombosis coronaria
cyanotic congenital heart disease	cardiopatía congénita cianótica
endocarditis	endocarditis

ENGLISH	SPANISH
heart failure	insuficiencia cardíaca, paro cardíaco
hyperkalemia	hiperpotasiemia
hyperparatiroidism	hiperparatiroidismo
hypertensive cardiopathy	cardiopatía hipertensiva
left ventricular dilation	dilatación ventricular izquierda
middiastolic murmur	soplo mediodiastólico
mitral stenosis	estenosis mitral
mitral regurgitation	insuficiencia, o reflujo, mitral
mitral valve infectious endocarditis	endocarditis infecciosa de la válvula mitral
mitral valve prolapse	prolapso de la válvula mitral
myocardial ischemia	isquemia del miocardio
myocarditis neonatorum	miocarditis del neonato
myocardial infarction	infarto del miocardio
myocardial rupture	ruptura del miocardio
pericardial effusion	efusión pericárdica
pericarditis	pericarditis
peripartum cardiomyopathy	cardiomiopatía peripartum
primary valvular aortic insufficiency	insuficiencia valvular aórtica primaria
right auricle dilation	dilatación auricular derecha
right auricular tumors	tumores auriculares derechos
right ventricular infarction	infarto del ventrículo derecho
subacute bacterial endocarditis	endocarditis bacteriana subaguda
supraventricular tachycardia	taquicardia supraventricular
tachycardia	taquicardia
tricuspid defficiency	insuficiencia tricuspídea
tricuspid valve disease	enfermedad de la válvula tricúspide
tricuspid stenosis	estenosis de la válvula tricúspide
tromboangiitis	tromboangiitis

Pulmonary Diagnoses

Diagnósticos pulmonares

ENGLISH	SPANISH
acute bronchitis	bronquitis aguda
bronchiectasis	bronquiectasia
chronic airway disorder	trastorno crónico de las vías respiratorias
atelectasis	atelectasia
congenital atelectasis	atelectasia congénita
coal workers disease	enfermedad de los carboneros
pneumonia	neumonía
walking pneumonia	neumonía migratoria o errante
streptococcal neumonia	neumonía por estreptococos
staphylococcal pneumonia	neumonía estafilocócica
lobar pneumonia	neumonía lobular
legionnaire's disease	enfermedad de los legionarios
silicosis	silicosis
pulmonary embolism	embolismo pulmonar
asthma	asma
pleurisy	pleuresía
respiratory failure	insuficiencia respiratoria
lung abscess	absceso del pulmón
pleural effusion	derrame pleural
allergic bronchopulmonary aspergillosis	aspergilosis pulmonar alérgica
bronchogenic carcinoma	carcinoma broncogénico
dyspnea	disnea
hemoptisis	hemoptisis
paroxysmal nocturnal dyspnea	dispnea nocturna paroxística
adult respiratory distress syndrome	malestar respiratorio en la persona adulta
secondary bacterial supra-infections	suprainfecciones bacterianas secundarias
emphysema	enfisema
chronic bronchitis	bronquitis crónica
acute bronchitis	bronquitis aguda
P. carinii pneumonia	neumonía por *P. carinii* (*Pneumocystis jirovecii*)
bronchopulmonary aspergillosis	aspergilosis broncopulmonar
pulmonary edema	edema pulmonar

Cancer Diagnoses

Diagnósticos de cáncer

ENGLISH	SPANISH
Acute Lymphoblastic leucemia (childhood)	Leucemia linfoblástica aguda (niñez)
Adrenal cancer	Cáncer de las glándulas suprarenales
Adrenocortical carcinoma	Carcinoma adrenocortical
Anal cancer	Cáncer anal
Astrocytoma (cerebral, childhood)	Astrocitoma (cerebral, niñez)
Betel cancer	Cáncer de la mucosa de la mejilla
Bile duct cancer	Cáncer del conducto biliar
Bladder cancer(childhood)	Cáncer de la vejiga (niñez)
Bone cancer	Cáncer de los huesos
Brain cancer	Cáncer del cerebro
Brain tumor, ependymoma (childhood)	Tumor cerebral, ependimoma (niñez)
Brain tumor, medulloblastoma (childhood)	Tumor cerebral, meduloblastoma (niñez)
Breast cancer	Cáncer de la mama, del seno
Bronchial adenoma	Adenoma bronquial
Basal cell carcinoma	Carcinoma de células basales
Cancer en cuirasse	Carcinoma en coraza (o cáncer en cuirasse)
Cancer of the heart	Cáncer cardíaco
Cardiac sarcoma	Sarcoma cardíaco
Central nervous system lymphoma	Linfoma del sistema nervioso central
Cervical cancer	Cáncer del cuello uterino
Chimney sweeps' carcinoma	Cáncer del escroto, cáncer de los deshollinadores
Cholangiosarcoma	Colangiosarcoma
Colorectal cancer	Cáncer colorectal
Ductal carcinoma in situ	Carcinoma ductal in situ
Ductal invasive carcinoma	Carcinoma ductal invasivo
Endometrial cancer	Cáncer endometrioso
Epithelial cancer	Carcinoma epitelial
Epithelial ovarian cancer	Cáncer epitelial ovárico
Esophagial cancer	Cáncer esofágico
Eye cancer	Cáncer del ojo, ocular
Familial cancer	Cáncer familiar
Follicular lymphoma	Linfoma folicular

ENGLISH	SPANISH
Follicular thyroid cancer	Cáncer folicular de la tiroides
Genital cancer	Cáncer de los genitales
Glandular cancer	Cáncer glandular
Hodgkin's lymphoma	Linfoma de Hodgkin
Hypothalamic glioma (childhood)	Glioma hipotalámico (niñez)
Kidney cancer	Cáncer del riñón
Larynx cancer	Cáncer de la laringe
Leptomeningeal cancer	Cáncer leptomeníngico
Leukemia	Leucemia, cáncer de la sangre
Liposarcoma	Liposarcoma
Liver cancer	Cáncer del hígado
Lobular carcinoma in situ	Carcinoma lobular in situ
Lobular invasive carcinoma	Carcinoma lobular invasivo
Local cancer	Cáncer local
Localized gallbladder cancer	Cáncer localizado de la vesícula biliar
Lung cancer	Cáncer del pulmón
Lymphoma	Linfoma
Medular cancer	Cáncer medular
Mesothelioma	Mesotelioma
Mucinous cancer	Cáncer mucinoso
Non-Hodgkin's lymphoma	Linfoma no hodkiniano
Oral cancer	Cáncer bucal
Ovarian cancer	Cáncer ovárico
Penis cancer	Cáncer del pene
Prostate cancer	Cáncer de la próstata
Rectal cancer	Cáncer del recto
Retinoblastoma	Retinoblastoma
Skin cancer	Cáncer de la piel
Small intestine cancer	Cáncer del intestino delgado
Throat cancer	Cáncer de la garganta
Thyroid cancer	Cáncer de la tiroides
Tongue cancer	Cáncer de la lengua
Tubular cancer	Cáncer tubular
Ureter cancer	Cáncer del uréter
Urinary system cancer	Cáncer del sistema urinario
Uterine cancer	Cáncer uterino

Vocabulary of Diabetes

El vocabulario de la diabetes

ENGLISH	SPANISH
calories	calorías
carbohydrates	carbohidratos
celiac disease	enfermedad celíaca
cholesterol	colesterol
frozen shoulder	hombro tieso
genetic	genético-a
gestational	gestacional
glucose	glucosa
hemochromatosis	hemocromatosis
heredity	herencia
hyperglycemia	hiperglucemia
hypoglycemia	hipoglucemia
insulin	insulina
insulin-resistant	resistencia a la insulina
ketoacidosis	cetoacidosis
ketone bodies	cuerpos cetónicos
macrosomia	macrosomia
metabolism	metabolismo
monitoring	monitoreo
nephropathy	nefropatía
neuropathy	neuropatía
pancreatitis	pancreatitis
polydipsia	polidipsia
polyuria	poliuria
retinopathy	retinopatía
weight fluctuation	fluctuación del peso

Vocabulary of Breast Cancer

Vocabulario del cáncer de seno

Vocabulary of Breast Cancer	Vocabulario del cáncer de seno
Abnormal cells	Células anormales
Adenoma, a tumor of glandular origin	Adenoma – tumor de origen glandular
Alopecia – loss of hair	Alopecia – pérdida del cabello
Antiemetic – medication to combat nausea	Antiemético – medicamento que evita la násusea
Axillary dissection	Disección de los nódulos debajo de la axila
Benign breast disease	Enfermedad benigna de la mama
Benign tumor	Tumor benigno
Biopsy – procedure to remove sample tissue	Biopsia – procedimiento para extraer una muestra de tejido
Blood analysis	Análisis de sangre
Blood plasma	Plasma sanguíneo
Bone marrow	Médula ósea
Bone scan	Gammagrafía ósea
Breast self-examination	Auto-examen del seno
Breast tissue	Tejido de la mama
CA15.3 – protein marker for breast and ovarian cancer	CA15-3 – marcador de proteína para el cáncer en el seno y el ovario
CA125 – protein marker for ovarian and breast cancer recurrence	CA125 – marcador de proteína que indica la recurrencia del cáncer ovárico o del seno
Cancer cells	Células cancerosas
Carcinoembrionic antigen, CEA	Antígeno carcinoembriónico, CEA (por sus siglas en inglés)
Cauterize ñ burn by application of heat or electricity	Cauterizar – quemar aplicando calor o electricidad
Chemotherapy – treatment by use of chemical agents	Quimioterapia – tratamiento usando agentes químicos
CT or CAT scan	Tomografía axial computarizada
Cyst – sac or pouch containing fluid or semifluid matter	Quiste – bolsa que contiene líquido o materia semilíquida
Deep-seated mass	Masa de asiento profundo
Drainage	Drenaje, secreción
Ductal carcinoma – carcinoma originating in the mammary ducts	Carcinoma ductal – cáncer que se origina en los conductos lácteos del seno
Ducts – connectors to the nipple	Conducto mamario
Early detection – when the cancer is detected as it begins by a mammogram, ultrasound or palpation	Detección temprana del cáncer por medio de mamografía, ultrasonido o palpación

Vocabulary	Vocabulario
Estrogen	Estrógeno
Genetic factor	Factor genético
HER2 – helper gene to control the growth and repair of cells	HER2 – Gen ayudante en el control del crecimiento y la reparación de las células
Hidden cancer	Cáncer oculto – pequeño cáncer que origina metástasis detectable clínicamente antes de poder detectarse clínicamente el propio tumor
Hormone receptor	Receptor hormonal
Hormone therapy	Terapia hormonal
Host defenses – primary and secondary defenses against attacking pathogen	Defensas – primaria y secundaria del organismo en contra de un patógeno que lo ataca
Inflammatory carcinoma	Carcinoma inflamatorio
Inverted nipple	Pezón invertido
Lobe – 15 to 20 portions of the mammary gland	Lóbulo – de 15 a 20 porciones de las glándulas mamarias
Immune defense system – resistance created by the body to defend against foreign substances, cells, and tissues	Sistema inmunitario – defensa del organismo en contra de sustancias, tejidos y células extrañas
Lobular carcinoma *in situ* (LCS)	Carcinoma lobular in situ (CLIS)
Lobular carcinoma *invasivo* (LCI)	Carcinoma lobular invasivo (CLI)
Lump	Bulto, masa
Lumpectomy – removal of a tumor excluding the lymph nodes and adjacent tissues	Tumorectomía – excisión de un tumor sin extirpar los ganglios linfáticos y tejidos adyacentes
Lymph glands	Glándulas linfáticas
Lymph node areas	Áreas de ganglios linfáticos
Lymphedema – swelling as a result of obstruction in the lymph nodes	Linfedema – inflamación como resultado de una obstrucción en los ganglios linfáticos
Malignant tumor	Tumor canceroso, maligno
Mammary glands	Glándulas mamarias
Mastectomy – surgical removal of all or part of the breast and sometimes associated lymph nodes and muscles	Mastectomía – remoción total o parcial de uno o ambos senos, la que puede incluir los nódulos linfáticos y músculos asociados
Mastodynia – breast pain	Mastodinia – dolor en el seno
Negative ER – type of cancer that does not have estrogen receptors	RE negativo – tipo de cáncer en el que las células cancerosas no tienen receptores estrogénicos
Positive ER – cancer type having estrogen receptors	RE positivo – tipo de cáncer en el que las células cancerosas tienen receptores estrogénicos
Nipple	Pezón
Node – ganglion	Ganglio, nódulo
Oncologist	Oncólogo-a

Positions and Body Movements /
Posiciones y movimientos del cuerpo

ENGLISH	SPANISH
1. Stand here.	1. Párese aquí.
2. Stand here and do not move.	2. Párese aquí y no se mueva.
3. Sit on the table.	3. Siéntese sobre la mesa.
4. Lie down on the table ___ on your back ___ face down ___ on your right side ___ on your left side	4. Acuéstese sobre la mesa ___ boca arriba ___ boca abajo ___ sobre el lado derecho ___ sobre el lado izquierdo
5. Put your knees against your chest and let your chin touch your chest.	5. Acerque las rodillas al pecho lo más posible y deje que su barbilla toque su pecho.
6. Put your arms around this machine.	6. Ponga los brazos alrededor de esta máquina.
7. Do not get up, remain lying down.	7. No se levante, quédese acostado-a.
8. Raise your head.	8. Levante la cabeza.
9. Raise your hands.	9. Levante las manos.
10. Raise your right hand.	10. Levante la mano derecha.
11. Raise your left hand ___ higher ___ lower	11. Levante la mano izquierda ___ más hacia arriba ___ más hacia abajo
12. Open your hand.	12. Abra la mano.
13. Close your hand. Make a fist.	13. Cierre la mano. Cierre el puño.
14. Extend your fingers.	14. Extienda los dedos.
15. Close your fingers one at a time.	15. Cierre uno por uno los dedos.
16. Lift your right leg.	16. Levante la pierna derecha.
17. Lift your left leg.	17. Levante la pierna izquierda.
18. Can you move the leg?	18. ¿Puede mover la pierna?
19. Bend over.	19. Dóblese.
20. Bend over backwards.	20. Dóblese hacia atrás.
21. Raise your buttocks (hips).	21. Levante las nalgas (las caderas).
22. Put your hands behind your head.	22. Ponga las manos detrás de la cabeza.
23. Extend your arms, and bringing them towards the front, touch the tips of your index fingers together.	23. Extienda los brazos y, trayéndolos hacia el frente, toque las puntas de los dedos índices.
24. Bend your arm.	24. Doble el brazo.
25. Extend your arm.	25. Extienda el brazo.
26. Squeeze my hand as hard as you can.	26. Apriéteme la mano lo más fuerte que pueda.

Appendix B

Heart Attack and Stroke

HIV and AIDS

Breast Cancer

Medications

Brand Name Drugs

Apéndice B

**Ataque cardíaco y
derrame cerebral**

VIH y SIDA

Cáncer del seno

Medicamentos

Medicamentos de marca

Warning Signs of a Heart Attack and Stroke / Señales de advertencia de un ataque al corazón y un derrame cerebral

Warning Signs of a Heart Attack / Señales de advertencia de un ataque al corazón

ENGLISH	SPANISH
Most heart attacks start slowly, with mild pain or discomfort.	La mayor parte de los ataques al corazón comienzan lentamente, con un dolor o malestar leve.
The mild signs, which are ignored in many cases, could be the onset of an imminent heart attack. The American Heart Association indicates the importance of these and other signs:	Las señales benignas, que en muchos casos son ignoradas, pueden señalar el comienzo de un inminente ataque al corazón. La Asociación Americana del Corazón nos indica la importancia de estas señales y otros síntomas:
Chest discomfort. You may feel certain discomfort in the center of the chest that could last more than a few minutes. This symptom could go away and then come back. It will change to feel like a big pressure, squeezing, with feeling of fullness or pain. Some patients describe it as "an elephant sitting on my chest."	Malestar en el pecho. Se puede sentir cierto malestar en el centro del pecho que podría durar más de unos pocos minutos. Este síntoma puede desaparecer y volver. Puede sentir una presión irresistible que aprieta el pecho con sensación de llenura o de dolor. Algunos pacientes lo describen como "un elefante sentado en mi pecho".
Other parts of the upper body could be affected. You may feel discomfort or pain in the stomach, in one or both arms, the back, neck, and the jaw.	Otras partes superiores del cuerpo pueden ser afectadas. Puede sentir malestar o dolor en el estómago, en un brazo o ambos brazos, en la espalda, el cuello y la mandíbula.
Shortness of breath. This symptom appears regularly with the chest discomfort although it may occur before the feeling of tightness in the chest.	Falta de aire. Este síntoma se manifiesta con regularidad al mismo tiempo que el malestar en el pecho, aunque puede ocurrir antes de que sienta la presión en el pecho.
Other Signs: Nausea and lightheadedness could be other symptoms, accompanied by breaking out in a cold sweat.	Otras señales: Náusea o mareo pueden manifestarse acompañados de sudores fríos.
If the above signs are present, it is necessary to call 911 immediately and request an ambulance.	Si las señales antes indicadas se presentan, es necesario llamar al teléfono 911 inmediatamente y pedir una ambulancia.

Warning Signs of a Stroke / Señales de advertencia de un derrame cerebral

ENGLISH	SPANISH
The following stroke warning signals are indicated by the American Stroke Association:	La Sociedad Americana de Estudios sobre el Derrame Cerebral indica las siguientes señales de advertencia de una embolia o derrame cerebral:
Sudden numbness or weakness in the face, arm or leg present especially on one side of the body	Entumecimiento o debilidad repentina en la cara, el brazo o la pierna, especialmente en un lado del cuerpo
Sudden confusion and inability to speak coherently, faulty understanding	Confusión repentina, dificultad para hablar coherentemente, confusión mental
Difficulty seeing in one or both eyes	Dificultad para ver con un o con ambos ojos
Sudden trouble walking, dizziness, loss of balance or coordination	Dificultad repentina al andar, mareo, pérdida de equilibrio o de coordinación
Sudden severe headache with no known cause	Fuerte y repentino dolor de cabeza, sin causa conocida
A person that suffers a stroke is almost totally helpless requiring immediate professional attention. It is extremely important that THE TIME when symptoms started be recorded or remembered by the person attending the victim and he or she communicates it to the paramedics and to the staff at the emergency room.	Una persona que sufre un derrame cerebral está casi totalmente desvalida y requiere atención profesional inmediata. Es extremadamente importante que la persona que asista a la víctima recuerde con seguridad LA HORA precisa en que se presentaron los síntomas y lo comunique a los paramédicos y al personal de emergencia del hospital.
Sometimes symptoms of a stroke are difficult to identify. Unfortunately, the lack of awareness spells disaster. The stroke victim may suffer severe brain damage when people nearby fail to recognize the symptoms of a stroke. Now doctors say a bystander can recognize a stroke by asking three simple questions: Ask the individual to SMILE Ask the person to TALK coherently, to SPEAK A SIMPLE SENTENCE (e.g., It is sunny out today.) Ask him or her to RAISE BOTH ARMS	A veces los síntomas de un derrame cerebral son difíciles de identificar. Desafortunadamente, la falta de advertencia resulta en desastre. La víctima de un derrame cerebral puede sufrir un daño cerebral grave cuando las personas que están cerca no reconocen los síntomas de un derrame cerebral. Ahora los médicos dicen que cualquier persona puede reconocer un derrame cerebral haciendo simplemente tres preguntas: Pedirle a la víctima que sonría Decirle que hable coherentemente, que diga una simple frase (hoy está soleado) Pedirle que levante ambos brazos
The drug TPA (tissue plasminogen activator, a protein used as a thrombolitic agent), is a life saver to stroke victims, as long as it can be successfully administered within three hours of the onset of the stroke. TPA is commonly known as "clog buster."	La droga conocida como TPA (activador del plasminógeno tisular, i.e., de los tejidos, proteína usada como agente trombolítico) es una droga que puede salvar la vida o reducir la posibilidad de invalidez permanente en víctimas de derrame cerebral. El medicamento TPA es comúnmente llamado "disolvente de coágulos".

ENGLISH	SPANISH
If you notice that these symptoms are present, either of a heart attack or stroke, do not waste time, call 911 and request an ambulance. The paramedics will start the necessary help as soon as they arrive, and will continue to do so on the way to the hospital. A patient taken to the hospital by ambulance receives faster care than if he/she is taken by a private car.	Si nota que estos síntomas están presentes, de un ataque al corazón o de un derrame cerebral, no pierda tiempo, llame al teléfono 911 y pida una ambulancia. Los paramédicos comenzarán a atender a la víctima apenas lleguen y continuarán haciéndolo mientras la trasladan al hospital. Una paciente que es transportada al hospital en ambulancia generalmente recibe una atención más rápida que si es llevada en un automóvil particular.

HIV and AIDS / El VIH y el SIDA

Questions and Answers on HIV and AIDS / Preguntas y respuestas acerca del VIH y el SIDA

ENGLISH	SPANISH
1. What causes AIDS (acquired immune deficiency syndrome)? The retrovirus HIV (human immunodeficiency virus)[1] causes AIDS. AIDS is a late manifestation of HIV.	1. ¿Qué causa el SIDA (síndrome de inmunodeficiencia adquirida)? El VIH (virus de la inmunodeficiencia humana[2]) es el retrovirus causante del SIDA. SIDA es una manifestación tardía de VIH.
2. How does an HIV infection occur? HIV is transmitted through four body fluids: a) blood b) semen c) vaginal fluid d) breast milk	2. ¿Cómo ocurre una infección de VIH? El VIH es transmitido a través de cuatro líquidos corporales: a) sangre b) semen c) secreción vaginal d) leche materna
3. How does HIV attack the body system? The infecting virus HIV attacks the immune system, which protects the body against infections. It overpowers the immune cells CD4 and reproduces itself in them, thus debilitating the immune system. This evolution opens the door to "opportunistic" infections that attack a body already low in antibodies. When the body is at its lowest level count of CD4, or T cells, it is vulnerable to AIDS.	3. ¿Cómo ataca el VIH al organismo? El virus VIH ataca el sistema inmunitario que protege el organismo contra las infecciones. Comienza a dominar las células CD4 y se reproduce en ellas; de esta manera debilita el sistema inmunitario. Este proceso abre la puerta a infecciones "oportunistas" que atacan a un organismo bajo en anticuerpos. Cuando el organismo presenta el nivel más bajo de células CD4, o T, es vulnerable al SIDA.

ENGLISH	SPANISH
4. How a transmission occurs: a) HIV is transmitted by having intercourse (vaginal or anal) with an infected partner. If one of the partners is infected by HIV, the virus is transmitted to his or her partner during intercourse by introducing the infected semen or vaginal secretion through the mucous membranes or through a small cut or sore hardly visible. b) By direct blood contact such as injection with exchanged drug needles and syringes between drug addicts infected by AIDS; in direct transmission by tainted blood transfusions, or by accident if it enters the system through a percutaneous lesion when handling infected blood.[3] c) Transmission from hemophiliacs who had been treated with Factor VIII [5] (contaminated platelets) to their sexual partners without knowing that they were carriers. d) The transmission of HIV from the infected mother to the fetus (perinatal or vertical transmission)[7] during pregnancy, or during labor and birth to the newborn has approximately 20% probability of transmission if she has not received a drug treatment to reduce this probability.	4. Cómo ocurre una transmisión de VIH: a) VIH se transmite por medio del acto sexual (vaginal o anal) con una persona infectada. Si una de las personas está infectada por VIH, él/ella puede transmitir el virus al otro a través del semen o la secreción vaginal por medio de las membranas mucosas o un pequeño corte apenas visible. b) Por contacto sanguíneo directo tal como una inyección con agujas y jeringas intercambiadas entre drogadictos infectados por el SIDA; en transfusión de sangre contaminada o por accidente si sucediera una exposición durante el manejo de sangre infectada[4] a través de una lesión percutánea. c) Transmisión por hemofílicos que han sido tratados con Factor VIII [6] (con plaquetas infectadas) a su pareja sexual sin saber que eran portadores del virus VIH. d) La transmisión de la madre infectada por VIH al feto (transmisión perinatal o vertical) durante el embarazo o en el parto; el bebe´ tiene una probabilidad de transmisión de aproximadamente un 20% si ella no ha recibido tratamiento para reducir la probabilidad de transmisión.
5. What is done today to avoid PNT / TMC [8]? Clinical studies have indicated that if the delivery is done by caesarean section before labor begins, it would be possible to reduce the probability of HIV-1 infection to the newborn. This is a procedure that is done in combination with AZT [9] therapy.	5. ¿Qué se ha hecho para evitar la transmisión perinatal (TMH) [8]? Estudios clínicos han indicado que si antes de comenzar el parto se realiza una cesárea combinada y se ha realizado un tratamiento de terapia de AZT [10] durante el embarazo, la probabilidad de transmisión perinatal disminuye considerablemente.

ENGLISH	SPANISH
6. What is the HIV transmission probability to an infant through the mother's milk? The infected mother's milk contains HIV-1 virus, which is a viable means of infection with approx. 12% of probability of transmission. If the mother is not following any treatment to avoid transmission during pregnancy, the risk is very high. In 1994, a clinical analysis (ACTG 076) determined that women who submitted voluntarily to AZT therapy would diminish considerably the probability of HIV infection to their children.	6. ¿Cuál es la probabilidad de que un neonato se infecte con VIH a través de la leche materna? La leche infectada de la madre que contiene el virus VIH-1 es una fuente de infección que tiene un 12% de probabilidad de transmisión. Si la madre no sigue ningún tratamiento para evitar transmisión durante el embarazo, el riesgo es muy alto. En 1994 el análisis clínico "ACTG 076" determinó que las mujeres que se sometieron voluntariamente a la terapia de AZT disminuyeron considerablemente la probabilidad de infección de VIH a su hijo-a.
7. What recommendations are given to HIV infected pregnant women? To submit voluntarily to a therapy of drug inhibitor's program. To follow a therapeutic regimen of antiretroviral drugs reducers of VIH and perinatal transmission. To keep visits and therapy with their physician as regularly as recommended. To take her medication accordingly To request assistance to monitor the progress of the disease in herself and her baby. To be aware of any drug interaction effect and report it to their doctors.	7. ¿Qué recomendaciones se han dado a mujeres embarazadas infectadas por VIH? Someterse voluntariamente a una terapia de medicamentos inhibidores de retrovirus. Seguir un régimen terapéutico de fármacos anti retrovíricos reductores de VIH y de la transmisión perinatal. Asistir regularmente a las citas con el médico y seguir con regularidad la terapia recomendada. Pedir asistencia para poder seguir el desarrollo de la enfermedad en ella misma y su bebé. Estar al tanto de cualquier efecto inesperado de las medicinas que tome y reportarlo al personal médico que le atiende.

1 Also called human T-lymphotrophic virus.
2 También llamado virus T-linfotrófico humano.
3 There is a very small percentage of health providers who have been infected by accident with HIV.
4 Existe un porcentaje muy bajo de asistentes de salud que se han infectado accidentalmente con HIV.
5 Factor VIII made by donated blood from various donors is now treated to avoid transmission.
6 El Factor VIII hecho por sangre donada por varios donantes se trata ahora para evitar transmisión.
7 PNT perinatal transmission / transmisión perinatal.
8 TMH transmisión de madre a hijo / TMC transmission of mother to child.
9 An analog inhibitor of replication of HIV virus.
10 Análogo inhibidor de replicación del VIH.

Observations Related to HIV and AIDS	Observaciones generales en relación con VIH y el SIDA
ENGLISH	**SPANISH**

HTV seronegative means that the test does not show HIV antibodies in the bloodstream.

VIH seronegativo quiere decir que la prueba no indica la presencia de anticuerpos VIH en la corriente sanguínea.

1. Why should you be tested for HIV?:
a) you think you may have had any kind of sexual contact with an infected person.
b) you have used intravenous drugs and exchanged needles or syringes with an infected person.
c) you had sexual contact with a person who belongs to a "high risk" group.
d) you are pregnant and have doubts about whether your sexual partner belongs to a "high risk" group.

1. ¿Cuándo debe usted hacerse la prueba del VIH?:
a) cree que ha tenido cualquier tipo de contacto sexual con una persona infectada.
b) ha usado drogas intravenosas o compartido agujas o jeringuillas con personas infectadas.
c) ha tenido contacto sexual con una persona que pertenece a un grupo de "alto riesgo".
d) está embarazada y tiene dudas si su compañero pertenece a un grupo de "alto riesgo".

HIV seropositive means that there are HIV antibodies in the bloodstream.

VIH seropositivo quiere decir que existen anticuerpos de VIH en la corriente sanguínea.

2. It is very important to follow a safe sexual conduct.

2. Es sumamente importante evitar una conducta sexual arriesgada.

3. You are capable of being infected by the virus even if you are exposed only once.

3. Usted puede ser infectado-a por elvirus aunque haya estado expuesto-a una sola vez.

4. Does the health laboratory official have the obligation to report the results of the test to the health authorities? Yes, it has to be reported to the health authorities and also it has to be registered in the infected person's medical record. Other persons who also have had sexual contact with the infected person should be notified in order to have a serologic test and determine if there is infection.

4. ¿Tiene el profesional de salud o director del laboratorio la obligación de reportar los resultados de la prueba a las autoridades de salubridad? Sí, se debe reportar a las autoridades los casos de VIH y de SIDA, y también debe ser registrado en el expediente médico de la persona infectada. Otras personas que tuvieron contacto sexual con la persona infectada deben ser notificadas para que se hagan una prueba serológica y puedan determinar si hay contagio.

serostatus unknown refers to any person that has never been tested for HIV infection.

seroestado desconocido indica el estado de una persona que nunca se ha hecho una prueba de VIH.

ENGLISH	SPANISH
5. If the results of your tests are positive, you should be right away under the care of an immunologist or an AIDS knowledgeable health professional.	5. Si el resultado de las pruebas es positivo, usted debe quedar en seguida bajo el cuidado de un inmunólogo o profesional de salud con conocimientos del tratamiento del SIDA.
6. It would be helpful if you would join a support group.	6. Sería beneficioso que usted se asociara a un grupo de apoyo.
Note: Concerning questions 4 and 5. All AIDS clinics observe confidentiality and some observe total anonymity; the patient is observed and identified only by a code number. Results of the test are only given to the patient by his doctor.	Nota: Respecto a las preguntas 4 y 5, todas las clínicas de SIDA observan confidencialidad y algunas observan completa anonimidad; en todos los registros en los que se observa o identifica al paciente, se usa únicamente un código (en vez del nombre del paciente) y los resultados de las pruebas los entrega únicamente el doctor y exclusivamente al paciente.

Breast Cancer / El cáncer del seno

Breast cancer has increased alarmingly in the twenty-first century. It is a deadly disease.

El cáncer del seno ha aumentando en el siglo veintiuno de una manera alarmante. Es una enfermedad mortal.

Breast cancer attacks women in their early twenties, during their forties and fifties or in their old age. Age is no boundary.

El cáncer del seno ataca a la mujer a partir de los veinte años hasta la vejez. La edad no es un límite.

The incidence percentage in younger women is lower, but their illnesses are usually more severe.

El porcentaje de incidencia del cáncer en la mujer joven es más bajo pero es ésta la edad en la cual el cáncer del seno parece ser más desvastador.

The highest percentage of diagnostic cases is in fifty-and sixty-year-old women.

El mayor porcentaje de casos diagnosticados es en mujeres entre los cincuenta y los sesenta años de edad.

Formation of Breast Cancer

Formación del cáncer del seno

Lobular carcinoma in situ refers to cancerous cells growing out of control in the tissues lining a gland. This type of cancerous cells indicates a pre-cancerous stage of breast cancer.
The tumor begins to develop through the proliferation of these abnormal cells.

Carcinoma lobulillar in situ se refiere a un grupo de células cancerosas creciendo sin control en los tejidos de los lobulillos de la mama. El tumor comienza a desarrollarse en células pre-cancerosas y próximas a convertirse en cáncer del seno.

Ductal carcinoma in situ is the proliferation of abnormal cells growing and developing in the ducts of the breast, which connect to the breast nipple. This type of tumor is also considered to be pre-cancerous.

Carcinoma ductal, o canalicular, in situ es la proliferación de células anormales creciendo rápidamente en los conductos lácteos conectados al pezón.

The Latin phrase in situ means that the cancer has not spread, remaining where it originated.

La frase en latín in situ quiere decir que el tumor no se ha expandido y permanece en el lugar donde se originó.

Both lobular and ductal carcinoma in situ may become invasive.

El carcinoma lobulillar in situ y el carcinoma canalicular (ductal) in situ pueden llegar a ser invasivos.

Cancer Stages / Etapas del cáncer

Cancer is characterized by stages, depending on the growth and expansion of the cancer cells. / El cáncer se clasifica en etapas dependiendo del crecimiento del tumor y expansión de las células cancerosas.

STAGE 0	ETAPA 0
This Stage refers to non-invasive breast cancer. Only a 5% to a 10% of the lobular carcinoma in situ tumors become invasive. However, even as 75% of the ductal carcinoma becomes invasive, there is not evidence that any given tumor would necessarily do so. When lobular carcinoma in situ and ductal carcinoma in situ are not invasive, they are described as a pre-cancerous abnormal lump, tumor, or mass in situ.	Esta Etapa se refiere a cáncer no invasivo del seno. Sólo de un 5% a 10% de los tumores clasificados como carcinoma lobulilar in situ se convierten en invasivos. Un 75% de los carcinomas canaliculares (ductales) se convierten en invasivos; cuando se ha desarrollado uno, no es posible saber si se va a transformar en invasivo. Cuando el carcinoma lobulillar in situ y el carcinoma canalicular (ductal) no son invasivos, se describen como un bulto, tumor o masa anormal pre-cancerosa in situ.
STAGE I	**ETAPA I**
Cancer cells have begun to break through or invade adjacent normal tissue, but no lymph nodes are involved. The tumor is about 2 centimeters in diameter. Surgery and radiation are recommended.	Células cancerosas comienzan a invadir tejidos normales adyacentes, sin que haya invasión de los ganglios linfáticos. El tumor tiene cerca de 2 centímetros de diámetro. Se recomienda cirugía y radiación.
STAGE II	**ETAPA II**
In **Stage II**, the cancer has become invasive, having moved to the lymph nodes under the same arm of the affected breast. The affected lymph nodes have not stuck to one another or to the surrounding tissues. This is a sign that the cancer has not become a Stage III cancer. The tumor is at least 2 cms. in diameter, but no more than 5 cms.	En la **Etapa II** el cáncer es ya invasivo, habiéndose extendido hacia los ganglios linfáticos debajo de la axila en el mismo lado del seno afectado, pero los ganglios no se han aglutinado ni se han pegado a los tejidos adyacentes. Esta es una señal que el cáncer no se encuentra aún en la tercera etapa. El tumor mide por lo menos 2 centímetros de diámetro pero no más de 5 centímetros.
STAGE III	**ETAPA III**
This stage is divided in two subcategories known as **III A** and **III B**.	La **Etapa III** comprende dos subcategorías llamadas **III A** y **III B**.
Stage III A tumor can be more than 5 centimeters in diameter or it can spread to the underarm lymph nodes near the breast bone or to other nearby tissues. The lymph nodes are stuck together or to the adjacent tissues. A treatment to remove and destroy the cancer is applied and a systemic or hormonal treatment is usually prescribed to try to diminish the tumor's size.	En la **Etapa III A** el tumor puede alcanzar más de 5 centímetros de diámetro o se ha expandido hasta los ganglios linfáticos bajo la axila y los músculos cercanos al esternón, o a otros tejidos adyacentes. Se aplica un tratamiento para destruir y extirpar el tumor y normalmente se prescribe un tratamiento sistémico u hormonal para intentar disminuir el tamaño del tumor.

Stage III B includes inflammatory breast cancer. It is not common and it is very aggressive and insidious. The symptoms are an inflammatory breast with a redness, warm feeling, puffiness of the skin, hard sensation, with appearance of "peau d'orange" (similar to the orange peel or cortex), ridges or welts. A mass is present in a few cases.

La **Etapa III B** incluye cáncer del seno con inflamación. No es común y es un tipo de cáncer muy agresivo e insidioso. Los síntomas son un seno enrojecido con entumecimiento, acalorado y con semejanza a la cáscara de una naranja, con ronchas y aspereza. En unos pocos casos se manifiesta en una masa.

STAGE IV

ETAPA IV

In **Stage IV** the cancer has metastasized. In other words, it has continued its devastating destruction and is invading other parts of the body in addition to the internal mammary and lymph nodes. A tumor may have spread to the subclavicular lymph nodes, located in the base of the neck, to the lungs, liver or brain. If diagnosed "Metastatic at presentation" it means that the primary breast cancer was not found when it was only inside the breast. This cancer is also considered Stage IV. In cases of Stage IV, treatment generally consists of chemotherapy, and radiation may be given to other parts of the body as well as to the affected breast.

En la **Etapa IV** el cáncer ha hecho metástasis continuando su destrucción devastadora e invadiendo otras partes del cuerpo en adición al seno y los ganglios linfáticos cercanos. El tumor quizás se haya expandido a los ganglios linfáticos subclaviculares localizados en la base del cuello, los pulmones, hígado o cerebro. Si el diagnóstico ha sido "Metastásico en presentación", quiere decir que el cáncer de la mama primario no fue encontrado cuando solamente había invadido el seno. Este cáncer también es considerado de Etapa IV. En casos de cánceres de Etapa IV, el tratamiento generalmente consiste en quimioterapia y también se puede aplicar radiación a otras partes del cuerpo, al igual que al seno afectado.

Breast Examination

Examen del seno

Women should schedule a breast examination with their doctor before having a mammogram. The examination and the mammography should be done annually.

Toda mujer debe pedir una hora con su médico para que le examinen el seno antes de que le hagan un mamograma. El examen del seno y la mamografía deben hacerse anualmente.

Every woman should get into the habit of self-examining her breasts by detecting any changes in the breast appearance and feeling each breast systematically and routinely with her fingertips. If a lump is found, it does not necessarily indicate cancer. The lump could be due to other factors, such as the menstrual cycle. However, when a lump is observed or there is a change in the skin, swelling, redness or secretion from the nipple, it is necessary to consult a physician.

Además, toda mujer debe auto examinarse los senos palpándose con la yema de los dedos para detectar cambios en la apariencia del seno. Si se encontrara un bulto en una de las mamas, no se alarme, esto no quiere decir, necesariamente, que usted padece cáncer. El bulto puede deberse a muchos otros factores tales como el ciclo menstrual. Sin embargo, si se detecta un bulto o un cambio en la piel, hinchazón, una coloración rojiza o secreciones del pezón, usted debe consultar a un doctor.

Standing before a mirror, check both breasts for anything unusual. While in the shower, massage breasts in a circular pattern, feeling for any unusual lumps or masses under the skin and squeeze the nipple to look for any discharge. Using the same circular pattern, check again for any unusual lumps or masses while lying down.

De pie, frente a un espejo, revise ambos senos viendo si hay cualquier cosa inusual. Mientras está tomando una ducha, masajée sus pechos en forma circular, palpándolos para detectar protuberancias, bultos o hinchazones inusuales debajo de la piel y apriete los pezones para ver si hay alguna secreción. Usando el mismo movimiento circular, revise de nuevo si hay bultos o protuberancias mientras está acostada.

Early Detection

Mammography is a good early detector of breast cancer. It is capable of finding 90% of cancers. The missed cases (10%) is attributed either to the high density of breast tissues in postmenopausal women who have been under hormone replacement treatment for a long time or to extremely small tumors. In cases of postmenopausal women who have been under hormone replacement therapy for a long time, the mammogram should be followed by other tests, such as blood tests and ultrasound.

Detección temprana

La mamografía es la prueba de diagnóstico temprano más frecuente. Es capaz de detectar el 90% de los cánceres. Los casos que no detecta (10%) se atribuyen a la alta densidad de los tejidos mamarios en mujeres postmenopáusicas que han estado bajo terapia de reemplazo hormonal por un largo tiempo o a tumores extremadamente pequeños. En casos de mujeres postmenopáusicas bajo terapia de reemplazo hormonal por un tiempo prolongado, el mamograma (o mamografía) debe seguirse por otras pruebas, tales como pruebas de sangre y ultrasonido.

Cancer Markers	Marcadores de cáncer
There are blood tests that indicate whether or not a cancer is present. A certain kind of protein in the blood, known as CA 15-3, reveals the presence of breast and ovarian cancer. During chemotherapy the readings of the markers will indicate progression or recurrence of the cancer. However, if the cancer has metastasized, the results given by the markers about the cancer's origin are uncertain, making the place of recurrence of the cancer doubtful.	Hay pruebas sanguíneas que indican si un cáncer se encuentra en el organismo. La prueba de CA 15-3, un cierto tipo de proteína en la sangre, marca la presencia de cánceres del seno o del ovario. Cuando se administra quimioterapia, los resultados de los marcadores indican la progresión o la reincidencia del cáncer. Sin embargo cuando el cáncer ha hecho metástasis, los resultados de los marcadores son dudosos con respecto al origen y la reincidencia del cáncer.
Risks	Riesgos
There are many factors contributing to a higher risk of breast cancer:	Hay varios factores que contribuyen a un alto riesgo de cáncer del seno:
1. Age (including early menarche, and older age at first pregnancy)	1. Edad (incluyendo menarquia–i.e., 1ª menstruación–temprana y primer embarazo tardío)
2. Late menopause	2. Menopausia tardía
3. Postmenopausal disorders	3. Trastornos postmenopáusicos
4. Use of oral contraceptives	4. Uso de anticonceptivos orales
5. Obesity after menopause	5. Obesidad después de la menopausia
6. Use of hormone replacement therapy	6. Uso de terapia de reemplazo hormonal
7. Family history, inherited genes (If a mother, daughter, or sister has or had breast cancer)	7. Historia médica familiar, genes heredados (si la madre, hermana o hija tienen o han tenido cáncer de la mama)

Treatments and Surgery	Tratamientos y cirugía

Lumpectomy

Removal of cancer tissues and a rim of normal tissues.

Tumorectomía

Extirpación de tejidos cancerosos y un borde de tejidos normales.

Mastectomy

Removal of entire breast and lymph nodes under the arm.

Mastectomía

Extirpación completa de la mama y ganglios linfáticos debajo de la axila.

Radical Mastectomy

Removal of entire breast, lymph nodes under the arm, and underlying chest wall muscle.

Mastectomía radical

Extirpación completa del seno, los ganglios linfáticos bajo la axila y el músculo subyacente a la pared del tórax.

Radiation Therapy

After surgery: destroying cancer cells that may remain; before surgery: reducing the tumor's size.

Terapia de radiación

Después de la cirugía: destruye todas las células cancerosas que quedaron; antes de la cirugía: reduce el tamaño del tumor.

Systemic therapy

Chemotherapy and hormone therapy combined.

Terapia sistémica

Quimioterapia y terapia hormonal combinadas.

Biological therapy

Use of Herceptin, against HER2

Terapia biológica

Uso de Herceptin, en contra del oncogén HER2.

Hormone therapy

Testing for positive estrogen in postmenopausal women with breast cancer who were given an antiestrogen.

Terapia hormonal

Pruebas para estrógeno positivo en mujeres con cáncer del seno que después de la menopausia recibieron un antiestrógeno.

Medications / Medicamentos

Types of Medications

Tipos de medicamentos

MEDICATION ENGLISH	MAIN USE	MEDICAMENTO SPANISH	USO PRINCIPAL
adrenergenic	to dilate the pupil; increase heart rate; strengthen heart beat	adrenérgicos	para dilatar la pupila, aumentar la frecuencia cardíaca, dar fuerza a los latidos del corazón
aminosalicylates	to help treat inflammation	aminosalicilatos	para tratar inflamaciones
anesthetics	to reduce sensation of pain	anestésicos	para aliviar el dolor
antiarrythmics	to treat arrythmia	antiarrítmicos	para tratar la arritmia
antibiotics	to treat bacterial infections	antibióticos	para tratar infecciones bacterianas
anticholinergics	to increase heart rate	anticolinérgicos	para aumentar la frecuencia cardíaca
anticoagulants	to prevent blood clotting	anticoagulantes	para prevenir la coagulación sanguínea
anticonvulsants	to prevent or treat convulsions	anticonvulsivos	para prevenir o tratar convulsiones
antidepressants	to treat depression	antidepresivos	para tratar la depresión
antidiarrheal	to treat diarrhea	antidiarreicos	para tratar la diarrea
antiemetics	to prevent nausea or vomiting	antiemético	para prevenir o tratar la náusea o vómitos
antihistaminics	to block histamine receptors	antihistamínicos	para bloquear los receptores de histamina
antihypertensives	to lower blood pressure	antihipertensivos	para bajar la presión arterial
anti-inflammatory	to reduce inflammation	antiinflamatorio	para reducir la inflamación
anti-leukotrienes	to treat asthma	anti-leucotrienos	para tratar el asma
antilipidemics	to reduce concentration of lipids in the serum	antilipidémicos	para reducir la concentración de lípidos en el suero
antioncotics	to treat tumefaction	antioncóticos	para tratar la tumefacción
antipruritics	to reduce itching symptoms	antipruríticos	para tratar síntomas de picazón
antiseptics	to inhibit infection or putrefaction	antisépticos	para impedir infección o putrefacción
antitussive	to relieve or reduce cough	antitusivos	para aliviar o reducir la tos

MEDICATION	MAIN USE	MEDICAMENTO	USO PRINCIPAL
ENGLISH		SPANISH	
barbiturics	to relieve anxiety or insomnia	barbitúricos	para reducir la ansiedad o el insomnio
bronchodilators	to expand the air passages or dilate bronchi	broncodilatadores	para ampliar los conductos respiratorios o dilatar los bronquios
cathartics	to treat constipation	catárticos, purgantes	para tratar el estreñimiento
corticosteroids	to treat swelling, or glands deficiency	corticosteroides	para tratar la hinchazón o la deficiencia glandular
decongestants	to reduce congestion or swelling	descongestionantes	para reducir la congestión o la hinchazón
diuretics	to increase urine production	diuréticos	para aumentar la producción de orina
emetics	to cause vomiting	eméticos	para promover el vómito
expectorants	to promote expectoration	expectorantes hipnóticos,	para promover la expectoración
hypnotics, soporifics	to induce sleep and treat anxiety	soporíficos	para inducir el sueño y tratar la ansiedad
laxatives	to prevent or treat constipation	laxantes	para prevenir o tratar el estreñimiento
stimulants	to stimulate or produce a reaction	estimulantes	para estimular o producir una reacción
tranquilizers	to treat stress and anxiety	tranquilizantes	para tratar el estrés y la ansiedad
vasodilators	to cause vasodilation	vasodilatador	para causar la vasodilatación

A medication may be prescribed to:

Se puede recetar un medicamento para:

ENGLISH	SPANISH
1. Prevent or diagnose a disease.	1. Prevenir o diagnosticar una enfermedad.
2. Relieve a physical pain or mental problem.	2. Aliviar un dolor físico o un problema mental.
3. Destroy bacteria in the organism.	3. Destruir bacterias en el organismo.
4. Add to the body a substance that is not produced naturally anymore.	4. Añadir al cuerpo una sustancia que éste ya no produce naturalmente.
5. Create antibodies as a helper to the immune system.	5. Crear anticuerpos como una ayuda al sistema inmunitario.

Dosage and Manipulation

ENGLISH

Dosis y manipulación

SPANISH

All medications must be safely discarded when they are outdated.	Todo medicamento debe ser desechado en un lugar seguro cuando está pasado de fecha.
If you forget to take the medication, do not take a double dose; wait until the next indicated time.	Si se le olvida tomar la medicina, no tome una dosis doble; tome la dosis normal que le corresponda en el próximo tiempo indicado.
The dosage of your medication has been regulated according to your needs; do not give your medication to another person.	La dosis de su medicina se ha graduado de acuerdo con sus necesidades; no ofrezca su medicina a otra persona.
Keep antibiotics refrigerated.	Mantenga los antibióticos refrigerados.
Make sure they are discarded safely.	Cuando los deseche, hágalo con precaución.
Always shake the bottle well.	Siempre agite bien la botella.
Certain medicines should be kept at room temperature, below 86°F, or 30°C, away from heat, moisture, and light.	Ciertas medicinas deben guardarse a una temperatura ambiental, de no más de 86°F, o 30°C, lejos del calor, la humedad y la luz.

Dosage

Dosis

drops	gotas
half teaspoon	media cucharadita
one tablespoon 1 tbsp	una cucharada 1 cda.
one teaspoon 1 tsp	una cucharadita 1 cdta.
one drop	una gota
5 (five) milligrams (mg.)	5 (cinco) miligramos (mg.)
50 (fifty) milligrams (mg.)	50 (cincuenta) miligramos (mg.)
120 (one hundred and twenty) milligrams	120 (ciento veinte) miligramos
240 (two hundred and forty) milligrams	240 (doscientos cuarenta) miligramos
500 (five hundred) milligrams	500 (quinientos) miligramos
1 cubic centimeter (cm3)	1 (un) centímetro cúbico (cm3)
1 (one) ounce	1 (una) onza

Brand Name Drugs and Their Generic Equivalents /
Medicamentos de marca y sus equivalentes genéricos

Brand Name / Med. de marca	Generic Equivalent / Equivalente genérico	Description / Descripción
Adderall	dextroamphetamine and amphetamine / dextro-anfetamina y anfetamina	Used to treat attention deficit hyperactivity disorder. / Se prescribe para controlar los síntomas del trastorno de hiperactividad con déficit de atención.
Ambien	zolpidem / zolpidem	Used to treat insomnia. / Se prescribe para el tratamiento del insomnio.
Amoxil	amoxicillin / amoxicilina	Semisynthetic penicillin. / Penicilina semisintética.
Anaprox	naproxen / naproxeno	An anti-inflammatory agent. / Un agente antiinflamatorio.
Ativan	lorazepam / lorazepam	Used to relieve anxiety. / Se prescribe para el alivio de la ansiedad.
Augmentin	amoxicillin / amoxicilina	Semisynthetic penicillin. / Penicilina semisintética.
Bactrim	sulfamethoxazole and trimethoprim / sulfametoxazol y trimetoprima	Used to treat infections caused by bacteria. / Se prescribe para el tratamiento de infecciones bacterianas.
Bactroban	mupirocin / mupirocina	Used to treat infections caused by bacteria. / Se prescribe para el tratamiento de infecciones bacterianas.
Calan	verapamil / verapamilo	Used to treat high blood pressure and angina. / Se prescribe para el tratamiento de la hipertensión y la angina de pecho.
Cardizem	diltiazem / diltiazem	Used to treat high blood pressure and angina. / Se prescribe para el tratamiento de la hipertensión y la angina de pecho.
Catapres	clonidine /clonidina	Used to treat high blood pressure. / Se prescribe para el tratamiento de la hipertensión.
Celexa	citalopram / citalopram	Used to treat depression and anxiety. / Se prescribe para el tratamiento de la depresión y la ansiedad.
Cipro	ciprofloxacin / ciprofloxacino o ciprofloxacina	An antibiotic used to treat anthrax, urinary tract infections, and other bacterial infections. / Un antibiótico prescrito para el tratamiento del ántrax, infecciones del tracto urinario y otras infecciones bacterianas.
Clarinex	desloratadine / desloratadina	Used to treat hay fever and allergy symptoms. / Se prescribe para el tratamiento de la fiebre del heno y los síntomas de las alergias.

Brand Name / Med. de marca	Generic Equivalent / Equivalente genérico	Description / Descripción
Compazine	Prochlorperazine / proclorperazina	Used to control nausea and vomiting. / Se prescribe para el tratamiento de la náusea y los vómitos.
Concerta	methylphenidate / metilfenidato	Used to treat narcolepsy and attention deficit disorder. / Se prescribe para el tratamiento de la narcolepsia y del trastorno por déficit de atención con hiperactividad.
Coreg	carvedilol / carvedilol	Used to treat heart failure and high blood pressure. / Se prescribe para el tratamiento de la insuficiencia cardíaca y la hipertensión.
Coumadin	warfarin / warfarina	Used to prevent blood clots. / Se prescribe para la prevención de los coágulos sanguíneos.
Depo-Provera	medroxyprogesterone / medroxiprogesterona	Used to treat abnormal menstruation, to relieve symptoms of menopause, and to prevent osteoporosis. / Se prescribe para el tratamiento de los períodos menstruales irregulares y la prevención de la osteoporosis.
Diflucan	fluconazole / fluconazol	Used to treat fungal infections and meningitis and to prevent yeast infections. / Se prescribe para el tratamiento de infecciones fúngicas y meningitis, así como para la prevención de infecciones por levadura.
Digitek	digoxin / digoxina	Used to treat cardiac arrhythmia. / Se prescribe para el tratamiento de arritmias cardíacas.
Dilantin	phenytoin / fenitoína	Used to control seizures. / Se prescribe para el control de los ataques convulsivos.
Dramamine	dimenhydrinate / dimenhidrinato	Antihistamine used in the treatment of nausea. / Antihistamínico usado en el tratamiento de la náusea.
Dyazide	hydrochlorothiazide and triamterene / hidrocloro tiazida y triamtereno	A diuretic and antihypertensive drug. / Un fármaco diurético y antihipertensivo.
Effexor	venlafaxine / venlafaxina	An antidepressant. / Un antidepresivo.
Elavil	amitriptyline / amitriptilinal	Used to treat depression, neuralgia, and eating disorders and to prevent migraines. / Se prescribe para el tratamiento de la depresión, la neuralgia y los trastornos de la alimentación.
Equanil	meprobamate / meprobamato	Used as a tranquilizer. / Se prescribe como un tranquilizante.

Brand Name / Med. de marca	Generic Equivalent / Equivalente genérico	Description / Descripción
Estrace	estradiol / estradiol	Used to treat symptoms of menopause. / Se prescribe para el tratamiento de los síntomas de la menopausia.
Estraderm	estradiol / estradiol	Used to treat symptoms of menopause. / Se prescribe para el tratamiento de los síntomas de la menopausia.
Flexeril	cyclobenzaprine / ciclobenzaprina	A muscle relaxant. / Un relajante muscular.
Flomax	tamsulosin / tamsulosina	Used to treat symptoms of an enlarged prostate. / Se prescribe para el tratamiento de los síntomas de una próstata agrandada.
Flonase	fluticasone propionate / propionato de fluticasona	Used to treat allergic rhinitis. / Se prescribe para el tratamiento de la rinitis alérgica.
Fosamax	alendronate / alendronato	Used to treat and prevent osteoporosis. / Se prescribe para el tratamiento y la prevención de la osteoporosis.
Glucophage	metformin / metformina	Used to treat type 2 diabetes. / Se prescribe para el tratamiento de la diabetes de tipo 2.
Glucovance	glyburide and metformin /gliburida y metformina	Used to treat type 2 diabetes. / Se prescribe para el tratamiento de la diabetes de tipo 2.
Halcion	triazolam / triazolam	Used to treat insomnia. / Se prescribe para el tratamiento del insomnio.
Haldol	haloperidol / haloperidol	Used to treat schizophrenia and Tourette's syndrome. / Se prescribe para el tratamiento de la esquizofrenia y del síndrome de Tourette.
Hycodan	hydrocodone and homatropine / hidrocodona y homatropina	Used as a cough suppressant. / Se prescribe como un antitusígeno.
Hydrodiuril	rothiazide / hidroclorotiazida	A diuretic and antihypertensive drug. / Un fármaco diurético y antihipertensivo.
Imitrex	sumatriptan / sumatriptán	Used to treat migraine headaches. / Se prescribe para el tratamiento de migrañas o jaquecas.
Inderal	propranolol / propranolol	Used to treat high blood pressure, cardiac arrhythmias, and angina and to prevent migraines. / Se prescribe para el tratamiento de la hipertensión, arritmia cardíaca y angina pectoris y en la prevención de las migrañas.
Indocin	indomethacin / indometacina	Used to treat inflammation. / Se prescribe para el tratamiento de la inflamación.

Brand Name / Med. de marca	Generic Equivalent / Equivalente genérico	Description / Descripción
Isoptin	verapamil / verapamilo	Used to treat high blood pressure and angina. / Se prescribe para el tratamiento de la hipertensión y de la angina de pecho.
Keflex	cephalexin / cefalexina	Used to treat infections caused by bacteria. / Se prescribe para el tratamiento de infecciones bacterianas.
Klonopen	clonazepam / clonazepam	Used to control seizures. / Se prescribe para el tratamiento de los ataques convulsivos.
Lamisil	terbinafine / terbinafina	Used to treat fungal infections. / Se prescribe para el tratamiento de infecciones fúngicas.
Lanoxin	digoxin / digoxina	Used to treat cardiac arrhythmia. / Se prescribe para el tratamiento de arritmias cardíacas.
Lasix	furosemide / furosemida	Used to reduce swelling and fluid retention. / Se prescribe para la reducción de la hinchazón y la retención de fluidos.
Levaquin	levofloxacin / levofloxacino	An antibacterial agent. / Un agente antibacteriano.
Levoxyl	levothyroxine / levotiroxina	Used to treat hyperthyroidism. / Se prescribe para el tratamiento del hipertiroidismo.
Lipitor	atorvastatin / atorvastatina	Statin used to lower lipid levels in the blood. / Estatina que se prescribe para bajar los niveles de lípidos en la sangre.
Loestrin	ethinyl estradiol and norethindrone / etinilestradiol y noretindrona	Used as an oral contraceptive. / Se prescribe como un anticonceptivo oral.
Lomotil	diphenoxylate and atropine / difenoxilato y atropina	Used to treat diarrhea. / Se prescribe para el tratamiento de la diarrea.
Lopressor	metoprolol / metoprolol	Used to treat hypertension, angina, and congestive heart failure. / Se prescribe para el tratamiento de la hipertensión, la angina y la insuficiencia cardíaca congestiva.
Lotensin	benazepril / benazepril	Used to treat hypertension. / Se prescribe para el tratamiento de la hipertensión.
Lotrel	amlodipine and benazepril / amlodipino y benazepril	Used to treat hypertension. / Se prescribe para el tratamiento de la hipertensión.
Maxzide	hydrochlorothiazide and triamterene / hidroclorotiazida y triamtereno	A diuretic and antihypertensive drug. / Un fármaco diurético y antihipertensivo.
Medrol	methylprednisolone / metilprednisolona	An anti-inflammatory agent. / Un agente antiinflamatorio.

Brand Name / Med. de marca	Generic Equivalent / Equivalente genérico	Description / Descripción
Mevacor	lovastatin / lovastatina	Used to lower cholesterol levels. / Se prescribe para disminuir el nivel de colesterol.
Micatin	miconazole / miconazol	An antifungal agent. / Un agente antifúngico.
Miltown	meprobamate / meprobamato	Used as a tranquilizer. / Se prescribe como un tranquilizante.
Mobic	meloxicam / meloxicam	Used to treat the symptoms of arthritis. / Se prescribe para el tratamiento de los síntomas de la artritis.
Naprosyn	naproxen /naproxeno	An anti-inflammatory agent. / Un agente antiinflamatorio.
Neurontin	gabapentin / gabapentina	Used to control seizures. / Se prescribe para el control de los ataques convulsivos.
Niaspan	niacin / ácido nicotínico	Used to lower cholesterol level. Se prescribe para disminuir el nivel de colesterol.
Norvasc	amlodipine / amlodipino	Used to treat high blood pressure and angina. / Se prescribe para el tratamiento de la hipertensión y de la angina de pecho.
Ortho Tri-Cyclen	norgestimate and ethinyl estradiol / norgestimato y etinil estradiol	Used as a contraceptive. / Se prescribe como un anticonceptivo.
OxyContin	oxycodone / oxicodona	Used to treat moderate to severe pain. / Se prescribe para el tratamiento del dolor, desde moderado a fuerte.
Panadol	acetaminophen / acetaminofeno	Used instead of aspirin to relieve pain and fever. / Utilizado en vez de aspirina para aliviar el dolor y la fiebre.
Paxil	paroxetine / paroxetina	Used to treat depression and anxiety. / Se prescribe para el tratamiento de la depresión y la ansiedad.
Pepcid	famotidene / famotidina	Used to treat ulcers and gastroeophageal reflux disease. / Se prescribe para el tratamiento de las úlceras y de la enfermedad del reflujo gastroesofágico.
Percocet	acetaminophen and oxycodone / acetaminofeno y oxycodona	Used to relieve moderate to severe pain. / Se prescribe para el alivio del dolor, desde moderado a fuerte.
Percodan	aspirin and oxycodone / aspirina y oxycodona	Used to relieve moderate to severe pain. / Se prescribe para el alivio del dolor, desde moderado a fuerte.
Phenergan	promethazine / prometazina	Used to treat symptoms of allergies. / Se prescribe para el tratamiento de los síntomas de las alergias.

Brand Name / Med. de marca	Generic Equivalent / Equivalente genérico	Description / Descripción
Prevacid	lansoprazole / lansoprazol	Used to treat gastroesophageal reflux disease. / Se prescribe para el tratamiento de la enfermedad del reflujo gastroesofágico.
Prilosec	omeprazole / omeprazol	Used in the treatment of duodenal and gastric ulcers and gastroesophageal reflux. / Se prescribe para el tratamiento de úlceras duodenales y gástricas, así como del reflujo gastroesofágico.
Prinvil	lisinopril / lisinopril	Used to treat high blood pressure. / Se prescribe para el tratamiento de la hipertensión.
ProAir	albuterol /albutero	A bronchodilator used to treat bronchospasms. / Un broncodilatador usado para tratar el broncoespasmo.
Protonix	pantoprazole / pantoprazol	Used to treat gastoesophageal reflux disease. / Se prescribe para el tratamiento del reflujo gastroesofágico.
Proventil	albuterol /albutero	A bronchodilator used to treat bronchospasms. / Un broncodilatador usado para tratar el broncoespasmo.
Prozac	fluoxetine / fluoxetina	Used to treat depression, panic disorder, and obsessive-compulsive disorder. / Se prescribe para el tratamiento de la depresión, el trastorno de pánico y el trastorno obsesivo-compulsivo.
Restoril	temazepam / temazepam	Used to treat insomnia. / Se prescribe para el tratamiento del insomnio.
Retin-A	tretinoin / tretinoína	Used to treat acne. / Se prescribe para el tratamiento del acné.
Retrovir	AZT (zidovudine) / AZT (zidovudina)	An antiviral drug that is used to treat AIDS. / Un medicamento antiviral que se usa para tratar el SIDA.
Risperdal	risperidone / risperidona	Used to treat symptoms of schizophrenia, bipolar disorder, and autism. / Se prescribe para el tratamiento de la esquizofrenia, el trastorno bipolar y el autismo.
Ritalin	methylphenidate / metilfenidato	Used to treat narcolepsy and attention deficit disorder. / Se prescribe para el tratamiento de la narcolepsia y el trastorno por déficit de atención.
Sinemet	carbidopa and L-dopa (levodopa) / carbidopa y L-dopa (levodopa)	Used to treat Parkinson's disease. / Se prescribe para el tratamiento de la enfermedad de Parkinson.

Brand Name / Med. de marca	Generic Equivalent / Equivalente genérico	Description / Descripción
Soma	carisoprodol / carisoprodol	A muscle relaxant. / Un relajante muscular.
Synthroid	levothyroxine / levotiroxina	Used to treat hyperthyroidism. / Se prescribe para el tratamiento del hipertiroidismo.
Tenormin	atenolol / atenolol	Used to treat high blood pressure. / Se prescribe para el tratamiento de la hipertensión.
Thorazine	chlorpromazine / cloropromacina	Tranquilizing and antiemetic agent. / Un agente antiemético y tranquilizante.
Tinactin	tolnaftate / tolnaftato	Used to treat fungus infections. / Se prescribe para el tratamiento de infecciones fúngicas.
Toprol	metoprolol / metoprolol	Used to treat high blood pressure, angina, and congestive heart failure. / Se prescribe para el tratamiento de la hipertensión, la angina de pecho y la insuficiencia cardíaca congestiva.
TriCor	fenofibrate / fenofibrato	Used to lower cholersterol. / Se prescribe para disminuir el colesterol.
Trimox	amoxicillin / amoxicilina	Semisynthetic penicillin. / Penicilina semisintética.
Ultram	tramadol / tramadol	Used to treat moderate to severe pain. / Se prescribe para el tratamiento del dolor, de moderado a fuerte.
Valium	diazepam / diazepam	Used as a tranquilizer and muscle relaxer. / Se prescribe como un tranquilizante y relajante muscular.
Valtrex	valacyclovir / valaciclovir	Used to treat shingles and genital herpes. / Se prescribe para el tratamiento del herpes zóster y del herpes genital.
Vasotec	enalapril / enalapril	Used to treat high blood pressure. / Se prescribe para el tratamiento de la hipertensión.
Ventolin	albuterol / albutero	A bronchodilator used to treat bronchospasms. / Un broncodilatador usado para tratar el broncoespasmo.
Vibramycin	doxycycline / doxiciclina	Used to treat bacterial infections and to prevent malaria. / Se prescribe para el tratamiento de infecciones bacterianas y la prevención de la malaria.
Vicodin	acetaminophen and hydrocodone / acetaminofeno y hidrocodona	Used to relieve moderate to severe pain. / Se prescribe para aliviar el dolor, de moderado a fuerte.

Brand Name / Med. de marca	Generic Equivalent / Equivalente genérico	Description / Descripción
Voltaren	diclofenac / diclofenaco	Used to treat arthritis and ankylosing spondylitis. / Se prescribe para el tratamiento de la artritis y de la espondilitis anquilosante.
Xanax	alprazolam / alprazolam	Used to treat mild to moderate anxiety. / Se prescribe para el tratamiento de la ansiedad, de suave a moderada.
Xalatan	latanoprost / latanoprost	Used to reduce pressure inside the eye. / Se prescribe para reducir la presión intraocular.
Xylocaine	lidocaine / lidocaína	A local anesthetic that is applied topically or injected. / Un anestésico local que se aplica en forma tópica o por inyección.
Yaz	drospirenone and ethinyl estradiol / drospirenone y etinil estradiol	Used as an oral contraceptive. / Se prescribe como un anticonceptivo oral.
Zestril	lisinopril / lisinopril	An antihypertensive drug that is an ACE inhibitor. / Un fármaco antihipertensivo que es un inhibidor de la ECA.
Zestoretic	Lisinopril and hydrocholothiazide / lisinopril y hidroclorotiazida	An antihypertensive drug that is an ACE inhibitor and a diuretic. / Un fármaco antihipertensivo que es un inhibidor de la ECA.
Zithromax	azithromycin / azitromicina	An antibiotic used *esp.* as an antibacterial agent. / Un antibiótico usado *esp.* como un agente antibacteriano.
Zocor	simvastatin / simvastatina	Used to lower cholesterol level. / Se prescribe para disminuir el nivel de colesterol.
Zoloft	sertraline / sertralina	Used to treat depression, anxiety, panic disorder, and obsessive-compulsive disorder. / Se prescribe para el tratamiento de la depresión, la ansiedad, el trastorno de pánico y el trastorno obsesivo-compulsivo.
Zovirax	acyclovir / aciclovir	Used to treat shingles, genital herpes, cold sores, and chicken pox. / Usado para tratar el herpes zóster, herpes genital, herpes labial y la varicela.
Zyloprim	allopurinol / alopurinol	Used to treat gout. / Se prescribe para el tratamiento de la gota.
Zyprexa	olanzapine / olanzapina	Used to treat schizophrenia and bipolar disorder. / Se prescribe para el tratamiento de la esquizofenia y del trastorno bipolar.

Appendix C
Weights and Measures
Numerals
Temperature
Time
Irregular Verbs

Apéndice C
Pesos y medidas
Números
La temperatura
El tiempo
Verbos irregulares

Weights and Measures / Pesos y medidas

All equivalents are approximate. / Todas las equivalencias son aproximadas.

Liquid Measure doses	Medidas de dosis líquidas (sistema métrico)
1 quart / cuarto = 0.946 liter / litro	1000 cc.[a]
1 pint / pinta = 0.0473 liter / litro	500 cc.
8 fluid ounces / onzas	240 cc.
3.5 fluid ounces / onzas	100 cc.
1 fluid ounce / onza	30 cc.
4 fluid drams / dracmas	4 cc.
15 minims, drops / gotas	1 cc.
1 minim, drop / gota	0.06 cc.
1 teaspoonful / cucharadita de café	4 cc.
1 tablespoonful / cucharada sopera	15 cc.
1 teacupful / media taza	120 cc.
1 cup / taza	240 cc.

a. cc. *abbr.* cubic centimeters / centímetros cúbicos

Solids	Sólidos
1 pound / libra	373.24 grams / gramos
1 ounce / onza	30 grams / gramos
4 drams / dracmas	15 grams / gramos
1 dram / dracma	4 grams / gramos
60 grains / granos = 1 dram / dracma	4 grams / gramos
30 grains / granos = 0.5 dram / dracma	2 grams / gramos
15 grains / granos	1 gram / gramo
10 grains / granos	0.6 grams / gramos
1 grain / grano	60 milligrams / miligramos
3/4 grain / grano	50 mg.[a]
1/ grain / grano	30 mg.
1/4 grain / grano	15 mg.
1/10 grain / grano	6 mg.

a mg. *abbr.* milligrams / miligramos

Other Liquid Measures / Otras medidas líquidas

1 barrel / barril	119.07 liters /litros
1 gallon / galón = 8 pints / pintas (*Ingl.*) 3.785 L[a]	4 quarts / cuartos 3.785 L
1 liter / litro	2.113 pints / pintas
1 quart / cuarto	0.946 L
1 pint / pinta	0.473 L

a. L *abbr.* liter / litro.

Avoirdupois Weights / Peso avoirdupois (comercio)

1 ton / tonelada	1016 kilograms / kilos
1 hundredweight = 112 pounds / libras	50.80 kilograms / kilos
2.20 pounds / libras	1 kilogram / kilo
1 pound / libra = 16 ounces / onzas	0.453 kilograms / kilo
1 ounce / onza	28.34 grams / gramos

Length / Longitud

1 mile / milla	1.60 kilometers / kilómetros
1 yard / yarda = 3 feet / pies	0.914 meters / metros
1 foot / pie = 12 inches / pulgadas	0.304 meter / metro
1 inch / pulgada	25.4 millimeters / milímetros
0.04 inch / pulgada	1 millimeter / milímetro
0.39 inch / pulgada	1 centimer / centímetro
39.37 inches / pulgadas	1 meter / metro

Numerals / Números

Cardinal Numerals	Números cardinales
0 cero / zero	30 treinta / thirty
1 uno (un, una) / one	40 cuarenta / forty
2 dos / two	50 cincuenta / fifty
3 tres / three	60 sesenta / sixty
4 cuatro / four	70 setenta / seventy
5 cinco / five	80 ochenta / eighty
6 seis / six	90 noventa / ninety
7 siete / seven	100 ciento, cien / one hundred
8 ocho / eight	101 ciento uno / one hundred and one
9 nueve / nine	110 ciento diez / one hundred and ten
10 diez / ten	200 doscientos / two hundred
11 once / eleven	300 trescientos / three hundred
12 doce / twelve	400 cuatrocientos / four hundred
13 trece / thirteen	500 quinientos / five hundred
14 catorce / fourteen	600 seiscientos / six hundred
15 quince / fifteen	700 setecientos / seven hundred
16 diez y seis, dieciséis / sixteen	800 ochocientos / eight hundred
17 diez y siete, diecisiete / seventeen	900 novecientos / nine hundred
18 diez y ocho, dieciocho / eighteen	1,000 mil / one thousand
19 diez y nueve, diecinueve / nineteen	1,010 mil diez / one thousand and ten
20 veinte / twenty	1,500 mil quinientos / fifteen hundred
21 veinte y uno, veintiuno / twenty-one	2,000 dos mil / two thousand
	1,000,000 un millón / one million

Note: **Uno and ciento** and its multiples are the only cardinal numbers that change form. **Uno** drops the **-o** when it precedes a masculine singular noun (one liter of water / **un litro de agua**) but it does not drop the **-o** in one out of ten / **uno de cada diez**. **Ciento** changes to **cien** before nouns and before **mil** and **millón**: one hundred cases / **cien casos**; one hundred thousand cases / **cien mil casos**.

Multiples of **ciento** agree in gender and number with the nouns they modify: two hundred cases / **doscientos casos**; two hundred pills / **doscientas píldoras**.

Ordinal Numerals / Números ordinales

ENGLISH	MASCULINE	FEMININE
first	1° primero	1ª primera
second	2° segundo	2ª segunda
third	3° tercero	3ª tercera
fourth	4° cuarto	4ª cuarta
fifth	5° quinto	5ª quinta
sixth	6° sexto	6ª sexta
seventh	7° séptimo	7ª séptima
eighth	8° octavo	8ª octava
ninth	9° noveno	9ª novena
tenth	10° décimo	10ª décima

Primero and **tercero** drop the -o before masculine singular nouns.

the first year / **el primer año**

the third day / **el tercer día**

Note: If a cardinal number and a numeral are used to qualify the same noun, the cardinal always precedes the ordinal.

the first three patients / **los tres primeros pacientes**

Take the first two pills now. / **Tome las dos primeras pastillas ahora.**

In reference to dates, the ordinal **primero** is used for the first day of the month; the cardinal is used for the other dates.

Fractions / Fracciones

1/2	a, one half / medio, la mitad
1/3	a, one third / un tercio, una tercera parte
1/4	a, one fourth / un cuarto, una cuarta parte
1/5	a, one fifth / un quinto, una quinta parte
1/6	a, one sixth / un sexto, una sexta parte
1/8	a, one eighth / un octavo, una octava parte
1/10	a, one tenth / un décimo, una décima parte
3/5	three fifths / tres quintos
5/8	five eighths / cinco octavos
7/10	seven tenths / siete décimos
0.1	a, one tenth / un décimo
0.01	a, one hundredth / un centésimo
0.001	a, one thousandth / un milésimo

Temperature / La temperatura

Celsius (centigrade) and Fahrenheit Temperatures / Escalas Celsius (centígrada) y Fahrenheit de Temperaturas

Degrees Celsius / Grados Celsius	Degrees Fahrenheit / Grados Fahrenheit
36.0	96.8
36.5	97.7
37	98.6
37.5	99.5
38	100.4
38.5	101.3
39	102.2
39.5	103.1
40	104
40.5	104.9
41	105.8
41.5	106.7
42	107.6

Converting F° to C°	**Converting C° to F°**
Subtract 32, then divide by 1.8	Multiply by 1.8, then add 32
Para Convertir de F° a C°	**Para Convertir de C° a F°**
Reste 32, divida por 1,8	Multiplique por 1,8 y luego sume 32

Common Temperatures in Fahrenheit and Celsius / Temperaturas comunes en grados Celsius y grados Fahrenheit

	FAHRENHEIT	CELSIUS
Freezing point of water / Punto de congelación del agua	32	0
Refrigerator temperature / Temperatura del refrigerador	35–46	2–8
Room temperature / Temperatura ambiente	59–86	15–30
Incubator temperature / Temperatura de la incubadora	98.6	37
Body temperature / Temperatura corporal	98.6	37
Boiling point of water at sea level / Punto de ebullición del agua a nivel del mar	212	100

Time / El tiempo

Days of the Week	Días de la semana
Monday	lunes
Tuesday	martes
Wednesday	miércoles
Thursday	jueves
Friday	viernes
Saturday	sábado
Sunday	domingo

You must return on Monday. / **Debe volver el lunes**.
On Thursdays the office is closed. / **Los jueves la consulta está cerrada**.
The test will be next Friday. / **La prueba será el próximo viernes**.

Note: Days of the week and months of the year are not capitalized in Spanish. / **En inglés los días de la semana y los meses del año se escriben con mayúscula**.

Seasons and Months of the Year / Estaciones y meses del año

Spring	Primavera (En el hemisferio norte)
March	marzo
April	abril
May	mayo

Your operation will be in May. / **Su operación será en mayo**.

Summer	Verano (En el hemisferio norte)
June	junio
July	julio
August	agosto

It is very hot in the summer. / **Hace mucho calor en el verano**.

Autumn	Otoño (En el hemisferio norte)
September	septiembre
October	octubre
November	noviembre

I saw the patient last September. / **Vi al paciente el pasado mes de septiembre**.

Winter	Invierno (En el hemisferio norte)
December	diciembre
January	enero
February	febrero

Do you have many colds in the winter? / **¿Tiene muchos resfriados en el invierno?**

Time of Day	La hora
What time is it?	¿Qué hora es?
At what time?	¿A qué hora?
It is ...	Es la ... (Son las ...)
At	a la, a las
in the morning	por la mañana
in the afternoon	por la tarde
in the evening (at night)	al atardecer (por la noche)

Es la una.	**A la una** tomo la medicina. / I take the medication **at one**.
Son las dos.	**A las dos** llegaré al hospital. / I will arrive at the hospital **at two**.
Son las dos y media.	**A las dos y media** tengo una consulta. / I have an appointment **at two-thirty**.
Son las cuatro.	**A las cuatro** voy a la farmacia. / I am going to the pharmacy **at four**.
Son las once.	**A las once** hablé con la enfermera. / I spoke to the nurse **at eleven**.
Son las doce.	**Al mediodía** como el almuerzo. / I eat lunch **at noon**.

Expressions of Time / Expresiones de tiempo

GENERAL TERMS	TÉRMINOS GENERALES	GENERAL TERMS	TÉRMINOS GENERALES
night	noche	daily	diario, diariamente
midnight	medianoche	2 weeks	dos semanas, quince días
mid-morning	media mañana	annual	anual
evening	atardecer	bimester	bimestre
sunset	puesta del sol	century	siglo
morning	mañana	date	fecha
day	día	decade	década
sunrise, dawn	amanecer, aurora	monthly	mensual, mensualmente
afternoon	tarde	trimester	trimestre
night	noche	twice a day	dos veces al día
noon	mediodía	weekly	semanal, semanalmente
after lunch	después del almuerzo	at bedtime	al acostarse
at dinner time	a la hora de la cena	before breakfast	antes de desayunar
during meals	durante las comidas	one week from today	en una semana, en siete días

Timing Tests and Medications / Tiempo marcado en pruebas y medicinas

liquid intake 24 hours	cantidad de líquidos a beber en 24 horas
first morning specimen	espécimen de primera hora en la mañana
timed specimen	espécimen de tiempo marcado
fasting blood test	prueba sangúínea en ayunas
one teaspoon every three hours	una cucharadita cada tres horas
one pill a day	una pastilla al día

IRREGULAR VERBS / VERBOS IRREGULARES

Changes in the Root (Present Tenses Indicative, Subjunctive, and Commands)

1. **e** to **ie** in some infinitive ending in **–ar** and **–er**: **cerrar**: (present tense, *sing.* and 3rd person *pl.*) conjugated as atender, pensar, entender
2. **o** to **ue** some infinitive ending in **–ar** and **–er**: **mover** (present tense, *sing.* and 3rd person *pl.*) conjugated as **mover**: contar, doler, probar
3. **e** to **ie** and **i** in verbs ending in **–ir** as in **sentir** (present tense, *sing.* (ie) and preterit 3rd person sing *pl.* to i) conjugated as **sentir**: herir; hervir; mentir
4. **o** to **ue** and **u** in verbs ending in **–ir** as in **dormir** (present tense, *sing.* (ie) and preterit 3rd person sing *pl.* to **u**) conjugated as morir,
5. **e** to **i** The **e** of some **–ir** verbs as in **pedir** becomes **i** (present tense, *sing.* (ie) and preterit 3rd person *sing. pl.* to **i**) conjugated as repetir, competir

verb: CERRAR / *to close*

Tense	SINGULAR			PLURAL		
	1st person	2nd person	3rd person	1st person	2nd person	3rd person
PRES. IND.	cierro	cierras	cierra	cerramos	cerráis	cierran
PRES. SUBJ.	cierre	cierres	cierre	cerremos	cerréis	cierran
IMPERATIVE		cierra	cierre			

verb: MOVER / *to move*

Tense	SINGULAR			PLURAL		
	1st person	2nd person	3rd person	1st person	2nd person	3rd person
PRES. IND.	muevo	mueves	mueve	movemos	movéis	mueven
PRES. SUBJ.	mueva	muevas	mueva	movamos	mováis	muevan
IMPERATIVE		mueve	mueva			

verb: SENTIR / *to feel*

Tense	SINGULAR			PLURAL		
	1st person	2nd person	3rd person	1st person	2nd person	3rd person
PRES. IND.	siento	sientes	siente	sentimos	sentís	sienten
PRES. SUBJ.	sienta	sientas	sienta	sintamos	sintáis	sientan
IMPERATIVE		siente	sienta			
PRET. IND.	sentí	sentiste	sintió	sentimos	sentisteis	sintieron
IMP. SUBJ.	sintiera	sintieras	sintiera	sintiéramos	sintierais	sintieran

verb: DORMIR / *to sleep*

Tense	SINGULAR			PLURAL		
	1st person	2nd person	3rd person	1st person	2nd person	3rd person
PRES. IND.	duermo	duermes	duerme	dormimos	dormís	duermen
PRES. SUBJ.	duerma	duermas	duerma	durmamos	durmáis	duerman
IMPERATIVE		duerme	duerma			
PRET. IND.	dormı	dormiste	durmio	dormimos	dormisteis	durmieron
IMP. SUBJ.	durmiera	durmieras	durmiera	durmiéramos	durmierais	durmieran

verb: PEDIR / *to request*

Tense	SINGULAR			PLURAL		
	1st person	2nd person	3rd person	1st person	2nd person	3rd person
PRES. IND.	pido	pides	pide	pedimos	pedís	piden
PRES. SUBJ.	pida	pidas	pida	pidamos	pidáis	pidan
IMPERATIVE		pide	pida			
PRET. IND.	pedí	pediste	pidió	pedimos	pedisteis	pidieron
IMP. SUBJ.	pidiera	pidieras	pidiera	pidiéramos	pidierais	pidieran

Ortographic Changes

1. **c** to **zc** in some verbs ending in **–cer** as in **conocer** (first person singular, present tense) **conozco** (I am acquainted with)
   Changing the last syllable of the first person of the PRES. IND. and PRES. SUBJ. preserving the sound of the infinitive root.
2. Verbs ending in **–car** change the **c** to **q** before **e** the preterit; **buscar, busqué** conjugated as: **aplicar, apliqué**
3. Verbs ending in **–gar** change **g** to **gu** before **e** to preserve the guttural sound of the **g**; **llegar, pagar** have the same conjugation.
4. Verbs ending in **–zar** change the **z** to **c** before **e** in the PRET. IND. and in the PRES. SUBJ.: **comenzar, organizar**

verb: BUSCAR / *to search*

Tense	SINGULAR			PLURAL		
	1st person	2nd person	3rd person	1st person	2nd person	3rd person
PRES. SUBJ.	busque	busques	busque	busquemos	busquéis	busquen
PRET. IND.	busqué	buscaste	buscó	buscamos	buscasteis	buscaron

verb: LLEGAR / to arrive

Tense	SINGULAR 1st person	2nd person	3rd person	PLURAL 1st person	2nd person	3rd person
PRES. IND.	llego	llegas	llega	llegamos	llegáis	llegan
PRES. SUBJ.	llegue	llegues	llegue	lleguemos	lleguéis	lleguen
IMPERATIVE		llega	llegue			
PRET. IND.	llegué	llegaste	llegó	llegamos	llegasteis	llegaron

verb: COMENZAR / *to begin*

Tense	SINGULAR 1st person	2nd person	3rd person	PLURAL 1st person	2nd person	3rd person
PRES. IND.	comienzo	comienzas	comienza	comenzamos	comenzáis	comienzan
PRES. SUBJ.	comience	comiences	comience	comencemos	comencéis	comiencen
IMPERATIVE		comienza	comience			
PRET. IND.	comence	comenzaste	comenzo	comenzamos	comenzasteis	comenzaron

For more information on Irregular Spanish verbs consult the *Spanish-English, English- Spanish Medical Dictionary*, third edition, Lippincott, Williams and Wilkins.

Only tenses that have irregular forms are listed. Preterit forms of the verbs tener, poder, saber, hacer, querer, traer and decir are listed separately.

verb: ANDAR / *to walk* (andando, andado)

Tense	SINGULAR 1st person	2nd person	3rd person	PLURAL 1st person	2nd person	3rd person
PRET. IND.	anduve	anduviste	anduvo	anduvimos	anduvisteis	anduvieron
IMP. SUBJ.	anduviera	anduvieras	anduviera	anduviéramos	anduvierais	anduvieran

verb: CABER / *to fit* (cabiendo, cabido)

Tense	SINGULAR 1st person	2nd person	3rd person	PLURAL 1st person	2nd person	3rd person
PRES. IND.	quepo	cabes	cabe	cabemos	cabéis	caben
PRES. SUBJ.	quepa	quepas	quepa	quepamos	quepáis	quepan
FUT. IND.	cabré	cabrás	cabrá	cabremos	cabréis	cabrán
PRET. IND.	cupe	cupiste	cupo	cupimos	cupisteis	cupieron
IMP. SUBJ.	cupiera	cupieras	cupiera	cupiéramos	cupierais	cupieran

verb: CAER / *to fall* (cayendo, caído)

Tense	SINGULAR			PLURAL		
	1st person	2nd person	3rd person	1st person	2nd person	3rd person
PRES. IND	caigo	caes	cae	caemos	caéis	caen
PRES. SUBJ.	caiga	caigas	caiga	caigamos	caigáis	caigan
PRET. IND.	caí	caíste	cayó	caímos	caísteis	cayeron
IMP. SUBJ.	cayera	cayeras	cayera	cayéramos	cayerais	cayeran

verb: DAR / *to give* (dando, dado)

Tense	SINGULAR			PLURAL		
	1st person	2nd person	3rd person	1st person	2nd person	3rd person
PRES. IND	doy	das	da	damos	dais	dan
PRES. SUBJ.	dé	des	dé	demos	deis	den
PRET. IND.	di	diste	dio	dimos	disteis	dieron
IMP. SUBJ.	diera	dieras	diera	diéramos	dierais	dieran

verb: DECIR / *to say, tell* (diciendo, dicho)

Tense	SINGULAR			PLURAL		
	1st person	2nd person	3rd person	1st person	2nd person	3rd person
PRES. IND.	digo	dices	dice	decimos	decís	dicen
PRES. SUBJ.	diga	digas	diga	digamos	digáis	digan
FUT. IND.	diré	dirás	dirá	diremos	diréis	dirán
IMP. SUBJ.	dijera	dijeras	dijera	dijéramos	dijerais	dijeran

verb: ESTAR / *to be* (estando, estado)

Tense	SINGULAR			PLURAL		
	1st person	2nd person	3rd person	1st person	2nd person	3rd person
PRES. IND.	estoy	estás	está	estamos	estáis	están
PRES. SUBJ.	esté	estés	esté	estemos	estéis	estén
IMP. SUBJ.	estuviera	estuvieras	estuviera	estuviéramos	estuvierais	estuvieran

verb: HACER / to do, make (haciendo, hecho)

Tense	SINGULAR 1st person	2nd person	3rd person	PLURAL 1st person	2nd person	3rd person
PRES. IND.	hago	haces	hace	hacemos	hacéis	hacen
PRES. SUBJ.	haga	hagas	haga	hagamos	hagáis	hagan
IMPERATIVE		haz	haga		haced	
FUTURE	haré	harás	hará	haremos	haréis	harán
IMP. SUBJ.	hiciera	hicieras	hiciera	hiciéramos	hicierais	hicieran

verb: IR / to go (yendo, ido)

Tense	SINGULAR 1st person	2nd person	3rd person	PLURAL 1st person	2nd person	3rd person
PRES. IND.	voy	vas	va	vamos	vais	van
PRES. SUBJ.	vaya	vayas	vaya	vayamos	vayáis	vayan
IMPERATIVE		ve	vaya		id	
IMP. IND.	iba	ibas	iba	íbamos	ibais	iban
IMP. SUBJ.	fuera	fueras	fuera	fuéramos	fuerais	fueran

verb: OÍR / to hear (oyendo, oído)

Tense	SINGULAR 1st person	2nd person	3rd person	PLURAL 1st person	2nd person	3rd person
PRES. IND.	oigo	oyes	oye	oímos	oís	oyen
PRES. SUBJ.	oiga	oigas	oiga	oigamos	oigáis	oigan
IMPERATIVE		oye	oiga		oíd	
IMP. IND.	oía	oías	oía	oíamos	oíais	oían
IMP. SUBJ.	oyera	oyeras	oyera	oyéramos	oyerais	oyeran

verb: PODER / to be able (pudiendo, podido)

Tense	SINGULAR 1st person	2nd person	3rd person	PLURAL 1st person	2nd person	3rd person
PRES. IND.	puedo	puedes	puede	podemos	podéis	pueden
PRES. SUBJ.	pueda	puedas	pueda	podamos	podáis	puedan
FUT. IND.	podré	podrás	podrá	podremos	podréis	podrán
IMP. SUBJ.	pudiera	pudieras	pudiera	pudiéramos	pudierais	pudieran

verb: PONER / *to put* (poniendo, puesto)

Tense	SINGULAR			PLURAL		
	1st person	2nd person	3rd person	1st person	2nd person	3rd person
PRES. IND.	pongo	pones	pone	ponemos	ponéis	ponen
PRES. SUBJ.	ponga	pongas	ponga	pongamos	pongáis	pongan
IMPERATIVE		pon	ponga		poned	
FUT. IND.	pondré	pondrás	pondrá	pondremos	pondréis	pondrán
IMP. SUBJ.	pusiera	pusieras	pusiera	pusiéramos	pusierais	pusieran

verb: QUERER / *to wish, to want* (queriendo, querido)

Tense	SINGULAR			PLURAL		
	1st person	2nd person	3rd person	1st person	2nd person	3rd person
PRES. IND.	quiero	quieres	quiere	queremos	queréis	quieren
PRES. SUBJ.	quiera	quieras	quiera	queramos	queráis	quieran
FUT. IND.	querré	querrás	querrá	querremos	querréis	querrán
IMP. SUBJ.	quisiera	quisieras	quisiera	quisiéramos	quisierais	quisieran

verb: SABER / *to know* (sabiendo, sabido)

Tense	SINGULAR			PLURAL		
	1st person	2nd person	3rd person	1st person	2nd person	3rd person
PRES. IND.	sé	sabes	sabe	sabemos	sabéis	saben
PRES. SUBJ.	sepa	sepas	sepa	sepamos	sepáis	sepan
FUT. IND.	sabré	sabrás	sabrá	sabremos	sabréis	sabrán
IMP. SUBJ.	supiera	supieras	supiera	supiéramos	supierais	supieran

verb: SALIR / *to get out* (saliendo, salido)

Tense	SINGULAR			PLURAL		
	1st person	2nd person	3rd person	1st person	2nd person	3rd person
PRES. IND.	salgo	sales	sale	salimos	salís	salen
PRES. SUBJ.	salga	salgas	salga	salgamos	salgáis	salgan
FUT. IMP.	saldré	saldrás	saldrá	saldremos	saldréis	saldrán
IMP. SUBJ.	saliera	salieras	saliera	saliéramos	salierais	salieran

verb: TRAER / *to bring* (trayendo, traído)

Tense	SINGULAR 1st person	2nd person	3rd person	PLURAL 1st person	2nd person	3rd person
PRES. IND.	traigo	traes	trae	traemos	traéis	traen
PRES. SUBJ.	traiga	traigas	traiga	traigamos	traigáis	traigan
FUT. IND.	traeré	traerás	traerá	traeremos	traeréis	traerán
IMP. SUBJ.	trajera	trajeras	trajera	trajramos	trajerais	trajeran

verb: VENIR / *to come* (viniendo, venido)

Tense	SINGULAR 1st person	2nd person	3rd person	PLURAL 1st person	2nd person	3rd person
PRES. IND.	vengo	vienes	viene	venimos	venís	vienen
PRES. SUBJ.	venga	vengas	venga	vengamos	vengáis	vengan
IMPERATIVE		ven	venga		venid	
FUT. IND.	vendré	vendrás	vendrá	vendremos	vendréis	vendrán
IMP. SUBJ.	viniera	vinieras	viniera	viniéramos	vinierais	vinieran

verb: TENER / *to have* (teniendo, tenido)

Tense	SINGULAR 1st person	2nd person	3rd person	PLURAL 1st person	2nd person	3rd person
PRES. IND.	tengo	tienes	tiene	tenemos	tenéis	tienen
PRES. SUBJ.	tenga	tengas	tenga	tengamos	tengáis	tengan
IMPERATIVE		ten	tenga		tened	
FUT. IND.	tendré	tendrás	tendrá	tendremos	tendréis	tendrán
IMP. SUBJ.	tuviera	tuvieras	tuviera	tuviéramos	tuvierais	tuvieran

verb: VER / *to see* (viendo, visto)

Tense	SINGULAR 1st person	2nd person	3rd person	PLURAL 1st person	2nd person	3rd person
PRES. IND.	veo	ves	ve	vemos	veis	ven
PRES. SUBJ.	vea	veas	vea	veamos	veáis	vean
IMP. SUBJ.	viera	vieras	viera	viéramos	vierais	vieran

verb: VALER / *to be worth* (valiendo, valido)

| Tense | SINGULAR | | | PLURAL | | |
	1st person	2nd person	3rd person	1st person	2nd person	3rd person
PRES. IND.	valgo	vales	vale	valemos	valéis	valen
PRES. SUBJ.	valga	valgas	valga	valgamos	valgáis	valgan
IMPERATIVE		vale	valga		valed	
FUT. IND.	valdré	valdrás	valdrá	valdremos	valdréis	valdrán

Conditional Forms

The conditional forms of tener, haber, salir, valer, saber, poder, and poner use the same root that they have in the future of the indicative. Note: The endings of the conditional are the same endings of the verbs of infinitive endings (-er and -ir) of the imperfect indicative.

Tener—tendr + endings of the conditional added to all: -ía, -ías, ía, -íamos, -íais, ían.
Tendría, tendrías, tendría, tendríamos, tendríais, tendrían
Haber—habr: habría, habrías, habría; habríamos, habríais, habrían
Salir—saldr: saldría, saldrías, saldría, saldríamos, saldríais, saldrían
Valer—valdr: valdría, valdrías, valdría, valdríamos, valdríais, valdrían
Saber—sabr: sabría, sabrías, sabría, sabríamos, sabríais, sabrían
Poder—podr: podría, podrías, podría, podríamos, podríais, podrían
Poner—pondr: pondría, pondrías, pondría, pondríamos, pondríais, pondrían